BIOMECÂNICA FUNCIONAL

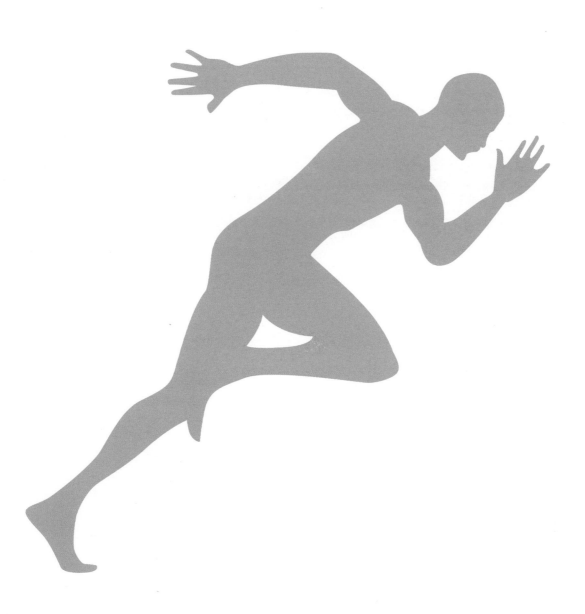

Michel Dufour | Michel Pillu

BIOMECÂNICA FUNCIONAL

MEMBROS · CABEÇA · TRONCO

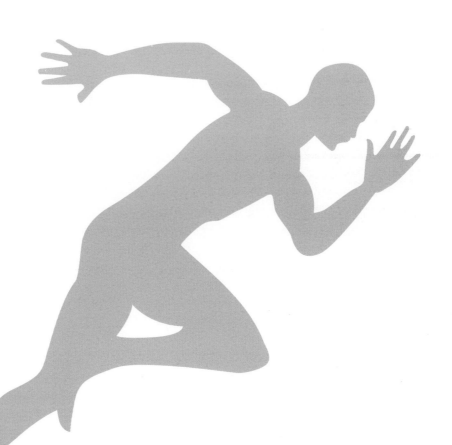

Ilustrações de Michel Dufour

Manole

Título original em francês: *Biomécanique fonctionnelle: membres, tête, tronc*
Copyright © 2006-2012 Elsevier Masson SAS. Todos os direitos reservados.

Esta obra contempla as regras do Acordo Ortográfico da Língua Portuguesa.

Editor-gestor: Walter Luiz Coutinho
Editora de traduções: Denise Yumi Chinem
Produção editorial: Priscila Pereira Mota Hidaka e Karen Daikuzono
Assistência editorial: Gabriela Rocha Ribeiro e Vinicius Asevedo Vieira

Tradução: Maria Idalina Ferreira Lopes

Revisão científica: Ricardo da Silveira Chaves
    Professor de Biomecânica e Atletismo da Universidade Federal Rural do Rio de Janeiro (UFRRJ)
    Mestre em Saúde e Educação pelo Centro Universitário de Volta Redonda (UniFOA)
    Especialista em Docência para o Ensino Superior pelo UniFOA
    Graduado em Educação Física pelo UniFOA

Revisão: Depto. editorial da Editora Manole
Diagramação: Ricardo Ozaki Barbosa
Capa: Aline Shinzato da Silva
Editora de arte: Deborah Sayuri Takaishi

Dados Internacionais de Catalogação na Publicação (CIP)
(Câmara Brasileira do Livro, SP, Brasil)

Dufour, Michel
    Biomecânica funcional : membros, cabeça, tronco / texto de Michel Dufour e Michel Pillu ; ilustrações de Michel Dufour ; [tradução Maria Idalina Ferreira Lopes]. -- Barueri, SP : Manole, 2016.

    Título original: Biomécanique fonctionnelle
    Bibliografia
    ISBN 978-85-204-3856-5

    1. Biomecânica 2. Cabeça - Propriedades mecânicas 3. Coluna vertebral - Propriedades mecânicas 4. Membros - Propriedades mecânicas I. Pillu, Michel. II. Título.

15-05807
CDD-612.76
NLM-WE 103

Índices para catálogo sistemático:
    1. Biomecânica funcional : Movimento humano : Ciências médicas 612.76

Nenhuma parte deste livro poderá ser reproduzida, por qualquer processo, sem a permissão expressa dos editores.
É proibida a reprodução por xerox.
A Editora Manole é filiada à ABDR – Associação Brasileira de Direitos Reprográficos.

Edição brasileira – 2016.

Direitos em língua portuguesa adquiridos pela:
Editora Manole Ltda.
Avenida Ceci, 672 – Tamboré
06460-120 – Barueri – SP – Brasil
Tel.: (11) 4196-6000 – Fax: (11) 4196-6021
www.manole.com.br
info@manole.com.br

Impresso no Brasil
Printed in Brazil

Durante o processo de edição desta obra, foram tomados todos os cuidados para assegurar a publicação de informações precisas e de práticas geralmente aceitas. Os autores e os editores eximem-se da responsabilidade por quaisquer erros ou omissões ou por quaisquer consequências decorrentes da aplicação das informações presentes nesta obra. É responsabilidade do profissional, com base em sua experiência e conhecimento, determinar a aplicabilidade das informações em cada situação.

Agradecimentos

Agradecemos ao professor Claude Faure e a Éric Viel a autorização para a reprodução de seus documentos, bem como a Philippe Seyres por sua contribuição para a apresentação da mecânica do tendão.

Sumário

Apresentação da obra 1

Parte I
CONCEITOS FUNDAMENTAIS

Capítulo 1 – Biomecânica funcional 7
Introdução 7
   Sistema musculoesquelético 7
   Características humanas 7
   Elementos interferentes 7
Dados fundamentais 8
   Sólido 8
   Características 8
   Força 9
   Trabalho, potência, energia 14
   Potência 15
   Centro de gravidade (ou de massa) 15
   Alavancas 15
   Polias 17
   Cursos 18
   Associação de cursos lineares e angulares 19
   Noções complementares 22
Referências mecânicas 22
   Deformação 22
   Isotropia 22
   Lei de Hooke 22
   Rigidez ou módulo de Young (E) 23
   Relaxamento 23
   Histerese 23
   Remanência 24
   Coeficiente de Poisson 24
   Módulo de Coulomb 24
   Viga compósita 24
   Cocontração 25
   Tesoura 25
   Pré-tensão 25
   Fadiga 25

Capítulo 2 – Campos de estudos 29
Mobilidades 29
   Tipo de deslocamento 29
   Tipo de movimento 30
   Mobilidades analíticas 31
   Mobilidades anexas 32
   Noções complementares 34
Estabilidade 39
   Dados do problema 39
   Dados estruturais 40
   Dados patológicos 43
Tensões 43
   Tensões simples 44
   Tensão composta: flexão 46
   Consequências biomecânicas 48
   Excesso de carga 48
   Descentramento de carga 48
   Sobrecarga 49
   Elementos interferentes 49
   Adaptações às tensões 51
   Busca de economia 53
Abordagem funcional 53
   Noção de aparelho 53
   Função(ões) 54
   Qualificativo "funcional" 54
   Movimento e gesto 54

Capítulo 3 – Características físicas dos tecidos vivos 57
Osso 57
   Características mecânicas 57
   Leis 58

Influências 60
Músculo 60
    Classificação 60
    Características anatômicas 61
    Componentes 61
    Estrutura das miofibrilas 61
    Tipos de fibras musculares 62
    Organização miológica 62
    Características fisiológicas 63
    Características mecânicas 63
Tendão 64
    Características anatômicas 64
    Características mecânicas 66
Articulação 67
    Tipos articulares 67
    Características 68
Cartilagem 69
    Características anatômicas 69
    Características mecânicas 69
Líquido sinovial 70
    Estrutura 70
    Características mecânicas 70
Cápsula sinovial 71
    Cápsula 71
    Sinovial 72
Ligamento 72
    Vocação anatomofuncional 72
    Características mecânicas 72
Pele 73
    Características anatômicas 73
    Características fisiológicas 73
    Características mecânicas 73

Capítulo 4 – Funções importantes 79
Organização corporal 79
    O ser humano 79
    Membro superior 79
Membro inferior 80
    Tronco 80
    Cabeça 80
Homo erectus 80
    Características essenciais 80
    Vestimenta 84
Posição sentada 85
    Imperativos 85
    Realizações 85
Posição deitada 93
    Sistema musculoesquelético 93
    Sistema circulatório 94

No plano metabólico 94
No plano neuropsicológico 94
Marcha 94
    Abordagem objetiva 95
    Abordagem subjetiva 97
    Variabilidade da marcha 100
Corrida, salto e recepção 102
    Corrida 102
    Salto (impulsão e recepção) 102
Circulação de retorno 103
    Fibras musculares das veias 103
    O papel dos batimentos arteriais 103
    Zonas de refluxo venoso 103
    Sistema de desfiladeiros de aceleração 104
    Zonas de turbulência 104
    Fenômeno Venturi 104
    Sola venosa plantar (profunda) 105
    Redes intra e intermusculares 105
    Redes profundas e superficiais 105
    Redes comunicantes e perfurantes 105
    Atividade muscular (marcha) 106
    Papéis anexos 106
Preensão 106
    Níveis operacionais 106
    Noção de espaço de captação 106
    Arsenal estratégico 106
    Patologias da preensão 106
    Elementos importantes 106
Cadeias funcionais 107
    Cabeça e pescoço 108
    Tronco 108
    Membro superior 109
    Membro inferior 110
Comparação mecânica dos membros 110
    Pontos em comum 110
    Pontos diferentes 110

Parte II
MEMBRO INFERIOR

Capítulo 5 – Quadril 117
Base de reflexão 117
    Localização 117
    Características essenciais 117
    Papel funcional 117
    Frequências patológicas 118
Noções de anatomia 118
    No plano osteoarticular 118
    No plano capsuloligamentar 121

No plano muscular..................................122
No plano vascular 127
Mobilidades...127
   Sagitais...127
   Frontais..130
   Transversais...132
   Mobilidades específicas e funcionais....134
Estabilidade...135
   Estabilidade passiva...........................135
   Estabilidade ativa 135
   Variações fisiológicas..........................137
   Variações patológicas.........................137
Tensões...141
   Zonas de tensões 141
   Avaliação das tensões 141
   Variações fisiológicas..........................144
   Variações patológicas.........................144
   Adaptações...145

Capítulo 6 – Joelho 149
Base de reflexão......................................149
   Localização...149
   Características essenciais 149
   Papel funcional 150
   Frequências patológicas 150
Noções de anatomia 151
   No plano morfológico 151
   No plano osteoarticular......................152
No plano cápsulo-ligamentar...............157
   Cápsula...157
   No plano muscular..............................164
   Partes moles 169
   No plano vasculonervoso....................170
Mobilidades...171
   Articulação patelofemoral..................171
   Articulação do joelho 173
   Mobilidades específicas e funcionais...181
   Variações patológicas.........................182
Estabilidade...183
   Segundo os planos 183
   De acordo com as localizações..........187
   Variações fisiológicas..........................187
   Variações patológicas.........................188
Tensões...191
   Tensões patelofemorais......................191
   Tensões do joelho 193
   Recaídas patológicas..........................200

Capítulo 7 – Tornozelo...................... 207
Base de reflexão......................................207
   Localização...207
   Características.......................................207
   Papel funcional 207
   Frequência de patologias...................208
Noções anatômicas................................208
   No plano morfológico 208
   No plano ósseo....................................208
   No plano articular 210
   No plano cápsulo-ligamentar............210
   No plano muscular..............................213
Mobilidades...215
   Mobilidades analíticas........................215
   Mobilidades específicas......................219
   Mobilidades funcionais 221
   Mobilidades patológicas....................221
Estabilidade...223
   Estabilidade passiva 223
   Estabilidade ativa 224
   Posição funcional 226
   Variações funcionais...........................227
   Patologias da estabilidade 227
Tensões...228
   Zonas de tensões 228
   Tensões estáticas.................................229
   Tensões dinâmicas..............................229
   Avaliação..230
   Adaptações...231

Capítulo 8 – Pé..................................... 237
Base de reflexão......................................237
   Localização...237
   Limites...237
   Características essenciais 237
   Papel funcional 238
   Frequências patológicas 238
Noções anatômicas................................240
   No plano morfofuncional 240
   No plano ósseo....................................241
   No plano cápsulo-ligamentar 248
   No plano muscular..............................250
   Partes moles 253
   No plano vascular 254
Mobilidades...255
   Mobilidades locais...............................255
   Mobilidades funcionais 261
   Variações das mobilidades.................262
Estática..263
   Estabilidade em descarga..................263

Estabilidade em carga 263
Tensões 270
Dinâmica 275
Amortecimento 276
Giro 277
Propulsão 278
Variações..281
Variações psicológicas 281
Variações patológicas 283

Parte III
MEMBRO SUPERIOR

Capítulo 9 – Ombro 291
Base de reflexão 291
Localização..291
Características 291
Papel funcional 291
Frequências patológicas 292
Noções de anatomia 293
No plano morfofuncional 293
No plano ósseo 295
No plano articular 298
No plano capsuloligamentar 300
No plano muscular 302
No plano vasculonervoso 307
Mobilidades 307
Observações preliminares...............................307
Articulação esternoclavicular 309
Articulação acromioclavicular 309
Articulação escapulotorácica 309
Articulação do ombro 310
Estabilidade 324
Articulação escapulotorácica 324
Articulação esternoclavicular 324
Articulação acromioclavicular 324
Articulação do ombro 325
Tensões 329
Zonas de tensão 329
Tensões estáticas 329
Tensões dinâmicas 331
Adaptações 331
Patologias 332

Capítulo 10 – Cotovelo 337
Base de reflexão 337
Localização..337
Características 337
Papel funcional 337

Frequência das patologias 339
Noções de anatomia 339
No plano morfológico 339
No plano ósseo 339
No plano articular 341
No plano capsuloligamentar 342
No plano muscular 344
Mobilidades 345
Mobilidades analíticas 345
Mobilidades específicas 346
Mobilidades funcionais 346
Mobilidades patológicas 349
Estabilidade 349
Estabilidade passiva 349
Estabilidade ativa 351
Posição funcional 352
Variações 352
Tensões...352
Tensões estáticas 352
Tensões dinâmicas 353
Adaptação em face às tensões 354
Patologias das tensões 354

Capítulo 11 – Punho 357
Base de reflexão comum ao punho e à mão 357
Preensão e símbolo 357
Posicionamento da mão no membro superior 357
Diferentes tipos de mão..................................358
Introdução própria ao punho 361
Localização..361
Características 361
Papel funcional 361
Frequência das patologias 361
Noções de anatomia 361
No plano morfológico 361
No plano ósseo 362
No plano articular 363
No plano capsuloligamentar 364
No plano muscular 365
Mobilidades 365
Articulação radioulnar distal (RUD) 365
Articulações radiocarpais e mediocarpais....369
Estabilidade 373
Estabilidade passiva 373
Estabilidade ativa 374
Estabilidade funcional 374
Variações da estabilidade 375
Tensões...376
Em compressão 376

Em tração 377
Em flexão... 377
Em torção 378
Na fadiga 378
Adaptação diante das tensões 378
Patologias das tensões.................................... 379

Capítulo 12 – Mão 383
Localização... 383
Características anatômicas.............................. 383
Características morfológicas............................ 383
Papel funcional 384
Frequência das patologias 386
Noções anatômicas... 387
No plano morfofuncional 387
No plano ósseo 388
No plano articular 389
No plano capsuloligamentar............................ 389
No plano muscular.. 391
No plano do esqueleto fibroso 393
No plano vasculonervoso................................. 396
No plano dos tegumentos 397
Mobilidade analítica dos dedos longos............... 399
Flexão dos dedos 399
Extensão dos dedos... 402
Afastamento dos dedos 405
Rotação dos dedos 406
Movimentos independentes dos dedos 406
Mobilidade analítica da coluna
do polegar 407
Referências 407
Movimentos de cada articulação 408
Movimentos globais decompostos................ 410
Movimentos globais compostos..................... 411
Músculos motores 411
Mobilidades não analíticas.................................... 412
Mobilidades específicas 412
Mobilidades funcionais 412
Posições patológicas.. 416
Estabilidade 417
Mão sem preensão 417
Mão garantindo uma preensão 418
Patologias da estabilidade 419
Tensões... 419
Dados do problema.. 419
Avaliação 420
Patologias das tensões.................................... 421
Soluções propostas 421

Parte IV
COLUNA VERTEBRAL E CABEÇA

Capítulo 13 – Coluna vertebral..................... 429
Base de reflexão 429
Localização... 429
Características essenciais 429
Papel funcional 429
Frequência das patologias 430
Noções anatômicas... 432
No plano morfofuncional 432
No plano osteoarticular.................................... 433
No plano capsuloligamentar............................ 437
No plano muscular.. 438
Elementos anexos... 440
Mobilidades.. 441
Mobilidades analíticas...................................... 441
Mobilidades específicas e funcionais............ 445
Variações das mobilidades.............................. 448
Estabilidades 448
Em descarga 448
Em carga 449
Tensões 458

Capítulo 14 – Regiões da coluna vertebral 469
Região cervical inferior... 469
Base de reflexão.. 469
Noções anatômicas 470
Mobilidades 470
Estabilidade.. 474
Tensões... 476
Região torácica.. 478
Base de reflexão.. 478
Noções anatômicas 478
Mobilidades 481
Estabilidade.. 485
Tensões... 486
Região lombar... 487
Base de reflexão.. 487
Noções anatômicas 488
Mobilidades 491
Variações das mobilidades.............................. 493
Estabilidade.. 494
Tensões... 499

Capítulo 15 – Articulações da coluna vertebral .. 507
Articulação atlantoccipital 507
Base de reflexão.. 507

Noções anatômicas 507
Mobilidades 510
Estabilidades 512
Tensões 514
Articulação cervicotorácica 515
Base de reflexão 515
Noções anatômicas 515
Mobilidades 515
Estabilidades 518
Tensões 519
Articulação toracolombar 520
Base de reflexão 520
Noções anatômicas 520
Mobilidades 521
Estabilidades 523
Tensões 523
Articulação lombossacral 525
Base de reflexão 525
Noções anatômicas 525
Mobilidades 526
Estabilidades 527
Tensões 528
Articulação sacroilíaca 529
Base de reflexão 529
Noções anatômicas 530
Mobilidades 532
Estabilidade 533

Tensões 533
Dados complementares 536

Capítulo 16 – Cabeça (crânio e face) 543
Base de reflexão 543
Características 543
Papel funcional 543
Frequência das patologias 543
Noções anatômicas 544
No plano morfológico 544
No plano ósseo 544
No plano articular 546
No plano muscular 548
Tecidos fibrosos 549
No plano tegumentar 549
Mobilidades 550
Articulação temporomandibular 551
Estabilidade 553
No nível do crânio 553
No nível da articulação temporomandibular 554
Tensões 554
No nível cranial 554
No nível temporomandibular-dentário 558

Anexos 561

Índice remissivo 565

Prefácio

A leitura desta obra extremamente completa despertou-me duas reações: admiração pelo enorme trabalho, e gratidão pelo fato de alguém ter se encarregado de elaborar uma obra tão importante, e tão difícil de ser realizada sobre um assunto árduo. Os autores assimilaram o adágio "quem quer ser compreendido deve se informar sobre o que o leitor espera", e responderam perfeitamente a três expectativas:
• A do estudante que lerá este livro do começo ao fim para estar perfeitamente informado.
• A do profissional experiente que selecionará um ou outro capítulo em função de suas necessidades.
• A do professor que designará trechos para uma leitura atenta em função de seus cursos.

Em todos os capítulos, o conhecimento reunido na obra estrutura-se de forma didática, sendo ao mesmo tempo abrangente e atual, ilustrando a premissa de que "se temos a coragem de ensinar, devemos atualizar nossos conhecimentos". Como os autores Michel Dufour e Michel Pillou são professores, eles têm a preocupação de serem compreendidos, e conseguiram tornar o texto envolvente.

A biomecânica fornece o substrato da cinesioterapia e da reeducação-readaptação, por meio de uma abordagem do movimento ideal e daquilo que o compromete. Esta obra tem tudo o que é necessário. Cada um dos capítulos começa com uma "base de reflexão" que pode servir de apoio para um Ensino de Resolução de Problemas (ERP). O livro fornece aos aprendizes, de qualquer idade, o essencial sobre o que devem conhecer, quer se trate do desgaste do quadril no idoso ou do desalinhamento patelar em uma jovem.

O manual serve de base a inúmeras reflexões, apresentando a biomecânica como corolário do sentido clínico. A própria estrutura da obra facilita o acesso ao conhecimento graças aos exemplos variados e simples, de rápida compreensão, que permitem apreender o funcionamento normal e patológico dos seres humanos. Quer se trate do equilíbrio do corpo ou da utilização da mão, estarão presentes os detalhes e as referências bibliográficas.

O capítulo "Coluna vertebral e cabeça" é demasiado importante. Os autores realizaram aqui um trabalho admirável de explicação de estruturas muitas vezes complexas, mantendo um foco constante nos problemas de estática, mas estabelecendo a diferença entre estabilidade estática e estabilidade dinâmica, e ainda separando ambas dos problemas de mobilidade encontrados com frequência na reeducação. O interesse reside justamente nesse ponto: o clínico encontrará indicações preciosas e uma base para apoiar suas intervenções terapêuticas. Em *Biomecânica funcional*, teoria e prática aparecem lado a lado, algo que não é muito comum nas obras do gênero.

Duas extremidades vertebrais são muitas vezes esquecidas durante os cursos de cinesioterapia: a cabeça e a pelve. Devemos ser gratos aos autores, pois eles fornecem vastos esclarecimentos sobre essas duas regiões. E também não se esqueceram da articulação atlantoccipital, sede de muitas das dores de nossos pacientes, e de muitas fantasias não verificadas por vários colegas.

Sem dúvida, para os estudantes, a obra será "tudo o que você sempre quis saber, mas não tinha coragem de perguntar", inclusive sobre fórmulas assustadoras como a do módulo de Coulomb.

As ilustrações são detalhadas e muito úteis, graças ao talento de Michel Dufour. Mesmo quando reduzidas a croquis, elas permanecem vivas e claras, destacando a ação. É este de fato o objetivo da cinesioterapia: favorecer a ação e tornar novamente possível um movimento desestabilizado.

Éric Viel
Secretário-geral da Associação Francesa
de Pesquisa em Cinesioterapia (AFREK)

Apresentação da obra

ORIENTAÇÃO

Não se trata de um estudo exaustivo sobre esta ou aquela parte do corpo, tampouco de uma soma dos conhecimentos relativos à mecânica humana. Este livro tem uma pretensão pedagógica; ele preocupa-se mais com a compreensão funcional da organização das estruturas do que com o acúmulo de conhecimentos fundamentais. Trata-se mais de ser justo do que preciso, o que incluirá esquematizações, simplificações, e também hipóteses e exemplos. O objetivo é reter o essencial e dele deduzir uma ótica funcional e terapêutica. O estudo não deve negar o pragmatismo, mas, ao contrário, trabalhar com ele.[1] A orientação privilegiada é essencialmente (re)educativa.

---

[1] Um antigo dirigente político, em um discurso aos camponeses de sua região, disse: *"Camponeses, façam crescer suas batatas, dentro de vinte anos haverá cientistas que lhes explicarão por que elas crescem".*

ESTRUTURA

Depois de uma apresentação das generalidades fundamentais da mecânica humana, este livro aborda as diferentes regiões do corpo humano, dividido em zonas que correspondem às unidades funcionais: ombro, joelho, região cervical da coluna vertebral, etc. Para cada uma delas, o enfoque é feito sobre as características anatômicas essenciais, isto é, aquelas que têm incidências práticas; em seguida vêm as considerações mecânicas relativas à mobilidade, à estabilidade, e depois as restrições. Um determinado número de ideias-chave é proposto como conclusão.

CONCEITOS FUNDAMENTAIS

Reflexão sobre a questão biológica

O conceito biológico invadiu os conhecimentos do mundo atual. Tornou-se um valor seguro, garantia de natural e bom, diante de um mundo mecanizado, informatizado e poluído. Todavia, isso não é necessariamente bom: os micróbios e as armas biológicas estão aí para que não nos esqueçamos disso. Trata-se simplesmente da existência do vivo em face ao inerte. A sua mecânica é, portanto, diferente daquela das máquinas, ainda que, por comodidade, tentem-se algumas comparações. Ficat (1987) dizia: "Uma concepção abstrata e puramente matemática da biomecânica pode ter apenas um valor aproximado e indicativo, pois ela permanece distante demais da realidade biológica."

O comportamento de um objeto recorre às qualidades físicas; o comportamento do homem, ou do animal, a elas acrescenta duas noções fundamentais, no sentido pleno da palavra: a de criar e a de controlar seus atos (controle psiconeuroendócrino).

A mecânica conhece apenas a degradação (um automóvel novo sempre está em melhores condições do que um usado), enquanto o ser humano se repara e se perpetua: a pele danificada cicatriza, assim como os ossos, as células se reproduzem, ao contrário da carroceria de um automóvel que não se regenera... Um organismo vivo desenvolve sua potência de acordo com o treinamento ao esforço exigido, ao contrário de um motor, inalterável em suas capacidades. Enfim, ele se perpetua, pois, como observa Kapandji (1986), "dois animais se perpetuam rapidamente por meio de um terceiro, ao passo que dois automóveis permanecem irremediavelmente solteiros".[1]

O exame clínico de um enfermo leva em conta as disfunções mecânicas e raramente as do comportamento que lhes deu origem. Da mesma forma, um tratamento terapêutico difere do trabalho de um mecânico que só corrige os defeitos, pois o terapeuta deve induzir gestos que estimulem o organismo e, portanto, o paciente realiza ele mesmo a evolução reparadora. O terapeuta cuida, o doente se cura... às vezes, apesar do terapeuta (Neumann, 2002).

---

1 No entanto, um computador pode se clonar – mas sem o poder fundamental do acaso genético.

Biomecânica funcional 1

INTRODUÇÃO

Sistema musculoesquelético

A biomecânica funcional é um conjunto de considerações que abrange os seguintes campos: anatomia, fisiologia articular, fisiologia muscular, mecânica e cinesiologia (Nordin e Frankel, 2001). Ela tem como finalidade ser o suporte dos gestos e posturas do homem saudável, tornar compreensíveis as disfunções e patologias usuais, para deduzir as atitudes terapêuticas adaptadas que delas decorrem.

A biomecânica, na qual os princípios e leis mecânicas são aplicados ao ser humano, reagrupa vários aspectos: mecânica dos ossos e dos músculos, mas também mecânica dos líquidos (sangue, linfa, líquido cerebrospinal, etc.) e dos gases (mecânica ventilatória). E é nisso que ela difere da mecânica industrial; esquecê-lo reduz o ser humano a um robô aperfeiçoado (Kapandji, 1986; Ficat, 1990).

Nosso estudo limita-se ao **sistema musculoesquelético**. As aplicações compreendem a cirurgia (biomateriais), a aparelhagem, a prática esportiva, a ergonomia e a cinesioterapia (Hamill e Knutzen, 1995; Hall, 1998). E é esta última que orienta nossas preocupações.

A **análise matemática** permite elaborar modelos mecânicos com o objetivo de avaliar parcialmente as condições de funcionamento. Isso dá uma ideia do comportamento de uma região do corpo dentro de um esquema postural, comportamental ou gestual, cujos aspectos funcionais podemos deduzir. A análise matemática fornece uma abordagem distante da realidade. A **observação clínica** permanece um elemento indispensável para a compreensão da mecânica humana. A dificuldade reside na dosagem desses diferentes aspectos. Cada consideração, desenvolvida à margem das outras, corre o risco de afastar a reflexão de seu contexto e então deformar o conjunto. Não é possível ser exaustivo na matéria e, portanto, o leitor encontrará aqui um tema de reflexão para alimentar seus próximos eixos de pesquisa.

Características humanas

É preciso situar o ser humano em seu meio espacial e temporal. Conhecemos o reino animal e seus diversos destinos: quais são as características do ser humano?

• *Um primeiro ponto* reside na posição do homem no topo da pirâmide da evolução animal. Das formas conhecidas, ele representa a de mais alto desempenho, a mais sofisticada. Alguns consideram que a evolução biológica encerrou suas grandes mutações e que doravante vai diminuir o ritmo, dando lugar a uma evolução principalmente **sociocultural** (Allard e Blanchi, 2000). Ainda que se trate apenas de uma opinião, isso evidencia que tudo, no homem, está a serviço da comunicação social, de seu psiquismo e de sua vocação de (co)criador.

• *Um segundo ponto* se resume a uma afirmação paradoxal: **o ser humano é o especialista da não especialização**. De fato, cada coisa realizada por um ser humano pode ser mais bem feita por um animal: uma zebra corre mais rápido, um peixe nada melhor, um pássaro voa, um canguru salta melhor, etc. Em contrapartida, o homem é o único que pode fazer tudo, e ainda que não possa voar por si mesmo, ele utiliza suas capacidades intelectuais para fabricar aviões. Sua especialidade é fazer **tudo**, graças a um cérebro evoluído que acede à criatividade.

Elementos interferentes

Cada região corporal deve estar integrada ao complexo de um membro ou de um tronco, e por conseguinte ao do comportamento global do indivíduo. Mas outros aspectos interferem; a seguir os principais.

Psiquismo

O fato de um indivíduo muito alto manter-se curvado não requer apenas soluções mecânicas, mas exige que se leve também em conta seu psiquismo diante de seus congêneres.[1]

---

[1] Os exercícios em extensão e o desenvolvimento dos músculos levantadores da coluna vertebral em uma pessoa tímida que se mantém em posição cifótica farão dele talvez um tímido musculoso, mas não um indivíduo que se mantém em posição ereta normal.

Dados etnoculturais

As escolhas posicionais também são elaboradas em função de esquemas culturais. Assim, falar olhando seu interlocutor diretamente nos olhos é considerado como franqueza e polidez entre as pessoas de determinadas culturas, mas como arrogância entre as pessoas de outras. Inversamente, o fato de abaixar os olhos ao falar pode ser considerado como modéstia em alguns lugares, e como hipocrisia em outros (Lorenz, 1963). As civilizações, culturas ou etnias também contribuem com seu lote de hábitos e de capacidades para assumi-los.[2] A terapia humana já está levando em conta o que nomeamos **etnomedicina**.

Meio socioprofissional

É uma variante cultural que se conjuga com base no modo social. Em uma mesma cultura regional, as pessoas importantes e as camadas mais pobres não têm as mesmas atitudes. Alguns erros comportamentais, no âmbito dos cuidados físicos, podem explicar alguns fracassos terapêuticos.

Sexo

Independentemente das variáveis culturais, existem atitudes mais tipicamente femininas ou masculinas. Ainda que não seja necessário priorizar o que é adquirido ou inato, as diferenças devem ser levadas em conta para que se possa responder melhor ao pedido, consciente ou não, de determinado paciente: um homem e uma mulher não têm a mesma atitude, nem os mesmos gestos, nem a mesma postura (a gravidez é um exemplo evidente) (Plas et al., 1989).

Dados morfológicos

Eles derivam, em sua maioria, dos dados sexuais, mas, em uma mesma população sexual, existem gabaritos extremamente variados, seja por razões genéticas, hormonais ou alimentares. Esses dados modificam não apenas a categoria do indivíduo (brevilíneo, longilíneo, astênico), mas também suas aptidões e seu senso de esforço. Também devem ser levadas em conta as variações próprias a determinado indivíduo: emagrecimento, regime, gravidez, fases de crescimento, desenvolvimento particular de uma parte do corpo, antecedentes patológicos (p. ex., amputação, paralisia).

Idade

Ela está presente em todas as fases da vida: a estática de uma criança difere da estática da adolescência, da idade adulta ou da velhice. Entre o pediatra e o geriatra, existe uma infinidade de intermediários que não levam em conta apenas a idade civil, mas a idade biológica, mental, e até mesmo a idade que o indivíduo quer aparentar.

Os dados etnogeográficos

É um campo de análise delicado, tanto em razão das ideias preconcebidas, quanto da pluralidade das modificações que podem atuar sobre o indivíduo: o clima, os hábitos alimentares locais e, às vezes, até mesmo as intervenções puramente humanas (deformações rituais).

DADOS FUNDAMENTAIS

O ser humano vive em um meio físico regido por **leis**[3] (Low e Rred, 1996). Elas intervém de maneira permanente em sua evolução e em suas condições de vida. Em cinesioterapia, a biomecânica muitas vezes faz comparações entre o estudo da **estática** e da **dinâmica**, com seu corolário de estabilidade para a primeira, ou de instabilidade para a segunda (ver Fig. 1.1). Ora, essas relações não são corretas; um ciclista tem, por exemplo, mais equilíbrio quando está rodando do que parado. Nosso trabalho é, portanto, uma tentativa de simplificação, sem deixar de fornecer ao mesmo tempo eixos de reflexão. Os conhecimentos mecânicos fundamentais (Borgi, 1981; Buhot e Thuiler, 1981; Chavanel, 1982) são um auxílio, mas sua complexidade matemática e sua distância em relação aos processos humanos nos levam a desenvolver os nossos próprios de outra maneira (Giraudet, 1976; Bell, 1998).

Sólido

Definição

Um sólido é um corpo caracterizado por uma forma e dimensões. Existem dois tipos.

Sólido indeformável

É uma abstração teórica, chamada sólido de Euclides. Nesse caso, a distância entre dois pontos quaisquer permanece constante, quaisquer que sejam as tensões às quais ele esteja submetido.

Sólido deformável

É o sólido comum, uma vez que, na realidade, todo corpo é deformável, por menor que seja.[4] Também é chamado sólido de Hooke. Pode ser viscoelástico ou elastoplástico.

Características

A abordagem de um sólido deformável vivo precisa de algumas simplificações por várias razões:
- A **heterogeneidade** é constante, mas os estudos teóricos são feitos em materiais considerados homogêneos, para que os comportamentos sejam claramente identificáveis e reproduzíveis.
- As condições experimentais são **aleatórias**, mas deveriam ser invariáveis. Os parâmetros de temperatura, de higrometria, da natureza das amostras[5] (retiradas de um cadáver fresco, embalsamado ou congelado), as modificações trazidas pela experimentação (colocação de um medidor de extensometria modificando o equilíbrio das forças presentes) são elementos que relativizam os estudos (Cordey e Gautier, 1999).

---

2 Por exemplo, as civilizações que não utilizam a cadeira para se sentar.

3 Ver unidades de medida, Anexo 1.
4 Macroscopicamente, a borracha é deformável, o aço não. Na realidade, o aço, os metais, também o são: se o casco dos petroleiros supertanques não fosse deformável, ele cederia rapidamente sob a ação dos movimentos do mar (lembrar da fábula de La Fontaine, *O carvalho e o junco*).
5 Amostras são coletas feitas em um material qualquer. Várias amostras formam uma amostragem.

- A **multiplicidade** dos dados, no interior do estudo, exige que se considere apenas um único parâmetro para evitar uma complexidade demasiado grande.
- As **referências** são difíceis de estabelecer. O estabelecimento de uma norma é influenciado pelas dificuldades em determinar o estado "zero" (pré-tensões existentes). Os cálculos, mesmos que saiam de um computador, são o resultado de uma abstração, de um empobrecimento de fenômenos muito mais ricos e complexos.

Força

Definição

Chama-se força toda causa capaz de modificar a velocidade de um corpo ou de provocar sua deformação (Bray et al., 1990). Um corpo é submetido a forças externas (p. ex., a gravidade, a ação dos músculos, a resistência do meio ambiente, aéreo ou líquido) e a forças internas, em reação às precedentes, e que caracterizam a resistência do material. No estado de equilíbrio, esses dois tipos de força se anulam.

Características

Uma força é representada por um vetor[6] ligado que, em alguns casos, pode ser considerado como um vetor deslizante, cuja unidade é o newton (N).[7] Uma força se define dadas as seguintes características (ver Fig. 1.2).

Linha de ação

É a linha reta que suporta o vetor força (muitas vezes chamada "reta suporte"). No plano locomotor, essa linha corresponde à **fibra média** do músculo, isto é, à direção resultante do conjunto das fibras musculares. Na maioria das vezes, ela une as duas inserções do músculo. Essa simplificação permite definir a noção de **músculo equivalente**. Ela serve de base para os raciocínios mecânicos, salvo exceções.[8]

Sentido

Ele dá a **orientação** para qual a força se dirige. Para um músculo, a orientação da força se faz da inserção móvel na direção da inserção fixa. De acordo com o tipo de movimento, ou com a inversão das inserções móvel e fixa, a orientação da força pode então mudar para um mesmo músculo. Não se deve confundir a direção da força, que é a orientação da reta suporte, com o sentido da força, à qual se deve dar uma orientação, seja arbitrária (positivo ou negativo), seja imposta.

---

6 Para simplificar, não se utilizará (salvo exceção) a notação $\vec{F}$. A normalização pretende que uma letra escrita em **negrito** designe um vetor, e que a mesma letra escrita em tipo normal designe a intensidade desse vetor.
7 No sistema internacional (SI), a unidade de força é o newton, cuja definição é: a intensidade F de uma força F que comunica a uma massa de 1 kg uma aceleração de 1 m por segundo ao quadrado (1 m.s^{-2}) (OMS, 1975).
8 A exceção é quando um músculo é suficientemente em leque para que se busque distinguir três feixes (ou mais), o que significa definir três linhas de ação diferentes.

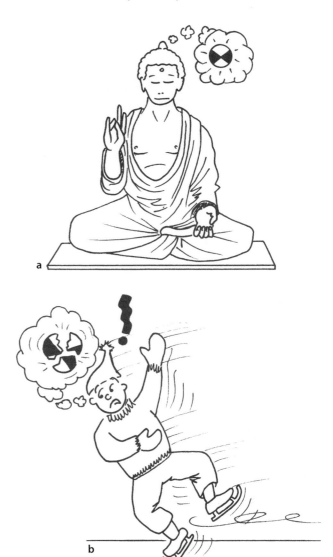

Figura 1.1 O estático é muitas vezes sinônimo de estabilidade (a) e o dinâmico de instabilidade (b), mas nem sempre isso é verdade.

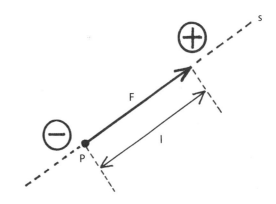

Figura 1.2 A força **F**, seu ponto de aplicação P, seu suporte s, sua direção (+ ou -) e seu valor, representada pelo comprimento l do vetor.

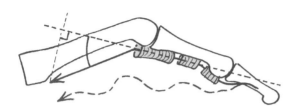

Figura 1.3 A reflexão de um tendão lhe permite conservar seu comprimento útil (seta contínua) em relação à ausência de reflexão (seta pontilhada).

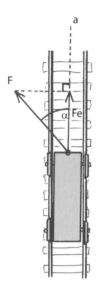

Figura 1.4 Uma força *F* tem uma eficácia *Fe* que é em função do cosseno do ângulo α que ela forma com o eixo de sua ação (a).

Ponto de aplicação

É o ponto de origem do vetor força, a partir do qual ele exerce sua ação. No plano locomotor, corresponde, geralmente, à inserção do tendão em um osso. Se existe uma reflexão (óssea ou fibrosa), esta se torna um ponto de aplicação intermediário.

> **Exemplo**
> O papel de uma polia é o de mudar a direção da força sem mudar sua intensidade. As polias fibrosas dos dedos permitem que o tendão conserve um comprimento constante, ao contrário do que aconteceria se elas se estreitassem (ver Fig. 1.3).

Valor ou intensidade

É a **grandeza vetorial** da força que expressa sua intensidade. O cálculo é algébrico e a representação gráfica proporcional a essa.

Fontes

Distinguem-se duas possíveis.

Forças externas

É, em primeiro lugar, a força gravitacional ou gravidade. Ela se exerce verticalmente de cima para baixo sobre todos os corpos em nosso meio habitual. Suas variações são função da altitude (mais forte no nível do mar do que na montanha). Em caso de imersão em um líquido, ela se encontra diminuída em razão da propulsão de Arquimedes. Uma situação particular é o estado de ausência de gravidade, em meio artificial ou no espaço. Em segundo lugar, são as forças aplicadas ao corpo, seja pelo contato direto (inclusive os sistemas mecânicos), seja pela ação indireta (inércia, força centrífuga).

Forças internas

Dois tipos podem ser distinguidos.
- As forças **ativas** são produzidas pelos músculos, diretamente (ação sobre uma alavanca óssea); ou indiretamente (pressão dos líquidos internos, particularmente do sangue sob o impulso do músculo cardíaco).
- As forças **passivas** estão ligadas ao tensionamento das estruturas passivas (atrito, bloqueios aponeuróticos ou das fáscias, retrações etc.).

Noção de eficácia de uma força

Orientação de uma força

Uma força é tanto mais eficaz (*Fe*) quanto mais ela age no sentido da ação desejada. Se não, sua eficácia se reduz àquela de sua projeção ortogonal sobre o eixo mecânico considerado; ela é igual ao produto de seu valor *F* pelo cosseno (cos) do ângulo α (ver Fig. 1.4), ou seja: $Fe = F \times \cos \alpha$ (Allard e Blanchi, 2000).

> **Exemplo mecânico**
> Quando se puxa um vagonete sobre os trilhos, é preferível agir no sentido deles. Se nos colocamos de lado, a eficácia da força diminui, sendo proporcional ao cosseno do ângulo formado com os trilhos. Ela torna-se nula se puxarmos perpendicularmente a eles (cos 90° = 0), fora a possibilidade do vagonete oscilar.

Braço de alavanca

O braço de alavanca de uma força *F* é a distância *d* entre sua linha de ação e o pivô *P* em torno do qual a força tende a atuar. Ele é representado pela **perpendicular** baixada sobre a linha de ação dessa força a partir do ponto pivô considerado (ver Fig. 1.5 a).

> **Exemplos**
> Na concepção de uma ponte-levadiça, as correntes não são colocadas perto da dobradiça, mas, ao contrário, na parte mais distante possível, mesmo correndo-se o risco de ter de se endireitar, depois, a obliquidade das correntes, para obter o melhor eixo de tração (ver Fig. 1.5 a).
> No caso do corpo humano, o problema é tratado de forma diferente (ver Fig. 1.5 b).

Momento de uma força

Chama-se momento de uma força F em relação a um ponto O, o produto da intensidade da força F pelo braço de alavanca d que separa o ponto O da reta suporte de F. Em relação a uma ação dada, o vetor representando a força e o braço de alavanca associado são inversamente proporcionais (ver Fig. 1.6 a). O interesse de uma força é que ela seja suficientemente atuante em relação a uma resistência a ser vencida: devemos escolher o braço de alavanca mais favorável e dele deduzir sua força útil. Essa é tanto mais fraca quanto mais importante é o braço de alavanca; a notação dessa relação é:[9] $M_F = F \times d$.

> **Exemplos mecânicos**
> Quando queremos girar uma roda, nós a pegamos o mais distante possível de seu centro. É por isso que os caminhões, antes de dispor de direção assistida, possuíam volantes de grande diâmetro a fim de aliviar o esforço do condutor. Da mesma forma, para vencer uma encosta, um ciclista escolhe o menor diâmetro do prato pedaleiro da bicicleta e o maior de seu pinhão traseiro (ver Fig. 1.6 b).
>
> **Exemplos humanos**
> Os músculos movem as articulações por meio do braço de alavanca. Os ossos muitas vezes possuem colos, processos, cuja utilidade é oferecer braços de alavancas suficientes aos músculos[a] (Pocholle, 1997).
>
> ---
> a. Os trocânteres do fêmur, ou os processos vertebrais são alguns exemplos disso. O colo do fêmur tem como função permitir aos músculos da articulação do quadril um trabalho em boas condições graças ao braço de alavanca criado (Lamandé e Prat-Pradal, 1998). É preferível falar de momento de força mais do que de força, particularmente diante de uma situação de insuficiência. De fato, é possível que seja uma insuficiência real, por perda de força muscular (que deve, portanto, ser reforçada), ou de uma insuficiência relativa, pois o braço de alavanca é insuficiente. Essa última situação pode exigir uma cirurgia de restauração do braço de alavanca. É o que ocorre quando um quadril apresenta uma malformação em ossos do quadril valgos.

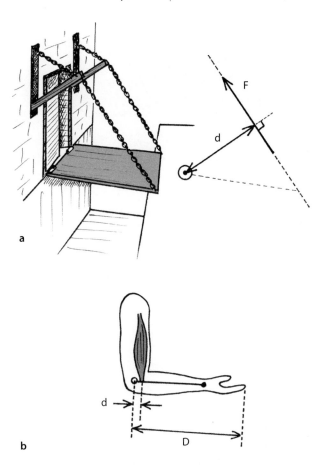

Figura 1.5 Para uma ponte-levadiça (a), as correntes são colocadas o mais distante possível das dobradiças. A distância d entre as duas representa o braço de alavanca da força empregada pelas correntes. Para o corpo humano (b), a inserção dos tendões é, ao contrário, muitas vezes próxima do eixo articular ($d < D$).

---

9 No sistema internacional, a unidade de momento é o N·m e não Nm como muitas vezes é usado.

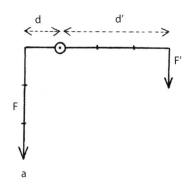
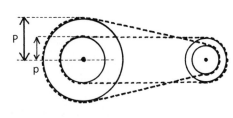

Figura 1.6 (a) O momento de uma força é representado pelo produto $F \times d$. Nesse exemplo, os dois momentos são iguais ($F \times d = F' \times d'$). (b) A roda pedaleira maior (P) é menos eficaz do que a menor (p) para subir uma ladeira.

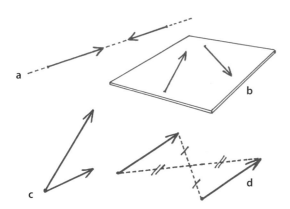

Figura 1.7 Forças colineares (a), coplanares (b), concorrentes (c), equipolentes (d).

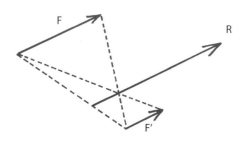

Figura 1.8 Forças paralelas, *F* e *F'*, e sua resultante *R*.

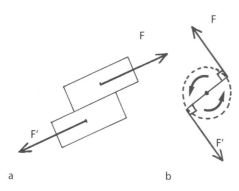

Figura 1.9 Forças paralelas de sentidos contrários, *F* e *F'*, atuando em deslizamento, provocando um cisalhamento (a), ou em rotação, provocando um torque (b).

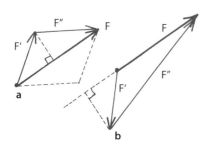

Figura 1.10 Decomposição de uma força *F* em *F'* e *F''*, atuando no mesmo sentido (a) ou não (b).

Relações entre várias forças

Denominação de algumas forças

- **Colineares:** forças que têm o mesmo suporte, isto é, a mesma direção, mas não necessariamente o mesmo sentido (ver Fig. 1.7 a). Elas se adicionam algebricamente: $F = F_1 + F_2$.
- **Coplanares:** forças situadas num mesmo plano (ver Fig. 1.7 b).
- **Concorrentes:** forças que têm o mesmo ponto de aplicação (ver Fig. 1.7 c).
- **Equipolentes:** forças cujas diagonais dos vetores têm o mesmo meio (ver Fig. 1.7 d).

Forças paralelas

Quando as duas forças F_1 e F_2 são paralelas, a intensidade de sua resultante *R* é igual à soma algébrica dessas duas forças, e como consequência *R* tem o sentido da maior delas. O ponto de aplicação de *R* é aquele que separa os dois vetores de modo inversamente proporcional ao seu valor (ver Fig. 1.8).

Torque de forças

É um sistema de duas forças, paralelas e de sentidos contrários, aplicadas a um mesmo corpo. Elas podem gerar ou um movimento linear, de tipo cisalhamento (ver Fig. 1.9 a), ou rotatório, em torno de um eixo (ver Fig. 1.9 b). Esse último situa-se de forma que os momentos das forças sejam iguais, e quando são iguais o eixo de rotação está equidistante dos pontos de aplicação dessas forças. Chama-se momento de um torque o produto da distância *d* que separa as retas suportes das forças desse torque por meio de sua intensidade *F*. Essa distância *d* é a mais curta possível entre as duas retas suportes (perpendicular), é chamada o braço de alavanca do torque.

Decomposição de uma força

Uma força pode ser substituída por duas outras (ou mais), concorrentes e tendo uma ação comum equivalente (ver Fig. 1.10 a). Para uma força *F* dada, uma primeira força de decomposição *F'*, qualquer que seja, é escolhida (mas, como única condição, o mesmo ponto de aplicação de *F*); *F'* permite em seguida que se construa um paralelogramo tendo *F* como diagonal e *F'* como lado. O segundo lado do paralelogramo representa então a segunda força de decomposição (*F''*)[10] (Blanchi, 2000).

Observações. De um lado, uma força de decomposição pode ser superior à força *F* inicial, ou dirigida em sentido oposto (ver Fig. 1.10 b). De outro, é raro que um músculo tenha uma ação pura. Para analisar as diferentes ações, é útil decompô-las de acordo com os componentes, ou os eixos, que apresentam um **interesse**. Sendo possível:

- Escolher a **gravidade** (eixo vertical) como centro de interesse (p. ex., a ação do tendão fibular curto sobre o maléolo lateral explica o papel antigravitacional desse músculo) (ver Fig. 1.11 a).
- Escolher o **eixo de rotação** da articulação em questão em razão das ações que lhe dizem respeito (p. ex., a ação do mús-

---

10 No caso de uma ação muscular tridimensional, o exemplo é mais complexo, deve-se proceder plano por plano.

culo bíceps braquial, no cotovelo, permite compreender sua componente radial coaptada componente motora tangencial ao movimento) (ver Fig. 1.11 b).

No plano **pedagógico**, podemos propor uma abordagem em dez pontos, detalhados no Quadro 1.1.

Quadro 1.1

Ordem	Etapas sucessivas	Exemplo escolhido
1	Escolher o músculo que deve ser estudado.	O bíceps braquial (ver Fig. 1.12 a).
2	Escolher a articulação móvel. (Apontar sua localização.)	O cotovelo (e não o ombro). (ver Fig. 1.12 b).
3	Escolher o plano estudado (um único por vez). - Certificar-se de que está no plano da folha de papel (i. e., que é visto perpendicularmente).	O sagital, o da flexão (e não o da supinação). (ver Fig. 1.12 c).
4	Traçar a linha de ação do músculo. - Ela une as duas inserções ou os pontos de reflexão (de acordo com o caso); - Esta linha representa o músculo equivalente (aquela que ilustra a ação muscular nesse nível).	De: na frente da cabeça do úmero. A: a tuberosidade do rádio. (ver Fig. 1.12 d)
5	Escolher o ponto de inserção móvel e aquele considerado como fixo (Ver Cadeia muscular aberta e Cadeia muscular fechada, p. 21)	O rádio é escolhido como móvel. O segmento braquial é considerado como fixo. (ver Fig. 1.12 e).
6	Traçar o vetor que representa a força empregada pelo músculo, a partir do ponto móvel. (O comprimento do vetor é escolhido arbitrariamente, já que o seu valor exato não é conhecido).	Este vetor é chamado força Fm (força muscular). (ver Fig. 1.12 f).
7	Determinar a posição do centro de rotação: - confundido com o centro articular da articulação móvel; - representado por um ponto ou uma cruz (o eixo de rotação é perpendicular à folha de papel).	Ele é marcado em relação aos epicôndilos do úmero. (ver Fig. 1.12 g).
8	Traçar uma reta que una o centro de rotação e o ponto móvel: - é o primeiro eixo de decomposição da força Fm; - ele é nomeado eixo radial (raio que gira em torno do centro de rotação durante o movimento).	O eixo radial está grosseiramente no prolongamento da diáfise do rádio. (ver Fig. 1.12 h).
9	Traçar uma perpendicular ao eixo radial, passando pelo ponto móvel: - esta reta determina o eixo tangencial (tangente ao círculo descrito pelo ponto móvel em torno do eixo de rotação); - é o segundo eixo de decomposição do músculo.	O eixo tangencial está grosseiramente perpendicular à diáfise do rádio (ver Fig. 1.12 i).
10	**A partir da extremidade do vetor Fm, abaixar as perpendiculares aos eixos de decomposição (radial e tangencial).** O ponto de intersecção dessas perpendiculares com os eixos de decomposições determina a extremidade dos vetores de decomposição. **Um dos vetores é chamado força radial: Fr. O outro é chamado força tangencial: Ft.** Conclusão: quaisquer que sejam as variações de posição dos segmentos ósseos, temos sempre a relação: **$Fm = Ft + Fr$**.	A força Fr varia em função do seno do ângulo α entre a linha de ação do músculo e o eixo do segmento móvel (Fr pode ser coaptada ou descoaptada). A força Ft varia em função do cosseno do ângulo α. (ver Fig. 1.12). O conjunto forma um quadrilátero (cuja forma varia ao longo do movimento).

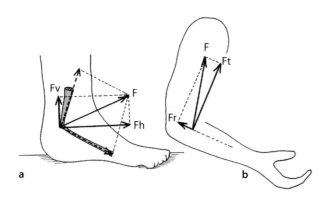

Figura 1.11 A decomposição de uma força *F* pode escolher a referência à gravidade (vertical: *Fv*, horizontal: *Fh*), ou a um eixo de rotação (*Fr*) e à eficácia de sua tangencial (*Ft*).

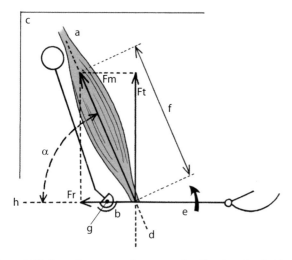

Figura 1.12 Procedimento em dez pontos. Escolha: do músculo (a), da articulação (b), do plano (c), da linha de ação (d), do segmento móvel (e), do vetor (*Fm*) (f), do eixo de rotação (g), do eixo radial (h), do eixo tangencial (i), e dedução das forças radial (*Fr*) e tangencial (*Ft*) (j).

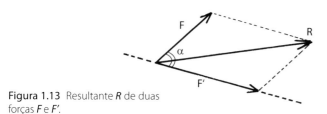

Figura 1.13 Resultante *R* de duas forças *F* e *F'*.

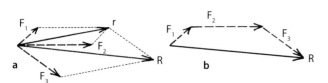

Figura 1.14 Método de composição de forças (pontilhados) por construção de cada resultante (traço cheio) (a), ou por deslizamento de cada um de seus vetores (b).

Composição de uma força

Duas forças podem ser substituídas por uma única, tendo um efeito equivalente que se chama **resultante** (ver Fig. 1.13). Dessa forma, duas forças *F* e *F'* permitem a construção de um paralelogramo, do qual formam os dois lados adjacentes.[11] A diagonal que tem o mesmo ponto de origem que elas é sua resultante. Ela corresponde à relação trigonométrica:

$$R = \sqrt{F^2 + F'^2 - 2\, F \times F' \times \cos \alpha}$$

No caso de várias forças, existem dois métodos para deduzir sua resultante:
- **Constrói-se** primeiramente a resultante R_1, das duas primeiras (F_1 e F_2), e depois construímos a resultante R_2, a partir de R_1 e F_3, e assim por diante (ver Fig. 1.14 a).
- Podemos, mais simplesmente, fazer com que cada vetor **deslize** paralelamente a si mesmo colocando seu ponto de aplicação sobre a ponta do vetor precedente. A resultante geral (*Rg*) é representada pelo vetor que tem como ponto de aplicação o da primeira força e como extremidade a da última força (ver Fig. 1.14 b).

Trabalho, potência, energia

Trabalho

Essa noção física associa a **força** e o **deslocamento**. O trabalho é definido como o produto de uma força pela distância percorrida pelo ponto de aplicação dessa força ao longo de sua linha de ação. A unidade de trabalho é o joule (J), que representa o trabalho de uma força de 1 N cujo ponto de aplicação se desloca de 1 m na direção da força: 1 joule representa então um trabalho de 1 N·m. Em relação ao trabalho muscular, a contração estática apresenta um problema por causa da ausência de deslocamento. Ainda assim ele existe, não no nível dos segmentos ósseos, mas no das miofibrilas. Por essa razão não é mais possível fazer o cálculo da mesma maneira e devemos recorrer às **extrapolações**: seja a partir da superfície de secção do músculo, à qual atribuímos um valor unitário estimado, seja calculando o torque ativo exercido em relação a uma articulação. Na maioria das vezes, o resultado é expresso em porcentagem de ação em relação à força máxima teórica desse músculo (*FMT*, ou *MVC* em inglês), ou em relação a outro músculo ou grupo muscular.

Energia

A noção de trabalho pode ser vinculada à energia potencial decorrente da posição ou da configuração de um objeto: a energia potencial gravitacional de um objeto de **massa** *m*, situado a uma distância *h* acima de um nível de referência é $E_g = m \times g \times h$, em que *g* é a **aceleração** atribuída à gravidade. A energia potencial de uma mola com rigidez *k* deformada com um comprimento *e* é $E_e = k \times e^2/2$. A energia cinética é outra possibilidade, ela pode ser linear e/ou rotacional. A energia cinética total, medida no centro de massa, de um corpo de massa *m* animado por uma velocidade linear *v* e por

---

11 No caso particular de duas forças paralelas: ver Fig. 1.8.

uma velocidade angular ω é: $E_c = m \times v^2/2 + I \times \omega^2/2$, em que I representa o momento de inércia em kg·m². A unidade de medida da energia é o joule.

Potência

Ela representa a quantidade de trabalho ou de energia gasta por **unidade de tempo**. A potência fornecida por uma força é o produto escalar dessa força com a velocidade de seu ponto de aplicação: $P_f = F \times v$. A potência fornecida pelo momento é o produto escalar desse momento com a velocidade angular: $P_m = F \times d \times \omega$. A unidade de medida da potência é o watt (W) que representa o trabalho efetuado ou a energia gasta ao ritmo de 1 joule por segundo (1 W = 1 J·s⁻¹).

Centro de gravidade (ou de massa)

Sobre um corpo de massa m dada, são exercidas forças, principalmente aquela decorrente da atração terrestre. Chamamos centro de gravidade (CG),[12] o ponto fictício que permite reagrupar todas as forças às quais tal corpo está submetido em um único ponto. Empregamos também o termo de resultante do centro de gravidade (RCG). Esse último sofre a aceleração gravitacional, dirigida verticalmente de cima para baixo (i. e., em direção ao centro da Terra). Sua notação é: $P = m \times g$.

Nessa fórmula, P é o peso (em newtons), m a massa (em quilogramas) e g a aceleração decorrente da gravidade terrestre (ou seja, 9,81 m por segundo ao quadrado: m·s⁻²). Dessa forma, uma pessoa que tem uma massa igual a 100 kg (por volta de 981 N) tem um peso de 100 × 9,81 = 981 N.[13]

No caso particular de um sólido perfeitamente homogêneo, regular e simétrico (ver Fig. 1.15 ab), esse ponto corresponde à intersecção dos diferentes eixos de simetria (p. ex., o centro de uma bola de bocha ou o centro de um cubo). Geralmente, no entanto, o centro de gravidade não corresponde ao centro geométrico do sólido (p. ex., um martelo, ver Fig. 1.15 c). Podendo até mesmo situar-se simplesmente no exterior do sólido (p. ex., no caso de um esquadro, ver Fig. 1.15 d).

Em relação ao corpo humano, o centro de gravidade geral situa-se ligeiramente à frente de S2 (segunda vértebra sacral).[14] Cada segmento corporal possui seu centro de gravidade, e ele é objeto de tabelas normativas de referência (ver Fig. 1.16) (Dempster, 1955, 1959; Winter, 1994) (ver Anexo III, p. 562).

Alavancas

Uma alavanca é um sistema mecânico destinado a aumentar o efeito de uma força, em relação a uma resistência, gra-

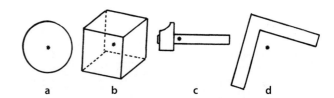

Figura 1.15 Centro de gravidade (*) de um objeto homogêneo, regular e simétrico (a e b), de um objeto assimétrico: martelo (c) ou esquadro (d).

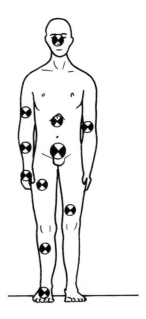

Figura 1.16 Centros de gravidade (*CG*) segundo Dempser (à esquerda: *CG* segmentários; à direita: *CG* dos membros).

ças à ação de um momento favorável.[15] Ela faz com que intervenham a força F, a resistência R e um eixo de rotação O, que permite estudar o momento M. Existem três tipos de alavancas, segundo a posição respectiva dos três dados F, R e O.

Alavanca interfixa (primeiro tipo)

Nela o eixo de rotação (o apoio) está situado entre a resistência e a força (ver Fig. 1.17 a). Ela favorece o equilíbrio, desde que os braços de alavanca não sejam demasiado diferentes. É por essa razão que às vezes é chamada **alavanca de equilíbrio**, que se realiza quando: $M_F = M_R$, ou seja, $R \times dR = F \times dF$, senão o movimento se produz em um ou em outro sentido se $M_F > M_R$ ou inversamente.

> **Exemplo mecânico**
> É o de uma balança de dois pratos (ver Fig. 1.17 b).
>
> **Exemplos humanos**
> É o da sustentação da cabeça (ver Fig. 1.17 c) ou, menos favorável, o do apoio do quadril em unipedal.

---

12 Ou centro de massa, ou baricentro. O termo "centro de gravidade" (*CG*) é a denominação corrente e internacional. Ela designa o centro de massa por referência à noção de gravidade terrestre.
13 Nos inúmeros cálculos que faremos, usa-se g = 10 m·s⁻² apenas por simplificação.
14 Ele pode ser determinado clinicamente pela balança de Lowett (relação de momento entre o sujeito, de pé, depois deitado, e a balança que registra seu peso).

15 "Deem-me uma alavanca e um ponto de apoio e eu moverei o mundo". Arquimedes (287-212 a.C).

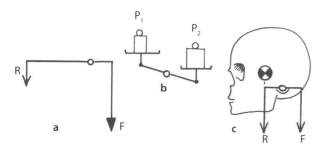

Figura 1.17 Alavanca interfixa (a), exemplo da balança de dois pratos (b) e exemplo humano (c) (R = resistência, F = força).

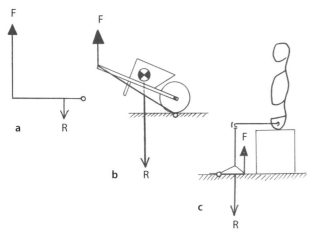

Figura 1.18 Alavanca inter-resistente (a), exemplo do carrinho de mão (b) e exemplo do sóleo (c), a pessoa sentada.

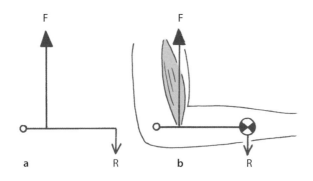

Figura 1.19 Alavanca interforça (a), dispendioso, e seu exemplo humano (b).

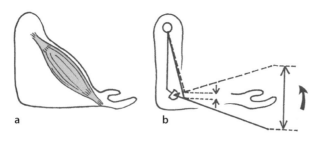

Figura 1.20 No plano humano, uma alavanca inter-resistente criaria volumes musculares imponentes (a); a escolha de uma alavanca interforça minimiza o curso muscular e favorece a velocidade distal (b).

Alavanca inter-resistente (segundo tipo)

Nela a resistência está situada entre o eixo de rotação (o apoio) e a força. Às vezes também é chamada de **alavanca de força**, uma vez que, por definição, possui um braço de alavanca sempre superior (ver Fig. 1.18 a). O equilíbrio sempre se traduz pela relação: $R \times dR = F \times dF$.

Exemplo mecânico
É o de um carrinho de mão (ver Fig. 1.18 b). O melhor é que os braços do carrinho sejam os mais longos possíveis. O movimento varia de acordo com $M_F > M_R$ ou o inverso (levantar o carrinho, ou abaixá-lo).

Exemplos humanos
No plano humano, os exemplos são raros. O mais clássico é o do tríceps sural que atua no tornozelo, mas o exemplo é falso, pois, na prática, o corpo se inclina e passa para uma alavanca interfixa (ver Cap. 7), sob o risco de incapacidade. Portanto é preciso deixar claro: é o caso da ação do músculo sóleo, em uma pessoa sentada, segmentos de membro ortogonais (ver Fig. 1.18 c).

Alavanca interforça[16] (terceira classe)

Nela a força está situada entre a resistência e o eixo de rotação (o apoio) (ver Fig. 1.19 a). É uma alavanca **desfavorável**, uma vez que, por definição, o braço de alavanca da força é sempre inferior ao da resistência.

Essa disposição é válida quando o esforço é mínimo, e não nos esforços importantes. No plano humano é, no entanto, o tipo de alavanca mais frequente (ver Fig. 1.19 b). Essa escolha tem como motivo três vantagens (ver Fig. 1.20 e Fig. 1.5):

- Um ganho de lugar máximo em relação à **obstrução** das estruturas musculares. Um braço de alavanca mais longo representaria uma aberração morfológica.
- Um **curso muscular** bastante reduzido para um deslocamento distal importante. Com efeito, a parte média desse curso representa o comprimento de equilíbrio do músculo (inferior a 15% em seu curso total). Ela corresponde ao setor de força, isto é, é ela que oferece o máximo de ancoragem, no nível sarcomérico, entre as cabeças de miosina e as pontes de actina.
- Uma vantagem em relação à **velocidade do deslocamento** segmentário: a um deslocamento fraco no nível da inserção muscular corresponde um deslocamento mais forte da extremidade, no mesmo lapso de tempo.

Efeito came

Essa é uma expressão, oriunda da indústria[17] (o corpo humano não possui motor rotativo, com exceção do flagelo do espermatozoide), empregada em mecânica humana para de-

---

16 Também chamada intermotor ou interpotente.
17 Na indústria automobilística, a explosão dos gases comprimidos provoca o movimento dos pistões que, agindo por meio das bielas distribuídas sobre um virabrequim, alimentam uma rotação contínua da árvore de "cames", que permite regular o jogo das válvulas.

signar a ação de uma força sobre um braço de alavanca que muda de comprimento ao longo do movimento (ver Fig. 1.21). A came se compõe de dois elementos:
• Um **pistão** (movimento linear) acoplado a uma roda (movimento angular) por meio de uma biela. Ele provoca a rotação da roda, como no caso das locomotivas a vapor (ver Fig. 2.22).
• Uma came colocada sobre a roda, ou então o deslocamento dessa última.

Polias

Definição

Uma polia é uma máquina simples destinada a modificar o sentido de uma força, sem mudar sua intensidade[18] (ver Fig. 1.22).

Composição

Compõe-se de um eixo, no qual os atritos são negligenciáveis (rolamento a bilhas), e de uma roda (roldana) cuja borda periférica, espessa, possui um sulco por onde passa o cabo do sistema.

> **Exemplo mecânico**
> O cabo de um teleférico acompanha o relevo do solo coberto de neve graças às polias colocadas em relação a cada mudança de relevo. A força de tração dos esquiadores permanece inalterada (ver Fig. 1.23 a).
>
> **Exemplos humanos**
> Aplicado à reeducação, esse sistema é chamado poliaterapia. Tal dispositivo existe em anatomia (ver Fig. 1.23 b, c, d) para a reflexão de determinados tendões, seja sobre um relevo ósseo (p. ex., maléolos do tornozelo), seja sob um retináculo (músculos flexores do pé), seja por um sistema sesamoide como a patela no nível do joelho. Isso supõe a presença de estruturas antiatrito como bolsas, bainhas sinoviais, ou cartilagem de uma articulação sinovial (para um sesamoide).

---

18 Admite-se que as forças de apoio e de atrito ligadas à montagem sejam negligenciadas.

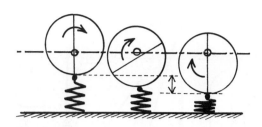

Figura 1.21 Efeito came decorrente da rotação de uma superfície com eixo excêntrico.

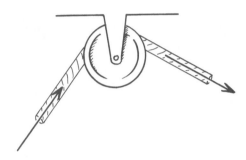

Figura 1.22 Polia: modificação da direção de uma força sem mudar seu valor.

Utilização

A polia fixa

Apenas o cabo é móvel. Por isso, suas duas extremidades sofrem o mesmo esforço (F_1 e F_2), e ele é equilibrado pela polia por meio de uma reação R de forma que $R = F_1 + F_2 + 2F$ (no caso de forças paralelas, se não deve haver a intervenção do cosseno do ângulo formado) (ver Fig. 1.24 a, b).

A polia móvel

Ela faz parte de um sistema em que uma extremidade do cabo é fixa e a outra acionada pela força, sendo o peso suportado pela polia (ver Fig. 1.24 c). Se os vetores forem paralelos, o esforço é dividido por dois, uma vez que é distribuído entre o ponto fixo e a ação de tração sobre o cabo (em caso

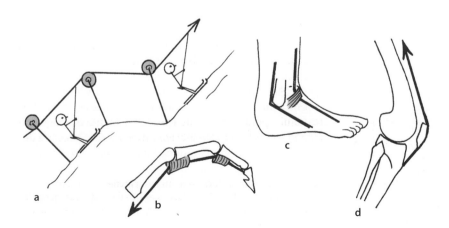

Figura 1.23 Utilização de um sistema de polias: para um teleférico de esqui (a), para as polias fibrosas dos dedos (b), para uma reflexão óssea ou sobre um retináculo (c), ou para uma reflexão de tipo sesamoide (d).

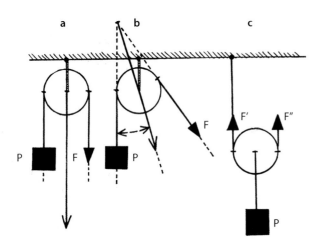

Figura 1.24 Polia fixa, com cabos paralelos (a) ou não (b). Polia móvel (c). O peso *P* é equilibrado pela força *F* – ou duas forças *F'* e *F"* duas vezes menores.

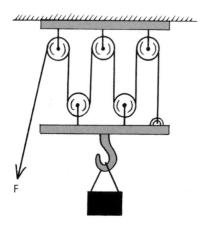

Figura 1.25 Sistema de guincho. A Força *F* é dividida pelo número de cabos sobre as polias móveis (no caso, quatro).

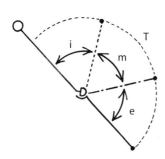

Figura 1.26 Cursos angulares articulares (exemplo do cotovelo): interno (*i*), médio (*m*), externo (*e*) e total (*T*).

de não paralelismo, é preciso levar em conta o cosseno do ângulo formado pelo vetor e a vertical em jogo). O resultado é que o deslocamento da carga é duas vezes mais fraco do que o da força. O acréscimo de uma segunda polia divide o esforço por quatro, com uma terceira ele será dividido por oito etc.

O cadernal

É uma reunião de várias polias, isso permite que se diminua de forma considerável o esforço para vencer uma carga pesada (ver Fig. 1.25). O sistema cardenal é utilizado na indústria de elevação: a adição dessas polias constitui um aparelho chamado **guincho**, no qual geralmente são colocadas lado a lado. O inconveniente é que, uma vez que o deslocamento da carga diminui consideravelmente, é preciso puxar o cabo (com um gancho) para erguer suficientemente a carga.

Cursos

Chama-se curso a deflexão sofrida ao longo do movimento, seja por uma articulação, seja por um músculo.

Curso articular

Os movimentos gerados pelas articulações humanas são essencialmente de tipo **angular** (rotação em torno de um eixo). Os componentes lineares, quando existem, são negligenciáveis quantitativamente falando. Dependendo se os dois segmentos ósseos de uma articulação estão em posição aproximada, intermediária ou afastada, temos curso interno, intermediário ou externo. E o conjunto formado recebe o nome de curso total (ver Fig. 1.26). Não se deve confundir o **setor** de um curso articular com o **movimento** que ali se realiza. Assim quando o braço se encontra inicialmente em elevação anterior e o trazemos verticalmente para baixo, efetuamos uma extensão (movimento para trás) que está no setor de flexão (setor anterior ao plano frontal do ombro) (ver Fig. 1.27).

Curso muscular

Uma vez que o músculo é uma estrutura que pode ser alongada ou encurtada, sua variação de curso é **linear** (ver Fig. 1.28).

Músculo monoarticular

A atividade de um músculo monoarticular está ligada à amplitude articular. Seu curso é, portanto, equivalente ao da articulação. O curso médio é o setor de força do músculo, por duas razões: de um lado, ele corresponde à posição para a qual existe um máximo de ancoragens, no nível sarcomérico, entre as cabeças de miosina e as pontes de actina; de outro, é muitas vezes nessa situação que o ângulo de ataque do tendão sobre o osso está mais próximo de 90°. A força é então integralmente mobilizadora uma vez que seno $\alpha = 1$. Por isso as posições preparadoras para a ação, de tipo "em alerta", que privilegiam todos os cursos médios, propícios ao relaxamento (para saltar) ou ao amortecimento (recepção de um peso) (ver Fig. 1.29).

Músculo poliarticular

O curso total de um músculo poliarticular é sempre inferior à soma dos cursos totais das articulações cruzadas por esse músculo.[19] Muitas vezes o alongamento muscular se realiza esgotando o curso articular de uma articulação e dosando o alongamento restante com a segunda (ou as outras) (ver Fig. 1.30).

Associação de cursos lineares e angulares

São exemplos de associação dos dois tipos de curso: a roda de fiar, a máquina a vapor de êmbolo e o músculo com a articulação. O curso muscular, linear, e os deslocamentos, angulares, formam uma associação tipicamente funcional.

Cadeias

Cadeia cinética

O termo cadeia cinética evoca a ideia de sucessão, quer seja uma cadeia de montanhas ou uma cadeia composta de vários elos. Os diferentes segmentos articulados do corpo humano são movidos por músculos associados às articulações no interior de uma cadeia cinética. A maior resistência de uma cadeia é aquela de seu elo **mais fraco**.

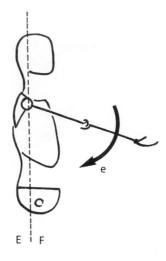

Figura 1.27 Movimento de extensão (e) do membro superior no setor de flexão (F). O setor de extensão (E) está atrás do plano do ombro.

> **Exemplos**
> No plano muscular, quando puxamos uma alavanca, pouco importa se os extensores do ombro são superpotentes, se os flexores do cotovelo são fracos (exemplo de um arqueiro). O mesmo acontece no plano articular.

Cadeia articulada

Ela é composta de determinado número de **articulações**, que adicionam suas mobilidades ao longo de um movimento dado. Isso permite dividir a participação de cada uma delas: quanto mais a cadeia articulada é longa, menos importante será a participação de cada uma.

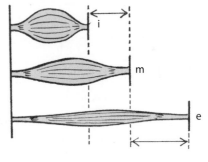

Figura 1.28 Curso linear muscular: interno (*i*), médio (*m*), externo (*e*).

---
19 Na prática, o músculo permanece assim em curso médio.

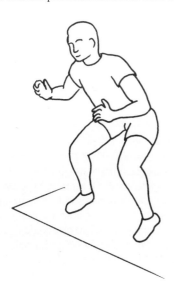

Figura 1.29 Posição "em alerta" que privilegia os cursos médios a fim de preparar melhor para a ação.

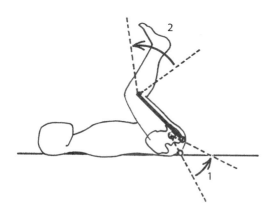

Figura 1.30 Curso externo de um músculo biarticular: coloca-se uma das duas articulações (aquela com deflexão mais fraca) em curso externo (1), e se dosa o complemento de alongamento com aquela cuja deflexão é mais visível (2).

Exemplos

Para se estacionar um carro, em marcha a ré, o movimento de rotação da cabeça se torna rapidamente difícil, pois o motorista está limitado no segmento cervical por causa de seu cinto de segurança e pela presença do apoio de cabeça. Na ausência desses dois elementos, ele pode se virar, apoiar seu antebraço no banco e dessa forma aumentar o movimento no nível torácico. Assim, quando vemos um motoqueiro de escolta diminuir a velocidade e olhar para trás: observamos que ele solta uma mão, gira sua cabeça, seu pescoço, seu tórax, sua região lombar e realiza até mesmo um deslizamento dos glúteos sobre seu selim (é como se ele estivesse sobre um cavalo). Esse movimento é ainda mais amplificado quando se está de pé e é possível associar a rotação dos membros inferiores, e até mesmo o deslocamento dos pés no chão (ver Fig. 1.31, que deve ser comparada com a Fig. 13.37).

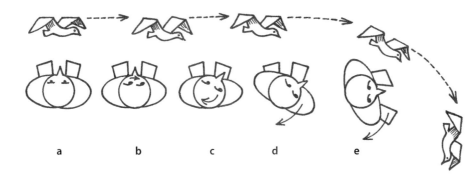

Figura 1.31 O automatismo oculocefalógiro provoca um acompanhamento rotatório (a) que solicita os olhos (b), o pescoço (c), o tronco (d), e depois os membros inferiores (e). Compare com a Fig. 13.36.

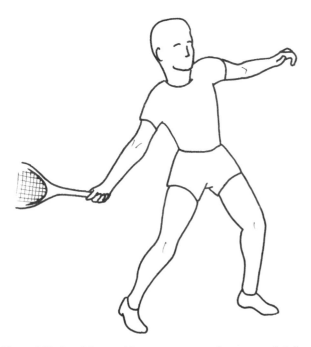

Figura 1.32 A cadeia em série que garante o golpe reto no tênis lhe confere uma grande aceleração distal.

Cadeia muscular em série

Ela é composta de **músculos alinhados em sucessão** ao longo de uma cadeia articulada, e situados **do mesmo lado que os eixos de mobilidade** (ver Fig. 1.32) (Cochet e Lassalle, 1992). Eles estão assim colocados em série e permitem uma ativação rápida e ampla do ponto distal, o que privilegia a velocidade e a amplitude, isto é, a **aceleração**. A ação se orienta geralmente em uma trajetória curvilínea, centrada sobre um pivô proximal (muitas vezes as articulações do ombro ou do quadril).

Exemplo

Em um golpe de direita no tênis, neglicenciado o peso da raquete, o golpe é violento e permite um deslocamento importante no momento da batida. Um gesto idêntico não poderia acontecer com uma massa de 20 kg (uma carga de 200 N) em resistência distal. É o músculo (ou grupo de músculos) mais proximal o mais solicitado (ele tem o braço de alavanca menos favorável em relação à resistência distal). Aliás, em caso de dificuldade, podemos observar uma compensação sob a forma de recrutamento de um segmento suplementar em proximal (p. ex., no nível do tronco).

Cadeia muscular paralela

Os músculos se associam em paralelo, situando-se **de um lado a outro dos eixos de mobilidade** dos diferentes segmentos. Isso dá a cada um deles um braço de alavanca relativamente constante que se adiciona com o dos outros músculos, privilegiando assim a **potência** e a execução em força, em detrimento da velocidade. A consequência é que a trajetória geralmente se orienta para uma **resultante retilínea**, uma vez que cada segmento é igualmente solicitado, sem compensação possível. Um caso particular é representado pelos músculos biarticulares em paralelo, que atuam simultaneamente para realizar uma extensão dos segmentos em questão, o que pode parecer paradoxal e é chamado de **paradoxo de Lombard**[20] (ver Fig. 1.33) (Lombard e Abbot, 1907, Kuo, 2001).

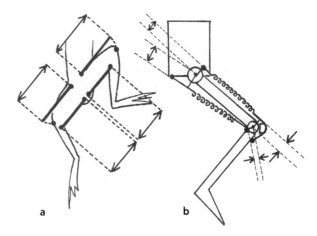

Figura 1.33 A cadeia paralela encontra-se também no paradoxo de Lombard. O par reto femoral/isquiotibial da rã mostra a conservação do curso médio dos músculos (a), e o equivalente no homem que mostra a relação dos respectivos braços de alavanca (b).

> **Exemplos**
> Em um gesto esportivo como a batida de uma bola, os músculos do membro inferior de apoio trabalham em cadeia paralela (a potência está a serviço da estabilidade) ao passo que os músculos do membro da batida trabalham em cadeia em série (a velocidade de impacto permite uma batida eficaz da bola). Na tração de uma alavanca, os extensores do ombro se associam aos flexores do cotovelo e vice-versa.

Cadeia muscular aberta

Uma cadeia leva o nome de aberta quando pelo menos uma de suas extremidades está **livre ou apenas pouco resistente** para que o movimento se realize sem dificuldade. O movimento pode ser distal-proximal (caso mais frequente) ou proximal-distal, sem que isso interfira com essa definição.[21]

> **Exemplo**
> Quando fazemos uma saudação com a mão, o ombro é um ponto fixo e a mão se desloca no espaço.

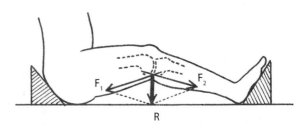

Figura 1.34 A cadeia fechada tende a alinhar segmentos cujas extremidades são resistentes. Aqui: o sistema extensor posterior do joelho em posição sentada. Isquiotibiais (F_1), gastrocnêmio (F_2), resultante da extensão do joelho (R).

Cadeia muscular fechada

Uma cadeia é denominada fechada quando suas duas extremidades são fixas, ou suficientemente **resistentes** para que o movimento se realize entre elas. Essa noção foi definida por Scherrer (1981).[22]

> **Exemplo**
> Quando uma carga está em um plano inclinado e tentamos impedir que ela recue, colocando-nos entre ela e um ponto de apoio (p. ex., um muro), o movimento é fraco e afeta o joelho que tende a ficar reto (ver Fig. 1.34). Em uma cadeia muscular fechada, ou o trabalho é quase estático, ou é a articulação intermediária que se mobiliza (no exemplo dado: é o joelho que se mexe, entre um pé e um quadril fixos).

---

20 Esse paradoxo foi definido por Lombard em 1907. Quando estudava as patas das rãs, Lombard conseguiu demonstrar que "um músculo pode fazer uma extensão de uma articulação quando ele é um flexor dessa articulação". Ele dava três condições para a realização dessa ação: (1) é preciso que o maior braço de alavanca esteja na extremidade onde o músculo é extensor; (2) são necessários dois músculos antagonistas biarticulares; (3) cada músculo deve ter uma força suficiente para vencer as forças passivas resistentes do outro músculo. Lombard também estudou a passagem da posição sentada para a posição em pé; demonstrou que a maior parte dos músculos do membro inferior participava da extensão (Gregor et al., 1985; Andrew, 1987; Zajac et al., 2003).

21 Na vida cotidiana, a maioria dos movimentos dos membros superiores é efetuada de maneira distal-proximal. O sentido oposto (proximal-distal) muitas vezes é o resultado de uma resistência difícil de ser vencida, e então falamos de cadeia fechada. Essa identidade não corresponde à definição dada por Steinder (1955), mas o uso acaba legitimando seu emprego.

22 Scherrer (1981) considera que se pode falar de cadeia fechada a partir do momento em que a resistência da extremidade móvel é superior a 15% da força máxima da cadeia muscular.

Cadeia muscular semifechada

Podemos parafrasear Alfred de Musset e dizer que é preciso que uma cadeia seja aberta ou fechada. Existem casos intermediários, mas a classificação feita por eles é delicada: falar de cadeia semifechada não tem nenhuma utilidade prática. A simplificação acaba vencendo e assimilamos a noção de cadeia fechada à de movimento proximal-distal, ou a partir do momento em que há resistência.

> **Exemplo**
> Quando um ciclista pedala, a resistência é real, mas a mobilização do pé acaba por vencê-la. É então que alguns falam de cadeia semifechada, o uso consagra o termo de cadeia fechada.

Noções complementares

Noção de tríade cinética

Ela privilegia a **unidade funcional** osso-músculo-articulação.

Noção de ajustamento postural

Ela se refere a duas noções fisiológicas:
- *O tônus*: é uma **maneira de ser**. Esse estado contrátil permanente do músculo estriado, mesmo fora de qualquer atividade, é não competitivo, econômico e está sujeito a poucas variações, em função do contexto. O tônus responde a um estado de tensão adaptado (eutonia),[23] que não tolera nem hipertonia, nem hipotonia.
- *A força muscular*: é uma **maneira de fazer**. É uma noção de potência, competitiva, dispendiosa.

Noção de ajustamento cinético

Ele é o fruto de dois tipos de adaptação: o *feedback*, ou **retroação** (ver Fig. 2.22), e o feed-forward, ou **retroação memorizada**.

Noção de pattern

O termo inglês *pattern* designa um modelo, ou um padrão, assim como compreendido pelos costureiros. Aqui, trata-se então de um **modelo preestabelecido** que diz respeito a um programa motor. Isso se refere às ações básicas, aos esquemas motores elementares (o processo da marcha é o exemplo mais evidente) (Viel, 2000).

Noção de esqueleto fibroso

O termo é utilizado para nomear o conjunto das estruturas fibrosas que constituem a massa importante das zonas de inserção, bloqueio, regulação das tensões dos compartimentos musculares com as fáscias e aponeuroses.

---

[23] A eutonia (de *eu-*, "boa", e *tonnus*, "tensão") é um termo utilizado no âmbito do trabalho psicocorporal, principalmente na técnica de Gerda Alexander.

REFERÊNCIAS MECÂNICAS

Deformação

Ela resulta da **ação de uma força** sobre uma viga. Quando não há deslocamento, há a modificação da forma sob o efeito da força atuante (Van der Bogert, 1994). A deformação (*strain*, em inglês) é a relação entre a dimensão inicial (p. ex., um comprimento *l*) da viga e o comprimento obtido sob o efeito da tensão ($l + \Delta l$), o que, no caso de uma tração, define uma porcentagem de alongamento (ver Fig. 1.35). Sendo a fórmula:

$$\% = \frac{\Delta l}{l} \times 100$$

> **Exemplo mecânico**
> Quando puxamos uma mola, ela se alonga em certo valor, em função de sua rigidez. Esta lhe é própria, e é representada por uma porcentagem que traduz a relação de alongamento entre depois e antes da tração.

> **Exemplo humano**
> A pele tem a faculdade de se deixar facilmente esticar, de maneira variável de acordo com as zonas.

Isotropia

Um material é isótropo quando é **homogêneo** e cuja resposta dada a uma mesma solicitação é idêntica, qualquer que seja a direção da solicitação.

> **Exemplo mecânico**
> Um bloco de metal reage da mesma maneira a uma pressão vertical, oblíqua ou transversal.

> **Exemplo humano**
> O osso não é homogêneo e reage bem principalmente às pressões exercidas no sentido de suas traves ósseas.

Lei de Hooke

Ela define a **relação entre tensão e deformação**. Para um sólido, essa relação se traduz por uma curva que apresenta três partes (ver Fig. 1.36):
- *Uma parte inicial*, bastante curta, chamada porção **viscoelástica**, que expressa a ação progressiva da tensão sobre o material.
- *Uma parte média*, mais longa e grosseiramente linear, dita **elástica**, que chama a atenção, pois traduz a fase de proporcionalidade da deformação sob o efeito da tensão. Em toda a extensão dessa porção, a deformação é considerada reversível.
- *Uma terceira parte*, que se encurva para baixo, chamada **plástica**. Ela traduz o aparecimento de uma deformação plástica irreversível.

A curva tem uma inclinação mais ou menos ascendente dependendo se o material é mais rígido ou mais flexível. Ela termina pela ruptura do material, que pode acontecer brutalmente (como no caso do vidro), ou progressivamente (como no caso de uma árvore que é abatida), o que é traduzido pelas microfraturas sucessivas que anunciam a separação final.

A fórmula da lei de Hooke é:

$$\sigma = E \cdot \varepsilon$$

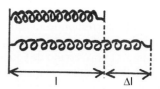

Figura 1.35 Quando um sólido de comprimento l é esticado, ele se alonga de um valor Δl. A relação Δl/l define a porcentagem de alongamento.

Rigidez ou módulo de Young (E)

Chamado **módulo de elasticidade longitudinal**, ele é próprio a dado material e caracteriza sua capacidade de alongamento em consequência de uma tentativa de tração sobre uma barra cilíndrica. No sistema internacional (SI), a unidade do módulo de Young é o pascal (notado Pa, 1 Pa sendo igual a 1 N/m² ou 1 N·m⁻²). O módulo é simbolizado pela letra E. Isso é traduzido pela fórmula:

$$E = \frac{\sigma}{\frac{\Delta l}{l}}$$

na qual σ representa a tensão E (notado na maioria das vezes ε, épsilon) e $\frac{\Delta l}{l}$ o alongamento relativo da barra sob a pressão de tensão σ.

Relaxamento

Trata-se do **retorno ao estado de equilíbrio inicial** depois da cessação de uma tensão sobre um sólido. Esse termo é válido de uma maneira geral: após a compressão de uma esponja (sólido facilmente deformável), ela retoma sua forma inicial, há relaxamento. Da mesma forma, após o aquecimento de um corpo, ele se resfria, o que se chama relaxamento térmico. No contexto do sistema locomotor, esse termo diz respeito às tensões mecânicas. Um osso como a costela, bastante deformável em razão de sua tripla curvatura, tem um grande poder de relaxamento (o que é favorável para a economia respiratória).

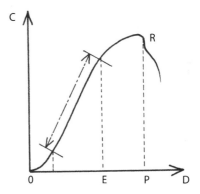

Figura 1.36 Curva tensão (C, como ordenada) / deformação (D, como abscissa). A porção inicial traduz o início da tensão. A porção linear é chamada elástica (E, deformação reversível), sua inclinação determina a rigidez do material. A porção terminal, curvilínea, é chamada plástica (P, deformação irreversível); ela termina quando ocorre a ruptura (R).

Histerese

Esse termo, do grego *husterêsis*[24] que significa a falta ou o retardo, caracteriza o **deslocamento** entre a curva do início da tensão e a curva de retorno depois que esta cessou. Há histerese quando há um retardo da curva de retorno, isto é, que para um mesmo valor F da força tensora, o valor da deformação é maior para a curva de retorno do que para a curva de ida[25] (ver Fig. 1.37 a).

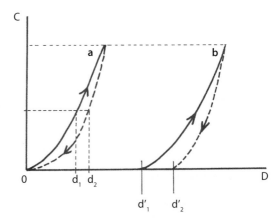

Figura 1.37 A curva tensão-deformação. (a) O deslocamento da curva retorno define a histerese (para um mesmo valor de tensão, a deformação é mais importante: $d_2 > d_1$). (b) O deslocamento na chegada define a remanência, quantidade de deformação irreversível ($d'_2 > d'_1$).

---

24 A palavra grega designa a matriz (útero) e, por extensão, um comportamento dito "histérico" (antigamente a histeria era atribuída ao sexo, mais especialmente feminino) é um comportamento um pouco deslocado, o que é o caso dessa curva de retorno.
25 A superfície delimitada pela curva de ida e pela curva de retorno representa o desperdício de calor responsável por um rendimento sempre bem inferior a 1.

Remanência

Etimologicamente, corresponde ao "que resta". Trata-se então da quantidade de **deformação residual**, depois da cessação de uma tensão. O novo estado de equilíbrio é diferente do estado inicial. Por exemplo, em matéria de tração, fala-se de alongamento remanescente (ver Fig. 1.37 b).

Coeficiente de Poisson

Esse coeficiente relaciona a deformação transversal e a deformação longitudinal de um material submetido a uma tentativa de tração. Quando o material se alonga, seu alongamento é acompanhado de um encurtamento nas direções perpendiculares à do alongamento (para uma deformação longitudinal positiva, a deformação transversal é negativa):

$$\upsilon = \frac{\varepsilon \text{ transversal}}{\varepsilon \text{ longitudinal}}$$

Esse coeficiente é designado pela letra grega υ (nu). A letra ε expressa a deformação. O coeficiente de Poisson, uma vez que é uma relação de dois comprimentos, é um número sem unidade.[26]

Módulo de Coulomb

O módulo de Coulomb é definido no campo elástico de um material por uma tentativa de torção de uma barra cilíndrica. No sistema SI, a unidade do módulo de Coulomb é o pascal (Pa, equivalente aos newtons por metro quadrado: N/m^2 ou $N \cdot m^{-2}$). O módulo de Coulomb, expresso pela letra G, é definido pela relação:

$$G = \frac{C}{\theta \, l_0}$$

na qual C representa o torque de torção imposto à barra; θ a relação entre o ângulo de torção decorrente do torque C e o comprimento inicial da barra, e l_0 o momento polar da seção reta da barra.[27]

Viga compósita

A definição, retirada da de Rabischong e Avril (1965), é a seguinte: "uma viga compósita é uma associação de dois materiais diferentes, unidos solidariamente e que compartilham as tensões às quais estão submetidos em função de seu módulo de elasticidade e seu momento de inércia".[28]

Pode-se expressar as coisas mencionando os pontos a seguir:

Interesse da coesão dos materiais

- Uma viga A de espessura E tem uma resistência R (ver Fig. 1.38).
- Duas vigas A coladas (mas não solidárias) têm uma espessura $2E$ e uma resistência $2R$.
- Uma viga B de espessura $2E$ tem uma resistência $R.^2$
- Duas vigas A coladas e solidárias têm uma espessura $2E$ e uma resistência R^2.

Conclusão

Quando dois elementos são solidários, a resistência é **elevada ao quadrado** e não simplesmente dobrada.

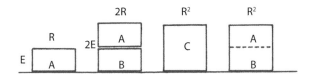

Figura 1.38 Uma viga A tem uma espessura E e uma resistência R. Duas vigas A e B, similares, formam um conjunto de espessura $2E$ e de resistência $2R$. Uma viga C de espessura $2E$ tem uma resistência de R^2. Se as vigas A e B são coladas, suas resistência também é R^2.

Interesse da diferença de natureza dos materiais

Dois materiais idênticos respondem da mesma maneira à mesma solicitação. Dois materiais de módulos de Young diferentes reagem cada um à sua maneira (Hewitt et al., 1999).

Conclusão

Quando um material, como o osso, é especializado na compressão, e outro, como o músculo, é especializado na tração, sua ação conjunta **associa** suas capacidades de resposta, como explicado no próximo ponto.[29]

Constatação no caso de uma compressão descentrada

O desequilíbrio de uma carga tende a provocar uma flexão lateral, a qual é contrabalanceada por um sistema de **estai**, o qual pode ser integrado à viga sob a forma de uma aliança entre um músculo (que se encarrega da parte tracionadora da tensão na flexão), e um osso (que conserva apenas a tensão na compressão).

> **Exemplo mecânico**
> O braço de uma grua tenderia a se dobrar sob a carga distal. Para evitar isso, um cabo é tensionado em sua parte superior para se por à tração, sendo que o braço da grua recebe a compressão (ver Fig. 1.39 a)
>
> **Exemplo humano**
> No plano humano, esse sistema é típico da organização funcional, musculoesquelético, ele desempenha os diferentes papéis citados acima (ver Fig. 1.39 b).

---

[26] Para fins ilustrativos, esse coeficiente é de 0,3 para os metais, de 0,45 a 0,65 para o osso, e de 0,5 para a borracha, portanto bastante próximo.

[27] A expressão matemática do momento polar é a seguinte:

$I_0 = \pi \frac{(D_0)^4}{32}$, na qual D_0 é o diâmetro inicial da barra.

[28] Unidos solidariamente não quer dizer necessariamente colados: no corpo humano encontramos exemplos de estruturas solidariamente unidas, mas distantes uma da outra.

[29] Na construção, encontramos um exemplo no concreto protendido: este material resiste bem à compressão, ao passo que o aço inserido no concreto protendido é feito para resistir à tração.

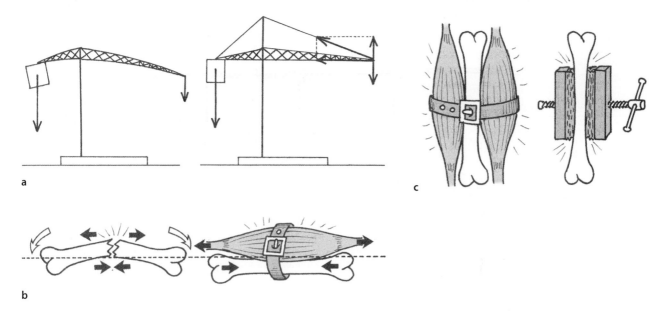

Figura 1.39 (a) Os braços de uma grua tenderiam a se curvar sob a carga e o contrapeso. O acréscimo de cabos de tração, na parte superior, equilibra o efeito perverso da flexão. (b) O osso, sozinho, quebra-se na flexão. Com um músculo solidário, o osso se encarrega da compressão, o músculo reage à tração. O pontilhado representa a linha média. (c) A cocontração de dois músculos antagonistas engessa o osso em uma bainha contrátil que atua como torno, e o protege.

> **Para concluir**
> Os papéis da viga compósita são:
> - **Aumentar** a seção global da viga.
> - **Dissociar** os módulos de Young das estruturas que associam seus esforços.
> - **Deslocar** a fibra neutra fora do osso.
> - **Diminuir** o valor total das tensões.
> - **Anular** os efeitos perigosos de certas tensões.

Cocontração

Ainda que às vezes seja assimilada à noção de viga compósita, ela, no entanto, se distingue. Inscreve-se em uma dupla relação: a de um grupo muscular com o osso do qual é solidário (viga compósita) e a desse grupo muscular com o grupo antagonista, aquele que realiza um **"efeito de torno"**. Esse último aspecto é interessante, pois "envolve" o segmento ósseo por todos os lados, aumentando assim o diâmetro geral (proteção) e a rigidez do conjunto (ver Fig. 1. 39 c). No plano fisiológico, isso corresponde ao funcionamento em cadeia paralela. Em caso de fratura, ele garante a impacção dos fragmentos favoráveis à cicatrização (Huijing, 1999).

Tesoura

Esse é um termo de arquitetura que diz respeito à reunião de três elementos da estrutura de madeira, destinados a sustentar o telhado. De lado a lado, há **duas empenas** (oblíquas) e, entre elas, **uma viga** (transversal), que impede o afastamento de sua base (ver Fig. 8.18). Essa imagem se refere especialmente à manutenção do arco plantar.

Pré-tensão

A deformação de uma viga, sob o efeito de tensões, pode gerar consequências nefastas (ruptura). Em consequência, pensamos que **uma pré-tensão** inicial, em sentido inverso, constitui uma **vantagem para** a resistência da viga.

> **Exemplo mecânico**
> Uma passarela estendida entre dois pontos fixos tende a se encurvar em seu meio (ver Fig. 1.40). Se construirmos uma passarela previamente encurvada no outro sentido, ela resistirá melhor, uma vez que a pré-tensão constitui uma antecipação da luta contra a deformação.
>
> **Exemplo humano**
> A tendência de uma vértebra, de forma grosseiramente cilíndrica, seria a de sofrer a pressão axial ao diminuir sua altura e ao aumentar seus diâmetros transversais. Sua circunferência é previamente encurtada em seu meio, o que a faz não ceder (ver Fig. 15.58).

Fadiga

A fadiga é a diminuição da resistência de um material por causa da **repetição** de tensões, inferiores ao valor de ruptura, mas que, somadas umas às outras, provocam microrrupturas (Coblentz et al., 1978). A resistência à fadiga é quase duas vezes menor que a resistência à ruptura (Chavanel, 1982).

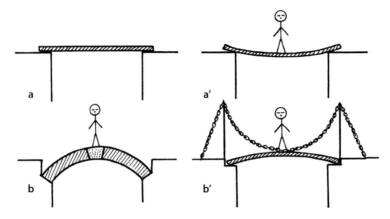

Figura 1.40 Pré-tensão. (a, a') O peso de um indivíduo faz uma passarela encurvar. (b) Se ela for pré-tensionada em flexão com uma pedra angular (ou por um sistema de sustentação por correntes ou cabos b'), isso neutraliza a tensão do peso.

Exemplo mecânico
Para quebrar uma haste metálica, podemos dobrá-la e desdobrá-la determinado número de vezes, até que ela ceda subitamente (fenômeno de **encruamento**).

Exemplo humano
Quando um osso é supersolicitado, ele corre o risco de se fraturar espontaneamente para além de determinado limite. É o caso da fratura da base do segundo metatarsal depois de longas caminhadas nas pessoas mal treinadas e mal calçadas (era conhecida sob o termo de "fratura do soldado", na época em que estes, como os soldados de Napoleão, percorriam grandes distâncias com armas e bagagens) (Milgrom et al., 2002).

O que se deve saber
Os princípios e leis físicas são referências necessárias para a compreensão dos fenômenos. O seu conhecimento permite uma aproximação sem a qual os julgamentos são dogmáticos e permanecem distantes dos contatos clínicos.

REFERÊNCIAS BIBLIOGRÁFICAS

ALLARD P, BLANCHI JP. Analyse du mouvement humain par la biomécanique. Vigot-Décarie, Québec, 2000 : 30-43.

ANDREWS JG. The functionnal rôles of the hamstrings and quadriceps during cycling : Lombard's paradox revisited. J Biomech. 1987, 20(6) : 565-575.

BELL F. Principles of mechanics and biomechanics. Stanley Thornes Publishers, Cheltenham, Grande-Bretagne, 1998.

BLANCHI JP. Biomécanique du mouvement et PAS. Vigot, Paris, 2000.

BORGI R. La notion de « fluage ». Notion mécanique et application aux tissus biologiques. Ann Kinésithér. 1981, 8 : 195-200.

BRAY A, BARBATO G, LEVI R. Theory and Practice of force measurement. Academic Press Harcourt Brace Jovanovich Publishers London, 1990.

BUHOT G, THUILLIER P. Cours de mécanique, 2 : résistance des matériaux. Masson, Paris, 1981.

CHAVANEL R. Bases mécaniques et élémentaires de la biomécanique. Kinésithérapie Scientifique. 1982, 203 : 7-92.

COBLENTZ A, HENNION P, IGNAZI G, MOLLARD R, PINEAU J-C. Biomécanique du geste sportif. Méthode de mesures et analyse des efforts d'appui au sol lors du lancer de poids. Cah Anthropo. Paris, 1978, 1 : 19-54.

COCHET H, LASSALLE T. Kinésithérapie active : que sont les chaînes musculaires ? Kiné Scien. 1992 ; 312 : 23-31.

CORDEY J, GAUTIER E. Strain gauges used in the mechanical testing of bones. Part I : Theoretical and technical aspects. Injury. 1999, 30(1) : 7-13.

DEMPSTER WT, GABEL WC, FELTS WJL. The anthropometry of manual work space for the seated subjects. Am J Phys Anthrop. 1959, 17 : 289-317.

DEMSPTER WT Space requirements for the seated operator. WADC-TR, Wright Patterson Air Force Base. 1955 : 55-159.

FICAT Ch. L'homme articulé. Pour une philosophie de l'articpion. Ann Kinésithér. 1990, 17(3) : 73-77.

FICAT JJ. Biomécanique Orthopédique. Masson, Paris, 1987.

GIRAUDET G. Biomécanique humaine appliquée à la rééducation. Masson, Paris, 1976.

GREGOR RJ, CAVANAGH PR, LAFORTUNE M. Knee flexor moments during propulsion in cycling – A creative solution to Lombard's paradox. J Biomech. 1985, 18 : 307-316.

HALL SJ. Basic Biomechanics. Mosby, St Louis (USA), 1998.

HAMILL J, KNUTZEN KM. Biomechanical analysis of human movement. Williams and Wilkins, Baltimore (USA), 1995.

HEWITT J, GUILAK F, GLISSON R, VAIL TP. Regional material properties of the human hip joint capsule ligaments. J Orthop Res. 2001, 19(3) : 359-364.

HUIJING P. Muscular force transmission : a unified, dual or multiple system ? A review and some explorative experimental results. Arch Physiol Biochem. 1999, 107(4) : 292-311.

KAPANDJI IA. La biomécanique « patate ». J Réad Méd. 1986, 6(2) : 43-45.

KAPANDJI IA. Physiologie articulaire. Tronc (fascicule 3). 5e édition. Maloine, Paris, 1980.

KUO AD. The action of two-joint muscles : the legacy of WP Lombard. in Classics of Movement Sciences, Latash ML and Zatsiorsky VM eds. Human Kinetics, Champaign (Illinois, USA), 2001, 10 : 289-316.

LAMANDÉ F, PRAT-PRADAL D. Étude physiologique des muscles du hamac gémello-obturateur. Ann Kinesithér. 1998, 25(3) : 108-114.

LOMBARD WP, ABBOTT FM. The mechanical effects produced by the contraction of individual muscles of the thigh of the frog. Am J Physiol. 1907, 20 : 1-60.

LORENZ K. L'agression. Une histoire natrurelle du mal. Flammarion, Paris, 1963 : 91-92.

LOW J, RRED A. Basic biomechanics explained. Butterworth-Heinemann, New-York (USA), 1996.

MILGROM C, FINESTONE A, SHARKEY N, HAMEL A, MANDES V, BURR D, ARNDT A, EKENMAN I. Metatarsal strains are sufficient to cause fatigue fracture during cyclic overloading. Foot Ankle Int. 2002, 23(3) : 230-235.

NEUMANN DA. Kinesiology of the Musculoskeletal System. Foundations fot Physical Rehabilitation. Mosby Inc, St Louis (USA), 2002.

NORDIN M, FRANKEL V H. Basic Biomecanics of the Musculoskeletal System (3rd edition), Lippincott Williams and Wilkins, Baltimore (USA), 2001.

Organisation Mondiale de la Santé. Guide International de recommandations sur les Noms et Symboles des quantités et sur les Unités de mesure. Genève (Suisse), 1975.

PLAS F, VIEL E, BLANC Y. La marche humaine. Kinésiologie dynamique, biomécanique et pathomécanique, 4e édition. Masson, Paris, 1989.

POCHOLLE M. Rééducation après réparation de la coiffe des rotateurs de l'épaule. Ann Kinésithér. 1997, 24(8) : 353-361.

RABISCHONG P, AVRIL J. Rôle biomécanique des poutres composites os-muscles. Rev Chir Orthop. 1965, 51(5) : 437-458.

SCHERRER J. Précis de physiologie du travail. Masson, Paris, 1981.

STEINDLER A. Kinesiology of the human body. Charles C Thomas Ed, Springfield (Illinois, USA), 1955.

VAN DER BOGERT AJ. Analysis and simulation of mechanical loads on the human musculoskeletal system : a methodological overwiew. Exerc Sport Sci Rev. 1994, 22 : 23-51.

VIEL E. La marche humaine, le course, le saut. Masson, Paris, 2000.

WINTER DA. Biomechanics and motor control of human movement. J Wiley and Sons, New York (USA), 1994.

ZAJAC FE, NEPTUNE RR, KAUNTZ SA. Biomechanics and muscle coordination of human walking – Part II : Lessons from dynamical simulations and clinical implications. Gait and Posture. 2003, 17(1) : 1-17.

Campos de estudo | 2

Esquematicamente, a proposta aqui presente aborda o campo da estática e o da cinética.

Estática

Trata-se de observar as condições de equilíbrio de uma zona para estabelecer sua especificação: equilíbrio entre **forças externas e internas**. Por razões de simplificação, as diferentes regiões articulares são consideradas plano por plano, isto é, projetando-as sobre uma superfície plana e negligenciando o posicionamento geralmente tridimensional dos diferentes elementos. O cálculo das forças presentes é ora feito graficamente, ainda que apenas o jogo dos braços de alavanca não baste para dar conta da adaptação funcional; ora sobre peças anatômicas, ora baseando-se na secção dos músculos. Todos esses dados permitem mais uma abordagem do que uma quantificação real.

Cinética

Ela compreende três partes: a dinâmica dos sólidos (cinemática e balística), a dos gases (aerodinâmica), e a dos fluidos (hidrodinâmica). É abordado apenas o que diz respeito aos **sólidos**. Trata-se de estabelecer os parâmetros que intervêm no cálculo das forças presentes no interior de um sistema. Ora, calcular exatamente o que acontece no nível de uma articulação só é possível utilizando-se procedimentos indiretos, uma vez que o menor medidor de extensometria modifica a medida – além da dificuldade de inserir esse gênero de instrumento *in vivo*. Ainda mais porque no campo estático, a avaliação é aproximativa:

- A cinética não exige a obtenção de um equilíbrio verdadeiro, uma vez que se trata de uma sucessão de desequilíbrios mantidos de maneira calculada. Se as forças equilibradoras encontram-se diminuídas, o seu resultado **diminui**.
- A cinética faz sua própria força dinâmica intervir, o cálculo dela, por sua vez, é quase impossível em situação comum, funcional. As variáveis são enormes dependendo se o movimento é conduzido, lançado, desencadeado, mantido ou freado, se é executado com leveza ou, ao contrário, com certo peso, como podemos constatar no simples caminhar (Viel e Blanc, 1978). Por essa razão, o resultado pode ser consideravelmente **aumentado**.

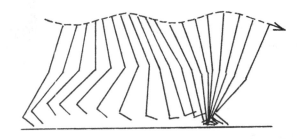

Figura 2.1 O movimento é muitas vezes analisado como uma sucessão de imagens fixas, o que é uma comodidade, ainda que inexata.

Para simplificar, muitas vezes nos limitamos a considerar a dinâmica como uma sucessão de fases estáticas, mais ou menos como o movimento de um filme que surge a partir de uma sucessão de imagens fixas[1] (ver Fig. 2.1). É **prático**, basta saber que é **inexato** e que o movimento atua tanto no sentido agravante, por causa da energia cinética adicionada, quanto no sentido atenuante, em função das características do momento.

MOBILIDADES

Tipo de deslocamento

Linear

Trata-se de um deslocamento **retilíneo**: o caminho mais curto para ir de um ponto *A* a um ponto *B*. Trata-se de um **deslizamento ou translação**. Esse tipo de deslocamento pode ser fruto de uma força atratora ou propulsora, de inércia ou conduzida (ver Fig. 2.2 a). No corpo humano, as forças em jogo raramente operam de maneira pura. Elas atuam segundo determinado ângulo cujo pico é o ponto de inserção do tendão no osso. Tal ângulo varia ao longo do deslocamento, e a intensidade da força desenvolvida depende do cosseno do ângulo formado com o segmento ósseo (ver Fig. 1.4).

---

[1] Do ponto de vista muscular, o dinâmico lento, inferior ou igual ao hertz, pode ser assimilado ao estático (Péninou et al., 1994).

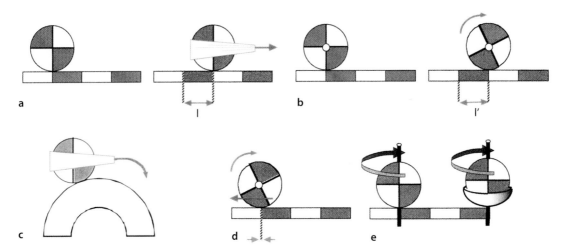

Figura 2.2 Diferentes tipos de deslocamentos: linear, em deslizamento (a); angular, em rotação (b); associado em translação circunferencial (c); misto, em rolamento-deslizamento (d); em giro (e). O deslocamento linear (i) é mais gerador de atrito do que de rolamento (i').

Angular

Trata-se de uma **rotação (giro ou rolamento)**, com um trajeto de tipo circular ou elipsoide (ver Fig. 2.2 b). O segmento deslocado permanece mais ou menos equidistante de um ponto fixo. Ele permite, pelo menos esquematicamente, obter-se a noção de **centro de rotação**. No corpo humano, a maioria dos deslocamentos articulares é de tipo angular.[2] Deve-se observar que os deslocamentos lineares são mais desgastantes (atritos), para as superfícies em contato, do que os angulares.

Misto

Os deslocamentos nem sempre são puros, eles associam às vezes um deslocamento linear e um componente angular – caso frequente em fisiologia articular (Rash e Burke, 1978). Pode-se distinguir os seguintes: translação circunferencial, rolamento-deslizamento e giro.

Translação circunferencial

Nesse movimento (ver Fig. 2.2 c), o deslocamento angular é consecutivo a um deslocamento linear encurvado. É o caso da extremidade inferior do rádio sobre a borda da cabeça ulnar. A posição do centro articular varia em função do desenrolamento do movimento, e falamos então de **centros instantâneos de rotação** ou *CIR* (lugar geométrico dos sucessivos centros de rotação).

Rolamento-deslizamento

Trata-se de um rolamento cujo deslocamento sobre o suporte é neutralizado por um deslizamento em sentido contrário: é o fenômeno do **patinamento** de uma roda de automóvel sobre a neve. É o caso dos côndilos femorais sobre os da tíbia (ver Fig. 2.2 d).

Giro

Trata-se de um deslocamento rotatório de um sólido sobre si mesmo, ao contato de um suporte. O movimento é aquele da rotação de um peão sobre sua ponta (ver Fig. 2.2 e). O eixo do movimento passa simultaneamente pelo peão e seu suporte, ele **serpenteia** sobre seu ponto de apoio. Quando o suporte se encaixa mais ou menos na superfície que gira, ocorre um deslizamento rotatório das superfícies de contato, mas esse movimento não deve ser confundido com um rolamento-deslizamento. É o caso do giro da cabeça femoral no acetábulo.

Tipo de movimento

Movimento conduzido

É o movimento habitualmente utilizado na reeducação, pois é realizado em velocidade **lenta** e, de seu ponto de partida ao seu ponto de chegada, pode ser **modificado** ou mesmo interrompido (ver Fig. 2.3 a). Em razão dessas características é qualificado como não perigoso, uma vez que pode ser adaptado ao longo de seu percurso, em função da tolerância do paciente.

Movimento balístico ou lançado

Tudo acontece no momento da **impulsão** de partida, pois não pode mais ser modificado em seu percurso (ver Fig. 2.3 b). E é isso que o faz ser considerado potencialmente perigoso, uma vez que um erro de apreciação inicial não pode mais ser corrigido. Quando se trata de um objeto, o percurso se compõe de duas partes (ver Fig. 2.4): a primeira, dita lançamento horizontal, é a porção do trajeto que mantém uma tra-

---

2 Deve-se diferenciar as rotações no **sentido anatômico** (restritas apenas aos movimentos que se operam no plano horizontal), da rotação no **sentido mecânico** – em que todo movimento angular é uma rotação. Assim, uma flexão (plano sagital) é uma rotação em torno de um eixo situado na intersecção dos planos frontal e transversal passando no nível do centro articular (ver Fig. 2.6).

jetória praticamente **retilínea**; é a parte eficaz, aquela que permite uma pontaria direta. A segunda parte corresponde à perda de inércia e se traduz pela queda do objeto. É uma trajetória **curvilínea**, que se encurva cada vez mais antes do ponto de queda.³ Quando se trata do corpo humano, o movimento balístico refere-se a um objeto lançado (para o treinamento da precisão, ou da força empregada), ou a um gesto violento; o resultado é então a intervenção das capacidades do jogo articular. O movimento lançado está condicionado pela liberdade da articulação, e se divide, em seu nível, em quatro fases (ver Fig. 2.5):

- **Fase de armação**, em que os músculos são estirados, como a corda de um arco, a fim de amplificar a potência de desencadeamento.
- **Fase de aceleração**, em que a potência muscular propulsa o segmento ósseo, com o máximo de energia.
- **Fase de lançamento ou de chute** (de acordo com o caso), em que, sem que o movimento se interrompa, o objeto segurado é liberado e continua sua trajetória por sua própria conta – ou, caso se trate de chute, o momento em que o segmento considerado entra em contato com um objeto (p. ex., uma bola) para lhe comunicar a energia balística liberada.
- **Fase de frenagem**, ao longo da qual o segmento ósseo reduz sua trajetória antes de interrompê-la. Isso deve ser feito com o máximo de economia e respeito pela limitação fisiológica do movimento.

O esporte utiliza muito os gestos balísticos, e sabemos que eles são causadores de sobrecargas e maus-tratos articulares. Na vida cotidiana, os desafios são menores e a otimização funcional combina muitas vezes movimentos conduzidos e balísticos dentro de uma **ótica de economia**.

Mobilidades analíticas

Elas correspondem ao estudo, plano por plano, dos graus de mobilidade próprios a determinado tipo articular. No caso das articulações sinoviais, o estudo da mobilidade utiliza um enunciado sistemático, que é o seguinte:

Definição

Ela enuncia, de maneira tão simples e precisa quanto possível, o deslocamento segmentário visível gerado pelo movimento em questão.

Plano

É o plano anatômico no qual, por definição, o movimento se situa: flexão e extensão se situam no plano sagital, abdução e adução estão no plano frontal e as rotações no plano horizontal.⁴

---

3 Portanto, essa parte do lançamento também pode ser calculada, e ser utilizada, sobretudo, para vencer indiretamente um obstáculo: no futebol, uma bola que passa por cima do goleiro, ou a utilização de um canhão no alto das fortificações.

4 Cuidado para **não confundir** os *movimentos* e seu *setor*. (ver Fig. 1.27).

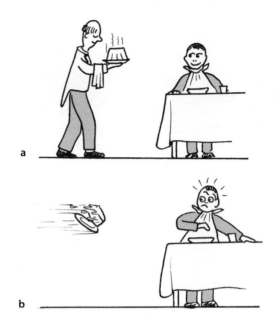

Figura 2.3 Movimento conduzido, modificável (a); movimento lançado, não modificável (b).

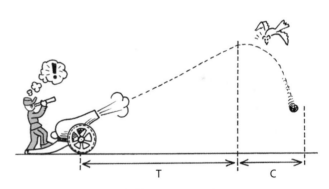

Figura 2.4 O movimento balístico compreende uma primeira parte de tiro reto (T) e uma segunda de queda (C).

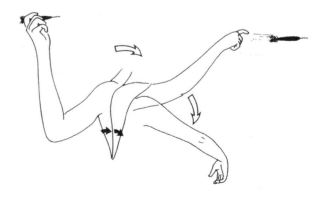

Figura 2.5 O lançado compreende uma fase de armação, uma de aceleração, uma de lançamento (ou de chute) e uma de frenagem.

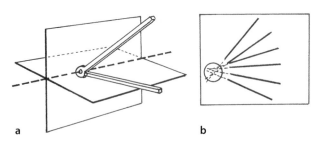

Figura 2.6 Em relação a um movimento situado em um plano, o centro articular teórico (a) está na intersecção dos dois outros planos. Os CIR reais representam um conjunto de pontos (b).

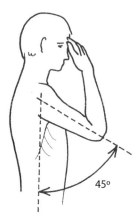

Figura 2.7 O setor útil da flexão de ombro permite levar a mão até o rosto.

Eixo

É, por definição, a intersecção dos dois outros planos anatômicos, passando pelo centro da articulação (ver Fig. 2.6 a). Na realidade, o eixo nunca é absolutamente fixo, ele passa por um conjunto de **centros instantâneos de rotação** (*CIR*) (ver Fig. 2.6 b).

Movimento e amplitude

Trata-se de precisar o tipo de mobilidade (rolamento-deslizamento, giro) e de dar uma faixa de amplitude angular. Essa amplitude representa o máximo que a articulação pode atingir, em mobilidade **passiva** (o ativo é sempre mais limitado). Os músculos poliarticulares são colocados em situação de relaxamento no nível das outras articulações que cruzam.

A amplitude é geralmente expressa em **graus** (p. ex., flexão do cotovelo = 150°). Isso se distingue do exame clínico articular no qual, em alguns casos, utilizam-se valores lineares,[5] ou ainda uma porcentagem em relação ao lado saudável ou à norma (p. ex., uma articulação patelofemoral saudável possui 100% de mobilidade).[6] Este último caso não oferece nenhum valor de amplitude, mas simplesmente uma norma que serve para estabelecer uma constatação de eventual rigidez para uma articulação patológica (Pocholle e Codine, 1996).

Motores

São os músculos sem os quais o movimento não pode ser efetuado. Eles são auxiliados por músculos agonistas de interesse secundário, que dizem respeito ao ajuste direcional.

Elementos limitantes

São, por um lado, os elementos que limitam fisiologicamente o desenrolamento do movimento (como os músculos antagonistas, os ligamentos, os bloqueios cirúrgicos, etc.), e de outro, aqueles que podem intervir patologicamente (retrações ou bloqueios cirúrgicos, por exemplo).

Observações

Certos elementos podem ser mencionados, como o **setor útil**[7] (ver Fig. 2.7), ou os substitutos usuais. Mesmo que o setor útil ocupe, em toda lógica, o setor médio das amplitudes, ele não é necessariamente confundido com a noção de **posição de conforto**.[8]

Mobilidades anexas

Mobilidades específicas

Definição

Esse termo designa componentes fisiológicos de mobilidades analíticas (deslizamento ou hiato), ou um deslocamento anexo autorizado pela frouxidão capsuloligamentar (decoaptação).

Características

Essas mobilidades nem sempre são fáceis de produzir (necessidade de preensões confortáveis e de apoios muito específicos). A pessoa não pode produzi-las isoladamente de forma ativa.[9]

Amplitudes

São os deslocamentos mínimos, passivos. A existência deles depende da idade e da flexibilidade das pessoas (essa última sendo uma contraindicação relativa à busca desses movimentos).

---

5 A inclinação lateral global do pescoço é de aproximadamente 70°, mas, clinicamente, indica-se: "queixo-acrômio = x centímetros". Ao contrário dos graus, esse cálculo em centímetros não tem qualquer valor em si: 7 cm em uma pessoa não correspondem necessariamente ao mesmo valor angular em outra pessoa (p. ex., entre uma criança e um adulto).

6 Em patologia, essa mobilidade pode ser reduzida a 80, 50 ou 20% (cifras sempre arredondadas).
7 É a porção do curso articular utilizada com mais frequência na vida cotidiana.
8 O setor útil diz respeito a certo grau de liberdade, a posição de conforto leva em conta todos os graus. Além disso, pode existir uma dissociação entre os dois.
9 Ao contrário dos movimentos analíticos, não possuem eixo próprio, nem amplitude franca, nem músculo motor.

Observações

É importante observar que a associação dessas mobilidades é limitada: uma cápsula não se deixa distender em seu máximo em todos os planos ao mesmo tempo. Existem, portanto, **combinações preferenciais**. Entre elas: os movimentos de **divergência** ou de **convergência**.[10]

Mobilidades funcionais

Elas se caracterizam pela associação de diferentes componentes espaciais e de diferentes regiões no interior de um movimento mais complexo, mas de envergadura. Essas mobilidades, que sempre estão em jogo no âmbito reeducativo, merecem observações próprias ao complexo em questão.

Mobilidades fundamentais

O movimento, que se identifica com a vida, encontra seu fundamento nas capacidades elementares.

Abertura-fechamento

Pode ser uma flor, uma ostra, a mão ou os braços, ou mesmo todo o corpo (entre posição fetal e extensão do corpo), o movimento efetua-se de maneira elementar na direção da abertura ou do fechamento (ver Fig. 2.8). Esta última função, ligada à proteção, possui sempre motores mais potentes do que a abertura. No nível do tronco, a ligação entre a flexão da cabeça e a retroversão da pelve gera o **fechamento** (posição de alguém que adormece sentado), a extensão com anteversão gera a **abertura** (gesto de alguém que se alonga).

Crescimento-encolhimento

Esse é um dualismo interessante: a flexão da cabeça unida a uma anteversão da pelve gera um **crescimento** (gesto de autoaumento ou atitude de se impor ao outro), a extensão da cabeça unida a uma retroversão gera um **encolhimento** (atitude de se diminuir, no sentido próprio ou figurado) (ver Fig. 2.9).

Mobilidades patológicas

A patologia das mobilidades é alimentada por diferentes fatores. A reaprendizagem é uma necessidade terapêutica, bem focada por Dolto (1976) que dizia: "A cinesioterapia não é o tratamento **pelo** movimento, mas o tratamento **do** movimento".

Defeitos quantitativos

São os mais visíveis, e, consequentemente, muitas vezes os únicos que são observados, o que é insuficiente:
- As **hipomobilidades** ou **rigidezes** são a consequência mais comum dos problemas articulares, que se devem à idade, às sequelas traumáticas, aos problemas reumáticos. Elas não se tornam incapacitantes para a função a não ser quando são importantes, pois a utilização cotidiana solicita apenas um grau fraco de amplitude articular.

---

10 A divergência coloca em tensão os elementos periarticulares monoarticulares (ligamentos). A convergência comprime os elementos intra-articulares (meniscos, dobras sinoviais, cartilagem). Essa distinção é útil no exame clínico de uma articulação.

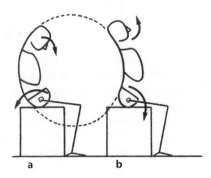

Figura 2.8 A posição em fechamento (a) aproxima-se da posição fetal; a abertura cria uma extensão geral do tronco (b).

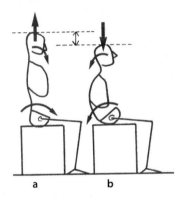

Figura 2.9 O crescimento associa deslordose cervical e anteversão da pelve (a), o achatamento associa extensão cervical e retroversão da pelve (b).

- As **hipermobilidades** são mais incômodas do que as rigidezes, pois colocam a articulação em setores habitualmente menos protegidos pelas estruturas anatômicas. A consequência é uma tendência à instabilidade.

Defeitos qualitativos

São os mais difíceis de serem analisados, a tal ponto que às vezes são ignorados, salvo por parte do paciente que às vezes tem consciência de ter feito um **movimento incorreto** (ver 36). Sem dúvida, isso é menos verdadeiro no mundo esportivo, onde esse olhar se tornou a base do treinamento. Isso vai ao encontro dos problemas funcionais. A dificuldade reside na análise dos fatores em causa.
- A **dor**. Muitas vezes é o único indício levado em conta, a tal ponto que quando ela não é presente, o paciente habitualmente se recusa a admitir a noção de movimento incorreto. É preciso reconhecer que, ao contrário de uma doença que se contrai, o movimento incorreto acaba responsabilizando apenas o seu autor, o que é percebido como vergonhoso. Os pacientes buscam então uma fatalidade que os eximiria de sua culpa: a idade, o tempo, a herança familiar. Quando a dor surge, é demasiado tarde: não é um indício inicial, é uma consequência.

- Os **erros de estratégia**. É o cerne do problema. É possível que seja apenas uma apreciação incorreta do objetivo, uma má avaliação do esforço, um mau estímulo das estruturas efetoras, a participação de compensações, uma cinética desviada, um mau sincronismo durante a execução, etc. A análise é difícil, ainda mais por se referir a esquemas corporais e a comportamentos variáveis de acordo com os pacientes, e, uma vez os fenômenos patológicos desencadeados, às vezes é difícil avaliar as estratégias próprias ao indivíduo.[11]

Em resumo, isso se traduz por uma não funcionalidade: insuficiência de eficácia, de economia, de estética. Os defeitos qualitativos se inscrevem em uma **cadeia lógica** (ou cadeia lesional) que resulta em um círculo vicioso que mantém, e depois agrava, os fenômenos patológicos: má programação gestual → desorganização de execução → prejuízo das estruturas → hipertonias musculares e atritos tendíneos → reações inflamatórias → tumefação → aumento da pressão → isquemia → remanejamento tecidual e dor/agravamento da desorganização gestual → círculo vicioso que pode chegar até às rupturas degenerativas.

Noções complementares

Noção de dobradiça ou junção

Dobradiça é um termo controverso (Trudelle, 2002), e alguns recomendam o uso de junção.[12] A polêmica não interessa, pois convém não tomar a palavra dobradiça no sentido de pivô com um único grau de liberdade, como o eixo de uma dobradiça de porta, mas no sentido figurado, habitual, que evoca uma **transição** entre dois elementos. É mais útil, pois remete à ideia de uma junção com limites **mais ou menos precisos**: assim, a dobradiça toracolombar não inclui apenas T12 e L1, mas muitas vezes as duas ou as três últimas vértebras torácicas e as duas primeiras lombares.

Eixos de mobilidade do corpo

A noção de eixo vertical do corpo é conhecida, mas não a dos eixos de mobilidade. O eixo vertical é puramente estático e não permite nenhum deslocamento. Assim que começamos a andar, engajamos movimentos diagonais alternados (Williams e Lisner, 1962). Assim que lançamos um objeto, armamos o movimento com um braço e levantamos a outra perna. Tudo isso traduz a necessidade de se equilibrar em torno de um centro de gravidade do corpo. Os eixos dinâmicos são em **dobro** e em **diagonal**. Leonardo da Vinci representou o homem de Vitrúvio (ver Fig. 2.10), que serve de modelo. Ter consciência desses eixos é relativamente fácil para os membros,[13] mas essa mesma consciência é praticamente inexistente para o tronco. Como a coluna vertebral é ímpar e mediana, no eixo estático, e como a educação recebida privilegiou a noção de eixo vertical, geralmente isso bloqueia o reflexo fisiológico. Basta pedir a uma pessoa que ela dê cambalhotas para trás (ver Fig. 2.11): mesmo os jovens hesitam e afirmam que não sabem, machucam o pescoço, não são talentosos, ou fazem isso "de lado". Ora, "fazer de lado" é justamente a única solução fisiológica.[14] Mas as pessoas custam a acreditar, pois lhes disseram que é preciso permanecer no eixo do corpo.[15] Quando nos dedicamos um tempo a decompor o movimento, ajudando o paciente, ele fica surpreso com seu sucesso. E o resultado disso é devolver um pouco de autoconfiança às pessoas normais que rapidamente desistiram, uma vez que os exemplos socialmente corretos são o esporte, os desempenhos, o *body-building*, e não o cotidiano bem-feito.

Prolongamento dos movimentos

Essa noção remete à de cadeias articuladas e musculares, mas também à penetração do movimento no espaço. Quando lançamos um objeto na direção de um alvo, não o olhamos ao lançá-lo: olhamos o alvo (ver Fig. 2.12). Alinhamos assim a ação sobre uma trajetória que não deve encontrar nenhuma angulação e nenhum desvio em sua rota, ao contrário de um objeto teleguiado ou autoguiado. A visão (ou imaginação) desse prolongamento do movimento no espaço é o fio condutor de nossa ação.[16] Assim, sobre uma bicicleta, é impossível fazer corretamente uma curva à direita virando a cabeça para a esquerda: o corpo se orienta e equilibra suas ações em **um todo coerente dirigido para um mesmo objetivo**; um simples gesto em falso pode estar na origem de um fracasso. Os jogos que buscam dissociar as ações sempre divertem por causa do desempenho de controle que eles exigem.[17]

Noção de infinito do movimento

O que precede é válido nos dois sentidos: no início de um movimento, é preciso buscá-lo muito longe. Uma simples observação: as primeiras vezes em que uma criança aprende a "lançar" uma bola, ela a coloca acima de sua cabeça e para trás, tão para trás que às vezes ou a bola ou a criança cai para trás, sendo que a última cai sentada no chão. É o princípio que está sendo testado. Essa armação do movimento se re-

---

11 Exemplo: no exercício de empurrar a mão para a frente, contrarresistência, em uma pessoa em pé com o cotovelo flexionado. Trata-se de obter um alongamento eficaz do membro graças a uma extensão do cotovelo. Ora, o avanço do antebraço, reação geralmente espontânea, é inicialmente improdutivo uma vez que a articulação é fletida diante de uma resistência, portanto em situação de fraqueza. A única resposta adaptada é o recuo do braço (portanto, da pessoa) e não um avanço do antebraço. Esse exercício, útil de ser demonstrado a um paciente, ilustra a um só tempo o que é um movimento incorreto, aqui uma má distribuição dos papéis entre braços.
12 O termo "junção", por similitude ao inglês "joint", adapta-se mal ao português, pois evoca pouco a mobilidade: uma junção de cimento entre dois tijolos garante, ao contrário, a fixidez.
13 E também não se deve pedir às pessoas que reflitam, pois os automatismos não são facilmente controlados pela vontade: quando pedimos para que prestem atenção e balancem os braços ao andar, o reflexo é muitas vezes neutralizado por uma reflexão hesitante.
14 Observe-se um judoca quando cai no chão.
15 É o que uma criança (ou um acrobata) consegue fazer. Mas isso supõe uma predisposição, um treinamento, correr riscos, e saber que mais para a frente não será mais possível, pois a idade não é boa parceira da acrobacia.
16 Pode ser comparado com a expressão "ter um olhar aguçado".
17 Por exemplo, bater na cabeça com uma mão e girar a outra sobre seu ventre, depois inverter as ações, ou girar os olhos para a direita ao mesmo tempo que vira a cabeça para a esquerda.

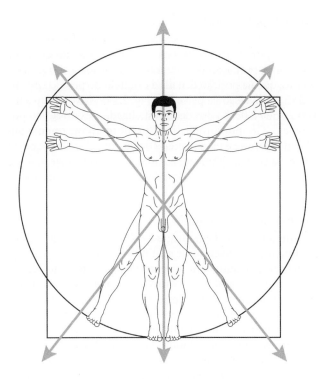

Figura 2.10 Os eixos dinâmicos do corpo são duas diagonais que passam pelo centro de gravidade (segundo o homem de Vitrúvio, desenhado por Leonardo da Vinci).

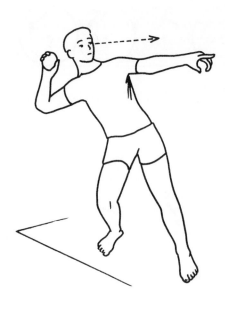

Figura 2.12 A trajetória do movimento segue a orientação do olhar.

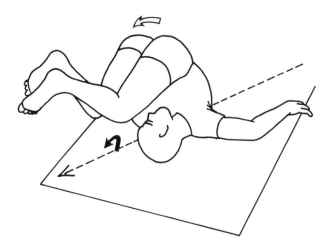

Figura 2.11 A cambalhota para trás efetua-se em diagonal, passando sobre o quadril e o ombro contralateral.

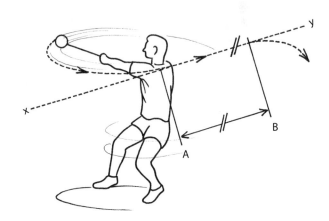

Figura 2.13 No lançamento do martelo, este último toma o segmento [AB], acabado, de uma reta xy, infinita.

veste, às vezes, de uma aceleração: o esportista que lança o martelo gira várias vezes sobre si mesmo antes de largá-lo. Assim, um movimento se situa em uma trajetória curvilínea infinita xy, da qual ele toma apenas um curto segmento $[AB]$ grosseiramente retilíneo (ver Fig. 2.13). No plano reeducativo, esse aspecto das coisas deve ser ressaltado, pois o aprendizado ginástico é muitas vezes inverso: ensinamos a uma criança a partir de determinada posição, diante de um júri, a executar seu movimento e a terminá-lo em uma posição firme e rígida, e a não esboçar nem um mínimo gesto de desequilíbrio que seria a prova de falta de domínio na finalização do gesto. O movimento é aprendido "pronto" (i. e., com um começo e um fim), ao passo que deve ser concebido sem início, nem fim.

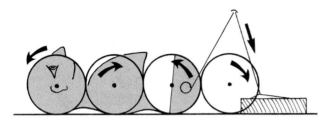

Figura 2.14 Em decúbito dorsal, um impulso isolado dos pés no chão provoca a ascensão reacional do púbis e do nariz. O conjunto reage como rodas dentadas: os pares giram em um sentido, as ímpares no outro.

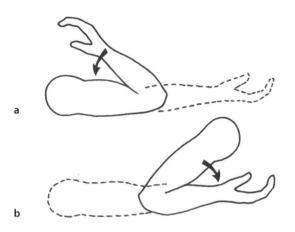

Figura 2.15 Um movimento (flexão do cotovelo) pode ser efetuado de maneira distal-proximal (a) ou proximal-distal (b).

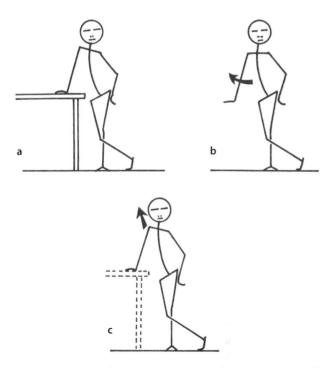

Figura 2.16 (a) Atitude de uma pessoa apoiando-se em uma mesa. (b) Sem ela, a abdução do ombro não evoca nada. (c) Se a elevação escapular (reação da mesa) adiciona-se à abdução, a pessoa imita com eficácia um indivíduo que se apoia em uma mesa.

Relações privilegiadas

O melhor é considerar as relações privilegiadas entre uma zona corporal e suas vizinhas. Percebemos assim que, por exemplo, a pronação do antebraço está ligada à abdução do ombro, que na posição deitada a extensão do pescoço está ligada à retroversão da pelve (ver Fig. 2.14) (salvo diretiva inversa), que a flexão dos dedos está ligada à extensão do punho, etc. Quando uma zona está momentaneamente em dificuldade, esta é uma maneira de buscar **reforços em outra parte**, na zona que funciona bem, a fim de reanimar pouco a pouco o setor doente. Isso condena as reeducações limitadas apenas à região atingida.

Inversão do movimento

Um movimento bem integrado permite certo **jogo**,[18] principalmente em inversão de sentido (ver Fig. 2.15). Assim, a marcha, muito automatizada para a frente, é mais fácil de decompor em marcha a ré. Outros exemplos são possíveis: o movimento que consiste em segurar, em pé, um objeto em uma mão em supinação e em fazê-lo girar 360° graças a um movimento rotatório que mescla rotação do ombro e prono-supinação, já é de um domínio incerto. Mas, quando pedimos à pessoa que mantenha sua mão no mesmo eixo e faça girar seu corpo 360° em relação a ela, beiramos a incompreensão total. Façam essa experiência.

Contramovimento

Pode ser compreendido de maneira mecânica: é a reação resultante da ação de uma força, ou a retroação que emana de um movimento. Este último aspecto é bem conhecido dos mímicos: o objeto virtual torna-se perceptível graças ao contramovimento do ator. Assim, quando um indivíduo se apoia em uma mesa real, isso é evidente: ele tem determinada posição dos membros inferiores, uma abdução do membro superior em apoio bem como uma extensão do punho; a reação da mesa provoca uma elevação do coto do ombro (ver Fig. 2.16 a). Se, em uma situação virtual, o mímico reproduz simplesmente seu próprio movimento, a compreensão é modificada: podemos achar que ele indica uma altura a alguém (ver Fig. 2.16 b). Quando deseja imitar a situação de apoio, ele mesmo deve simular a reação da mesa virtual, ou seja, operar um "contramovimento" que torne o significado evidente (ver Fig. 2.16 c). Um treinamento nesse sentido é, às vezes, útil para a reeducação.

Movimento incorreto

É uma noção comum na linguagem popular. Ela traduz a convicção de uma anomalia na sequência de gestos que ocasionaram uma dor, ou uma impotência qualquer, em um nível preciso. É uma constatação indiscutível, mesmo que sua análise diagnóstica seja difícil (daí a facilidade, para o paciente, de aceitar termos fantasiosos como "vértebra deslocada", "nervo desarticulado" ou "músculo enrugado"). Na verdade, o que houve foi uma má gestão de um movimento, a dor é

---

18 O termo jogo é duplamente interessante, uma vez que expressa ao mesmo tempo mobilidade como no jogo de uma peça mecânica, e o aspecto lúdico, que encontramos na reeducação.

um problema anexo, e é isso que o doente não compreende muito bem. Assim, quando uma perda de controle ao volante provoca um atropelamento na calçada, e causa a morte de um pedestre, a imperícia é patente e irrefutável. A mesma imperícia pode passar despercebida se não houver pedestre sobre a calçada, e o motorista sempre poderá dizer que "controlava a situação", para salvar seu amor-próprio. No entanto, nos dois casos, a imperícia foi a mesma e apenas a consequência mudou a qualidade do julgamento. *A priori*, o paciente não aceita muito bem quando lhe dizem que fez um movimento incorreto, já que não sentiu nenhum inconveniente imediato, e recebe essa opinião como uma recriminação, e, ainda que ela receba seu aval, ele não saberá integrá-la a seu funcionamento. Esse é o principal problema da profilaxia. É indispensável apontar concretamente o que é um movimento incorreto, isto é, um erro gesticular.[19]

A dor é apenas um risco, e bastante raro, de pouco interesse diagnóstico: um movimento doloroso pode eventualmente ser um movimento incorreto, mas raramente um movimento incorreto é doloroso (muitas vezes é indolor durante anos antes de se torná-lo); isso não muda nada em sua natureza errônea.

Uma constatação em "flagrante delito" coloca o paciente em um beco sem saída, é a única chance de obter sua motivação. Os conselhos, ordens, encorajamentos quase não servem para nada (a não ser para satisfazer intelectualmente o paciente e deixar o terapeuta com a consciência tranquila). Bernard Shaw dizia: "Se você quiser ensinar alguma coisa a alguém, ele nunca o saberá". Dolto (1976) esclarecia: "Se você não incomodar seus pacientes, não conseguirá nada". Ou seja, a noção de destreza ou não é trabalhada graças à técnica das **tentativas e erros**. Dizer que não se deseja "colocar nunca o paciente em situação de fracasso" é um engodo, é preciso **calcular o risco**: em excesso é desmotivante, pouco também.

Elasticidade e rigidez[20]

Essas noções da linguagem comum (ver Fig. 2.17) não primam pelo rigor, o que induz a comportamentos prejudiciais à saúde. É preciso distinguir dois campos diferentes: o campo biomorfológico, e o das aptidões gestuais.

---

19 Exemplo: pedimos a um paciente, deitado de costas e pernas dobradas, que leve cinco vezes em seguida seus joelhos ao peito ritmando claramente sua respiração: nove das dez vezes, a pessoa inspira quando eleva os joelhos e expira quando os repousa. Motivo invocado: quando fazemos um esforço, é preciso inspirar. Ele fica surpreso quando lhe dizemos o contrário, pois isso não o remete a uma imagem conhecida: para ele, na vida, quando fazemos um esforço, nós "inchamos". Em contrapartida, quando lhe pedimos para fazer de conta que está cortando um pedaço de lenha com um violento golpe de machado, espontaneamente ele inspira antes do "esforço" e expira fortemente durante o "esforço". Ele argumenta: "sim, mas não é a mesma coisa", da mesma forma que diria: "não gosto de queijo, mas este não é parecido". Tudo reside no "não é igual": é o objetivo da (re)educação fazer com que o paciente sinta por si mesmo, espontaneamente, o que é bom e o que é ruim.

20 No plano mecânico puro, apenas o termo rigidez existe, ele qualifica um material (mais ou menos duro). No campo humano, o termo é diferente, qualificando a resistência à mobilidade, e se opõe à elasticidade.

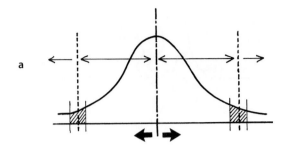

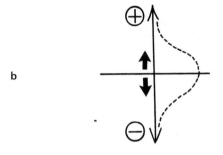

Figura 2.17 (a) A biotipologia divide a população em elásticas (de um lado) e rígidas (do outro). O topo da curva corresponde à média, que representa a maioria dos casos. Para além das normas, uma zona imprecisa separa os elásticos dos hiperelásticos e os rígidos dos hiper-rígidos. (b) As qualidades psicomotoras distribuem, de lado a lado da média majoritária, as pessoas hábeis (+) e as desajeitadas (-).

O campo biomorfotipológico

É o aspecto **quantitativo**. Um cotovelo apresenta uma extensão de 0º: esse valor é uma média. As pessoas que variam de 5º para mais ou para menos estão dentro da norma. Aquelas cuja extensão excede esse valor médio (dois desvios padrão) são chamadas elásticas. Ao contrário, as pessoas cuja extensão é limitada a mais de dois desvios padrão são consideradas rígidas. Elasticidade e rigidez não são julgamentos de valor, são dados biomorfotipológicos, como alto ou baixo, castanho ou loiro, longilíneo ou brevilíneo: não há nenhuma apreciação de qualidade ou defeito. As pessoas que ultrapassam esses valores aproximativos (a fronteira é delicada de ser situada) estão dentro da anormalidade estatística, e potencialmente patológica. Os desempenhos quantitativos dos contorcionistas evocam a "maleabilidade" como sinônimo de elasticidade. Paralelamente, a rigidez tem uma conotação um pouco pejorativa, o que não está de acordo com a definição da palavra.

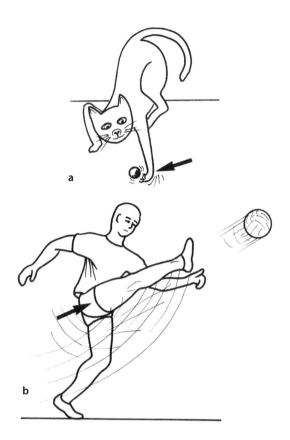

Figura 2.18 A precisão solicita as pequenas estruturas da extremidade distal de um membro (a). A força solicita as grandes estruturas da raiz (b).

demos observar que as extremidades são servidas por múltiplas pequenas articulações, especializadas na exatidão, na **precisão**, ao passo que as raízes são servidas por grandes articulações e grandes músculos, especializados na **força**, na potência (ver Fig. 2.18). Essa integração não é tão evidente quanto poderia parecer,[21] e é um objetivo, intermediário, mas inevitável, da cinesioterapia. Os pacientes muitas vezes têm dificuldades para gerenciar essa divisão dos papéis no nível de um membro (mais bem corticalizado), o resultado é pior no nível da coluna vertebral (menos corticalizada). O que deve ser estabelecido é uma pedagogia e não o que Dolto chamava "um adestramento de cães selvagens", com uma lista de coisas que devem ou não ser feitas.

Emergência do movimento

Essa noção destaca a capacidade do corpo em reagir corretamente a certa solicitação (Massion e Viallet, 1990). Isso evidencia as capacidades psicomotoras do indivíduo, capacidades sem as quais toda reeducação é inútil. Quando estendemos um pequeno objeto a alguém, é a mão, dominante ou não de acordo com o lado visado, que espontaneamente se apresenta para pegar ou receber. Mas quando nos dirigimos ao tronco, a integração não é tão boa e as respostas são desordenadas.[22] (ver Fig. 2.19).

> **Para concluir**
> Tudo o que acaba de ser dito está funcionalmente ligado. As mobilidades são de difícil avaliação na medida em que diferem sempre dos modelos mecânicos elementares, e necessitam de uma análise ao mesmo tempo física e psicomotora.

O campo das aptidões gestuais

Esse é o aspecto **qualitativo**. Distinguimos muito bem facilidade, habilidade, fluidez gestual, agilidade, destreza (os sinônimos não faltam), e muitas vezes acrescentamos a "maleabilidade". Aqui também, podemos admitir essa palavra.

Em contrapartida, o que não podemos admitir é que uma mesma palavra (maleabilidade) seja sinônimo de duas coisas sem relação. Se a pequena bailarina da ópera é uma garotinha com muita elasticidade e que tem facilidade gestual, mesmo assim existem pessoas rígidas que são hábeis, assim como pessoas com grande elasticidade perfeitamente desajeitadas. A confusão traz enormes consequências: os pacientes, fragilizados por uma dificuldade qualquer, ficam admirados diante dos espetaculares desempenhos quantitativos, perigosos, e ignoram aqueles que são qualitativos, dos quais eles mais precisariam. Eles treinam em sobrecarga articular (alongamentos), em exercícios inadequados, e agravam seus problemas. Para uma vida funcional, as necessidades quantitativas, articulares ou musculares, são mínimas, em contrapartida o qualitativo deve ser uma exigência, pois é a promessa de viver melhor e por mais tempo (Plas et al., 1989).

Divisão dos papéis

No interior de cada unidade funcional, as zonas articulares não têm os mesmos papéis. No nível dos membros, po-

---

21 Exemplo: o paciente está deitado de costas, apoiado em seus cotovelos para poder observar melhor seus membros inferiores. Ele é avisado de que será exercida uma pressão na face medial da cabeça de um primeiro metatarsal: uma primeira vez levemente, uma segunda vez com força. Ele deve se opor à propulsão com uma resposta dosada. A maior parte do tempo, a partir do apoio fraco, o paciente opera uma rotação medial do quadril (em vez de uma inversão do pé). A segunda vez é geralmente idêntica, e às vezes ele até mesmo acrescenta uma inversão do pé. Isso mostra que no nível de um segmento, mais bem corticalizado do que o tronco, ele já é capaz de fazer movimentos incorretos (não diferenciação entre força e precisão).

22 Por exemplo: se apoia-se suavemente sobre o ombro direito de um indivíduo em pé, ele se surpreende, pois reflete. A segunda vez geralmente é boa, pois como já sabe que a mão está vindo em direção de seu ombro, ele o leva para a frente. Quando recomeçamos, sempre lentamente, mas pedindo à pessoa que feche os olhos, ele falha novamente. Quando pressionamos lentamente sobre seu ombro direito depois de ter feito um pouco de ruído perto de seu ouvido esquerdo: ele avança esse último e diz que era uma armadilha. Isso mostra a que ponto é mais fácil funcionarmos com nossos telerreceptores e mais difícil com nossos captores cutâneos e nossos proprioceptores. Quando retomamos lentamente a experiência, a pessoa tenta acelerar sua velocidade de resposta, mas de maneira geral depois de ter deixado o ombro recuar, portanto em posição de fraqueza. É preciso explicar que uma reação eficaz só pode ser feita avançando o ombro direito. Ora, como não tem mais a iniciativa da escolha do ombro, a pessoa pode apenas recuar o ombro esquerdo, o que, espacialmente, dá no mesmo. Em seguida é preciso provocar a reação, antes de ter certeza de que o processo foi bem integrado.

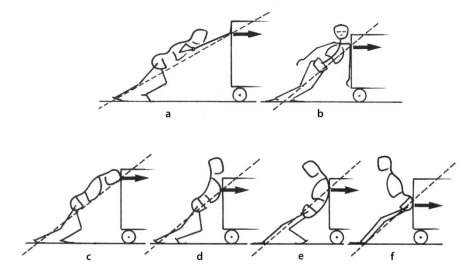

Figura 2.19 A axialidade entre o ponto de impulso e a reação do solo é uma condição de eficácia e de economia do movimento. Ela é bem mais evidente com as mãos (a), o ombro (b) ou a cabeça (c); e é muito menos com o esterno (d), as costas (e) ou as nádegas (f). Neste último caso, se a resistência é provocada pelo agente (e não de um objeto qualquer), o fracasso está garantido: uma vez que a apresentação das nádegas é um gesto socialmente incorreto.

ESTABILIDADE

Dados do problema

A estabilidade é ao mesmo tempo antinômica e complementar da mobilidade. Antinômica, pois de um modo geral as situações estáticas são consideradas mais estáveis do que dinâmicas (ver Fig. 1.1). Isso significa esquecer que quando um sistema está instável, apenas a mobilidade permite controlar o desequilíbrio e adaptar o comportamento estabilizante.

> **Exemplo mecânico**
> Quanto mais lenta é a velocidade de uma bicicleta, mais difícil é se manter sobre ela, e ficar sobre as duas rodas em repouso é quase uma proeza (e ainda é necessário mobilizar sem parar o guidão e usar os ombros).
>
> **Exemplo humano**
> A manutenção na posição em pé nunca é completamente estática, ela necessita de pequenas oscilações perpétuas que controlam o equilíbrio, o que desaparece com a marcha. No plano articular, a articulação do ombro só conserva uma boa estabilidade na medida em que a escápula se mexe e se adapta permanentemente sua posição à do úmero.

É preciso prestar atenção ao sentido dado à palavra estabilidade. Esse termo é frequentemente utilizado sem deixar claro sua natureza, o que provoca **confusões** de compreensão e de dedução. Deve-se distinguir estabilidade passiva e ativa.

A estabilidade passiva

É o resultado do osso e dos ligamentos (ver Fig. 2.20 a, a'). Tanto em um caso quanto no outro, ela é da alçada do **cirurgião**, o cinesioterapeuta não pode modificar essas estruturas.

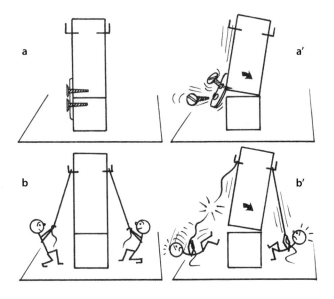

Figura 2.20 Estabilidade (a) e instabilidade (a') passivas, estabilidade (b) e instabilidade (b') ativas.

Todavia, é preciso mencionar que a imobilização desempenha um papel enrijecedor e que a cinesioterapia, por meio do trabalho muscular, pode mascarar um déficit passivo, o que muitas vezes é suficiente nos pacientes sedentários, ou de certa idade.

A estabilidade ativa

É o resultado dos órgãos musculotendíneos (ver Fig. 2.20 b, b') e, portanto, é da alçada do **cinesioterapeuta**. A cirurgia pode ser necessária no caso de lesão estrutural desses elementos, mas o essencial da recuperação é função da qualidade, mais do que da quantidade, do trabalho muscular. Isso quer

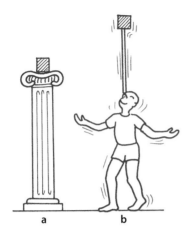

Figura 2.21 Estabilidades estática (a) e dinâmica (b).

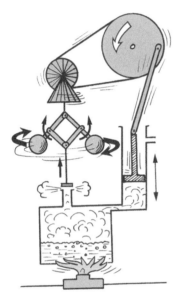

Figura 2.22 Sistema cibernético: a autorregulação faz com que o vapor produzido movimente um pistão que aciona uma roda, a qual provoca a rotação de um pinhão que sustenta dois pesos que se afastam sob a ação da força centrífuga, elevando a válvula que obstruía a caldeira. Dessa forma, o vapor escapa, deixando o mecanismo mais lento, e então os pesos voltam a descer e a válvula se fecha, e acelera o pistão, etc.

dizer que a estabilidade ativa é muito mais função da **propriocepção** do que da força bruta. É preciso dissociar estabilidade estática e dinâmica, e por outro lado considerar a combinação dessas duas modalidades.

A estabilidade estática

Não necessita de nenhum movimento (ver Fig. 2.21) e traz a noção de **balanço muscular**: há equilíbrio entre os músculos fortes e os músculos fracos, ou não?

A estabilidade dinâmica

Traz o ajustamento contínuo dos elementos em jogo (ver Fig. 2.21) ao longo de um movimento. Dois tipos de ação regem esse equilíbrio.

O feedback, ou retroação

Trata-se de um modo de controle permanente (ver Fig. 2.22) que garante a autocorreção automática desencadeada pelo surgimento de um erro.[23] A vantagem é a **segurança** do sistema, o inconveniente é sua relativa **lentidão**[24] em relação às agressões rápidas (Prochazka et al., 1997).

O feedforward, ou retroação memorizada

Com o treinamento em condições similares, o *feedback* é memorizado.[25] A vantagem é a possibilidade de **antecipação**, decorrente da estabilidade neste caso. O inconveniente é que toda modificação conduz a um *feedback* tardio depois do **insucesso**.

Aspecto estático-dinâmico

A estabilidade ativa conjuga muitas vezes aspectos mistos, estático-dinâmicos. Sua reeducação requer a utilização de planos instáveis, de solicitações aleatórias, com privação do controle da visão. Pode-se fazer algumas observações.

- É preciso evoluir de uma situação mais estável para uma menos estável (p. ex., reduzir o polígono de sustentação).
- É preciso jogar com a intensidade das desestabilizações (braço de alavanca) indo do fraco para o forte.
- Não se deve agir de **surpresa**, ao contrário, é preciso treinar a sensibilidade partindo de um apoio estático (que permita ao paciente **localizar**, sentir a **direção** e apreciar a **intensidade**). Em contrapartida, o abandono da solicitação deve ser feito, primeiro lentamente, mas assim que possível de maneira súbita, de modo a treinar a crono-resposta: "rápida e imediatamente".
- É apenas no final da progressão que se pode atuar sobre tudo (em função da idade e das competências do paciente), sem hesitar em colocá-lo em situação de vida cotidiana: fazê-lo reagir às tentativas de movimentos que provoquem luxação, fazê-lo reagir em uma situação de empurrão, ou mesmo de luta.

Dados estruturais

No plano ósseo

A estabilidade óssea é função de vários elementos.

Concordância

Refere-se à comparação dos **raios de curvatura** das superfícies em questão. Se os raios são idênticos, o jogo de deslizamento é único (salvo elasticidade capsuloligamentar suple-

---

23 A regulação automática de uma máquina utiliza esse modo, quer seja para uma máquina a vapor ou um refrigerador. As constantes biológicas (como o pH sanguíneo) são, da mesma forma, sinusoidais que se traduzem esquematicamente por uma média constante.
24 É o caso de uma pessoa andando no escuro, em terreno desconhecido.
25 É o caso de uma pessoa voltando para sua casa, no escuro, esticando o braço exatamente da maneira necessária para acionar o interruptor que acende a luz, pois os parâmetros do gesto estão integrados (Enoka, 1994). O que não pode ser o caso ao voltar, da mesma forma, para um quarto de hotel, desconhecido.

mentar); se os raios são diferentes, isso torna possível algumas translações (ver Fig. 2.23 a).

Congruência

Corresponde ao **encaixe** das superfícies. As articulações do ombro e do quadril são esferóideas, mas a primeira é não congruente, portanto menos estável; a segunda é congruente, portanto estável (ver Fig. 2.23 b, c). Da mesma forma, tanto a articulação umeroulnar quanto a patelofemoral são gínglimos, mas a primeira é estável, a segunda não. É preciso observar que pode haver uma ausência de congruência **óssea** e, no entanto, uma congruência **articular**, por causa de uma fibrocartilagem de contenção (caso da articulação radiulnar proximal).

Relações angulares

Uma articulação é ainda mais estável na medida em que a transmissão das forças se realiza ao longo de um único e mesmo eixo (ver Fig. 2.24 e 2.19). Às vezes essa estabilidade axial é, impropriamente, chamada **trancamento**.[26] Quando uma angulação existe, ela necessita das forças compensatórias para se opor ao fechamento do ângulo assim constituído.

Irregularidade da interlinha

Uma interlinha que se inscreve em um plano único é, por natureza, menos estável do que outra que se inscreve em uma linha quebrada (p.ex., a talocalcânea ou as tarsometatarsais) (ver Fig. 2.25 a) ou de acordo com uma superfície não regular (caso da sacroilíaca).

As relações com a gravidade

Quando a gravidade tem um papel de coaptação, ela exerce um efeito estabilizador. É o caso das articulações sustenta-

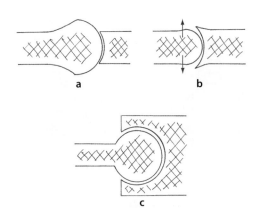

Figura 2.23 (a) Concordância sem congruência. (b) Nem concordância, nem congruência. (c) Congruência e concordância. Pelo menos macroscopicamente, a congruência implica a concordância, pois podem existir ligeiras diferenças de raios de curvatura.

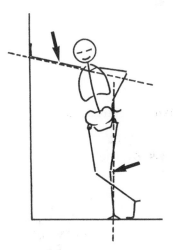

Figura 2.24 O trancamento garante a manutenção passiva dos segmentos (economia).

---

26 Especifica-se às vezes trancamento passivo, ou ativo, principalmente em relação ao joelho ou à região lombar. Criticado, esse vocábulo traduz uma estabilidade em torno da posição neutra, axial.

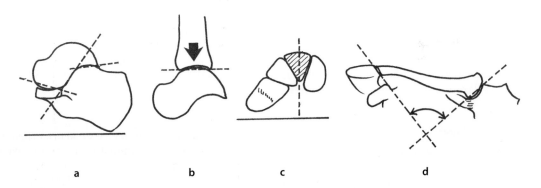

Figura 2.25 A estabilidade óssea pode ser o resultado de uma interlinha em linha quebrada (a, subtalar), do efeito de coaptação da gravidade (b, talocrural), de uma situação de pedra angular (c, tarsometatarsal), de uma situação em arcobotante (d, clavícula).

42 Parte I | Conceitos fundamentais

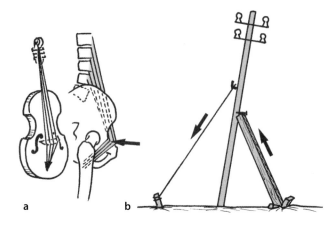

Figura 2.26 (a) Fenômeno de bloqueio: exemplo do psoas. (b) Fenômeno de escora à esquerda, e de estai, à direita.

doras, sobretudo se respondem às condições anteriormente descritas (ver Fig. 2.25 b).

Pedra angular, arcobotante

São casos particulares para os quais a comparação com a arquitetura se impõe, no sentido funcional. Uma pedra angular é, por exemplo, formada pelo segundo raio do pé no nível tarsometatarsal (ver Fig. 2.25 c). O osso arcobotante padrão é a clavícula, entre a escápula e o esterno (ver Fig. 2.25 d).

No plano capsuloligamentar

Localização

Ela revela o risco potencial: a cápsula é reforçada por ligamentos ali onde o osso pode sofrer uma luxação. Assim, no ombro e no quadril, a parte anterior, mais descoberta do que a posterior, é estabilizada por ligamentos.

Densidade do sistema fibroso

A espessura da cápsula e dos ligamentos (às vezes a existência dos dois planos superpostos), e a direção de suas fibras atestam a importância estratégica de um setor.

Setor articular

Ele intervém na medida em que a tensão dos ligamentos é modificada. Assim, os ligamentos da articulação do quadril o asseguram bem em extensão (bloqueio), mas não em flexão, onde estão relaxados (as luxações acontecem nesse setor).

No plano musculotendíneo

Os músculos, por meio de sua massa, seus trajetos tendíneos, e por sua qualidade viscoelástica, seu tônus e a força que empregam, são fiadores insubstituíveis da estabilidade articular.

Sua localização

Permite saber em que plano, portanto em que sentido, eles podem garantir uma proteção.

Seu papel

Deduz-se do que precede. Grosseiramente, podemos evocar três.

O bloqueio

É o resultado de quando músculos ou tendões se flectem sobre uma articulação e neutralizam o seu impulso (p.ex., o iliopsoas no quadril) (ver Fig. 2.26 a).

A estaiação

Esse termo deve ser tomado no sentido geral e não identificado apenas com os estais da marinha. O termo, ainda que seja criticado por alguns (Viel, 2001), é uma denominação usual para designar uma estrutura que impede que um elemento caia para o lado oposto. A comparação remonta ao menos a Leonardo da Vinci (ver Fig. 7.77), primeiro que estudou o ser humano em pé, com os pés no chão, e não estendido sobre uma mesa de dissecação.

> **Exemplo mecânico**
> Quando um poste ameaça cair para a direita, o lado esquerdo é reforçado por meio de estais (ver Fig. 2.26 b) ou então é escorado no seu lado direito.
>
> **Exemplo humano**
> No quadril, o glúteo médio permite manter o apoio unipedal sem queda da pelve do lado oposto.

O tirante

É o inverso do caso anterior: a tração é feita para dentro e não mais para o exterior.

> **Exemplo mecânico**
> Quando as paredes de uma casa tendem a se afastar sob o efeito do peso do telhado, um eixo metálico é passado de lado a lado e, no exterior, são fixadas hastes cruzadas, aplicadas sobre a superfície das paredes. O conjunto é amarrado de forma a impedir o afastamento das extremidades (ver Fig. 5.48).
>
> **Exemplo humano**
> Os músculos obturadores e gêmeos tracionam a epífise superior dos fêmures para dentro, impedindo o distanciamento desses ossos sob o peso da pelve (Lamandé e Prat-Pradal, 1998).

Sua estrutura

Os músculos têm um caráter ainda mais estabilizador porque são fortemente compostos de tecido **colágeno** – por exemplo a aponeurose do latíssimo do dorso sobre a região lombar, a do trapézio sobre a articulação cervicotorácica, o muito denso tendão do supraespinal no nível do ombro.

Sua intimidade cápsulo-ligamentar

A intimidade entre um músculo e uma articulação revela seu intrincamento funcional. Isso se traduz de múltiplas maneiras: **inserção** na cápsula (braquial no cotovelo), **expansões** sobre a cápsula (adutor longo do polegar sobre a cápsula carpometacarpal do polegar) ou seus ligamentos (tendão recorrente do reto femoral no quadril), trajeto **intracapsular** (caso da cabeça longa do bíceps braquial), **comunicação** de sua bolsa sinovial com o saco articular (subcapsular, semimembranáceo no joelho).

No plano tegumentar

Só de forma muito indireta os tegumentos estão em questão. No entanto, é preciso observar que sempre há uma **correlação** entre as capacidades mecânicas articulares e musculares, e as dos tecidos de envelope. Assim, as zonas com forte estabilidade são geralmente recobertas, na superfície, por uma película adiposa bastante desenvolvida; elas são densas, espessas, fortemente aderentes aos planos subjacentes – por exemplo a pele plantar do pé, ou a pele da região lombar.

Cintas viscerais

A presença delas é indispensável para a estabilidade do tronco. Ela depende da adaptação morfológica do conteúdo, moldado sobre a coluna vertebral, e da adaptação de sua rigidez (pressão interna) (ver Fig. 2.27). O conjunto funciona como uma **almofada hidropneumática** que oferece uma sustentação **extensa** e **solidária** do eixo vertebral (ver as zonas torácica e lombar, pp. 478 e 487).

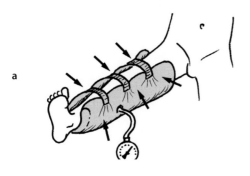

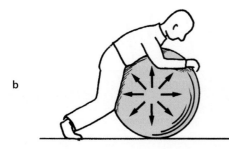

Figura 2.27 A pressão pneumática garante uma rigidez de manutenção (a) ou uma resistência ao apoio (b).

Dados patológicos

Se considerar-se que os excessos de estabilidade são sinônimos de rigidez,[27] pode-se simplificar reduzindo sua patologia da estabilidade às insuficiências, isto é, às instabilidades. É preciso distinguir instabilidades subjetivas e objetivas.

Instabilidades subjetivas

São sensações de recuo, ou de falta de segurança, sentidas pelo paciente. Elas não correspondem a **nenhum dado anatômico** e, consequentemente, não são da alçada da cirurgia, mas da cinesioterapia. Trata-se de uma falha proprioceptiva, de uma má programação gestual, às vezes de uma insuficiência muscular. Elas nunca resultam em episódios de luxação ou de subluxação.

Instabilidades objetivas

Elas ocasionam problemas objetivos (luxações ou subluxações) e geralmente apoiam-se em **insuficiências** das estruturas passivas. A morfologia óssea pode ser sua causa (displasias), ou a desarmonia das relações segmentárias, assim como a insuficiência ligamentar (adquirida ou não). O tratamento é geralmente cirúrgico, antes de ser acompanhado sob o ângulo reeducativo.

> **Para concluir**
> A estabilidade é **primordial** sobretudo sobre um conjunto poliarticulado. Ela é fruto de um concurso importante entre os elementos passivos, ativos, e o tensionamento das **cintas viscerais** (para a coluna vertebral).

TENSÕES

Quando uma força age sobre um sólido, ela pode provocar seu deslocamento ou, se para isso for insuficiente ou se o deslocamento for impossível, agir sobre sua própria estrutura: é a tensão (*stress*, em inglês).

A tensão é simbolizada pela letra grega σ (sigma) e se expressa em N por m² (Pa), unidade demasiado fraca à qual preferimos seu múltiplo: o daN por mm² (MPa). Ela é proporcional à força *F* e inversamente proporcional à sua superfície *S* (ver Fig. 2.28). Sua fórmula é:

$$\sigma = \frac{F}{S}$$

---

[27] Um exemplo é quando, em uma ligamentoplastia, um cirurgião dá uma tensão um pouco mais forte ao transplante de prótese e que a articulação denomina-se "apertada". Isso equivale a lhe dar certa rigidez (que sempre tende a regredir ligeiramente com o tempo), para proteger a articulação contra uma insuficiência que possa induzir uma recaída.

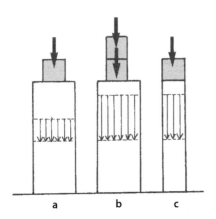

Figura 2.28 A tensão gerada por uma força (a) é proporcional a esta (b) e inversamente proporcional à superfície (c), com um coeficiente próprio ao material chamado módulo de Young (ver p. 23).

Tensões simples

Compressão[28]

Chama-se compressão, ou pressão, a tensão que tende a encurtar uma viga[29] quando é submetida a duas forças opostas (ver Fig. 2.29 a). Deve-se observar que, simultaneamente, os diâmetros transversais aumentam, provocando uma protuberância que pode levar a uma explosão. Por isso as vigas submetidas a um esforço de compressão são reforçadas por amarrações (ver Fig. 2.29 c).

A compressão pura diz respeito aos sólidos relativamente curtos e com a condição de que esteja bem centrada, caso contrário há o risco de flambagem ou de flexão lateral (ver adiante).

É preciso observar que em caso de materiais diferentes, cada um reage com seu módulo de Young próprio (ver Fig. 2.29 d), e que em caso de descentramento da carga ou de inclinação, remete-se a uma tensão em flexão (ver Fig. 2.29 e).

---

28 Oficialmente, "sirgagem", segundo as normas oficiais (Buhot e Thuillier, 1981; Seyres e Huchon, 2000).
29 Uma porção de sólido é chamada viga.

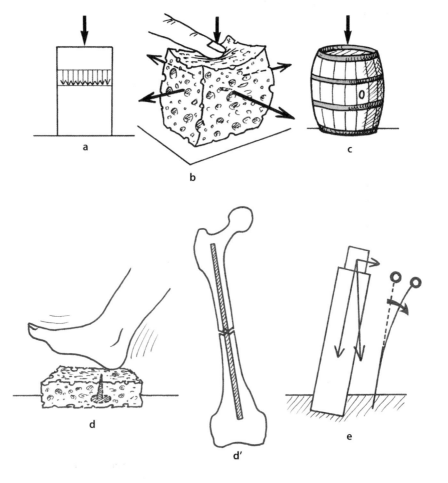

Figura 2.29 Compressão repartida em um setor dado (a) de um sólido. Ação sobre uma esponja: diminuição do diâmetro vertical e aumento dos transversais (b). Aros de um barril que se opõem às pressões transversais (c). Quando dois materiais estão presentes, cada um reage com seu módulo de Young próprio (d), o que é utilizado nos casos de implantação de pinos após fratura (d'). Uma pressão descentrada gera uma flexão (e).

Exemplo mecânico
Quando se apoia sobre uma esponja colocada sobre uma mesa, a esponja se achata em todos os sentidos (ver Fig. 2.29 b).

Exemplo humano
O efeito da gravidade terrestre é a tensão à qual o organismo é mais exposto, ainda que não seja a mais importante.

Tração[30]

É o mecanismo inverso da compressão: diz respeito à tensão que, aplicada a uma viga sob a forma de duas forças opostas, tende a alongá-la (ver Fig. 2.30 a). O corolário é que os diâmetros transversais diminuem (ver Fig. 2.30 b), realizando o que se chama uma **estricção**, que pode resultar em uma ruptura por estiramento.

Exemplo mecânico
Quando estiramos um pedaço de massa para modelar, ela se alonga e ao mesmo tempo se encurta no seu meio, até que a seção seja demasiado pequena para suportar o esforço e se romper.

Exemplo humano
Os materiais mais bem adaptados para responder às tensões em tração são ou do tipo ativo, ou do tipo passivo.
• *Do lado ativo* encontra-se o músculo uma vez que, por sua contractilidade, ele modula sua força de encurtamento para dosá-la em função da tensão que lhe é aplicada. A resultante é nula em um trabalho estático, e dirigida em um sentido ou no outro no caso de um trabalho concêntrico ou excêntrico.
• *Do lado passivo*, portanto econômico, encontramos os ligamentos, inextensíveis e geralmente submissos à proteção de uma interlinha articular. É preciso acrescentar as estruturas passivas mais superficiais: aponeuroses e fáscias, que garantem um papel equivalente sobre as distâncias maiores (p. ex., trato iliotibial, aponeurose plantar).

---

30 Oficialmente, "puxão".

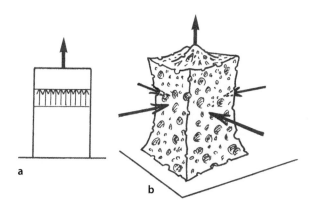

Figura 2.30 Tração repartida em um determinado setor (a) de um sólido. Ação sobre uma esponja: aumento do diâmetro vertical e diminuição dos transversais (b).

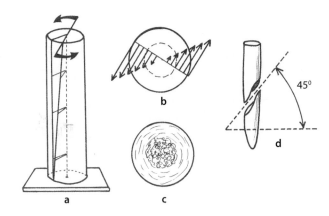

Figura 2.31 Quanto maior é a distância entre o torque e o ponto fixo, maior é a torção (ver módulo de Coulomb, p. 24) (a). Quanto mais distantes do eixo de torção (b), mais importantes são as tensões, e quanto mais se aproximam, mais são negligenciáveis. A secção de uma diáfise óssea mostra essa adaptação: o osso cortical, rígido, está na periferia, e o esponjoso, macio, está no centro (c). A fratura provocada por uma torção é espiralada (plano de secção próximo de 45°), exemplo de uma torção aplicada a um pedaço de giz (d).

Torção[31]

Ela resulta da ação de dois torques opostos, cujos planos são perpendiculares ao eixo geométrico da viga (geralmente um cilindro, oco ou maciço) (ver Fig. 2.31 a). O diagrama mostra que as forças são ainda mais importantes porque estão distantes do eixo e que inversamente a parte central do sólido sofre tensões negligenciáveis (ver Fig. 2.31 b).

Exemplo mecânico
A propriedade descrita anteriormente tem como consequência que a resistência de um tubo, ou seja, de um cilindro oco, é quase equivalente à de um cilindro maciço, o que, em resistência próxima, permite aliviar consideravelmente a estrutura.

Exemplo humano
A conformação das diáfises expressa a resposta fisiológica mais bem adaptada a esse tipo de tensão (ver Fig. 2.31 c): o osso é oco (canal medular) e a secção é circular.[a] Isso permite, em relação à uma estrutura plena, um alívio apreciável para uma perda de resistência mínima. A ultrapassagem da resistência óssea se traduz pelas fraturas **espiraladas** (ver Fig. 2.31 d).

---

a. Quando as tensões em flexão coexistem, a secção se aproxima do triângulo (linha áspera do fêmur ou borda palmar dos metacarpos).

---

31 Oficialmente, "torcedura".

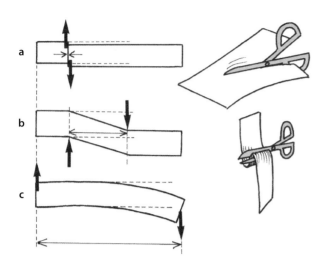

Figura 2.32 Duas forças que atuam linearmente em sentidos contrários podem gerar uma secção (a) se a distâncias delas é nula (caso do par de tesouras), uma prensagem se a distância é moderada (b) (caso do par de tesouras), uma flexão se a distância é maior (c).

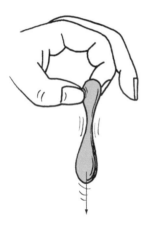

Figura 2.33 A fluência de uma massa mole é o resultado apenas da ação da duração da sustentação.

Cisalhamento

Esse termo define um tipo de tensão resultante de duas forças iguais e paralelas que agem em sentidos contrários e tendem a separar uma viga em dois pedaços que deslizam paralelamente um em relação ao outro. É um caso de figura preciso entre três outros, em função da distância que separa as duas forças, e que pode ser encontrado no campo industrial.
• *Secção*, ou cisalhamento propriamente dito. Essa tensão acontece quando a distância d entre as forças é nula e que a ação das forças produz uma secção (ver Fig. 2. 32 a). Sua aplicação é encontrada em um par de tesouras que corta bem.
• *Prensagem*. Existe no caso de a distância d ser mínima e que a ação imprima uma forma, como é o caso na indústria automobilística para a fabricação de peças de carroceria (ver Fig. 2.32 b). No exemplo do par de tesouras, trata-se, aqui, daquelas que "cortam mal".
• *Dobradura*. Corresponde ao caso de duas forças separadas por uma distância d suficientemente importante para que sua ação gere uma **flexão** (ver adiante) do sólido em questão (ver Fig. 2.32 c).

Esse tipo de tensão é perigoso para as estruturas e, portanto, sempre equilibrado pelas forças presentes. Em contrapartida, pode ser observado em muitas situações patológicas, por exemplo, nas espondilolistese entre L5 e S1 (ver articulação lombossacral, p. 525), ou nas fraturas do colo do fêmur não operadas.

Fluência

É uma deformação gerada apenas pela ação do **tempo**, independentemente das forças às quais a viga é submetida (ver Fig. 2.33) (Borgi, 1981; Pioletti e Rakotomanana, 2000).

Exemplo mecânico
Um pedaço de massa mole suspenso entre os dedos se alonga pouco a pouco sob a influência da duração, seu peso permanece invariável.

Exemplos humanos
O osso não é ou é pouco influenciado por esse tipo de tensão. O sistema locomotor em seu conjunto não é sensível a isso a não ser em razão da involução metabólica de seus componentes. Isso se traduz, por exemplo, pela **camptocormia** do idoso, ou o aumento das curvaturas ósseas em algumas doenças do metabolismo ósseo.

Tensão composta: flexão

Sob vários aspectos, só existe uma tensão composta: a **flexão**.[32] Chamamos flexão a tensão que submete uma viga às forças coplanares normais ou geradoras, e provoca uma deformação chamada **flecha** (ver Fig. 2.34). A flexão é uma tensão composta, pois associa compressão e tração de lado a lado da fibra média (ou neutra). Encontramos três situações.

Compressão descentrada

Trata-se de um caso particular da **compressão**. Esse caso é frequente, pois é raro ter uma carga perfeitamente centrada. Trata-se então de duas ações que se adicionam algebricamente: de um lado a carga pura, axial, e de outro a ação do braço de alavanca, que se traduz por um torque de forças contrárias: umas agem em compressão de um lado, as outras em tração do outro. Em resumo, a carga se adiciona à compressão e se subtrai à tração, o que tem como efeito deslocar a fibra neutra (ver Fig. 2.35). Deve-se observar que, quando o descentramento aumenta, o valor de carga pura não varia, ao passo que aquela do torque aumenta de maneira importante; ora, é ela que é perigosa para as estruturas (ver Fig. 2.45).

---

32 Oficialmente, "flechagem".

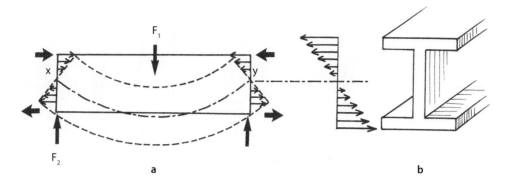

Figura 2.34 A flexão de uma viga é produzida pelo jogo de três forças que atuam no encurvamento ($F_1 F_2 F_3$). Elas provocam uma aproximação da parte superior (compressão) e um estiramento da parte inferior (tração) (a). Entre as duas situa-se uma linha média, ou fibra neutra (x, y), que não sofre nenhuma tensão. É dessa forma que são concebidas as vigas metálicas na construção (b): a parte central é estreita, apenas as partes superior e inferior são largas.

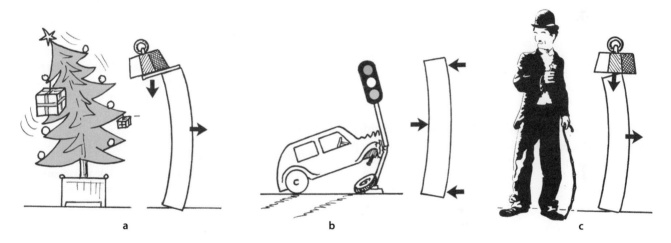

Figura 2.35 Mecanismos da flexão. Flexão por compressão descentrada, criando um apoio com aparição de uma seta lateral (a). Flexão por encurvamento, obtida pela ação de uma pressão perpendicular (as extremidades são resistentes) (b). Flexão por flambagem: a pressão está centrada sobre uma viga comprida e de diâmetro fraco (c).

Encurvamento

Trata-se de uma força compressiva exercida entre dois contra-apoios (ver Fig. 2.34 e 2.35 b)

Flambagem

Trata-se de outro caso particular da **compressão**, quando a secção é pelo menos de quatro a cinco vezes menor que o comprimento da viga em questão (ver Fig. 2.35 c).

> **Exemplo**
> A bengala de Carlitos é um exemplo claro: a pressão não gera encolhimento com o aumento dos diâmetros transversais, mas um encurvamento da bengala.

É preciso observar três variantes. Vamos substituir a bengala por uma haste metálica presa entre os mordentes de uma morsa mecânica:
• Se os dois pedaços da haste estão livres (portanto móveis), enquanto se aperta a morsa, produz-se uma monocurvatura, sendo que cada pedaço sofre uma pequena rotação em relação ao mordente de apoio.

> **Exemplo**
> A diáfise femoral no plano sagital. Quadril e joelho apresentam uma liberdade sagital, a consequência é uma convexidade anterior do conjunto da coluna óssea (ver Fig. 2.36 a).

• Se um dos dois pedaços torna-se solidário do mordente, por solda ou encastoamento, e o outro pedaço permanece li-

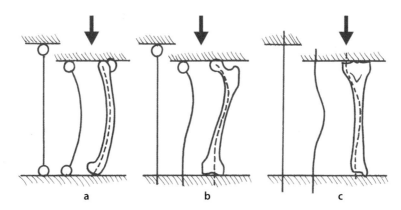

Figura 2.36 A conformação das diáfises ósseas corresponde às tensões suportadas pelos ossos entre duas extremidades, móveis ou não em um determinado plano.

vre: enquanto se aperta a morsa a haste se encurva em 2/3 de seu comprimento situados do lado livre, e permanece retilínea em 1/3 situado no prolongamento da extremidade fixada.

> **Exemplo**
> O exemplo do fêmur, no plano frontal, permite observar que há uma mobilidade frontal no quadril e não no joelho. Assim os 2/3 superiores formam uma convexidade lateral, o 1/3 inferior permanecendo axial (ver Fig. 2.36 b).

- Se os dois pedaços da haste são solidarizados aos mordentes: enquanto se aperta a morsa, o 1/3 médio da haste se encurva, ao passo que os 2/3 extremos permanecem retilíneos.

> **Exemplo**
> O exemplo ósseo seria observar a margem anterior da face lateral da tibial e a convexidade lateral do 1/3 médio, oposta à forma reta do resto do osso. Com efeito, não há movimentos frontais no joelho, nem no tornozelo (ver Fig. 2.36 c).

Consequências biomecânicas

Incidência funcional

A flexão é onipresente no edifício musculoesquelético. Ora, ela é perigosa para a integridade óssea, expondo-a a riscos de fratura transversal. Essa é a justificação da existência do fenômeno da **viga compósita** (ver p. 24), que preserva a integridade óssea pela criação de uma flexão oposta, destinada a neutralizar os efeitos perigosos da primeira.

Análise vetorial

Não é fácil analisar as forças presentes no nível de uma região do corpo: a posição segmentária, e a atividade muscular dela resultante, determinam tensões sobre as quais é preciso saber se são geradas economicamente ou não. Foi possível estabelecer uma reação entre a **análise posicional** e a **atividade eletromiográfica** (Péninou et al., 1994). Basta proceder a partir do desenho de um documento fotográfico e transportar para ele os centros de massa segmentários – de acordo com os quadros definidos por Dempster (1955, 1959) ou por Duval-Beaupère et al. (1992) (ver Anexo 2 e Fig. 1.16). Esses pontos de localização permitem situar o centro de gravidade geral do indivíduo em relação a seu polígono de sustentação. A carga aplicada e as forças por ela geradas são estabelecidas. Localmente, a carga em jogo e seu momento em relação ao centro de rotação em questão permitem definir o músculo equivalente (i. e., o músculo imaginário cuja ação é a resultante de todas as ações musculares combinadas). A análise vetorial permite então definir a importância das tensões em jogo e estabelecer a resposta ideal compatível com a fisiologia (Frain, 1985).

Incidências patológicas

As tensões são um elemento inevitável de nosso entorno. Sem elas, nenhuma organização segmentária é possível: uma planta que cresce em situação de não gravidade se desenvolve normalmente no plano biológico, mas de maneira anárquica no plano arquitetural. Usando uma imagem mais palpável, basta comparar o peso paradoxal e a falta de agilidade de um astronauta em estado de ausência de gravidade. A máquina humana é influenciada pela gravitação terrestre, tanto no plano de sua estabilidade e de sua dinâmica quanto no da organização interior de suas estruturas (p. ex, traves ósseas). As tensões também podem ter uma influência nefasta em função de alguns dados físicos ou na ausência de reação equilibradora.

O estudo das patologias permite evidenciar as seguintes situações.

Excesso de carga

Assim como na sobrecarga ponderal, ele é o único caso em que é possível, e razoável, diminuir o peso a fim de diminuir os efeitos prejudiciais.

Descentramento de carga

Parece preferível fracionar um peso bilateralmente, bem mais do que carregá-lo de um único lado. Isso é concebível, mas nem sempre possível. Uma boa ilustração é a imagem

das mulheres africanas que carregam cargas importantes sobre a cabeça. É um fato que o descentramento deve ser controlado pela:
• A **minoração** desse descentramento. Com efeito, quanto mais o braço de alavanca da carga é importante, mais seu momento é fornecedor de tensões (ver Figs. 2.14 a 2.57).
• A criação de um contrapeso ou **estai** muscular adaptado (ver Fig. 2.26 b). Assim, a existência de uma flexão gerada por uma carga descentrada é onerosa enquanto um estai não a contrabalancear pela criação de uma flexão inversa.
• A utilização de um **arcobotante** (ver Fig. 2.25 d), ou de um **macaco** (linha áspera do fêmur [ver Fig. 2.37]) representando o papel de um estai (ver Fig. 2.26 b).
• A minoração da **resultante** dos momentos em jogo. Assim, o joelho varo, ainda que equilibrado por uma força muscular suficiente, sempre se traduz por uma resultante anormalmente elevada.

Sobrecarga

Isto é, a ultrapassagem das capacidades de absorção das estruturas, em **duração** ou em **repetição** (fadiga), em **intensidade**, em **velocidade** de aplicação, em má **repartição** (seja localmente, diretamente sobre uma superfície, seja no interior da cadeia cinética, via uma dispersão sobre as zonas próximas).

Falha da viga compósita

Trata-se de uma falta de convergência funcional entre as estruturas destinadas a compartilhar os esforços (ver p. 24). Isso pode colocar em causa a insuficiência de contração muscular associada, uma diferença da sincronização da resposta, uma insuficiência da resistência óssea.

Elementos interferentes

Intensidade

É o elemento mais evidente que deve ser levado em consideração. As consequências de uma tensão são **proporcionais** à sua intensidade (ver Fig. 2.28).

> **Exemplo mecânico**
> Quanto mais pesadas são as cargas apoiadas sobre um suporte, maior é a sua tendência de afundar (uma caixa vazia ou uma caixa cheia colocada sobre uma cama).
>
> **Exemplo humano**
> Os riscos de desgaste (artrose) aumentam com a sobrecarga ponderal do indivíduo em questão.

Superfície

Duas observações se impõem sobre esse assunto:

No campo da estática

O efeito de uma tensão é **inversamente proporcional** à superfície de aplicação (ver Fig. 2.28). Uma carga colocada so-

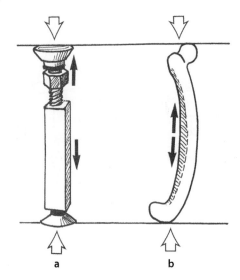

Figura 2.37 O macaco permite um calço que impede a aproximação de dois elementos (a). A linha áspera do fêmur oferece essa conformação, na concavidade diafásica (b).

bre uma superfície exerce sobre ela uma pressão igual ao dobro daquela que seria exercida sobre uma superfície duas vezes maior. Quanto mais um osso sustentador deve transmitir uma carga, maior seu diâmetro[33] (uma vértebra lombar é mais larga do que uma cervical).

No campo da cinética

A superfície aumenta os atritos (mas o coeficiente de atrito é próprio a um material, seu valor é independente da superfície, ver líquido sinovial, p. 70) (ver Fig. 2.38 a). É mais fácil fazer girar um cone sobre sua ponta do que sobre sua base.

Contato seco/úmido

Dependendo da maneira pela qual a superfície de contato se interpõe, ou não, ainda que seja apenas um filme molecular de líquido, as repercussões sobre a aderência/atrito encontram-se modificadas (ver Fig. 2.38 b).

> **Exemplos**
> Alguns líquidos são conhecidos por serem muito favoráveis aos deslizamentos (óleos). No plano humano, o líquido sinovial é particularmente lubrificante, uma quantidade mínima de líquido engraxa as superfícies cartilagíneas para melhorar ainda mais suas qualidades de deslizamento.

Contato liso/rugoso

O caráter liso do revestimento é importante: se o suporte é homogêneo e duro, a mínima irregularidade gera uma concentração das tensões nesse nível. Um material sem irregularidades é uma garantia de melhor contato das superfícies, sendo assim propício ao deslizamento.

---

33 Ou sua secção, se ela for triangular.

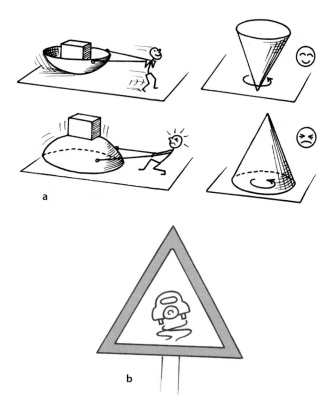

Exemplos mecânicos
Um esqui possui uma sola lisa a fim de facilitar o deslizamento (ver Fig. 2.39). Já uma raquete de neve possui profundas estrias para impedi-lo de desligar.

Exemplo humano
A cartilagem é lisa[a] para facilitar o deslizamento.

---

a. Suas cristas microscópicas oferecem uma melhor plasticidade, sem afetar o aspecto liso do conjunto.

Tipo de material

Cada material possui seu próprio coeficiente de atrito. Deslizamos melhor sobre um piso cerâmico do que sobre um tapete e a indústria fabrica ligas que permitem modificar a qualidade do contato para que os atritos sejam mínimos (ver Fig. 2.40).

Exemplo mecânico
Os anéis e os varões de madeira das cortinas não deslizam tão bem quanto os de matéria plástica (coeficientes de atrito: metal/metal = 0,3 a 0,9; náilon/aço = 0,3; plástico/plástico = 0,1 a 0,3; rolamento de bilhas = 0,01).

Exemplo humano
A cartilagem humana oferece qualidades de deslizamento desiguais na indústria atual (coeficiente de atrito do líquido sinovial = 0,0001 a 0,0032) (Borgi e Plas, 1982).

Figura 2.38 A superfície aumenta os atritos (a). O risco de derrapagem sobre uma estrada molhada é um exemplo de deslizamento provocado pelo revestimento úmido (b).

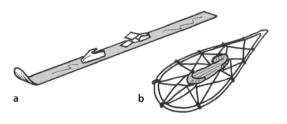

Figura 2.39 A sola de um esqui é lisa para facilitar o deslizamento (a), a de uma raquete de neve é ao contrário irregular (b).

Velocidade de aplicação

Dependendo se uma força é aplicada lentamente ou não, as consequências são diferentes.

Exemplo mecânico
Para quebrar um pedaço de madeira, é preciso certo impulso para desferir um golpe seco (ver Fig. 2.41).

Exemplo humano
Salvo o contexto esportivo (golpe dado por um carateca) ou situações específicas, as considerações biomecânicas abordam geralmente o estudo das tensões lentas, isto é, negligenciam a energia cinética que poderia estar vinculada.

Tempo de aplicação

A duração de aplicação de uma tensão desempenha um papel sobre determinados materiais: é a **fluência** (ver Fig. 2.33).

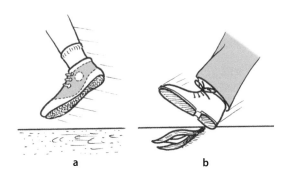

Figura 2.40 Efeito de uma sola de borracha estriada sobre um piso antiderrapante (a) e de uma sola de couro sobre uma casca de banana (b).

> **Exemplo mecânico**
> Quanto mais uma bola de mástique é deixada apoiada, mais ela se achata; quanto mais um chiclete é mantido suspenso, mais ele se alonga.
>
> **Exemplo humano**
> Algumas manipulações visam um alongamento apenas pela ação do tempo. De certa forma, algumas posturas são utilizadas para alongar uma estrutura retraída. O alongamento pode ser buscado por outra razão, como no caso de uma distensão local da pele, com a ajuda de um balonete subcutâneo, antes de fazer uma coleta cutânea.

Repetição

Quando um esforço é repetido um grande número de vezes sobre um material, **sua resistência diminui** progressivamente (forjadura).

> **Exemplo mecânico**
> Uma haste metálica acaba cedendo quando é dobrada e desdobrada várias vezes até que se rompa.
>
> **Exemplo humano**
> As solicitações demasiado numerosas geram fraturas de fadiga (p. ex., a da base do segundo metatarsal ao longo das marchas muito longas) (ver p. 25).

Resistência ao deslocamento

É um freio que pode ser importante ou negligenciável, porém jamais nulo (salvo em estado de ausência de gravidade). Podem ser o ar, a água, para os segmentos corporais, ou os elementos em contato com uma articulação. A resistência ao movimento de um corpo em contato com outro é definida pelo **coeficiente de atrito** (próprio à relação de dois materiais determinados).[34] No plano articular, ela depende da direção da força aplicada (perpendicular ou não), da velocidade relativa dos dois corpos (fricção mais forte em velocidade baixa do que em velocidade alta), do pH. Seu valor é da ordem de 0,005 a 0,02.[35]

> **Exemplos mecânicos**
> Materiais **antiderrapantes** são utilizados para impedir que uma peça deslize sobre outra. Inversamente, patins antiatrito são usados para que móveis pesados deslizem por ocasião de uma mudança.
>
> **Exemplo humano**
> Toda vez que uma estrutura mole corre o risco de atritar sobre outra mais dura (tendão contra um osso, ou um retináculo), uma bolsa ou uma bainha sinovial é intercalada a fim de facilitar o deslizamento.

---

34 Esse coeficiente é independente da superfície de contato.
35 Um coeficiente de 0,1 significa que um corpo deslizará se lhe for aplicada uma força normal de 1/10 de seu peso. Assim, um cubo de gelo sobre um tecido impermeável desliza com uma simples pressão do dedo. Charnley (1960) diz que no nível articular o coeficiente é três vezes melhor do que o de um cubo de gelo sobre outro cubo de gelo.

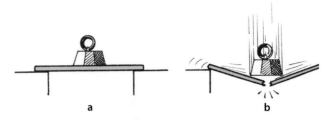

Figura 2.41 Efeito de uma tensão estática (a) e de uma tensão dinâmica (b) por uma massa equivalente.

Temperatura

Alguns corpos têm comportamentos mecânicos diferentes de acordo com a temperatura à qual são levados. É por isso que um ferreiro pode trabalhar os metais. Esse fator intervém relativamente pouco em matéria de anatomia funcional.

Braço de alavanca

Ele não modifica a força, mas seu **momento** de ação. Para as forças paralelas e em sentidos contrários, isso pode mudar o tipo de deformação gerada (ver Força, p. 9, cisalhamento e flexão, p. 46).

Adaptações às tensões

Busca de um equilíbrio

Todo conjunto tende a se estabilizar em uma situação em que a soma dos momentos e das forças, aos quais ele é submetido, se anula.

> **Exemplo mecânico**
> O equilíbrio obtido pelo jogo dos braços de alavanca permite a uma balança romana calcular o peso de um objeto (ver Fig. 2.42 a).
>
> **Exemplo humano**
> Comparamos o momento das forças (gravitacional e musculares) para definir se há equilíbrio ou não, e deduzir as condições desse equilíbrio (p. ex., quando um quadril está em apoio unipedal e que realiza o equilíbrio entre a força gravitacional e a ação estabilizadora lateral do glúteo médio) (ver Fig. 2. 42 b).

Elementos do equilíbrio

Às vezes dizemos, para simplificar, que buscamos suprimir as tensões. A menos que se retirem pura e simplesmente a ou as forças geradoras (ausência de gravidade, ponto de um porte de carga), não se pode falar em eliminá-las, mas apenas em **anular seus efeitos** perversos ou pelo menos em limitar sua extensão (McDonagh e Davies, 1984). Duas possibilidades se oferecem: a repartição e a criação de tensões opostas.

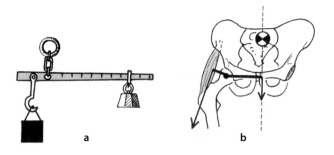

Figura 2.42 O equilíbrio é obtido, com a balança romana, pelo jogo dos braços de alavanca (a), assim como para o equilíbrio frontal do quadril (b).

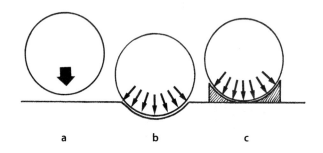

Figura 2.43 A bola (a) afunda no solo até que a superfície que a sustenta permita equilibrar seu peso (b). É o papel dos meniscos (c) que aumentam a superfície de contato da articulação.

Repartição

Não se diminui a força, mas aumenta-se sua superfície de aplicação (ver Fig. 2.43).

> **Exemplo mecânico**
> Quando se apoia uma bola de bocha sobre um terreno macio, ela afunda lentamente até que a superfície de apoio seja suficiente para que a distribuição de seu peso esteja equilibrada pela reação do solo.
>
> **Exemplo humano**
> Se uma pessoa está sujeita à coxoartrose (desgaste do quadril), desaconselha-se que ela permaneça em posição em pé por muito tempo ou, pelo menos, que se apoie contra uma parede: a carga é assim transmitida parcialmente à parede, e a atividade muscular diminui, o que minora também as tensões.[a]
>
> ———
> a. Uma variante da distribuição das tensões é a utilização de um auxílio de marcha, do lado oposto ao quadril atingido. Um rápido cálculo, em estática e no plano frontal, mostra que a tensão de apoio sobre a cabeça do fêmur diminui em 2/3 com uma bengala simples utilizada do lado oposto (Deathe et al., 1993).

Criação de tensões opostas

Uma vez que o elemento levado em conta é a soma algébrica dos momentos, resulta que dois momentos iguais e opostos se anulam, ou porque seu braço de alavanca e seu valor são idênticos e em sentidos contrários, ou que seu valor varia inversamente a seu braço de alavanca (ver Fig. 2.44). Em contrapartida, essa soma pode fazer com que surja uma resultante atuante sobre o sistema em causa. Ainda que esta última seja bem suportada, ela pode ser geradora de desgaste para além de certo valor de tolerância.

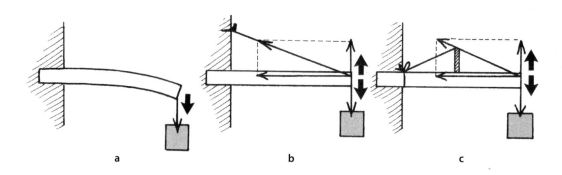

Figura 2.44 Os efeitos prejudiciais (a) são neutralizados pela adjunção de uma nova tensão, igual e em sentido contrário, quer seja pela suspensão (b) ou por uma eslinga sobre um estai (c). Deve-se notar que essas duas possibilidades aumentam a compressão sobre a viga.

> **Exemplo mecânico**
> Quando uma mão francesa suporta uma placa, com determinado braço de alavanca, é preciso acrescentar uma força oposta para aliviar o esforço (pode-se também diminuir o braço de alavanca pela adjunção de um esquadro, o que é uma maneira diferente de resolver o problema).
>
> **Exemplo humano**
> A aplicação prática é representada pelo equilíbrio da balança de Pauwels no nível do quadril (ver Fig. 2.42 b). Para que haja equilíbrio, é preciso que os momentos $P \times a$ e $F \times b$ sejam de valor igual. Sabemos que, para que o valor da resultante R seja fisiológico, é preciso manter uma relação aproximativa de 3 a 1 entre os dois braços de alavanca, se não a resultante pode aumentar consideravelmente e estar na origem de uma coxoartrose.

Busca de economia

Transformação das tensões

Quando uma tensão é perigosa, a escolha do organismo é evitar a dificuldade modificando a situação em proveito de outras tensões mais bem aceitas. Dessa forma, sendo a **flexão** de um osso perigosa, a adaptação natural é a criação de uma **viga compósita**, ou a de um **estai**, que permitem que transite pelo osso apenas a **compressão**, para a qual ele é predestinado, a tração por sua vez passa pelo componente muscular (Rabishong e Avril, 1965) (ver Fig. 2.45).

Transferência das tensões

As mesmas situações de periculosidade podem dar lugar a duas adaptações: a **repartição do esforço** (solicitar um conjunto de articulações, ou mesmo a ajuda de uma terceira pessoa), ou a **transferência** (fazer com que outro faça, ou então por meio de um aparelho, o que ele não pode fazer por si mesmo) (Mendelson et al., 1998).

> **Exemplo**
> Um peso suportado por um dedo pode solicitar o punho, e depois todo o membro (repartição). Uma carga carregada pelo braço pode ser transferida para o ombro, ou mesmo transformada em carga transportada em um carrinho de mão.

ABORDAGEM FUNCIONAL

Esse termo distingue o funcionamento mecânico e invariável de uma máquina daquele, rico em adaptações, de um ser humano. Muitas vezes é compreendido de maneira incompleta.

Noção de aparelho

O termo aparelho se reveste de uma significação funcional que integra um bom número de estruturas anatômicas que concorrem para o mesmo objetivo. No âmbito reeducativo, deve-se então ficar atento para não deixar de lado tudo aquilo que participa da finalidade funcional: desde o elemen-

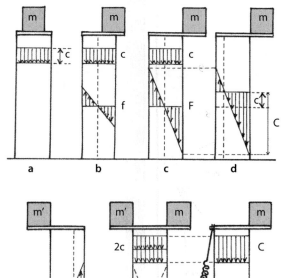

Figura 2.45 Transformação das tensões.
(a) Uma massa m, centrada, exerce uma compressão c sobre uma viga.
(b) Se ela está descentrada, uma flexão f se adiciona a c.
(c) Se esse descentramento aumenta, c permanece constante, mas a flexão torna-se F.
(d) A associação das duas tensões desloca a linha média e a parte de compressão C torna-se considerável.
(e) Uma massa m', colocada inversamente, produz os efeitos inversos: F'.
(f) Se duas massas são colocadas de um lado e do outro, sua compressão, de mesmo sentido, dobra ($2c$), mas as flexões F e F', opostas se anulam.
(g) A massa m' pode ser substituída por um tensor, um estai. A viga sofre uma simples compressão C ($= 2c$).

to ósseo até a plasticidade do revestimento cutâneo, passando por todas as camadas de partes moles e as associações musculares.

> **Exemplo mecânico**
> Um aparelho elevador compreende um motor, uma maquinaria de transmissão (cabos e polias), um kit para lubrificação e uma plataforma de carregamento – levando-se em conta apenas a execução.
>
> **Exemplo humano**
> No plano humano, falamos de sistema extensor do joelho, o que inclui superfícies articulares, uma polia de deslizamento e de aumento do braço de alavanca (patela), um conjunto capsuloligamentar, um conjunto muscular efetor com elementos de estabilização (ver Fig. 2.46). E da mesma maneira falamos sobre o sistema sesamoide do polegar.

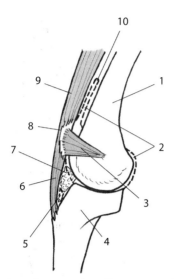

Figura 2.46 O sistema extensor do joelho compreende: fêmur (1), cápsula (2), retináculos (3), tíbia (4), bolsa sinovial, infrapatelar (5), tendão da patela (6), corpo adiposo (7), patela (8), quadríceps femoral (9), e fundo de bolsa suprapatelar.

Função(ões)

O termo designa a **capacidade para executar uma tarefa** ou parte dela. Isso pode dizer respeito tanto a uma máquina quanto a um homem. Como o próprio nome indica, a função de uma máquina de escrever é fabricar um grafismo particular que dispensa o autor de qualquer esforço caligráfico. A função do pescoço é a de sustentar a cabeça e de garantir sua mobilidade. Considerando, ou não, a capacidade de realizar a tarefa programada, podemos dizer que a função é atingida ou não. Trata-se então de uma simples pesquisa, que pode ser estendida a qualquer indivíduo: o glúteo médio sustenta o equilíbrio unipedal? O paciente se alimenta sozinho? É autônomo? Todas essas questões, facilmente informatizáveis, traduzem-se em respostas binárias do estilo sim/não. No máximo, podemos acrescentar nuanças para afinar a apreciação das capacidades. Por exemplo: ele pode fazer esta ou aquela coisa: normalmente, com dificuldade, não consegue fazer? Trata-se então de **baterias de testes**, que se pode classificar como testes de mobilidade funcional (setores), de estabilidade (em cadeia aberta ou fechada, estáticas ou dinâmicas), de tensões (portar carga). Pode-se assim ter uma visão bastante detalhada das **funções** realizadas. Trata-se de um registro **quantitativo**, qualquer que seja seu grau de precisão (Mesure, 2000).

Qualificativo "funcional"

Isso ressalta o aspecto **qualitativo** daquilo que é realizado. Se for colocado de lado o fato de a indolência ser um pré-requisito sem o qual tudo se modifica, pode-se enunciar a "**regra dos três E**": eficácia, economia, estética.

Eficácia

Um movimento ineficaz não pode ser qualificado como funcional. A função "marcha" supõe uma validação correspondente a um perímetro de marcha aceitável para determinado paciente, em determinado estágio de sua patologia. Essa eficácia relativa: a marcha de alguém que passou por uma cirurgia e que deve respeitar um apoio parcial só pode ser comparada àquilo que temos o direito de esperar de uma pessoa da mesma idade, mesmas condições, no mesmo estágio patológico, e não à marcha nem que fosse do mesmo paciente, três meses depois a consolidação.

Economia

A ideia é de gastar o mínimo possível de **energia**. Se, para ser eficaz, um movimento dever ser oneroso, isso limita consideravelmente sua exploração funcional. Portanto é preciso encontrar a melhor relação custo-benefício entre o que se faz e o que isso custa. Vários critérios podem ser escolhidos, de acordo com o tipo de atividade: no plano cardíaco, pulmonar, muscular etc.

Estética

Essa noção muitas vezes é mal compreendida, reforçada pelo adágio de que cores e gostos não se discutem. Não se trata de escolher indicadores pessoais, função de modas ou de opções pessoais fantasiosas. A escolha deve refletir o que chamamos facilidade, fluidez, destreza, habilidade ou agilidade, e todos esses termos traduzem a **elegância do gesto bem feito**. Essa apreciação, não mensurável, é **subjetiva**. No entanto, pode-se avaliá-la, com a ajuda de uma escala analógica. Existem alguns parâmetros informatizáveis que permitem determinar a trajetória ideal de um serviço de tênis, a melhor relação dos segmentos corporais, as sequências e a cronologia de cada fase. Mas o fato é que, mesmo sem cálculo, a elegância de um esquiador é imediatamente percebida e permite saber, sem risco de errar, se encontra-se diante de um iniciante ou um profissional. A marcha "funcional" de um hemiplégico, por menos estética que ela possa parecer a uma pessoa normal, pode ser de um nível funcional melhor do que era um mês antes.

> **Para concluir**
> Quando se fala de funcional, é preciso manter uma atitude global. Por um lado, deve-se reconhecer o objetivo: a ou as funções em questão. Por outro, ver como ele pode ser alcançado: se um dos três critérios funcionais vier a faltar, não é mais possível atribuir o qualificativo de **funcional** ou, no mínimo, isso diminui o seu alcance.

Movimento e gesto

Definições

Se o movimento é onipresente na natureza, o gesto é tipicamente humano.
- *Movimento* (do latim *movere*) significa "**mobilidade**", no sentido de se mexer. É um ato físico puro. Uma balança está em movimento, os pistões de um motor de automóvel estão em movimento, uma abdução do braço é um movimento (Woestyn, 1977).
- *Gesto* (do latim *gestum*) significa "**expressão, manifestação**". Um gesto é um movimento, mas o inverso não é neces-

sariamente verdadeiro. Assim, o piscar de olho é um "movimento" se um grão de poeira agride o meu olho, mas se o dirijo a alguém para lhe fazer sinal, isso se torna um "gesto". Uma abdução do braço pode ser um gesto para dizer adeus. A distinção é importante em reeducação, pois, em caso de dificuldade, os pacientes são sempre obnubilados pela dor, e às vezes apenas sua vontade os coloca em situação de incapacidade (enrijecimento, apreensão). Ora, acontece que o mesmo movimento, quando é programado instintivamente ao longo de um gesto, encontra um **desempenho melhor**. O terapeuta deve então se reservar essa dupla entrada, para obter o melhor efeito.

Os movimentos que traduzem uma comunicação são ou geneticamente codificados no início (dança das abelhas, movimento das orelhas ou da cauda de um cão, elevação das sobrancelhas em um homem surpreso),[36] ou progressivamente elaborados pela vida social, como as mímicas do rosto ou de algumas partes do corpo (como no macaco). O ser humano é o único a atingir um nível de comunicação muito elaborado: o gesto. É a base da comunicação não verbal, e ela interessa não apenas o rosto, mas as mãos e até mesmo a postura completa.

Incidência cinesioterapêutica

Na escala animal, observamos uma evolução, desde os movimentos elementares (abertura e fechamento de uma ostra), na direção dos mais elaborados (atividades diversas dos mamíferos), e até mesmo de alto desempenho (corrida do guepardo, salto do canguru). O ser humano a ele adiciona uma incontável quantidade de gestos. O que fazer na reeducação? Reeducam-se conscientemente movimentos, e apenas isso. Esse é um erro de estratégia e acaba se perdendo o objetivo. A reeducação do movimento é uma fase analítica indispensável, mas limitar-se apenas a isso é uma falha. A reeducação dos gestos é uma exigência funcional complementar. Deve ser levado em conta aquilo que modula os gestos: idade, cultura, sexo, expressividade. O objetivo sempre é **desmedicalizar** o paciente, torná-lo ator de sua reeducação, como se diz.

Melhoria das capacidades

- Ela passa pela integração de um **ato**. O cérebro pensa em finalidade e não em músculos.
- A aprendizagem é o fruto de uma melhoria constante: trata-se de **refazer** os exercícios e não de **repeti-los**. As etapas sucessivas formam uma aprendizagem de tipo **vicariante**.

Trata-se de fazer **descobrir** o manual de sua mecânica e não de inculcá-lo. O aspecto re(educativo) da cinesioterapia muitas vezes faz com que os profissionais ensinem aos pacientes os movimentos corretos, por oposição àqueles que são julgados incorretos. Ora, não é o caso nem de se fazer um recenseamento das atitudes ou gestos inapropriados (o que seria impossível), nem de impor um movimento que se julga correto, muitas vezes fora de contexto. O ressentimento pelas tentativas, fracassos, comparações, acaba responsabilizando o paciente. Como na indústria: "o não respeito ao manual ocasiona a supressão da garantia".

> **O que se deve saber**
> A abordagem reeducativa traz a intervenção de uma dupla trilogia: mobilidades, estabilidades e restrições devem orientar para uma abordagem funcional que reagrupa eficácia, economia e estética.

REFERÊNCIAS BIBLIOGRÁFICAS

BORGI R, PLAS F. Traumatologie et rééducation, biomécanique, principes thérapeutiques (préface du Pr Judet), tt. 1 et 2. Masson, Paris, 1982.

BORGI R. La notion de « fluage ». Notion mécanique et application aux tissus biologiques. Ann Kinésithér. 1981, 8 : 195-200.

BUHOT G, THUILLIER P. Cours de mécanique, 2 : résistance des matériaux. Masson, Paris, 1981.

CHARNLEY J. The lubrification of animal joints in relation to surgical reconstruction by arthroplasty. Ann Rheum Dis. 1960, 19 : 10-19.

DEATHE AB, HAYES KC, WINTER DA. The biomechanics of canes, crutches and walkers. Phys and Rehabil Med. 1993, 5(1) : 15-29.

DEMPSTER WT, GABEL WC, FELTS WJL. The anthropometry of manual work space for the seated subjects. Am J Phys Anthrop. 1959, 17 : 289-317.

DEMPSTER WT Space requirements for the seated operator. WADC TR, Wright Patterson Air Force Base, 1955 : 55-159.

DOLTO B. Le corps entre les mains. Hermann, Paris, 1976.

DUVAL-BEAUPERE G, SCHMIDT C, COSSON P. A barycentremetric study of the sagittal shape of spine and pelvis: the conditions required for an economic standing position. Ann Biomed Eng. 1992, 20(4) : 451-462.

EIBL-EBESFELD I. L'homme programmé. Flammarion, Paris, 1976.

ENOKA RM, Neuromechanical basis of kinesiology (2nd edit). Human Kinetics, Leeds (GB), 1994.

FRAIN P. Évolution du vecteur gravitaire au cours de la marche normale. Corrélations musculaires et cinétiques. Revue Chir Orthopéd. 1985, 7 : 537-47.

LAMANDÉ F, PRAT-PRADAL D. Étude physiologique des muscles du hamac gémello-obturateur. Ann Kinesithér. 1998, 25(3) : 108-114.

MASSION J, VIALLET F. Posture, Coordination et Mouvement. Rev Neurol. 1990, 146(10) : 536-542.

McDONAGH MJN, DAVIES CTM. Adaptive response of mammalian skeletal muscle to exercise with high loads. Eur J Appl Physiol. 1984, 52 : 139-155.

MENDELSON S, MILGROM C, FINESTONE A, LEWIS J, RONEN B, BURR D, FYHRIE D, HOSHAW S, SIMKIN A, SOUDRY M. Effect of cane use on tibial strain and strain rates. Am J Phys Med Rehabil. 1998, 77(4) : 33-338.

MESURE S. Posture, Equilibre et Locomotion : Bases neurophysiologiques. In : La Marche Humaine, la course, le saut. Viel E ed. Masson, Paris, 2000.

PÉNINOU G, MONOD H, KAPITANIAK B. Prévention et Ergonomie. Dossier de Kinésithérapie (13). Masson, Paris, 1994.

PIOLETTI DP, RAKOTOMANANA LR. On the independance of time and strain effects in the stress relaxation of ligaments and tendons. J Biomech. 2000, 33(12) : 1729-1732.

PLAS F, VIEL E, BLANC Y. La marche humaine. Kinésiologie dynamique, biomécanique et pathomécanique, 4e édition. Masson, Paris, 1989.

---

[36] Quaisquer que sejam a etnia e a cultura, uma surpresa desencadeia sempre uma elevação das sobrancelhas, ainda que por um tempo muito curto; é preciso uma câmera de desfile rápido para observar esse gesto, cuja duração é da ordem de 1/6 de segundo (Eibl-Eibesfeldt, 1976).

POCHOLLE M, CODINE Ph. Mécanismes et traitements des raideurs articulaires. Ann Kinésithér. 1996, 23(2) : 81-90.

PROCHAZKA A, GILLARD D, BENNETT DJ. Positive force feedback control of muscles. J Neurophysiol. 1997, 77(6) : 3226-3236.

RABISCHONG P, AVRIL J. Rôle biomécanique des poutres composites os-muscles. Rev Chir Orthop. 1965, 51(5) : 437-458.

RASCH PJ, BURKE RK. Kinesiology and applied anatomy (6th ed). Lea and Febiger, Philadelphia, USA, 1978.

SEYRES Ph, HUCHON R. La loi d'Euler rapportée aux courbures rachidiennes : un exemple d'appropriation et d'emploi abusif vieux de plus d'un siècle. Ann Kinésithér. 2000, 27(3) : 119-124.

TRUDELLE P. Charnière, vous avez dit charnière ? Kinésithérapie Les Annales. 2002, 2-3 : 78-80.

VIEL E, BLANC Y. Examen systématique des causes de douleur et de limitation autour d'une articulation. Ann Kinésithér. 1978, 5 : 251-265.

VIEL E. La colonne vertébrale « en mât de bateau à voile », un mythe indestructible. Kinésithérapie – les cahiers, 2001, 79-80.

WILLIAMS M, LISSNER H. Biomechanics of human motion. Saunders, Londres, 1962.

WOESTYN J. Étude du mouvement : la mécanique, t. 1, 2e édition. Maloine, Paris, 1977.

Características físicas dos tecidos vivos | 3

OSSO

O osso constitui a estrutura rígida do corpo. E por essa razão, é uma estrutura especialmente predisposta a reagir em face às tensões de pressão e que suporta bem a fadiga.

Características mecânicas

• **É não homogêneo.** Ao contrário dos sólidos que podem apresentar a mesma estrutura em todos os pontos, prestando-se facilmente aos cálculos, o osso é composto de osso cortical (lamelar) na superfície, e de osso esponjoso na profundidade, o que relativiza os cálculos.
• Ele apresenta uma estrutura **trabecular** que ressalta as traves do osso cortical no eixo das linhas de força, que correspondem à transmissão das tensões. Entre esses feixes de traves aparecem zonas frágeis, zonas de predileção das fraturas. A colocação de uma osteossíntese, após uma fratura, modifica as traves, o que leva a um período de fragilidade depois da ablação do material (Borgi, 1981; Meyrueis et al. 2004).
• Seu **módulo de Young** (E) é da ordem de 1.500 a 1.900 daN/mm^2. Esse valor médio associa o osso esponjoso, macio, e o osso cortical, que é aproximadamente 20 vezes mais rígido.[1]
• Sua **dureza** é fraca: podemos notar que o grau de dureza Vickers do osso cortical (semelhante ao da unha) é de 30; a do poliestireno, 70; do alumínio-magnésio, 80-90; do aço, 120 a 800; diamante, 2.600 (Frade, 1990).
• Ele é **anisótropo**: não apresenta as mesmas características mecânicas de acordo com as direções consideradas. A maior resistência corresponde à solicitação no sentido axial (ver Fig. 3.1). Seu módulo de Young varia: E longitudinal (1.295 daN/mm^2) é duas vezes maior que E transversal (645 daN/mm^2). Uma amostra oblíqua apresenta uma resistência intermediária.
• Há uma ausência de **histereses** e de remanescência, bem como um relaxamento perfeito. Sua fraca deformação é integralmente recuperada no momento em que a tensão cessa.

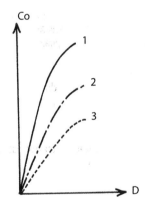

Figura 3.1 Uma amostra óssea axial, no sentido das traves (1), reage muito bem à compressão: Co (traço cheio); uma oblíqua (2) reage um pouco menos bem (traço-ponto), e uma transversal (3) ainda menos (pontilhado). Deformação: D.

• É **pouco fatigável**: suporta as repetições de maneira satisfatória, sem modificação de sua resistência. No entanto, existe um limite para além do qual podem se produzir fraturas chamadas fadiga.
• Tem uma **boa resistência** à ruptura: de acordo com o tipo de osso e o protocolo experimental, encontramos alguns valores do limite de ruptura da ordem de 10 a 20 daN/mm^2. Essa resistência depende da secção do osso (aumentada após

---

[1] A título indicativo, eis o valor de E (em daN/mm^2) para alguns materiais: náilon: 110 a 280, chumbo: 1.400; alumínio: 7.300; aços: 20.000.

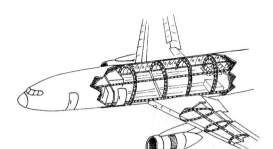

Figura 3.2 Carlinga de avião (estruturas resistentes e partes do revestimento leves).

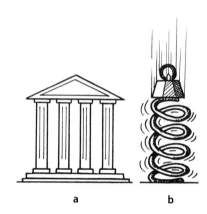

Figura 3.3 A compressão em carga necessita de um apoio retilíneo por parte das colunas (b); uma compressão dinâmica é absorvida por uma estrutura com curvas (b), quanto mais espirais, mais a carga é amortecida.

uma fratura, em razão do calo), da espessura da cortical, de sua arquitetura interna (traves), de sua configuração externa (principalmente suas curvaturas), de seu teor de sais minerais (em particular de cálcio).
- Ele **não apresenta fluência**. Portanto está protegido da influência das tensões longas.

Leis

Determinado número foi levantado (Paturet, 1951).

Lei sobre a relação qualidade de resistência/quantidade de matéria

Roux (1895) e Kock (1917) estabeleceram a regra do máximo de resistência para um mínimo de matéria: a arquitetura óssea deve ser tal que o máximo de resistência aos esforços seja oferecido por um mínimo de tecido ósseo. Isso quer dizer que as traves ósseas (orientação das células osteônicas) devem se orientar de acordo com a direção da resultante das tensões exercidas em cada ponto de determinado osso. Essa conformação é encontrada na armadura metálica dos aviões onde apenas as linhas de força são em forma de arco, e o restante com aberturas a fim de aliviar o conjunto (ver Fig. 3.2). Em caso de reparação óssea (calo cicatricial), um mínimo de tensão é necessário para favorecer a organização dessas traves, garantias da resistência posterior. Assim, uma osteossíntese demasiado potente (p. ex., por placa aparafusada) favorece a resistência imediata pelo material, mas retarda a resistência futura do osso. Ao contrário, uma osteossíntese menos estável (p. ex., por agrafo) faz a parte de uma estabilidade relativa do material, mas favorece uma resistência óssea mais rápida.

Lei sobre a flambagem das curvaturas (Euler)

Os trabalhos de Euler (século XVIII) sobre a flambagem das curvaturas foram retomados e formalizados por Sappey (1876), que deles extraiu a fórmula denominada Euler (Sappey, 1876). Ela estabelece a resistência R de certo material em função do número N de curvaturas. Sua enunciação é: $R = N^2 + 1$. Isso significa que uma viga com duas curvaturas seria cinco vezes mais resistente do que se fosse reta, e que uma com três curvaturas (coluna vertebral) seria dez vezes mais. Foi a formulação retomada por todos os pesquisadores há um século (Kapandji, 1980). Mas Testut e Latarjet (1928) haviam considerado essa fórmula "muito discutível", e alguns estudiosos mais recentes (Seyrès e Huchon, 2000) demonstraram a interpretação incorreta feita dos trabalhos de Euler, qualificando essa fórmula como "falsa e sem valor científico nesse âmbito". Com efeito, no caso da coluna vertebral, para a qual geralmente essa lei é referida, e contrariamente aos dados fundamentais de Euler, as curvaturas não são regulares, o material não é único mas composto de várias peças, elas não são homogêneas, e além disso o tipo de resistência é tão inexato quanto o tipo de tensão. Portanto parece necessário considerar a falsidade da fórmula acima, mas também tentar compreender por que esse dogma foi tão sedutor. Pode-se tomar dois exemplos: o das colunas de um templo grego (exemplo usado por Seyrès e Huchon [2000]) e o de uma mola espiral (ver Fig. 3.3).
- *No primeiro caso*, a questão é resistir a uma **carga estática** (o telhado do edifício) opondo a ele uma reação axial igual, o que sugere uma coluna bem retilínea, pois uma que fosse curvilínea apresentaria um grande risco de flambagem.
- *No segundo caso*, a questão é resistir às **solicitações dinâmicas** que exigem ser amortecidas pela estrutura em questão. Essa é toda a diferença entre uma mola e uma haste retilínea, usando uma versão técnica à fábula da *Castanheira e do junco* de La Fontaine.

Essa lei de Euler deve, portanto, ser considerada, sem sua fórmula, em um contexto ligado às tensões dinâmicas e não em um contexto estático. Um osso ou um conjunto de ossos (como a coluna vertebral) retilíneo não resistiria muito bem a essas pressões, ao passo que são mais bem absorvidas por um osso ou um conjunto de ossos com curvatura.

Lei sobre o crescimento das cartilagens (Delpech)

Diz respeito às cartilagens de crescimento e estabelece a relação entre seu crescimento e as compressões às quais podem ser submetidas, e que limitam esse crescimento (Paturet, 1951; Bonnel et al., 1980) (ver Fig. 3.4). A osteogênese, ao contrário, é estimulada pela pressão. Pauwels (1979) cita Delpech: "Existe uma aparente contradição entre os efeitos de uma tensão em compressão axial sobre uma cartilagem de crescimento, que diminuem sua velocidade de crescimento, e aquelas de uma tensão em flexão que provocam uma velocidade mais importante do lado da compressão do que da tração".

Lei sobre a conformação óssea (Serres, 1819)

Lei da simetria
- Todo osso mediano é primitivamente duplo (com exceção das vértebras) (ver Fig. 3.5 a).

Lei das eminências
- Toda eminência se desenvolve à custa de um ponto de ossificação especial: o ponto complementar (ver Fig. 3.5 b)

Lei das cavidades
- Toda cavidade óssea é constituída pela justaposição de várias peças ósseas (pelo menos duas). Assim o acetábulo é constituído pela junção do ílio, do ísquio e do púbis; a órbita é ainda formada por muito mais ossos (ver Fig. 3.5 c).

Lei sobre o desenvolvimento das epífises (Sappey, 1876)

Os pontos epifisais aparecem ainda mais cedo na medida em que a epífise é chamada a se desenvolver de forma mais considerável.

Lei sobre o crescimento ósseo (Godin de la Flèche, 1903)

Lei da puberdade
Antes da puberdade, membros são os que crescem mais (seguidos pelo tronco), o crescimento ocorre principalmente em altura (em espessura depois), ele diz respeito sobretudo ao osso (os músculos depois).

Lei das alternâncias
O osso se alonga e engrossa alternadamente, com períodos de repouso alternados. A intensidade é desigual de acordo com os segmentos e alguns contextos (crescimento depois de doenças e febres).

Lei das proporções
Se a altura de nascimento é N (ou cerca de 50 cm), aos 5 anos ela atinge $2N$, aos 14 atinge $3N$, a altura definitiva é atingida na idade adulta.

Lei das assimetrias
Ela é válida para os membros, para os quais existe uma assimetria de desenvolvimento em função do hiperfuncionamento do membro. Esse fato, como se sabe, contribuiu para a interdição, no século XIX, do trabalho forçado das crianças, por causa das deformidades geradas.

Regra dos orifícios

Pode-se acrescentar, se não uma lei, pelo menos uma observação, ao dizer que todo orifício que corresponde à passa-

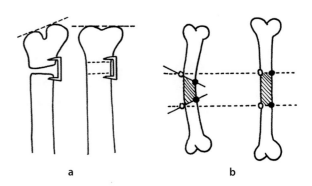

Figura 3.4 Lei de Delpech: uma epifisiodese diminui o crescimento na parte comprimida (a); um crescimento diafisário acontece, ao contrário, muito mais do lado concavilíneo (comprimido) (b).

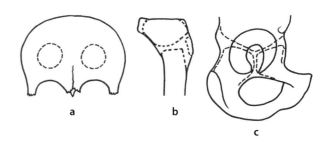

Figura 3.5 Leis de Serres: um osso ímpar, primitivamente duplo, tem dois pontos de ossificação (a). A formação de uma tuberosidade origina um ponto de ossificação complementar (b). Uma cavidade óssea sempre é composta de vários ossos constitutivos (c).

gem de uma estrutura anatômica (sobretudo tendínea, às vezes vasculonervosa) é formado de uma parte rígida, óssea, e de uma parte flexível, fibrosa.[2] O conjunto forma um **túnel osteofibroso** (TOF). Existem exceções (furos da base do crânio, forames transversais das vértebras cervicais).

Idade óssea

A ossificação do esqueleto realiza-se progressivamente do nascimento até o fim da puberdade, isto é, entre 20 e 25 anos, de acordo com a pessoa. A maturidade óssea foi definida por Risser, que estabeleceu um teste radiológico baseado na ossificação da crista ilíaca (ver Fig. 3.6).
- Estágio 0: nenhum sinal.
- Estágio 1: aparição de um ponto de ossificação.
- Estágio 2: aparição de um barrete de ossificação.
- Estágio 3: o barrete está completo.
- Estágio 4: início da soldadura do barrete.
- Estágio 5: soldadura completa.

---
[2] O túnel osteofibroso do carpo (que dá passagem aos tendões flexores e ao nervo mediano) é formado pelo canal do carpo e pelo retináculo dos flexores.

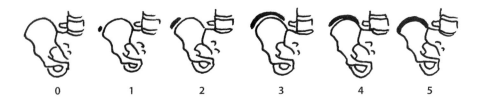

Figura 3.6 Maturidade óssea da crista ilíaca (Risser): estágios 0 a 5 (ver texto).

Influências

O osso sofre influências relacionadas aos seguintes fatores.

Forma

Há **interação** entre a forma do osso e sua função. A história do úmero pode ser lida através da existência de suas eminências, da saliência de suas cristas (em função da força dos músculos), e de seus tubérculos (em função das inserções ligamentares), da forma das superfícies articulares (em função dos movimentos programados), e de maneira geral através de tudo o que determina sua função (Chao et al., 1994).

Teor em água

A água representa 54% do peso do corpo e 73% de seu volume. O osso seco do esqueleto é muito mais leve e frágil do que o osso úmido. O elemento líquido é principalmente representado pela massa **sanguínea**.

Vascularização

Como a **nutrição** do osso está diretamente relacionada às suas qualidades mecânicas, a parte esponjosa possui um forte gradiente de pressão vascular que se deve tentar preservar. É dessa forma que em traumatologia, apesar das vantagens inegáveis das soluções cirúrgicas, às vezes é preferível uma escolha ortopédica, a fim de não esvaziar o hematoma perifraturário que representa o primeiro passo para a consolidação óssea (Borgi e Plas, 1982).

Imobilização

Ela se traduz por uma ausência de movimento, que induz uma **desmineralização** óssea (descalcificação). Nesse sentido, é uma inimiga da consolidação pós-fraturas e conduz à escolha de tempos de imobilização tão curtos quanto possível. Isso às vezes apresenta um dilema: para a cicatrização deve-se imobilizar para evitar os deslocamentos secundários e um aumento de solicitação sobre uma ausência de consolidação, mas, por outro lado, a imobilidade prejudica. As práticas cirúrgicas permitem, em muitos casos, diminuir esses prazos e autorizar altas precoces indispensáveis para a revitalização do doente.

Idade

O jovem tem um sistema ósseo de melhor **qualidade** do que o idoso, o que é compreensível.

Sexo

Não atua diretamente sobre o osso, mas indiretamente, pelo viés da impregnação **hormonal**, a qual conhece enormes modificações na mulher por ocasião da menopausa, que estão na origem das descalcificações.

Etnia

Nenhum fator étnico jamais foi evidenciado.

MÚSCULO

É um órgão contrátil que se caracteriza por uma tensão de repouso, o tônus, ou por **maneira de ser**, e por uma capacidade de se contrair em força, ou **maneira de fazer** (Elftman, 1966).

Classificação

O tecido muscular representa a metade da massa corporal (Miller, 2000). Ele compreende três tipos de estruturas.

Músculos estriados

Os músculos estriados, ditos **voluntários**, estão em correspondência com a vida de relação (musculoesquelético). São aqueles que nos interessam na orientação desta obra. Deixando de lado sua atividade tônica, eles funcionam de maneira descontínua, pois o deslocamento das alavancas ósseas às vezes necessita de uma força considerável, estando portanto expostos à fadiga.

O funcionamento de um motor produz energia bem como um desperdício sob a forma de calor (quanto menor é o desempenho de um motor, mais ele libera calor). No caso do músculo, nada se perde: a liberação de calor é necessária para a termorregulação[3] e à boa qualidade das reações bioquímicas do organismo.

---

3 As pessoas idosas e as inativas são mais sensíveis ao frio dos que as outras.

Músculos lisos

Os músculos lisos, ditos **involuntários**, estão em correspondência com a vida vegetativa. Situam-se nas paredes das vísceras (estômago, bexiga, brônquios, etc.). Garantem o deslocamento das substâncias (matérias digestivas, urina, etc.) e funcionam, portanto, de maneira contínua, de acordo com um ritmo lento, com periodicidades de atividade variáveis segundo o ciclo horário.

Casos particulares

Coração

É um músculo estriado não voluntário, sob a dependência de dois comandos nervosos (próprio e vegetativo). Sua contração espontânea e periódica está na base da função de bomba sanguínea garantida pelo coração. Sua atividade, aparentemente incessante, é um bom exemplo para sabermos que de fato o trabalho muscular (as sístoles, que totalizam 4/10 de segundo) é equilibrado por um tempo de repouso igual (a diástole, que dura 4/10 de segundo). Um homem que vive oitenta anos totalizou quarenta anos de repouso cardíaco. É a condição da longevidade.

Útero

É um músculo liso sem atividade, fora o período de gravidez (estático) e o momento do parto (dinâmico).

Características anatômicas

O músculo estriado é o órgão da força. É aquele que, graças à sua estrutura contrátil, responde melhor às tensões em **tração**. Ele compreende uma parte contrátil, composta de miofibrilas e que formam o volume carnudo, e pontos de ancoragem tendíneos, pouco ou nada extensíveis (Poulain e Pertuzon, 1998).

A análise mecânica geralmente traz a intervenção simultânea de vários músculos. Quando têm uma posição próxima, basta escolher a direção média das fibras (fibra média). Quando têm posições dessemelhantes, deve-se então raciocinar a partir de um músculo imaginário, dito "**músculo equivalente**", cuja fibra média representa a resultante da ação de todos os músculos em questão (ver Cap. 1, Força e Decomposição de uma força, p. 12) (Bouisset, 2002).

Componentes

O músculo é formado de miofibrilas, envolvidas por um sarcolema e reagrupadas em feixes que são recobertos por um perimísio ou aponeurose. Isso significa que o músculo é composto de partes **contráteis** (os sarcômeros) e de partes **não contráteis** (o conjuntivo e os envelopes fibrosos). Esses dois tipos de estruturas estão em proporções variáveis de acordo com os músculos: alguns são ricos em tecido fibroso e, portanto, pouco elásticos (como os isquiotibiais), outros são mais ricos em miofibrilas (como o sartório) e mais extensíveis (Portero, 2001).

Estrutura das miofibrilas

Fibras musculares entre elas

As fibras musculares entre elas são grosseiramente dispostas em **paralelo**, organizadas em feixes (podendo ser ligeiramente divergentes ou convergentes) (ver Fig. 3.7 a).

Em relação ao tendão

As fibras musculares em relação ao tendão estão esquematicamente colocadas em **séries**. Contudo, de um lado, o ângulo de ataque das fibras é variável, e de outro, elas podem estar dispostas da seguinte maneira (ver Fig. 3.7 a, b):
- Na prolongação do tendão ao qual se ligam: a tração está então **no eixo** do tendão.
- Lateralmente em relação ao tendão: diz-se então que o músculo é semipenado ou **semipeniforme**.[4] A tração se faz sob um ângulo a variável, e a força F' exercida por uma fibra é igual a $F' = F \times \cos a$. Essa disposição anatômica permite a inserção de um grande número de fibras musculares em um mesmo tendão, e consequentemente um aumento da **potência**, o que dá uma vantagem à **força**, em detrimento do encurtamento do músculo.

---

[4] Para os anglo-saxões, o termo correspondente é "penado", o que gera certa confusão quanto a este termos em alguns idiomas.

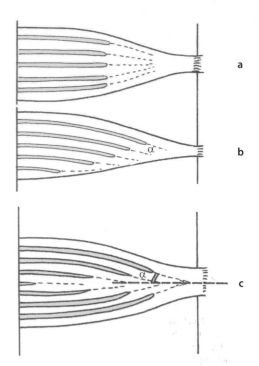

Figura 3.7 As miofibrilas são paralelas entre elas; sua ligação com o tendão se faz seja em convergência (a), seja em paralelo e obliquamente (segundo um ângulo α) no tendão (b e c).

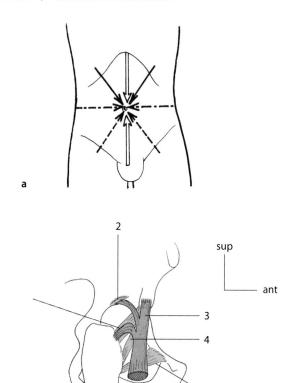

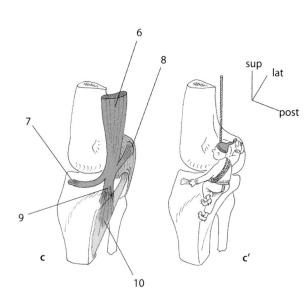

Figura 3.8 Organização musculotendínea. (a) Os músculos do abdome são um exemplo de como se leva em consideração as direções das fibras, em relação aos próprios músculos (seta contínua: oblíquo externo do abdome; seta pontilhada: oblíquo interno do abdome; com traço-ponto: transverso do abdome, com traço vazio: retos do abdome). (b) O triplo tendão do reto femoral estabiliza de forma eficaz a cabeça femoral (tendão recorrente [1], tendão reflexo [2], tendão direto [3], ligamento iliofemoral [4], ligamento pubiofemoral [5]). (c) Além de seu tendão principal, o semimembranáceo (6) possui também um tendão reflexo [7], uma expansão sobre a caixa condiliana lateral (tendão recorrente) (8), e uma expansão (9) na aponeurose do músculo poplíteo (10). (c') O conjunto oferece uma vantagem tridimensional de boa qualidade.

- Bilateralmente em relação ao tendão: diz-se então que o músculo é penado ou **peniforme**[5] (ver Fig. 3.7 c). A tração efetua-se então de lado a lado do tendão segundo uma resultante R, de forma que $R = 2F \times \cos a$. Estas são duas vezes mais numerosas do que no caso precedente, o que assemelha esse sistema a uma montagem cardenal (ver Cap. 1), privilegiando assim amplamente a **força**, em detrimento do encurtamento. A potência aumenta ainda mais.

Tipos de fibras musculares

São três os tipos de fibras que constituem os músculos (Poulain e Pertuzon, 1998). De acordo com a riqueza neste ou naquele tipo de fibras, o músculo apresenta características diferentes.

Tipo I

São fibras de resistência e de velocidade, de contração lenta (Brooke e Kaiser, 1970). Também são chamadas fibras vermelhas ou SO, para *slow-oxydative* (Peter et al., 1972).

Tipo IIb

São fibras de resistência e de velocidade, de contração rápida, chamadas fibras brancas (Brooke e Kaiser, 1970). São chamadas também fibras FG – para *fast-glycolitic* (Peter et al., 1972). Sua resistência à fadiga é fraca. O metabolismo dominante é glicolítico anaeróbico.

Tipo IIa

Essas fibras são de um tipo intermediário entre as duas anteriores, chamadas fibras vermelhas (Brooke e Kaiser, 1970). Também são chamadas fibras FOG – para *fast-oxidative-glycolitic* (Peter et al., 1972). Sua resistência à fadiga é média. O metabolismo dominante é misto: glicolítico anaeróbico e oxidante.

Organização miológica

- **As direções divergentes** das fibras dos músculos largos exigem que a análise de seu comportamento seja em função das **direções das fibras** e não em função da unidade muscular anatômica. O exemplo é o dos músculos largos do abdome (ver Fig. 3.8 a).
- **A distribuição das inserções ósseas** representa uma combinação nas ações do músculo. Na proximidade de uma articulação, essa organização confere principalmente ao músculo um **papel estabilizador** (como para a inserção alta do reto femoral, com seus três tendões) (ver Fig. 3.8 b).
- **As expansões musculares** às vezes são mais vastas do que suas inserções ósseas (Huijing, 1999) (ver Fig. 3.8 c). Elas se formam sobre as membranas interósseas, septos intermusculares, fáscias, aponeuroses dos músculos vizinhos – daí o interesse anatômico essencial das relações. Isso permite:
  – Uma riqueza funcional **tridimensional**.
  – Uma melhor economia por **repartição** de sua ação mecânica (o que complica as coisas no plano da representação vetorial).

---

5 Para os anglo-saxões, o termo correspondente é "bipenado".

- Um **embainhamento** dos compartimentos que solidariza as estruturas quando reparte a tensão interna e valoriza o efeito da contração. Podemos comparar este último papel ao da inflagem de um pneumático: a pressão interna oferece uma tensão ainda mais importante porque a parede é uniformemente resistente. Se existe uma fraqueza localizada (p. ex., resistência mínima, fenda), a pressão provoca ali uma hérnia que diminui a tensão geral.
- Fundir de **maneira uniforme** a ação dos ventres musculares dos músculos da cadeia cinética.
- **Os anexos musculares** são representados pelas aponeuroses de inserção (faixas que aumentam a implantação do músculo) e as bolsas sinoviais (papel de deslizamento).

Características fisiológicas

O músculo estriado se distingue por seu tônus, sua contratilidade e sua vigilância.

Tônus muscular

É um estado de tétanos parcial do músculo resultante da descarga assíncrona de influxo ao nível dos nervos motores que inervam esse músculo. O tônus é de origem reflexa e corresponde, portanto, a um estado permanente de contração (Wright, 1973).

Contratilidade

Ela é a característica essencial e "nobre" do músculo: sob a influência de um estímulo nervoso, o músculo tem a capacidade de se encurtar. Esta contração pode ser **isométrica**, sem trabalho mecânico exterior (Duchateau e Hainaut, 1984). Mesmo assim, no entanto, as miofibrilas se encurtam e estiram os elementos elásticos em série, situados nos tendões. Essa contração pode ser isotônica, com um trabalho mecânico exterior. O músculo se contrai ao se encurtar, deslocando o ponto de aplicação de sua força (trabalho concêntrico) ou se alongando (trabalho excêntrico) (Styf et al., 1995; Goubel, 1999).

Vigilância muscular

A vigilância muscular deve-se à riqueza em receptores e em fusos neuromusculares. Essa qualidade **proprioceptiva** predispõe o músculo a reagir automaticamente em face aos perigos que ameaçam a integridade de uma articulação ou de um osso. Todavia, o tempo necessário à reação muscular é da ordem de 1/100 de segundo. Nas circunstâncias em que a velocidade do mecanismo vulnerável é superior, não pode mais ser questão de um *feedback*, demasiado lento; a solução reside, portanto, na **antecipação** (*feed-forward*).

Características mecânicas

Extensibilidade

O músculo é extensível de maneira variável em função de seu teor em fibras de colágeno. Assim os isquiotibiais, com forte porcentagem de tecido tendíneo, como indicam seus nomes (semitendíneos, semimembranáceos), são pouco extensíveis, ao passo que músculos como o sartório, fraco em estruturas conjuntivas, são facilmente alongáveis.

Elasticidade

O músculo é elástico: ele retoma seu comprimento depois do estiramento.[6] Essa noção deve ser diferenciada do encurtamento por contração. A **curva tensão-comprimento** expressa essas duas características (ver Fig. 3.9). Se a força conhece seu máximo de potência em curso médio para decrescer nos extremos, a tensão passiva cresce regularmente durante o estiramento muscular. A superposição das duas curvas dá uma terceira, global, que expressa a realidade completa. Essa curva é ainda mais ascendente quando se trata de músculos rígidos, como os isquiotibiais, em razão da forte proporção de tecido fibroso em sua estrutura, ou seja, cada músculo tem sua própria curva tensão-comprimento.

Viscoelasticidade

Ela se traduz por um leve retardo no alongamento; e se deve às fibras conjuntivas e à circulação intramuscular (Conteduca et al., 2003).

Ausência de fluência

Considerando-se a qualidade contrátil do músculo, ele sempre ajusta seu curso em função do trabalho exigido: estático, concêntrico ou excêntrico (Pousson, 1999). A partir de então, a noção de fluência está ausente, pelo menos em relação à parte contrátil do músculo. O mesmo não ocorre com a parte elástica que pode sofrer uma deformação em função do tempo. É por isso que diante das retrações importantes não se deve abusar da postura, pois se corre o risco de distender definitivamente o sistema muscular resultando, portanto, numa perda de eficácia (Goubel e Van Hoecke, 1982).

Força

A contração produz uma força que permite atuar sobre os segmentos ósseos de inserção. A avaliação da força é difícil,

---

6 Todavia, a relação tensão-comprimento passiva não é linear. O músculo não obedece à lei de Hooke.

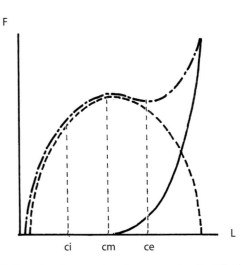

Figura 3.9 Curva tensão-comprimento: a curva ativa (pontilhado) tem seu máximo em curso médio (cm) do músculo (ci/ce = curso interno/externo). A curva passiva (traço cheio) cresce a partir do curso médio. A curva total (traço-ponto) adiciona as duas.

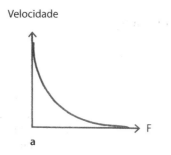

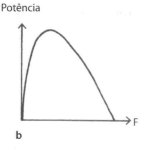

Figura 3.10 A curva força-velocidade é hiperbólica (a). A curva força-potência (b) é parabólica.

pois depende de variáveis e de protocolos experimentais muito diferentes. Só se pode dar uma estimativa. Para Reckhinhausen e Steindler (1955), a força é proporcional à secção do músculo, e eles lhe atribuem um valor de **3,65 daN por cm²** de corte. Fick retoma a mesma abordagem, situando o valor em **10 daN por cm²**. O desvio entre esses números reside nas condições experimentais diferentes e nas extrapolações, que são feitas a partir dos cadáveres.[7] Os pesquisadores atuais hesitam em dar valores: preferem dar **porcentagens** entre este e aquele grupo muscular, e falam de ação do **torque** em relação a uma articulação.

A força varia em função de alguns parâmetros:
• Em função do **ângulo articular** e do **ângulo do tendão** em sua inserção, o que faz intervir o cosseno do ângulo α (ver Fig. 1.4). Se o ângulo é de 90° o cosseno é igual a 1 e a ação muscular é máxima. Ao contrário, quanto mais o tendão tende a se tornar paralelo ao segmento ósseo móvel, isto é, quanto mais o ângulo α é menor, mais o cosseno se aproxima de 0 e a ação mobilizadora desaparece.
• Em função do **ângulo de ataque das fibras** musculares no tendão. Assim as fibras situadas no eixo do tendão têm uma eficácia máxima quando aquelas situadas perpendicularmente a esse eixo têm uma eficácia nula. Entre esses dois extremos, encontra-se a variável da maioria dos casos (Bouisset e Maton, 1995).
• Em função da **velocidade** do movimento. Isso se traduz por uma curva hiperbólica (ver Fig. 3.10 a) que expressa o fato de que a velocidade à qual um músculo se encurta depende da força que lhe é oposta (De Koning et al., 1982).

---

[7] É um trabalho de dissecação, portanto feito geralmente em pessoas com musculaturas pouco desenvolvidas, pois são idosas.

Quando a velocidade de encurtamento aumenta, a força exercida pelo músculo decresce.
• Em função da **potência** desenvolvida: curva força-potência (ver Fig. 3.10 b) (Goubel e Lensel-Corbeil, 1998).

Trabalho muscular

Em física, essa noção corresponde ao produto da força empregada pelo deslocamento gerado, o que remete à fórmula: $W = F \times l$. Em biologia, essa noção é criticável, pois não se adapta. Isso significaria dizer que um músculo, ao realizar um esforço de 50 daN sobre 5 cm, tem um trabalho idêntico a um músculo que produziria um esforço de 100 daN sobre 2,5 cm, o que é falso, e isso se tornaria um absurdo no caso de uma contração estática, uma vez que o trabalho se tornaria nulo, em razão de um deslocamento nulo. Por esses motivos, a fórmula de potência muscular está contaminada pelo mesmo erro. Prefere-se calcular de outra forma a força de um músculo, por mais arbitrário que isso seja.

Uma boa abordagem da capacidade de um músculo para fornecer um trabalho é a noção de *PCA* (*physiological cross-section área*), em cm², cuja fórmula é:

$$\frac{m}{d \times l}$$

na qual m representa a massa do músculo, d sua densidade (em média 1,056 g·cm⁻³) e l o comprimento de suas fibras. Para os músculos peniformes, a massa deve ser multiplicada pelo cosseno do ângulo de penação. Apenas como exemplo, mostramos assim que a *PCA* do sóleo representa 41% dos músculos que cruzam o tornozelo (Winter, 1994).

TENDÃO

Características anatômicas

Estrutura

Parte intermediária do complexo osteomuscular, o tendão situa-se entre a parte contrátil e a peça óssea sobre a qual ela atua. Ele resulta de uma reorganização particular das fibras do plano conjuntivo às quais se amarram as fibras contráteis. Como essas mesmas fibras do plano conjuntivo, ele é de um branco nácar e dotado de uma grande resistência à tensão. E permite à força produzida pela contração de todo um volume muscular se **concentrar** em um único ponto: o de sua inserção. A fixação de um tendão não se faz da mesma maneira pela qual um parafuso é fixado em um tornozelo, em uma parede. Sendo o osso um tecido conjuntivo, ele tem a mesma origem embriológica que os planos conjuntivos e o tendão. Observa-se assim uma transformação progressiva das células tendíneas que, à medida que se aproximam do osso, tornam-se tenoperiósteas, depois periósteas e enfim ósteas (ver Fig. 3.11). Seyrès (1991) evoca as quatro zonas de **transição**. Seu trajeto apresenta às vezes um aspecto mais ou menos espiralado de suas fibras; seu alinhamento desempenha um papel amortecedor no decorrer das tensões (p. ex., o tendão do calcâneo, que realiza uma "corda" quase perfeita).

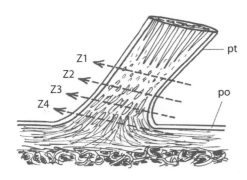

Figura 3.11 A articulação osteotendínea revela quatro zonas: Z1 (puramente tendínea), Z2 (fibrocartilagínea, mas ausente nas junções diáfiso-periósteas, como a do peitoral maior do úmero), Z3 (fibras de colágeno com cristais cada vez mais densos), Z4 (pouco individualizada, sua densidade em cristais é próxima da do osso). O peritendão (pt) está em continuidade com o periósteo (po). (Segundo Seyrès, 1991).

Reflexão frequente

O tendão transmite a força muscular à **distância** ao passar pelos túneis osteofibrosos para ultrapassar as interlinhas antes de se inserir na alavanca óssea que deve ser mobilizada (Fukunaga et al., 1996) (ver Fig. 1.3). Essa reflexão, à maneira de um cabo sobre uma polia, pede uma observação: quem diz reflexão diz **apoio** da estrutura refletida no ápice do ângulo de reflexão. Durante as solicitações dinâmicas, isso gera um **atrito** que poderia estar na origem de um sofrimento mecânico e, no final, de uma destruição do tendão. Existem alguns desvios: ou a reflexão se faz sobre um elemento duro (tubérculo) e, nesse caso, ela **diminui** ao longo da contração concêntrica (Viel e Desmarets, 1985) (ver Fig. 3.12), ou ela aumenta ao longo da contração concêntrica, e se realiza sobre um tecido mais maleável: um retináculo (ver Fig. 3.13). Nos dois casos, o tendão está protegido por uma bainha sinovial cuja parede dupla facilita o deslizamento.[8]

Inervação

O tendão não é uma simples correia de transmissão da força muscular, ele possui **captores** que permitem o fornecimento aos centros nervosos das informações indispensáveis para visualizar e gerir o movimento e a postura (Seyrès, 1992).

---

[8] Deve-se notar que graças a essas diferentes reflexões, um músculo mantém um comprimento mais ou menos constante próximo do curso médio. Assim, o comprimento do gastrocnêmio (músculo biarticular) aumenta em 4% a flexão dorsal do tornozelo e diminui em 8,5% em flexão plantar; ela diminui além de 3% quando o joelho está em flexão, e aumenta em 6,5% quando ele está em extensão (Alexander, 1975).

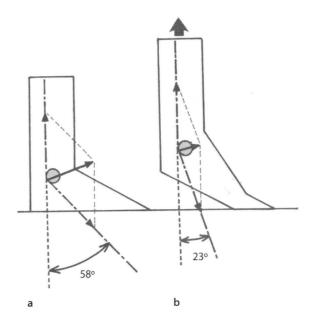

Figura 3.12 O fibular longo forma um ângulo de reflexão sobre o maléolo lateral (os) de 58° em posição de referência (a), que diminui para 23° em flexão plantar (b) (Viel e Desmarets, 1985).

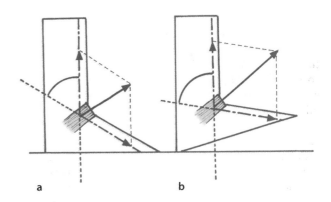

Figura 3.13 Os extensores do pé (a) aumentam sua reflexão ao longo do movimento, ela acontece sob um retináculo (estrutura flexível) (b).

Vascularização

Muitas vezes subestimada, ela é o fruto de pequenos vasos próprios (inclusive uma rede linfática densa), completada pela ultrafiltragem de líquido sinovial, à maneira da cartilagem articular.

Anexos tendíneos

Um tendão possui certo número de anexos inclusos no termo geral de **sistema de deslizamento**, muito importante no plano mecânico (Huijing, 1999) (ver Fig. 3.14).

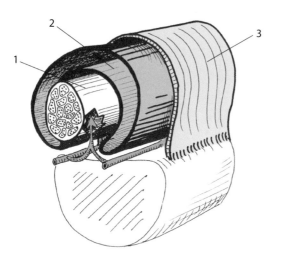

Figura 3.14 Tendão (1) com suas arteríolas (mesotendão), sua bainha sinovial (2), sua polia fibrosa de manutenção (3).

Bainhas sinoviais

As duas lâminas dessas bainhas tornam-se móveis entre elas pela presença de um filme lubrificante intermediário, que garante **a passagem do tendão** pelas polias com um mínimo de resistência. As bainhas estão situadas nas passagens críticas: zonas de reflexão ou de estreitamento.

Uma vez que o tendão está destinado a transmitir longitudinalmente a força desenvolvida pela parte contrátil, ele corre o risco de perder uma parte dessa força mobilizadora, em seu trajeto, pelo atrito sobre as estruturas vizinhas. Para otimizar essa transmissão ele é com frequência separado das estruturas que o cercam, ósseas, miotendíneas ou ligamentares, por uma bainha sinovial, e isso sobretudo em situação distal (regiões do punho e do tornozelo, por exemplo).

Quando está naturalmente exposto às tensões transversais, que são prejudiciais tanto à sua integridade anatômica quanto à sua função de transmissor, ele é dotado de um **sesamoide**. Essa estrutura ossificada permanece insensível às tensões perpendiculares e permite uma ótima transmissão da força mobilizadora para além da zona de compressão.

Bolsas sinoviais

São espaços de deslizamento fechados que formam uma **cavidade virtual** e dispostas entre um tendão e uma zona de apoio, que pode ser outro tendão ou uma borda óssea. Isso garante um deslizamento de boa qualidade. Esse aparelho estende-se às vezes ao músculo – é o caso da bolsa sinovial subdeltóidea.

Porções de sinovial articular

Às vezes essa estrutura forma uma invaginação em continuidade com a sinovial articular, na qual o tendão desliza e penetra no espaço capsular. E por essa razão ele permanece isolado da cavidade articular.

Paratendões

São pequenas expansões de amarração situadas geralmente perto da inserção do tendão. Os flexores dos dedos são um bom exemplo.

Mesotendões

São igualmente pequenos elementos de junção entre um tendão e o osso, mas diferem dos precedentes por seu papel de nutrição, pois veiculam pequenos vasos.

Sesamoides

Constituem um aumento do **braço de alavanca** que permite ao tendão ter ao mesmo tempo um melhor torque em relação a um centro articular, e integrar um revestimento de **deslizamento** cartilagíneo mais resistente do que uma simples bolsa sinovial, sujeita a irritação.[9]

Características mecânicas

Inextensibilidade

O tendão é considerado como pouco ou nada extensível. Seu alongamento fisiológico é da ordem de 4% de seu comprimento inicial. De 4 a 8%, ele sofre uma deformação plástica (elongação) e se rompe para além de 8 a 10%[10] (Seyrès, 1991; Pioletti e Rakotomanana, 2000).

Resistência

O colágeno tendíneo confere ao tendão uma forte resistência:[11] 400 a 1.800 vezes superior à força que pode desenvolver a parte contrátil (Seyrès, 1991). A utilização habitual solicita os tendões de maneira nitidamente inferior às suas capacidades mecânicas.[12] Quando se fala da resistência dos tendões, muitas vezes pensamos no problema apresentado na cirurgia reparadora. É preciso fazer referência às quatro fases (Pocholle, 1997) que permitem à estrutura terminar sua cicatrização:

- *1ª semana*: a resistência é apenas a da **sutura**, os fibroblastos se desenvolvem, mas ainda não se transformaram em miofibroblastos (Allard e Blanchi, 2000). A tendência atual, principalmente no nível dos tendões flexores dos dedos, é a da mobilização pós-operatória imediata (Thomas et al., 2000).
- *Da 2ª à 3ª semana*: a formação de **colágeno** de tipo III permite solicitações precoces, mas mínimas, destinadas a acelerar a orientação das fibras no sentido habitual de tração. A resistência é, portanto, média.

---

9 Assim, sem ser um sesamoide, a patela oferece suas características mecânicas.
10 A curva tensão-deformação apresenta três zonas características: de 0 a 2% de alongamento: deformação viscoelástica; de 2 a 5% de alongamento: deformação elástica. A partir de 5% a deformação torna-se plástica (deformação permanente e início de destruição).
11 Ela é situada por volta de 100 N/cm², com um início de ruptura para 5% de alongamento (Dumoulin et al., 1991).
12 Os acidentes, principalmente esportivos, colocam em causa uma conjunção de elementos em condições que saem do ordinário.

- *4ª semana*: a **maturação** em colágeno do tipo I permite um trabalho em resistência progressivamente crescente.
- *Da 6ª semana ao 6º mês*: a **resistência** progride até esse prazo, a partir do qual ela é considerada ótima.

Módulo de Young

É de 2.000 a 4.000 daN/mm² (Voigt et al., 1995).

Viscoelasticidade

É uma particularidade do tendão que lhe permite absorver as oscilações em caso de alongamento e de encurtamento (à maneira de um amortecedor). Essa viscoelasticidade é feita por meio de uma troca de água no interior do tendão (Wright, 1973).

ARTICULAÇÃO

Uma articulação é uma entidade anatômica que compreende pelo menos dois ossos, mais ou menos móveis, um em relação ao outro, e uma interface que permite o deslizamento (salvo exceções) sob a forma de tecido fibroso, fibrocartilagem, cartilagem hialina, ou mesmo plano de deslizamento.

Tipos articulares

Existem três grandes tipos articulares, que compreendem subgrupos, assim como alguns modelos particulares.

Articulações fibrosas

Sua mobilidade é fraca ou ausente. Elas compreendem:
- **Sindesmoses**: superfícies religadas por um ligamento interósseo (como a tibiofibular distal) (ver Fig. 3.15 a).
- **Suturas**: superfícies de tecido fibroso intercalado e então mais ou menos ossificado (como na calota craniana). A **esquindilese** é um caso particular que corresponde à articulação vômer-esfenoidal, em que os ossos estão diretamente em contato (ver Fig. 3.15 b, c).
- **Gonfoses**: tipo reservado à implantação dos dentes (não móvel) (ver Fig. 3.15 d).

Articulações cartilagíneas

Sua mobilidade é moderada. Elas compreendem:
- **Sincondroses**: superfícies unidas por uma cartilagem (como na base do crânio) (ver Fig. 3.16 a, evoluindo para a ossificação).
- **Sínfises**: superfícies unidas por uma fibrocartilagem (como entre os corpos vertebrais ou o púbis) (ver Fig. 3.16 b).

Articulações sinoviais

Sua mobilidade é grande. É o tipo mais frequente no corpo humano. Elas compreendem:
- **Trocóideas**: cilindro maciço que gira dentro de um cilindro oco (um grau de liberdade) (ver Fig. 3.17 a).
- **Gínglimos**: polia maciça que gira em uma polia oca, com uma ranhura e duas paredes (um grau de liberdade) (ver Fig. 3.17 b).
- **Elipsóideas**: mobilidade de um ovoide maciço dentro de um oco (dois graus de liberdade) (ver Fig. 3.17 c).

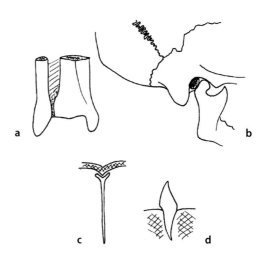

Figura 3.15 Articulações fibrosas: sindesmose (a), sutura (b), esquindilese (c), gonfose (d).

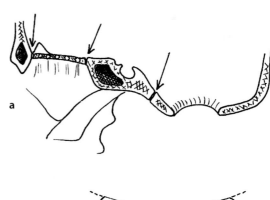

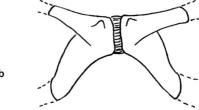

Figura 3.16 Articulações cartilagíneas: sincondrose (a), sínfise (b).

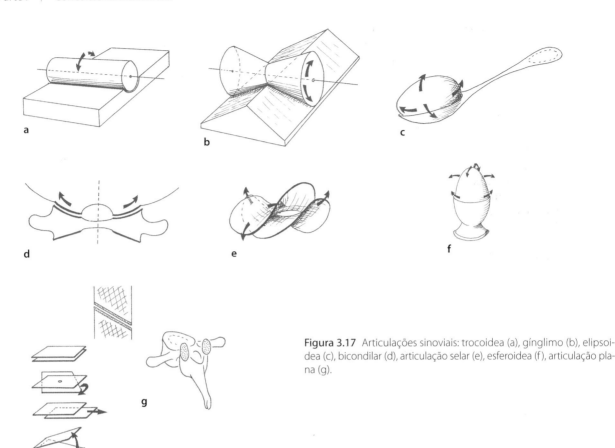

Figura 3.17 Articulações sinoviais: trocoidea (a), gínglimo (b), elipsoidea (c), bicondilar (d), articulação selar (e), esferoidea (f), articulação plana (g).

- **Bicondilares:** associação de dois elipsóideas solidários mecanicamente (dois graus de liberdade) (ver Fig. 3.17 d).
- **Selar:** uma superfície é convexa em um sentido e côncava no outro, outra superfície é inversamente conformada (dois graus de liberdade) (ver Fig. 3.17 e).
- **Esferóidea:** esfera maciça que gira dentro de uma esfera oca (três graus de liberdade) (ver Fig. 3.17 f).
- **Superfícies planas:** ou que podem ser consideradas como tais em razão de seu tamanho pequeno (cinco graus de liberdade) (ver Fig. 3.17 g).

A sissarcose

O tipo **sissarcose** (etimologicamente: com carne interposta) deve ser adicionado à parte, ele corresponde à articulação escapulotorácica.

Características

Segundo a classificação

A vantagem das articulações **sinoviais** é serem pouco sujeitas à fadiga, mas com o inconveniente de serem condicionadas pela morfologia óssea (ver Fig. 3.18 a). As articulações **cartilagíneas** têm as características inversas: sujeitas à fadiga, mas podendo se mexer em todos os sentidos (ver Fig. 3.18 b).

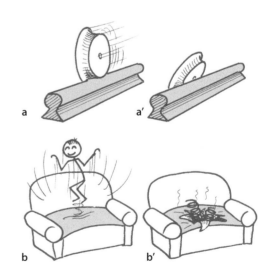

Figura 3.18 Uma articulação sinovial é pouco sensível à fadiga (a), mas não suporta ser desviada de seu eixo programado sob o risco de luxação (a'). Por outro lado, uma sínfise permite movimentos em todos os sentidos (b), mas é fatigável (b').

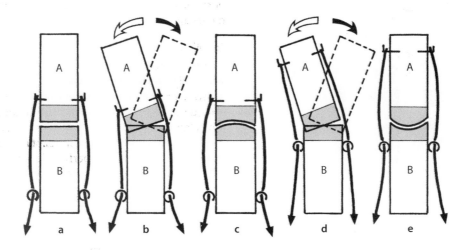

Figura 3.19 Morfologia articular. Os bastões A e B são untados com material friável em sua junção; duas cordas são colocadas, com braços de alavanca curtos para A e longos para B (a). As cordas mobilizam a montagem em vai e vem (b). No final, as superfícies friáveis estão gastas de maneira côncava do lado dos braços de alavanca mais curtos, e convexa do lado dos braços mais longos (c). Quando invertemos os braços de alavanca e recomeçamos o vai e vem (d), a concavidade aparece ainda mais do lado dos braços de alavanca curtos, e a convexidade do lado dos longos (e).

Segundo a relação dos braços de alavanca musculares

Essa relação determina a forma das superfícies articulares – a concavidade forjando-se no nível do braço mais curto, e a convexidade do lado do braço mais longo[13] (ver Fig. 3.19).

CARTILAGEM

Características anatômicas

Existem diferentes tipos de cartilagem: a **hialina** (superfícies articulares), as **fibrocartilagens** (meniscos ou discos intercalados entre dois elementos ósseos), e as **elásticas** (pavilhão do ouvido, ou parte da parede nasal). Nosso interesse será o da cartilagem hialina e das fibrocartilagens (Treppo et al., 2000; Hunziker et al., 2002).

Características mecânicas

Nutrição

A cartilagem não possui vascularização própria. Ela é alimentada pela **embebição** a partir do líquido sinovial. O movimento articular permite repartir esse líquido sobre o conjunto da extensão cartilagínea. As alternâncias de compressão-descompressão permitem alimentar a cartilagem e evacuar os dejetos, como se fosse uma esponja.

Espessura

Ela é variável, entre 2 e 4 mm,[14] o máximo de espessura corresponde às **zonas de apoio** máximo. Assim, a cartilagem é mais espessa no topo da cabeça do fêmur do que em suas bordas (Adam et al., 1998).

Porosidade

A cartilagem é **porosa**, isto é, deixa passar, de maneira seletiva, as pequenas moléculas do líquido sinovial, o que é útil para sua nutrição.

Estrutura

Ela apresenta **camadas superpostas** de células cada vez mais horizontais à medida que se aproximam da superfície (Wang et al., 2001). Sua composição mostra uma transição em crescente contínuo entre as células ósseas, as do osso subcondral e, na superfície, as células ditas hialinas (ver Fig. 3.20). O relevo é macroscopicamente liso, mas apresenta pequenas irregularidades onduladas (1 a 5 µ de profundidade) que teriam um papel no jogo da lubrificação.

Dureza

Ela é variável de acordo com a topografia, a concentração do líquido sinovial, e a profundidade à partir da qual é observada. A cartilagem é mais **maleável na superfície**, e mais dura à medida que se aproxima do osso subcondral. A relativa maleabilidade da cartilagem permite-lhe um melhor **amortecimento** das tensões do que o osso. Contudo, quando falamos de tensões, é preciso deixar claro que se trata de tensões lentas. Com efeito, as tensões rápidas, como nos choques, ultrapassam com rapidez o limite de tolerância e corre-se o risco de provocar lesões (Carter, 1984).

---

13 Experimento de Roud (1913).
14 A cartilagem mais espessa do corpo está no nível patelar (5 mm).

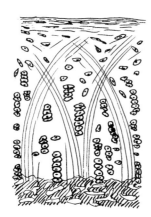

Figura 3.20 Estrutura da cartilagem hialina, com suas células que se tornam paralelas na direção da superfície.

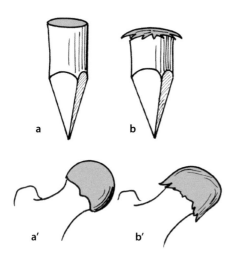

Figura 3.21 O desgaste da superfície que recebe as tensões, se esmaga e transborda para os lados: estaca (a) e cabeça do fêmur (a') em estado normal, e com desgaste (b, b').

Módulo de Young

Ele é por volta de mil vezes menor do que o do osso (mais ou menos 1,57 daN/mm^2 em compressão, 0,35 daN/mm^2 em tração e 0,24 daN/mm^2 em torção). Isso explica a relativa fragilidade da cartilagem, que pode se fissurar em alguns traumatismos, deixando aparecer um osso intacto radiologicamente, ou se deteriorar depois das tensões excessivas, como mostram as imagens de artroscopia.

Fluência

Ao contrário do osso, a cartilagem é influenciada pela duração das tensões recebidas. Estima-se que depois de 4 a 6 minutos, uma **deformação** lenta, mas reversível, se instala. Se as tensões são duráveis e repetidas, o risco de artrose é grande. Esse fenômeno permite compreender que a cartilagem suporta bem as tensões com a condição de alternar frequentemente apoio e repouso (Riener e Edrich, 1999).

Envelhecimento

A frequência dos fenômenos de desgaste, isto é, de **artrose**, principalmente no nível das superfícies articulares sustentadoras, torna essa noção importante. Toda superfície material que sofre pressões, estáticas ou dinâmicas, evolui para uma alteração progressiva. É assim que alguns estimam que a osteofitose representaria uma adaptação do organismo na tentativa de aumentar a superfície de contato, e diminuir assim a tensão unitária (Rotter et al., 2002) (ver Fig. 3.21). Dois casos devem ser evocados:
- As alterações resultantes da **idade** se traduzem por uma hidratação não tão boa, gerando uma resistência menor. A consequência é a remodelagem da superfície com proliferação oesteofítica na periferia.
- As alterações mais importantes dão à artrose seu aspecto mais invalidante. Trata-se de um desenvolvimento multifatorial, em que o envelhecimento da cartilagem se acompanha de uma condensação do osso subcondral, o que se traduz por um endurecimento que prejudica secundariamente o amortecimento da cartilagem (Reis et al., 1999). As **causas favorecedoras** podem ser as sobrecargas, as incongruências e instabilidades, as isquemias, principalmente pós-traumáticas, e algumas doenças ósseas (Paget) ou articulares (gota) (Laoussadi, 1997).

LÍQUIDO SINOVIAL

Estrutura

Ele se dispõe em **filme** entre as superfícies articulares. O líquido sinovial existe em pouca quantidade,[15] salvo quando uma inflamação vem acelerar sua fabricação por meio da membrana sinovial, que recobre a face profunda da cápsula (a consequência é uma hidroartrose, isto é, um derrame do líquido que infla a bolsa articular). Ele contém proteínas e substâncias dissolvidas (acido hialurônico).[16] Seu Ph é da ordem de 7,3 a 7,4.

Características mecânicas

Lubrificação

O líquido sinovial facilita o deslizamento articular, graças às frações proteicas do complexo proteino-hialuronato. Ele melhora as qualidades de deslizamento próprias da cartilagem,[17] um pouco como o banho de óleo em um carter de automóvel, reparte graças ao movimento.

---

15 O volume de líquido sinovial da articulação do joelho é de 1 mL (Ropes e Bauer, 1953).
16 O complexo proteína-ácido hialurônico é determinante na lubrificação articular.
17 Não parece eficaz para as superfícies em material inerte (próteses) (Murakami et al., 1998).

Vários elementos concorrem para a **mescla do líquido sinovial**: são os elementos deformáveis ao longo dos movimentos, como os labruns, os meniscos, as dobras sinoviais, e às vezes ligamentos intracapsulares. O problema da lubrificação é muito complexo, e o debate ainda está aberto entre as várias teorias existentes (Bayourthe et al., 1972; Hlavacek, 1993a, 1993b, 1995c, 1995b). A membrana sinovial secreta líquido em quantidade ínfima,[18] dele a cartilagem filtraria as pequenas moléculas e as restituiria parcialmente (ver Fig. 3.22). Duas teorias dominam e cada uma delas têm algumas variantes. Em resumo, é provável que os mecanismos invocados tanto por uma quanto pela outra coexistam em realidade, em partes variáveis de acordo com os modos de funcionamento, ou mesmo de acordo com as articulações. São elas: a teoria limite e a teoria hidrodinâmica.

Teoria limite, ou em filme fino[19]

O filme sinovial é representado por um simples tapete de moléculas, como se fosse uma esteira rolante, constituída de cilindros móveis sobre os quais as bagagens deslizam (ver Fig. 3.22). Isso pareceria se referir muito mais ao funcionamento articular em descarga (Tandon et al., 1994).

Teoria hidrodinâmica, ou em filme espesso[20]

Esta teoria considera que em repouso, as superfícies estão em contato e que o movimento intercala um filme líquido. Sua espessura depende da viscosidade do lubrificante, da velocidade, das dimensões da superfície de contato (raio de curvatura das superfícies). Como um automóvel parado sobre uma poça de água tem seus pneus em contato com o solo; quando ele passa por cima há um risco de aquaplanagem, sendo esse risco ainda maior se a poça for gordurosa, se o automóvel passar depressa e se os pneus forem largos. Essa teoria pareceria se aplicar muito mais ao funcionamento articular em carga (ver Fig. 3.22 b). As poças seriam constituídas por moléculas que formam um gel, prisioneiro das microdeformações da cartilagem em carga[21] (Kobayashi et al., 2001).

Resistência

O líquido sinovial é resistente,[22] mas isso depende de sua concentração e da idade do indivíduo. Em contrapartida, ele não tem papel de amortecedor (sua elasticidade é negligenciável).

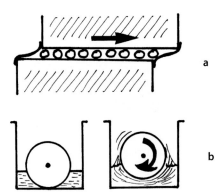

Figura 3.22 Lubrificação articular: teoria heterodinâmica (a) e teoria limite (b).

Tixotropia

O líquido sinovial é tixotrópico, isto é, sua viscosidade varia com a velocidade, a duração, a taxa de cisalhamento,[23] a temperatura, o pH[24] (Hlavacek, 2001; 2002).

Nutrição e proteção da cartilagem

O líquido sinovial alimenta a cartilagem por embebição, mantendo sua umidade. Ele a protege contra a abrasão e reduz o coeficiente de fricção na articulação (é da ordem de 0,002 a 0,004)[25] (Bayourthe et al., 1972; Hlavacek, 1999).

CÁPSULA SINOVIAL

Cápsula

É uma bolsa fibrosa, inextensível, mais ou menos espessa, reforçada nas zonas mais solicitadas por espessamentos ligamentares e por tendões próximos. Tem, portanto, um **papel mecânico**. Por outro lado, tem também um **papel sensorial**: seus captores articulares informam o sistema nervoso central sobre a posição espacial da articulação e, portanto, do segmento ósseo em questão. A **lei de Hilton** diz que os nervos que cruzam uma articulação abandonam filamentos nervosos na cápsula que lhes é vizinha. Deve-se acrescentar que essa disposição corresponde também à dos músculos que cruzam essa porção, salvo exceção (Esnault e Viel, 1974). Assim, a cápsula anterior do cotovelo é inervada pelo nervo musculocutâneo (como o braquial e o bíceps), a anteromedial pelo nervo mediano (como o FSD, pronador redondo), a posterior pelo nervo radial (como o tríceps braquial e o ancôneo), a medial pelo nervo ulnar (como o flexor ulnar do carpo) (ver

---

18 A espessura do filme líquido é da ordem de 1/100 de milímetro.
19 Essa teoria conhece algumas derivações: a *weeping lubrification* (expressão de líquido da cartilagem durante a pressão, como lágrimas. É o que se produz quando se anda sobre uma casca de banana fresca), a *boosted lubrification* (reforço da lubrificação pelas placas de líquido sinovial em estado de gel dispostas nas microdepressões da cartilagem).
20 Essa teoria conhece variações: teoria elasto-hidrodinâmica, de contato, hidrostática, do *squeeze-film*.
21 A não concordância articular (mesmo para o quadril) desempenha um papel maior para a passagem do líquido sinovial da fase líquida à fase gel (Kelly et al., 1996; Eckstein et al., 1997; Hlavacek e Vokoum, 1998).
22 Ele resiste às cargas de 10 a 100 daN por cm².

23 Ao contrário de um líquido newtoniano, como a água.
24 Quanto mais a taxa de cisalhamento é baixa, a velocidade é fraca, e a temperatura e o pH diminuem, tanto mais ele é viscoso. (A unidade de medida da viscosidade é o poise: 1 centopoise = viscosidade da água na pressão atmosférica e a 20 C).
25 Para exemplificar, o coeficiente de fricção de um pneu sobre uma estrada seca é da ordem de 1; o do nylon sobre o aço de 0,3; o do metal sobre metal de 0,1; o de alguns rolamentos a bilha é da ordem de 0,001.

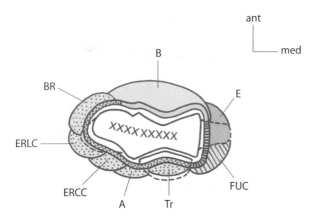

Figura 3.23 A inervação é idêntica para as zonas de cápsula e os músculos que as cruzam. Exemplo do cotovelo. Para a frente: o nervo musculocutâneo (cápsula cinza, músculo braquial [B]), para fora e para trás: o nervo radial (cápsula pontilhada, braquiorradial [BR], extensores longo e curto do carpo [ERLC e ERCC], ancôneo [A], tríceps braquial [Tr]; para dentro: o nervo ulnar (cápsula estriada, flexor ulnar do carpo [FUC], outros epicondilianos mediais.

Fig. 3.23). As cápsulas e o manchão sinovial que as forram são particularmente sensíveis à imobilização (fibrose, perda de elasticidade em decorrência das modificações histológicas e bioquímicas do colágeno, queda no teor de água) (Pocholle e Codine, 1996). Uma cápsula pode apresentar características próprias: zonas de deiscência (fraqueza), de reforços no final de estiramento (freios), dobras de conforto em relação com um setor de movimento.

Sinovial

A sinovial é uma membrana gordurosa[26] que secreta o líquido sinovial. É um órgão de **deslizamento**. Por isso, forma um manchão que isola e acompanha as eventuais estruturas intracapsulares que, por essa razão, permanecem contudo extra-articulares (exemplo do tendão da cabeça longa do bíceps braquial e dos ligamentos cruzados do joelho). Uma particularidade diz respeito à presença de **dobras** (plicas), franjas sinoviais, ou **inclusões meniscoides** que guarnecem algumas interlinhas não concordantes e as moldam. Essas dobras sofrem o jogo do dobramento-desdobramento da cápsula ao longo dos movimentos,[27] ou simplesmente o contragolpe deste; há em consequência uma varredura favorável à mobilidade e à repartição do líquido sinovial.

---

26 Existem sinoviais fibrosas (articulação temporomandibular) que formam um tipo particular.
27 De acordo com o caso, alguns veem nelas uma formação meniscoide que melhora a concordância, outros veem uma formação propícia às patologias. É possível que as duas opções existam, com uma fronteira vaga entre si.

LIGAMENTO

Vocação anatomofuncional

Os ligamentos têm um duplo papel, proporcionado de maneira variável de acordo com os ligamentos (Yoganandan et al., 2000):
• Um papel **mecânico**, de manutenção (ver adiante). Isso se reflete no próprio aspecto dos ligamentos, alguns particularmente espessos, ou mesmo repartidos nos dois planos.
• Um papel **proprioceptivo**, formando uma rede de escuta indispensável ao circuito sensório-motor[28] que garante a proteção articular.[29]

Características mecânicas

Elas são parecidas com as dos tendões (Costic et al., 2003). Apresentamos aqui os pontos mais importantes.

Inextensibilidade

O ligamento é pouco extensível.[30] A título de exemplo, os ligamentos coracoclaviculares têm uma rigidez linear de 70 a 80 N por 1 mm de elongação, uma carga de ruptura por volta de 300 N para uma elongação de cerca de 5 a 6 mm, para um comprimento de 9,6 mm (trapezoidal) e 11,2 mm (conoidal) (Costic et al., 2003).

Módulo de Young

O dos ligamentos é próximo ao dos tendões: 760 a 2.850 daN/mm^{-2} para os ligamentos ísquio e iliofemoral (Hewitt et al., 2001).

Relação com os músculos estabilizadores

Trata-se de uma intimidade entre um músculo e um ligamento, de acordo com três casos de figura:
• O ligamento representa a **continuidade** das fibras tendíneas, a tal ponto que às vezes é difícil isolar o limite com as fibras musculares.[31]
• O músculo vem se inserir diretamente no ligamento, o que, de um lado, dá uma melhor distribuição para as suas fi-

---

28 É preciso lembrar que os neurônios, ao contrário das outras células, não se reproduzem, o que é a condição indispensável para a estabilidade dos circuitos neurais e para o aprendizado.
29 A demonstração disso é a violenta dor de uma entorse, em relação à de uma fratura (exceto quando o ligamento é totalmente rompido e a mensagem da dor é assim cortada).
30 Nos croquis anatômicos, um ligamento é representado sob a forma de uma pequena faixa esticada entre suas duas inserções. Na realidade, sua tensão só existe ao final de um movimento freado por ele, do contrário, ele é menos esticado, até mesmo completamente relaxado, mas esse fato prejudicaria a clareza dos croquis.
31 Dois exemplos. Na nádega, a linha de força dos tendões isquiotibiais se prolonga cranialmente pelo potente ligamento sacrotuberal. No ombro, o tendão do peitoral menor é prolongado pelo ligamento coracoumeral, e às vezes até mesmo não há limite entre os dois e o músculo acaba terminando nos tubérculos maior e menor da extremidade superior do úmero. Trata-se de uma variante anatômica na qual o peitoral menor reflete sobre um processo coracoide encrostado de cartilagem.

bras e aumenta a superfície de **ancoragem**, e de outro lado constitui um **reforço** importante para o ligamento, que vê sua ação protegida por um elemento mais importante (caso do músculo coccigiano e do ligamento sacroespinal ou do grande glúteo e do ligamento sacrotuberal).

• O ligamento representa a **fibrose** de fibras primitivamente musculares; é, por exemplo, o caso do ligamento iliolombar, que aparece ao longo da infância, oriundo das fibras mais inferiores do músculo quadrado do lombo[32] (Hewitt et al., 2001).

No plano neurovascular

Os ligamentos são ricamente inervados (ver anteriormente) e vascularizados. Podemos notar a importância das perturbações trópicas consecutivas a uma entorse simples (tumefação, hematoma etc.).

PELE

Características anatômicas

A pele é a **interface** entre o meio interior e o exterior. É uma barreira que se estende de 1,5 a 2 m^2, pesando de 3 a 3,5 kg, de uma espessura que varia de 1 mm para as partes mais finas (pálpebras) a 3 mm para as mais espessas (planta dos pés). Ela é constituída pela epiderme, que também se compõe de várias camadas, e pela derme, composta da derme papilar e da derme reticular (a mais espessa). A hipoderme representa a camada gordurosa subcutânea, rica em vasos. À pele, associam-se os fâneros (unhas, pelos, cabelos).

Características fisiológicas

Sempre é bom lembrar que a pele desempenha vários papéis: impermeabilidade (camada córnea), proteção física do meio interior em face ao meio exterior, proteção imunitária, renovação das células (17 vezes por ano), proteção solar (melanina), síntese das vitaminas D (camada granulosa), regulação térmica (vascularização e transpiração), reservatório de água (1/5 da totalidade do corpo), sensibilidade (tato, calor, pressão, dor), respiração (a respiração transcutânea é fraca, mas não negligenciável) (Schmidt, 1995).

Características mecânicas

Papel protetor

A pele representa a fronteira entre o meio exterior e o meio interior. Essa proteção é de ordem mecânica, térmica, química. Além disso, é uma fronteira viva, que cresce com o indivíduo e se regenera em caso de lesão (cicatrização); é também uma fronteira porosa, que deixa passar nos dois sentidos:

---

32 Também é o caso das fibras que revestem posteriormente a membrana interóssea do antebraço, e que não constituem uma verdadeira membrana posterior, mas simplesmente a fibrose de fibras profundas dos músculos abdutor longo, extensor curto e extensor longo do polegar e extensor curto do indicador, dos quais elas guardam a direção oblíqua embaixo e do lado de fora.

excreção do sebo e da transpiração, penetração de certos produtos e respiração.

Situação

A pele é repartida em duas zonas (ver Fig. 3.24)

Pele dinâmica

Situa-se no plano dos movimentos e sofre suas variações de tensão. Assim a pele anterior do cotovelo é estirada em extensão e muito relaxada em flexão, e vice-versa para a pele posterior.

Pele estática

Situa-se no plano perpendicular ao dos movimentos e, portanto, não sofre nenhuma modificação de sua tensão no decorrer desses movimentos. Dessa forma, a pele lateral ou medial do cotovelo não muda sua tensão ao longo dos movimentos flexão-extensão.

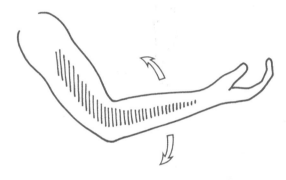

Figura 3.24 A pele sitiada nas partes anterior e posterior do cotovelo é de tipo dinâmico (setas), a situada nos lados é de tipo estático (hachurado).

Estrutura

Nem todas as zonas de pele oferecem a mesma orientação. Deve-se observar as **linhas de tensão** da pele descritas por Inman (ver Fig. 3.25). Elas são induzidas ao mesmo tempo pelo crescimento e pela função. Assim, encontramos linhas de pele transversais no nível das dobras de flexão, e linhas longitudinais no nível dos segmentos corporais. Em relação ao tronco, elas são transversais, assemelhando-se um pouco à disposição metamérica. A incidência é sobretudo cirúrgica, para a escolha do sentido das incisões, a fim de que as chances de cicatrização harmoniosa e estética sejam as melhores: no sentido das linhas, podem até passar despercebidas; perpendicularmente a elas, podem provocar cicatrizes queloides desagradáveis e incômodas.

Frouxidão

A pele é frouxa, pode ser estirada em 1,5 vezes sua superfície. Por outro lado, sua tensão de repouso é mil vezes menor do que sua tensão de ruptura, o que mostra a margem disponível, amplamente utilizada nas plastias cutâneas, quan-

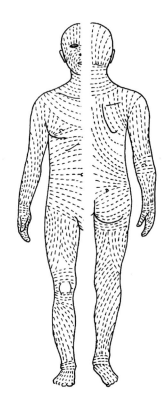

Figura 3.25 Linhas de tensão da pele (segundo Inman).

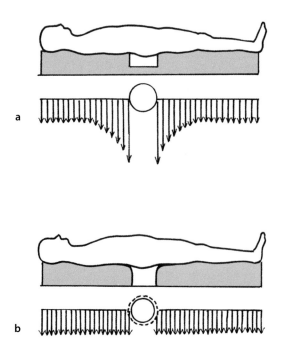

Figura 3.26 O esvaziamento de um suporte exige que seus ângulos sejam arredondados para evitar o aumento das tensões: tensões com bordas retas (a) e com bordas gastas (b).

do se trata de aumentar o volume de uma região (plastias mamárias na mulher, ganho de pele depois de queimaduras etc.)

Extensibilidade

É o corolário de sua frouxidão: sua maleabilidade permite distender a pele sem grande esforço; com a idade, quando sua tonicidade diminui, ela pode se distender sob o efeito de seu próprio peso por meio do fenômeno de fluência. A extensibilidade permite recuperações após retração traumática; podendo, contudo, desaparecer em doenças como a esclerodermia (Courtois, 1986).

Elasticidade

A pele é elástica (fibras de elastina da derme), isto é, ela retoma sua tensão inicial após tensão (estiramento). Contudo, se a pele de uma pessoa jovem retoma completamente seu lugar, este não é mais o caso de uma pessoa idosa, que vê essa elasticidade diminuir. Assim, quando se observa a face anterior do pescoço de um idoso: a pele pende, e isso ainda mais porque a massa gordurosa diminuiu.

Vascularização

A irrigação da pele é **rica**, e corresponde à sua nutrição, bem como à dos fâneros. Ela está na origem dos fenômenos cicatriciais rápidos que permitem retirar os fios de uma incisão oito dias após a secção. Por oposição, comprimimos a pele depois de uma queimadura, para diminuir a vascularização e a proliferação cutânea. Em contrapartida, a rarefação vascular, principalmente por compressão, é muito perigosa e pode conduzir à escara para além de duas horas de apoio sem mobilidade. Por essa razão é que se modificam regularmente os apoios dos acamados (colchão *alternating*), tomando o cuidado de colocá-los da melhor maneira possível sobre colchões que se amoldem com delicadeza a todos os contornos (colchão de água). Na luta contra as escaras, surge também o problema dos contornos dos apoios: para evitar a compressão sobre uma zona de risco, ficamos tentados a retirar o apoio. Ora, isso o transfere, de maneira aumentada, para a zona vizinha.[33] A solução é ou aumentar o apoio da zona limítrofe,[34] ou arredondar as bordas da zona escavada (ver Fig. 3.26).

Cicatrização

A pele cicatriza de modo diferente no nível da derme e da epiderme; o processo se opera em duas fases: inflamatório depois da epitelização (detersão da ferida, depois a formação de granulações, contração das margens e reforma da epiderme). Isso associa fenômenos vasculares e celulares, fazendo-se do interior para a superfície. Um fechamento cutâneo se faz em oito dias, mas a cicatrização completa se escalona por uma correção de seis meses – mais nos casos de cicatrizes hipertrópicas. O processo nunca termina para as cicatrizes queloides (cicatrizes imaturas) (ver Fig. 3.27).

---

[33] A escavação de um gesso por causa do olécrano pode favorecer uma escara circular periolecraniana.
[34] Por exemplo, enchendo o gesso de algodão sobre as zonas vizinhas àquela que apresenta um risco.

Resistência à tração

A margem de segurança é **boa**. Isso diz respeito essencialmente à derme reticular (fibras de reticulina que formam o "couro") e à pele saudável, que não sofreu incisão. Com efeito, assim que uma brecha é criada, torna-se mais fácil estendê-la, já que a pele perdeu uma parte de sua resistência à tração. Contudo, se a tração mantém as comissuras da abertura, é possível afastar muito sem ruptura, é isso o que um cirurgião realiza quando coloca os afastadores na incisão que acabou de criar.

Resistência à compressão

Essa resistência é **boa**. A compressão atua mais pelo fenômeno de bloqueio vascular, imediatamente gerador do branqueamento dos tegumentos, do que pela superação mecânica de um valor de ruptura (ainda mais porque o tecido subcutâneo, a gordura, e depois os músculos, formam um acolchoado eficaz). Ela depende da superfície (ver Fig. 3.28).

Resistência ao cisalhamento

A defesa da pele contra os cisalhamentos é **bastante fraca**. Em alguns casos, lesões desse tipo sobrevêm facilmente (ver Fig. 3.29):
- Em razão de uma **resistência diminuída** (pele fina e frágil dos idosos).
- Porque a **intensidade** (ver Fig. 3.30) ultrapassa suas capacidades extensíveis, como nos acidentes em que esse mecanismo é redobrado por um atrito abrasivo, produzindo uma queimadura.
- Porque o cisalhamento é fruto de uma compressão oblíqua, de intensidade mais fraca porém de **maior duração**, como é o caso de um acamado em posição semissentada em uma cama de hospital.[35] Se acrescentar-se a tudo isso a elevação térmica e a umidade ambiente, rapidamente chegamos a uma fragilização e às rupturas de pele, muitas vezes associadas aos começos de escaras.

---

35 Ou, claro, em uma cadeira de rodas (Pavec, 1999; Le et al., 2000).

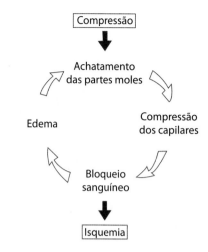

Figura 3.28 Círculo vicioso gerado pela isquemia (autoagravamento).

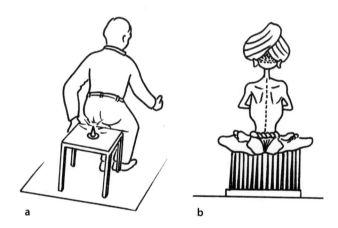

Figura 3.29 Tensões em relação à superfície de contato: a pele não suporta bem sua focalização (a) e bem sua repartição (b).

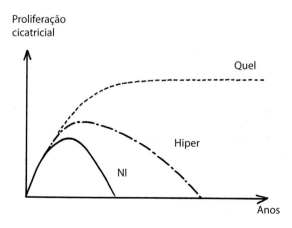

Figura 3.27 Cicatrização da pele: normal (Nl), hipertrófica (Hiper), queloide (Quel).

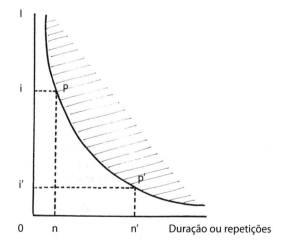

Figura 3.30 Relação entre a intensidade (I) e a duração (ou repetição) das tensões. A zona clara é de conforto, a hachurada é de perigo: uma intensidade grande (i) suporta um pequeno número de repetições (n), uma intensidade fraca (i') suporta muito mais (n').

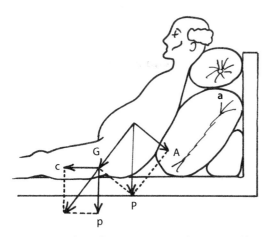

Figura 3.31 Perigo de cisalhamentos, principalmente nos idosos acamados, com o calor e às vezes a umidade: peso do tronco (P), apoio sobre a cabeceira (A), deslizamento sobre o suporte (G), componente de pressão de G (p), componente de cisalhamento (c).

> **O que se deve saber**
> A abordagem dos tecidos biológicos destaca suas características anatomofisiológicas. Sua mecânica é muito complexa, mas seus dados essenciais são homogêneos: os setores móveis o são em todos os níveis, os setores estáveis igualmente. A busca funcional deve então permitir a liberação dos gestos adaptados a cada tecido, a cada região, a cada insuficiência.

REFERÊNCIAS BIBLIOGRÁFICAS

ADAM C, ECKSTEIN F, MILZ S, PUTZ R. The distribution of cartilage thickness within the joints of the lower limb of elderly individuals. J Anat. 1998, 193(2) : 203-214.

ALEXANDER RM. The dimensions of knee and ankle muscles and the forces they exert. J Hum Mov Studies. 1975, 1 : 115-123.

ALLARD P, BLANCHI JP. Analyse du mouvement humain par la biomécanique. Vigot-Décarie, Québec, 2000 : 30-43.

BAYOURTHE L, VINEL P, ANKLEWICZ J. La lubrification articulaire, I Bases théoriques. Rhumatologie. 1972 : 273-286.

BORGI R, PLAS F. Traumatologie et rééducation, biomécanique, principes thérapeutiques t. 1 et 2. Masson, Paris, 1982.

BORGI R. La notion de « fluage ». Notion mécanique et application aux tissus biologiques. Ann Kinésithér. 1981, 8 : 195-200.

BOUISSET S, MATON B. Muscles, posture et mouvement. Bases et applications de la méthode électromyographique. Hermann, Paris, 1995.

BOUISSET S. Biomécanique et physiologie du mouvement. Masson (collection Abrégés), Paris, 2002.

BROOKE MH, KAISER KK. Muscle fiber types: how many and what kind ? Arch Neurol. 1970, 23(4) : 369-379.

CARTER H. L'arthrose et le cartilage. Méd Os et Articul. (QM). 1984, 1: 8-14.

CHAO EY, NELUHENI EV, HSU RW, PALEY D. Biomechanics of malalignment. Orthop Clin North Am. 1994, 25(3) : 379-386.

CONTEDUCA F, MORELLI F, FERRETTI A. Viscoelastic properties of the semitendinosus and gracilis muscles in reconstruction of the ACL : an in vivo evaluation. Clin Organi Mov. 2003, 88(1) : 75-82.

COSTIC RS, VANGURA AJr, FENWICK JA, RODOSKY MW, DEBSKI RE. Viscoelastic properties of the coracoclavicular ligaments. Scand J Med Sci Sports. 2003, 13(5) : 305-310.

COURTOIS J-C. Mesure de l'allongement de la peau au 1/3 supérieur de la cuisse. Ann Kinésithér. 1986, 13(7-8) : 331-338.

DE KONING RA, BINKHORST RA, VISSERS ACA, VOS JA. Influence of static strength training on the force-velocity relationship of the arm flexors. Int J Spots Med. 1982, 3 : 25-28.

DUCHATEAU J, HAINAULT K. Isometric or dynamic training : differential effects on mechanical properties of a human muscle. J Appl Physiol. 1984 : 56(2) : 296-301.

DUMOULIN J, de BISSCHOP G, PETIT B, RIJM Ch. Kinésiologie et biomécanique. Dossiers de kinésithérapie. Masson, Paris, 1991.

ECKSTEIN F, VON EISENHART-ROTHE R, LANDGRAF J, ADAM C, LOEHE F, MULLER-GERBL M, PUTZ R. Quantitative analysis of incongruity, contact areas and cartilage thickness in the human hip joint. Acta Anat (Basel). 1997, 158(2) : 192-204.

ELFTMAN H. Biomechanics of muscle. J Bone Joint Surg (Am). 1966, 48A : 363-377.

ESNAULT M, VIEL E. Systématisation des innervations capsulaires de l'articulation du coude. Ann Kinésithér. 1974, 4 : 377-381.

FRADE G. Metallographie : Essais mécaniques. In : Encyclopédie Universalis. Encyclpœdia Universalis, Paris, 1990.

FUKUNAGA T, ITO M, ICHINOSE Y, KUNO S, KAWAKAMI Y, FUKASHIRO S. Tendinous movement of a human muscle during voluntary contractions determined by real-time ultrasonography. J Appl Physiol. 1996, 81(3) : 1430-1433.

GOUBEL F, LENSEL-CORBEIL G. Biomécanique : Eléments de mécanique musculaire. Masson, Paris, 1998.

GOUBEL F, VAN HOECKE J. Biomécanique et geste sportif. Incidence des propriétés mécaniques du muscle sur la réalisation de la performance. Cinésiologie. 1982, 21 : 41-51.

GOUBEL F. Adaptation des propriétés mécaniques du muscle à la demande fonctionnelle. Profession Kiné Plus. 1999, 74 : 7-9.

HEWITT J, GUILAK F, GLISSON R, VAIL TP. Regional material properties of the human hip joint capsule ligaments. J Orthop Res. 2001, 19(3) : 359-364.

HLAVACEK M, VOKOUM D. The influence of articular surface incongruity on lubrication and contact pressure distribution of loaded synovial joints. Proc Inst Mech Eng [H]. 1998, 212(1) : 11-22.

HLAVACEK M. The role of synovial fluid filtration by cartilage in lubrication of synovial joints – I. Mixture model of synovial fluid. J Biomech. 1993a, 26(10) : 1145-1150.

HLAVACEK M. The role of synovial fluid filtration by cartilage in lubrication of synovial joints – II. Squeeze-film lubrication: homogeneous filtration. J Biomech. 1993b, 26(10) : 1151-1160.

HLAVACEK M. The role of synovial fluid filtration by cartilage in lubrication of synovial joints – III. Squeeze-film lubrication: axial symmetry under low loading conditions. J Biomech. 1995a, 28(10) : 1193-1198.

HLAVACEK M. The role of synovial fluid filtration by cartilage in lubrication of synovial joints – IV. Squeeze-film lubrication: the central film thickness for normal and inflammatory synovial fluids for axial symmetry under high loading conditions. J Biomech. 1995b, 28(10): 1199-1205.

HLAVACEK M. Lubrication of the human ankle joint in walking with the synovial fluid filtrated by the cartilage with the surface zone worn out: steady pure sliding motion. J Biomech. 1999, 32(10) : 1059-1069.

HLAVACEK M. The thixotropic effect of the synovial fluid in squeeze-film lubrication of the human hip joint. Biorheology. 2001, 38(4): 319-334.

HLAVACEK M. The influence of the acetabular labrum seal, intact articular superficial zone and synovial fluid thixotropy on squeeze-film lubrication of a spherical synovial joint. J Biomech. 2002, 35(10): 1325-1335.

HUIJING P. Muscular force transmission : a unified, dual or multiple system ? A review and some explorative experimental results. Arch Physiol Biochem, 1999, 107 (4) : 292-311.

HUNZIKER EB, QUINN TM, HAUSELMANN HJ. Quantitative structural organization of normal adult human articular cartilage. Osteoarthritis Cartilage. 2002, 10(7) : 564-572.

KAPANDJI IA. Physiologie articulaire, Tronc (fascicule 3), 5 édition. Maloine, Paris, 1980.

KELLY PA, O'CONNOR JJ. Transmission of rapidly applied loads through articular cartilage. Part 1 : Uncracked cartilage. Proc Inst Mech Eng [H]. 1996, 210(1) : 27-37.

KOBAYASHI M, TOGUCHIDA J, OKA M. Study on the lubrication mechanism of natural joints by confocal laser scanning microscopy. J Biomed Mater Res. 2001, 55(4) : 645-651.

LAOUSSADI S. L'arthrose. Ellipses, Montpellier, 1997.

LI Y, AISSAOUI R, BRIENZA DM, DANSERAU J. The effect of body mass index on seat interface shape patterns. Arch Physiol and Biochem. 2000, 108 (1/2) : 75-80.

MILLER K. Biomechanics of soft tissues. Med Sci Monit. 2000, 6(1): 158-167.

MURAKAMI T, HIGAKI H, SAWAE Y, OHTSUKI N, MORIYAMA S, NAKANISHI Y. Adaptive multimode lubrication in natural synovial joints and artificial joints. Proc Inst Mech Eng [H]. 1998, 212(1): 23- 35.

PATURET G. Traité d'anatomie humaine. Masson, Paris, 1951.

PAUWELS F. Biomécanique de l'appareil moteur. Springer-Verlag, Berlin, 1979.

PAVEC D, PARENT F, AUBIN CE, AISSAOUI R, DANSERAU J. Kinematic model for the simulation of lateral stability of the users provided by wheelchair users. Biomedical Aspects of Manual Wheelchair Propulsion. The State of the Art II. Van der Woude LHV, Hopman MTE, van Kemade CH eds. IOS Press Ohmsa, Amsterdam, 1999.

PETER JB, BARNARD RJ, EDGERTON VR, GILLESPIE CA, STEMPEL KE. Metabolic profiles of three fiber types of skeletal muscle in guinea pigs and rabbits. Biochemistry. 1972, 11(14) : 2627-2633.

PIOLETTI DP, RAKOTOMANANA LR. On the independance of time and strain effects in the stress relaxation of ligaments and tendons. J Biomech. 2000, 33(12) : 1729-1732.

POCHOLLE M. Rééducation après réparation de la coiffe des rotateurs de l'épaule. Ann Kinésithér. 1997, 24(8) : 353-361.

POCHOLLE M, CODINE P. Mécanismes et traitements des raideurs articulaires. Am. Kinésithér. 19996 ; 23(2) : 81-90.

PORTERO P. Approche posologique pour l'optimisation du renforcement musculaire. Ann Kinésithér. 2001, 28(6) : 243-245.

POULAIN Ph, PERTUZON E. Étude comparative des effets de trois méthodes de musculation sur les propriétés contractiles et élastiques du muscle. Ann Kinésithér. 1998, 15(4) : 167-177.

POUSSON M. Pliométrie et travail excentrique. Profession Kiné Plus. 1999, 74 : 10-13.

REIS P, NAHAL-SAID R, RAVAUD P, DOUGADOS M, AMOR B. Are radiological joint space widths of normal hips asymmetrical ? Ann Rheum Dis. 1999, 58(4) : 246-249.

RIENER R, EDRICH T. Identification of passive elastic joint moments in the lower extremities. J Biomech. 1999, 32(5) : 539-544.

ROPES M-W, BAUER W. Synovial fluid changes in joint diseases. Harvard University Press, Cambridge (Mass), 1953.

ROTTER N, BONASSAR LJ, TOBIAS G, LEBL M, ROY AK, VACANTI CA. Age dependance of biochemical and biomechanical properties of tissue-engineered human septal cartilage. Biomaterials. 2002, 23(15) : 3087-3094.

SAPPEY PHC. Traité d'anatomie descriptive (3e édition). Delahaye et Lecrosnier, Paris, 1876 : 304-305.

SCHMIDT D. Biologie de la peau. Editions INSERM, Paris, 1995.

SEYRES Ph, HUCHON R. La loi d'Euler rapportée aux courbures rachidiennes : un exemple d'appropriation et d'emploi abusif vieux de plus d'un siècle. Ann Kinésithér. 2000, 27(3) : 119-124.

SEYRES Ph. Le système tendineux : constitution, organisation et capacités mécaniques. Ann Kinésithér. 1991, 18(4) : 185-196.

STEINDLER A. Kinesiology of the human body. Charles C Thomas, Springfield (Illinois, USA), 1955.

STYF J, BALLARD R, ARATOW M, CRENSHAW A, WATENPAUGH D, HARGENS AR. Intramuscular pressure and torque during isometric, concentric and eccentric muscular activity. Scand J Med Sci Sports. 1995, 5(5) : 291-296.

TANDON PN, BONG NH, KUSHAHA K. A new model for synovial joint lubrication. Int J Biomed Comput. 1994, 35(2) : 125-140.

TESTUT L, LATARJET A. Traité d'anatomie humaine (8e édition). Paris, Doin et Cie, 1928 : 92.

THOMAS D, MOUTET F, GUINARD D, CORCELLA D. Mobilisation postopératoire immédiate des tendons fléchisseurs. Ann Kinésithér. 2000, 27(8) : 338-347.

TREPPO S, KOEPP H, QUAN EC, COLE AA, KUETTNER KE, GRODZINSKY AJ. Comparison of biomechanical and biochemical properties of cartilage from human knee and ankle pairs. J Orthop Res. 2000, 18(5) : 739-748.

VIEL E, DESMARETS J-J. Mechanical Pull of the Peroneal Tendons on the Fifth Ray of the foot. J Orthop et Sports Phys Ther. 1985, 7(3) : 102-106.

VOIGT M, BOJSEN-MOLLER F, SIMONSEN EB, DYHRE-POULSEN P. The influence of tendon Youngs modulus, dimensions and instantaneous moment arms on the efficiency of human movement. J Biomech. 1995, 28(3) : 281-291.

WANG CC, HUNG CT, MOW VC. An analysis of the effects of depthdependent aggregate modulus on articular cartilage stress-relaxation behavior in compression. J Biomech. 2001, 34(1) : 75-84.

WINTER DA. Biomechanics and motor control of human movement. J Wiley and Sons, New York (USA), 1994.

WRIGHT S. Physiologie appliquée à la médecine. Flammarion Médecine- Sciences, Paris, 1973.

YOGANANDAN N, KUMARESAN S, PINTAR FA. Geometric and mechanical properties of human cervical spine ligaments. J Biomech Eng. 2000, 122(6) : 623-629.

Funções importantes | 4

ORGANIZAÇÃO CORPORAL

O ser humano

A evolução revela seres vivos sem esqueleto (a hidra ou o verme), seres com esqueletos externos (o caranguejo), misto (a tartaruga), e então com esqueleto interno (os mamíferos, entre os quais o homem) (Dufour, 2003). O homem se distingue por algumas características (Paturet, 1951):
- *Uma organização centralizada em torno de um eixo "tronco"* de quatro cantos no qual se encontram dois pares de membros: uma parte caudal, destinada à locomoção, e uma parte cranial, destinada à captação espacial (Hainaut 1979). O tronco é ao mesmo tempo a grande **caixa** que encerra os órgãos volumosos (vísceras), ou seja, de maneira geral, todos aqueles que não estão ligados seja ao funcionamento relacional, como os músculos, seja à esfera cefálica, e a ligação entre as cintas e o centro geométrico do indivíduo (Winter et al., 1998).
- *Acima do tronco, e na posição mais alta, está a cabeça*. É o "**grande computador central**", que carrega um conjunto de telerreceptores, os órgãos vestibulares (equilíbrio), bem como a boca e os centros nervosos superiores (Cromwell et al., 2001b).
- *Uma ausência de cauda*, que não se justifica mais, pois no homem não é nem o contrapeso da massa corporal, nem o fiel da balança próprio a certos deslocamentos, nem o apoio ou às vezes a preensão, nem o utilitário plumacho de alguns animais, nem um elemento de expressão, e nem mesmo a proteção sexual das fêmeas uma vez que o sexo feminino migrou para a frente, deixando esse papel protetor aos músculos adutores.
- *Dois pares de membros*, os quais apresentam: uma **raiz** (dispositivo de base que lhe confere sua característica essencial), uma parte **média** (gestão da distância entre as duas extremidades), uma parte **distal** (conjunto que associa qualidades de adaptação finas e capacidades para assumir a finalidade do membro).
- *A nudez do conjunto*: o título de "macaco nu" atribuído por Desmond Morris (1991) ao homem, ainda que seja discutível, traduz a sua relativa **vulnerabilidade** diante do seu entorno. A ausência de pelos, escamas ou qualquer outro sistema que tenha ao mesmo tempo função de proteção e de comunicação aparece bem no fenômeno do "todo nu" que, no âmbito social, carrega diferentes conotações e está distante de nosso propósito, pois pode desencadear um debate cultural sobre as origens e os papéis da vestimenta.

Membro superior

Muitas vezes o membro superior é apresentado como característica do ser humano, bípede que liberou um eixo de sustentação para transformá-lo em um membro com vocação **relacional** e **instrumental**.

Função relacional

No âmbito relacional, o membro superior desempenha um papel de semáforo[1] graças às qualidades expressivas de sua gesticulação,[2] seja direta como nos contatos (tapinhas, aperto de mãos, cotovelada, afago, etc.), seja indireta como a produção de signos (geralmente com a mão).

Função instrumental

A vocação instrumental deve-se à aptidão para fabricar e utilizar ferramentas, o que multiplica consideravelmente suas capacidades. Isso subentende uma estrutura locomotora bem desenvolvida nesse sentido, com três subconjuntos regionais:
- *Na raiz*: uma base cuja necessidade de orientação espacial máxima exige um complexo articular de alto desempenho, e neste caso em dois níveis: escapular e umeral.
- *Na parte média*: o cotovelo, articulação ambivalente que perdeu as particularidades simiescas de estabilidade ou de apoio, e que não é mais do que o transbordamento do ombro ou da mão de acordo com os modos funcionais em jogo.

---
1 Do grego *sêma* (o signo) e *phore* (carregar); que carrega um signo.
2 Do latim *gestum*: manifestação, expressão. Os gestos e a gesticulação referem-se portanto a movimentos que têm uma significação, diferentemente do movimento "simples" (*movere*) que traduz apenas o aspecto mecânico de um deslocamento.

- *Na extremidade distal*: um órgão polimorfo e sensível com habilidade para tudo o que rege a vida sensorial de preensão e de contato: a mão (Ignazi et al., 1979).

MEMBRO INFERIOR

É um **membro sustentador**. Em relação ao funcionamento quadrúpede, a capacidade de sustentação viu sua exigência aumentar em intensidade (repartida sobre dois membros em vez de quatro) e o membro inferior se especializar nesse papel (abandono dos papéis anexos de pisar no solo, coçar o corpo, dilacerar e até mesmo apertar ou segurar). A capacidade de sustentação se traduziu por um papel locomotor de tipo **bípede**. Além disso, o funcionamento plantígrado provocou o alinhamento femorocrural e diminuiu consideravelmente a importância dos artelhos. O regime de funcionamento **em alternância** dos dois únicos membros sustentadores aumentou consideravelmente a demanda mecânica em face às tensões impostas: **cada um** deve garantir a recepção do edifício corporal, o controle do apoio pleno e da propulsão (Deloison, 2004). Essas especificações se manifestaram por uma organização tripartite:
- *Na raiz*: um bloco muito mais maciço em que a **estabilidade** é mais importante do que a mobilidade.
- *Na parte média*: uma zona mais uma vez ambivalente, mas cujas exigências são muito severas, levando-se em conta os desafios presentes: o equilíbrio do corpo na parte de cima, a estabilidade sobre o terreno na parte debaixo.
- *Na extremidade*: um órgão ao mesmo templo **maleável** (portanto adaptável) para satisfazer as particularidades do terreno, e **resistente**, para absorver e transmitir tensões repetidas (Ito, 1996). A locomoção bípede revela, ainda mais do que mão, a especificidade humana (Ficat, 1990).

Tronco

O tronco apresenta-se como um duplo sistema: o de elemento de **ligação** entre a cabeça e os dois cíngulos, e o de um arcabouço que contém estruturas próprias: as vísceras, repartidas em duas **caixas**.

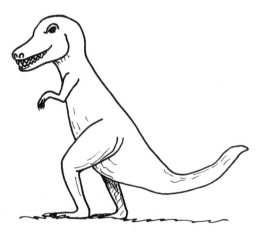

Figura 4.1 Bipedia do tiranossauro (grande carnívoro, de 15 m de comprimento, do período jurássico).

A mecânica deve ao mesmo tempo garantir a **estabilidade** em relação com a sustentação axial da carga subjacente, e a mobilidade necessária ao deslocamento corporal. O suporte ósseo posterior (coluna vertebral) é completado na parte da frente pela caixa torácica. Por sua vez, ela combina proteção, mobilidade respiratória e sistema "restituidor" de energia que permite uma atividade ventilatória econômica.

Cabeça

A cabeça é um pequeno volume, móvel, apresentando dois componentes: o crânio e a face.[3] O primeiro é uma caixa não móvel que protege o **comando central** do sistema nervoso, bem como uma **zona de apoio** (o porte de cargas). A segunda é um conjunto de cavidades que alojam os **órgãos dos sentidos** – e que conta ainda com o único osso móvel da cabeça:[4] o maxilar, ator da nutrição, (mastigação e deglutição) e da fonação.

> **Para concluir**
> Por meio dos esquemas de organização, convém notar duas coisas:
> - Há certa **similitude** entre todas essas estruturas que sempre usam o osso, a cartilagem, os elementos capsuloligamentares e os músculos.
> - A **singularidade** de cada uma é suficiente para que não se tirem conclusões funcionais vagas: "basta relaxar, fortalecer e se tornar funcional". A cada vez, deve-se encontrar o raciocínio e as conclusões que se impõem.

HOMO ERECTUS

Os etnólogos estabeleceram uma data para a bipedia humana: seu inventor seria[5] o australopiteco (há 3 milhões de anos), que se distinguiu de seus ancestrais por sua posição em pé, a qual encontrou sua forma moderna com o *Homo sapiens* (há 600 mil anos). Essa ereção do corpo reflete um abandono da função locomotora do eixo dianteiro, em proveito de uma vocação espacial. Ela foi acompanhada pelo posicionamento elevado da cabeça e de seus telerreceptores, e por uma transformação dos membros e do tronco.

Características essenciais

Liberação dos membros torácicos

É algo que ocorreu em outras condições (as pequenas patas anteriores dos tiranossauros, ou dos iguanodontes), mas sem que a pata adquirisse um papel preensor, essa função continuou pertencendo à boca (ver Fig. 4.1). No homem, o membro superior é inteiramente voltado à finalidade da mão, órgão de preensão e de relação por excelência, símbolo de sua potência.

---

3 O crânio aumentou seu volume ao longo da evolução e a face diminuiu.
4 Se deixarmos de lado os ossinhos do ouvido médio.
5 As teorias ainda são incertas e alguns autores pensam em uma evolução distinta entre o australopiteco e o *Homo sapiens* (Deloison, 2004).

Verticalização da coluna vertebral

Ela decorre da verticalização do indivíduo. O macaco, que ainda tem os membros inferiores longos, permitindo o apoio no solo, tem uma coluna vertebral globalmente oblíqua, com ausência do arqueamento lombar (ver Fig. 4.2a). No homem, o eixo vertical se inscreve em uma tripla curvatura móvel e se associa à manutenção antigravitacional dinâmica (Berger et al., 1992). No plano estritamente estático, alguns raros animais, como os suricatos[6] (ver Fig. 4.3), têm uma ereção raquidiana notável, mas não a conjugam com a locomoção (Hartikainen et al., 1995).

Controle oculovestibular

Toda a vida terrestre está submetida aos efeitos da gravidade. Em relação à bipedia humana, a verticalização economiza as forças de manutenção antigravitacional. Ela induz a reação adaptada do organismo para reagir economicamente e matiza as variações estritamente mecânicas da projeção da linha gravitacional no polígono de sustentação (Laude, 1990). A pressão dos órgãos de controle é tal que uma modificação nesse nível (p. ex., via o uso de óculos com prismas[7]) prejudica momentaneamente as adaptações. Da mesma forma, a agitação dos canais semicirculares (movimentos giratórios) torna a estabilização impossível. Quando olhamos o desenho ao lado, percebe-se a anomalia da inclinação das pessoas (ver Fig. 4.4). De fato, trata-se de um desenho oriundo de uma foto feita depois do terremoto de São Francisco de 1906, o fotógrafo inclinou sua máquina colocando-a paralelamente ao solo.

Eixo do trago

No homem, a referência vertical está tão onipresente na ideia que fazemos da bipedia, que muitas vezes pensamos que o fio de prumo representa o alinhamento estático ideal da manutenção do corpo. Não é bem assim. A axialidade da estática corporal, designada sob o termo de **eixo do trago**, foi medida por Péninou (1982). Alguns indivíduos foram medidos, na posição em pé chamada de repouso, isto é, não corrigida pela posição de sentido ou uma posição rígida (ver Fig. 4.5). Conclui-se que a posição em pé estatisticamente normal não é uma vertical que vai do trago aos maléolos (o que representa uma posição corrigida não natural), mas uma linha quebrada. Ela coloca a cabeça ligeiramente para a frente, o acrômio um pouco para trás, o trocânter maior novamente um pouco para a frente, o epicôndilo do fêmur ligeiramente para trás e o maléolo lateral em posição neutra (ponto de partida da vertical de referência para o estudo). O Quadro 4.1 indica os resultados obtidos por Péninou, isto é, para cada um dos elementos anteriormente citados, a distância que separa sua projeção vertical da referência maleolar.

---

6 Espécie de mangusto da África do Sul.
7 Exceto treinamento. O uso de óculos com prismas, que modificam as referências horizontal/vertical, torna o andar hesitante e inclinado, até o hábito por correção do organismo. Inversamente, ao retirar os óculos, o indivíduo se encontra novamente hesitante e inclinado, mas desta vez em outro sentido, até se reabituar.

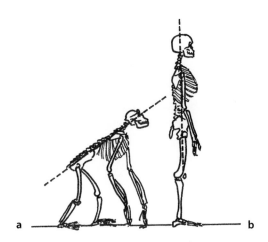

Figura 4.2 Relação entre os membros do macaco (a) e do homem (b).

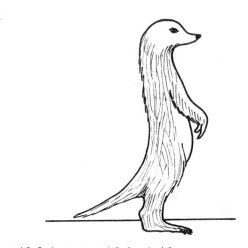

Figura 4.3 Suricato em posição "sentinela".

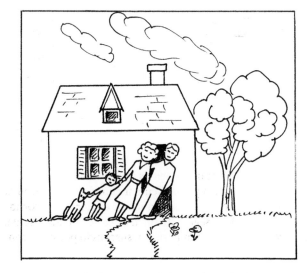

Figura 4.4 Desenho feito a partir de fotografia tirada durante o terremoto de São Francisco (1906). O operador colocou sua máquina paralelamente ao terreno, que oscilou em bloco, e não horizontalmente (observe as nuvens). O resultado é um tanto absurdo.

82 Parte I | Conceitos fundamentais

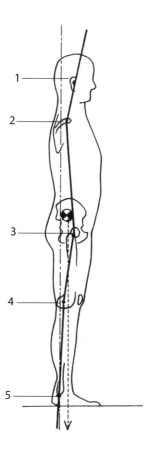

Figura 4.5 O eixo do trago representa uma linha quebrada e não um alinhamento estrito: trago (1), acrômio (2), trocânter maior (3), epicôndilo lateral do fêmur (4), maléolo lateral (5).

Quadro 4.1

Localização	Homem Média (em cm)	Homem Desvio padrão	Mulher Média (em cm)	Mulher Desvio padrão
Trago	9,16	2,13	7,09	1,99
Acrômio	4,26	2,25	3,44	1,66
Trocânter maior	7,20	2,22	6,26	1,73
Epicôndilo lateral do fêmur	3,79	1,81	3,58	1,59
Maléolo lateral	0	0	0	0

A partir desses números temos três observações:
- *Os indivíduos* são globalmente inclinados para a frente; essa inclinação se opera essencialmente em torno dos tornozelos.[8] Ela inclina o segmento tibial cerca de 5º para a frente. Isso traduz o melhor equilíbrio em suspensão posterior com controle do pé, que é um segmento anterior (projeção da linha gravitacional no nível do tarso anterior).
- *O desvio padrão* mostra variáveis individuais importantes (um desvio padrão de 2 significa que por volta de 95% da população medida apresenta uma variável, para a frente ou para trás, de ± 4 cm em relação à média).
- *As mulheres* têm menos inclinação anterior do que os homens.

Autocrescimento

A ideia é conhecida sob o termo de "autocrescimento axial ativo" (AAA). Trata-se do reforço da manutenção corrigida, e isso no indivíduo em posição sentada para limitar o trabalho ao tronco. Sob uma régua, observamos o leve crescimento do indivíduo. Contudo os efeitos acabam sendo apenas levemente imputáveis ao endireitamento das curvas da coluna vertebral (Graf et al., 2001). O AAA leva em consideração sobretudo a globulização dos músculos glúteos, a anteversão da pelve e a flexão cervical superior (ver Fig. 2.9).

Equilíbrio postural

Leva em consideração a intervenção do conjunto dos mecanismos neuromusculares. A posturologia (Gagey, 1993a, 1993b) utiliza gravações (estatocinesiometria).

---

8 Segundo o contexto e os indivíduos, ela pode se reduzir em outra parte (p. ex., nível do quadril).

Caso particular da verticalização no paraplégico

Nesses casos particulares, a verticalização só pode acontecer por meio de uma manutenção passiva, por meio de um aparelho chamado "estande de verticalização"; este possui geralmente uma prancheta de trabalho (ver Fig. 4.6). O objetivo é restabelecer cotidianamente, durante certo tempo, as condições indispensáveis ao metabolismo do ortoestatismo. A posição é assegurada por um suporte subisquiático, uma manutenção torácica, assim como por manutenções inferiores, a fim de reproduzir artificialmente as condições da verticalidade da coluna vertebral.

Abertura do ângulo do quadril

No homem, a inclinação pélvica endireitou-se apenas um pouco (ver Fig. 4.2), o que leva os segmentos vizinhos a compensá-la: a região lombar da coluna se eleva em arqueamento sobre um promontório da base do sacro inclinado, o fêmur deixou sua posição oblíqua para se verticalizar, provocando assim uma abertura do ângulo do quadril. O quadril é tensionado para a frente,[9] distensionado para trás, o que explica sua tendência ao bloqueio reacional por ocasião das patologias.

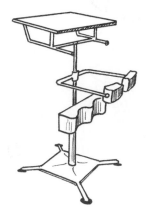

Figura 4.6 Estande de verticalização para paraplégico.

Lateralização dos ombros

O deslocamento dos ombros para trás lateralizou os movimentos do membro que se tornou superior. Este último apresenta assim um cone de rotação anterolateral, na mesma região onde o macaco ainda tem uma oscilação essencialmente sagital em relação à locomoção (ver Fig. 4.7 a, b).

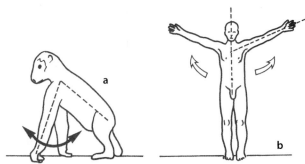

Figura 4.7 Deflexão sagital do membro superior do macaco, ligado à marcha (a), e espaço de captura lateralizado do homem (b).

Preensão do polegar

O macaco possui um polegar curto, que não permite uma real oposição. Esta é sumária, e constitui muito mais uma espécie de pinça, que certamente lhe permite pegar os objetos, mas com uma precisão bem menor do que aquela permitida ao homem (ver Fig. 4.8).

Tamanho dos dedos

A extremidade do membro superior se diferencia daquela do membro inferior pelo comprimento dos apêndices digitais. Esse comprimento permite um envolvimento correto dos objetos, não apenas para pegá-los, mas também para tocar de leve a superfície, apreender sua forma.

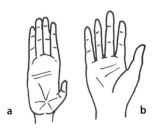

Figura 4.8 A mão-pinça do macaco antropomorfo (a) e a mão de oposição do homem (b).

Retidão do joelho

Ela é produzida pela verticalização dos segmentos femoral e tibial, onde o animal possui uma forte angulação, propícia ao relaxamento e ao salto (ver Fig. 4.9). O joelho se inscreve em uma gestão do trancamento (estático)/destrancamento (dinâmico).

Perpendicularidade perna-pé

É o corolário do que precede: a verticalização tibial é acompanhada de uma horizontalização do pé. Contudo, ao contrário do urso, o homem tem um pé longo e fino, com um

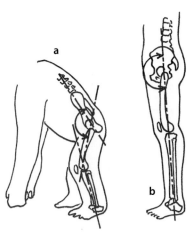

Figura 4.9 Angulação tibiofemoral do macaco (a) e alinhamento do membro inferior do homem (b).

---

9 O que permite uma economia postural em posição em pé, pela suspensão aos ligamentos anteriores.

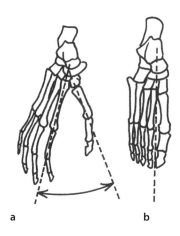

Figura 4.10 Oposição do hálux no chimpanzé (a) e paralelismo no homem (b).

arco plantar achatado em sua parte anterior. Isso lhe confere um poder de plasticidade em suas formas, o que enriquece a adaptabilidade do pé ao solo (equilíbrio estático), inclusive por ocasião das recepções e propulsões (equilíbrio dinâmico).

Paralelismo do hálux com outros raios

A perda de toda preensão nesse nível é acompanhada de uma colocação mais paralela e sem pronação da parte do primeiro raio do pé (ver Fig. 4.19). Em contrapartida, sua situação medial, seu tamanho e sua extremidade avançada lhe permitem controlar a fase de descolamento do pé do solo, durante a marcha, e o equilíbrio anteromedial na posição em pé.

Vestimenta

Além das características que acabam de ser evocadas, o ser humano perdeu o revestimento piloso de seus ancestrais e da linhagem dos grandes macacos. Essa nudez, que em relação ao homem evoca o "macaco nu" (Morris, 1991), provocou uma vulnerabilidade do corpo com relação ao mundo que o cerca. A **vestimenta** representa não apenas a adaptação às tensões exteriores, mas também uma ocasião de o indivíduo se distinguir de maneira decorativa.

Em uma obra que trata de mecânica funcional, mencionar esses aspectos significa observar que o uso das vestimentas muitas vezes tem conduzido, ou traduzido, uma adaptação postural, ou comportamental, em relação aos elementos exteriores (Bedhet, 1999). As vestimentas desempenham diversos papéis.

Proteção mecânica

As armaduras da Idade Média são um belo exemplo disso. Algumas adaptações mais localizadas e mais leves são comuns (p. ex., avental de proteção, colete a prova de bala). Seu peso e seu caimento no corpo podem, de acordo com a importância, limitar os movimentos e deixar a manutenção mais pesada.

Proteção térmica ou contra gases

Contra o frio, são vestimentas quentes, mais ou menos incômodas e que atrapalham os movimentos. Contra o calor e os gases, são capas de material isolante e ignífugo, cujo uso só pode ser momentâneo por causa do incômodo e da falta de aeração.

Outras proteções exteriores

Dizem respeito ao meio aquático (escafandrista) ou espacial (astronauta). Em ambos os casos, os movimentos ficam limitados, difíceis,[10] rapidamente cansativos.

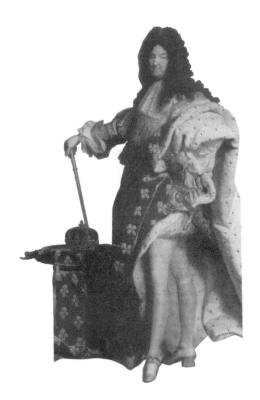

Figura 4.11 Luis XIV em vestimenta de aparato.

---

10 Apesar da falta de gravidade do meio intersideral ou aquático: compare a desenvoltura aérea de um dançarino, submetido à gravidade, e o peso dos deslocamentos de um astronauta.

Posição social

Pode se referir à simples escolha de um corte ou de cores, até às vestimentas reais cujo peso quase impedia qualquer movimento. Aliás, quanto mais alta é a posição, mais incompatíveis são, no plano protocolar, os movimentos imprudentes (ver Fig. 4.11).

Esporte

Algumas vestimentas de esporte são específicas para apenas uma atividade. Seu uso é portanto uma vantagem para a disciplina em questão e uma desvantagem total para as outras. As más adaptações podem se traduzir, além do baixo desempenho, pelos diversos sofrimentos (peso excessivo, rigidez demasiado importante, falta de postura, etc.). Alguns exemplos permitem observar as diferenças entre a roupa de futebol americano e a de um ciclista, de um judoca ou de um nadador etc.

Decoração

São vestimentas que se pode classificar, de forma bastante caricatural, em duas categorias com características comportamentais opostas: vestimentas "rígidas" e vestimentas "moles".
• *As rígidas* estão na moda nas épocas ou civilizações com comportamento "rígido". São, por exemplo, as vestimentas militares de desfile (como as guardas republicanas atuais), ou aquelas da época em que os homens da alta sociedade usavam colarinhos duros e cartolas, e as mulheres corseletes e vestidos sem decotes.
• *As roupas moles* traduzem geralmente atitudes comportamentais análogas, em oposição às precedentes. E isso pode ser encontrado nas modas "jovens", em ruptura com qualquer postura considerada intolerável.

A expressão, ou o aspecto extrovertido que isso leva a supor, vem acompanhada de um reflexo postural que tem relação, às vezes limitada, com a duração do porte da vestimenta. Assim, pode-se ver um indivíduo, com hábitos astênicos, manter-se inabitualmente reto quando usa uma roupa que o valoriza, e vice-versa. Tudo isso representa um aspecto acessório, mas não negligenciável, que deve ser levado em conta por ocasião da reeducação.

Roupa de baixo

Elas representam um aspecto mais íntimo, às vezes mais insinuante, do comportamento de um indivíduo. Seu aspecto é um indicador do estado da pessoa, de sua evolução. Elas foram estudadas e classificadas em função de suas características (esportiva, erótica, utilitária) (Bedhet, 1999).

POSIÇÃO SENTADA

O homem moderno passa longos momentos em posição sentada: no automóvel, no escritório, diante da televisão, ou até mesmo no final da vida: "na poltrona". Pode-se considerar como um elemento não negligenciável de sua evolução a posição sentada passiva, que sofremos no automóvel (e que nada tem a ver com a sentada ativa, sobre um cavalo, por exemplo).

Observe-se um ser humano ao se sentar: ele o faz com uma maior ou menor delicadeza – joga-se ou senta-se na ponta das nádegas, mas nada em comum com a circunspecção com a qual um gato cheira o lugar aonde vai se sentar, gira em torno de si mesmo, posiciona-se, aconchega-se, arruma suas patas, e, depois de muitas considerações, acredita que "está bom". Para o homem, seguem-se frequentes mudanças de posição, que se devem à busca de uma "boa" posição.

O que é uma boa posição? Pode-se afirmar que **nenhuma posição, nem que seja boa, pode ser mantida por muito tempo** (Paillex e Plaix, 1996) – esteja-se em pé, agachado, sentado, ou mesmo deitado. Dito isso, algumas posições são mais adaptadas do que outras. Mais ainda é preciso observar os imperativos e considerar as realizações mais frequentes (Bo et al., 2001).

À parte a posição sentada, a passagem dela à posição em pé, e o inverso, devem fazer com que se leve em conta os parâmetros que são o tipo de movimento realizado, e a velocidade com a qual ele é feito (Carr et al., 2002).

Imperativos

Diante da transmissão de todo ou parte do peso subjacente, o essencial do problema reside no **respeito da manutenção das curvaturas fisiológicas**, isto é, naquilo que se chama retidão, ou axialidade (a verticalidade é apenas um caso particular). Essa situação permite uma melhor gestão da repartição das tensões, e evita a aparição de um momento flexor em relação a uma inflexão ativa em um ou vários planos, ou com uma distensão excessiva (Stranden, 2000).

Alguns estudos mostram que os imperativos, principalmente em relação às crianças (tanto no plano da aquisição das boas posturas, quanto do crescimento), são a utilização de uma cadeira **regulável em altura**, com **inclinação variável**, **adaptável** ao e pelo indivíduo (Mandal, 1990; Peyranne e Ivernois, 1998).

Realizações

Existem esquematicamente três exemplos: as posições sentadas em assentos, com ou sem apoio complementar, e as posições sentadas no solo.

Posições sentadas em assentos com apoio

O indivíduo está sentado em uma cadeira e a carga da coluna vertebral está dividida entre vários pontos, o que diminui muito a tensão dos artrômeros. Com efeito, a manutenção de fonte muscular encontra-se diminuída, uma vez que existe um suporte complementar; isso reduz a resultante que deve ser repartida sobre cada artrômero. Pode-se considerar dois tipos de solução: um apoio posterior ou um apoio anterior (ver Fig. 4.12).

Com apoio posterior

Trata-se da utilização de um **encosto**. Ele deve respeitar as curvaturas fisiológicas, isto é, deve ser saliente no nível da altura, ligeiramente escavado no nível torácico e novamente saliente no nível cervical, oferecendo assim um apoio para a

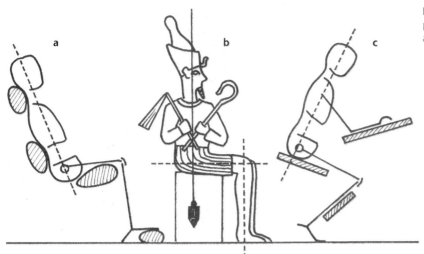

Figura 4.12 As três posições sentadas: com apoio posterior (a), ortogonal ou faraônica (b), com apoio anterior (c).

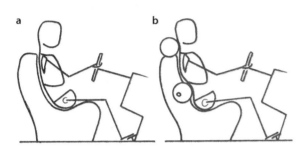

Figura 4.13 Posições sentadas no automóvel: cifótica (a), e com respeito das curvaturas (b), com excêntrico modulável (1).

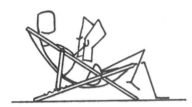

Figura 4.14 Posição sentada cifótica em uma cadeira de repouso.

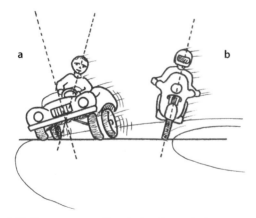

Figura 4.15 Em uma curva, dissociação piloto-veículo em um veículo com quatro rodas (a) e similitude dos eixos sobre duas rodas (b).

nuca. Os encostos demasiado moles oferecem uma manutenção enganadora pois, curvatura ou não, eles afundam sob a pressão do tronco (é o caso de algumas poltronas vastas, baixas e muito moles, que dão uma primeira impressão de conforto). Em seguida vem uma real sensação de desconforto, obrigando o indivíduo a tentar sair do assento. Isso faz com que as pessoas idosas, mais frágeis, prefiram muitas vezes uma cadeira a uma poltrona. Os primeiros assentos ejetáveis dos aviões a reação eram inclinados mas retilíneos, o que se traduzia por um traumatismo lombar durante a ejeção. O respeito das curvaturas é ainda mais necessário porque a posição dos pés é muitas vezes anterior, como no caso de um automobilista (ver Fig. 4.13) (Mandal, 1990). Essa postura estira os isquiotibiais, o que provoca uma retroversão da pelve e portanto um retraimento da curvatura lombar; a axialidade é assim destruída. Então é preciso contrabalancear a posição dos pés por meio de um contraforte lombar suficientemente eficaz. Alguns assentos de automóveis possuem, na base do encosto, um excêntrico que permite ao condutor modelar a rotundidade do assento sobre seu arqueamento fisiológico (Dupuis et al., 1993), e dar uma orientação axial à coluna vertebral, mesmo na ausência de prolongamento alto do encosto. O apoio posterior pode, moderada e momentaneamente, suportar o arredondado da coluna, com a condição de que a posição exclua as tensões dinâmicas (ver Fig. 4.14).

No caso das solicitações dinâmicas, volta-se à necessidade de se respeitar as curvaturas: se o encosto não oferece uma manutenção axial suficiente, existe o risco de haver mobilidades parasitas, por causa de um divórcio entre a sentada pélvica e a coluna vertebral, o que necessita de um controle muscular, ele mesmo fator de tensões que se adicionam. Assim:

- No caso da condução de **automóvel**, o carro e o assento pendem **para** o exterior da curva, ao passo **que** o condutor se equilibra inclinando-se para o interior (ver Fig. 4.15 a).
- Ao contrário, no caso da condução de uma **moto** ou de um cavalo, o piloto ou o cavaleiro se fazem um mesmo corpo com sua montaria e pendem simultaneamente e axialmente para o interior da curva[11] (ver Fig. 4.15 b).

---

11 Deixando de lado a horizontalidade do olhar (jogo da região cervical da coluna).

Com apoio anterior

É o caso de muitas posições em que a mesa de trabalho oferece um apoio parcial (ver Fig. 4.12c). Esse é geralmente representado pelo apoio dos punhos, como sobre uma moto, ou o dos antebraços, pousados, por exemplo, sobre uma escrivaninha (ver Fig. 4.16), posição para a qual a altura e a inclinação, tanto do assento quanto da escrivaninha, são determinantes. O apoio é ainda possível sobre as coxas, ou sobre os cotovelos com contra-apoio das mãos sob o queixo. Existem soluções originais em que o apoio é esternal, realizado por um verdadeiro "**encosto anterior**", como propõem algumas cadeiras ergonômicas. Também existem descobertas individuais, já que o bom senso é aspecto fundamental da ergonomia; pode-se apresentar três exemplos nos quais a posição sentada com apoio anterior foi totalmente reformulada: a noção de apoio anterior ultrapassou a da posição sentada, e o indivíduo se "ventralizou", como na posição de condução de uma moto de velocidade (ver Fig. 4.17).

• Antigamente, para a lavagem de pedras preciosas, em uma corrente de água, os artesãos trabalhavam com um posto de trabalho rudimentar que consistia em um pedestal colocado na face anterior do tronco e das coxas, um pouco como a forma dos pedestais utilizados pelos vendedores nas lojas de sapato, aproximando o apoio ventral de uma posição deitada (ver Fig. 4.18). Isso liberava os membros superiores de uma eventual necessidade de apoio, e permitia que se permanecesse assim por horas, com um mínimo de fadiga. Os cuteleiros de Thiers também usavam essa posição – usando também um apoio frontal para não cansar os músculos da nuca (e colocavam seu cão de atravessado em sua região lombar para protegê-lo da umidade).

• Para a remodelação das lâminas, a inclinação anterior e a necessidade de força são tais que o apoio anterior acabou se tornando uma posição ventral, inclinada, a fim de que se ficasse mais alto do que a mó (ver Fig. 4.19).

• Em muitas regiões, as pessoas idosas sentam-se na cadeira com as pernas bem abertas. Havia aliás poltronas especiais para se fumar cachimbo: o assento era inclinado para a frente, parte mais estreita que a de trás, e o encosto anterior era na realidade um apoio para o antebraço, como se fosse a parte alta de um genuflexório (ver Fig. 4.20).

As posições sentadas são muitas vezes condicionadas pela escolha do assento, e elas também foram adaptadas. Dessa relação seleção-adaptação nasceu um grande número de supor-

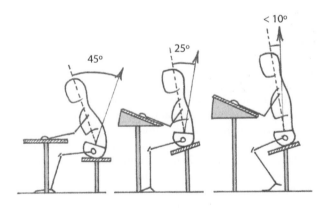

Figura 4.16 Posição sentada com apoio anterior: a cifose se atenua com a inclinação da mesa de trabalho, sua elevação e a obliquidade do assento (segundo Mandal, 1990).

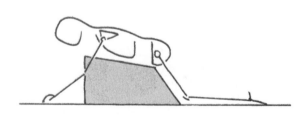

Figura 4.18 Apoio ventral marcado, para uma atividade estática em posição baixa.

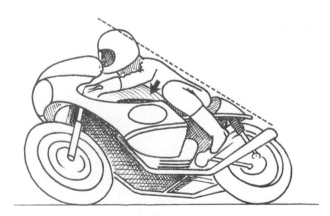

Figura 4.17 Posição sentada sobre uma moto de velocidade (a seta indica o apoio anterior do tronco).

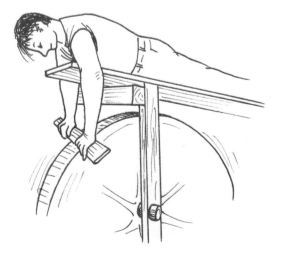

Figura 4.19 O apoio totalmente ventral assemelha-se à posição deitada.

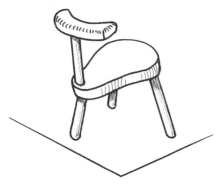

Figura 4.20 O assento com apoio anterior é a característica da posição sentada de pernas abertas sobre uma cadeira. Aqui: cadeira especial para fumantes de cachimbo.

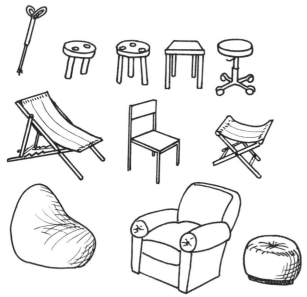

Figura 4.21 Diferentes tipos de assento: com um pé (bengala com apoio), dois pés (para ordenhar as vacas), banquinho com três pés, quatro, com rodinhas, *chaise-longue*, cadeira, dobrável, sem forma, poltrona, pufe.

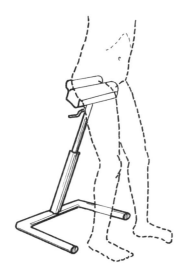

Figura 4.22 A posição sentada, mas alta, utiliza "banco semissentado", às vezes regulável na altura.

tes (ver Fig. 4.21): o assento com um único pé, transportável, como o dos andarilhos; com dois pés, como outrora utilizado para ordenhar os animais (permitindo a oscilação anteroposterior); com três pés, quatro, com encosto, dobrando, como na *chaise-longue*, pufe, poltrona e mesmo assentos *design*, sem forma, particularmente desconfortáveis. Uma menção especial deve ser feita aos "bancos semissentados", herdeiros das "misericórdias"[12] dos monastérios, que permitem sentar-se sem deixar de ficar em pé[13] (ver Fig. 4.22).

Posições sentadas com apenas o assento como apoio

O indivíduo é colocado sobre seus ossos de sentar apoiados em um assento, a coluna vertebral mantém-se na posição vertical apenas pela base pélvica (Scannell e McGill, 2003). Pode-se fazer quatro observações.

Respeito da vertical rígida

É uma posição não funcional, que se poderia qualificar de faraônica (ver Fig. 4.12b). Ela é para a posição sentada o que a posição de sentido é para a posição em pé, uma atitude hierática e imobilizada, de difícil manutenção por longo tempo.

Fenômeno da roda isquiática

Compreende-se com isso que o indivíduo **retroverte** sua pelve, calçando-se sobre a face posterior dos ísquios (ver Fig. 4.23) depois a **anteverte**. A bolsa sinovial isquiática é um elemento mecânico importante das variações posicionais da pelve sobre uma base (Le Floch, 1980). A manutenção vertebral está suspensa em um arco geral que garante uma posição passiva, mas momentânea. Com efeito, a fadiga do estiramento posterior e do achatamento anterior obriga o indivíduo, depois de certo tempo, a rolar sobre seus ísquios e a se colocar em **anteversão**, posicionando seus ramos isquiopúbicos no contato com o assento. Isso se completa facilmente por um leve contato estabilizador dos antebraços sobre um suporte, mesmo sem apoio verdadeiro: é o caso de alguém que se segura em uma mesa (isso pode conduzir à situação com apoio anterior).

Manutenção levemente inclinada

É um caso intermediário entre os dois anteriores. O exemplo padrão é o da secretária digitando no computador: ela está levemente inclinada para a frente, pois não pode apoiar seus cotovelos, sua pelve está em ligeira anteversão, pés sob o assento, coluna retilínea. A qualidade da manutenção é função da boa relação entre a altura do computador e a do assento. Existem assentos especiais com apoio tibial (ver Fig. 4.12c), que são extremamente eficazes se forem bem regulados; podemos acrescentar a eles um encosto lombar, sobre feixe de mola, que permite o apoio posterior durante um endireitamento.

---

12 N.T.: A "misericórdia" é um pequeno console fixo na parte inferior do assento dobrável. Ela permite ao padre que participa de uma missa se apoiar sobre ela quando está de pé e o assento está dobrado.

13 Esse sistema é adotado nas estações do metrô parisiense, sob forma de uma dupla barra que permite que três ou quatro indivíduos se apoiem: uma barra sob os ísquios, outra atrás das nádegas.

Os erros ergonômicos existem contudo:
- A utilização de um apoio para os pés, normalmente reservados para a posição "poltrona de escritório" (ver Fig. 4.12 a), é contraindicada para a posição de datilografa – a sobre-elevação das pernas produz uma retroversão da pelve desfavorável: seria muito mais recomendável ter os pés apoiados sobre as cabeças metatársicas e abaixar e levantar com frequência os calcanhares para ativar a circulação de retorno.
- A adjunção de um suporte diante da mesa de trabalho. Tais suportes estão disponíveis no comércio especializado e traduzem uma curiosa análise posicional. Um exemplo a partir de uma publicidade (ver Fig. 4.24) mostra que às vezes misturam-se o hipotético interesse de um suporte de antebraço com elementos totalmente estranhos (posicionamento da tela do computador, mobiliário, vaso com planta, etc.) Aliás, pode-se questionar por que o indivíduo que recorre a tal suporte não pensou antes em afastar o teclado sobre o qual trabalha: na década de 1950, existia um palhaço (Grock) que aproximava assim seu piano de seu banquinho, e não o inverso, para fazer o público rir.

Manutenção ativa

É diferente da manutenção vertical rígida, na medida em que a manutenção é **axial**, e raramente vertical. Além disso, a posição com manutenção ativa está vinculada a uma atividade dinâmica que garante certa variação das participações musculares, e por isso mesmo um deslocamento regular do assento da fadiga, tornando esta última mais tolerável. É o caso da manutenção sobre um cavalo (ver Figs. 4.25 e 4.30), ou sobre uma moto. O indivíduo não desiste de sua manutenção em proveito de um encosto, mas a assume plenamente. Se há um problema, é sua manutenção que é questionada, não o assento.

Posições sentadas no solo

É o lote de uma boa parte da humanidade, seja nas civilizações não industrializadas (como na África), seja naquelas que conservaram, culturalmente, a sentada no solo ou perto do solo (como no Japão). Fora de um assento, ou de seu equivalente (tronco de árvore, rocha, etc.), o homem se aproxima da terra e nela descansa das formas mais variadas (esteiras, almofadas).

Sentado de pernas cruzadas

Esta posição,[14] próxima da de lótus dos orientais, tende a provocar uma cifose na coluna vertebral, por basculamento

---

[14] É também a posição do "escriba sentado". A escultura, no museu do Louvre, é curiosa pois a coluna vertebral está vertical, o que não permite nem a escrita, nem mesmo a leitura.

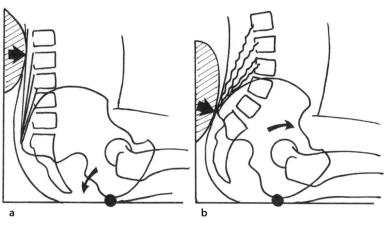

Figura 4.23 A "roda isquiática" traduz-se pela alternância de uma posição sentada em anteversão e em retroversão da pelve. A retroversão, com encosto alto, tenciona as estruturas posteriores (a); a anteversão, com encosto baixo, as relaxa (b) e é menos cansativa (Segundo Kottke).

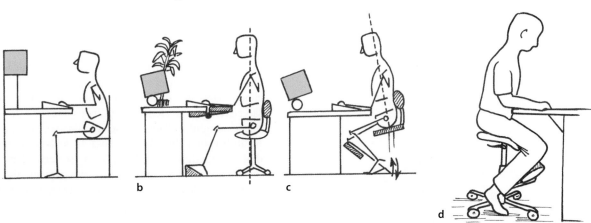

Figura 4.24 Posição sentada "escritório" (a): uma publicidade errônea leva a crer que a adjunção de uma prancha de apoio (b) modifica a estática vertebral (pode-se observar que muitos elementos adicionados não têm nada a ver com a prancha). A escolha correta é evitar o apoio para os pés (adaptado à posição sentada "poltrona" e não à posição sentada "datilógrafo") e preferir o assento com contra apoio tibial (c), giratório, regulável, com rodinhas (d).

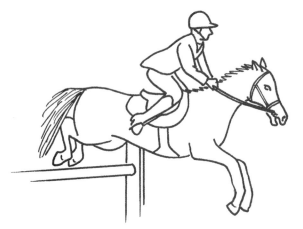

Figura 4.25 A posição sentada ativa coloca em jogo o suporte do indivíduo e não o do assento (ver Fig. 4.30).

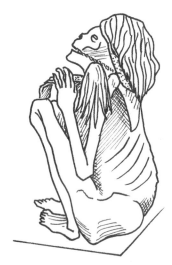

Figura 4.26 A posição de cócoras, joelhos erguidos e nádegas junto dos calcanhares também era a posição das múmias incas.

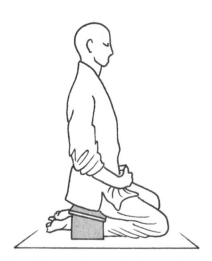

Figura 4.27 A posição sentada à maneira japonesa (agachado, joelhos no solo e nádegas junto dos calcanhares) permite um notável apoio vertebral. O inconveniente da compressão poplítea pode ser evitado com o uso de um banquinho baixo (chamado banquinho de oração).

pélvico. Para conter essa tendência, é preciso um treinamento que garanta uma boa mobilidade dos quadris em abdução, flexão e rotação lateral, bem como uma boa manutenção da coluna vertebral.

Agachado

É uma postura muito utilizada no mundo árabe e na Índia. No solo, ou o indivíduo apoia-se apenas em seus pés, a parte de cima do corpo em equilíbrio, ou com os ossos de sentar apoiados no solo. Esta posição também aumenta muito a cifose e é mais indicada aos indivíduos magros e flexíveis. As crianças utilizam muito essas posições nas brincadeiras feitas no solo. Ela foi utilizada como posição de mumificação entre os incas (ver Fig. 4.26).

De joelhos à moda japonesa

Essa posição é bastante típica no Extremo-Oriente.[15] Ela facilita uma boa postura da coluna vertebral, e é extremamente estável (ver Fig. 4.27). Supõe contudo um treinamento e, talvez por isso, um hábito de posicionamento dos vasos poplíteos. Com efeito, a compressão poplítea gerada é prejudicial nos indivíduos não treinados ou que apresentam problemas circulatórios.[16]

Encostado contra um plano duro

É uma posição muito difundida. Qualquer indivíduo que descanse na natureza e que não busque a posição deitada opta muitas vezes por essa solução semialongada, contra uma árvore, uma rocha ou uma bolsa. Ela é propícia ao repouso, ou mesmo ao sono (ver Fig. 4.28). E tende naturalmente a provocar uma cifose na coluna vertebral, o que alguns podem não suportar muito bem. Pode-se intercalar um contraforte lombar para minimizar o enrolamento.

Posições particulares

Apoio fortemente projetado para a frente

É um substituto para a posição sentada inclinada para a frente (ver Figs. 4.17, 4.18 e 4.19). E pode exigir o uso de uma suspensão esterno-axilar que permita ao indivíduo ficar de forma mais ou menos completa acima de um plano sobre o qual não pode se apoiar.

Posição de evacuação

Nos países industrializados, a posição sentada sobre um vaso sanitário é comum. A posição mais fisiológica é a agachada (banheiros turcos), que permite uma melhor compressão visceral: sob o efeito da flexão dos quadris e do tronco, ela dirige o impulso diafragmático para baixo, e ao mesmo tempo abre a zona perineal por causa da flexão e da rotação medial dos quadris. Quando a posição se verticaliza, a pressão intra-abdominal se perde no nível das paredes, diminuindo a exoneração das matérias. Isso se agrava com um "elevador"

---

15 As próteses para amputados do membro inferior comercializadas no Japão preveem um grau de liberdade suplementar, a fim de autorizar o posicionamento adequado do pé.
16 Alguns utilizam então um banquinho, baixo, com o assento inclinado, que permite à perna passar entre as vigas.

de vaso sanitário, para os indivíduos portadores de prótese do quadril, geralmente pessoas idosas (portanto já sujeitas à constipação). O pior é a posição acamada, com uma aparadeira sob as nádegas (retroversão da pelve) e os membros inferiores mais ou menos em rotação lateral[17] (Fielding et al., 1998).

Posição sentada como expressão

No homem, todo gesto e toda atitude são associados às expressões que também traduzem uma evolução da espécie em relação ao animal. A posição sentada não escapa a essa regra. A interpretação é complexa, às vezes ambígua, trazendo mesmo em alguns casos oposições, o que é tipicamente humano. Dois exemplos:
• Sentar-se é um sinal de tranquilidade de espírito, portanto de **potência**. Enquanto os indivíduos permanecem em pé, o rei está sentado. O reforço dessa dignidade consiste na majestade do assento, em suas dimensões e, às vezes, no fato de que seja colocado mais alto para que o rei seja dominante.
• Sentar-se também pode ser uma atitude de não tranquilidade e de **impotência**: o suspeito que a polícia interroga está sentado, inquieto, ao passo que os interrogadores estão de pé (eventualmente, eles andam, afirmando assim sua liberdade em relação àquele que não tem o direito de se mexer). Se, por ventura, o interrogador se senta, ele o faz em altura, sobre o canto de sua escrivaninha, ou de maneira deliberadamente majestosa, jogado em uma poltrona (o suspeito está em uma cadeira vulgar).

Problemas das cintas

Existência de choques, trepidações, vibrações

É o caso dos condutores de **tratores** e de veículos *off road* (4 x 4), e dos adeptos do **motocross**. No caso dos grandes tratores de planície, o material, caro mas rentabilizado, é geralmente superequipado no plano ergonômico e o solo é horizontal. Mas o mesmo não ocorre com os pequenos tratores nas regiões montanhosas: o orçamento é diminuto, os equipamentos espartanos. Além disso, a inclinação do solo obriga o condutor a corrigir a obliquidade do assento, portanto de sua sentada pélvica (um sulco se faz em um sentido e o seguinte no outro); a suspensão também é mínima (ver Fig. 4.29). A prática do 4 x 4 é diferente segundo se trate de um jipe da Segunda Guerra Mundial ou um enorme veículo moderno superequipado (principalmente no plano do assento, do encosto e do cinto de segurança, mas o terreno continua gerador de choques, de balanços diversos. O motocross (ver Fig. 4.30 e 4.24) exclui a presença do encosto, e às vezes até mesmo do assento (piloto de pé sobre os apoios para os pés nas situações difíceis), mas enfrenta as mesmas dificuldades. Em todos esses casos, além da aptidão física do condutor, um **encosto portátil** pode se mostrar necessário: é o papel da cinta de manutenção (ver adiante).

Tipos de cintas

Existem esquematicamente três: a cinta de manutenção, a termogênica e a cinta órtese muscular.

---

17 Nesse caso, tudo deve ser feito para evitar a constipação: dieta adequada, ingestão de muito líquido, massagem abdominal, respeito às horas de evacuação.

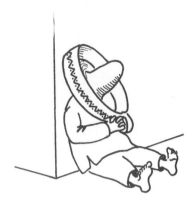

Figura 4.28 A posição sentada no chão, encostado na parede, aumenta a cifose e é propícia ao relaxamento.

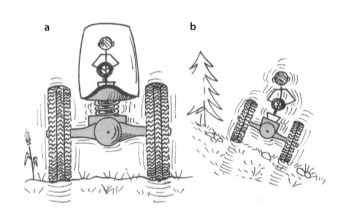

Figura 4.29 A posição sentada em assentos vibrantes desestabiliza os receptores musculoesqueléticos. O problema está resolvido nos grandes tratores de planície, horizontais, suspensos, climatizados, etc. (a), mas não nos pequenos de montanha (b).

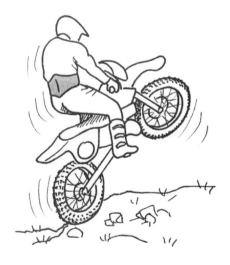

Figura 4.30 As situações difíceis, nas quais a posição sentada é aleatória, podem exigir uma cinta, tanto para a manutenção quanto contra as vibrações.

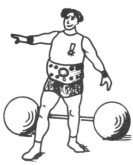

Figura 4.31 As "cintas de força" só devem ser utilizadas excepcionalmente, sob pena de prejudicar as qualidades de força e de vigilância da musculatura da cinta abdominal.

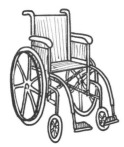

Figura 4.32 A cadeira de rodas clássica é um compromisso entre a robustez e a leveza. Seus acessórios variam de acordo com sua vocação (esportiva ou de assistência total).

Cinta de manutenção

Ela deve ter barbatanas, isto é, deve ser moldada e resistente, bem adaptada morfologicamente. É mais ou menos imponente em função de estar mais próxima da cinta lombossacral rígida, nos casos patológicos, ou da cinta esportiva (motocross). Nesse estilo, a antiga cinta de flanela, enrolada várias vezes em torno da cintura, e amplamente utilizada pelos camponeses, tinha absolutamente o mesmo papel de manutenção, de absorvedor de transpiração e de proteção térmica contra as correntes de ar. Nos trabalhos que exigem força, encontram-se cintas desse tipo (ver Fig. 4.31). O seu uso deve ser **exclusivamente** reservado aos momentos apropriados (o piloto de motocross deve retirá-la com seu capacete), ou então a musculatura não tem mais papel a desempenhar e evoluirá para a baixa de tônus e de vigilância.

Cinta termogênica

Seu objetivo não tem nada a ver com a manutenção, apenas o calor local é buscado, e sua textura retém o calor produzido pelo corpo. Algumas mulheres idosas tricotavam assim cintas de lã contra as dores de reumatismo.

Cinta órtese muscular

Ela é utilizada para aliviar a carência dos abdominais, por exemplo em certos paraplégicos. Seu papel é oferecer uma sinergia antagonista ao diafragma. Ao contrário das anteriores, é de **uso permanente**.

As cintas leves e elásticas, vendidas normalmente em farmácias, não oferecem nenhuma manutenção séria, favorecem a hipotonia abdominal e têm apenas um papel psicológico.

> **Para concluir**
> A posição sentada responde apenas a objetivos físicos, mas participa da escolha humana: uma mulher não se senta como um homem, nem uma criança como um idoso, nem um derrotado como um vencedor, etc. O cinesioterapeuta deve levar em conta o **conjunto** desses aspectos para que o paciente recobre a liberdade de suas escolhas.

Caso da cadeira de rodas

É uma situação que pertence ao campo patológico. A utilização de uma cadeira de rodas permite os deslocamentos de um indivíduo **deficiente** dos membros inferiores, ou mesmo do tronco (para ou tetraplégico). Nesse último caso, em função do nível do dano nervoso, a manutenção geral é mais ou menos importante.

Pode-se distinguir quatro tipos de cadeiras de roda.

Cadeira com rodinhas

É uma versão antiga, que consistia em colocar rodinhas sob uma cadeira, para que uma terceira pessoa pudesse empurrar. Esse tipo de cadeira barata é ainda utilizado quando o doente, geralmente uma pessoa idosa, não pode mais utilizar seus membros superiores.

Cadeira de rodas padrão

É a mais comumente usada (ver Fig. 4.32). Muitas vezes é dobrável, para poder ser transportada durante os deslocamentos em carro. Ela deve aliar leveza e robustez, critérios antinômicos que levam a escolher este ou aquele modelo em função do peso do indivíduo, de seu nível de dano (encosto mais ou menos alto) e da utilização prevista.

Cadeira de rodas de esporte

É reservada aos paraplégicos esportivos, que já são muito hábeis no manejo de sua cadeira, e que exigem desempenhos de manuseio dos membros superiores em relação com a prática de um esporte (basquete, esgrima, tiro de arco, etc.). A cadeira deve ser extremamente leve, muito estável (rodas divergentes em direção do solo), os apoios para os cotovelos rebaixados, o encosto curto, ou mesmo livre nas laterais para permitir a passagem das escápulas durante os movimentos dos ombros.

Cadeira de rodas com comando elétrico

Este tipo de cadeira é destinado à circulação, eventual, em meio exterior (calçada, atravessar uma rua). Ela é indicada aos cadeirantes graves (tetraplégicos), é pesada, pois carrega um motor, e é concebida como um veículo para qualquer tipo de terreno (pneus largos que permitem subir em uma calçada).

Em todos esses exemplos, a posição é grosseiramente idêntica, isto é, uma manutenção ortogonal passiva, portanto contida por um assento adaptado (apoio para os pés, assento antiescaras, apoio para os cotovelos, encosto).

Caso do sentado dinâmico

Não se pode comparar um rei sentado em seu trono, imóvel, e um cinesioterapeuta trabalhando, ocasionalmente sentado. Este último, exceto se há um trabalho muito localizado em uma parte de segmento de membro, precisa conservar toda a disponibilidade espacial da posição em pé. Consequentemente ele não está sentado "em" uma cadeira, nem mesmo "sobre" um assento, mas está em situação de "semissentado" contra uma banqueta, giratória, com regulagem de altura e que pode ser inclinada de 10 a 20º (ver Fig. 4.33). O resultado é um tripode dinâmico, do qual ele pode se liberar sempre que necessário, sem ter de sair de um assento. Isso supõe uma mesa de trabalho situada na mesma altura, pois é preciso levar em conta as dimensões do paciente: esse é o interesse principal das mesas baixas ou reguláveis[18] (Papa e Cappozzo, 2000). Além disso, muitas situações esportivas utilizam a posição sentada dinâmica, seja em motocross ou a cavalo (ver Fig. 4.25 e 4.30).

POSIÇÃO DEITADA

A posição deitada (ou semideitada) corresponde à suspensão das atividades locomotoras. Pode ser encontrada em dois casos diferentes:
* *A suspensão momentânea e alternada*, que corresponde às fases de **repouso**, obrigatórias para todo sistema depois de ter trabalhado.
* *A suspensão prolongada*, que corresponde a uma interrupção **obrigada**, em consequência de uma doença ou da idade muito avançada; o indivíduo torna-se então **grabatário**. Ela é acompanhada de uma diminuição geral dos sistemas e dá início a uma involução que às vezes leva à morte. Nesse último caso, os efeitos não são mais reparadores, mas, ao contrário, geradores de complicações ainda mais graves quando se prolongam ou se somam às involuções da velhice. Pode-se repertoriar doze grupos de complicações, distribuídos no interior dos diferentes grandes sistemas. São os seguintes:

Sistema musculoesquelético

No plano cutâneo

A pele, que pela idade já tem uma baixa qualidade, sofre uma considerável baixa trófica ligada à imobilidade. Ela se encontra muitas vezes em um contexto desfavorável: diminuição ou perda da camada de células gordurosas subcutâneas, contato permanente com um suporte mais ou menos achatado pela duração da carga e recoberto de sujeiras ou de irregularidades (migalhas), ambiente térmico frequentemente elevado, com às vezes uma umidade ambiente (transpiração, urina, sonda). Com tudo isso, ela se encontra diante de duas tensões permanentes: compressão e cisalhamento (ver Fig. 3.31). Sua resistência diminuída e a anorexia causada pela rarefação vascular (branqueamento) provocam uma **necrose** cutânea que se traduz por **escaras**. A prevenção é a única ati-

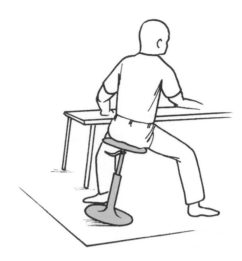

Figura 4.33 O cinesioterapeuta sentado "contra" um banquinho está em situação dinâmica, sob fraca inclinação do assento. Isso permite a gestão espacial dos membros superiores e uma posição dominante sobre uma mesa de trabalho baixa.

tude eficaz[19] (distribuição dos pontos de apoio, colchões especiais, mudanças de posição, massagens e mobilização etc.).

No plano muscular

A não atividade produz a perda de volume (**amiotrofia**), a queda de vigilância e de controle **proprioceptivo**, a **hipotonia** e a **perda de força**. A conservação da imobilidade, ou de uma mobilidade demasiado reduzida, provoca **retrações** musculotendíneas (de tipo triplo encurtamento), que podem exigir uma cirurgia de resgate, dita de "desdobramento", a menos que o agravamento das deformações que lhes são consecutivas seja resolvido. A manutenção de um mínimo de atividade é indispensável e pode, de acordo com a consciência dos indivíduos, favorecer a conservação do esquema corporal e do contato relacional.

No plano ósseo

A baixa do metabolismo ósseo e a quase abolição das solicitações musculares provocam uma **desmineralização** óssea (descalcificação), muitas vezes agravada pela preexistência de uma **osteoporose** senil.

No plano articular

A não mobilidade provoca uma diminuição do **sentido cinestésico** por perda proprioceptiva no nível capsuloligamentar. Provoca também **rigidezes**, ou mesmo **anquiloses** e **deformações** ortopédicas. Sua aparição eventual traduz um agravamento do estado do doente, de um lado por causa das complicações imediatas, de outro porque pode significar que um ponto de não retorno foi ultrapassado na evolução patológica, comprometendo a eventual recuperação em um estágio menos inválido (p. ex., retorno à cadeira). A conservação

---

18 Muitas vezes, os agentes com pouca experiência regulam sua mesa na posição alta, para se inclinar menos e permanecem em pé (ou até mesmo se inclinam e elevam seus ombros, sofrendo, além disso, de contraturas dos trapézios).

19 Lembrando de uma frase conhecida: "Podemos colocar tudo sobre uma escara... menos o doente".

das amplitudes fisiológicas (em relação à idade) é indispensável, tanto no absoluto, para reduzir essas consequências nefastas, quanto para preservar o acesso corporal relacionado aos cuidados de higiene do corpo (asseio).

Sistema circulatório

No plano pulmonar

A diminuição de atividade provoca uma redução da atividade pulmonar, favorece a **estase** e portanto a **obstrução** brônquica. Esse fenômeno às vezes já está latente por causa do envelhecimento e de uma má manutenção das estruturas; ele pode coincidir com uma patologia pulmonar crônica (bronquite), ou uma patologia das capacidades respiratórias (rigidez torácica, mau estado dos músculos respiratórios, antecedentes de tabagismo, etc.) A posição deitada não facilita as expectorações e contribui para alimentar um círculo vicioso.

No plano cardio-arterial

A bomba cardíaca tende a se desarmar por causa da diminuição da demanda periférica. O resultado é um **descondicionamento** (diminuição da tensão arterial, do pulso, perda do treinamento para o esforço) que afeta uma eventual readaptação a um estado melhor.

Sistema venoso

As **estases venosas** são a consequência da interrupção dos mecanismos dinâmicos: diminuição das atividades arterial, cardíaca, respiratória e visceral, dos refluxos venosos em relação com a deambulação, e aquelas em relação com a atividade muscular. Seguem-se riscos de formação de trombose e de **flebites**. A prevenção reside nos alongamentos músculo-articulares, o das fáscias, e na ativação geral do acamado.[20]

No plano metabólico

Metabolismo geral

A diminuição das contribuições nutritivas e a redução das trocas provocam uma **involução** do metabolismo, já desencadeada pela idade avançada do paciente.

Sistema digestório

A falta de atividade favorece rapidamente uma **perda de apetite**, o que se traduz por uma redução da massa alimentar e de sua contribuição energética. Isso é muitas vezes agravado por uma escolha mais restrita de alimentos, que provoca um **fastio** alimentar em decorrência de dificuldades técnicas para se alimentar ou se fazer alimentar, ou ainda por um sistema dentário debilitado. Tal quadro pode chegar até a alimentação por perfusão. A consequente **redução** do trânsito intestinal induz uma tendência à **constipação**. Tudo isso é, por sua vez, agravado pela posição deitada em posição reta com uma aparadeira sob as nádegas. Com efeito, a posição funcional é a posição agachada (ver Posição de evacuação, p. 90). O indivíduo acamado está em contradição com esses dados fisiológicos e, por isso, encontra-se em estado de improdutividade mecânica. As consequências são tanto psicológicas quanto metabólicas.

Sistema renovesical

A diminuição da contribuição trazida pelos líquidos, muitas vezes ligada à impossibilidade do paciente beber por si mesmo, agrava a desidratação habitualmente encontrada nas pessoas idosas, sobretudo na estação quente. Essa diminuição e a redução geral das funções favorecem a **retenção de urina**. Às vezes se faz necessário a colocação de uma **sonda**, o que aumenta os riscos **infecciosos** e suas consequências urinárias.

No plano neuropsicológico

Sistema nervoso

O sistema nervoso pode ser qualificado como sistema **adormecido**, tanto ele é tributário das solicitações que recebe. A sua interrupção compromete seriamente a preservação ou a recuperação ulterior da vigilância e da capacidade de resposta às informações. Aqui também, a melhor política é a prevenção, e neste caso por meio da manutenção de um nível de solicitações tanto intelectuais quanto sensoriais e sensitivas.

No plano psicológico

O indivíduo acamado pode estar ainda em perfeitas condições de raciocínio ou, ao contrário, estar em estado de coma. Entre os dois, todos os matizes são possíveis. De acordo com as circunstâncias, as consequências são a revolta, a **sinistrose**, o abandono. Deve-se mencionar a **perda dos pontos de referências** espaços-temporais que contribui para a **desorientação** dos acamados. Ela é agravada pela perda das referências sociofamiliares que confina o indivíduo a um **isolamento** no qual pode se fechar de maneira irremediável. A partir disso, vários problemas do caráter e do comportamento são possíveis. Eles devem ser levados em conta dentro do contexto, e não isolados como patologia independente.

MARCHA

A marcha é o modo de deslocamento natural do humano (Vaughan, 2003; Wang et al., 2003). Enquanto o peixe nada, o pássaro voa, o canguru salta, o homem anda: para Gillot (1995), essa é até mesmo a característica essencial do *Homo erectus* (Watelain et al., 2000). O aprendizado desse equilíbrio é ainda mais longo do que para qualquer outro animal: o pequeno humano parte de uma situação grabatária, passa para a de um arrasto laborioso, domestica então com muita dificuldade a posição sentada, começa a se movimentar deslizando, depois engatinha, se escora em apoios manuais para se arrancar do solo, em seguida passa de um apoio a outro e vacila durante certo tempo antes de se lançar (Stolze et al., 1998). Tudo isso exige entre um ano e um ano e meio. E ainda não atingiu sua posição ereta definitiva: a atitude infantil, com o ventre para a frente e os lombos

---

[20] Sem falar das contenções e dos anticoagulantes.

cruzados, deve esperar o final da primeira infância para se aproximar da axialidade vertical.

A marcha foi objeto de incontáveis análises, sobretudo depois da aparição dos registros cinéticos, sejam eles cinematográficos ou optoeletrônicos (Perruchon, 1994), juntamente com um estudo das forças presentes graças às plataformas de marcha. A eletromiografia ambulatória também ajudou no progresso dos conhecimentos. Deve-se distinguir a abordagem objetiva da abordagem subjetiva.

Abordagem objetiva

A marcha é definida por Plas et al., (1983) como um modo de locomoção bípede com atividade alternada dos membros inferiores e manutenção do equilíbrio dinâmico. Ela foi considerada de duas maneiras diferentes.

Dois meio-passos

A decomposição em meio-passo anterior e meio-passo posterior foi proposta por Ducrocquet e Ducrocquet (1965) (ver Fig. 4.34). Sendo um passo a distância que separa dois posicionamentos idênticos do mesmo pé no solo, isso se expressa por uma metade de passo durante a qual o membro inferior se coloca para a frente, depois, com o avanço do corpo, por uma segunda metade em que o membro é então posterior. Tal divisão enfatiza o deslocamento do membro, mas diferencia mal as fases de sustentação e de não sustentação que constituem o passo; ela é mais clínica do que propícia à análise fina das diferentes sequências (Grossiord e Piéra, 1981).

Ciclo da marcha

A decomposição em porcentagens do ciclo da marcha foi proposta por Eberhart (1968) e Inman (1981). Essa análise serve para o registro das atividades mioelétricas sequenciais (Winter et al., 1974). Ela compreende um ciclo de marcha (passagem do contato de um calcanhar com o solo até o contato do mesmo calcanhar com o solo), que é em si mesmo composto de dois passos (passagem do contato de um calcanhar com o solo ao contato do calcanhar contralateral com o solo) (Oberg et al., 1993). Isso determina duas fases: uma de apoio (60%) (Hunt et al., 2001) e uma oscilante, de não apoio (40%) (Mills e Barrett, 2001). Cada uma dessas fases é por sua vez subdividida[21] (Perry, 1992). Os pontos fortes dessa análise são dados aqui (Pelissier e Brun, 1994).

As diferentes porcentagens do ciclo

Elas mostram o rolamento do pé no solo, depois a fase de passagem do passo sem apoio. Deve-se deixar claro que se trata da marcha anônima e média de um indivíduo. Com

---

[21] A fase de apoio é principalmente dividida em uma fase tardígrada (0 a 15%), uma fase plantígrada (15 a 40%) e uma fase digitígrada (40 a 60%).

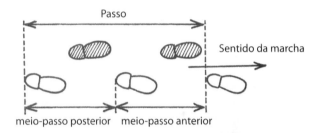

Figura 4.34 A marcha é decomposta em passo e meio-passo.

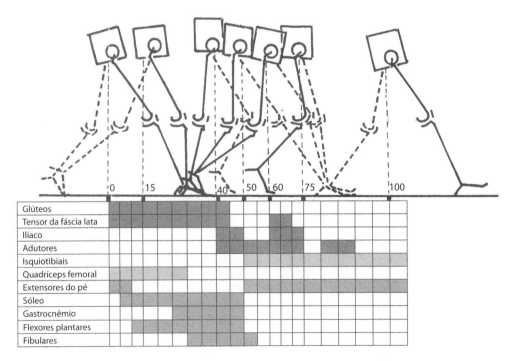

Figura 4.35 Os ciclos de marcha permitem uma análise detalhada de cada fase e das ações que a ela se relacionam.

efeito, o uso de salto alto, a subida ou a descida de uma escada, a marcha na escuridão, e muitas outras variáveis acabam modificando esse esquema padrão (Riener et al., 2002) (ver Fig. 4.35).

De 0 a 15%

O calcanhar ataca[22] o solo (Gefen et al., 2001). Nesse estágio, a distância vertical quadril-solo é mínima, o que se traduz pela posição baixa da cabeça durante a progressão sinusoidal desse ponto de referência durante a marcha. O quadril está em ligeira flexão e rotação lateral (giro pélvico), o joelho está em ligeira flexão, o tornozelo permanece grosseiramente perpendicular ao segmento tibial.

De 15 a 40%

O pé entra em pleno contato com o solo. É o momento mais completo da fase de apoio. A altura do membro é máxima: o quadril se aproxima da retidão e o joelho mantém uma ligeira flexão a fim de limitar o deslocamento ascensional do centro de gravidade. O tornozelo está em posição neutra.

De 40 a 50%

O calcanhar se descola do solo, e o apoio passa para o antepé, na direção das cabeças metatarsais. Quadril e joelho estão em ligeira flexão, o tornozelo está em posição neutra.

De 50 a 60%

O descolamento dos dedos acontece do quinto para o primeiro, o qual é particularmente importante para o equilíbrio dinâmico da marcha.[23] Um indivíduo que sofre a amputação do hálux é incapaz desse controle e tende a reduzir essa fase, geralmente diminuída pelo calçado. O quadril está em retidão ou em leve extensão (pelve em leve anteversão), o joelho em flexão, o tornozelo em posição neutra ou leve flexão plantar (Hunt et al., 2001).

De 60 a 75%

O avanço do membro oscilante necessita de um encurtamento máximo do membro, a fim de dar o passo. Em relação à distância quadril-solo, é a distância quadril-pé que está em causa. As articulações são a sede de uma tripla flexão. Uma impossibilidade qualquer (pé caído, espasticidade do tríceps sural, joelho rígido) provoca uma compensação dispendiosa (marcha escarvante, ceifante, sobre-elevação pelo membro oposto [ver Variações patológicas, p. 101]).

De 75 a 100%

O joelho é levado em extensão (incompleta) a fim de alongar o passo. O quadril está em flexão (com leve retroversão da pelve), de acordo com o tamanho do passo, e inicia sua rotação lateral (giro pélvico). O tornozelo permanece em posição neutra.

Os deslocamentos do centro de gravidade

Eles são gerados para serem tão limitados quanto possível, por razões energéticas (Bianchi et al., 1998; Siegel et al., 2004). Como o caminho mais curto é a linha reta, é na direção desta que tende a dupla sinusoidal de progressão do centro de gravidade (G) (Detrembleur et al., 2000) (ver Fig. 4.36).

No plano sagital

O deslocamento varia em função da distância G-solo: é mínima em 0% e máxima entre 15 e 40%.

No plano frontal

A translação lateral está em relação com a distância entre as articulações do quadril, o que implicaria um movimento importante se ela não fosse reduzida pelo valgo dos joelhos, que diminui a largura da deflexão (ver Fig. 4.37).[24] A marcha

---

24 Viel (2000) propõe a caricatura das aves pernaltas, portadoras de valgo, que andam sem oscilação; a dos pardais, sem valgo, que não têm

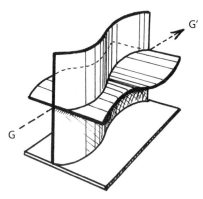

Figura 4.36 A progressão do centro de gravidade do corpo (G → G') se aproxima da linha reta, mas oscila ligeiramente de um lado para o outro e verticalmente.

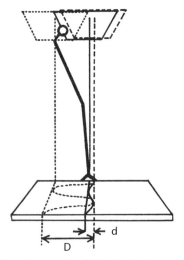

Figura 4.37 O joelho valgo permite diminuir o deslocamento transversal da linha gravitacional (d), sua ausência o aumenta (D). O deslocamento do centro de gravidade é referenciado em L5.

---

22 Este termo não tem nada de "guerreiro": indica que há um choque – e este deve ser absorvido.
23 Deixamos o solo por meio da polpa do hálux com a contração do flexor longo do hálux, que está então em curso externo (flexão dorsal da articulação metatarsofalângica desse dedo).

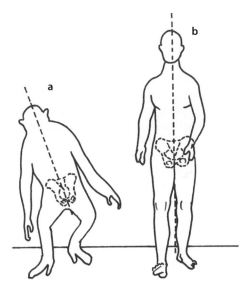

Figura 4.38 Em situação ereta, o macaco tem uma forte inclinação lateral e alternada do tronco (a). O ser humano tem uma inclinação reduzida por causa de seu joelho valgo (b).

humana se distingue assim da deambulação simiesca (ver Fig. 4.38). Antigamente, quando os amputados femorais usavam pernas de pau, a secção deixava intactos os abdutores do quadril, contrariamente aos adutores. Disso resultava um desequilíbrio muscular em favor dos primeiros, ou seja, uma abdução de quadril com ausência do valgo de joelho. Os amputados eram portanto mancos, com forte queda lateral do corpo do lado aparelhado.

No plano horizontal

O giro pélvico equilibra o movimento direito-esquerdo graças ao contramovimento do cíngulo do membro superior,[25] com transmissão mais ou menos importante aos membros superiores.

Deve-se observar que a noção de polígono de sustentação está ausente da marcha: o momento de duplo contato com o solo é fugaz, e seria incapaz de garantir a estabilidade de tipo estático (Viel, 2003). Todavia, a projeção da linha gravitacional sofre um balanço sagital e frontal.

Atividades musculares

A marcha normal é um desequilíbrio para a frente, sabiamente mantido. A atividade muscular é portanto mínima:[26] andamos com um parco gasto energético; é justamente o contrário do que acontece durante as acelerações, frenagens, subidas ou descidas de planos inclinados. Globalmente, a atividade muscular é frenadora, isto é, de modo excêntrico e nos setores articulares com fraca variação de amplitude (Didier e Casillas, 1986). Isso explica a relativa facilidade para trapacear por ocasião de danos paralíticos ou articulares. Contudo, todo desvio em relação ao normal se traduz inevitavelmente por um gasto de energia compensadora suplementar.

De 0 a 15%

Os músculos em questão são, de cima para baixo: os abdutores do quadril (glúteos e tensores da fáscia lata [TFL]), os extensores do joelho (quatro fascículos do quadríceps femoral e isquiotibiais), o tibial posterior e os músculos extensores do pé.

De 15 a 40%

Os músculos em questão são, de cima para baixo: os abdutores do quadril (glúteos e TFL), os três vastos do quadríceps femoral, os músculos flexores plantares e os músculos fibulares.

De 40 a 50%

Os músculos em questão são, de cima para baixo: os abdutores do quadril (glúteos e TFL), os flexores plantares (tríceps sural e músculos retromaleolares mediais e laterais).

De 50 a 60%

Os músculos em questão são, de cima para baixo, o ilíaco, os adutores e os pelvitrocanterianos, o sóleo e os músculos retromaleolares mediais e laterais (não há atividade na região do joelho).

De 60 a 75%

Os músculos em questão são, de cima para baixo: os flexores do quadril (ilíaco, sartório, TFL), o grácil e o bíceps a cabeça curta do bíceps femoral, e os extensores do pé.

De 75 a 100%

Os músculos em questão são, de cima para baixo: os adutores do quadril, os isquiotibiais e os extensores do pé.

Um quadro inspirado em Plas et al., (1983), permite representar o conjunto do ciclo da marcha, com as principais ações musculares (ver Fig. 4.35).

Abordagem subjetiva

A maneira de marchar é ainda mais reveladora do que a posição sentada, que valoriza a passividade e portanto o abandono à força da gravidade. A marcha traduz uma decisão, desejada ou imposta, inscreve-se na busca de um objetivo exterior (lugar a ser atingido) ou de uma procura interna (necessidade de caminhar). Ela caracteriza um indivíduo (Narcy, 1982; Peyranne et al., 1986) a tal ponto que os computadores são capazes de recolher a "impressão do passo" para identificar alguém por sua maneira de se aproximar.

Finalidade

- *Em uma primeira abordagem*, trata-se de ir buscar o pão, ir ao trabalho, ir visitar alguém, etc. *A priori*, não fazemos

---

outro recurso senão o de saltitar; e enfim a dos patos, que não têm valgo mas andam mesmo assim, à custa de um caricato movimento bamboleante.
25 Todos esses fatores são nomeados os "determinantes da marcha", cada um deles minora os deslocamentos do centro de gravidade, para tornar a marcha mais econômica e estética.
26 Mesmo para os mais solicitados (tríceps sural e flexor longo do hálux em fim de fase de apoio), a força empregada nunca supera 60% do máximo teórico. Esses dois músculos são aliás os únicos verdadeiros motores da marcha (Perry, 1992).

nada sem um objetivo (Crépin e Thumerelle, 1995). Atravessar a rua para logo voltar a atravessá-la parece estupidez. Essa ausência de objetivo é uma causa de fracasso terapêutico, quando se pede a uma pessoa idosa que ande, durante o dia. Para quê? Para ver quem? A ausência de finalidade é percebida como uma ausência de interesse por parte do paciente que por essa razão praticará apenas um pouco, ou nada, o exercício. Daí a necessidade de encontrar ocupações que impliquem deslocamentos.

• *Em uma segunda abordagem*, trata-se de "caminhar por caminhar". Pelo prazer, inicialmente: noção não médica, e até mesmo suspeita (nunca se deve fazer algo simplesmente por fazer). Esse prazer é proibido aos paraplégicos e aos idosos. É uma dimensão que não deve ser negligenciada no plano reeducativo. A criança sentada em uma cadeira e que balança suas pernas irrita os que estão em volta: essa atividade é julgada inútil, portanto parasita e insuportável. Não é muito comum pensar que o movimento encerra em si mesmo **sua própria gratificação**: mexer-se é um prazer. Pergunte-se aos que não podem mais fazê-lo, são os únicos realmente capazes de se dar conta disso. A reeducação da marcha deve ser revista sob esse ângulo, absolutamente indissociável e complementar da análise técnica.

Expressividade

Basta se sentar em um banco e observar as pessoas caminharem para observar alguns estilos diferentes (Narcy, 1982). O mímico sabe disso perfeitamente. Essa expressividade se manifesta pela amplitude do passo, a rapidez, a simetria, a cadência, regular ou não, a participação desta ou daquela parte do corpo (como o braço nos militares) (Riley et al., 2001). As formas são tão variadas que o seu estudo iria além de nosso propósito.

Pode-se, no entanto, concentrar-se em uma região, a pelve, por causa de sua importância "**ditatorial**". Ela comanda o edifício subjacente (coluna vertebral, cabeça, membros superiores), o que parece evidente. E também comanda o que está embaixo, o que já não é tão evidente. Por isso dizem que "a melhor maneira de caminhar é colocar um pé diante do outro, e depois recomeçar". Isso é falso: quando se coloca um pé diante do outro, cai-se para trás. Em contrapartida, quando alguém lhe dá um empurrão nas costas, isto é, lança seu centro de gravidade para a frente, a única solução para não cair para a frente é avançar um passo, até mesmo dois se o empurrão é violento. A pelve, encerrando o centro de gravidade (na frente de S2), é a viga-mestra do equilíbrio dinâmico. É seu deslocamento que condiciona a atividade dos membros inferiores, e não o inverso. Assim, ao descer uma ladeira bem inclinada correndo, é impossível parar enquanto o centro de gravidade não foi reconduzido à situação de equilíbrio (ver Fig. 4.39).

Mas, uma forte subjetividade está ligada aos movimentos da pelve, principalmente na marcha (Dujardin, 1994). Deve-se observar seus deslocamentos em três planos.

Plano frontal

É o plano no qual o movimento é mais bem percebido. Por razões de equilíbrio, existe um leve movimento de abaixamento do lado não sustentador, associado a uma sutil translação do lado sustentador, pelo menos em marcha lenta. Quando se pede a um indivíduo que o executem, ele se confunde e provocam-se risadas nos espectadores. Essas reações têm uma razão. O jeito de caminhar masculino é relativamente monolítico, e o indivíduo bascula globalmente seu tronco do lado sustentador. Observe uma procissão masculina: as cabeças oscilam da direita para a esquerda e da esquerda para a direita (ver Fig. 4.40a). O jeito de caminhar feminino é sensivelmente diferente: uma mulher mantém a cabeça no eixo de progressão e localiza o basculamento apenas no nível da pelve, o que faz com que os quadris ressaltem levemente, alternadamente (ver Fig. 4.40b). De tudo isso se pode destacar que, quando se pede a uma paciente para acentuar bem esse tipo de movimento, o exagero lhe parece culturalmente inaceitável ("não sou uma prostituta"); se pedir-se a mesma coisa a um paciente, é bem pior: ele não aceita perder sua virilidade. Para eles, a solução é então decretar "não sabemos fazer",

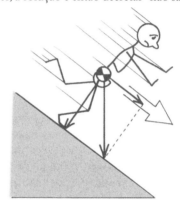

Figura 4.39 A corrida em descida é difícil de parar: o corredor deve antes reencontrar o equilíbrio da projeção de sua linha gravitacional.

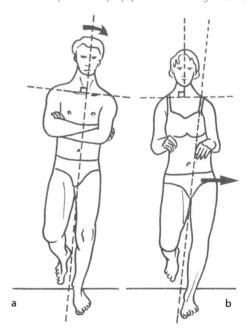

Figura 4.40 A marcha masculina tende a ser monolítica, uma inclinação global do corpo que acompanha as variações do centro de gravidade (a). A marcha feminina tende a manter a axialidade da linha de marcha e transladar apenas a pelve, desalinhando assim os quadris alternadamente (b).

ou, com mais frequência, fazer o movimento inverso (i. e., uma elevação do lado não sustentador). O movimento pélvico se atenua com a marcha rápida, mas pode ser observado em modo lento. Toda a arte do terapeuta é saber escolher suas imagens. Se um paciente não consegue efetuar esse balanço dos quadris, aparentemente algo que evoca em demasia um rebolado feminino, pode-se solicitar que imite o ator de faroeste John Wayne, entrando lentamente em um *saloon*, com as mãos perto de seus revólveres (ver Fig. 4.41) e balançando os quadris: o resultado é geralmente excelente, pois a imagem é percebida como valorizadora.

Plano horizontal

Na maioria das vezes é o segundo movimento percebido (Kerrigan et al., 2001). Ele é visível sobretudo com a aceleração da marcha. Em modo lento, pode-se caminhar com as mãos nos bolsos, mas não quando se corre. Assim como para todo ato automático executado voluntariamente, há um momento de hesitação, e até mesmo de inversão. Contudo, não é muito difícil ajudar na conscientização do movimento inverso dos cíngulos do membro inferior e superior. No passo do desfile militar prussiano, ou "passo de ganso" (*goosestepping*) (ver Fig. 4.42), o movimento dos cíngulos é voluntariamente rígido e o balanço dos membros maximizado.

Plano sagital

A mobilidade nesse plano é menos evidente. Com passos de 60 cm, o movimento pélvico de **retroversão** (durante o avanço de um membro inferior) e de **anteversão** (quando ele passa para trás) não é muito visível. Além disso, em determinado número de indivíduos, a pelve é abandonada na anteversão, ventre para a frente, deixando as coxas operarem a mobilidade. Nos homens, a caricatura é a marcha "ventripotente", ventre para a frente (ver Fig. 4.43a). Nas mulheres, a caricatura é muito mais uma marcha de pequenos passos rápidos, com as nádegas para trás (ver Fig. 4.43b). Trata-se aqui de clichês e de exageros, mas, assim como os exageros das histórias em quadrinhos, eles são um reflexo bastante fiel da realidade. Esse balanço sagital da pelve induz uma modificação da curvatura lombar. Muitos indivíduos reclamam de dores "em barra, na parte inferior da coluna" durante as caminhadas longas e por ocasião de posturas em pé prolongadas. É o resultado da fixidez da pelve em anteversão, com **pinçamento posterior** no nível lombossacral. Deve-se marcar esse duplo tempo, mesmo com passos reduzidos, colocando as mãos no plano sagital, uma sobre o púbis, outra sobre o sacro. O exagero desse andar dá uma postura altiva, às vezes amplificada pelo porte da cabeça, a qual pode oscilar para trás durante a anteversão, e para a frente em retroversão. A oscilação é bem percebida quando se está a cavalo, no passo. Ela é ainda mais visível quando se empurra lenta e regularmente alguma coisa diante de si: quando uma mulher empurra um carrinho de bebê, percebe-se o avanço ligeiramente irregular do carrinho, ao contrário daquilo que faria um carro elétrico: isso traduz o balanço pélvico. O tempo anterior desse balanço corresponde ao movimento de propulsão, por exemplo, quando se trata de empurrar um objeto pesado diante de si (p. ex., um móvel) (ver Fig. 4.44).

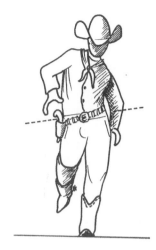

Figura 4.41 Uma marcha viril, como se pode ver nos filmes de faroeste, caracteriza-se por um bamboleamento acentuado, justificado pela valorização dos revólveres.

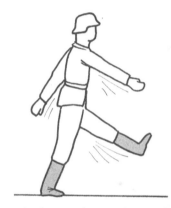

Figura 4.42 A marcha do passo de ganso é uma caricatura da marcha, acentuada pela amplificação de cada fase, símbolo de voluntarismo, de disciplina, de conquista.

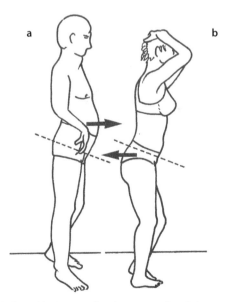

Figura 4.43 A tendência masculina é a anteversão pélvica com o ventre para a frente (a); a tendência feminina é a anteversão pélvica com as nádegas para trás, muitas vezes aumentada pelos saltos altos (b). Nos dois casos, expõe-se aos sofrimentos pela lordose lombar baixa.

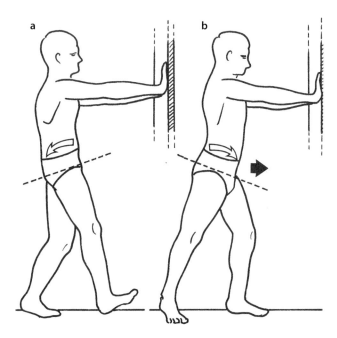

Figura 4.44 O empurro de um objeto pesado efetua-se em dois tempos, repetindo-se alternadamente: a tomada de apoio com retroversão pélvica (a), depois a fase de empurro com anteversão (b), e assim por diante.

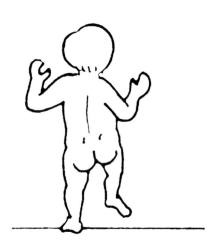

Figura 4.45 O aprendizado da marcha é longo; a criança utiliza por muito tempo seus membros superiores para se equilibrar.

Mobilidade global da pelve durante a marcha

A mobilidade tridimensional não deve deixar supor-se uma divisão à razão de 1/3 para cada plano.[27] Tudo depende do contexto e do comportamento. Portanto:
- Quando se caminha praticamente sem sair do lugar (progressão lenta em uma fila de espera), o movimento mais visível é o deslocamento da **pelve**, que se traduz por uma retomada de apoio a cada passo.
- Quando se caminha rapidamente, com grandes passadas, o movimento mais visível é o **giro pélvico** (com balanço dos braços).
- Quando se caminha lenta e regularmente (indivíduo que dá cem passos enquanto lê um jornal), o movimento mais visível é o **anteroposterior** da pelve (que no caso proposto se traduz por um movimento de elevação-abaixamento do jornal).

> **Para concluir**
> A função "marcha" é regida por **imperativos técnicos**, e é gerada por **dados comportamentais**. A reeducação deve integrar essas duas dimensões, sob pena de um fracasso parcial.

Variabilidade da marcha

Pode-se destacar dois tipos de variações: as que dependem da fisiologia e as que dependem da patologia.

Variações fisiológicas

O adágio diz que o homem primeiro caminha de quatro (bebê), depois com as duas pernas (adulto), depois com três (idoso e sua bengala). Isso significa que a marcha segue a evolução ontogenética[28] do homem e sua expressividade.

Criança

Ela aprende os deslocamentos a partir de um deslizamento no solo, depois apoiando-se nos quatro membros. Os primeiros passos não têm a regularidade daqueles do adulto: a criança progride por etapas, à custa de retomadas de apoio sequenciais; uma vez que se lançou, ela controla pouco sua direção e seu repouso. Sua marcha permanece marcada pela tripla flexão dos membros, e o apoio no solo é abrupto, sem desenrolamento harmonioso. Os membros superiores estão mais ou menos em "candelabro", prestes a se agarrar na passagem dos obstáculos, e até mesmo usá-los como auxílio (ver Fig. 4.45). As quedas são frequentes no início: em velocidade rápida, e se fazem para a frente, amortecidas pelo contato das mãos; em velocidade mais lenta, são amortecidas por uma flexão brutal dos quadris, que provoca uma queda sobre as nádegas. A aquisição da marcha de tipo "adulto" acontece por volta dos 6 ou 7 anos (Plas et al., 1983).

Idoso

Ele deambula (Sadeghi et al., 2004), isto é, utiliza o apoio complementar de uma bengala, às vezes de duas (Blanke e

---

27 As cifras médias da literatura são 7° no plano frontal (*pelvic drop*), 10° no plano horizontal (*tranverse rotation*), e 4° no plano sagital (*anterior tilt*) (Boccardi et al., 1981).
28 A evolução ontogenética (i.e., ligada ao desenvolvimento do indivíduo), difere da filogênese, que é a evolução das espécies.

Hageman, 1989). Existem vários modelos (Berthe e Dotte, 1987). A bengala tem vários papéis (Opila et al., 1987; Bhambhani et al., 1990):
• Um papel de **apoio** complementar. Caso seja colocada contralateral ou homolateralmente à deficiência, ela suporta uma parte mais ou menos importante do peso do corpo. Modifica o ritmo da marcha, dependendo se é deslocada conjuntamente com o membro doente ou antes dele.
• Um papel de **estabilidade**, nos indivíduos com dificuldade, principalmente os idosos. Trata-se às vezes de uma segurança subjetiva, que tranquiliza seu portador, ou de um real complemento que neutraliza as oscilações e recupera as perdas de equilíbrio. A estabilidade é variável dependendo do tipo de bengala (simples, inglesa,[29] canadense, tripode); a de uma muleta axilar é ainda maior (ver Fig. 4.46). Esse papel pode ser observado nas bengalas de caminhada usada pelos que fazem trilha nas montanhas.
• Um papel de **guia**, quando prolonga o tato da mão na direção do solo, como é o caso para os cegos ou os que não enxergam bem. Também tem nesses casos, como às vezes no anterior, um papel de **advertência** em relação aos outros assinalando a presença de um indivíduo deficiente (bengala branca ou bengala simples em um indivíduo aparentemente saudável).
• Um papel de **propulsão**, como na marcha pendular (Berthe e Dotte, 1987).
• Enfim, deve-se assinalar que ela teve um papel de **arma** (bastão de combate ou bengala-espada) ou um papel **decorativo**, de boa presença ou de posição social: pode ser o báculo de um bispo, o bastão de marechal (reduzido a um simples segmento), ou ainda a bengala dos *dandys* do século XIX, ou da década de 1925.

Consideração do vascular

A aceleração necessária do fluxo vascular modula o ritmo da marcha e pode chegar até a interromper (claudicação intermitente do arterítico). As variações de velocidade são inúmeras, mas existe uma preferencial que condiciona a economia (Frain, 1985). Gillot (1995) pensa que esse ritmo ideal está relacionado ao dos diferentes refluxos venosos próprios a um indivíduo.[30]

Variantes comportamentais

Elas são inúmeras, e se referem essencialmente a três dados:
• O **caráter sexuado**: o jeito de caminhar mais ondulante da mulher, mais monolítico do homem (Kerrigan et al., 1998; Smith et al., 2002).
• A **expressividade**: ela matiza a marcha e oferece exercícios variados. O jeito de caminhar agressivo prioriza o avanço alternado das espinhas ilíacas anterossuperiores, a marcha com avanço sagital do ventre evoca um jeito de caminhar altivo, a

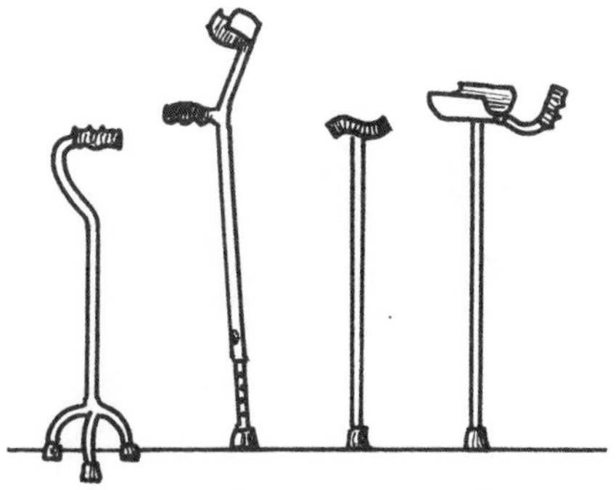

Figura 4.46 Exemplos de bengalas para auxílio da marcha: bengala tripode (a), bengala inglesa (b), bengala em T (c), de apoio antebraquial (d).

marcha no escuro inverte os movimentos: o avanço dos membros inferiores precedem o da pelve.
• As **variações físicas**: a velocidade e a dificuldade (carregar peso, terreno acidentado) são elementos que influenciam o jeito de caminhar (Terrier et al., 2001). Seu treinamento é indispensável na reeducação.

Variações patológicas

A marcha pode ser modificada por qualquer dano aos membros inferiores (ortopédico, neurológico, reumatológico, traumático), mas também pelas repercussões de danos ao tronco e aos membros superiores (Perrin e Lestienne, 1994). Pode-se assinalar os problemas do comando e os da execução.

Problemas de comando

Eles se traduzem:
• Por uma **incapacidade** de ação. Pode-se mencionar a marcha pendular do paraplégico aparelhado (neurologia central), ou o pé caído por causa do dano ao nervo fibular comum ou profundo (neurologia periférica), que provocam uma marcha escarvante[31] (Baubry e Kuo, 2000).
• Por uma fixação em **atitude viciosa** (devida ao desequilíbrio muscular e às retrações que se seguem). Podemos indicar o pé varo equino do hemiplégico, por causa de uma espasticidade dos extensores do membro inferior (entre os quais o tríceps sural), que provocam uma marcha ceifante.[32]

Problemas da execução

Eles podem ser:
• A consequência de **problemas ortopédicos** (deformações adquiridas ou não), como um joelho valgo ou joelho varo graves, retrações musculotendíneas (Bernardi et al., 1999).
• A consequência de **modificações** pós-traumáticas ou reumatismais, que podem causar uma deformação aparente (amputação) ou estar isento (rigidez, instabilidade) mas, de qual-

---

29 Que de fato é francesa, patenteada desde 1915 (Quatremere et al., 2003).
30 Cada um pode observar a dificuldade em reduzir seu ritmo, ao acompanhar um idoso, ou em acelerar, ao acompanhar uma pessoa apressada.

31 Escarvante: passagem do passo que necessita de uma elevação anormalmente forte do joelho para compensar um pé caído, que enroscaria o solo.
32 Ceifante: passagem do passo graças a uma abdução do quadril, a fim de compensar a posição do pé, rígido com a ponta para baixo e para dentro, bem como a espasticidade do joelho em extensão.

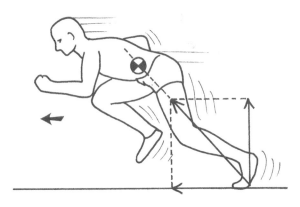

Figura 4.47 A corrida é um desequilíbrio acelerado.

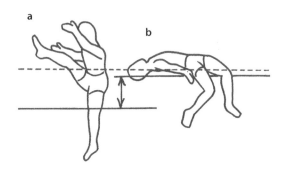

Figura 4.48 No salto em altura, trata-se de elevar o centro de gravidade do corpo com o mínimo de energia. O salto em tesoura (a) está ultrapassado pela técnica do *fosbury* (b) que permite ajustar a posição do centro de gravidade (pontilhado) e a altura que deve ser vencida (traço cheio).

quer modo, perturbam o desenrolamento normal do passo (Cromwell, 2003).

CORRIDA, SALTO E RECEPÇÃO

São atividades anexas à marcha; adicionando-lhe velocidade, ou progressão por saltos.

Corrida

Ela se caracteriza por uma **impulsão** inicial e por uma **aceleração** mantida. Na corrida, e por oposição à marcha, observam-se fases durante as quais não há **contato algum com o solo:**[33] a corrida é uma sucessão de fases de apoios unipodais e de voos (ver Fig. 4.47). As fases de apoio duram de 20 a 40% do tempo total. A velocidade é função da posição da projeção do centro de gravidade do corpo em relação ao aprumo do corpo,[34] ao tamanho das passadas e à rapidez de sua sucessão, e do equilíbrio cinético do cíngulo do membro superior (Belli et al., 2002).[35] Não há estabilização, o indivíduo conserva seu equilíbrio em um objetivo propulsivo (Viel, 2000).

A velocidade alcançada durante a passagem da marcha à corrida é uma constante de cada indivíduo, que depende do custo energético relativo dos dois modos de propulsão (Brisswalter e Mottet, 1996) e da velocidade (Diedrich e Warren, 1995; Beupied et al., 2003). Em relação à velocidade da corrida e ao gasto energético, o problema é complexo em razão da importância da técnica de corrida; ou seja, a correlação não é perfeitamente linear entre velocidade e custo energético (Kyrolainen et al., 2001; Bus, 2003). Considerando-se a potência dos impactos do pé sobre o solo, este é particularmente solicitado na corrida; as tensões podem então ser fortes e a configuração dos calçados é essencial (Milgrom et al., 1996, 1998; O'Connor e Hamill, 2004).

Nilsson e Thorstensson (1989) mostraram que a tensão vertical do pé sobre o solo aumenta durante a passagem da marcha à corrida, e em função da velocidade. Ela representa assim de **1 a 1,5 vez** o peso do corpo na marcha, e entre **2 a 2,9 vezes** mais para a corrida. Ela exige uma forte contribuição do retropé no momento do impacto sobre o solo, ao passo que o antepé é menos exigido.

Salto (impulsão e recepção)

Princípio

- *O salto* se traduz por uma tomada de apoio, geralmente dinâmica, em posição encurvada a partir da qual a energia do repouso produz o salto, isto é, uma elevação do centro de gravidade.[36]
- *A recepção* é o fenômeno inverso. Ela se opera sobre uma superfície mínima: a massa corporal e sua aceleração encontram-se então amortecidas principalmente naqueles segmentos corporais (inclusive os superiores) em que a energia que deve ser absorvida é mais importante (Milgrom et al., 1998) (ver Fig. 8.91).

Tipos

Pode-se distinguir:
- *Objetivo do salto*: em altura ou em distância.
- *Técnica utilizada*: por exemplo, o salto em tesoura, o rolamento ventral e o *fosbury* (ver Fig. 4.48). O objetivo é obter o maior deslocamento (em altura ou distância) com um mínimo de energia – daí a vantagem da tomada de impulso e a das técnicas que colocam os segmentos corporais em situação baixa (*fosbury*).

---

33 Esse fato foi bem observado pelos redatores do regulamento referente à marcha de competição.
34 E não em relação ao polígono de sustentação, que não existe nessa circunstância. Quanto mais o CG se projeta para a frente do indivíduo, mais este "corre atrás".

35 Existem intermediários entre a marcha e a corrida; os esportes de deslizamento oferecem bons exemplos (Renstrom e Johnson, 1989), ou ainda as primeiras passadas de um 100 m (Harland e Steele, 1997).
36 Uma variante do salto é a marcha com um pé só que muitas vezes serve de teste de equilíbrio (Austin et al., 2002).

CIRCULAÇÃO DE RETORNO

Para Gillot (1995), a noção de *Homo erectus* é enganadora: o homem não foi feito para a posição em pé, mas para andar, se mexer. De fato, a pressão venosa em posição deitada é da ordem de 10 cm de água, ela passa a 100 cm de água em posição em pé, mas retorna a 30 cm depois do sétimo passo. Isso significa que a circulação sanguínea, que é um circuito fechado, depende, de um lado, das forças cardioarteriais situadas na parte superior, depende igualmente, por outro lado, das forças próprias ao sistema venoso. A análise desse sistema, no plano locomotor, é interessante sobretudo no nível do membro inferior, tanto em razão de seu uso, inclinado e permanente, quanto de sua posição baixa em relação ao conjunto da estática humana (Franceschi, 1980). Nele, a anatomia desenvolve estratégias mais ricas do que no membro superior. Pode-se repertoriar alguns aspectos (Dufour, 1998).

Fibras musculares das veias

As veias possuem fibras musculares lisas e fibras colágenas e elásticas. Quanto mais **distais** (ver Fig. 4.49), mais são ricas nesses tecidos. Esse fato tem relação com o peso da coluna líquida que deve ser sustentada. As veias superficiais têm paredes particularmente espessas, o que explica o seu uso em enxertos arteriais.

O papel dos batimentos arteriais

Os vasos estão presos em **bainhas vasculares inextensíveis** (ver Fig. 4.50). Isso faz com que os batimentos arteriais sejam transmitidos às paredes venosas vizinhas e, considerando-se o sentido único do fluxo, acentuem a circulação venosa.

Zonas de refluxo venoso

São elas a sede de fenômenos de **bloqueios rítmicos**. São mais importantes no membro inferior; principalmente no caso:

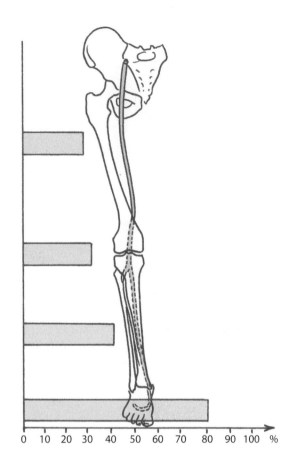

Figura 4.49 A porcentagem de fibras musculares na túnica venosa é mais importante nos vasos da parte caudal do corpo.

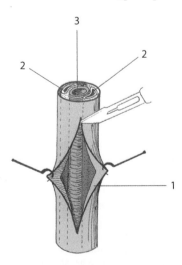

Figura 4.50 As bainhas vasculares (1), inextensíveis, permitem às veias (2) se beneficiarem dos batimentos arteriais (3) para provocar a progressão do sangue.

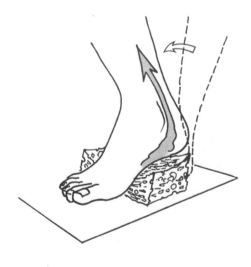

Figura 4.51 O desenrolamento plantar do pé, ao longo da marcha, comprime essencialmente a rede venosa profunda e provoca um refluxo sanguíneo, como quando se pressiona sobre uma esponja cheia de água (completado pelo bloqueio por causa da dorsiflexão do pé).

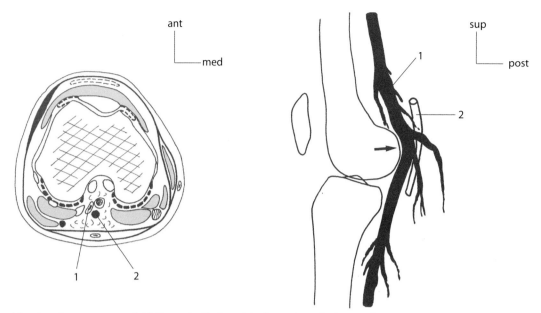

Figura 4.52 A veia poplítea (1), colocada entre o nervo tibial (2) e o côndilo lateral do fêmur, é a sede de um refluxo sanguíneo ritmado durante os movimentos de flexão-extensão do joelho na marcha.

- Das veias profundas do arco plantar (durante a extensão dos dedos e da flexão dorsal do pé, durante a marcha) (ver Fig. 4.51).
- Das veias posteriores da perna (em relação aos planos musculares e às fáscias).
- Da veia poplítea (entre o côndilo lateral do fêmur e o nervo tibial durante a extensão do joelho)[37] (ver Fig. 4.52).

Sistema de desfiladeiros de aceleração

É representado pelas zonas de estreitamento, como o hiato do adutor ou a lacuna vascular inguinal no membro inferior (ver Fig. 4.53). Nesses níveis, o sangue é acelerado, um pouco à maneira de um curso de água: mais lento nas zonas de expansão do leito, na planície, mais rápido nas zonas de estreitamento constituídas pelas correntes, na montanha (ver Cap. 6).

Zonas de turbulência

São as zonas de confluência venosa onde o sangue é o objeto de fluxo diversos e convergentes (ver Fig. 4.54). São **zonas de aceleração** hemodinâmica favoráveis à progressão centrípeta (Comolet, 1984).

Fenômeno Venturi

É um efeito controverso. Parece que atuaria apenas sobre os grandes segmentos. Muitas vezes invocado, mas difícil de generalizar, esse fenômeno se refere à aspiração de um fluxo colateral que se junta quase que perpendicularmente a uma

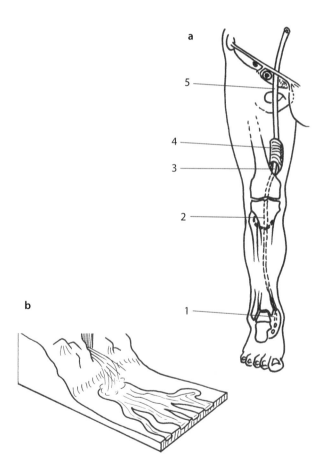

Figura 4.53 Os desfiladeiros vasculares são zonas de aceleração hemodinâmica (a), como são os desfiladeiros montanhosos em relação às águas espalhadas da planície (b). Canal do tarso (1), arcada do sóleo (2), hiato do adutor (3), canal dos adutores (Hunter) (4), lacuna dos vasos (5).

---

37 Por isso a manutenção do joelho em retidão total, mesmo com declive do membro, representa um obstáculo à circulação venosa. Em um registro de ultrassonografia Doppler, o silêncio é obtido nessa posição e o agente sempre coloca o joelho com pelo menos 5° de flexão para obter uma vazão normal.

corrente principal mais rápida. Ele funciona sobre o princípio da **bomba de água**, utilizado em várias circunstâncias (ver Fig. 4.55). Contudo, também se observa que fluxos anterógrados provocam uma regurgitação em uma colateral em caso de válvula incontinente. Gillot (1995) acredita que a velocidade sanguínea proveniente das veias intramusculares, durante a contração muscular, não é necessariamente suficiente o tempo todo para provocar o efeito Venturi. Parece então que a realidade deve ser matizada, pois ela leva em conta situações mecânicas provavelmente diferentes.

Sola venosa plantar (profunda)

Essa noção, por muito tempo conhecida como a "sola venosa de Lejars", foi corrigida e reformulada por Lassau (1991) e Gillot (1995). Aquilo que pode ser qualificado como "**efeito Lejars**" existe, esse autor teve o mérito de chamar a atenção, pela primeira vez, para a importância do bloqueio venoso plantar durante a marcha (ver Fig. 4.51). Em contrapartida, com os meios técnicos do século XIX, ele atribuíra esse papel às veias superficiais, que são, de fato, de menor importância do que em outro lugar e não podem assegurar esse refluxo. Ele é realizado pela rede profunda (ver Cap. 8).

Redes intra e intermusculares

É uma rede dupla, posta em movimento pela contração muscular, para a primeira, e pelo bloqueio das camadas musculares uma sobre a outra, para a segunda (Aubert et al., 2000) (ver Fig. 4.56). A atividade alternada dos músculos antagonistas do membro inferior, durante a marcha, permite uma troca venosa completa, de boa qualidade e regular (Aubert et al., 2001). A rede muscular forma um verdadeiro **reservatório sanguíneo**, de importância muito variável de acordo com os músculos (dessa forma, a cabeça medial do gastrocnêmio drena sete vezes mais sangue do que seu homólogo lateral).[38]

Redes profundas e superficiais

Elas funcionam em paralelo, garantindo **90%** do fluxo para a primeira e 10% para a segunda (com exceção do pé, ver Cap. 8).

Redes comunicantes e perfurantes

Cada uma das duas redes anteriores possui veias de derivação, ditas comunicantes, que permitem substituições ou derivações locais no interior de uma mesma rede. Entre as duas redes, existem veias perfurantes, que garantem a drenagem sanguínea do fluxo superficial para o fluxo profundo[39] (Van Cleef et al., 1990).

---

[38] Isso explica os movimentos rítmicos do membro inferior, em posição sentada, de certos indivíduos, que muitas vezes se devem aos problemas de retorno venoso gerados pela imobilidade. A linguagem popular os chama de "impaciências".

[39] Exceto no nível plantar, onde é a rede profunda que se drena parcialmente, nas veias superficiais (marginais).

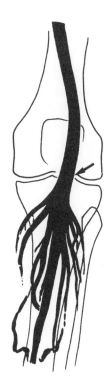

Figura 4.54 Existem zonas de turbulência hemodinâmica, nas quais os bloqueios provocam uma forte aceleração do fluxo venoso. Aqui a rede condiliana de Gillot (1995).

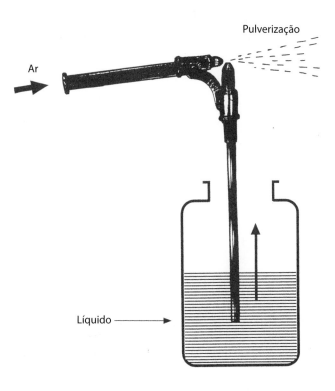

Figura 4.55 O princípio do efeito Venturi é o da bomba de água: uma forte corrente aspira uma corrente média que lhe é perpendicular.

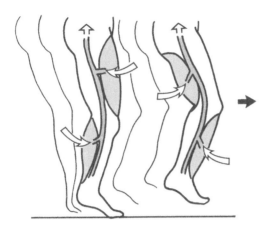

Figura 4.56 As veias musculares sofrem o refluxo sanguíneo dos sincronismos durante a marcha.

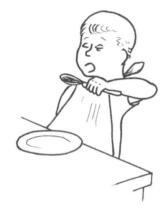

Figura 4.57 A preensão da criança exige um aprendizado.

Atividade muscular (marcha)

Gillot (1995) acredita que exista um **ritmo ideal e personalizado** da marcha humana, variável segundo os indivíduos mas situado em torno de 4 a 5 km/h. Aquém ou além desse ritmo, as consequências da marcha poderiam não ser assim tão benéficas (Van der Stricht e Staelens, 1988).

Papéis anexos

Pode-se mencionar dois elementos.

Respiração

Ela intervém de maneira fraca e variável (Franceschi, 1980; Dufour, 1998). É mais influente em posição deitada e na raiz do membro inferior: a apneia bloqueia o fluxo sanguíneo, a inspiração diminui a velocidade do fluxo e a expiração a aumenta. Em contrapartida, na posição de pé, é o inverso: a expiração diminui a velocidade do fluxo e a inspiração a aumenta ligeiramente.

Gravidade

Ela desempenha, por definição, um papel **desfavorável** no nível dos membros inferiores. Por isso o interesse em compensar essa desvantagem pela ativação dos refluxos venosos (atividade de bloqueio fáscia-aponeurótica) e pela atividade muscular.

PREENSÃO

A preensão não é algo próprio somente ao homem. Todo animal tem uma solução mecânica que lhe é adaptada. Bonnel explica que essa função é comum a todo reino animal (e mesmo às vezes ao vegetal). O elefante utiliza admiravelmente bem a tromba, o cão a boca, o macaco os pés e até mesmo a cauda, o pássaro o bico e as garras, o polvo os tentáculos, o caranguejo as pinças, o camaleão a língua, etc. (ver Fig 11.1). Portanto é insuficiente dizer que o órgão da preensão é a mão; em contrapartida, é correto observar que ela é particularmente rica e multiforme. Por isso, requer um aprendizado: é somente pouco a pouco que a criança consegue manejar sua colher (ver Fig. 4.57) (Thoumie e Pradat-Dielh, 2000).

Níveis operacionais

A função de preensão supõe três tipos de ferramentas que dizem respeito à:
- **Orientação espacial**, situada na raiz do membro.
- **Regulagem de comprimento**, entre a raiz e o objeto.
- **Apropriação** do objeto, na extremidade.

Noção de espaço de captação

No homem esse espaço é um cone de rotação anterolateral (Ignazi et al., 1979). Sendo assim, ele é extremamente extenso, já que superior ao campo visual, e no entanto muito consequente: pode-se coçar as costas, mas não podemos vê-las.

Arsenal estratégico

- Um sistema de **detecção** do objeto (ver Fig. 4.58).
- Um sistema de elaboração da **escolha** mais bem adaptada.
- Um sistema efetor de **realização** neuromuscular.
- Um sistema de **controle** em *feedback*, com memorização eventual.

Patologias da preensão

Elas podem consistir em:
- **Dano do comando ou do controle** por falência central ou periférica (perda da detecção visual ou palpatória, falência motora cerebral, paralisia periférica, perda do tato ou da propriocepção).
- **Dano da realização**, por patologia osteo-artro-muscular de um setor anatômico: raiz, extremidade ou zona intermediária (lesão óssea, instabilidade articular, rigidez, insuficiência muscular).

Elementos importantes

- Papel das **sensibilidades** tátil e proprioceptiva.

- Importância do equilíbrio entre mão **intrínseca** e mão **extrínseca** (ver Cap. 12).
- Papel da estabilidade do **punho**. Esta é a condição *sine qua non* da funcionalidade da preensão.
- Papel da coluna de **oposição** do polegar (na maior parte das preensões).
- Importância das capacidades de **abertura** (anterior à preensão e abandono desta) e **fechamento** (preensão) dos dedos.
- Diferentes **tipo de preensão**: ungueal, pulpar, subterminolateral, dígito-palmar, mão cheia, interdigital, esférica (ver Cap. 12).

A evolução das técnicas já permite falar de preensão artificial graças à criação de próteses mioelétricas.[40] O auxílio pode consistir em um aparelho limitado a um dedo (ou polegar), ou extensivo a toda a mão. Contudo, quer se trate de um simples luva de preensão, comandada por tiras postas em tensão a partir de um movimento proximal, ou de uma miniaturização eletrônica sofisticada, comandando uma articulação motorizada, o resultado será sempre um sistema mais ou menos complexo de pinça elementar, e sobretudo sem elemento de controle sensível (a não ser a visão) (Lamandé, 2000). Basta citar o alcance das mutilações punitivas por amputação de uma, ou das duas mãos, assim como podem ser praticadas sob regimes opressivos, na intenção de subjugar pelo terror (Zamandi, 2000).

CADEIAS FUNCIONAIS

A postura humana é produto de um desafio: o do empilhamento de estruturas alongadas em altura, capazes de se mover em um espaço tridimensional. As superfícies de contato de osso são mínimas, os músculos **não ocupam** um espaço excessivo e se prolongam sob forma de tendões estreitos em relação às articulações. E isso tudo é a sede de uma atividade **econômica**, capaz de funcionar **eficazmente** todos os dias, horas a fio, sem fadiga acentuada, mesmo com esforços adicionais.

As ligações esqueléticas, engajadas nesse equilíbrio, são garantidas por músculos que funcionam como elos de cadeias, que também trabalham em sinergia. É por essa razão que podemos recolocar cada músculo no interior de **cadeias musculares**[41] (Hooper et al., 2002). Distinguem-se as seguintes associações:
- *Cadeias diretas ou cruzadas*. Associam agonistas alinhados axialmente, ou cruzados (geralmente espiroides).
- *Cadeias em séries ou paralelas*. Compreendem músculos situados em sequência uns dos outros, ou em paralelo (Cochet e Lassalle, 1992).

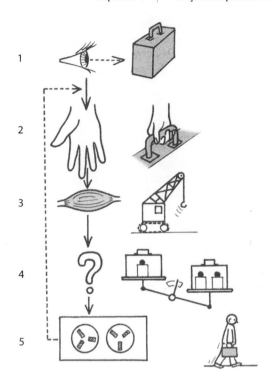

Figura 4.58 A preensão necessita de um sistema de detecção da forma (1), um sistema de escolha de contato adaptado (2), um "sistema musculoesquelético" de execução (3), um sistema de avaliação do peso (*feedback*) (4) e um retorno de memorização (*feedforward*) (5).

- *Cadeias axiais-periféricas ou periféricas-axiais-periféricas*. Partem do tronco e continuam até os membros, ou inversamente.

Muitos autores descreveram essa cadeias, privilegiando este ou aquele aspecto, o que lhes permitiu erigir métodos, sistemas fechados em que os conhecimentos são canalizados em um conceito, no início interessante, mas imobilizado de maneira dogmática. Na realidade, esses conjuntos são versáteis, pois "**funcionalmente oportunistas**": os músculos negociam suas atividades entre eles de acordo com os encadeamentos articulares e a função desejada (Augustsson e Thomee, 2000). Assim, as atividades se elaboram de forma diferente dependendo se elas se orientam para a precisão ou para a força, se os músculos atuam sobre segmentos curtos ou longos, se privilegiam ou não a amplitude ou a aceleração, etc. Se adicionamos a dimensão **comportamental**, que em dois indivíduos diferentes modifica sensivelmente o mesmo gesto, compreendem-se as grandes variáveis possíveis (King e Zatsiorsky, 2002).

As condições iniciais são uma preliminar que influencia diretamente o movimento. Os "movimentos incorretos" devem-se ou a uma **má estratégia gestual** (p. ex., um braço de alavanca ruim), ou a um início em **más condições posturais** (p. ex., uma posição bloqueada da pelve para um esforço que envolve a coluna vertebral, ou um movimento do braço em um ombro fixo em rolamento) (Morrissey et al., 2000).

---

40 As próteses de caráter estético são outro problema, mais fáceis de regular, visam à reabilitação social, mas não respondem à utilização funcional.
41 Encontram-se notáveis exemplos de todas essas noções no cinema cômico mudo. Os atores eram mímicos que tinham uma noção muito nítida da localização do corpo no espaço em torno de um solo em movimento, tais como: Chaplin (*A corrida do ouro*) e Buster Keaton (*O cruzeiro do* Navigator).

O propósito aqui não é de fazer um recenseamento exaustivo, mas mencionar algumas ideias, em função das regiões, a partir das quais será possível exercer o trabalho criativo do profissional em função de determinado paciente e de sua patologia.

Cabeça e pescoço

Essas duas zonas se inscrevem no porte do grande computador central que a cabeça representa, inclusive de seus circuitos prioritários: os **telerreceptores** e os **órgãos vestibulares**. Essa região, a mais alta do edifício humano, desempenha um papel de **semáforo** capaz de expressar gestos na base da comunicação social, o que é estranho aos animais. Porte da cabeça e mímicas (cabeça e face) são dois polos **indispensáveis** a trabalhar na reeducação.

A organização osteomuscular da cabeça e do pescoço não reflete a potência, onerosa, mas ao contrário a precisão e a economia condicionadas por uma atividade incessante, de tipo **cibernético** (Cromwell et al., 2001a).

Tronco

É composto, como todo conjunto funcional, portanto coerente, de uma parte especializada na **precisão** e de outra especializada na **força**. A primeira responde à coluna vertebral, a segunda à pelve. A ligação entre as duas existe nos três planos do espaço. O tronco é caracterizado pela presença de duas caixas viscerais (torácica e abdominal).

Cadeias anterior e posterior

Elas podem funcionar de forma separada ou em sinergia.

Em ação isolada

Elas se inscrevem em um registro antagonista de **fechamento-abertura**. Trata-se de movimentos fundamentais, inscritos no mais profundo das capacidades instintivas e presentes na base da pirâmide da evolução (uma ostra realiza abertura-fechamento). No homem, encontramos esse antagonismo presente em todos os níveis corporais.

Cadeia anterior

Ela é solicitada pelos movimentos de **fechamento**. O máximo é alcançado com a posição fetal. Encontra-se tal aptidão para fechar em todos os níveis: olhos, boca, mãos, braços, etc. Em relação ao tronco, essa cadeia integra as fibras ou feixes verticais dos músculos anteriores do pescoço, do tórax e do abdome. A gestão desse conjunto depende:
• Ou de esforços que solicitam essa cadeia: resistência aplicada no nível anterior das extremidades cefálica e pélvica (lutar contra um impulso axial anterior), ou no nível dos membros quando estão dispostos no plano sagital.
• Ou de uma pulsão que induz essa resposta muscular. Pode ser uma reação de defesa, contra uma agressão física (diante de um gesto de ataque) ou térmica (se encolher para se proteger do frio). E também pode responder, simplesmente, a um esquema de fechamento quando termina a luta contra a gravidade durante o período em que se está sentado (as costas se arredondam, a cabeça se inclina, a pelve se retroverte) (ver Fig. 2.8).

Cadeia posterior

Ela é solicitada pelos movimentos de **abertura**. O máximo é alcançado na abertura global do corpo e dos membros, em que o tronco se coloca em extensão total. Essa aptidão em solicitar a cadeia de extensão depende:
• Ou de esforços inversos aos do caso precedente (as resistências são aplicadas à face posterior, em vez da anterior).
• Ou de uma pulsão de expansão do corpo, que se encontra quando nos alongamos ou bocejamos sem parar, ou em qualquer outro esquema análogo (p. ex., gestos de vitória) (Escamilla, 2001).

Em ação sinérgica

As cadeias anterior e posterior compõem sua ação para desencadear duas tendências antagonistas, diferentes das precedentes, que se inscrevem em um registro de **crescimento-encurtamento** (ou achatamento). Trata-se de aptidões fundamentais (ver Figs. 2.8 e 2.9).

Cadeias laterais

Elas compreendem todas as fibras verticais e laterais dos músculos do tronco. Esse recorte é funcional e não anatômico, uma vez que o cérebro pensa em termos de movimento ou de gesto e não de músculo. Sua ativação resulta de:
• Resistências aplicadas às partes laterais do tronco.
• Solicitações estáticas ou dinâmicas. Essa pode ser a resposta a um risco de desequilíbrio lateral, a uma força centrífuga.
• Solicitações laterais, como um fechamento para responder a uma agressão lateral (para evitar um projétil que passa ao lado, perto de si) ou para provocar uma abertura do lado oposto (ver Fig. 4.59).

Cadeias cruzadas ou espiroides

Elas associam músculos, feixes ou fibras que se inscrevem em uma diagonal envolvendo o tronco de cima até embaixo. Pode-se assim encontrar uma ligação que inclui, por exemplo: o esplênio direito da cabeça, o romboide e o serrátil posterior superior esquerdo, o oblíquo externo esquerdo do abdome, e o oblíquo interno direito do abdome (ver Fig. 13.33). Essas cadeias podem estar centradas em uma zona ou em outra. E são solicitadas quando se busca uma mobilidade rotatória extensa, resistências aplicadas às extremidades da cadeia em questão (Lacour, 1999).

> **Para concluir**
> É preciso medir a **complexidade** dos esquemas propostos, a qual aumenta pelo fato de as respostas raramente serem puras, muitas vezes combinadas. Isso mostra a grande riqueza das soluções que se pode propor, e deve chamar a atenção sobre o fato de que é preciso buscar vários tipos de solicitações diferentes, ao mesmo tempo para sustentar o interesse do paciente, para descobrir o que corresponde melhor às suas possibilidades, para trabalhar muito mais o que é deficiente, e para encontrar soluções no ponto onde outra técnica fracassou ou ofereceu um resultado medíocre. Não é razoável se fixar em um método, sob pretexto de que é bem dominado. A coletânea de dados palpáveis e daqueles fornecidos pelos testes, por ocasião do exame clínico, deve permitir que se considere essas disposições para se buscar, ao longo dessas cadeias, as eventuais ressonâncias patológicas, antes de analisar sua causa inicial.

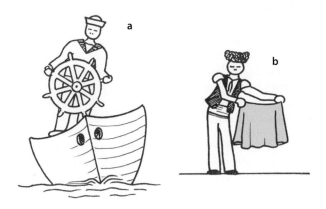

Figura 4.59 Exemplo de cadeia (contra-)lateral, sob a influência de uma desestabilização exterior (a), ou de um movimento voluntário (b).

Membro superior

Como cada entidade funcional, o membro torácico comporta uma raiz (ombro) que assume a potência e uma extremidade (mão) para a precisão. As relações são compartilhadas no nível do cotovelo, o todo sendo movido por cadeias axiais (paralelas ou em série) ou cruzadas. O funcionamento dessas cadeias prioriza alguns princípios, que mais ou menos se conectam, aqui expostos.

Conjunto funcional

Ele envolve uma **raiz**, preponderante na força (articulações maiores, músculos maiores), uma **extremidade**, preponderante na precisão (incontáveis articulações menores e incontáveis músculos menores), bem como uma zona **intermediária**.

Paradoxo de Lombard

A sua aplicação é muita extensa. No nível braquial, ele envolve as cadeias paralelas do bíceps[42] braquial e da cabeça longa do tríceps braquial.[43] Essa relação valoriza o funcionamento em setor de força (curso médio) desses dois músculos, nos movimentos de tripla extensão e tripla flexão do ombro e do cotovelo.

Cotovelo de força e cotovelo de precisão

Eles estão na dependência das cadeias funcionais (ver anteriormente e Cap. 10) reagrupando as seguintes cadeias musculares:
- *Para a força*: flexores-supinadores e extensores-pronadores. São, principalmente, o bíceps braquial e o tríceps braquial.
- *Para a precisão*: flexores-pronadores e extensores-supinadores. São, principalmente, o pronador redondo, prolongado pelos músculos tenares[44] (impulsão pulpar do polegar fi-

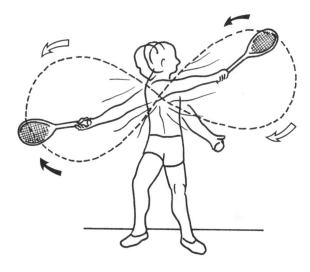

Figura 4.60 Alguns movimentos como os golpes retos e reversos, no tênis, exploram o sistema "leminiscato" correspondente às diagonais ou espirais que, no caso, têm o ombro como pivô.

nalizando a pronação), e os epicôndilos laterais (entre os quais o ancôneo), prolongados pelos músculos extensores do polegar (o extensor longo do polegar finalizando a supinação do polegar).

Cadeia de captação

Ela integra a **preensão** (ver anteriormente) e a **aproximação** da boca. A captação pela mão se opera nos três planos do espaço, o punho se comporta como uma esferoidea (por causa da pronossupinação). Deve-se ressaltar este último ponto, pois ele diferencia a rotação do antebraço daquela da perna. O antebraço não deve sustentar a carga do peso do corpo, ele pode se permitir uma maior amplitude com uma transmissão compressiva menos potente. As torções ósseas são menores do que no membro inferior e as cadeias rotatórias fazem com que músculos mais específicos intervenham, com desenrolamento importante.

---

42 Mencionou-se a cabeça longa, mas a curta também faz parte do ombro.
43 Isso ainda mais porque ele está em continuidade funcional com o latíssimo do dorso, e às vezes até mesmo em ligação anatômica, uma vez que pode existir uma faixa intertendínea entre dois tendões.
44 Existem, às vezes, algumas fibras de ligação entre o pronador redondo e o flexor longo do polegar.

Cadeia de propulsão (e recepção)

Ela evoca o afastamento da extremidade distal, seja no âmbito da **preparação da captação**, seja no do **arremesso**. O fraco volume das estruturas osteomusculares permite uma cinética mais ampla e mais veloz do arremesso do peso e lançamento (dardo, disco, peso, etc.) e não apenas das "batidas" (p. ex., tênis no membro superior). A recepção procede da mesma mecânica, no sentido inverso, com frenagem.

Cadeias em leminiscato

Esta visão das coisas reproduz o esquema em cadeias cruzadas, próximo das **diagonais de Kabat**. Isso representa um conjunto de movimentos, em um sentido ou no outro, como aqueles que se observa no tênis quando se encadeia golpes retos e reversos (ver Fig. 4.60), ou inversamente, os *smashes*.

Membro inferior

Como no membro superior, encontram-se cadeias paralelas e em série, diretas ou cruzadas.

Conjunto funcional

Ele solicita uma **raiz**, preponderante na força (grande articulação, grandes músculos), uma **extremidade** preponderante na precisão (inúmeras articulações menores e inúmeros músculos menores), bem como uma zona **intermediária** (Brindle et al., 2002).

Cadeia em série de extensão anterior

É a cadeia muscular mais conhecida do membro inferior, aquela que solicita o **quadríceps**, os extensores do pé e extensores dos dedos (Stensdotter et al., 2003).

Cadeia em série de extensão posterior

Ela existe em situação de cadeia fechada; é formada pela sinergia entre os isquiotibiais e o gastrocnêmio, auxiliada pelo sóleo subjacente. A resultante dessas duas unidades é dirigida para trás e realiza uma extensão do joelho[45] **não tensionadora** para a articulação patelofemoral (Pincivero et al., 2000).

Cadeia de tripla extensão ou tripla retirada

Ela se diferencia da cadeia de extensão anterior porque associa o sistema extensor (anterior) do joelho aos músculos flexores plantares e dos dedos. É a cadeia da **recepção** (em atividade frenadora, excêntrica) e da **propulsão** (em atividade concêntrica) (Milgrom et al., 2000).

Cadeia em série lateral

Ela compreende o **estai lateral** ativo formado essencialmente pelo glúteo médio, o deltoide glúteo de Farabeuf, o trato iliotibial e os músculos fibulares (retromaleolares laterais).

Cadeia em série medial

Ela compreende o **estai medial** ativo formado essencialmente pelos adutores, os músculos do pé anserino e os retromaleolares mediais. O elemento central dessa cadeia controla o valgo fisiológico do joelho.

Cadeia paralela rotatória

Ela solicita principalmente os isquiotibiais mediais e laterais. Quando o joelho está em posição flexionada, ela integra os músculos inversores do pé, para a rotação medial e os eversores para a rotação lateral.

Cadeias de inversão-eversão

O resultado de sua ação encontra-se no nível do pé. Trazem a intervenção de uma direção oblíqua e se encontram nas diagonais de facilitação de Kabat.

COMPARAÇÃO MECÂNICA DOS MEMBROS

Os eixos dianteiro e traseiro dos mamíferos estão muitas vezes próximos no plano funcional, exceto os grandes desvios como no canguru. Mesmo no macaco, as funções locomotora e de preensão são muito compartilhadas. No homem, o membro torácico e o membro pélvico conservam uma lembrança embriológica e algumas semelhanças, mas as diferenças merecem ser evocadas.

Pontos em comum

Pode-se enumerar algumas semelhanças:
- *Segmentos* que têm uma disposição geral semelhante.
- *Ossos* em número grosseiramente equivalente.
- *Músculos* em número grosseiramente equivalente.
- *Articulações* que têm tipos repartidos de maneira próxima nos três níveis (raiz, extremidade, nível intermediário).
- *Ligamentos* de concepções bastante próximos em seu conjunto (em zigue-zague anterior à raiz, colaterais em seguida e retinaculares no nível absolutamente distal).

Pontos diferentes

Quadro 4.2

Membro superior	Membro inferior
Dominante de **mobilidade**	Dominante de **estabilidade**
Raiz **não congruente**, heterogênea	Raiz **congruente**, homogênea
Rotação distal **frágil**, mas ampla	Rotação distal **robusta**, mas limitada
Extremidade **com** oposição	Extremidade **sem** oposição
Trabalho em **suspensão**	Trabalho em **compressão**
Trabalho em cadeia **aberta**	Trabalho em cadeia **fechada**
Trabalho em modo **concêntrico**	Trabalho em modo **excêntrico** (frenador)

(continua)

---

[45] A extensão resulta do alinhamento tibiofemoral em torno das duas articulações pivôs (quadril e tornozelo). Deve-se observar que essas cadeias de extensão trabalham na maioria das vezes como excêntrica lutando contra a força da gravidade.

Quadro 4.2 *(continuação)*

Membro superior	Membro inferior
Taxa de colágeno **fraca**	Taxa de colágeno **elevada**
Tamanho **modesto** dos ossos	Tamanho **imponente** dos ossos
Extremidade com calcanhar **reduzido**	Extremidade com calcanhar **longo**[a]
Dedos **longos**	Dedos **curtos**
Cintura **móvel**	Cintura **fixa**
Não há sistema ligamentar "pivô"	Sistemas ligamentares "pivôs"
Volumes musculares **modestos**	Volumes musculares **imponentes**
Músculos com papel venoso **fraco**	Músculos com papel venoso **forte**
Representação cortical **forte**	Representação cortical **fraca**
Dois membros com atividade **independente**[b]	Dois membros com atividade em **alternância simétrica**

a. Os pesos relativos dos ossos de cada um dos autópodes (extremidades) foram calculados: carpo 21% contra tarso 67%, metacarpal 41%, contra metatarsal 24%, falanges da mão 38% contra 9% no pé.
b. Ainda que a total independência dos dois membros superiores suponha um aprendizado constante (datilografia, piano, violino, baterista de jazz etc.)

> **O que se deve saber**
> As grandes funções são, por definição, frequentemente solicitadas na vida cotidiana, com variações de acordo com a idade e o contexto. Por isso, uma grande parte de **adaptação comportamental** e cultural a reeducação deve levar em conta, independentemente das análises mecânicas, cinesiológicas, ou ergonômicas.

REFERÊNCIAS BIBLIOGRÁFICAS

AUBERT JT, BASSEZ S, LOUISY F, RIBREAU Ch. Accélérations dans le réseau veineux du membre inférieur au cours de la marche stationnaire. xve Congrès Français de Mécanique, Nancy, 2001.

AUBERT JT, MATON B, CHAUVEAU M, RIBREAU Ch. Posture, Mouvement, Retour veineux, un point commun : le Muscle. xive Congrès Français de Mécanique, Ermenonville, 2000.

AUGUSTSSON J, THOMEE R. Ability of closed and open kinetic chain tests of muscular strength to assess functional performance. Scand J Med Sci Sports. 2000, 10(3) : 164-168.

AUSTIN GP, GARRETT GE, TIBERIO D. Effect of added mass on human unipedal hopping. Percept Mot Skills. 2002, 94(3) : 834-840.

BAUBRY CE, KUO AD. Active control of lateral balance in human walking. J Biomech. 2000 ; 33 : 1433-1440.

BEAUPIED H, MULTON F, DELAMARCHE P. Does training have consequences for the walk-run transition speed ? Hum Mov Sci. 2003, 22(1) : 1-12.

BEDHET P. L'inspection des sous-vêtements et sa valeur clinique. Paris, Journée de Rééducation, 1999 : 204-210.

BELLI A, KYROLAINEN H, KOMI PV. Moment and power of lower limb joints in running. Int J Sports Med. 2002, 23(2) : 136-141.

BERGER W, TRIPPEL M, DISCHER M, DIETZ V. Influence of subject's height on the stabilization of posture. Acta Otolaryngol. 1992, 112(1): 22-30.

BERNARDI M, MACALUSO A, SPROVIERO E, CASTELLANO V, CORATELLA D, FELICI F, RODIO A, PIACENTINI MF, MARCHETTI M, DITUNNO JF Jr. Cost of walking and locomotoer impairment. J Electromyogr Kinesiol. 1999, 9(2) : 149-157.

BERTHE A, DOTTE P. Les ambulations et les aides de marche en traumatologie. Monographies Bois-Larris 20. Masson, Paris, 1987.

BHAMBHANI YN, CLARKSON HM, GOMES PS. Axillary crutch walking: Effects of three training programs. Arch Phys Med Rehabil. 1990, 71 : 484-489.

BIANCHI L, ANGELINI D, ORANI GP, LACQUANTI F. Kinematic coordination in human gait : relation to mechanical energy cost. J Neurophysiol. 1998, 79(4) : 2155-2170.

BLANKE DJ, HAGEMAN PA. Comparison of gait of young men and elderly men. Phys Ther. 1989, 69(2) : 144-148.

BO K, LILLEAS F, TALSETH T, HEDLAND H. Dynamic MRI of the pelvic floor muscles in an upright sitting position. Neurourol Urodyn. 2001, 20(2) : 167-74.

BOCCARDI S, PEDOTTI A, RODANO R, SANTAMBROGIO GC. Évaluation of muscular moments at the lower limb joints by an on-line processing of kinematic data and ground reaction. J Biomec. 1981, 14 : 35-45.

BRINDLE TJ, NYLAND J, FORD K, COPPOLA A, SHAPIRO R. Electromyographic comparison of standard and modified closed-chain isometric knee extension exercises. J Strength Cond Res. 2002, 16(1): 129-134.

BRISSWALTER J, MOTTET D. Energy cost and stride duration variability at preferred transition gait speed between walking and running. Can J Appl Physiol. 1996, 21(6) : 471-480.

BUS SA. Ground reaction forces and kinematics in distance running in older-aged men. Med Sci Sports Exerc. 2003, 35(7) : 1167-1175.

CARR JH, OW JEG, SHEPHERD RB. Some biomechanical characteristics of standing up at three different speeds : implication for functional training. Physiotherapy theory and practice. 2002, 18 : 47-53.

COCHET H, LASSALLE T. Kinésithérapie Active : Que sont les chaînes musculaires ? Kiné Scien. 1992, 312 : 23-31.

COMOLET R. Biomécanique circulatoire. Masson, Paris, 1984.

CREPIN G, THUMERELLE M. La marche, un pas vers les autres. Ann Kinésither. 1995, 22(6) : 286-287.

CROMWELL RL, AADLAND-MONAHAN TK, NELSON AT, STERN-SYLVESTRE SM, SEDER B. Sagittal plane analysis of head, neck, and trunk kinematics and electromyographic activity during locomotion. J Orthop Sports Phys Med. 2001a, 31(5) : 255-262.

CROMWELL RL, NEWTON RA, FORREST G. Head stability in older adults during walking with and without visual input. J Vestib Res. 2001b, 11(2) : 105-114.

CROMWELL RL. Movement strategies for head stabilization during incline walking. Gait and Posture. 2003, 17(3) : 246-253.

DELOISON Y. Préhistoire du piéton. Plon, Paris, 2004.

DETREMBLEUR C, VAN DEN HECKE A, DIERICK F. Motion of the body centre of gravity as a summary indicator of the mechanics of human pathological gait. Gait and Posture. 2000, 12(3) : 243-250.

DIDIER JP, CASILLAS JM. Bioénergétique de la marche. Ann Réadapt et Méd Phys. 1986, 29 : 169-187.

DIEDRICH FJ, WARREN WH Jr. Why change gaits ? Dynamics of the walk-run transition. J Exp Psychol Hum Percept Perform. 1995, 21(1): 183-202.

DUCROQUET RJ, DUCROQUET P. La marche et les boiteries : Étude des marches normales et pathologiques. Masson, Paris, 1965.

DUFOUR M. Bases anatomiques du retour veineux. Mémoire de DU d'anatomie clinique et organogénèse. Paris, 1998.

DUFOUR M. Anatomie de l'appareil locomoteur. Tome 1 : membre inférieur. Masson, Paris, 2001.

DUJARDIN F. Dynamique pelvienne durant la marche habituelle. in La Marche Humaine et sa pathologie. Pélissier J et Brun V éds. Masson, Paris, 1994.

DUPUIS H, HARTUNG E, STEEGER D. Système Pneumatique Intégré « IPS » de Isringhausen. Essais et expérimentation d'un siège de conduite automobile. Ann Kinésither. 1993, 20(2) : 61-68.

EBERHART HD, INMAN VT, BRESSLER B. The principle elements in human locomotion. in Klopsteg PE, Wilson PD Eds : Human Limbs and their substitutes. Hafner Publishing Company, New York, 1968.

ESCAMILLA RF. Knee biomechanics of the dynamic squat exercise. Med Sci Sports Exerc. 2001, 33(1) : 127-141.

FICAT C. L'homme articulé. Pour une philosophie de l'articulation. Ann. Kinésithér. 1990 ; 17(3) : 73-77.

FIELDING JR, GRIFFITHS DJ, VERSI E, MULKERN RV, LEE ML, JOLESZ FA. MR imaging of pelvic floor continence mechanisms in the supine and sitting positions. Am J Roentgenol. 1998, 171(6) : 1607-1610.

FRAIN P. Évolution du vecteur gravitaire au cours de la marche normale. Corrélations musculaires et cinétiques. Revue Chir Orthopéd. 1985, 7 : 537-47.

FRANCESCHI C. L'investigation vasculaire par ultrasonographie doppler. Masson, Paris, 1980 : 16-17.

GAGEY P-M. Le système postural fin. Définition clinique. Ann Kinésither. 1993a, 20(6) : 289-294.

GAGEY P-M. Posturologie. De l'homme debout à l'homme qui se penche. Ann Kinésither. 1993b, 20(6) : 285-288.

GEFEN A, MEGIDO-RAVID M, ITZCHAK Y. In vivo biomechanical behavior of the human heel pad duting stance phase of gait. J Biomech. 2001, 34(12) : 1661-1665.

GILLOT V. Veines plantaires et pompe veineuse. Phlébologie. 1995, 48 : 49-70.

GRAF S, NISAND M, CALLENS Ch, JESEL M. L'auto-grandissement rachidien existe-t-il ? Étude biométrique portant sur 19 cas. Ann Kinésithér. 2001, 28 : 38-46.

GROSSIORD A, PIERA JB. Physiologie de la marche humaine. In : Médecine de Rééducation. Grossiord A, Held JP éds. Flammarion Médecine Sciences, Paris, 1981.

HAINAUT K. Introduction à la Biomécanique. Maloine, Paris, 1979.

HARLAND MJ, STEELE JR. Biomechanics of the sprint start. Sports Med. 1997, 23(1) : 11-20.

HARTIKAINEN J, VANNINEN E, LANSIMIES E. Effect of posture on baroreflex sensitivity in healthy subjects. Clin Physiol. 1995, 15(6) : 571-579.

HOOPER DM, HILL H, DRECHSLER WI, MORISSEY MC. Range of motion specificity resulting from closed and open kinetic chain resistance trazining after anterior cruciate ligament reconstruction. J Strength Cond Res. 2002, 16(3) : 409-415.

HUNT AE, SMITH SM, TORODE M. Extrinsic muscle activity, foot motion and joint motions during the stance phase of walking. Foot and Ankle Int. 2001, 22 : 31-42.

IGNAZI G, MOLLARD R, PINEAU, J-Cl, COBLENTZ A. Reconstitution en trois dimensions des aires d'atteintes du membre supérieur à partir de quelques données biométriques classiques. Cahiers d'Anthropologie. Paris. 1979, 3 : 93-117.

INMAN VT, RALSTON HJ, TODD F. Human walking. Baltimore, MD, Williams and Wilkins Company, 1981.

ITO J. Morphological analysis of the human lower extremity based on the relative muscle weight. Okajimas Folia Ant Jpn. 1996, 73(5) : 247-251.

KERRIGAN DC, RILEY PO, LELAS JL, DELLA CROCE U. Quantification of pelvic rotation as a determinant of gait. Arch Phys Med Rehabil. 2001, 82(2) : 217-220.

KERRIGAN DC, TODD MK, DELLA CROCE U. Gender differences in joint biomechanics during walking : normative study in young adults. Am J Phys Med Rehabil. 1998, 77(1) : 2-7.

KING DL, ZATSIORSKY VM. Periods of extreme ankle displacement during one-legged standing. Gait and Posture. ···· 15 : 172-179.

KOTTKE ¨référence à venir sur épreuves¨.

KYROLAINEN H, BELLI A, KOMI PV. Biomechanical factors affecting running economy. Med Sci Sports Exerc. 2001, 33(8) : 1330-1337.

LACOUR M. Posture et équilibre. Sauramps Médical, Montpellier, 1999.

LAMANDE F. Pédagogie par objectifs et rééducation de l'amputé de membre supérieur appareillé avec prothèse myoélectronique. Ann Kinésithér. 2000, 27 : 49-53.

LASSAU N. La semelle veineuse plantaire de Lejars. Thèse de médecine Lariboisière, Paris VII, 1991.

LE FLOCH P. Position assise, ischion et bourse séreuse ischiatique. J Biophys et Méd Nucl. 1980, 4(3) : 155-158.

MANDAL AC. L'influence de la hauteur du mobilier sur la lombalgie. Ann Kinésither. 1990, 17(4) : 151-156.

MILGROM C, BURR D, FYHRIE D, FORWOOD M, FINESTONE A, NYSKA M, GILADI M, LIEBERGALL M, SIMKIN A. The effect of shoe gear on human tibial strains recorded during dynamic loading: a pilot study. Foot Ankle Int. 1996, 17(11) : 667-671.

MILGROM C, BURR D, FYHRIE D, HOSHAW S, FINESTONE A, NYSKA M, DAVIDSON R, MENDELSON S, GILADI M, LIEBERGALL M, LEHNERT B, VOLOSHIN A, SIMKIN A. A comparison of the effect of shoes on human tibial axial strains recorded during dynamic loading. Foot Ankle Int. 1998, 19(2) : 85-90.

MILGROM C, FINESTONE A, LEVI Y, SIMKIN A, EKENMAN I, MENDELSON S, MILLGRAM M, NYSKA M, BENJUYA N, BURR D. Do high impact exercises produce higher tibial strains than running? Br J Sports Med. 2000, 34(3) : 195-199.

MILLS PM, BARRETT RS. Swing phase mechanics of healthy young and elderly men. Hum Mov Sci. 2001, 20(4-5) : 427-446.

MORISSEY MC, HUDSON ZL, DRECHSLER WI, COUTTS FJ, KNIGHT PR, KING JB. Effects of open versus closed kinetic chain training on knee laxity in the early period after anterior cruciate ligament reconstruction. Knee Surg Sports Traulatol Arthrosc. 2000, 8(6) : 343-348.

MORRIS D. Le singe nu. Grasset, Paris, 1991.

NARCY JC. Existe-t-il une seule façon de marcher ? Recherche d'une constante dans trois paramètres de la marche. Ann Kinésither. 1982, 9 : 177-186.

NILSSON J, THORSTENSSON A. Ground reaction forces at different speeds of human walking and running. Acta Physiol Scand. 1989, 136 : 217-222.

O'CONNOR KM, HAMILL J. The rôle of selected extrinsic foot muscles during running. Clin Biomech (Bristol, Avon). 2004, 19(1) : 71-77.

OBERG T, KARSZNIA A, OBERG K. Basic gait parameters : reference data for normal subjects, 10-79 years of age. J Rehabil Res Dev. 1993, 30(2) : 210-223.

OPILA KA, NICOL AC, PAUL JP. Forces and impulses during aided gait. Arch Phys Med Rehabil. 1987, 68 : 715-722.

PAILLEX R, PLAIX P-Y. Analyse du comportement du rachis lombaire lors de la position assise prolongée sur deux types de sièges. Ann Kinésither. 1996, 23(6) : 264-269.

PAPA E, CAPPOZZO A. Sit-to-stand motor strategies investigated in able-bodied young and elderly subjects. J Biomech. 2000, 33 : 1113-1122.

PATURET G. Traité d'anatomie humaine. Masson, Paris, 1951.

PELLISIER J, BRUN V. La marche humaine et sa pathologie : Explorations et Rééducation. Masson, Paris, 1994.

PÉNINOU G. Examen de la posture érigée. Position relative de la ligne de gravité et de l'axe tragien. Ann Kinésither. 1982, 9 : 389-402.

PERRIN Ph, LESTIENNE F. Mécanismes de l'équilibration humaine. Monographie Bois-Larris. Masson, Paris, 1994.

PERRUCHON E. Analyse de la marche par capteurs plantaires : Etat de l'art. In : La Marche Humaine et sa pathologie. Pélissier J et Brun V éds. Masson, Paris, 1994.

PERRY J. Gait Analysis, Normal and Pathological Function. Slack Incorporated. Thorofare, NJ, 1992.

PEYRANNE J, D'IVERNOIS JF, Pratiques corporelles et évolution du mobilier scolaire du XIXe siècle à nos jours. Ann Kinésither. 1998, 13(5) : 235-238.

PEYRANNE J, LAUDE M, BRIANT A, VIEL E. Etude de l'accélération et des couples de rotation pied-sol au cours de la marche. Ann Kinésither. 1986, 20(6) : 289-294.

PINCIVERO DM, ALDWORTH C. DICKERSON T, PETRY C, SHULTZ T. Quadriceps-hamstring EMG activity during functional, closed kinetic chain exercise to fatigue. Eur J Appl Physiol. 2000, 81(6) : 504-509.

PLAS F, VIEL E, BLANC Y. La marche humaine. Kinésiologie dynamique, biomécanique et pathomécanique. Monographies de Bois-Larris, n° 5 (3e éd.). Masson, Paris, 1983.

QUATREMERE J, PETITDANT B, GOUILLY P. La canne anglaise est… française. Kinésithérapie, Les cahiers. 2003, 23-24 : 79-80.

RENSTROM P, JOHNSON RJ. Cross-country skiing injuries and biomechanics. Sports Med. 1989, 8(6) : 346-370.

RIENER R, RABUFFETTI M, FRIGO C. Stair ascent and descent at different inclinations. Gait and Posture. 2002, 15 : 32-44.

RILEY PO, DELLA CROCE U, KERRIGAN DC. Propulsive adaptation to changing gait speed. J Biomech. 2001, 34 : 197-202.

SADEGHI H, PRINCE F, ZABJECK KF, LABELLE H. Simultaneous, bilateral, and three-dimensional gait analysis of elderly people without impairments. Am J Phys Med Rehabil. 2004, 83(2) : 112-123.

SCANNELL JP, McGILL SM. Lumbar posture – should it, and can it, be modified ? A study of passive tissue stiffness and lumbar position during activities of daily living. Phys Ther. 2003, 83(10) : 907-917.

SIEGEL KL, KEPPLE TM, STANHOPE SJ. Joint moment control of mechanical energy flow during normal gait. Gait and Posture. 2004, 19(1) : 69-75.

SMITH LK, LELAS JL, KERRIGAN DC. Gender differences in pelvic motions and center of mass displacement during walking : sterotypes quantified. J Womens Health Gend Based Med. 2002, 11(5) : 453-458.

STENSDOTTER AK, HODGES PW, MELBOR R, SUNDELIN G. HAGERROSS C. Quadriceps activation in closed and in open kinetic chain exercise. Med Sci Sports Exerc. 2003, 35(12) : 2043-2047.

STOLZE H, KUHTZ-BUSCHBECK JP, MONDWURF C, JOHNK K, FRIEGE L. Retest reliability of spatiotemporal gait parameters in children and adults. Gait and Posture. 1998 : 7(2) : 125-130.

STRANDEN E. Dynamic leg volume changes when sitting in a locked and free floating tilt office chair. Ergonomics. 2000, 43(3) : 421-433.

TERRIER P, LADETTO Q, MERMINOD B, SCHUTZ Y. Measurement of the mechanical power of walking by satellite positioning system (GPS). Med Sci Sports Exerc. 2001, 33(11) : 1912-1918.

THOUMIE Ph, PRADAT-DIEHL A. La préhension. Springer, Paris, 2000.

VAN CLEEF JF, GRITON Ph, CLOAREC M, MOPPERT M, RIBREAU C. Modèle dynamique de la pompe musculaire du mollet. Phlébologie. 1990, 43(2) : 217-222.

VAN DER STRICHT J, STAELENS I. Phlébographie sélective dynamique des veines du mollet. Phlébologie. 1988, 41(4) : 740-745.

VAUGHAM CL. Theories of bipedal walking : an odissey. J Biomech. 2003, 36(4) : 513-523.

VIEL E. La Marche humaine, la course, le saut. Masson, Paris, 2000.

VIEL E. Un mythe coriace : le polygone de sustentation au cours de la marche. Kinésithérapie, Les cahiers. 2003, 17-18 : 79-80.

WANG WJ, CROMPTON RH, LI Y, GUNTHER MM. Energy transformation during erect and « bent-hip, bent-knee » walking by humans with implications for the evolution of bipedalism. J Hum Evol. 2003, 44(5) : 563-579.

WATELAIN E, BARBIER F, ALLARD P, THEVENON A, ANGUE JC. Gait pattern classification of healthy elderly men based on biomechanical data. Arch Phys Med Rehabil. 2000, 81(5) : 579-586.

WINTER DA, PATLA AE, PRINCE F, ISHAC M, GIELO-PERCZAK K. Stiffness control of balance in quiet standing. J Neurophysiol. 1998, 80(3) : 1211-1221.

WINTER DA, QUANBURY AO, HOBSON DA, SIDWALL HG, REINER G, TRENHOLM BG, STEINKE T, SLOSSER H. Kinematics of normal locomotion – a statistical study based on TV data. J Biomech. 1974, 7(6) : 479-486.

MEMBRO INFERIOR   II

Quadril 5

BASE DE REFLEXÃO

A articulação do quadril, a única abordada neste capítulo, faz parte de um amplo complexo funcional: o **complexo lombo-pelve-quadril** (LPQ) (ver Fig. 5.1).

Localização

O quadril, situado na raiz do membro inferior, estende-se da crista ilíaca do osso do quadril (ílio, púbis e ísquio) até a extremidade do fêmur.[1]

Características essenciais

- O ângulo do quadril, muito aberto no homem, é mais fechado no animal em razão de uma inclinação do quadril[2] ligeiramente mais acentuada e, sobretudo, da obliquidade femoral (ver Fig. 5.2). Essa situação **em extensão** explica por que o quadril humano, distendido em sua parte anterior, coloca-se rapidamente em **flexão** reacional em caso de desconforto.
- Ele é do tipo **esferoideo**, **congruente** (estabilidade) e **concordante**.
- É uma articulação **sustentadora**.
- Ele é **profundo**. A vantagem é dupla: de um lado, uma boa proteção, de outro, aloja um braço de alavanca abdutor mais importante do que no ombro. O inconveniente é um mau acesso palpatório (ver Fig. 5.3).

Papel funcional

- A qualidade essencial do quadril é a **estabilidade**. Um quadril muito móvel, mas instável, não é utilizável nem funcional. Um quadril rígido, mas estável, desempenha satisfatoria-

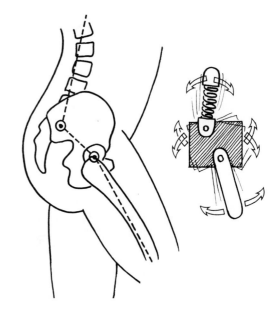

Figura 5.1 O complexo lombo-pelve-quadril traz a intervenção de uma peça móvel intermediária entre a flexibilidade lombar e o eixo do fêmur: a bacia.

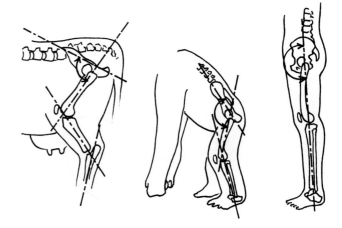

Figura 5.2 O ângulo coxofemoral abre-se pouco a pouco ao longo da evolução; no homem, o resultado é um quadril em extensão e um membro em retidão.

---

1 Os músculos monoarticulados do quadril estão situados diante dele, os adutores são uma exceção e se estendem sobre toda a altura do fêmur (ver Fig. 5.22).
2 A pelve humana acompanhou pouco a evolução bipedal e guarda uma marcada oscilação anterior.

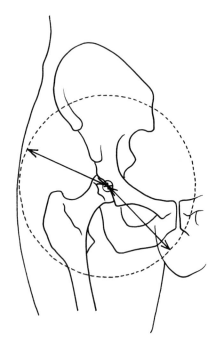

Figura 5.3 O quadril está situado em profundidade, o que dá um melhor braço de alavanca a alguns músculos, mas esconde a articulação fora de alcance palpatório.

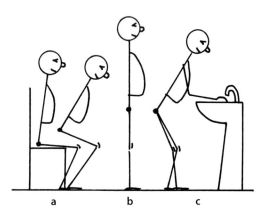

Figura 5.4 A mobilidade do quadril gera sobretudo os deslocamentos sentado-em pé (a-b) e a inclinação a partir da posição em pé (b-c).

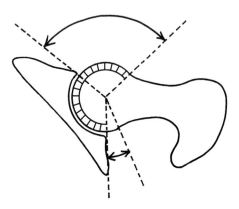

Figura 5.5 A articulação é mais aberta para a frente do que para trás, o que justifica a presença de ligamentos anteriores.

mente seu papel (uma artrodese de quadril é relativamente bem suportada).[3]
• A mobilidade permite a orientação espacial do membro ou do tronco, principalmente no plano sagital (ver Fig. 5.4).
• Em dinâmica, o quadril tem um funcionamento de tipo **unilateral alternado** (marcha) e, em estática, de tipo **bilateral não simétrico** (a posição simétrica é rara).
• A função está integrada ao complexo **lombo-pelve-quadril**.

Frequências patológicas

Reumatologia

Uma vez que é sustentador, o quadril está muito exposto ao desgaste.[4] A **artrose do quadril** é frequente.

Traumatologia

Considerando-se a situação protegida, ocorrem apenas nos grandes traumatismos, às vezes associados às lesões do quadril. O longo colo do fêmur expõe às **fraturas do colo**. As luxações de quadril decorrem traumatismos severos (muitas vezes com fraturas da parte posterior do acetábulo).

Ortopedia infantil

As **displasias** são frequentes (coxa valga, coxa vara, acetábulo que cobre mal a cabeça do fêmur...) e justificam um controle radiológico depois do nascimento.

Neurologia

Existem poucos danos. A fraca representação cortical expõe pouco aos problemas de origem central. A neurologia periférica é pouco representada (nervos bem protegidos).

NOÇÕES DE ANATOMIA

No plano osteoarticular

O tipo articular **esferoideocongruente** evoca robustez e estabilidade. Todavia, essa congruência não é harmoniosa: o acetábulo olha para fora, para baixo e para a frente, bem como a cabeça do fêmur. Aparece então uma descobertura anterior da cabeça, que deve ser contrabalanceada pela presença de elementos fibrosos sólidos na frente: os ligamentos (ver Fig. 5.5).

Aspecto do quadril

Obliquidade do acetábulo

O acetábulo tem a forma de uma cavidade grosseiramente hemisférica (180°). Sua tripla orientação o coloca no plano horizontal a 35° da vertical, no plano horizontal a 20° do

---

3 Realizada em ligeira flexão, a artrodese utiliza a substituição do resto do complexo LPQ, isto é, a mobilidade lombopélvica. A consequência é a sobrecarga das articulações sobre e subjacente (região lombar da coluna e joelhos).
4 A diferença entre os braços de alavanca musculares e da linha gravitacional, bem como o tamanho relativamente menor das superfícies de contato, explicam a frequência das patologias de desgaste (ver Fig. 5.60).

eixo anteroposterior, e no plano sagital a 40º da vertical (ver Fig. 5.6) (Martinez, 1983).

Face semilunar

Ela ocupa um crescente de cerca de 12 cm². Seu corno posterior é mais largo e mais saliente (projetando-se sobre o sulco do músculo obturador externo).

Envoltório da cabeça do fêmur

Ele está relacionado à superfície de apoio. A insuficiência traz um prognóstico de desgaste precoce, se não houver uma solução cirúrgica. Os ângulos radiológicos são os seguintes:

Ângulo VCE

O ângulo **VCE**, de frente, religa a vertical (V) passando pelo centro da cabeça do fêmur (C) à direita passando por esta e pela borda lateral do acetábulo (E, para externo). É a cobertura lateral da cabeça do fêmur, e esse ângulo deve ser igual ou superior a **25º** (ver Fig. 5.7 a).

Ângulo HTE

O ângulo **HTE**, de frente, religa horizontalmente (H) passando pela parte mais medial do teto acetabular (T) e pela linha que reúne este último à porção mais lateral do acetábulo (E, para externo); esse ângulo não deve exceder **10º** (ver Fig. 5.7 a).

Ângulo VCA

O ângulo **VCA**, no "falso perfil de Lequesne",[5] religa a vertical (V) passando pelo centro da cabeça do fêmur (C) e pela direita encontrando-a no ponto mais anterior (A) do acetábulo. Esse ângulo traduz a cobertura anterior da cabeça do fêmur e deve ser igual ou superior a **20º** (ver Fig. 5.7 b).

Cartilagem

A cartilagem mede de 1 a 2,5 mm de espessura. O máximo anteroposterior (Kurrat e Oberlander, 1978), o que corresponde à parte mais rígida.

Conformação ogival

A face semilunar não é uma porção de esfera oca perfeita. Ainda que macroscopicamente concordante, a superfície do osso do quadril é ligeiramente **ogival** (Frain, 1981; Christel et al., 1979a [ver Fig. 5.8]). Esse fato é importante para a repartição das tensões sobre a cartilagem, em função da carga.

Travas ósseas

Elas traduzem a transmissão das tensões. O estudo feito sobre elas por meio da tomodensitometria da estrutura trabecular (ver Fig. 5.9) mostra uma característica da espécie humana em relação aos macacos (Dargaud e Galichon, 1997; Galichon e Thackeray, 1999). No homem, um feixe posterior

---

5 Trata-se de um falso perfil, pois o indivíduo é colocado um pouco obliquamente em relação à placa de rádio, de maneira a anular a anteversão do colo colocando-o no eixo dos raios.

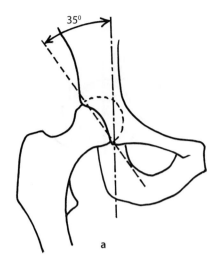

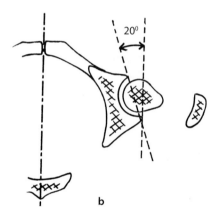

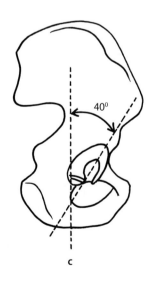

Figura 5.6 Orientação do acetábulo nos planos: frontal (a) de 35º; transversal (b) de 20º, e sagital (c) de 40º.

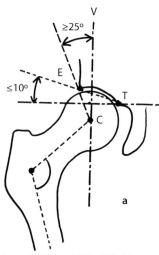
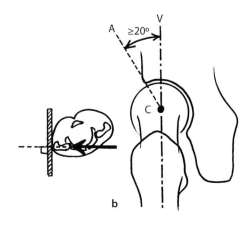

Figura 5.7 Ângulos radiológicos VCE e HTE (a) expressam a cobertura lateral da cabeça do fêmur, o ângulo VCA (b) corresponde à sua cobertura anterior (em cartucho: a posição de falso perfil para a radiografia).

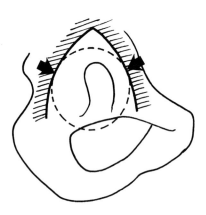

Figura 5.8 Morfologia ligeiramente ogival do acetábulo (expresso aqui pelo traço e pelas hachuras), diante da cabeça de fêmur esférica (linha pontilhada). Isso permite que a maleabilidade da cartilagem reparta melhor as tensões de apoio.

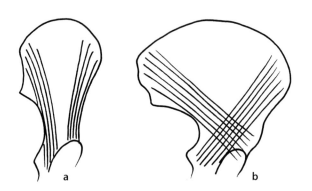

Figura 5.9 Ao contrário do macaco (a), que não é bípede e tem traves ósseas do quadril paralelas, o homem (b), bípede, possui um sistema trabecular que forma um quiasma supra-acetabular.

e um anterior se cruzam acima do acetábulo e formam o **quiasma trabecular** supra-acetabular.[6] É uma característica da mecânica sustentadora e bípede, que aparece na criança com o início da marcha. Os macacos, que utilizam preferencialmente seus quatro membros para se deslocar, oferecem um sistema trabecular paralelo e não cruzado.

Aspecto do fêmur

Cabeça

Seu **pequeno tamanho**,[7] menor do que o da cabeça do úmero no membro superior, explica sua congruência. Em contrapartida, sua superfície é maior, cerca de 8 cm^2; ela cobre 2/3 de uma esfera (contra 1/3 na cabeça do úmero), ou seja, 240°. A existência da **fóvea** explica a presença do ligamento da cabeça do fêmur, que sofre modificações de tensão ao longo da adução.

Cartilagem

Tem espessura variável, de 0,5 mm a mais de 3,5 mm. A espessura máxima situa-se na parte anterossuperior, o que corresponde à parte que sofre mais tensões (Kurrat e Oberlander, 1978).

Colo do fêmur

Ele é **longo**, em razão do braço de alavanca necessário ao apoio unipedal. E é **intracapsular**[8] (ver Fig. 5.10).

---

6 Esse quiasma supra-acetabular apareceu no australopiteco, ou seja, há cerca de 3 milhões de anos.
7 Ela mede de 4 a 5 cm de diâmetro. Esse fato surpreende muitas vezes na primeira abordagem, mas é na realidade bastante lógico: ela permite uma melhor penetração bem como a diminuição das tensões. O tamanho é ainda menor nas próteses totais de quadril.
8 Exceto na parte lateral de sua face posterior. O fato é importante nas fraturas do colo do fêmur, que são portanto, intra-articulares – isso agrava o prognóstico.

Angulação do colo do fêmur

O colo do fêmur é oblíquo no alto, no interior e na frente.
- *No plano horizontal*, ele é **antevertido**[9] de **12º** a **15º** no adulto (ver Fig. 5.11). O ângulo diminui nos primeiros anos da vida: de 40º no nascimento, não é mais do que 15º na adolescência (Caton et al., 1997) (ver Fig. 5.12).
- *No plano frontal*, ele mostra um ângulo aberto embaixo e no interior, chamado **cervicodiafisário**, de um valor médio de **130º** (ver Fig. 5.7 a). Algumas pequenas variações são possíveis, para além das quais se fala em coxa valga (ângulo demasiado aberto), ou de coxa vara (ângulo demasiado fechado). Esse ângulo evolui: é de 150º no recém-nascido, de 145º aos 3 anos, e de 120º no idoso.

Traves ósseas

A reação do solo caminha pela cortical femoral que irradia para o colo do fêmur sob forma de maços compostos de quatro feixes (dois principais e dois acessórios) (ver Fig. 5.13).

Os dois principais são representados por:
- Um **feixe arciforme**, de origem lateral sobre o fêmur, o mais potente, dirigindo-se em leque para a parte inferior da cabeça do fêmur.
- Um **leque de sustentação**, de origem medial sobre o fêmur, dirigindo-se em leque para a parte superior da cabeça do fêmur.

Os dois acessórios são representados por:
- Um feixe **troncanteriano**, de origem medial sobre o fêmur, dirigindo-se em leque para o trocânter maior.
- Um feixe pequeno **tangencial** à cortical do trocânter maior.

No plano capsuloligamentar

Cápsula
- Ela é **espessa** e **resistente**.
- É tecida de diferentes fibras: **axiais** (do osso do quadril ao fêmur, garantindo a junção), **circulares** e **estreitas** na parte cervical (realizando uma retenção da cabeça do fêmur), e **arciformes** (estabilizando obliquamente as fibras axiais) (ver Fig. 5.10).
- Engloba a inserção do tendão refletido do músculo **reto femoral**.
- Insere-se à distância sobre o colo do fêmur (as fraturas cervicais são articulares).
- Sua parte inferior é reforçada por **freios**.
- Sua inervação é feita por **três nervos**: femoral na frente, ciático atrás e obturatório embaixo e no interior.
- Para um quadril normal, a **pressão intracapsular** é normalmente inferior à pressão atmosférica. Isso cria uma pequena sucção que fornece um elemento adicional de estabilidade. Essa pressão intracapsular é mínima de 30º a 80º de flexão, o que supõe um volume cavitário aumentado no setor de movimentos. É, aliás, a posição de conforto infradoloroso (Wingstrand et al., 1990).

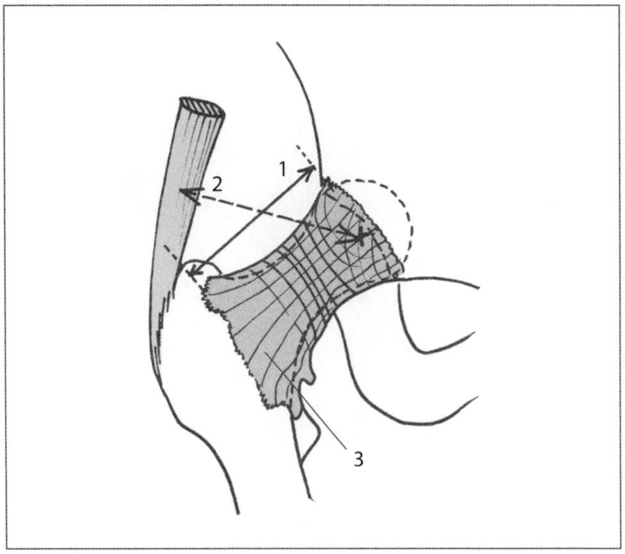

---

[9] Fala-se de anteversão, ou de antetorção do colo do fêmur, ou ainda de ângulo de declinação.

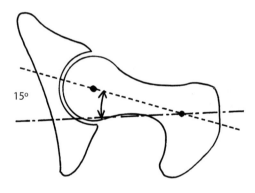

Figura 5.10 O colo do fêmur, longo (1), garante um braço de alavanca muscular (2) ao mesmo tempo em que é em grande parte intra-articular. A cápsula (3) é formada de vários tipos de fibras, entre as quais as circulares que estreitam sua parte média.

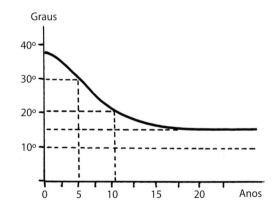

Figura 5.11 Anteversão do colo do fêmur: cerca de 15º no adulto.

Figura 5.12 A anteversão varia durante a infância, de 40º no nascimento a 15º quando se está próximo dos quinze anos.

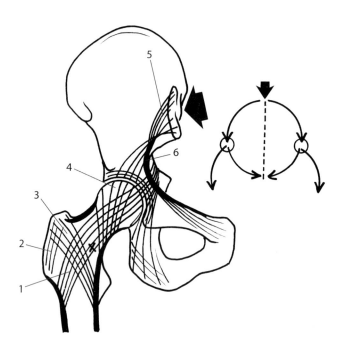

Figura 5.13 As traves ósseas do fêmur respondem às do osso do quadril. Ali se encontram vários feixes: um arciforme (1), um tangencial ao trocânter maior (2), um trocanteriano (3), um leque de sustentação (4), e, entre esses últimos, um ponto fraco cervical (cruz). A transmissão das tensões de apoio oriundas da coluna vertebral são feitas pelos sacroilíacos (5), a linha arqueada (6) e as traves do fêmur, e essas se dirigem para o púbis (coaptação da interlinha).

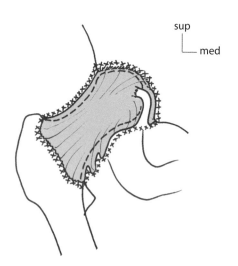

Figura 5.14 A sinovial do quadril e a bainha do ligamento da cabeça do fêmur (cápsula: pequenas cruzes; e osso: pontilhado).

Sinovial

Além do fato de envolver a cápsula e seus freios, deve-se mencionar sua **dobra**,[10] que guarda o ligamento da cabeça do fêmur (ver Fig. 5.14).

Lábio

Essa fibrocartilagem tem dois papéis:
• Melhora ainda mais a **congruência**, porque prolonga um pouco o limbo do acetábulo.[11]
• É uma **zona semirrígida**, intermediária entre um setor rígido (osso) e outro maleável (cápsula) (Seldes et al., 2001).

Ligamentos

Os três principais, oriundos de cada osso primitivo do osso do quadril, são enrolados na parte da frente (ver Fig. 5.15), parte descoberta da articulação (**proteção anterior**). Os ligamentos iliofemoral (dois feixes) e pubofemoral, situados na frente, delimitam um zigue-zague ("N deitado de Welcker"). O primeiro é o mais potente: perto de 1 cm de espessura. O único ligamento posterior, **isquiofemoral**, dirige-se principalmente para fora, para cima e para a frente, o que lhe dá um papel equivalente aos anteriores na limitação da extensão (ver Fig. 5.15) (Hewitt et al., 2002).

O **ligamento da cabeça do fêmur** é uma estrutura sinovial intracapsular. Ele é oco e dá passagem à artéria de mesmo nome. Como vem da parte baixa do acetábulo, ele limita sobretudo a adução[12] (ver Fig. 5.16).

No plano muscular

Os músculos podem ser divididos muito esquematicamente em dois grupos (ver Fig. 5.17).

Músculos superficiais

Garantem um papel muito mais de **volição** (ver Fig. 5.18) e se repartem por sua vez em dois grupos: músculos curtos e músculos longos.

Músculos curtos

Os músculos curtos são os três glúteos e o tensor da fáscia lata (TFL) que a eles está interligado. A noção de **deltoide glúteo** de Farabeuf integra o TFL, a fáscia lata e o glúteo máximo superficial.

---

10 Essa dobra é chamada de tenda do ligamento da cabeça do fêmur.
11 Sem lábio, a superfície do conjunto do acetábulo é de 28,8 cm²; ela é de 36,8 cm² com lábio. Este tem uma largura média de 5,3 mm e é mais largo na frente e em cima do que atrás (Tan et al., 2001).
12 Pode-se perguntar sobre as razões da existência, no membro inferior, desse sistema de ligamentos "pivôs", situados no meio de uma articulação (igualmente os ligamentos cruzados do joelho, o ligamento talocalcâneo interósseo no retropé e, mais ou menos, o ligamento bifurcado no nível do transverso do tarso): papéis mecânicos, proprioceptivo, às vezes vascular, provavelmente os três ao mesmo tempo (ver Fig. 7.43).

Músculos longos

Eles vão do osso do quadril ao segmento femoral, como os potentes **adutores**, ou para o segmento tibial, como os **isquiotibiais** (IT) ou o **reto femoral** (RF).

Isquiotibiais

Eles são essencialmente motores no nível do joelho (flexão, rotações). No quadril, têm sobretudo um papel de antiflexores (Waters et al., 1974), quando o tronco se inclina para a frente. Sua rigidez, em relação com sua organização penada e sua forte proporção de tecido conjuntivo (ver Fig. 5.19), traduz-se por uma fraca extensibilidade, que permite de se suspender economicamente durante as manutenções inclinadas. Esse papel é nomeado **efeito cinta** (Butel et al., 1980).

Reto femoral

É representado por um conjunto de três tendões espalhados na face anterior do quadril (ver Fig. 5.20). Seu braço de alavanca é fraco e seu papel de flexor é nulo comparado ao seu grande vizinho, o iliopsoas. Em contrapartida, ele exerce um bloqueio em contato com a cabeça do fêmur, acentuado durante a extensão do quadril associada a uma flexão do joelho (meio-passo posterior, na marcha). É mais uma vez um **efeito cinta** (Bankoff et al., 2000).

Além disso, os isquiotibiais e o reto femoral, biarticulares e antagonistas, são sinérgicos na extensão dupla entre o quadril e o joelho (ver Fig. 5.21). Esse paradoxo foi descrito por **Lombard**; cada um desses músculos tem um braço de alavanca mais forte sobre uma articulação e mais fraco em outra: os IT no quadril (6,7 cm contra 3,9 para o RF, quadril em retidão) e o RF no joelho (4,4 cm contra 3,4 para os IT, quadril em retidão).

Músculos profundos

Também se pode decompô-los em dois grupos.[13]

Pelvitrocanterianos

Pequenos músculos profundos com vocação principalmente **cibernética**,[14] são os responsáveis pelo ajustamento posicional da pelve sobre as cabeças do fêmur (Samuel, 1989). Entre eles, os obturadores têm um papel particular:
- Para B. Dolto (1976), teriam um papel de sustentação da pelve: noção de **rede** gêmeo-obturador.
- Para Lamandé e Prat-Pradal (1998), eles têm um papel de **tirante** arquitetural.
- Para Quesnel et al. (1999), eles são **estais** contrabalançando as tensões mecânicas do colo do fêmur.

---

13 Os músculos craniais vizinhos (abdominais, quadrado dos lombos, grande dorsal) interessam o equilíbrio pélvico em razão das repercussões da modificação de estática do tronco que eles provocam.
14 A cibernética é a ciência dos sistemas com autorregulação. O autoguiado se opõe ao teleguiado, que necessita de uma intervenção exterior.

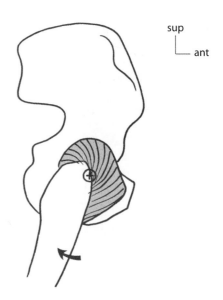

Figura 5.15 Os três ligamentos principais do quadril são oriundos dos três ossos que constituem o osso do quadril. Os três estão tensionados durante a extensão (seta).

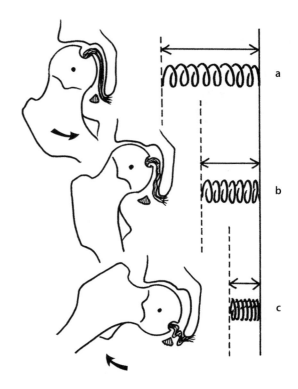

Figura 5.16 O ligamento da cabeça do fêmur está esticado na adução (a), distensionado em posição neutra (b) e completamente distensionado em abdução (c).

124 Parte II | Membro inferior

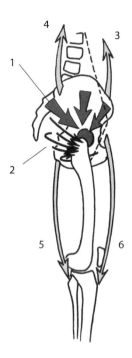

Figura 5.17 Os músculos do quadril são divididos em curtos (preto e cinza-escuro) e em longos (cinza-claro). Músculos curtos: glúteos (1), pelvitrocanterianos (2). Músculos longos: para cima: abdominais (3) e dorsais (4); para baixo: isquiotibiais (5) e reto femoral (6). O psoas (em pontilhado) ocupa uma situação particular, uma vez que não tem ligação pélvica.

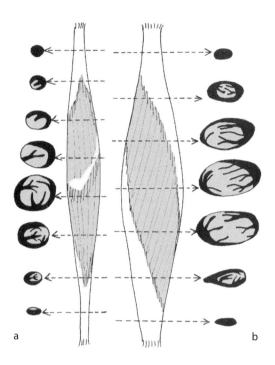

Figura 5.19 O esqueleto fibroso dos músculos isquiotibiais: o semitendíneo (a) e o semimembranáceo (b).

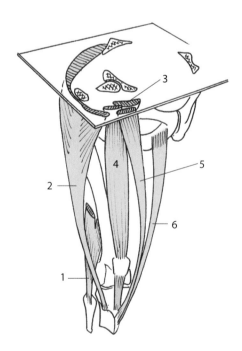

Figura 5.18 Os músculos longos e poliarticulares têm uma função muito mais volitiva; e em relação com a posição do joelho: bíceps femoral (1), trato iliotibial (glúteo máximo superficial e TFL) (2), psoas (3), reto femoral (4), sartório (5) e grácil (6).

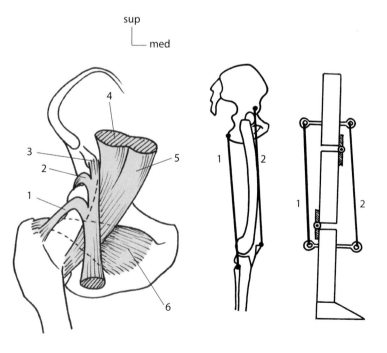

Figura 5.20 Músculos abdominais anteriores: tendão recorrente do reto femoral (RF) (1), tendão reflexo do RF (2), tendão direto do RF (3), ilíaco (4), psoas (5) e obturador externo (6).

Figura 5.21 Músculos do paradoxo de Lombard: isquiotibiais (1) e reto femoral (2). O comprimento de seus braços de alavanca é inverso ao quadril e ao joelho.

Iliopsoas

O potente tendão do iliopsoas, que forma uma **cinta anterior** muito eficaz, passa exatamente diante da cabeça do fêmur e dela está separado por uma bolsa sinovial[15] (ver Fig. 5.20). O ilíaco é próprio ao quadril,[16] o psoas não tem nenhuma inserção pélvica, à exceção do psoas menor.[17]

Casos particulares dos adutores

Localização

Em relação aos outros músculos

São os únicos que estão localizados **no nível da coxa**,[18] já que essa região é ocupada mais pelos músculos destinados ao joelho (aparelho extensor e isquiotibiais) (ver Fig. 5.22).

No plano sagital

Nesse plano, eles estão situados de um lado e do outro do plano frontal. Têm então um **papel de estabilizadores** em posição intermediária. Esse aspecto ambivalente os transforma em flexores, quando o quadril está em setor de extensão (i. e., anteversores, quando o fêmur está fixo) e em extensores quando o quadril está em flexão.

No plano frontal

Eles intervêm moderadamente na translação da pelve durante um esforço em direção homolateral. Quando traciona-se de um lado, os músculos abdutores do quadril contralateral são solicitados, eventualmente reforçados pelos adutores do quadril homolateral no sentido da tração.

Em relação ao eixo de rotação do quadril

Situam-se **de um lado e do outro** desse eixo, o que significa que as fibras posteriores têm um papel de rotação lateral e as anteriores de rotação medial, as intermediárias por sua vez são neutras. Como as variações são incessantes e os braços de alavanca fracos, pode-se considerar que o papel rotatório é quantitativamente negligenciável. Em contrapartida, no plano qualitativo, eles exercem seu controle rotatório sobre a pelve de 0 a 60% do ciclo da marcha (apoio) e sobre o fêmur de 60 a 100% (não apoio).

Em relação aos vasos do segmento femoral

Os adutores estão situados entre as correntes anterior (femorais superficiais) e posterior (sistema cruciforme, formado pelas anastomoses glúteas inferiores e perfurantes que encontram os vasos poplíteos). Entre essas duas correntes, as

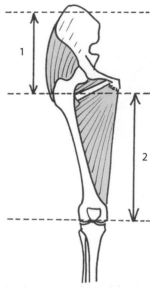

Figura 5.22 Os músculos motores do quadril estão em oposição a esse (1), exceto os adutores, que estão situados na coxa (2).

perfurantes passam através dos adutores. Isso lhes dá um papel de **refluxo venoso** do setor femoral (ver Fig. 5.23).

Massa extensiva

Ela é importante, ao passo que a função de adução não é capital e não requer uma força extraordinária, por exemplo, para cruzar as pernas em posição sentada. Pode-se apresentar alguns elementos em resposta a esse paradoxo.

- *Sua extensão* é justificada pelo **braço de alavanca** que valoriza seu momento de ação, ao contrário daquilo que aconteceria se estivessem confinados ao quadril (ver Fig. 5.22).
- *São músculos de fechamento*, portanto da **proteção**. No mamífero, as forças de fechamento são sempre preponderantes. A posição fetal é o seu extremo, ela representa uma dobra protetora (ver Fig. 5.24).
- *No quadrúpede*, a proteção **sexual** é feita pela cauda, cujo abaixamento não permite a intromissão do pênis do macho. Na espécie humana, a posição mais anterior do sexo feminino, o face a face relacional resultante, a ausência de cauda, fazem com que a única função de proteção sexual só possa vir do fechamento das coxas.[19] Os antigos chamavam os adutores de *custodes virginitatis* (guardiões da virgindade).
- *A função a cavalo*, que caiu em desuso no mundo citadino e sedentário, é contudo uma função vital todas as vezes que o homem se segura com suas coxas, quer seja sobre um cavalo, um galho de árvore, a viga de um andaime, ou nas situações complexas como as artes marciais (Smidt et al., 1995). A adução tinha uma **função de captação** quando se pulava de assalto sobre um animal e na manutenção dessa captura (ver Fig. 5.25).

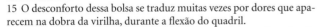

15 O desconforto dessa bolsa se traduz muitas vezes por dores que aparecem na dobra da virilha, durante a flexão do quadril.
16 Existe também um pequeno ilíaco que alguns chamam de músculo iliocapsular (Ward et al., 2000).
17 Esse músculo é inconstante, mas não raro (50% dos casos). Tensionado da parte mais alta da inserção da coluna vertebral até a parte anterior da linha arqueada, ele tem um papel de retroverter a pelve, portanto antagonista do ilíaco.
18 Entre eles, o grácil atravessa o joelho e o ligamento colateral medial é um vestígio de expansão do terceiro feixe do adutor maior.

---

19 Essa potente musculatura é tal que em medicina legal o reconhecimento de um estupro está ligado ao fato de que a vítima tenha sido amarrada ou drogada ou que os agressores tenham sido ao menos dois, senão deduzimos que ela foi consentida.

126 Parte II | Membro inferior

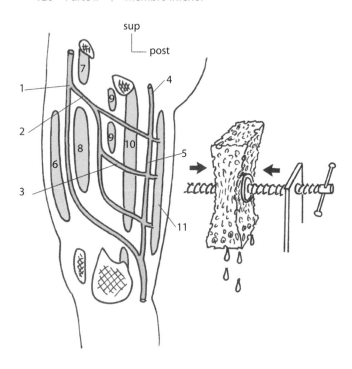

Figura 5.23 Corte sagital da rede venosa da coxa, feito no interior do compartimento dos adutores. Esses músculos participam do refluxo venoso durante sua contração: veia femoral superficial (1), veia femoral profunda (2), veias perfurantes (3), veia glútea inferior (4), rede venosa cruciforme (5), vasto medial (6), pectíneo (7), adutor longo (8), adutor curto (9), adutor magno (10) e isquiotibiais (11).

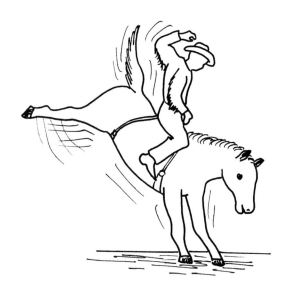

Figura 5.25 A captação pelos membros inferiores sempre tem uma atividade dos adutores. O rodeio é um exemplo disso.

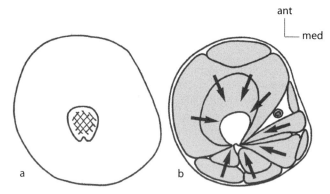

Figura 5.26 O efeito viga da musculatura da coxa em torno do fêmur: fêmur isolado sem os músculos (a), bainha muscular perifemoral (b).

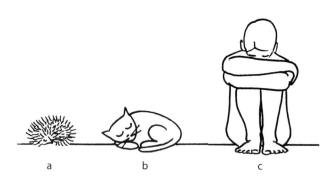

Figura 5.24 As posições encurvadas são posições de proteção máxima: no porco-espinho (a), no gato (b) e no homem (posição fetal) (c).

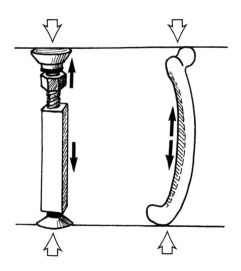

Figura 5.27 A linha áspera se comporta como um macaco, reforçando a concavidade diafisária do fêmur.

- *A viga compósita femoral* repousa sobre sua massa muscular extensa ao longo do fêmur, em cocontração com os outros grandes músculos da coxa: na frente o volume do quadríceps femoral, atrás o dos isquiotibiais, dentro o dos adutores, e fora a tensão do trato iliotibial. O conjunto representa um **envolvimento enrijecedor** que protege a diáfise do fêmur (ver Fig. 5.26). Deve-se observar que essa viga compósita está essencialmente situada na frente e nos lados; atrás é o próprio osso que é reforçado pela linha áspera, que desempenha o papel de um **macaco** entre as duas extremidades do osso (ver Fig. 5.27).
- *A proteção posterior do canal femoral*, que eles limitam atrás, é um elemento de sua topografia (o vasto medial está situado na frente) (ver Fig. 5.26).

No plano vascular

A riqueza da irrigação vascular do quadril representa um fator biológico importante no plano mecânico (Ficat e Ficat, 1987). Ela é representada pelas anastomoses peri e intraósseas em relação com a circulação muscular, realizando círculos epí-fiso-diafisários.

No plano arterial

Quatro fontes participam da vascularização do quadril: a artéria femoral (circunflexas, medial e lateral), a artéria glútea superior, a artéria glútea inferior e a artéria obturadora (artéria do ligamento da cabeça do fêmur)[20] (ver Fig. 5.28). Nas condições fisiológicas, a cabeça do fêmur é portanto bem vascularizada.

No plano venoso

Deve-se notar que a capacidade venosa é de seis a oito vezes maior do que a das artérias (Ficat e Ficat, 1987), o que explica a importância da microcirculação. A riqueza capilar (capilares dormentes de Doan) favorece as trocas metabólicas, mas é muito vulnerável às variações de pressão intraóssea.

MOBILIDADES

Elas são simples: bem localizadas no nível da cavidade acetabular. O tipo esferóidea confere três graus de liberdade, seja ativa ou passivamente (Castaing, 1960).

Sagitais

São as mais visíveis e as mais amplas, orientadas mais para o deslocamento anterior do que posterior do membro.

Flexão

Definição

É um movimento no qual a face anterior da coxa se aproxima do abdome. Quando o ponto fixo é invertido, trata-se de uma anteversão da pelve.

---

[20] Essa artéria é sobretudo eficaz da primeira infância até o final do crescimento.

Plano

O movimento se efetua em um plano sagital que passa pelo centro da cabeça do fêmur.

Eixo

É a intersecção dos planos frontal e transversal que passa pelo centro da cabeça do fêmur[21] (ver Fig. 5.29).

Movimento

Fêmur móvel

É o caso mais frequente. A cabeça gira no acetábulo (sem associação complexa de rolamento-deslizamento como para

---

[21] Em goniometria, podemos assimilar a projeção lateral desse eixo ao bordo superior do trocânter maior, ou melhor, ao seu ângulo anterossuperior.

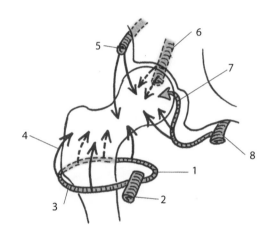

Figura 5.28 A vascularização arterial da epífise superior do fêmur: artéria circunflexa medial (1), artéria femoral profunda (2), artéria circunflexa lateral (3), artérias recorrentes (4), artéria glútea superior (5), artéria glútea inferior (6), artéria do ligamento do fêmur (7) e artéria obturadora (8).

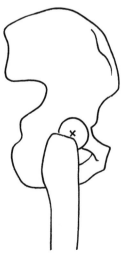

Figura 5.29 A flexão-extensão se efetua em torno de um eixo muito próximo da borda superior do trocânter maior.

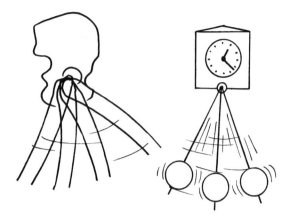

Figura 5.30 A flexão-extensão corresponde a um giro em torno de um eixo único.

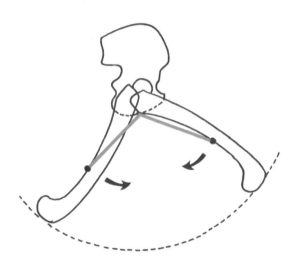

Figura 5.31 Os adutores são flexores quando o quadril está em extensão e extensores quando ele está em flexão. São estabilizadores em posição neutra.

Amplitude

Ela é aproximadamente de **100°** a **110°**. Para além disso, supõe a participação lombopélvica (Péninou et al., 1984). Ao contrário da extensão, essa amplitude diminui com a idade.[22]

Motores

É, principalmente, o **iliopsoas** (Simon et al., 2001), e mais especificamente o ilíaco, já que o psoas está mais ligado à coluna vertebral (Penning, 2000, 2002). A ele se juntam o **glúteo mínimo**, a parte anterior do **glúteo médio**, o **TFL** e o **sartório**. O **reto femoral** classicamente também faz parte, ainda que tenha um braço de alavanca muito fraco e o seu papel seja muito mais o de músculo **cinta**. O **obturador externo**, conhecido como anteversor da pelve, é portanto um flexor acessório (Robinson et al., 2003). Os **adutores** têm uma ação flexora quando a coxa está em setor de extensão (ver Fig. 5.31), eles funcionam como uma mola de tração, que reconduz o segmento para a posição neutra.

Fatores limitantes

Nos indivíduos frouxos, é o encontro da massa abdominal.[23] Quando é demasiado imponente, a flexão necessita de um componente de abdução, como pode ser visto em uma mulher no final da gravidez. No indivíduos rígidos, é a tensão dos elementos posteriores (Kippers e Parker, 1987).[24] Em posição de extensão do joelho, é a tensão dos músculos poliarticulados isquiotibiais, ou mesmo o tensionamento do nervo ciático, quando está irritado[25] (ver Fig. 5.32) (Fleming et al., 2003).

Observações

O setor de flexão representa o essencial da mobilidade do quadril, e o mais comum (principalmente em posição sentada). Isso torna difícil a luta contra a **flexão** própria a todas as patologias do quadril. Uma ligeira flexão passa facilmente despercebida e incomoda apenas um pouco a função. Os valores do **setor útil** no âmbito de diversas atividades usuais são dados no Quadro 5.1.

as articulações não congruentes) (ver Fig. 5.30). Esse movimento tende a provocar uma retroversão da pelve.

Osso móvel do quadril

É o movimento de **anteversão** da pelve. É preciso diferenciar esse movimento, que isoladamente produz uma ligeira flexão do quadril (associada a um exagero do arqueamento lombar), do movimento efetuado a partir do fêmur, que provoca uma **retroversão** da pelve (ver anteriormente).

---

22 Variação de 3% do arco percorrido entre 25 e 74 anos (Roach e Miles, 1991; Nonaka et al., 2002).
23 Com a condição de que o complexo lombo-pelve-quadril seja solicitado, senão a flexão é limitada a 100-110°.
24 O teste "distância dedo-solo" não mede o grau de flexão do quadril, mas a extensibilidade dos isquiotibiais (não contraídos nessa posição). Eles transmitem assim tensões de compressão muito fortes sobre a interlinha coxofemoral.
25 É o que constitui o "sinal de Pierre Marie e Foy" (flexão do quadril, extensão do joelho, flexão dorsal do pé). O sinal de Lasègue provoca a retroversão da pelve que, em caso de conflito disco-radicular, desencadeia a radiculalgia por bloqueio da raiz contra a protrusão discal (ver Cap. 13).

Quadro 5.1

Movimento	Amplitude
Marcha	30º (ver Fig. 5.33)
Subir escada	60º a 90º
Sentar-se (cadeira)	60º a 90º
Pedalar bicicleta	80º
Dirigir um automóvel	90º a 110º
Corrida	100º
Agachar-se	110º

Extensão

Definição

É um movimento no qual a coxa se desloca para trás do plano frontal de referência. Quando o ponto fixo é invertido, trata-se de uma retroversão da pelve.

Plano e eixo

São idênticos aos da flexão.

Movimento

Fêmur móvel

A cabeça do fêmur gira da mesma maneira que para a flexão.

Osso móvel do quadril

É o movimento de **retroversão** da pelve. Ele abre o ângulo pelvifemoral para a frente. Assim como para a flexão é preciso separar esse fato, isolado, do movimento efetuado pelo fêmur e que provoca uma **anteversão** da pelve.

Amplitude

A amplitude articular oscila entre **0 e 20º** de acordo com os indivíduos (Péninou et al., 1984). É um movimento de fraca amplitude, sobretudo nos indivíduos rígidos. Contrariamente à flexão, ela varia com a idade, passando de 40º até os 2 anos, a 10º-20º no adulto jovem e a menos de 5º ou 10º no idoso (Noujarret, 1979; Roach e Miles, 1991; Kerrigan et al., 2001).

Motores

É principalmente o **glúteo máximo**.[26] Acrescentamos os **isquiotibiais** (semitendíneos, semimembranáceo, cabeça longa do bíceps femoral), ainda que esses músculos sejam muito mais ativos como flexores do joelho. No nível do quadril, eles se comportam muito mais como **antiflexores** aos quais nós nos suspendemos quando inclinamos o tronco para a frente, a partir de uma posição em pé. Sua fraca extensibili-

---

[26] O relevo desse músculo desenvolve-se de forma considerável na espécie humana, em relação aos quadrúpedes. Nesses últimos, são os isquiotibiais (IT) que dominam por sua massa (um cão que aprende a sentar realiza uma extensão do quadril graças aos seus IT). A hipertrofia do glúteo máximo era historicamente chamada "nádega de montanhês".

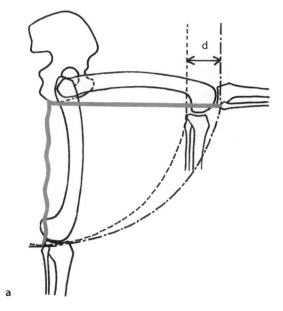

a

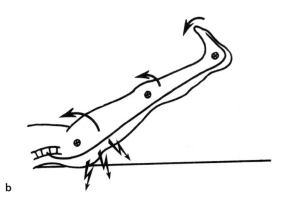

b

Figura 5.32 (a) Os isquiotibiais limitam a flexão do quadril se o joelho está em extensão, por causa de seu alongamento (d). (b) O nervo ciático limita igualmente a flexão se está inflamado e se o joelho está tensionado (*a fortiori* se o tornozelo está levantado).

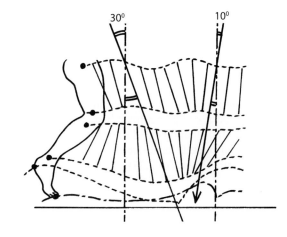

Figura 5.33 Durante a marcha, a amplitude de flexão atinge 30º e a de extensão 10º.

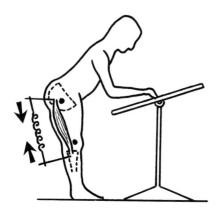

Figura 5.34 A posição do tronco inclinado para a frente é mantida quase passivamente pela tensão dos isquiotibiais, pouco extensíveis.

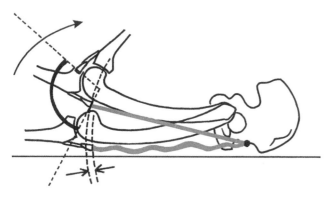

Figura 5.35 A extensão do quadril é limitada pela tensão do reto femoral, quando o joelho está flexionado simultaneamente.

dade lhes permite desempenhar um papel econômico, pois é quase passivo (ver Fig. 5.34). Alguns pelvitrocanterianos participam do movimento: o obturador interno e seus gêmeos, o quadrado femoral. Uma vez que está localizado sobre o eixo, o piriforme não tem papel algum nesse sentido (Samuel, 1989).

Os **adutores** têm um papel de extensores quando a coxa está em flexão. Observamos assim que esses músculos têm um papel regulador, reconduzindo sempre para a posição sagital intermediária (ver Fig. 5.31).

Fatores limitantes

É a tensão dos **elementos anteriores** que para o movimento: cápsula e todos os ligamentos,[27] bem como o iliopsoas (Tatu et al., 2001). Quando o joelho está em flexão, o movimento para bem antes de seu limite articular em razão da tensão do **reto femoral** (ver Fig. 5.35).

---

[27] Mesmo o posterior, o que não é habitual: em geral, um elemento posterior está tensionado em flexão e distensionado em extensão.

Observações

O **setor útil** é fraco: 5 a 10º (ver Fig. 5.33). A sincronização com a anteversão da pelve é muito rápida (Smidt et al., 1999).

Frontais

Abdução

Definição

É um movimento no qual a coxa se distancia do eixo do corpo. Quando o ponto fixo é invertido, trata-se de uma elevação da pelve do lado oposto.

Plano

O movimento se efetua no plano frontal passando pelo centro da cabeça do fêmur.

Eixo

Ele está na intersecção dos planos sagital e horizontal passando pelo centro da cabeça do fêmur.

Movimento

Fêmur móvel

A cabeça do fêmur gira no acetábulo, sem outro componente (a fóvea desliza para baixo e para dentro). É um movimento de afastamento da coxa, nitidamente visível, mas raramente em amplitude. Ele tende a provocar uma elevação homolateral da pelve.

Osso móvel do quadril

É um movimento bastante fraco, que fazemos para elevar o quadril do lado oposto.

Amplitude

Ela é aproximadamente de 45º (35 a 50º, segundo a idade) (ver Fig. 5.36).

Motores

O músculo essencial é o **glúteo médio**. Mas como o **glúteo mínimo** está em uma posição muito próxima ele participa de forma eficaz do movimento (Beck et al., 2000). Acrescentamos o deltoide glúteo (fáscia lata tracionada pelo **TFL** e o glúteo máximo superficial), o **sartório**, e, mais modestamente, o **piriforme**.

Fatores limitantes

Fisiologicamente, é a aproximação do colo do fêmur do conjunto lábio-limbo do acetábulo. As patologias provocam a limitação por retração dos músculos adutores.

Observações

- O **setor útil** é da ordem de 20º. Não se deve omitir as amplitudes mais importantes ligadas às necessidades da higiene, à atividade sexual e principalmente às ligadas ao parto.

• Se o quadril está flexionado, não é mais o glúteo médio que realiza a abdução, mas o conjunto dos **pelvitrocanterianos** (ver Fig. 5.37). É importante observar esse fato, uma vez que, nos indivíduos que ainda não podem apoiar o peso do corpo, isso permite que tomem o solo como ponto fixo graças à posição sentada: basta-lhes administrar o afastamento das coxas, girando, por exemplo, sobre um banquinho giratório.

Adução

Definição

É um movimento no qual a coxa se aproxima do eixo do corpo, ou o cruza. Quando o ponto fixo é invertido, trata-se de um abaixamento da pelve do lado oposto.

Plano e eixo

São os mesmos que para a abdução.

Movimento

Fêmur móvel

A cabeça do fêmur gira no acetábulo. Esse movimento tende a produzir um abaixamento homolateral da pelve.

Osso móvel do quadril

É um movimento discreto de abaixamento da hemipelve oposta. Esse tipo de mobilidade é visível na marcha lenta. Nesse caso, o equilíbrio do braço de alavanca interfixa (centro de gravidade / músculos estabilizadores laterais) necessita de uma leve translação lateral da pelve para o lado não sustentador.

Amplitude

É de aproximadamente 30°, isto é, os 2/3 da abdução. Se a adução for combinada com uma flexão, a amplitude atinge 40°; se for a uma extensão, ela diminui para 20° (ver Fig. 5.36).

Motores

É o potente grupo muscular dos adutores, representado pelo pectíneo, adutores longo, curto e magno, e grácil. Podemos acrescentar o quadrado femoral, que aqui intervém apenas de forma tênue.

Fatores limitantes

Em posição de referência, observamos:
• O encontro com o membro inferior contralateral.
• A eliminação desse obstáculo pela flexão do membro contralateral permite aumentar a amplitude, a qual é então limitada pelos **abdutores**, pela parte superior da cápsula e pelo **ligamento isquiofemoral**, que se estende até a face superior da cápsula.
• A tensão do **ligamento da cabeça do fêmur**. Esse ligamento, inserido embaixo, é esticado pela ascensão da fóvea ao longo da adução.

• Em situação de coxas cruzadas em flexão, deve-se observar a retenção eventual dos pelvitrocanterianos.

Observações

• O **setor útil** é de 5° para a marcha, e passa para 30° para cruzar as pernas.
• De fato, a adução está muitas vezes ligada à flexão do quadril na posição sentada, pernas cruzadas. Essa posição associa uma rotação lateral, o que torna o quadril particularmente

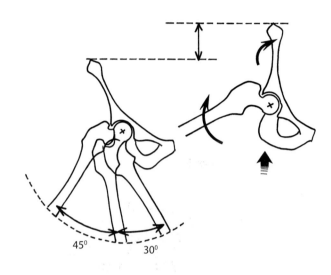

Figura 5.36 A amplitude de abdução é de cerca de 45°; para além disso, a ascensão da hemipelve homolateral amplifica o movimento aparente. A amplitude da adução é de cerca de 30°.

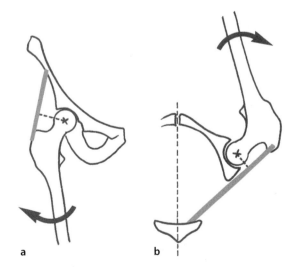

Figura 5.37 O glúteo médio é um importante abdutor de quadril (a). Em flexão no ângulo reto, são os pelvitrocanterianos, aqui o piriforme (b), que provocam a abdução horizontal.

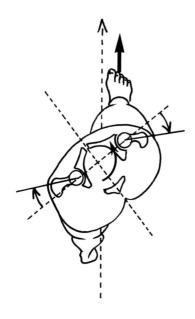

Figura 5.38 O giro pélvico provoca uma rotação lateral do quadril anterior e uma rotação medial do quadril posterior.

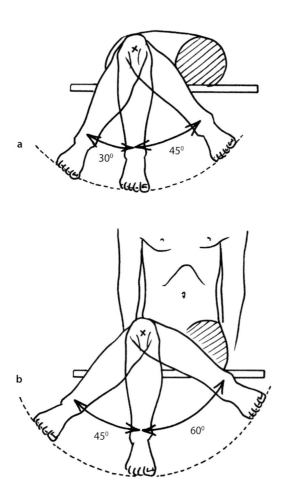

Figura 5.39 As rotações do quadril são menos importantes (40° em RL e 30° em RM) (a) do que em flexão (50° em RL e 40° em RM) (b), por causa do relaxamento muscular nessa posição.

vulnerável aos choques anteriores: risco de luxação posterior com fratura da parte posterior do limbo do acetábulo.[28]

Transversais

Rotação lateral

Definição

É um movimento no qual a face anterior da coxa se dirige para fora.[29] Se o ponto fixo for invertido, trata-se de um giro pélvico, por recuo da hemipelve contralateral.

Plano

É o plano horizontal passando pelo centro da cabeça do fêmur.

Eixo

Situa-se na intersecção dos planos frontal e sagital, passando pelo centro da cabeça do fêmur.

Movimento

Fêmur móvel

A cabeça do fêmur gira no acetábulo. Ela se descobre muito mais na frente.

Osso móvel do quadril

É um movimento nomeado **giro pélvico**. Ou o fêmur está fixo e a hemipelve contralateral recua, ou consideramos a atividade da marcha: no deslocamento para a frente, o pé permanece paralelo a si mesmo e é a hemipelve homolateral que avança e abre o ângulo de rotação lateral (ver Fig. 5.38).

Amplitude

Ela varia de acordo com a posição anteroposterior do quadril. Os ligamentos se distensionam em flexão, e se estendem em extensão – isso explica a menor amplitude nessa posição (Kapandji, 1980; Samuel et al., 1985). Existem fortes variações interindividuais, mas nenhuma diferença significativa homem-mulher, ao contrário da rotação medial. A amplitude de rotação lateral varia pouco com a idade (já que a tendência natural é muito mais uma atitude nesse sentido).
• *Em retidão* (posição de referência): de **40 a 45°**. A amplitude cai para 28° em extensão (ver Fig. 5.39 a).
• *Em flexão* (repouso ligamentar) de **50 a 60°**, números superiores à retidão (ver Fig. 5.39 b). A medida clínica deve portanto se efetuar em flexão, uma vez que é a posição que permite fazer uma melhor varredura do setor rotatório próprio à articulação.

---

28 No automóvel, na ausência de um cinto de segurança, esse tipo de choque, mais especificamente para o passageiro ao lado do condutor, era conhecido sob o termo "síndrome do porta-luvas".
29 Na posição sentada, o pé se dirige para dentro na rotação lateral do quadril (e o inverso para a rotação medial).

Motores

São os **pelvitrocanterianos** (piriforme, obturadores interno e externo, gêmeos superior e inferior, quadrado femoral), o **sartório**, a parte posterior do **glúteo deltoide** e as fibras posteriores do glúteo mínimo (elas ladeiam o piriforme).[30] O papel dos adutores é moderado (Travell e Simons, 1993): apenas a parte mais posterior dos adutores (**adutor magno**) tem um papel rotador lateral; a parte média tem um papel indiferente, a parte anterior tem um leve papel de rotador medial[31] (ver Fig. 5.40). Essa observação é ainda mais verdadeira quando o quadril está em flexão (principalmente no final da fase pendular, ao longo da marcha), situação durante a qual os adutores freiam a rotação lateral. O iliopsoas, levemente rotador lateral para alguns, levemente rotador medial para outros, e para outros ainda ambivalente conforme a posição articular, merece a conclusão de Basmadjian: "depois da eletromiografia, o problema do papel rotador do psoas não merece nem mesmo ser colocado". Esse ponto de vista é compartilhado por diferentes autores (Sohier, 1979; Travell e Simons, 1993).

Fatores limitantes

São os elementos anteriores (cápsula e ligamentos), assim como os músculos rotadores mediais (fibras anteriores do glúteo mínimo). No final do movimento, ele é parado pelo encontro do colo do fêmur sobre o lábio e o limbo posterior do acetábulo.

Observações

O **setor útil** é de aproximadamente 15°, utilizados durante o passo anterior ao longo da marcha (giro pélvico equivalente a uma rotação lateral) (ver Fig. 5.38).

Rotação medial

Definição

É um movimento no qual a face anterior da coxa vai na direção do eixo do corpo. Quando o ponto fixo está invertido, trata-se de um **giro pélvico** por avanço da hemipelve contralateral.

Plano e eixo

São os mesmos da rotação lateral.

Movimento

Fêmur móvel

A cabeça do fêmur gira no acetábulo. Seu colo se orienta muito mais no eixo acetabular.[32]

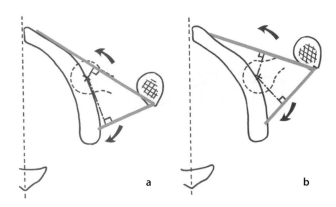

Figura 5.40 Os adutores situam-se em um plano frontal. As fibras mais anteriores têm um papel fraco de rotação medial e as posteriores têm função de rotação lateral, com algumas variáveis de intensidade dependendo se o quadril já está em rotação lateral (a) ou medial (b).

Osso móvel do quadril

É o giro pélvico em sentido oposto: como o pé, durante o meio passo posterior, permanece grosseiramente paralelo a si mesmo, o giro da pelve (ela avança do lado contralateral) provoca uma rotação medial do lado em questão (ver Fig. 5.38).

Amplitude

Pelas mesmas razões que para a rotação lateral, a amplitude é diferente segundo a posição anteroposterior da coxa (Kapandji, 1980; Samuel et al., 1985): em retidão, a ela é na faixa de 20 a **30°** (ver Fig. 5.39 a), em flexão, na faixa de 30 a **45°**, isto é, ligeiramente superior à retidão (ver Fig. 5.39 b). Essa amplitude é maior nas mulheres do que nos homens, ao passo que a rotação lateral é semelhante.[33]

Motores

São o **tensor da fáscia lata** (TFL), a parte anterior do **deltoide glúteo**. A porção bem anterior dos adutores (pectíneo, adutor longo) tem um ligeiro papel rotador medial (Travell e Simons, 1993).

Quando o quadril está em flexão, o glúteo médio não é mais abdutor mas rotador medial. É importante observar esse fato, uma vez que ele permite, nos indivíduos que ainda não podem apoiar o peso do corpo, começar a tomar o solo como ponto fixo graças à posição sentada, sobre um banquinho giratório: basta lhes pedir que, a partir desse único pé no solo, girem o banquinho para o lado oposto ao membro em questão (para a esquerda, caso se trate do membro direito).

Por outro lado, os momentos exercidos pelos músculos motores das rotações variam de acordo com o grau de flexão do quadril. Quando ele aumenta, os rotadores mediais aumentam seu momento, enquanto o dos rotadores laterais di-

---

30 A ação desse músculo é muitas vezes considerada como apenas rotatória medial. Isso se deve ao fato de que a eletromiografia foi feita apenas sobre suas fibras anteriores, que são mais superficiais (Travell e Simons, 1993).
31 Deve-se vincular a projeção de suas inserções àquela do eixo articular para observar essas diferenças.
32 Dolto (1976) preconizava buscar uma ligeira rotação medial nas posições em pé prolongadas, a fim de centrar melhor as superfícies cartilagíneas.

33 Pearcy e Cheng (2000) constataram que essas amplitudes diminuem em caso de deslocamento bilateral.

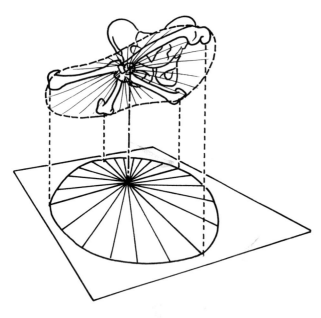

Figura 5.41 A circundução descreve um círculo irregular, mais tensionado para a frente, um pouco menos para fora, menos ainda para dentro e muito pouco para trás.

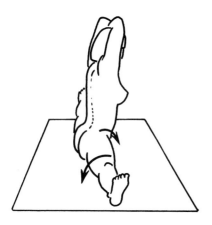

Figura 5.42 O grande desvio lateral associa abdução bilateral com rotação lateral e anteversão da pelve.

minui e alguns músculos se tornam mediais[34] (Delp et al., 1999). Por isso, existe uma relativa igualdade entre os momentos dos músculos rotadores mediais e laterais, nessa posição.

Fatores limitantes

São essencialmente os músculos rotadores laterais. Como os ligamentos são em sua maioria anteriores, eles não limitam o movimento.

---

[34] Isso é importante na marcha de muito enfermos motores cerebrais (EMC), com flexão e rotação medial do quadril. O único músculo que sempre guarda um importante momento de rotação lateral é o glúteo máximo, que convém então reforçar.

Observações

O **setor útil** é de aproximadamente 10°, ao longo da marcha (ver Fig. 5.38).

Mobilidades específicas e funcionais

Mobilidades específicas

Congruência e concordância não permitem mobilidades específicas. To davia, foi demonstrado radiologicamente (Hignet, 1993) que manobras manuais poderiam descoaptar o quadril, o que foi confirmado (Bucciali et al., 2000) ao se deixar claro que é preciso uma força de cerca de 20 daN em tração. Esse fato favorece as técnicas **descompressivas** utilizadas em cinesioterapia, sob relaxamento muscular, no eixo ou no colo do fêmur. E também deve encorajar a solicitação dos músculos que têm um componente sustentador, como os obturadores externos (noção de "**rede obturadora**").

Mobilidades funcionais

O encaixe da cabeça do fêmur, favorável à estabilidade, não facilita a mobilidade como poderiam fazer crer as acrobacias de pessoas predispostas e treinadas. Quatro pontos devem ser observados.

- A **circundução**, menor do que no ombro, é dificultada pela presença do membro contralateral que é necessário esquivar para obter um cone de revolução irregular (ver Fig. 5.41). Ela é principalmente utilizada na posição de cavalgamento (p. ex., montar na bicicleta).[35]
- Para obter amplitudes aparentes mais importantes, é possível associar movimentos entre si: o grande desvio lateral precisa acrescentar uma flexão (anteversão da pelve) e uma rotação lateral na abdução, a fim de esquivar o contato do trocânter maior (ver Fig. 5.42).
- A mobilidade do quadril repercute rapidamente na região lombar da coluna (risco de erro de apreciação, caso não se exerça uma contrapartida eficaz nas mobilizações). A noção de **complexo lombo-pelve-quadril** corresponde à utilização funcional do quadril.
- A abdução e adução horizontais (i.e., em flexão do quadril) formam o equivalente ao paradoxo de Codman no ombro (ver p. 320). Os indivíduos que apresentam uma posição viciosa em rotação lateral de quadril não podem realizar a adução horizontal.

> **Para concluir**
> A mobilidade não é a característica mais importante do quadril, seus déficits são camuflados bem facilmente. Mesmo assim, a higiene e as funções elementares exigem um mínimo.

---

[35] Ou então durante o claudicar dito ceifante.

ESTABILIDADE

Já foram citados vários pontos que contribuem para a **boa estabilidade** do quadril. Todas as vezes que se emprega esse termo, deve-se separar a estabilidade anatômica e passiva da estabilidade funcional e ativa.

Estabilidade passiva

Ela decorre da profundidade, da forma, da **congruência** óssea, dos ligamentos anteriores, bem como de fenômenos físicos.[36] A pressão intra-articular é mais fraca do que a pressão atmosférica, como consequência há uma união das superfícies suficiente para conservar seu contato apesar da distração provocada pelo peso do membro (Wingstrand et al., 1990). Em contrapartida, uma perfuração da cápsula destrói esse equilíbrio (experiência dos irmãos Weber). Na vida cotidiana, para perturbar a estabilidade passiva, são necessários choques violentos ou repetidos. Em caso de patologia, a correção é cirúrgica.

Estabilidade ativa

A estabilidade ativa exige três observações:
- Os músculos profundos (pelvitrocanterianos) desenham um volante periarticular estabilizador, com **vocação cibernética** (autocontrole da localização do quadril). Eles têm um papel de estaiação do colo.
- A **inervação** dos músculos periarticulares está vinculada à dos setores de cápsula cruzadas (Esnault e Viel, 1978). É indispensável solicitar esses músculos, principalmente sob o ângulo **proprioceptivo**,[37] frequentemente são os mesmos que sofreram por causa de uma via sobretudo cirúrgica (setor posterolateral, na maioria das vezes).
- É preciso considerar uma estabilidade em cada um dos **três planos do espaço**.

Estabilidade no plano sagital

O equilíbrio funcional está relacionado com o **prumo gravitacional** e o equilíbrio das tensões musculares anteroposteriores.

Estaticamente

Estaticamente, em posição vertical, os cálculos não permitiram a definição de uma norma tratando das variações de posicionamento dos segmentos ósseos em relação à linha gravitacional.

Posição ereta natural

Ela suspende o quadril à tensão passiva de seus elementos anteriores: a posição é assim mantida sem esforço graças à tensão dos elementos capsuloligamentares e ao **efeito cinta** do bloqueio tendíneo (ver Fig. 5.20), amplificado pelo recuo da epífise inferior do fêmur (flexão do joelho para descer um degrau) (ver Fig. 5.35). A tensão do músculo ilíaco é permanente e equilibra a leve tendência à retroversão pélvica (uma vez que a linha gravitacional passa ligeiramente atrás dos quadris). Seu tendão[38] está fortemente apoiado contra a face anterior da articulação, em razão de sua reflexão nesse nível (ver Fig. 5.43), o que é ainda mais acentuado já que o quadril humano está fisiologicamente em distensão anterior (Neumann, 2002).

Indivíduo inclinado para a frente

Quando o indivíduo está inclinado para a frente, são os extensores que suspendem o tronco, começando pelos **isquiotibiais**, cuja rigidez economiza a atividade muscular, ainda mais quando o indivíduo se aproxima de seu curso externo máximo.

Indivíduo inclinado para trás

Quando o indivíduo está inclinado para trás, é o mecanismo inverso: o tronco fica suspenso nos **elementos anteriores**, o que rapidamente limita a amplitude. Esse ponto deve ser ressaltado, pois muitos indivíduos com fraca amplitude de extensão transferem essa retroversão da pelve para a região lombar, o que cansa essa região, traduzindo-se rapidamente por uma dor "em barra" na base da coluna vertical.[39]

---

36 Christel et al., (1979b) mencionam que as zonas articulares em apoio fraco ou nulo são a sede de um efeito de "sucção" (fossa acetabular e cornos da superfície semilunar). Esse efeito seria aumentado quando o desgaste deforma o osso subcondral e que a cabeça do fêmur se ovaliza.
37 Com essa mesma preocupação, durante a colocação de próteses de quadril, alguns cirurgiões deixam tiras de cápsula, esperando assim conservar um máximo de proprioceptores articulares.
38 O psoas (músculo da coluna vertebral) tem um papel complementar, mas menos importante.
39 A flexão de quadril é bem tolerada no nível deste, mas não no nível da coluna vertebral.

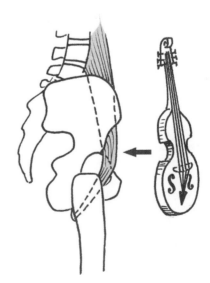

Figura 5.43 A reflexão anterior do psoas garante um bloqueio que protege a cabeça do fêmur e também exerce um impulso no sentido da retropulsão pélvica.

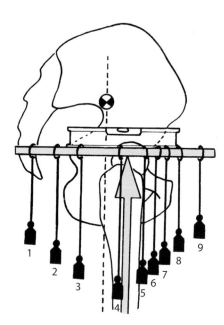

Figura 5.44 O equilíbrio anteroposterior da pelve depende do momento dos músculos tensionados entre a pelve e o membro inferior: glúteo máximo (1), obturador interno e gêmeos (2), piriforme (3), glúteo médio (4), adutores (5), grácil (6), glúteo mínimo (7), reto femoral (8) e TFL (9).

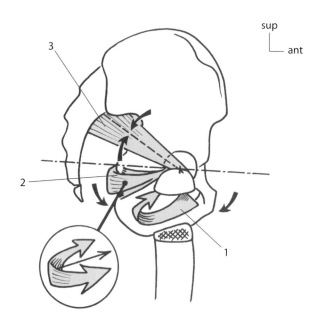

Figura 5.45 Os pelvitrocanterianos têm um papel sagital: o obturador externo anteverte (1), o obturador interno e seus gêmeos retrovertem (2) e o piriforme reconduz à posição neutra (3). (Quadrado femoral não representado.)

Dinamicamente

O problema se refere ao **equilíbrio pélvico** anteroposterior. Diferentes músculos intervêm, em função de seu braço de alavanca (ver Fig. 5.44) e de sua vocação mais estática ou dinâmica.

Pelvitrocanterianos

Eles desempenham um papel de reguladores automatizados. Compartilham papéis anteversores (obturador externo), retroversores (obturador interno e seus gêmeos), ou ambivalente (piriforme, cuja linha de ação passa pelo centro articular do quadril: ele parece ter um papel de "**mola de tração**", reconduzindo a pelve em retroversão quando está antevertida, e reciprocamente) (ver Fig. 5.45).

Isquiotibiais e glúteo máximo

Os isquiotibiais e o glúteo máximo formam um potente conjunto posterior, muito mais solicitado quando o tronco está inclinado para a frente.

Abdominais

Intervêm de maneira **indireta**. Quando a coluna vertebral e a caixa torácica estão estabilizadas, eles intervêm na báscula posterior da pelve. É por isso que o exercício de "contrair as nádegas e encolher a barriga" foi por tanto tempo considerado como o par específico do equilíbrio pélvico sagital. Contudo, trata-se de músculos de potência, pouco automatizados, e portanto não suscetíveis a garantir uma manutenção duradoura.[40]

Adutores

Eles desempenham um papel **regulador** no plano sagital, garantindo um retorno da flexão ou da extensão para a posição neutra (ver Fig. 5.31).

Estabilidade no plano horizontal

O controle rotatório da pelve aciona forças musculares relativamente fracas. O equilíbrio estático vincula-se aos defeitos de posicionamento rotatório do membro inferior ou às anomalias de conformação óssea. O aspecto dinâmico vincula-se com o que chamamos o **giro pélvico**. A estabilidade rotatória do quadril está sob o controle regulador dos músculos adutores (Arnold e Delp, 2001) e dos pelvitrocanterianos, principalmente no decorrer da marcha.

Estabilidade no plano frontal

Deve-se extrair algumas noções.

Estai lateral ativo

É o mais conhecido por causa de sua repercussão na marcha (Kumagai et al., 1997). Em posição bipedal, o problema não existe, mas em unipedal a capacidade de manter a horizontalidade pélvica está ligada à retenção lateral para equili-

---

40 Sua solicitação é, no entanto, interessante no âmbito de uma conscientização da báscula pélvica. Todo o treinamento consiste então em substituir, pouco a pouco, seu papel pelo dos pelvitrocanterianos (i. e., conservar o posicionamento pélvico, com um relaxamento dos abdominais e dos glúteos).

brar a descentralização do peso corporal em carga (ver Fig. 5.46). Esse "**estai lateral**"[41] se opõe à queda contralateral da pelve e atua graças a seu momento (força e braço de alavanca). Ele é representado principalmente pelo músculo glúteo médio, no âmbito da **balança de Pauwels** (1976). Podemos adicionar as fibras posteriores do glúteo mínimo e o conjunto do "**deltoide glúteo de Farabeuf**" (glúteo máximo superficial e tensor da fáscia lata).

Estai lateral passivo

Ele diz respeito ao **trato iliotibial** (ver Fig. 5.46) e se traduz pelo conforto econômico da posição apoiada em um único membro enquanto o outro está ligeiramente flexionado. Essa estrutura, passiva e sob tensão, está separada do trocânter maior por uma bolsa sinovial (Pfirrmann et al., 2001). Quando em certos casos a tensão é demasiado forte, ou de defeito de amarração, ela raspa sobre esta e cria uma saliência com estalidos desagradavelmente sentidos (Dotte, 1969).

Estaiação do colo do fêmur

Garante um efeito de viga compósita posterior graças ao tendão do **obturador externo** (Quesnel, 2000).

Rede gêmeo-obturador

Descrita por Dolto (1976), a rede gêmeo-obturador é uma noção controversa. Ela pode ser conservada pelos **obturadores externos** e pela resultante ascensional de suas linhas de ação (ver Fig. 5.47).

Tirante medial

É uma concepção (Lamandé e Prat-Pradal, 1998) que mostra a ação de tração para dentro dos músculos **obturadores e gêmeos**. É uma comparação com os tirantes que, em arquitetura, impedem que as paredes de uma construção se afastem sob o efeito do peso do telhado (ver Fig. 5.48). Aqui, a pelve tende a afastar as cabeças dos fêmures, os pelvitrocanterianos se opõem a esse impulso (Deniskina e Levik, 2001).

Variações fisiológicas

Elas resultam de mudanças posicionais:
- A posição de **repouso**: flexão a 45°, abdução a 15°, rotação lateral a 30°.
- A posição de **cobertura** máxima da cabeça do fêmur: flexão a 45°, abdução a 15°, rotação medial a 10°.
- A posição de **estabilidade** máxima (coincidência dos eixos): flexão a 90°, abdução a 15°, rotação lateral a 10°. É a posição quadrúpede.
- A posição de **instabilidade** máxima: flexão a 90°, adução a 25°, rotação lateral a 15° (posição sentada, pernas cruzadas). É a posição das luxações de quadril.

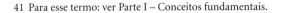

41 Para esse termo: ver Parte I – Conceitos fundamentais.

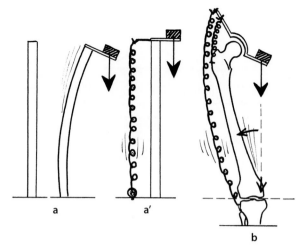

Figura 5.46 A estaiação lateral (a') se opõe à força gravitacional (a). Ela coloca em jogo elementos mono e biarticulados (b).

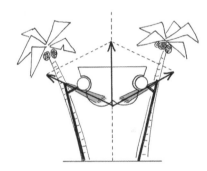

Figura 5.47 A rede gêmeo-obturador garante uma leve sustentação da pelve.

Variações patológicas

Resultam das perturbações osteomusculares. Esses problemas são todos geradores de **claudicações**.

Dores de apoio

O sofrimento de uma articulação, qualquer que seja a causa, sempre leva o doente a limitar a **duração** do apoio e, portanto, a encurtar o passo do lado patológico e a limitar a **quantidade** de apoio auxiliando-se com uma elevação rápida dos membros superiores (ou de um só, quando tem o auxílio de uma bengala) a fim de amortecer melhor a carga.

Luxações congênitas

Quando as relações ósseas cabeça do fêmur-acetábulo não são mais normais, a consequência é um desequilíbrio tanto estático quanto dinâmico. A cada passo, a cabeça do fêmur se

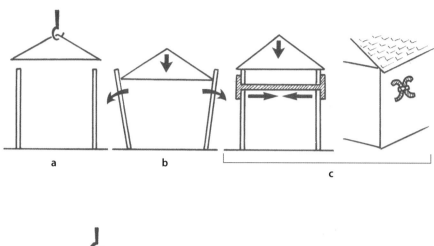

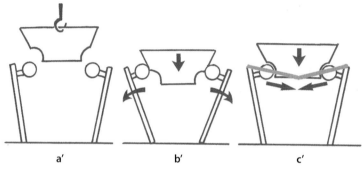

Figura 5.48 O papel de um tirante é o de impedir o afastamento das paredes de uma casa sob o efeito do peso do telhado. Isso pode ser visto sob a forma de ferros colocados sobre as paredes exteriores (a, b, c). Os pelvitrocanterianos garantem esse mesmo papel em relação à pelve (a', b', c').

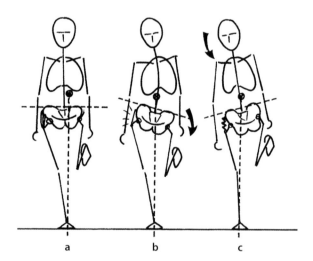

Figura 5.49 Apoio unipedal: com glúteo médio normal (a), com glúteo médio insuficiente e provocando uma inclinação contralateral (Trendelenburg) (b), com glúteo médio insuficiente e provocando uma inclinação do ombro homolateral (Duchenne de Boulogne) (c).

eleva acima da cavidade do osso do quadril, o que resulta em um andar mergulhante homolateral.[42]

Insuficiências do glúteo médio

Elas são de dois tipos: as insuficiências verdadeiras e as insuficiências relativas

Insuficiências verdadeiras

Trata-se de uma diminuição do momento de ação do músculo, por perda de força muscular, geralmente concomitante a uma amiotrofia (imobilização, paralisia). Se não são os elementos anatômicos que estão em questão, a solução consiste em um reforço muscular. O problema se traduz por dois tipos de claudicância durante o apoio unipedal sobre o membro em insuficiência (ver Fig. 5.49):

---

42 Esse fenômeno era encontrado nas resecções cirúrgicas "cabeça e colo do fêmur", depois da ablação de um problema total do quadril; nesse caso a epífise superior do fêmur se alojava na espessura glútea para formar uma nova articulação em deslizamento. Apesar da claudicância, era particularmente bem tolerado no plano da função. Historicamente, nos povos que envolviam os membros inferiores do bebê em retidão (i. é., sem respeitar a posição em flexão-abdução própria aos recém-nascidos), a malformação óssea bilateral consecutiva provocava um andar característico. Na França, isso acontece na Bretanha: até o século passado, era frequente ver mulheres andarem mergulhando um pouco à direita, um pouco à esquerda, no ritmo do passo (luxação bilateral).

- Ou o indivíduo vê sua pelve bascular do lado oposto ao glúteo médio afetado: é o que se chama **claudicação de Tredelenburg** ou claudicação de quadril.
- Ou o indivíduo antecipa o desequilíbrio e inclina o ombro do lado afetado, e dessa forma avança o quadril e se suspende nos músculos contralaterais do tronco (p. ex., quadrado do lombo). É o que se chama **claudicação de Duchenne de Boulogne** ou claudicação do ombro.

É possível ver um mesmo doente optar por uma ou outra dessas claudicações, em função de seu cansaço.

Insuficiências relativas

Trata-se de uma diminuição do momento de ação do músculo, por insuficiência ortopédica de seu braço de alavanca (músculo, aliás, normal) (ver Fig. 5.61). Portanto, uma vez que o músculo não é objeto de um reforço muscular, a solução é cirúrgica. Trata-se, muitas vezes, de um colo do fêmur em coxa valga, e a técnica escolhida consiste em uma **osteotomia de varização** (ver Fig. 5.50), que devolve um valor normal ao braço de alavanca muscular. Todavia, não se trata necessariamente do ângulo cervicodiafisário, é possível que ele varie, independentemente do braço de alavanca do glúteo médio (ver Fig. 5.51). Inversamente, poder-se-ia imaginar uma variação do ângulo cervicodiafisário que não modificaria o braço de alavanca em questão – contudo, essa situação não se observa na realidade.

Posições viciosas

Elas são o fruto de retrações musculoaponeuróticas e/ou enrijecimentos articulares. Podemos evocar alguns casos.

É o caso da flexão (ver Fig. 5.52): durante o meio-passo anterior da marcha, o indivíduo retroverte sua pelve. Durante o meio-passo posterior, ele a anteverte, com duas opções possíveis: ou se arqueia fortemente para manter o tronco vertical, ou, se o arqueamento é mal suportado, mergulha o tronco para a frente, o resultado é o que chamamos uma "**marcha salutante**". Um mesmo indivíduo pode passar de um ao outro, em função de seu cansaço. Quando a flexão é fraca, esses movimentos de compensação são difíceis de detectar, principalmente na mulher, uma vez que nela esses movimentos pélvicos são mais fáceis de serem exagerados (Judge et al., 1996).

A flexão do quadril pode estar ligada a um dano dito em "Z", que associa a flexão dos joelhos e dos quadris, cifose toracolombar e extensão cervical (ver Fig. 5.53). Essa atitude característica era a dos pacientes com pelviespondilite, antes de os tratamentos atuais permitirem erradicar em parte os problemas.[43]

No plano frontal

É o caso da abdução ou da adução[44] (ver Fig. 5.54). Como a abdução é um afastamento, o indivíduo se reequilibra inclinando a pelve do lado patológico, o que tem um duplo efeito: dar uma "falsa perna longa" do lado afetado (provocando uma posição de tornozelo em equino compensador do lado oposto), e, por outro lado, fatigar o joelho do lado afetado, forçando-o em varo. Inversamente, a adução provoca uma báscula da pelve do lado são, provocando assim uma "falsa perna curta" do lado afetado (com equino compensador desse lado).

No plano horizontal

O desvio, geralmente em rotação lateral, se traduz por uma rotação permanente de todo o membro, mais raramente por um posicionamento oblíquo da pelve.

> Para concluir
> A **estabilidade** é a **palavra-chave**. Um quadril estável e não móvel é mais funcional do que um quadril móvel, mas instável.

---

43 Historicamente, na ignorância de seu aspecto patológico, essas deformações eram interpretadas como sinais de velhacaria, e até mesmo de feitiçaria (os contos infantis mencionam com frequência feiticeiras com essa silhueta).

44 Isto é, uma posição do quadril fixado em abdução ou em adução.

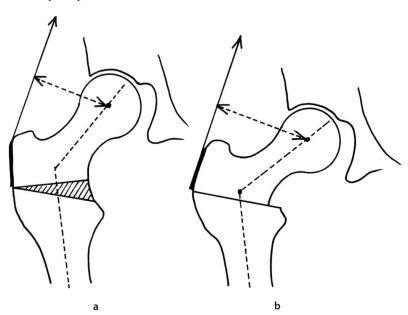

Figura 5.50 Coxa valga (a) corrigida por uma osteotomia de varização (b), que melhora o braço de alavanca do glúteo médio.

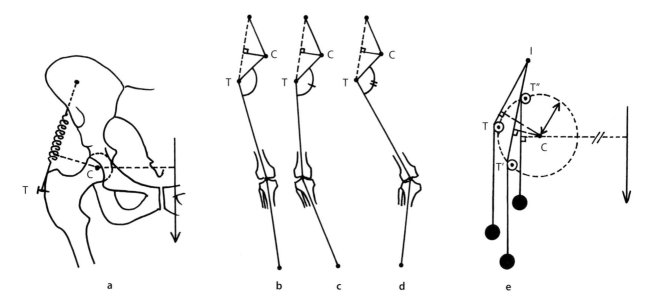

Figura 5.51 Localização de pontos I (inserção da fibra média do glúteo médio), T (trocânter maior) e C (centro da cabeça do fêmur) em um quadril normal (a). O braço de alavanca do glúteo médio não muda, ao passo que o ângulo cervicodiafisário muda: normal (b), coxa valga com joelho varo (c), coxa vara com joelho valgo (d). Também vemos que, em teoria pura, o trocânter maior estando a uma distância constante do centro da cabeça do fêmur (círculo), o braço de alavanca do glúteo médio (em T) poderia diminuir (em T' ou T"), de maneira significativa, tanto para um aumento quanto para uma diminuição do ângulo cervicodiafisário (e).

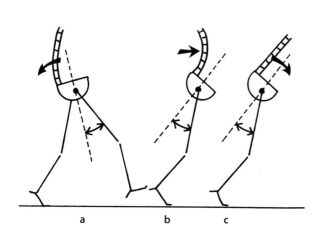

Figura 5.52 A flexão do quadril provoca uma retroversão com o avanço do passo (a), uma lordose na passagem do passo (b) ou uma inclinação anterior do tronco, andar salutante (c).

Figura 5.53 Atitude em Z característica, com flexão do joelho, do quadril, cifose toracolombar e lordose cervical.

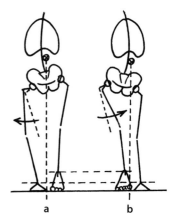

Figura 5.54 A abdução do quadril provoca uma falsa perna longa que necessita de uma flexão plantar do pé oposto (a). Uma adução provoca uma falsa perna curta com flexão plantar do pé do mesmo lado (b).

TENSÕES

Zonas de tensões

No nível das superfícies articulares

Sistema ogival

A face semilunar, ligeiramente ogival, é portanto imperfeitamente concordante[45] (Christel et al., 1979b). O que gera consequências na lubrificação[46] e nos apoios (Frain, 1983). A maior espessura de cartilagem das duas superfícies articulares se situa no topo da ogiva e em oposição a ela, o que garante assim, pela maleabilidade *cartilagínea*, a adaptação permanente das superfícies em contato.

Em relação aos contatos, tome-se o exemplo de um esqui de neve: seu comprimento é perfilado com um leve arqueamento axial. Pode-se simplificar considerando três casos (ver Fig. 5.55):
- *O esqui não está ou está pouco carregado:* apenas as extremidades (espátula e calcanhar) estão em contato com o solo e o apoio é chamado "**periférico**".
- *O esqui está carregado demais*, o esquiador é um peso superior ao que o esqui deve suportar, e a carga está centrada sobre a parte média (sola), o que chama-se uma tensão "**polar**".
- *O esqui está carregado normalmente*, isto é, com um peso em relação à sua rigidez, e os dois exemplos anteriores se tornam um só, o fenômeno dá então o que se chama de uma "**capacidade de sustentação equivalente**".

Para o quadril, o fenômeno é análogo. A viscoelasticidade da cartilagem faz com que a ausência de carga se aproxime do caso dito "periférico" por solicitação insuficiente: para alguns (Greenwald e O'Connor, 1971), a cabeça do fêmur entra em contato com o topo do teto acetabular a partir de cargas superiores a **50% do peso do corpo**.[47] O excesso de carga se aproximaria do caso "polar" por hiperapoio sobre a cartilagem, e a carga normal permite uma repartição de "sustentação equivalente" por adaptação maleável de uma parte mais larga das superfícies em presença (ver Fig. 5.56).

Cone de apoio

As tensões migram desde o sacroilíaco, seguem a linha arqueada e atingem o acetábulo. Uma pequena parte se transmite para a frente, no nível da sínfise pubiana (ver Fig. 5.13).

A resultante das forças em presença (peso do corpo e contração muscular dos estabilizadores laterais) é repartida sobre a porção superior da superfície semilunar (Christel et al., 1979b) (ver Fig. 5.57), parte onde a cartilagem é mais espessa (zona polar superior). Esse cone excede assimetricamente sobre as porções posterior e, sobretudo, anterior (ver Fig. 5.58).
- A anterior, sem dúvida em razão da **anteversão** do colo do fêmur (Christel et al., 1979a). É importante ressaltar que

---
[45] Christel et al., (1979b) falam de "incongruência".
[46] Esse sistema irregular facilitaria a circulação sinovial no interior da articulação (Christel et al., 1979b).
[47] No indivíduo jovem, mas a porcentagem cai para 25% no idoso.

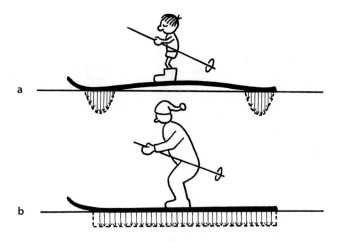

Figura 5.55 A criança, sobre os esquis de seu pai, provoca apoios de tipo periférico (a). Seu pai provoca apoios de sustentação equivalente (b). Quando está muito carregado, provoca um apoio polar (c).

o corno anterior é, aliás, mais rígido do que o posterior (Lazennec et al., 1995).
- A posterior, sem dúvida em relação com o **ataque do calcanhar** sobre o solo durante a marcha (ainda mais que as tensões são máximas no momento do ataque do calcanhar, momento em que o eixo do fêmur é dirigido para o alto e para trás) (Krebs et al., 1998).

No nível do colo do fêmur

As tensões se exercem em tração, do lado superior para dentro, e em compressão, do lado inferior para fora (ver Fig. 5.59). As fraturas do colo do fêmur traduzem a ruptura ocasionada por esse mecanismo quando ele não está mais equilibrado: energia cinética (choque), menor resistência do material (osteoporose), sobrecarga. A tendência à flexão é anulada pela intervenção do músculo glúteo médio.

Avaliação das tensões

Três fontes são autoridade na matéria. A primeira, a de Pauwels (1976), pois representa um exemplo simples e sugestivo da situação unipedal; a segunda, a de Rydell (1966), porque, em diferentes situações, se aproxima muito mais da realidade; enfim, a terceira, a de Paul (1967), em situação funcional.

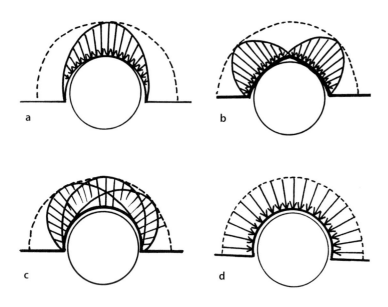

Figura 5.56 Uma esfera maciça em uma esfera oca provoca um apoio polar (a). Em uma ogiva, ela provoca apoios periféricos (b). Quando ela se deforma, aproximando-se de uma esfera, há sustentação equivalente (c, d).

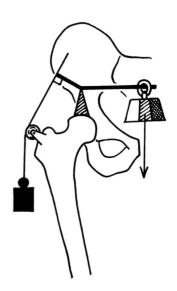

Figura 5.57 No nível articular, o apoio está essencialmente situado na parte superior.

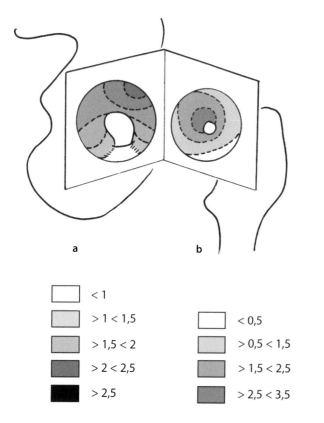

☐	< 1
▨	> 1 < 1,5
▨	> 1,5 < 2
▨	> 2 < 2,5
■	> 2,5

☐	< 0,5
▨	> 0,5 < 1,5
▨	> 1,5 < 2,5
▨	> 2,5 < 3,5

Figura 5.58 As zonas onde a cartilagem é mais espessa são globalmente superoanteriores, lados do quadril (a) e do fêmur (b). Espessura em mm.

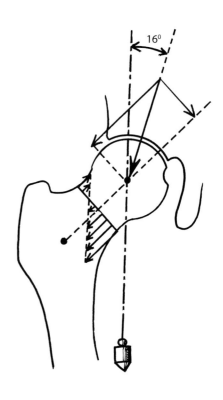

Figura 5.59 A resultante de apoio forma um ângulo de 16° com a vertical e atua em flexão sobre o colo do fêmur. A tensão em flexão do colo é anulada pela ação do glúteo médio.

Cálculo de Pauwels

Trata-se de um cálculo efetuado a partir da coxometria, ou seja, das chapas radiológicas. A crítica é portanto dupla: de um lado, a imagem não leva em conta a adaptação corporal que sempre procura diminuir as tensões transladando o centro de massa durante o apoio unipedal e, de outro, o cálculo é feito sobre uma projeção apenas no plano frontal, ao passo que o eixo do colo do fêmur está antevertido, o que deveria que se levasse em conta outros números (Frain, 1981).

No entanto, o cálculo tem valor de exemplo, ele choca a imaginação mostrando que o esforço sofrido por uma interlinha não corresponde apenas ao peso do corpo, mas à adição algébrica desse peso com a força empregada pelos músculos para equilibrá-lo.

O que nomeamos "**balança de Pauwels**" apresenta-se da seguinte forma (ver Fig. 5.60):
- *Em apoio unipedal*, o peso do corpo em carga é o do corpo menos o peso do membro inferior sustentador (abaixo do quadril em questão). Sua linha gravitacional, vertical por definição, é, por isso, deslocada para o membro não sustentador (de cerca de 5 cm).
- *A ação equilibradora* está centrada no glúteo médio, e mais especialmente em sua fibra média. O vetor sempre se dirige obliquamente embaixo e fora.
- *A resultante* é construída a partir dos dois vetores precedentes. Ela é oblíqua embaixo e fora, em aproximadamente 16º sobre a vertical (Kempf et al., 1993) e passando pelo centro da cabeça do fêmur (ver Fig. 5.59).
- *O ponto de balança* de um lado e do outro do qual as forças em presença devem se equilibrar está representado pelo centro da cabeça do fêmur.
- *Os braços de alavanca* são *a* para a força gravitacional (P), cerca de três vezes mais importante que *b*, o da força muscular (F).
- *O resultado é que*, para que haja equilíbrio, é preciso que os momentos das forças em questão sejam iguais, ou seja, que P × a = F × b. Mas a = 3 b, daí F = 3 P. Em resumo, a resultante R é igual à soma algébrica das duas forças, ou seja: **R = 4 P**.

Limite de validade do modelo Pauwels

O cálculo de Pauwels tem a vantagem de uma grande **simplicidade** e de uma compreensão que desperta a imaginação. Sendo assim, ele supõe que as forças em presença estejam situadas em um mesmo plano (linha gravitacional, cabeça do fêmur, fibra média do glúteo médio), o que não é o caso. A situação mais anterior da cabeça do fêmur faz intervir o bloqueio dos tendões anteriores (iliopsoas e reto femoral) quanto mais a antevesão do colo do fêmur for acentuada. Esses aspectos não são cifrados (Bombelli, 1976; Frain, 1981). Deve-se lembrar que mesmo que o cálculo de Pauwels seja simples, ele é **superior** ao valor real.

Experiência de Rydell

Ela se baseia na colocação de medidores de extensometria sobre um quadril de cadáver (Rydell, 1966). Em 1973, ele modificou uma prótese de Moore e nela incorporou medidores

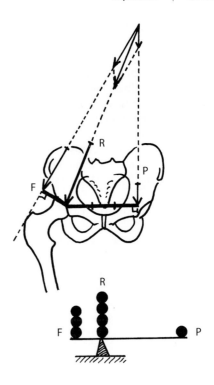

Figura 5.60 Balança de Pauwels: o braço de alavanca gravitacional é três vezes maior do que o do glúteo médio, por isso R = 4 P.

de deformação; os resultados foram relatados por Carlson (1971). Os dados são portanto mais confiáveis, ainda que não possam ser idênticos a uma situação fisiológica verdadeira. Seus resultados são os seguintes:
- *Em apoio bipedal:* R = ½ de P.
- *Em apoio unipedal:* R = 2,5 a 3 P.
- *Em apoio unipedal*, pé em contato com o solo, mas sem apoio: R = 1/8 de P.
- *Em apoio unipedal*, quadril e joelho flexionados (portanto sem apoio): R = 1/3 de P.

Para a reeducação, deve-se observar que a noção de não ter apoio é percebida como supressão das tensões, o que é falso: as tensões são mínimas quando o pé está em contato com o solo, sem nele apoiar. Se a orientação dada ao doente é a de não colocar o pé no chão, é porque, de um lado, estima-se que essa pressão é compatível com o estado do quadril e, de outro, porque se constata que, muitas vezes, o paciente não sabe dosar bem o "contato" e teme-se que apoie demais.

Essa noção ressalta o fato de que as principais fontes de tensão (desconsiderando-se a energia cinética) são o fato dos músculos (durante os exercícios) e não do peso do corpo (de responsabilidade da pessoa) (Strickland et al., 1994).

Experiências de Paul

A ideia de se servir de uma plataforma munida de medidores de extensometria que permite medir a força de reação

do solo sobre o pé nos três planos do espaço, bem como os três momentos correspondentes (ou seja, seis equações de equilíbrio para cada segmento, doze equações quando os dois pés estão no solo) (Paul, 1967, 1999 e 2002; Paul e McGrouther, 1975). Conhecendo a posição dos segmentos ósseos e os ângulos articulares, é possível avaliar as tensões transmitidas pelas articulações. Os músculos estão agrupados por função e sua força é avaliada por referência à secção total. A análise do comportamento dos ligamentos é feita graças à anatomia e às radiografias. Essa técnica tem o nome de "dinâmica inversa" (Nordin e Frankle, 2001). Os resultados são os seguintes:
- *Marcha normal:* máximo de **5 a 6 P**, em períodos inferiores a 1/10 de segundo.
- *Marcha em velocidade rápida:* máximo de **6,2 a 7,5 P**, em períodos inferiores a 1/10 de segundo.
- *Subida de uma rampa* de 10%: máximo de **5 P**.
- *Descida de uma rampa* de 10%: máximo de **6 P**.

O autor insiste muito sobre a variação quase instantânea desses valores, o que favorece a lubrificação da articulação e a nutrição da cartilagem.

Dados atuais

Na mesma ordem de ideias, alguns estudos mais recentes (Fitzsimmons, 1995, citado por Paul, 1999; Bergmann et al., 2001) demonstraram que a ação de se levantar de uma cadeira sem apoios corresponde a 3,2 P; com apoios, a tensão torna-se 2,6 P; sair de um automóvel sempre dá cifras mais elevadas: 5,33 P por um período que ultrapassa os dois segundos.

Levando-se em conta a importância das próteses totais de quadril (PTQ), muitas pesquisas foram conduzidas em torno das tensões suportadas pela cabeça e o colo do fêmur. Alguns modelos matemáticos preditivos foram desenvolvidos e validados (Stansfield et al., 2003). Eles permitem o cálculo das tensões suportadas pela extremidade superior do fêmur, sem instrumentação nem aparelhagem sofisticadas.

Variações fisiológicas

Os dados anteriores conhecem variantes segundo as atividades:
- *Durante a marcha:* R = 2 a 4 P segundo o alongamento do passo, seu peso, a brutalidade ou não do contato com o solo.
- *Durante a corrida:* R = 4 a 5 P.
- *Ao subir escadas:* R = 6 a 8 P.
- *Com uma bengala controlateral:* R = 0,8 a 1,2 P (ou seja: R ≈ P).
- *Com uma bengala homolateral:* R = 1,5 a 2,5 P.
- *Em decúbito dorsal,* durante a elevação do membro superior tensionado: R = 1,5 P.
- *Em decúbito ventral:* **R** próximo de 0 (excelente prevenção da flexão, mas a descarga completa só é obtida com tração contínua).
- *Em posição sentada:* **R** próximo de 0 (mas a eventual retração das partes moles pode gerar algumas tensões.

Esses valores são muito flutuantes em função dos estilos de atividade, que variam enormemente de um indivíduo a outro e de acordo com os modos de execução (Luepongsak et al., 1997; Sonntag et al., 2000).

Variações patológicas

Elas dizem respeito às malformações ortopédicas e ao contexto biológico.

Insuficiência acetabular

Ela se traduz por uma **insuficiência de cobertura** da cabeça do fêmur (ver ângulos HTE e VCE, p. 120), portanto por uma superfície de contato restrito e um valor das tensões por uma unidade de superfície muito forte.

Malformações femorais

São variadas. Em relação à norma (ver Fig. 5.61 a e 5.62 a), as mais frequentes, e as mais relacionadas com nosso propósito, são as coxa vara e valga.

Coxa vara

É uma deformação na qual a diáfise femoral é transferida para dentro, isto é, que corresponde a uma diminuição do ângulo cervicodiafisário. Isso geralmente tem como efeito aumentar o braço de alavanca do glúteo médio, portanto melhorar seu momento em relação ao da força gravitacional (ver Fig. 5.61 b). Em contrapartida, a coxa vara aumenta as tensões em flexão, que são perigosas para o colo do fêmur (ver Fig. 5.62 b).

Coxa valga

É uma deformação na qual a diáfise femoral é transferida para dentro, isto é, correspondente a uma abertura do ângulo cervicodiafisário. Isso geralmente tem como efeito diminuir o braço de alavanca do glúteo médio, portanto de agravar seu momento em relação ao da força gravitante (ver Fig. 5.61c). Sua relação pode passar a 1/4, e até mesmo 1/5 do braço de alavanca gravitacional, sendo que a resultante é R = 5 P, e até mesmo 6 P (segundo Pauwels, 1976). Isso conduz a uma cirurgia precoce de **osteotomia de varização**, a fim de restabelecer um número compatível com as tensões fisiológicas do quadril. Em contrapartida, a coxa valga diminui as tensões em flexão e aumenta a compressão (ver Fig. 5.62 c).

A fisiologia reside no equilíbrio entre as duas tendências: um pequeno desvio em relação à norma praticamente não muda os valores das tensões, um desvio importante as aumenta de maneira exponencial (ver Fig. 5.63). As capacidades de resposta óssea em face às tensões dependem também de fatores biológicos, às vezes insuficientes em contexto patológico (Ficat e Ficat, 1987).
- *Qualidade da microcirculação* venosa (seis a oito vezes mais importante do que as das artérias), capilares dormentes, círculos vasculares periepifisários (pressão intraóssea fiadora da resistência trabecular do osso esponjoso).
- *Qualidade da cartilagem* (*swelling pressure* intracartilaginosa) e de seus proteoglicanos.
- *Qualidade do líquido sinovial* para a nutrição da cartilagem e a distribuição das pressões.

Caso particular da prótese total de quadril (PTQ)

Os biomateriais têm uma duração de vida de acordo com a qualidade de sua liga. Deve-se simplesmente ressaltar que uma PTQ sofre tensões do tipo "polar", e não mais de sustentação equivalente, que ela não é lubrificada, tem uma elasticidade negligenciável e que sua colocação é acompanhada de um sacrifício quase completo dos elementos ligamentares (Gauthier, 1983). Em relação a um quadril normal, ela revela forças de atrito nitidamente mais importantes, o que supõe um material com coeficiente de atrito o mais baixo possível e uma cabeça de fêmur do menor diâmetro possível (o ideal seria uma articulação puntiforme).

Adaptações

São de duas ordens.

Adaptações preventivas no plano da economia

Inclui a vigilância do **peso** (os excessos ponderais são circunstâncias agravantes), a busca da economia das estruturas: **alternância** dos apoios e sobretudo dos tempos de repouso (sentado ou deitado), a busca de **apoios complementares** (bengala de marcha, apoio contra uma parede durante esperas imóveis, etc.) (Hulet et al., 2000).

Adaptações preventivas no plano ortopédico

Isto inclui as correções do **ângulo cervicodiafisário**, as **tetoplastias** (reconstrução do teto do acetábulo se houver uma insuficiência nesse nível), as tenotomias, a recentramento da cabeça do fêmur.

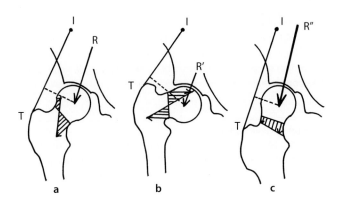

Figura 5.62 Em um quadril normal (a), o colo do fêmur é solicitado em flexão; em coxa vara (b), a flexão é aumentada; em coxa valga (c), é a compressão que é aumentada.

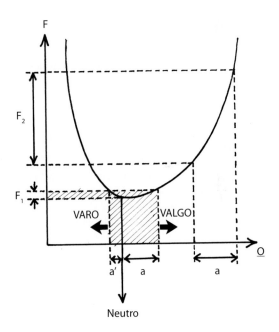

Figura 5.63 As variações varo/valgo deixam uma zona de segurança (hachurada), onde uma variação angular de um lado e do outro do ponto neutro (a, a') provoca um aumento muito fraco das tensões (F_1). Para além disso, uma variação angular de mesmo valor (a) provoca tensões muito superiores (F_2), e, sobretudo, uma coxa vara.

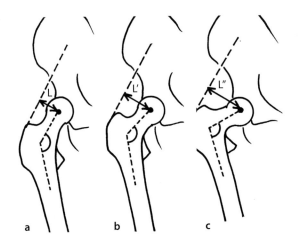

Figura 5.61 Um quadril em coxa valga (a) diminui o braço de alavanca (L) do glúteo médio em relação ao de um quadril normal (b); um quadril em coxa vara o aumenta (c).

> **Para concluir**
> As tensões do quadril são **importantes** por causa da diferença dos braços de alavanca envolvidos. A reeducação deve ser acompanhada de um ensino sobre a higiene de vida necessária à **economia**.

> **O que se deve saber**
> O quadril é uma articulação que suporta todo ou parte do peso do corpo, e de utilização constante da posição em pé e nos deslocamentos. Sua reeducação deve visar a indolência e a **estabilidade**. A prevenção é um elemento importante de todo tratamento precoce; esse deve ser acompanhado de uma manutenção musculoarticular por toda a vida e da atenção dada às articulações sobree subjacente, bem como do lado contralateral.

REFERÊNCIAS BIBLIOGRÁFICAS

ARNOLD AS, DELP SL. Rotational moment arms of the medial hamstrings and adductors vary with the femoral geometry and limb position : implications for the treatment of internally rotated gait. J Biomech. 2001, 34(4) : 437-444.

BANKOFF ADP, MORAES AC, PELLEGRINOTTI IL, GALDI EHG. Study of the explosive strength of the rectus femoris muscle using electromyography. Electromyogr Clin Neurophysiol. 2000, 40 : 351-356.

BECK M, SLEDGE JB, GAUTIER E, DORA CF, GANZ R. The anatomy and function of the gluteus minimus muscle. J Bone Joint Surg (Br). 2000, 82(3) : 358-363.

BERGMANN G, DEURETZBACHER G, HELLER M, GRAICHEN F, ROHLMANN A, STRAUSS J, DUDA GN. Hip contact forces and gait patterns from routine activities. J Biomech. 2001, 34(7) : 859-871.

BERGMANN G, GRAICHEN F, ROHLMANN A. Hip joint loading during walking and running measured in two patients. J of Biomech. 1993, 26(8) : 59-66.

BOMBELLI R. Osteoarthritis of the hip. Springer-Verlag, Berlin, 1976.

BUCCIALI N, PETITDANT B, BOURINEAU J-P. Vérification d'une technique de découaptation de hanche. Ann. Kinésithér. 2000, 27(1): 28-34.

BUTEL J, KLEIN A, PLAS F. Étude de l'extensibilité des muscles ischio-jambiers sur 107 enfants de 9 à 14 ans scolarisés. Ann. Kinésithér. 1980, 7 : 205-208.

CARLSON C.E. A proposed method for measuring pressures on the human hip joint. Exp. Mech. 1971, 12(5): 499-506.

CASTAING J. La hanche. Vigot, Paris, 1960.

CATON C, NEYRET P, FALAISE C, AIT SI SELMI T. Anomalies de torsion du membre inférieur. Encycl Méd Chir (Editions Scientifiques et Médicales Elsevier SAS, Paris), Appareil locomoteur, 15-392-A-10, Podologie, 27-060-A-53, 1997, 11p.

CHRISTEL P, DERETHE P, SEDEL L. Étude expérimentale de la transmission des pressions au niveau de la hanche lors de l'appui monopodal. Bull Soc. Anat Paris. 1979a, 4 : 3-9.

CHRISTEL P, DERETHE P, SEDEL L. Mesure des pressions osseuses intraspongieuses péricotyloïdiennes (étude sur hanches cadavériques humaines soumises à charges cycliques). Cah Anthropo. Paris, 1979b, 2 : 29-51.

DARGAUD J, GALICHON V. Étude de la structure trabéculaire interne de l'ilium australopithèque : histoire d'une bipédie. Biom Hum et Anthropol. 1997, 15(3-4) : 185-190.

DELP SL, HESS WE, HUNGERFORD DS, JONES LC. Variation of rotation moment arms with hip flexion. J Biomech. 1999, 32(5) : 493-501.

DENISKINA NV, LEVIK YS. Relative contribution of ankle and hip muscles in regulation of the human orthograde posture in a frontal plane. Neurosci Lett. 2001, 310(2-3) : 165-168.

DOLTO B. Le corps entre les mains. Herman, Paris, 1976.

DOTTE P. Kinésithérapie et stabilisation latérale de hanche. Kinésithérapie. 1969, 60(193) : 11-23.

ESNAULT M, VIEL E. Systématisation de l'innervation autour de l'articulation de hanche. Ann Kinésithér. 1978, 5 : 209-210.

FICAT RP, FICAT C. Pathologie mécanique de la hanche. Biomécanique clinique et physiopathologique. Masson, Paris, 1987.

FLEMING P, LENEHAN B, O'ROURKE S, McHUGH P, KAAR K, McCABE JP. Strain on the human sciatic nerve in vivo during movement of the hip and knee. J Bone Joint Surg (Br). 2003 : 85(3) : 363-365.

FRAIN P. Action mécanique de l'antéversion fémorale sur la hanche. Degré de validité de la théorie de Pauwels. Rev Chir Orthop. 1983 ; 69 : 95-105.

FRAIN P. Hanche normale et prothétique. Un comportement de surfaces différent. Rev Chir Orthop. 1981, 67 : 1-9.

GALICHON V, THACKERAY F. Étude tomodensitométrique de la structure trabéculaire interne des premiers hominidés d'Afrique du Sud : histoire de bipédies. Communication à la Sté Anatomique de Paris, 22 janvier 1999.

GAUTHIER J.C. La rééducation de la hanche après arthroplastie. Ann. Kinésithér. 1983, 10(6) : 231-235.

GREENWALD A.S, O'CONNOR JJ. The transmission of load through the human hip joint. J Biomech. 1971, 54 : 157-163.

HEWITT JD, GLISSON RR, GUILAK F, VAIL TP. The mechanical properties of the human hip capsule ligaments. J Arthroplasty. 2002, 17(1) : 82-89.

HIGNET R. La découaptation de l'articulation coxo-fémorale. Ann. Kinésithér. 1993, 20(2) : 77-80.

HULET C, HURWITZ DE, ANDRIACCHI TP, GALANTE JO, VIELPEAU C. Functional gait adaptations in patients with painful hip. Rev Chir Orthop Réparatrice Appar Mot. 2000, 86(6) : 581-589.

JUDGE JO, DAVIS RB 3rd, OUNPUU S. Step length reductions in advanced age : the rôle of ankle and hip kinetics. J Gerontol A Biol Sci Med Sci. 1996, 51(6) : 303-312.

KAPANDJI I.A. Physiologie articulaire. Membre inférieur (fascicule 2). 5e édition. Maloine, Paris, 1980.

KEMPF I. DAGRENAT D, KARGER C. Fractures de l'extrémité supérieure du fémur. Edit. Techniques. Encycl. Méd. Chir., Paris, France, Appareil locomoteur 14.076-A-10, 1993, 28p.

KERRIGAN DC, LEE LW, COLLINS JJ, RILEY PO, LIPSITZ LA. Reduced hip extension during walking : Healthy, Elderly and Fallers versus Young Adults. Arch Phys Med Rehabil. 2001, 82 : 26-30.

KIPPERS V, PARKER AW. Toe-Touch test : A measure of its validity. Phys Ther. 1987 : 67(11) : 1680-1684.

KREBS DE, ROBBINS CE, LAVINE L, MANN RW. Hip biomechanics during gait. J Orthop Sports Phys Ther. 1998, 28(1) : 51-59.

KUMAGAI M, SHIBA N, HIGUCHI F, NISHIMURA H, INOUE A. Functional evaluation of hip abductor muscles with use of magnetic resonance imaging. J Orthop Res. 1997, 15(6) : 888-893.

KURRAT HJ, OBERLANDER W. The thickness of the cartilage in the hip joint. J Anat. 1978, 126 : 145-155.

LAMANDÉ F, PRAT-PRADAL D. Étude physiologique des muscles du hamac gémello-obturateur. Ann Kinesithér. 1998, 25(3) : 108-114.

LAZENNEC J.Y, LAUDET C.G, GUERIN-SURVILLE H, ROYCAMILLE R, SAILLANT G. Anatomie du cotyle : bases expérimentales et réflexions sur les applications chirurgicales. Dialogue en orthopédie. 1995, 5 : 1-6.

LUEPONGSAK N, KREBS DE, OLSSON E, RILEY PO, MANN RW. Hip stress during lifting with bent and straight knees. Scand J Rehabil Med. 1997, 29(1) : 57-64.

MARTINEZ C. La hanche (fascicule 2). Cahiers d'anatomie vivante. Masson, Paris, 1983.

NEUMANN DA. Kinesiology of the Musculoskeletal System. Mosby. St. Louis. 2002 : 387-433.

NONAKA H, MITA K, WATAKABE M, AKATAKI K, SUZUKI N, OKUWA T, YABE K. Age-related changes in the interactive mobility of the hip and knee joints : a geometrical analysis. Gait and Posture. 2002, 15 : 236-243.

NORDIN M, FRANKEL V H. Basic Biomecanics of the Musculoskeletal System (3rd edition). Lippincott Williams and Wilkins, Baltimore (USA), 2001.

NOUJARRET P. Étude de la variation de l'amplitude d'extension de la hanche en fonction de l'âge. Ann Kinésithér. 1979, 6 : 159-166.

PAUL JP. Forces transmitted by joints in the human body. Proc Inst Mech Eng. 1967, 181(3J) : 8.

PAUL JP. Strength requirments for internal and external prostheses. J of Biomech. 1999, 32 : 381-393.

PAUL JP. Influence of head constraint and muscle forces on the strain distribution within the intact femur. Med Eng Phys. 2002, 24(3) : 243-249.

PAUL JP. McGROUTHER DA. Forces transmitted at the hip and knee joint of normal and disabled persons during a range of activities. Acta Othop Belgica. 1975, 41(1) : 78-88.

PAUWELS F. Biomechanics of the normal and diseased hip. Spinger. Berlin. 1976.

PEARCY MJ, CHENG PL. Three-dimensional clinical measurement of bilateral hip and knee rotations. Australian Phys Eng Sci Med. 2000, 23(3) : 114-118.

PÉNINOU G, DUFOUR M, SAMUEL J. Mesure des amplitudes en flexion-extension de l'articulation coxo-fémorale du sujet jeune. Ann. Kinésithér. 1984, 1-2 : 15-18.

PENNING L. Psoas muscle and lumbar spine stability : a concept uniting existing controversies. Critical review and hypothesis. Eur Spine J. 2000, 9 : 577-585.

PENNING L. Spine stabilization by psoas muscle during walking and running. Eur Spine J. 2002, 11/1 : 89-90.

PFIRRMANN CW, CHUNG CB, THEUMANN NH, TRUDELL DJ, RESNICK D. Greater trochanter of the hip : attachment of the abductor mechanism and a complex of three bursae : MR imaging and MR bursography in cadavers and MR imaging in asymptomatic volunteers. Radiology. 2001, 221(2) : 469- 477.

QUESNEL T. L'antéversion fémorale relative chez l'homme : variations cinématiques pour un équilibre dynamique. Biom Hum Anthropol. 2000 ; 18 : 125-129.

ROACH KE, MILES TP. Normal Hip and Knee Active Range of Motion : The relationship to Age. Phys Ther. 1991, 71(9) : 656- 665.

ROBINSON P, WHITE LM, AGUR A, WUNDER J, BELL RS. Obturator externus bursa : anatomic origin and MR imaging features of pathological involvment. Radiology. 2003, 228(1) : 230- 234.

RYDELL NW. Forces acting on the femoral head prosthesis : a study on strain gauge supplied protheses en living persons. Acta Orthop Scand. 1966, 37 (suppl. 88), 1-132.

RYDELL NW. Biomechanics of the Hip Joint. Clin Ortho and Relat Res. 1973, 92 : 6-15.

SAMUEL J, PENINOU G, SCIBERRAS J-L, OLRY J. Objectivation des amplitudes rotatoires du fémur. Ann Kinésithér. 1985, 12(4) : 145-152.

SAMUEL J. L'action du muscle pyramidal du bassin dans le plan sagittal. Kinésithérapie Scientifique. 1989, 282 : 5-9.

SELDES RM, TAN V, HUNT J, KATZ M, WINIARSKY R, FITZGERALD RH Jr. Anatomy, histologic features, and vascularity of the adult acetabular labrum. Clin Orthop. 2001, 382 : 232-240.

SIMON B, GOUILLY P, PEVERELLY G. Le psoas. Kinésithérapie, les cahiers. 2001 : 73-78.

SMIDT GL, McQUADE K, WEI SH, BARAKATT E. Sacroiliac kinematics for reciprocal straddle positions. Spine. 1995, 20(9) : 1047-1054.

SMIDT GL, WEI SH, McQUADE K, BARAKATT E, SUN T, STANFORD W. Sacroiliac motion for extreme hip positions. Spine. 1999, 22(28) : 2073-2082.

SOHIER R. Aubade à un muscle, le psoas-iliaque. Kinésithérapie Scientifique. 1979, 165 : 19-22.

SONNTAG D, UHLENBROCK D, BARDELEBEN A, KADING M, HESSE S. Gait with and without forearm crutches in patients with total hip arthroplasty. Int J Rehabil Res. 2000, 23(3) : 233- 243.

STANSFIELD BW, NICOL AC, PAUL JP, KELLY IG, GRAICHEN F, BERGMANN G. Direct comparison of calculated hip joint contact forces with those meassured using instrumented implants. An evaluation of three-dimensional mathematical model of the lower limb. J Biomech. 2003 : 36(7) : 929-936.

STRICKLAND E.M., FARES M, KREBS D.E., RILEY P.O., GIVENSHEISS D.L., HODGE W.A., MANN R.W. Pressions subies par le cotyle durant la réadaptation après intervention. Kinésithérapie Scientifique. 1994, 337 : 43-52.

TAN V, SELDES RM, KATZ MA, FREEDHAND AM, KLIMKIEWICZ JJ, FITZGERALD RH Jr. Contribution of acetabular labrum to articulating surface area and femoral head coverage in adult hip joints : an anatomic study in cadavera. Am J Orthop. 2001, 30(11) : 809-812.

TATU L, PARRATTE B, VUILLIER F, DIOP M, MONNIER G. Descriptive anatomy of the femoral portion of the iliopsoas muscle. Anatomical basis of anterior snapping of the hip. Surg Radiol Anat. 2001, 23(6) : 371-374.

TRAVELL JG, SIMONS DG. Douleurs et troubles fonctionnels myofasciaux. Tome 2 : Membre inférieur. Haug, Bruxelles, 1993.

WARD WT, FLEISCH ID, GANZ R. Anatomy of the iliocapsularis muscle muscle. Relavance to surgery of the hip. Clin Orthop. 2000, 374 : 278-285.

WATERS RL, PERRY J, Mc DANIELS JM, HOUSE K, The relative strenght of the hamstrings during hip extension. J Bone Jt Surg (Am). 1974, 56(8) : 1592-1597.

WINGSTRAND H, WINGSTRAND A, KRANTZ P. Intracapsular and atmospheric pressure in the dynamics and stability of the hip. Acta Orthop Scand. 1990, 61 : 231-235.

Joelho 6

BASE DE REFLEXÃO

O joelho é uma articulação com funcionamento particular: cardã situado entre dois longos braços de alavanca, ele é bastante visível e sua flexão é uma adaptação constante na vida cotidiana.

Localização

É a articulação de **localização intermediária** no membro inferior – o joelho se estende do quarto inferior dos ossos do quadril (fundo de bolsa suprapatelar) até a tuberosidade da tíbia. A articulação tibiofibular proximal,[1] ainda que faça parte da região morfológica do joelho, é mecanicamente ligada ao tornozelo.

Características essenciais

O joelho se singulariza pela:
- **Capacidade de sustentação**: a transmissão da carga **gravitacional** do corpo[2] que está em relação com o apoio sobre o solo por intermédio do pé.
- Essa capacidade se expressa em modo estático e em modo dinâmico. No primeiro caso, é **bipedal mas raramente simétrico**, no segundo caso, é **unipedal e simétrico alternado**. Por essa razão, em caso de lesão, deve-se focar a atenção no joelho contralateral tanto quanto nas articulações sobre e subjacente.
- A situação **exposta** do joelho o torna muito vulnerável no plano dos traumatismos diretos (desde os joelhos "batizados" da criança irrequieta até as fraturas da patela).
- O fato de estar na articulação dos dois **longos braços de alavanca** femoral e crural cria um risco nos traumatismos indiretos.
- A bolsa **capsular comum** para duas articulações (patelofemoral e do joelho).
- A **não congruência** bem como a **não concordância** das superfícies articulares, o que parece paradoxal para uma articulação tão solicitada em carga.
- O joelho está **sujeito** aos elementos sobre e subjacentes, dilema que Dolto (1976) comparava a "**um empregado que tem dois patrões**". Com efeito, ele não pode se desincumbir, mesmo que parcialmente, desses dois imperativos: suportar, em face à estabilidade no solo, e suportar, em face ao equilíbrio em carga do resto do corpo (ver Fig. 6.1). Ou seja, quando há conflito, pode-se apostar que a vítima será o joelho.
- Ele administra sozinho a **rotação** do segmento distal do membro, ao passo que o cotovelo a divide no nível de duas articulações distintas. Isso confere ao primeiro uma maior potência mas, em contra partida, uma maior fragilidade por causa da interferência desses dois graus de mobilidade associados no interior de um mesmo conjunto. Essa **potência rotatória** é exigida, uma vez que o joelho faz o pé girar menos em relação ao corpo do que o inverso (ver anteriormente).
- O **alinhamento tibiofemoral** anteroposterior diferencia o joelho humano daquele dos outros mamíferos (Tardieu, 1983). Nos quadrúpedes, ou mesmo bípedes ocasionais, não há alinhamento mas, ao contrário, uma angulação que responde às do quadril e do tornozelo, permitindo assim muitas vezes uma melhor aptidão à recepção e ao repouso (ver Fig. 6.2). O alinhamento dos segmentos, no humano, explica por que essa articulação, distensionada atrás, tende naturalmente **ao bloqueio** reacional mediante o mínimo descon-

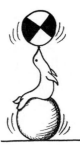

Figura 6.1 O dilema do joelho: fazer malabarismo com a estabilidade podal subjacente e o equilíbrio corporal sobrejacente.

---
[1] Dois elementos a ligam ao joelho: o tendão do bíceps e o ligamento colateral fibular.
[2] O que não é o caso do cotovelo; contentamo-nos então, às vezes, em comparar com uma situação intermediária.

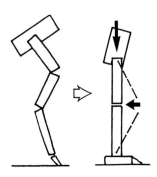

Figura 6.2 O alinhamento vertical dos segmentos, em relação à gravidade, é uma evolução da bipedia.

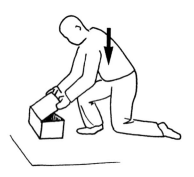

Figura 6.3 Abaixamento do centro de gravidade do corpo graças à flexão dos joelhos.

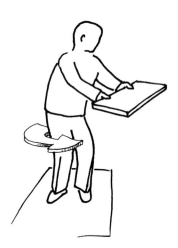

Figura 6.4 No apoio no solo, a rotação dos joelhos participa do giro do tronco e da ampliação da zona de captação.

forto, ou simplesmente a uma menor utilização, como na pessoa idosa.
• O **joelho valgo** é uma característica morfológica, mas também mecânica (ver adiante).

Papel funcional

Plano sagital

O joelho garante a **aproximação do centro de gravidade** do corpo na direção do solo graças à flexão (seja parcialmente: sentar-se; seja totalmente: agachar-se) (ver Fig. 6.3).

Plano horizontal

Ele garante a **rotação do tronco no espaço**. Quando o pé está no solo, o joelho, ligeiramente flexionado, permite orientar o tronco para a esquerda ou para a direita (ver Fig. 6.4). Exemplo: quando lavamos as mãos, ao pegar um sabonete à esquerda, uma toalha à direita, etc., giramos sobre os joelhos ligeiramente flexionados. Um movimento muito difícil para as pessoas que sofrem de um ou dos dois joelhos é, por essa razão, entrar ou sair de um carro.

Plano frontal

O **joelho valgo** permite uma economia notável em face à carga sobrejacente. Por isso, os deslocamentos frontais do centro de gravidade se reduzem durante a alternância do apoio unipedal[3] (ver Fig. 6.5).

Frequências patológicas

Reumatologia

Como é uma articulação sustentadora, o joelho está exposto ao desgaste sob a forma de **gonartrose**. Um caso particular é representado pelas tendinites ou as epifisites[4] de crescimento por hipersolicitação, principalmente no esporte.

Traumatologia

Sua situação muito exposta o torna vulnerável aos traumatismos **diretos** (fratura da patela), sua situação de dependência em relação aos importantes braços de alavanca sobre e subjacentes o torna vulnerável aos traumatismos **indiretos**.

---

3 Pode-se tomar algumas liberdades satirizando os pássaros: os pernaltas, que possuem um valgo, andam sem balanço frontal; os pardais, que não têm valgo, saltitam para avançar; os patos, que não têm valgo e andam mesmo assim, andam "como pato", isto é, balançando da direita para a esquerda. Devemos ressaltar que antigamente, quando o humano amputado usava uma "perna de pau", isto é, sem valgo, ele era obrigado, a cada apoio sobre o membro com prótese, a balançar seu corpo fortemente sobre esse lado para manter seu equilíbrio deambulatório.
4 A mais conhecida é a da tuberosidade da tíbia ou doença de Osgood-Schlatter.

Ortopedia infantil

As **displasias** de tipo joelho valgo, joelho varo ou displasias patelofemorais podem estar na origem de síndromes ou de deformações.

Neurologia

As lesões centrais não afetam muito o joelho (pouco representado no nível cortical), as lesões periféricas são menos frequentes mas incômodas: trata-se da lesão do nervo femoral[5] (seja quando o joelho sai do lugar ocasionalmente, seja paralisia franca com ausência de travamento ativo, neste último caso, a repercussão é menor se existe um leve joelho *recurvatum*).

NOÇÕES DE ANATOMIA

No plano morfológico

Três observações situam os dados essenciais.

Superficialidade da região

O osso é subcutâneo em toda sua extensão, menos na parte de trás onde a resistência mecânica à hiperextensão exige um reforço fibroso muito consistente.

De um lado, essa situação superficial tem como efeito fazer do joelho uma região particularmente **exposta** aos traumatismos e, de outro, reduzir os braços de alavanca musculares: não encontramos o equivalente do que se passa no quadril para o glúteo médio (ver Fig. 6.6).

Valgo fisiológico

É o corolário do que precede: o **fraco braço de alavanca** da estaiação lateral exige uma redução concomitante daquela do eixo gravitacional, portanto uma aproximação da articulação do eixo do corpo (ver Fig. 6.5).

O afastamento dos quadris é incompressível, por causa da pelve, e o afastamento dos pés exporia a uma translação lateral da projeção gravitacional, geradora de claudicação (ver nota 3). A solução reside portanto em uma angulação dos joelhos para dentro a fim de respeitar os imperativos sobre e subjacentes.

Situação de dobradiça

Ela está associada a um aparelho de deslizamento anterior do tipo "**sesamoide**" durante o movimento preponderante do joelho: a flexão.[6] Com efeito, no plano funcional, podemos considerar a patela como um sesamoide (ver Fig. 6.7). Ela possui suas duas características funcionais: aumento de um **braço de alavanca** e estrutura **antiatrito**.

A extensão do setor deflexionado leva a um enrolamento dos elementos anteriores, principalmente da terminação do quadríceps femoral. Esse enrolamento efetua-se sob tensão, uma vez que a flexão quase sempre corresponde a um trabalho excêntrico desse músculo ou a um controle de sua parte.

---

5 Ainda chamada de cruralgia (crural: antigo nome do nervo femoral).
6 O papel sesamoide da patela, no interior do aparelho extensor, explica a importância que lhe é dada em toda a reeducação do joelho.

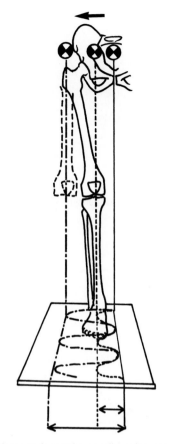

Figura 6.5 No decorrer da marcha, o joelho valgo economiza as translações laterais do centro de gravidade do corpo.

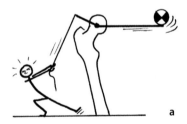

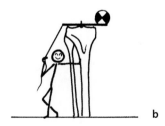

Figura 6.6 Braço de alavanca nitidamente mais longo no nível do quadril (a) do que do joelho (b), sobretudo pela gravidade.

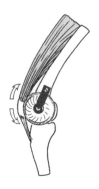

Figura 6.7 Reflexão móvel do aparelho extensor do joelho sobre a polia do fêmur.

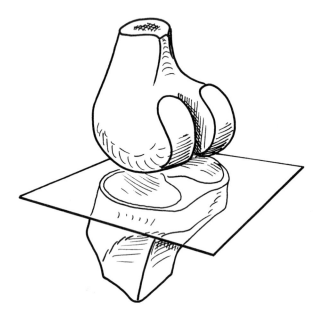

Figura 6.8 Não congruência da articulação do joelho: uma superfície convexa, no alto, e uma grosseiramente plana, embaixo.

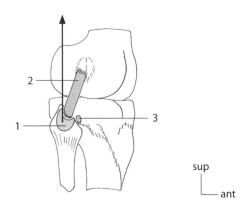

Figura 6.9 Estruturas anatômicas comuns entre TFS e joelho: bíceps femoral (1), LCF do joelho (2), expansão do bíceps (3).

Tais dados não fazem uma boa combinação: enrolamento quer dizer ao mesmo tempo pressão de apoio e deslizamento em atrito – um tendão ali encontraria rapidamente sua perda, mesmo com uma bolsa sinovial.

Assim, a solução é a inserção de um **escudo**, flutuante na frente da articulação, ao mesmo tempo resistente às pressões e favorável aos deslizamentos pela presença de cartilagem. Além disso, esse escudo patelar tem outra vantagem: ele protege, às suas custas, é claro, o joelho contra os choques anteriores, daí a frequência de suas fraturas.

No plano osteoarticular

O joelho é um complexo articular formado pela relação de três ossos do membro inferior: o fêmur está no alto, a patela na frente, a tíbia embaixo, e esse todo é completado por dois meniscos (Paturet, 1951). A fíbula não está diretamente envolvida.

De forma bastante sumária, a dobradiça formada pelo joelho revela uma superfície convexa do lado proximal e uma côncava (quase plana) do lado distal, e não o inverso (ver Fig. 6.8). Isso acontece porque os braços de alavanca musculares são longos do lado proximal e curtos do outro.

O joelho compreende duas articulações: de um lado, a patelofemoral, de outro, a do joelho que, por sua vez, compreende **dois compartimentos**, um medial de estabilidade, e um lateral de mobilidade (De Peretti et al., 1983). A articulação tibiofibular proximal está ligada mecanicamente ao tornozelo e não ao joelho. Compartilha, com ele, no entanto, duas estruturas importantes: o tendão do músculo bíceps femoral e o ligamento colateral fibular do joelho (ver Fig. 6.9).

A **não congruência** contrasta com o envelopamento do quadril. Essa conformação responde à forte deflexão anteroposterior, sem mobilidade frontal, o que levaria a pensar em uma superfície de tipo gínglimo. Mas a necessidade de rotações durante o movimento de flexão obriga a um trabalho conjunto: um gínglimo não as permite, uma elipsoidea não pode ser retida, considerando-se a ausência de abdução-adução no joelho,[7] resta apenas a possibilidade de uma bicondilar que, além do respeito por essas especificações, oferece também um **alargamento** das epífises favorável a uma melhor repartição das tensões (ver Fig. 6.10).

Encontram-se, assim, as estruturas a seguir.

Aspecto femoral

Duas superfícies articulares compartilham a mesma cápsula, mas são totalmente diferentes.

---

7 Todavia, Ishii et al. (1997) descrevem uma amplitude no plano frontal de 3,4 ± 1,2° de 0 a 60° de flexão, que nomeiam, inapropriadamente, "abdução-adução" (ver Parte I – Conceitos fundamentais). São, de fato, folgas mínimas com relação à frouxidão ligamentar.

Tróclea (ou face patelar)

- Seu tipo **gínglimo** responde ao desenrolamento grosseiramente anteroposterior do aparelho quadricípite-patelar. Vimos, contudo, que existe um **joelho valgo** fisiológico da ordem de 170° a 175° (Colné, 1990; Kapandji, 1980).[8-9] Esse fato favorece o deslocamento lateral da patela durante o tensionamento do quadríceps femoral, tração que não acontece no eixo do tendão da patela e que provoca uma resultante para o lado de fora. Isso é verdadeiro em retidão, ou próximo dela, mas desaparece em flexão, por causa da rotação medial automática (ver Fig. 6.11).
- A **borda lateral** da tróclea remedia esse inconveniente oferecendo um relevo mais proeminente, que faz uma barragem às tendências de subluxação. Além disso, a pressão lateral corre o risco de ser mais forte do que a medial, a face lateral da tróclea oferece uma superfície de apoio maior: ela é mais extensa no sentido vertical, bem como em sua largura (ver Fig. 6.12).
- O **ângulo de abertura** da face patelar (Buard et al., 1981) é de aproximadamente 145° (138° a 150°).[10]
- O **plano de abertura** (plano da face patelar) é levemente oblíquo e para fora na parte da frente.
- A **angulação das faces** em relação ao plano frontal é grosseiramente simétrica e permite uma repartição equilibrada das tensões de apoio patelar (Buard et al., 1981). A inclinação da face medial é da ordem de 15° em relação ao plano frontal, e é da ordem de 20° para a face lateral (ver Fig. 6.13 a).
- Se a **face** patelar do fêmur é mais extensa do que a da patela, em contrapartida sua cartilagem é menos espessa (3 mm).

Côndilos

São duas porções de tora, muito grosseiramente simétricas, que garantem os rolamentos-deslizamentos sobre a tíbia.

Além do que o medial é **mais estreito, mais longo** e **mais oblíquo** da frente para trás (ver Fig. 6.13b), suas características essenciais residem em seu raio de curvatura (Castaing e Burdin, 1960; Kapandji, 1980). Esse diminui de frente para trás (ver Fig. 6.14), com um diferencial mais acentuado para o côndilo lateral, mais móvel,[11] o que determina então uma porção de espiral côncava para cima e para trás, chamada **voluta**[12] **de Fick**.

Aliás, o côndilo medial está um pouco **mais baixo** do que o lateral, reconduzindo a interlinha do joelho a uma linha praticamente horizontal quando o apoio é bipedal, apesar da inclinação diafisária do fêmur (ver Fig. 6.15). Em unipedal, contudo, sua inclinação na parte de fora e embaixo é levemente mais acentuada por causa da inclinação sobre o membro inferior sustentador.

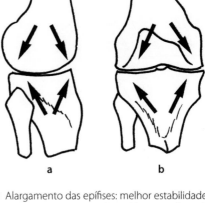

Figura 6.10 Alargamento das epífises: melhor estabilidade e distribuição das tensões, tanto anteroposteriores (a) quanto frontais (b).

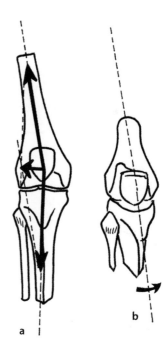

Figura 6.11 Tendência à subluxação lateral da patela em retidão (a); desaparecimento dessa tendência com a rotação medial automática em flexão (b).

---

8 171° para as mulheres, 174° para os homens, as primeiras têm um valgo mais acentuado.
9 Ver também página 166.
10 Esse ângulo é visível em uma radiografia feita a 30° de flexão da coluna vertebral (tangencialmente à superfície) ou, o que é ainda melhor, em um escâner.
11 Em média de 50 a 17 mm (Paturet, 1951), ou seja, 38 a 17 mm para o medial e 60 a 12 mm para o lateral (Kapandji, 1980).
12 Maquet (1977) fala "evoluta".

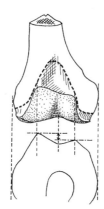

Figura 6.12 Face patelar: o tamanho maior da face lateral distribui melhor as tensões nesse nível, sua borda lateral mais saliente oferece uma barragem à tendência da patela ao desvio lateral.

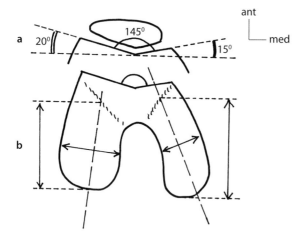

Figura 6.13 Correspondência dos relevos da patela e do fêmur, com uma retenção um pouco mais importante do lado de fora do que no interior (a). A assimetria dos côndilos do fêmur é nítida (b).

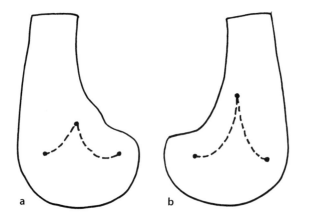

Figura 6.14 Raio de curvatura dos côndilos: de frente para trás, ele aumenta e depois diminui, formando uma linha em "acento circunflexo". O côndilo medial (a) forma um acento menos marcado do que o lateral (b), mais móvel.

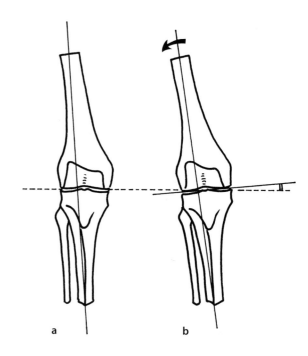

Figura 6.15 Inclinação da interlinha tibiofemoral: ínfima em situação bipedal (a) e levemente mais marcada em situação unipedal (b).

Fossa intercondilar

A fossa intercondilar é uma área oca da extremidade inferior do fêmur que abriga os ligamentos cruzados do joelho. Como sempre que se está diante de uma relação continente-conteúdo, existe uma correlação entre a largura da fossa intercondilar e a dos cruzados, o que pode favorecer as lesões quando a relação não favorece os ligamentos (Lund-Hanssen et al., 1994). Da mesma forma, o fundo da fossa está próximo da posição do ligamento cruzado anterior (LCA), no setor próximo da retidão, sobretudo se há o *recurvatum* (ver Fig. 6.31), o que pode estar na origem de um "**efeito cavalete**" no nível de uma plastia (ver Fig. 6.31).

Lado tibial

A tíbia está em relação com uma das duas superfícies femorais: a dos côndilos. O contato é portanto mais simples, aparentemente. Deve-se ressaltar algumas particularidades.

Assimetria dos contornos dos côndilos

Os dois côndilos da tíbia são parcialmente simétricos, de um lado ao outro do plano sagital do joelho. Sua diferença vem de sua forma: assim como para o fêmur, o medial é mais estreito e alongado (assim como seu menisco, de forma aberta, dita em forma de C) e mais oblíquo, o lateral é mais largo, mais curto e mais anteroposterior (seu menisco é mais fechado, é dito em forma de O) (ver Fig. 6.16).

Assimetria das superfícies dos côndilos

As duas são côncavas frontalmente, mas a lateral é levemente **convexa** ou plana anteroposteriormente, ao passo que a medial é levemente **côncava** nesse mesmo sentido (ver Fig. 6.17),[13] como mostra o IRM (Le Blay e Vaz, 1999). A consequência é que a flexão do joelho provoca um deslocamento assimétrico em relação a esses côndilos e portanto um movimento chamado **rotação automática** na parte de dentro (Castaing e Burdin, 1960; Kapandji, 1980).

Inclinação tibial

Esse é o termo que habitualmente designa o plano no qual se situa a face articular superior da tíbia. De fato, deve-se diferenciar a inclinação **com ou sem meniscos** (Jenny et al., 1997) (ver Fig. 6.18) e, além disso, a do compartimento lateral é sensivelmente diferente daquela do compartimento medial.

- Apenas a inclinação **óssea** é visível radiologicamente (Genin et al., 1993; Julliard et al., 1993). Segundo os autores, ela se situa entre 5º e 10º para trás e para baixo (6º para Jenny et al., 1997), em relação ao plano horizontal.[14]

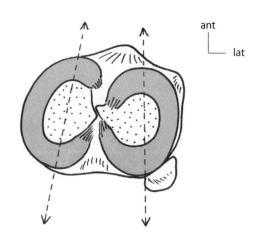

Figura 6.16 Côndilos tibiais e meniscos: axialidade diferente e forma do medial em C e do lateral em O.

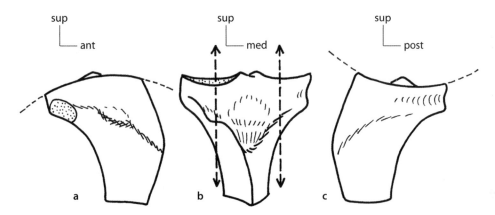

Figura 6.17 Diferenciação dos côndilos tibiais: convexidade anteroposterior do lateral (a) e concavidade do medial (c), com uma concavidade mediolateral para os dois (b).

- A inclinação do **menisco** é a única que se deve levar em conta funcionalmente. Ela é aproximadamente inferior em 6º com relação à inclinação óssea (Jenny et al., 1997), ou seja, essa linha é grosseiramente horizontal, é perpendicular ao eixo da diáfise tibial.
- A diferença entre os dois compartimentos do joelho se traduz por inclinações mediais – óssea e do menisco – em boa correlação para o compartimento medial (o mais estável), o que não é o caso para o compartimento lateral (o mais móvel). Não há portanto correlação entre as inclinações dos meniscos do lado medial e do lado lateral.[15]

---

13 Isso permitiu que certos autores as considerassem como duas superfícies articulares: uma **elipsoide** no interior e uma **em sela** no lado de fora (Giroud, 1995). Isso acaba enfatizando sua assimetria, mas não muda os dados.
14 Contudo, de acordo com o método utilizado, é preciso saber que podemos registrar um erro de 5° (Brazier et al., 1996).
15 Essas considerações são úteis na cirurgia protética do joelho, na isometria de ligamentos cruzados e nos conceitos de mobilidade dos compartimentos do joelho.

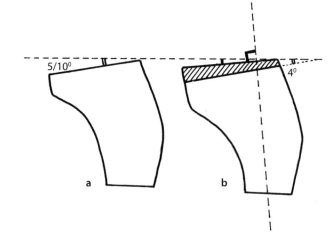

Figura 6.18 Inclinação tibial: a óssea (a) é mais marcada do que a do menisco (b). Esta última é perpendicular ao eixo diafisário da tíbia.

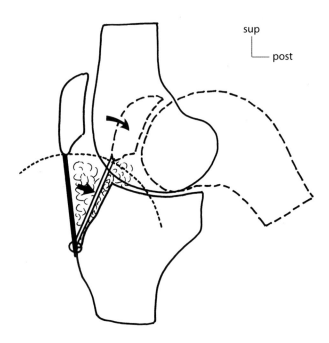

Figura 6.19 Recuo patelar, com bloqueio do corpo adiposo (recheio) na flexão do joelho.

Lado patelar

- Trata-se da patela, **sesamoide** prisioneiro do amplo aparelho tendíneo quadricipital (ver Fig. 6.7), e que desliza no trilho da tróclea.
- Sua morfologia é **concordante** com a superfície do fêmur (ver Fig. 6.13), e qualquer defeito de correspondência causa rapidamente alterações do jogo patelofemoral. Como para a tróclea, a faceta lateral é mais larga, e também levemente mais côncava do que a medial.
- A espessura de sua **cartilagem** é de 5 mm no nível de sua crista, é a cartilagem mais espessa do corpo humano (Dahhan et al., 1981).
- A **superfície** articular é de aproximadamente 12 cm^2, repartidos em duas faces, cuja medial possui uma pequena faceta (*odd facet*) que responde ao côndilo medial do fêmur para além de 90° de flexão.
- A **distância tibiopatelar** é constante, por causa da inextensibilidade do tendão da patela, em contra partida este último autoriza um **recuo da patela**[16] durante os movimentos de flexão do joelho (ver Fig. 6.19), com **achatamento do corpo adiposo do joelho**.[17]
- Em retidão, a patela se situa logo **acima** da face patelar do fêmur. Ela é perceptível radiologicamente, uma posição demasiado alta gera um risco de prejuízo articular.

---

16 O que corresponde a uma translação circunferencial.
17 O que constitui não apenas um colchão de conforto para o tendão, mas também contribui para uma melhor repartição das tensões na face anterior do joelho.

Lado do menisco

Essas duas fibrocartilagens são em forma de "gomo de tangerina", triangulares quando se corta; e desempenham vários papéis:

- Sua estrutura **maleável** favorece um **amortecimento** na transmissão das tensões.
- Eles aumentam a **superfície de contato** (melhoram portanto a repartição das tensões).
- Melhoram a **concordância** (portanto a estabilidade).
- A inclinação transversal de sua face superior permite realizar uma **fragmentação das tensões** decompondo-as e reorientando uma parte delas (ver Fig. 6.94).
- Formam uma unidade funcional, **protendida** pela tensão de suas inserções (Beaupré et al., 1981).
- O forte arsenal de **contenção** as estabiliza (ver adiante), deixando ao mesmo tempo sua plasticidade atuar ao longo dos movimentos do joelho. Essas estruturas são a um só tempo superfícies articulares e meios de união.
- Sua **plasticidade** faz com que sofram movimentos cíclicos durante os movimentos do joelho, comparados por Beaupré aos "**movimentos respiratórios**", que participam da **lubrificação** por meio da mobilização do filme de líquido sinovial, o lado lateral sendo duas vezes mais móvel do que o medial (Kapandji, 1980; Le Blay e Vaz, 1999).
- Pode-se distinguir **duas partes** (ver Fig. 6.20): uma axial, fina, às vezes dilacerada nos traumatismos, e uma periférica formando um muro sólido, aderente à cápsula, e que na medida do possível o cirurgião evita retirar (em razão da decomposição das forças de apoio ao contato do menisco).
- Gray (1999) indicou que 66% da parte periférica dos meniscos e dos cornos é inervada por receptores nociceptivos e barorreceptores.

Em resumo, deve-se lembrar que, apesar da presença dos meniscos, o joelho não oferece nem congruência, nem mesmo uma concordância perfeita. Nunca é demais ressaltar a importância dos sistemas de contenção capsuloligamentar e muscular.

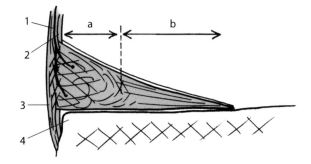

Figura 6.20 Partes periféricas (a) e axial (b) do menisco: nervo sensitivo (1), sinovial (2), cápsula (3) e tíbia (4).

Relação dos ossos entre eles

O posicionamento dos ossos uns em relação aos outros mostra:
- Por um lado, a continuidade das **traves** ósseas, que traduzem a transmissão das tensões de apoio (ver Fig. 6.21).
- Por outro, os **ângulos** formados pelos seus eixos, em posição unipedal. Estes últimos definem algumas normas, aquém ou além das quais podemos entrar no campo patológicos. As cifras médias são dadas do Quadro 6.1.

Quadro 6.1

Eixos (ver Fig. 6.22)	Graus
Eixo mecânico do membro inferior/vertical	3°
Eixo mecânico do membro inferior/eixo diafisário do fêmur	6°
Eixo mecânico ossos do quadril/perna	0°
Eixo mecânico perna/eixo diafisário do fêmur (valgo) (Kapandji, 1980)	170-175°
Obliquidade da interlinha bipedal ± horizontal (em unipedal: muito oblíquo embaixo e do lado de fora)	1 a 2°

O posicionamento rotatório do joelho[18] nunca foi referenciado, considerando-se a dificuldade em medir e escolher situações fixas do quadril e do pé (Drape et al., 1999).

No plano cápsulo-ligamentar

O revestimento fibro-capsuloligamentar do joelho forma o primeiro nível de manutenção, **passiva**, o segundo incumbindo à musculatura, sistema ativo. Ele se caracteriza essencialmente por sua ampla extensão anterior, o que lhe dá um aspecto de **joelheira fibrosa**.

Ele deve poder se desenrolar durante a flexão, sem deixar de permanecer tensionado lateralmente, a prova disso é a ausência de movimentos laterais nesse nível.

O plano fibro-capsuloligamentar compreende um grande número de estruturas com papéis diferentes e portanto, com qualidades mecânicas diferentes. A frequência das lesões conduziu a uma multiplicação dos testes e das pesquisas em matéria de ligamentos artificiais (Moyen, 1988).

Cápsula
Cavidade única

A cápsula do joelho, excluindo-se a tibiofibular proximal,[19] é **única** para duas articulações: patelofemoral, do joelho. Ela é tensionada mediolateralmente e frouxa anteroposteriormente, o que corresponde ao plano de mobilidade do joelho.

---

18 Invocou-se o posicionamento frontal da patela (mais fácil clinicamente), ou o alinhamento frontal da parte posterior dos côndilos femorais (apreciado com mais precisão em uma IRM).
19 Essa articulação faz parte da região morfológica, mas é funcionalmente ligada ao tornozelo.

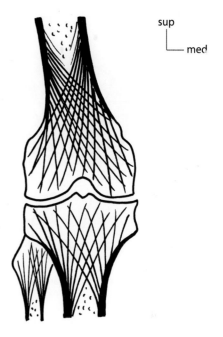

Figura 6.21 As traves ósseas traduzem a transmissão das tensões e sua larga distribuição no nível articular.

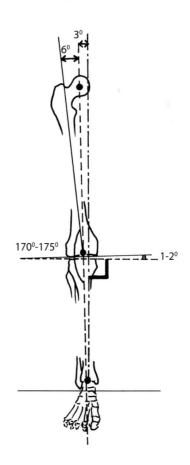

Figura 6.22 O eixo mecânico dos ossos do quadril (no prolongamento do eixo da perna) forma um ângulo de 3° com a vertical e de 6° com o eixo diafisário do fêmur. A interlinha do joelho é oblíqua de 2° em relação à horizontal.

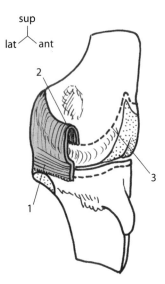

Figura 6.23 Cápsula: ligamento coronário no nível do menisco (1), recesso periférico e superior (2), inserção na borda superior da fossa intercondilar do fêmur (3).

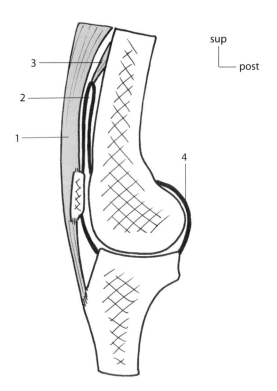

Figura 6.24 Sob o tendão do quadríceps (1), a bolsa suprapatelar (2) é puxada pelo músculo articular do joelho (3). Em retidão, os canais condilares são tensionados (4).

Rampas capsulares (de Chevrier)

Trata-se da inserção curvilínea da cápsula, acima da interlinha, sobre o **lábio superior da fossa intercondilar**. É aí que se encontra a inserção intracapsular do tendão do músculo poplíteo, do lado lateral. O livre deslizamento desse plano capsular é indispensável ao jogo articular (ver Fig. 6.23).

Dissociação em dois estágios

A zona do menisco se dissocia em um setor **suprameniscal**, onde a cápsula é mais fina e frouxa, formando um pequeno recesso periférico (fundo de bolsa), e um setor **inframeniscal**, onde ela é espessa e cujas fibras circulares formam o ligamento coronário (ver Fig. 6.23).

Fundo de bolsa suprapatelar subquadricipital

É o mais importante do corpo. Ele remonta **ao quarto inferior** da face anterior dos ossos do quadril. É posto sob tensão pelas fibras do músculo articular do joelho. Sua liberdade é a condição *sine qua non* da flexão do joelho (ver Fig. 6.24).

Cápsulas condilares

A parte posterior do joelho é consideravelmente reforçada por duas porções de cápsula **muito espessas** (encostadas sobre os dois côndilos do fêmur), o que impede a hiperextensão da da articulação (ver Fig. 6.25). Nesse sentido, a cápsula é auxiliada pela inserção do músculo gastrocnêmio que em parte é feita sobre ela e contribui assim para o reforço das cápsulas.

Posição de maior continência

Lembrando-se que o joelho humano está em retidão, deve-se ressaltar que a cápsula oferece uma melhor continência em **posição intermediária** (entre 30 e 60°). É assim que um transbordamento sinovial (hidroartrose) obriga o joelho a se posicionar em situação de tensão menor, portanto com um certo bloqueio reacional por volta de 20° (Viel, 1993).[20]

Inervação

A cápsula do joelho é inervada, esquematicamente, pelos mesmos nervos que inervam os músculos que cruzam o setor capsular correspondente (Esnault e Viel, 1974) (ver Fig. 6.26).
- *Na parte da frente:* encontramos o **nervo femoral** assim como para o quadríceps femoral.
- *Na parte de trás:* encontramos o **nervo tibial**, no interior, e o **nervo fibular comum**, na parte de fora, que são os ramos terminais do nervo ciático (bem como um filete isolado que vem desse último). De fato, os músculos posteriores são inervados pelo nervo ciático.[21]
- *Na parte de dentro:* esse setor é inervado pelo **nervo safeno** (oriundo do femoral) puramente sensitivo, bem como por um filete do **nervo obturatório** (ramo profundo); a parte medial justapatelar é inervada pelo nervo femoral, assim como o vasto medial (Viel, 1974).

Sinovial

Como no joelho, a membrana sinovial não se contenta em forrar a face profunda da cápsula, eis algumas observações (ver Fig. 6.27).

---

20 Uma forte flexão poderia aderir a parte anterior ao plano ósseo e se mostra impossível, e inversamente para a extensão.
21 Isso se manifesta em caso de divisão alta do ciático, uma vez que o nervo tibial inerva os dois músculos mediais e o nervo fibular comum, o lateral.

- Ela apresenta inúmeras **pregas**. A mais importante é relativa à tenda dos **ligamentos cruzados** no interior da fossa intercondilar (Vanneuville et al., 1994). Essa estrutura se refaz depois de intervenção e as plastias se sinovializam nos meses seguintes à sua implantação.
- Na frente da parte anterior da cápsula, a sinovial forma pregas menores, ou **plicas**, pregas de conforto que podem se fixar patologicamente em sínfise ou, em alguns casos, estar na origem de desconfortos articulares (um pouco como as pregas mucosas da boca podem ser incômodas quando durante movimentos intempestivos mordemos essa parte). As principais são as plicas superior, medial e inferior; seus tipos são variáveis bem como sua patogenia (Courroy et al., 1987).
- A parte posterior da articulação pode apresentar quistos sinoviais, às vezes exuberantes, que podem ser incômodos.
- Enfim, às vezes existe uma **comunicação** com a bolsa sinovial do semimembranáceo.

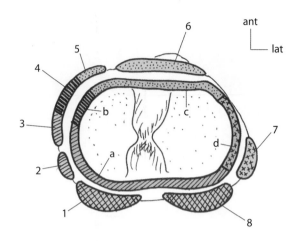

Figura 6.26 Correspondência entre a inervação sensitiva dos setores de cápsula e a inervação sensitiva motora dos músculos que os cruzam: cabeça medial do gastrocnêmio (nervo tibial, oriundo do ciático) (1), semimembranáceo (2), semitendíneo (3), grácil (4), sartório (5), tendão do músculo quadríceps femoral (6), bíceps femoral (7), cabeça lateral do gastrocnêmio (8), nervo ciático e nervo tibial (ou nervo tibial, apenas se divisão alta) (a), nervo obturatório (b), nervo femoral (c) e nervo ciático (ou fibular comum, se divisão alta) (d).

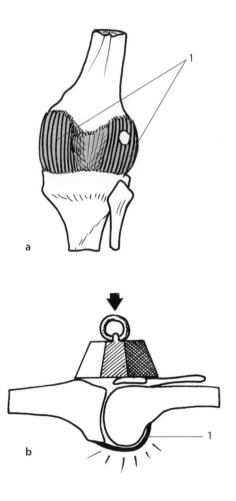

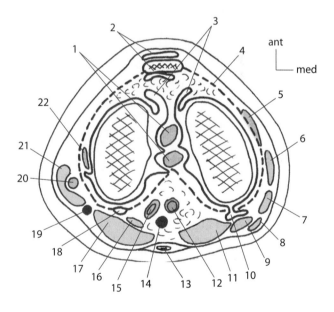

Figura 6.27 Dobras sinoviais do joelho: ligamentos cruzados (1), bolsas sinoviais (2), plicas anteriores da sinovial (3), cápsula (4), LCT (5), sartório (6), grácil (7), semitendíneo (8), semimembranáceo (9), bolsa sinovial do semimembranáceo (10), gastrocnêmio (11), artéria poplítea (12), veia safena parva (13), nervo tibial (14), veia poplítea (15), plantar (16), cabeça lateral do gastrocnêmio (17), fabela (18), nervo fibular comum (19), LCF (20), bíceps femoral (21) e tendão do poplíteo (22).

Figura 6.25 Os canais condilares (1) medial e lateral são extremamente resistentes (a), impedindo o *recurvatum* (b).

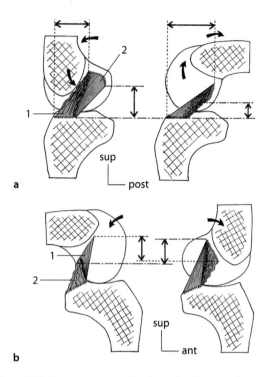

Figura 6.28 Ligamentos cruzados: dependendo se o joelho está em flexão ou não, cada ligamento tem fibras tensionadas e distensionadas (isometria): LCA (a), LCP (b), fibras anteromediais (1) e posterolaterais (2).

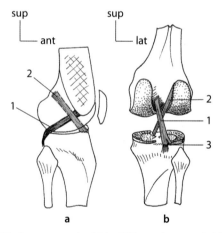

Figura 6.29 Cruzamento dos LCA e LCP nos planos sagital (a) e frontal (b): LCP (1), LCA (2), ligamento meniscofemoral (3).

Sistema pivô central

Curiosamente, encontramos um sistema de tipo **pivô ligamentar** em diferentes níveis do membro inferior,[22] mas em nenhum lugar ele tem a potência e o papel que tem no joelho (ver Fig. 7.43). Esse pivô está situado na fossa intercondilar, na cavidade capsular, mas está separado do espaço articular por um revestimento sinovial que lhe é próprio (Bousquet et al., 1982).

Os dois ligamentos cruzados, anterior (**LCA**) e posterior (**LCP**), têm perto de 1 cm de seção.[23] O LCP é mais grosso do que o LCA em 50% dos casos (Beauchamps et al., 1979). São ligamentos **muito potentes**: um LCA pouco resistente pode suportar, no entanto, forças da ordem de 1.070 N (Julliard et al., 1992).

Esses ligamentos são enrolados, **torcidos**, em diferentes feixes de fibras (Lazennec e Saillant, 1995), como um cabo de aço. Isso lhes permite manter uma **tensão igual**, qualquer que seja o grau de flexão da articulação (ver Fig. 6.28), é o que chamamos **isometria**, característica que o cirurgião leva em conta durante a plastia de um ligamento cruzado. Sua elasticidade é da ordem de 20 a 30% (Beauchamps et al., 1979) para uma tração de 40 a 50 daN.[24]

Esses dois ligamentos são cruzados nos planos sagital e frontal (ver Fig. 6.29). No plano horizontal, são apenas durante a rotação medial do joelho (ver Fig. 6.30), e é o entrecruzamento assim produzido que os faz limitarem esse movimento. Eles são tensionados qualquer que seja a posição de flexão-extensão. Suas particularidades são:

• *Para o LCA*: no alto, na parte de trás e de fora. Esse trajeto, muito **vertical**, faz com que ele passe muito perto do fundo da fossa intercondilar, proximidade que é máxima durante a hiperextensão do joelho. Às vezes, na cirurgia desse ligamento é preciso desgastar o fundo da fossa para evitar um conflito eventual entre uma plastia e o osso em fim de extensão total (efeito cavalete) (ver Fig. 6.31). O papel do LCA é particularmente importante na **propriocepção** do joelho (Barrack et al., 1989), suas lesões provocam uma acentuada perda nesse campo (Chambat, 1985; Kerkour, 2003).

• *Para o LCP*: no alto, na parte da frente e no interior, de acordo com um trajeto mais próximo da **horizontal** do que da vertical.

Deve-se observar também:

• Cada um é cruzado com um ligamento colateral do joelho, o que reforça a coerência da **ação antigaveta** (ver Fig. 6.32).
• Esses ligamentos potentes desempenham um papel de **condutor passivo** nos deslocamentos da articulação do joelho (ver Fig. 6.33). Para o LCA, impedem que o quadríceps femoral deixe a tíbia avançar[25] (Coolen, 1995), e impedem que os isquiotibiais a deixem recuar (Hollman et al., 2002), para o LCP.

---

22 No quadril: ligamento da cabeça do fêmur; no joelho: ligamentos cruzados; no subtalar: ligamento talocalcâneo; no transverso do tarso: ligamento bifurcado, bem como ligamentos interósseos do tarso anterior. A hipótese é um reforço central das formações colaterais sobre um membro que trabalha em carga, tendo como corolário uma contribuição proprioceptiva complementar.

23 Em relação aos dos homens, os ligamentos cruzados femininos são de largura mais reduzida, o que pode explicar sua maior propensão às rupturas entre as esportistas (Davis et al., 1999).

24 Beauchamps et al. (1979) indicam que o LCA tem uma resistência elástica de 50 daN e uma máxima de 60 daN, com um alongamento elástico de 25 a 30% e uma máxima de 31%. Os números fornecidos por Mansat são próximos (Mansat, 1999), os de Wesbecker também (Wesbecker et al., 1988). Para o LCP, Mansat (1999) menciona uma resistência de ruptura a 54 daN e um alongamento elástico de 21%. Os números são mais elevados nos jovens.

25 A ligamentoplastia do LCA precisa proteger bem o transplante pela cocontração dos isquiotibiais, para contrapor a ação propulsiva do quadríceps femoral.

- Ao longo do movimento, a mobilidade de sua tenda sinovial garante uma varredura dando-lhes um papel de **lubrificadores indiretos** (Coolen, 1995; Castaing e Burdin, 1960).
- O LCA **não é tão bem vascularizado** quanto o LCP. Na realidade, está situado mais na frente na fossa intercondilar e, portanto, mais distante da artéria poplítea que os vasculariza. Isso deve ser levado em conta a propósito de sua cicatrização.

Sistema colateral

A tensão capsular sobre os lados é reforçada pela presença de dois ligamentos colaterais. Apesar de seu papel similar, eles são relativamente assimétricos.

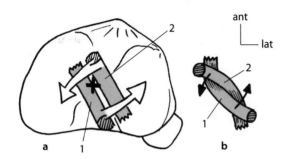

Figura 6.30 Posição dos ligamentos cruzados, LCP (1) e LCA (2), no plano horizontal, em posição neutra (a) e em rotação medial (b). Nessa posição, a constrição dos ligamentos cruzados limita o movimento. A zona hachurada representa a inserção móvel (tíbia), e a cruz o centro de rotação.

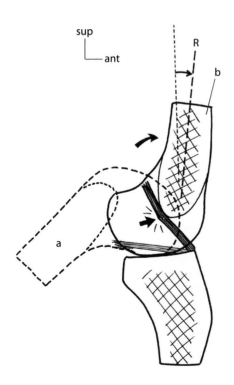

Figura 6.31 Horizontalização do LCA em flexão (a) e verticalização em extensão (b). Uma hiperextensão (R = *recurvatum*) pode criar um cavalete ósseo (seta reta) perigoso para uma plastia.

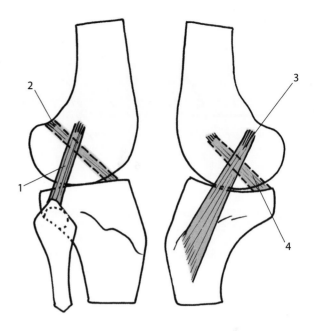

Figura 6.32 Ligamentos cruzados e colaterais são cruzados entre si: LCF (1) e LCA (2), LCT (3) e LCP (4).

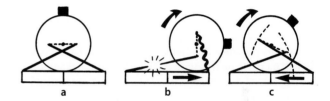

Figura 6.33 Sistema cruzado (a): ele garante uma condução das superfícies, mantendo a articulação em boa relação de superfícies. O rolamento da flexão do fêmur (b) é neutralizado por um deslizamento em sentido inverso (c).

Ligamento colateral tibial (LCT)

Ele é medial e epifiso-diafisário, portanto **longo** (de 10 a 12 cm), **achatado** e **largo**, compreende **dois planos** que reforçam seu papel de fiadores de **joelho valgo**. Compreendemos assim porque têm fibras tibiofemorais, superficiais, e outras meniscofemorais e tibiomeniscais, profundas (incidência sobre a estabilidade desse compartimento) (ver Fig. 6.34). Ele está colado contra a **cápsula** e é oblíquo **embaixo, na parte da frente e ligeiramente do lado de fora.**

Ligamento colateral fibular (LCF)

Ele é epifísio-epifisário,[26] portanto **curto** (mais ou menos 4 cm), **cilíndrico** e **espesso**. É **distante** da cápsula cerca de 1 cm (compartimento mais móvel), e oblíquo **embaixo, atrás** e **ligeiramente no interior.** Ele é duas vezes mais resistente do que o colateral tibial (Gauthier, 1984).

---

26 Todavia, sua inserção distal se faz sobre a epífise superior da fíbula. Portanto é necessário que a articulação tibiofibular proximal seja estável para que o LCF seja eficaz.

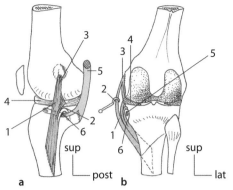

Figura 6. 34 O LCT (a) é potente, e constituído de dois planos (b). Plano superficial (tibiofemoral) (1), plano profundo (tibiomeniscal) (2), plano profundo (meniscofemoral) (3), menisco medial (4), tendão flexionado do semimembranáceo (5) e plano profundo (tibiofemoral) (6).

Características comuns

No plano mecânico, esses dois ligamentos têm, em contrapartida, alguns pontos em comum:
- São mais **tensionados na extensão** (não há folgas laterais nessa posição), o que favorece o **travamento** (Van Roy et al., 1990). O LCF se distensiona mais rápido, durante a flexão (ver Fig. 6.35), o que libera o compartimento lateral do joelho e favorece a rotação medial automática durante a flexão (ver Fig. 6.36) (Castaing e Burdin, 1960; Kapandji, 1980).
- Ser **tensionado em rotação lateral**. A obliquidade inversa desses dois potentes ligamentos (na parte da frente para o medial, na parte de trás para o lateral), de um lado ao outro do eixo central de rotação, lhes confere esse mesmo papel sinérgico (ver Fig. 6.37).

Contenções meniscais

O sistema de contenção meniscal religa os meniscos a todo seu entorno (ver Fig. 6.38). Encontramos:
- *Entre eles*: o ligamento transverso do joelho ou ligamento **jugal**.
- *Com a tíbia*: são os potentes **freios dos cornos** que os religam à face articular superior da tíbia.
- *Com a cápsula*: **aderência** de toda a face periférica dos meniscos.
- *Com a patela*: os dois ligamentos **patelomeniscais**.
- *Com o fêmur:* do lado lateral essencialmente, o ligamento **meniscofemoral**.[27]
- *Com o sistema colateral:* do lado medial, aderência do **ligamento colateral tibial**.
- *Com os músculos posteriores:* na parte de dentro uma expansão do **semimembranáceo**, na parte de fora uma expansão do músculo **poplíteo**, contribuindo para formar os dois **pontos de ângulos posteriores**[28] com as estruturas fibrosas vizinhas: ponto de ângulo posteromedial e ponto de ângulo posterolateral (Dubos e Messina, 1996).

Outros elementos fibrosos

São as outras estruturas ligamentares que completam o revestimento fibroso do joelho. Damos aqui as principais.

Ligamento poplíteo arqueado

Ele transforma o sulco do músculo poplíteo em **túnel osteofibroso**.[29] E contribui para reforçar o **ponto de ângulo posterolateral** (ver Fig. 6.39).

Ligamento poplíteo oblíquo

É apenas o tendão recorrente do semimembranáceo. Ele ancora a terminação desse último sobre o ângulo posteromedial do joelho, contribuindo para formar o **ponto de ângulo posteromedial** (ver Fig. 6.40).

---

[27] Deve-se notar que esse ligamento é apenas um transbordamento de algumas fibras do LCP sobre o corno posterior do menisco lateral. Alguns autores descrevem, mais raramente, o equivalente na parte da frente, isto é, um meniscofemoral anterior, que é apenas um fraco transbordamento do LCA sobre o corno anterior do menisco medial, o que é o equivalente lógico.
[28] O termo "ponto de ângulo" é um termo de cirurgia e não de anatomia. Contudo, seu emprego é comum em matéria de mecânica funcional. Bonnel (1987) prefere nomeá-los como núcleos fibrotendíneos.
[29] Em leque na base superior, as fibras verticais desse ligamento formam o que poderíamos chamar de ligamento lateral de Vallois.

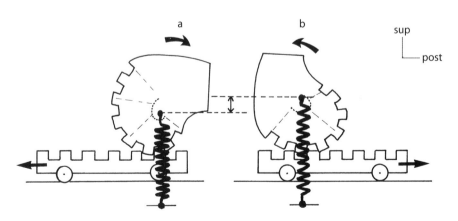

Figura 6.35 Ligamentos colaterais: o rolamento para trás do fêmur (flexão) os distensiona (a), o rolamento anterior (extensão) os tensiona (b).

Capítulo 6 | Joelho 163

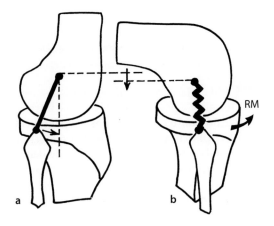

Figura 6.36 Ligamentos colaterais: a rotação medial (RM) os distensiona, sobretudo o lateral cujo compartimento é mais móvel (representado aqui), pelo abaixamento da inserção femoral (flexão) e avanço da inserção fibular.

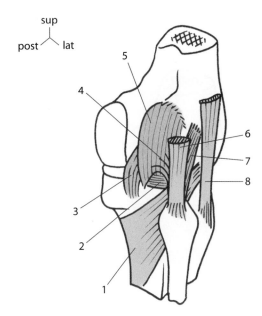

Figura 6.39 Ponto de ângulo posterolateral (PAPL): poplíteo (1), corno posterior do menisco lateral (2), LCP (3), ligamento poplíteo arqueado (4), cabeça lateral do gastrocnêmio (5), tendão do bíceps femoral (6), LCF (7) e trato iliotibial (8).

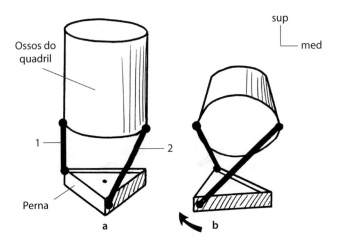

Figura 6.37 Ligamentos colaterais, LCF (1) e LCT (2): sua obliquidade faz com que sejam tensionados em rotação lateral apesar da distensão da flexão (a: retidão, b: flexão + rotação lateral).

Corpo adiposo

É uma formação a parte, que cria um **colchão** celulogorduroso sob o tendão da patela, remonta, e vai se afinando, até a parte alta do espaço intercondilar. Essa última porção, desfiada e chamada de ligamento adiposo, é o vestígio de um septo que no feto separa o joelho em dois compartimentos distintos.

Retináculos da patela[30]

Eles bridam a patela nos lados como as rédeas de um cavalo sobre os freios (ver Fig. 6.41). De sua reunião com as fibras tendíneas oriundas dos músculos mediais e laterais com os quais formam as **barbatanas,** distinguem-se os retináculos propriamente ditos.[31] Deve-se observar que apenas o medial é importante, limitando assim a tendência subluxante da patela para fora. O do lado lateral é fraco e inconstante (Ishibashi et al., 2002).

Tendões estabilizadores ("ligamentos ativos")

Eles são representados pelos tendões que circundam imediatamente a articulação. São repertoriados em função de seu posicionamento.

No interior

O semimembranáceo e sua **tripla terminação** – direta, reflexiva e recorrente –, a qual vem encaixar a parte posteromedial do joelho e contribui para formar o **ponto de ângulo posteromedial** (Dubos e Messina, 1996) (ver Fig. 6.40).

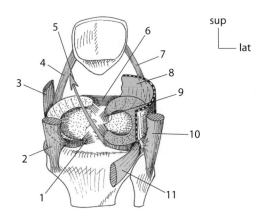

Figura 6.38 Ligações do menisco: freio posterior do menisco medial (1), tendão do semimembranáceo (2), LCT (3), ligamento patelomeniscal medial (4), ligamento meniscofemoral (posterior) (5), ligamento transverso (intermeniscal) (6), ligamento patelomeniscal lateral (7), cápsula (8), freio anterior do menisco lateral (9), tendão do bíceps femoral (10) e tendão do poplíteo (11).

---
30 Antigamente chamados barbatanas anatômicas.
31 Que antigamente eram chamadas "barbatanas cirúrgicas", por oposição às "barbatanas anatômicas".

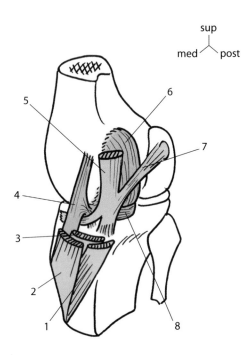

Figura 6.40 Ponto de ângulo posteromedial (PAMP): semitendíneo (1), sartório (2), grácil (3), LCT (4), semimembranáceo e seus três tendões (5), cabeça medial do gastrocnêmio (6), ligamento poplíteo oblíquo (7) e corno posterior do menisco medial (8).

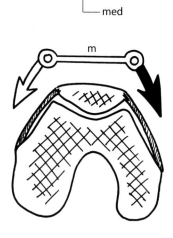

Figura 6.41 Retináculos da patela: o medial (seta preta) é mais importante. Eles atuam como rédeas sobre um freio (m).

No interior e na parte da frente

O pé anserino e, mais uma vez, uma **tripla terminação**, que controla ao mesmo tempo o **valgo** e a **rotação lateral** (ver Fig. 6.40 e 6.43).

No lado de fora

O mais íntimo é a poplíteo, cujo tendão é **intracapsular**. Ele faz parte do **ponto de ângulo posterolateral** (Dubos e Messina, 1996; Ullrich et al., 2002) (ver Fig. 6.39), junto com o bíceps femoral e o **trato iliotibial** (oriundo do deltoide glúteo de Farabeuf), cujas conexões fibrosas com pó septo intermuscular lateral constituem as fibras ou ligamentos de **Kaplan** (Mansat, 1999). Essas deslizam para a frente (de 0 a 30° de flexão) ou para trás (além de 30°) do eixo de flexão.[32]

Na parte da frente

A larga terminação do aparelho extensor quadricipital, com suas fibras diretas, indiretas ou cruzadas, e arciformes que integram algumas das fibras do sartório e do trato iliotibial (TI). Esse conjunto anterior constitui um verdadeiro **enchimento** que protege a interlinha nesse nível (ver Fig. 6.42).

Na parte de trás

As potentes origens **tendíneas** do gastrocnêmio, unidas à parte alta das cápsulas condilares.

Aspecto de conjunto

Como podemos ver, no joelho, o conjunto tendíneo, colado contra o esqueleto, contribui para formar um conjunto de estruturas passivas e ativas, contrariamente às outras regiões onde a dissociação é mais nítida.

No plano muscular

O plano muscular forma o segundo nível de manutenção da articulação do joelho. É a estabilidade **ativa** que está em jogo. Como acabamos de ver a repartição desses músculos, podemos esclarecer outros três pontos.

Organização

Músculos curtos, monoarticulares

São o **poplíteo** (Gouilly et al., 1987, 1988) e a **cabeça curta do bíceps femoral**. Pode-se lhes adicionar o pequeno músculo articular do joelho, cujo papel, modesto mas necessário, facilita o desdobramento do fundo da bolsa suprapatelar durante a extensão ativa. Esses músculos, mais profundos, têm muito mais um papel de **regulagem** e de **estabilização**.

Músculos longos, poliarticulares

São representados pelas longas fibras dos poliarticulares que pilotam o joelho tridimensionalmente, associando sua regulagem à do quadril (paradoxo de Lombard), no nível do

---

[32] Essas fibras podem ser a sede de um fenômeno irritante devido à varredura e que faz parte das síndromes do "limpador de para-brisa" (Farrel et al., 2003).

qual tomam sua inserção alta. São os sartórios, semitendíneos, grácil e semimembranáceo no interior, o trato iliotibial (saído do deltoide glúteo de Farabeuf) e a cabeça longa do bíceps femoral do lado de fora (ver Fig.6.43). Esses músculos têm muito mais uma **vocação volitiva**. O mais maciço, importante funcionalmente e específico do joelho é o quadríceps femoral, em relação com a massa posterior dos isquiotibiais (ver adiante).

Os músculos longos têm também uma **vocação estabilizadora**, quando controlam:
• *Os riscos sagitais:* o impulso posteriorizante do quadríceps femoral sobre a patela é equilibrado pelo impulso anteriorizante do gastrocnêmio sobre os côndilos femorais (proteção dos ligamentos cruzados, Fleming et al., 2001). O mesmo ocorre com o papel do tendão da patela, na parte da frente, e dos isquiotibiais, na parte de trás. Uma menção particular deve ser feita sobre o gastrocnêmio, cuja aderência sobre os côndilos femorais garante um freio *anti-recurvatum*.
• *Os riscos frontais:* principalmente para o pé anserino, impedindo o excesso de valgo.
• *Os riscos transversais:* graças à sua forte obliquidade tendínea (Bonnel, 1987) (ver Quadro 6.2).

Em cadeia fechada, eles também têm uma **vocação equilibradora**, na medida em que mobilizam um segmento longo, ou mais se são biarticulares, auxiliando assim a gerenciar o prumo gravitacional.

Músculos de potência

Como o joelho, durante a flexão, está ocupado lutando contra a gravidade, cabe ao quadríceps femoral a pesada carga de controlar não apenas concentricamente a extensão, mas sobretudo **excentricamente** o grau de flexão. Duas observações devem ser feitas (Travell e Simons, 1993):
• É preciso uma diminuição de pelo menos 50% da força do quadríceps femoral para que haja uma repercussão funcional (Stevens et al., 2001).
• A amiotrofia reflexa e a inibição da contração do quadríceps femoral estão em relação direta com o transbordamento sinovial da articulação do joelho.

Nesse papel preponderante, mas muito tensionador para a patela, o **aparelho extensor anterior** é auxiliado por um **aparelho extensor posterior**, que só intervém em cadeia fechada, entre 0 e 60º (caso mais funcional) e cujo papel incumbe à associação isquiotibiais/gastrocnêmio + sóleo (ver Fig. 6.49). Essa associação é potente e economizadora, como veremos mais adiante.

Noções complementares

Aderência

Os diferentes tendões estão em contato com o osso ou próximos dele. Os braços de alavanca são portanto **mínimos** e globalmente iguais (ver Fig. 6.6). Toda a estabilidade e a economia do joelho supõem uma perfeita relação entre os momentos de força em presença, caso contrário, existe o risco de que instabilidades e sobrecargas das cartilagens se instalem.

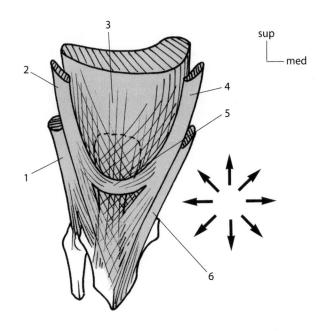

Figura 6.42 Joelheira anterior fisiológica do joelho (as setas simbolizam a arquitetura estriada das fibras): bíceps femoral (1), trato iliotibial (2), quadríceps femoral e suas fibras diretas e cruzadas (3), sartório (4), fibras arciformes (5) e semitendíneos (6).

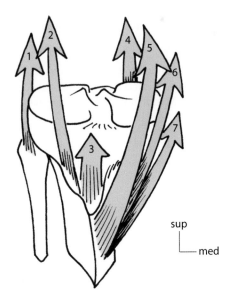

Figura 6.43 Músculos poliarticulares do joelho vindos dos ossos do quadril: bíceps femoral (1), trato iliotibial (deltoide glúteo) (2), quadríceps femoral (3), semimembranáceo (4), sartório (5), grácil (6) e semitendíneo (7).

Estaiação

O termo estai (ver Parte I – Conceitos fundamentais) evoca uma força equilibradora, amarrada lateralmente. Essa situação é a chave da estabilização lateral do joelho. Com efeito, é principalmente em apoio unipedal que se tem a necessidade de ser equilibrado do lado de fora (Kwak et al., 2000), pois do lado de dentro a solicitação é menos frequente ou o resultado de situações particulares, como é o caso do joelho de apoio do jogador de futebol (ver Fig. 6.82).

Prevalência excêntrica

No membro inferior, os músculos têm um papel essencialmente de **frenagem**: um rotador medial é sobretudo um antirrotador lateral, um extensor é sobretudo um antiflexor. Isso é particularmente nítido no nível do joelho.

Aparelho extensor anterior

Por si só, esse aparelho suscita várias observações.

Presença da patela

Trata-se de um sistema **desenrolador**, a patela deslizando verticalmente na face anterior do joelho (Kaufer, 1971; Cox, 1990). Apoio e deslizamento não formam uma boa dupla e o atrito tensionador resultante obriga a encontrar algumas adaptações mais econômicas possíveis (Maquet, 1984; Salem e Powers, 2001; Wallace et al., 2002) (ver adiante).

Papel sesamoide da patela

O aparelho extensor anterior é também um sistema **antifricção** para o tendão quadricipital, papel que estaria além das capacidades de uma bolsa sinovial (Salsich et al., 2001).

Avanço patelar

Ele aumenta o **braço de alavanca** quadricipital: podemos vê-lo na perda de eficácia durante uma patelectomia (Powers, 2000a, 2000b; Mandrino, 2001) (ver Fig. 6.44).

Obliquidade do tendão da patela e sua importância

É o maior tendão do corpo, serve de "banco de tendão" na cirurgia em "transplante livre" das ligamentoplastias do joelho (LCA). É formado de fibras curtas (ligamento patelar), fibras longas que prolongam o reto femoral (RF) e fibras cruzadas oriundas das formações mediais e laterais. É geralmente oblíquo **embaixo, na parte de trás e do lado de fora** (Bernageaud et al., 1978; Almekinders et al., 2002), formando o ângulo Q (ver Fig. 6.46). Essa direção é mais lateral no sexo feminino (2/3 das síndromes patelofemorais atingem a população feminina), ou seja, 24° contra 20° nos homens (Linvingston e Mandigo, 1999; Csintalan et al., 2002). Além da influência da inserção óssea (implantação da tuberosidade da tíbia), essa rotação depende da posição rotatória do joelho (por isso a nocividade dos esforços repetidos em rotação lateral) (Lee et al., 2001).

Leque das fibras musculares

Esse leque oferece um bom sistema de **equilíbrio bilateral** (ver Fig. 6.45), quando ele falha torna-se necessário um reequilíbrio reeducativo, e até mesmo cirúrgico.[33] As obliquidades no plano frontal dos diferentes responsáveis, tomando o eixo diafisário como referência, estão no Quadro 6.2.

Quadro 6.2

Músculo (cabeças)	Inclinação em relação ao eixo diafisário
VL	12° a 15°
VI	0°
RF	8° a 10°
VML	15° a 18°
VMO	50° a 55°

No plano **horizontal**, as obliquidades dos diferentes músculos do joelho – dados no Quadro 6.3 – são todas próximas de 45°, o que leva Bonnel (1987) a dizer que essa disposição

---

[33] Seja por abaixamento das fibras do vasto medial, seja por resecção das fibras mais baixas do vasto lateral.

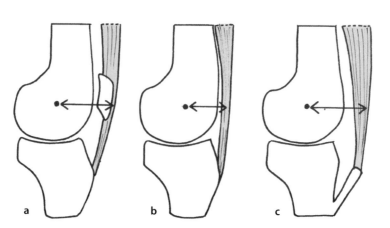

Figura 6.44 Braço de alavanca quadricipital: ele é mais importante com a patela (a) do que depois de uma patelectomia (b). O avanço da tuberosidade da tíbia (c) restabelece seu valor.

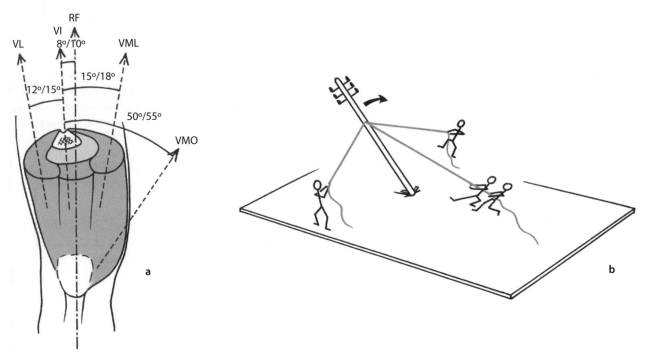

Figura 6.45 Ação do quadríceps femoral. (a) Em relação ao eixo diafisário (referência 0°), as diferentes cabeças do quadríceps femoral são oblíquas: de 12° a 15° para o VL, de 0° para o VI, de 8° a 10° para o RF (i. e., na vertical), de 15° a 18° para o VML, de 50° a 55° para o VMO. (b) O equilíbrio necessita de um controle bilateral fornecido pela obliquidade de suas diferentes cabeças.

angular lhe confere uma **propensão para estabilizar** as peças ósseas de acordo com os três componentes espaciais, principalmente as **rotações** (Viel, 1974).

Quadro 6.3

Músculo	Inclinação no plano horizontal
VL	50°
VM	45°
TI	40°
Sartório	47°
Grácil	40°
SM	44°
Cabeça medial do gastrocnêmio	50°
Cabeça lateral do gastrocnêmio	48°
Poplíteo	44°
Cabeça curta do bíceps femoral	45°

Eixo médio do quadríceps femoral

Corresponde grosseiramente ao da diáfise do fêmur, ao passo que o eixo do tendão da patela é ligeiramente oblíquo embaixo e do lado de fora, com modulações em função do posicionamento da tuberosidade da tíbia ou da rotação da perna. Esse ângulo, muitas vezes chamado **ângulo Q** (165° na posição joelho em retidão), está na origem do impulso lateral que a patela sofre durante o tensionamento do quadríceps femoral, quando o joelho está em retidão ou está próximo de (ver Fig. 6.41) (Biedert e Warnke, 2001).

Reto femoral

Ele faz referência ao **paradoxo de Lombard** com os isquiotibiais,[34] o que vai no sentido da união entre esses dois conjuntos musculares (ver Fig. 6.47), mantendo-os em curso médio (setor de força).

Vasto medial

Apresenta uma característica particular: não é simétrico ao vasto lateral, tendo seu ventre muscular mais baixo e inserindo-se mais baixo sobre a patela (ver Fig. 6.48). Além disso, **subdivide-se em duas cabeças**, cada uma inervada por um filete nervoso próprio: são o vasto medial longitudinal (VML) e o vasto medial oblíquo (VMO) (Tordeurs et al., 1980). Este último tem suas fibras nitidamente mais deitadas na horizontal, o que as predispõe a uma ação específica de **recondução patelar** durante o tensionamento simultâneo de todo o quadríceps femoral (Matheson et al., 2001).

Aparelho extensor posterior

Existe um **aparelho extensor posterior**, em cadeia fechada, o que economiza as tensões patelofemorais. Ele é forma-

---

34 Os braços de alavanca médios são, no quadril, da ordem de 3,9 cm para o RF e 6,7 cm para os IT (portanto em favor desses últimos), e, no nível do joelho, de 4,4 cm para o RF e 3,4 cm para os IT (portanto em favor do primeiro) (Elftman, 1955).

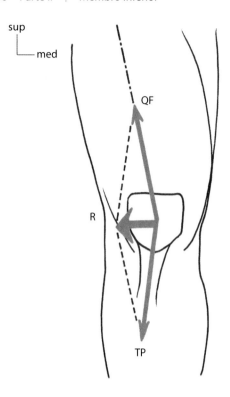

Figura 6.46 Ângulo Q: formado, em retidão pela obliquidade dos tendões do músculo quadríceps femoral (QF) e da patela (TP). Ele faz aparecer uma resultante (R) de desvio lateral da patela.
O ângulo Q dos saxões é nomeado assim por causa da inicial do quadríceps femoral (Livingstone, 1998; Heiderscheit et al., 1999; Mizumo et al., 2001).

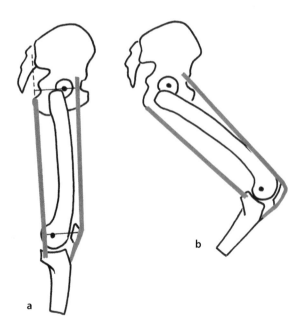

Figura 6.47 Paradoxo descrito por Lombard: os poliarticulares antagonistas (reto femoral e isquiotibiais) se associam, ao longo da extensão (a) e da flexão (b), para permanecer em curso médio, isto é, em setor de força.

do pela associação isquiotibiais/gastrocnêmio + sóleo ou isquiotibiais/tríceps sural, em funcionamento de tipo cadeia fechada, entre 0° e 60° (ver Fig. 6.49).

Em relação aos isquiotibiais, não se deve esquecer de sua **rigidez** constitucional. Músculos da extensão do quadril nos quadrúpedes (os quais têm músculos glúteos pouco desenvolvidos), eles permanecem em posição curta no humano (posição do cão "sentado"), o qual desenvolve por isso uma musculatura própria para a extensão do quadril: a dos glúteos máximos. Os isquiotibiais oferecem uma forte proporção de fibras conjuntivas, principalmente – como seu nome indica – os semitendíneos e semimembranáceos (MacWillians et al., 1999) (ver Fig. 6.50).

Esse aparelho posterior é **completado** por músculos posteriores que não cruzam o joelho, como o sóleo e os retromaleolares, que têm uma ação no endireitamento tibial quando, com o pé no solo, o tornozelo está flexionado (Hopkins et al., 2000).

Equilíbrio rotatório

O joelho se situa no **centro do equilíbrio** do membro inferior, provocando a intervenção das rotações, no nível articular, e as torções, no nível ósseo. No joelho, considera-se, clinicamente, que o plano patelar fisiológicos situa-se no plano frontal.[35] A partir daí, considera-se a anteversão do colo do fêmur ou a orientação do pé para fora.

Toda análise do posicionamento rotatório só pode ser feita levando-se em consideração o conjunto do membro (Arnold e Delp, 2001).

Cadeias musculares

O que acaba de ser dito ressalta a **combinação oportunista** dos músculos que transitam pelo joelho. Eles se dividem e/ou se associam, em função das necessidades, de acordo com a situação mono ou poliarticular (para cima ou para baixo), segundo seus componentes anteroposterior e transversal, e a combinação de deslizamento que lhes é adicionada. Funcionam em cadeia em série ou em cadeia paralela.

O Quadro 6.4 recapitula as características desses músculos em cadeia aberta.

Em resumo, podemos observar que as **combinações múltiplas** são o resultado de músculos que compartilham entre si componentes antagonistas no interior de um mesmo grupo, bem como as rotações são o resultado de mono e poliarticulares, de músculos posteriores e anteriores.

Papel vascular

Sabe-se que a mecânica da circulação venosa é fortemente tributária da atividade muscular, tanto em razão do refluxo venoso expresso nas veias intramusculares, por contração, quanto nas veias intermusculares, por aderência aponeurótica.

No nível do joelho, a **cabeça medial do gastrocnêmio** é um músculo que domina os outros em razão de sua riqueza venosa. Ele drena até sete vezes mais sangue do que seu homólogo lateral. Dois outros músculos também estão em questão:

---

35 A referência radiológica é um pouco diferente, é geralmente o alinhamento frontal do ponto mais saliente da parte posterior dos côndilos do fêmur.

Quadro 6.4

Músculo	Tipo	Plano sagital	Plano horizontal	Deslizamento da tíbia sob o fêmur	Função estabilizadora
Semitendíneo	Poli	Flexão (1)	RM	Posterior	Antivalgo
Semimembranáceo	Poli	Flexão (1)	RM	Posterior	PAPM[a]
Cabeça longa do bíceps femoral	Poli	Flexão (1)	RL	Posterior	PAPL[b]
Cabeça curta do bíceps femoral	Mono	Flexão	RL	Posterior	PAPL
Sartório	Poli	Flexão	RM	Posterior	Antivalgo
Grácil	Poli	Flexão	RM	Posterior	Antivalgo
Quadríceps femoral VML	Mono	Extensão	RM	Anterior	-
Quadríceps femoral VMO	Mono	Extensão	RM +++	Anterior	Retenção da patela
Quadríceps femoral VL	Mono	Extensão	RL	Anterior	-
Quadríceps femoral VI	Mono	Extensão	0	Anterior	Fundo de bolsa
Quadríceps femoral RF	Poli	Extensão	0	Anterior	Lombard
Poplíteo	Mono	Flexão (2)	RM	Anterior	PAPL
Cabeça medial do gastrocnêmio	Poli	Flexão (1)	RM	Anterior	PAPM
Cabeça lateral do gastrocnêmio	Poli	Flexão (1)	RL	Anterior	PAPL
Trato iliotibial (vindo do deltoide glúteo)	Poli	Flexão (3)	RL	Anterior	PAPL / Estai lateral

a. Ponto de ângulo posteromedial.
b. Ponto de ângulo posterolateral.
(1) Em cadeia fechada e em associação, esses músculos formam uma cadeia de extensão posterior.
(2) Sua situação, íntima à articulação e própria ao compartimento lateral do joelho, o transforma em um músculo que garante o destravamento da extensão.
(3) Apenas quando a flexão é iniciada. Em retidão, ele participa do travamento de extensão.

a cabeça do vasto lateral do quadríceps femoral e o **semimembranáceo** (no entanto, menor que o bíceps femoral). Os adutores, tanto em razão de sua posição intermediária entre a parte da frente e a de trás, quanto por sua atividade no plano sagital (flexores em extensão, extensores em flexão), e por sua massa carnuda, têm um papel importante. A atividade desses músculos e seu alongamento são um jogo necessário à mecânica venosa.

Partes moles

Gordura

O plano ósseo, superficial, deixa pouco lugar à gordura. De um lado, podemos mencionar, contudo, a tendência **celulítica** da face medial em algumas mulheres, de outro, a **corpo adiposo** infrapatelar, sob o tendão da patela, e, enfim, o estofo gorduroso da **fossa poplítea**, em torno do bloco vasculonervoso dessa zona.

Bolsas sinoviais

O joelho se caracteriza por várias bolsas sinoviais, facilitando o deslizamento de inúmeros tendões colados contra o osso e entre eles. Entre elas, as mais importantes são a bolsa

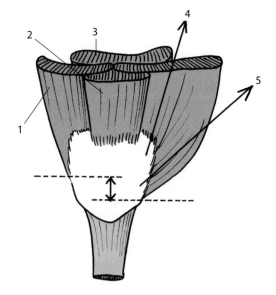

Figura 6.48 O VL se insere na parte superior da borda lateral da patela, o VMO desce mais abaixo sobre sua borda medial: VL (1), RF (2), VI (3), VML (4) e VMO (5). Entre pontilhados: diferença de nível entre as inserções do VM e do VL.

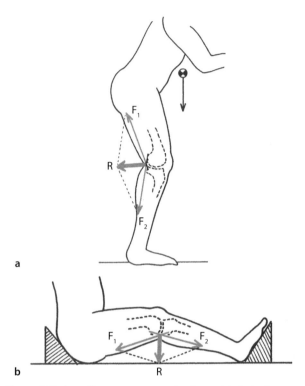

Figura 6.49 Aparelho extensor posterior. Em cadeia fechada, isquiotibiais e gastrocnêmio têm uma resultante de ação que alivia o quadríceps femoral: em posição em pé, tronco inclinado (a); em posição sentada (b). Isquiotibiais (F_1), gastrocnêmio (F_2), resultante da extensão do joelho (R).

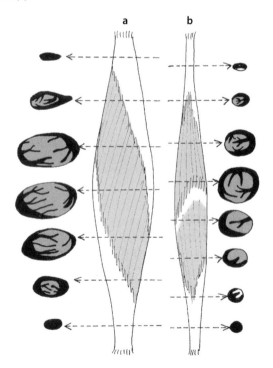

Figura 6.50 Forte proporção de tecido tendíneo dos músculos semimembranáceos (a) e semitendíneos (b).

sinovial **retrotendínea** do tendão da patela, sua bolsa **pré-tendínea** que o isola do plano cutâneo, a bolsa sinovial do **semimembranáceo**, que às vezes se comunica com a articulação, expressando assim a intimidade que esse músculo compartilha com ela.

Em seguida vêm as bolsas que separam os tendões do pé anserino, aquelas situadas entre os retináculos da patela e o tendão quadricipital, a do trato iliotibial (TI), do bíceps femoral etc.

Fáscia superficial

Ela não exige nenhuma observação especial, apenas a de sua fusão com o plano aponeurótico anterior (no quarto inferior dos ossos do quadril), que forma uma joelheira fibrosa importante. A fáscia superficial da parte alta do segmento tibial é mantida sob tensão pelas expansões fibrosas dos músculos do pé anserino na parte de dentro e do trato iliotibial do lado de fora. É de alguma forma um sistema de "presilhas para meias", que dá sequência ao sistema "cinta-liga" do quadril (ver Fig. 6.51).

Fáscia profunda e posterior

É uma fáscia estendida entre os isquiotibiais mediais e laterais. Ela cobre portanto a fáscia superficial, em profundidade. É uma proteção suplementar e ao mesmo tempo um isolamento que permite à veia safena menor remontar por esse **desdobramento** e, durante a extensão do joelho, se encontrar ali comprimida ritmicamente, o que é um elemento de sua dinâmica venosa.

Pele do joelho

Ela revela dois setores:
- Um é **dinâmico**, isto é, solicitado nos movimentos de flexão-extensão. Ele ocupa dois níveis: um anterior, exposto, onde a pele é espessa, às vezes calosa, dobrando-se durante a extensão e desdobrando-se em flexão, a outra, posterior, é mais fina e apresenta uma dobra transversal de flexão durante esse movimento.
- O outro é **estático**, pouco afetado pela mobilidade e ocupando os lados do joelho.

No plano vasculonervoso

O bloco vasculonervoso (BVN) poplíteo está localizado atrás do joelho, no nível da fossa de mesmo nome. Cinco observações se impõem por causa de suas recaídas mecânicas.

Localização da veia poplítea

É importante destacar a posição dessa veia. Ela desce verticalmente, próxima da parte média da fossa poplítea, do lado fora da artéria. Tal fato deve ser ressaltado porque ela se encontra posicionada **entre o côndilo lateral do fêmur e o nervo tibial** (ver Fig. 6.52). No decorrer da extensão, o tensionamento do nervo a adere ao plano ósseo (Fleming et al., 2003). A consequência é importante: se a **aderência** é mantida, há uma restrição circulatória[36] e é dessa forma que, nessa posição, se registra um silêncio Doppler. Em contrapartida, se a extensão é rítmica, acaba provocando um **refluxo** venoso interessante, é o que encontramos na marcha (Gillot, 1991).

Dobradura da veia poplítea

A veia poplítea sofre uma dobradura durante a flexão do joelho.[37] Esse fenômeno está localizado sob o anel do terceiro feixe do adutor magno (hiato do adutor) e constitui a **dobradiça supracondilar de Gillot** (ver Fig. 6.53) (Gillot, 1992).

Veias safenas

Deve-se situar a veia safena magna na parte posteromedial do joelho e a coronha da safena parva na fossa poplítea. No terço superior da perna, esta última veia para no **desdobramento aponeurótico** (ver anteriormente) que também funciona em **aderência** ao longo dos movimentos. Deve-se acrescentar as anastomoses com a safena magna, principalmente pela terminal extrafáscia, dita de Giacomini (versão mais frequente).

Hemodinâmica na zona do gastrocnêmio

A zona do gastrocnêmio é uma zona de **turbulência hemodinâmica** importante (ver Fig. 6.54), que reagrupa o encontro das veias das três cabeças do tríceps sural (entre os quais a cabeça medial do gastrocnêmio, que drena sete vezes mais sangue que seu homólogo lateral).

Presença de armadilhas arteriovenosas

Existem às vezes **armadilhas arteriovenosas**, formadas por freios aponeuróticos aberrantes, que podem assim comprimir os vasos (síndromes canalares ou de desfiladeiros). É o caso às vezes entre a cabeça medial do gastrocnêmio e o côndilo lateral do fêmur.

MOBILIDADES

O joelho possui **dois graus de liberdade**: a flexão-extensão de um lado, as rotações lateral e medial de outro. A mobilidade articular se reparte indissociavelmente sobre os dois compartimentos patelofemoral e tibiofemoral. Por razões práticas, nós os abordamos na sequência.

Articulação patelofemoral

Essa articulação é particular, uma vez que apresenta uma superfície femoral estável e uma rodela óssea relativamente **flutuante**.[38] Na realidade, apesar do tipo articular em gínglimo, considerado estável transversalmente, a patela sofre desvios frontais bem como folgas de sua interlinha, que podem

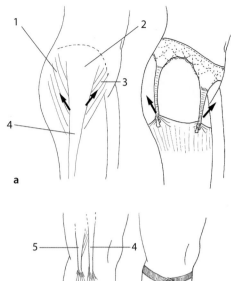

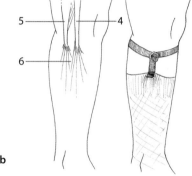

Figura 6.51 Sistema "cinta-liga" (a) garantindo uma tensão sustentada da fáscia superficial até o joelho, onde é revezado por um sistema "presilha de meias" (b): glúteo máximo superficial (1), fáscia lata (2), TI (3), trato iliotibial (4), bíceps femoral (5) e fáscia tibial (6).

facilitar eventuais síndromes patelofemorais. Isso nos obriga a distinguir dois modos de funcionamento.

Mobilidade essencialmente ativa

Anteroposteriormente, a patela percorre a garganta da tróclea em um movimento grosseiramente linear, ou para baixo, sob a influência da tração do tendão da patela durante a flexão do joelho, ou para cima, sob a influência da tração quadricipital durante a extensão. Esses movimentos podem ser executados também de forma passiva.

Durante o movimento de flexão do joelho, a patela efetua um deslocamento **linear** equivalente ao **triplo** de sua altura (ver Fig. 6.55). Além disso, desloca-se ligeiramente para trás (se o ponto fixo é tibial [ver Fig. 6.19], mas esse deslocamento não afeta o ângulo formado pelo tendão da patela e os centros instantâneos de rotação (CIR) correspondentes. Com efeito, a localização do CIR patelofemorais forma uma espiral côncava em cima e na parte da frente (ver Fig. 6.56), que corresponde à porção anterior[39] da dupla espiral que reagrupa os CIR patelofemorais e dos joelhos (Ficat, 1986; Hehne, 1990).

---

[36] Em extensão total mantida, há um bloqueio venoso, como atesta a observação no ecodoppler. Por isso a inutilidade de colocar um membro em declive se for para posicionar o joelho em extensão. Deve-se garantir pelo menos 5° de flexão.

[37] Também é verdadeiro para a artéria, por isso a grande frequência dos aneurismas da artéria poplítea.

[38] Essa capacidade de "flutuar" em relação ao joelho permite à flexão tibiofemoral integrar uma rotação medial automática, sem que isso seja incomodado pelo gínglimo patelofemoral.

[39] Essa porção anterior reagrupa os CIR ao longo da flexão: parte anterior em posição próxima da extensão, parte posterior em posição de flexão mais pronunciada.

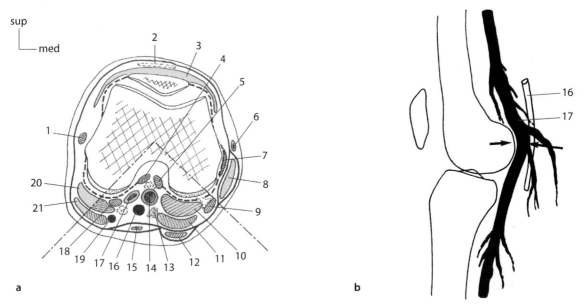

Figura 6.52 Refluxo venoso da veia poplítea entre o côndilo do fêmur e o nervo tibial, durante movimentos do joelho, garantindo um bloqueio rítmico. Corte transversal (a) e desenho sobre flebografia (b): LCF do joelho (1), bolsa sinovial pré-tendínea (2), tendão quadricipital (3), LCA (4), LCP (5), veia safena magna (6), LCT do joelho (7), sartório (8), grácil (9), cabeça medial gastrocnêmio (10), semimembranáceo (11), semitendíneo (12), nós linfáticos (13), artéria poplítea (14), veia safena parva (15), nervo tibial (16), veia poplítea (17), plantar (18), nervo fibular comum (19), cabeça lateral do gastrocnêmio (20), bíceps femoral (21).

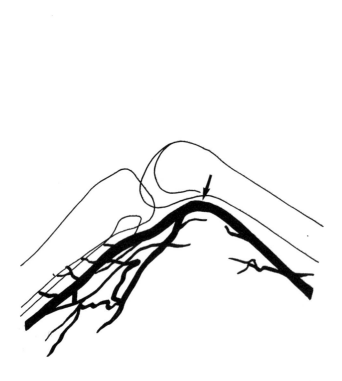

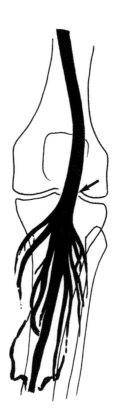

Figura 6.53 Dobradiça supracondilar de Gillot. Ela está localizada sob o hiato do adutor, na junção femoropoplítea (desenho de flebografia).

Figura 6.54 Cruzamento condilar de Gillot, zona de turbulência hemodinâmica (desenho de flebografia).

Mobilidade essencialmente passiva

Quando a articulação do joelho está passivamente em retidão, a patela pode ser mobilizada passivamente em todos os sentidos, ao contrário de outro gínglimo como o cotovelo. De fato, ela se comporta então, em termos funcionais, como uma articulação de tipo superfície plana: deslizamentos anteroposteriores e mediolaterais, folgas, mobilizações combinadas (Viel et al., 1998).

No exemplo dado, a mobilidade é mais variada, porém menor em amplitude anteroposterior: a patela pode operar um deslizamento vertical apenas do **dobro** de sua altura (ver Fig. 6.55). Nesse caso, não há eixo de mobilidade, mas um plano tangencial à face patelar. Em contrapartida, o quadríceps femoral sempre pode desempenhar um papel motor, elevador, o abaixamento segue o relaxamento muscular (Gouilly e Jayon, 2001).

Articulação do joelho

Mobilidade anteroposterior

É a mobilidade mais visível do joelho. Podemos considerá-la como unidirecional, uma vez que revela um único setor de mobilidade: o da flexão.

Seu papel é gerenciar o **distanciamento**, ou a **aproximação**, do corpo com o solo,[40] seja de maneira completa (como no agachamento), parcial (como ao se sentar), ou modulada.

A consequência é simples: a reeducação de um joelho é essencialmente a de sua flexão. O retorno em extensão sendo indispensável por razões de repouso e de economia.

Flexão

Definição

É o movimento no qual o calcanhar se aproxima da nádega, ou inversamente.

Plano

- *Anatomicamente*, o movimento se passa, por definição, em um plano sagital.
- *Funcionalmente*, é um pouco diferente, uma vez que sabemos que os côndilos, tanto do fêmur quanto da tíbia, não são perfeitamente simétricos. O movimento é portanto modulado, de um lado pela importância ou não da angulação em valgo, e, de outro, pela combinação de uma rotação medial automática, sobre a qual falaremos adiante.

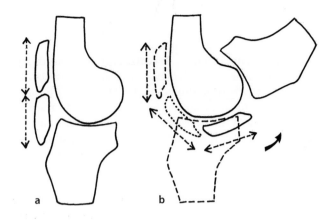

Figura 6.55 Deslocamentos da patela: o dobro de seu tamanho, em deslizamento vertical (a), e o triplo, durante um movimento angular, em flexão (b).

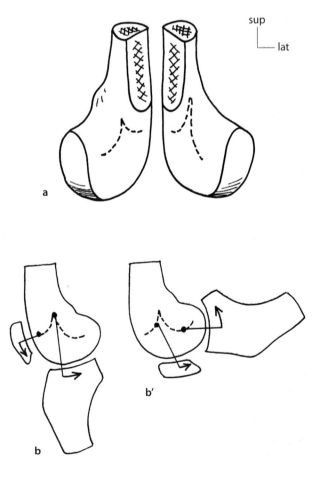

Figura 6.56 Lugar geométrico dos CIR: não simétrico entre os dois côndilos (a). Aqui a espiral medial (remontando menos alto do que lateral). A espiral dos CIR tibiofemorais, posterior, se encosta àquela dos CIR patelofemorais (situados na frente) (b, b').

---

[40] Ou o distanciamento-aproximação do pé com o solo durante a fase pendular da marcha.

Eixo

O eixo teórico, considerando-se o que foi dito aqui, corresponde à linha de interseção dos planos frontal e horizontal que passa pelo centro da articulação. Mas de fato, esse eixo corresponde a um conjunto de **centros instantâneos de rotações** (CIR) que se estendem nos três planos do espaço, há três razões para isso (Karlson et al., 1997):

- O raio de curvatura de um côndilo do fêmur decresce da frente para trás. Os CIR se escalonam no nível da voluta de Fick[41] (Maquet, 1977; Kapandji, 1980). Esse conjunto se encosta no conjunto dos CIR da articulação patelofemoral (ver Fig. 6.56).
- Por causa da morfologia óssea, a espiral do côndilo lateral do fêmur é mais alongada, remontando mais acima sobre o côndilo, a do côndilo medial é mais reduzida, portanto **assimétrica** (ver Figs. 6.56 a e 6.14).
- Por causa do componente de rotação medial automática, esse eixo assimétrico é enrolado **em espiral** ao redor de um eixo craniocaudal. Nem é preciso mencionar que uma representação real é difícil (ver Fig. 6.57), e que devemos manter a prudência meticulosa de um controle ponto por ponto quando mobilizamos passivamente um joelho. Isso é ainda mais verdadeiro quando, por razões patológicas, não é mais possível estar em perfeita harmonia de relações ou de controle proprioceptivo.

Movimento

É comum considerar-se o fêmur móvel, em relação à tíbia fixa. Além disso, é o aspecto funcional do pé no solo que justifica essa tendência. Contudo, a situação inversa é comum em cinesioterapia analítica, quando o paciente está sentado ou deitado e mobilizamos o segmento tibial em relação ao fêmur.[42] Vamos considerar esses dois casos.

- *Fêmur móvel*. Esse movimento angular associa um **rolamento** e um **deslizamento** (Pennock et al., 1990). Com efeito, nesse caso, vemos um rolamento do fêmur para trás, o que tende a fazê-lo recuar de seu posicionamento sobre a tíbia. Para permanecer em harmonia de posicionamento, o fêmur deve então sofrer simultaneamente um deslocamento linear em sentido inverso, isto é, para a frente (ver Fig. 6.58). Ao longo do movimento, as superfícies de contato fêmur-tíbia se posteriorizam, ao mesmo tempo em que se restringem (Staubli e Jacob, 1991) (ver Fig. 6.95). O LCA se horizontaliza (ver Fig. 6.59) e o LCP se verticaliza (Segal e Jacob, 1983). O primeiro, inserido no côndilo lateral do fêmur, limita o seu deslizamento para trás (equivalente de uma gaveta anterior) no decorrer do movimento e mantém assim o contato fisiológico das superfícies articulares.[43]

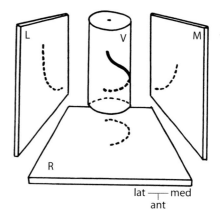

Figura 6.57 CIR femorotibial de flexão-extensão: eles se propagam sobre uma espiral que percorre a superfície de um cilindro vertical (V), resultado da assimetria dos dois compartimentos – lateral (L) e medial (M) –, e da rotação automática (R) que acompanha o movimento anteroposterior.

- A flexão é acompanhada de um leve **recuo dos meniscos** (ver Fig. 6.60), auxiliado pelas expansões do semimembranáceo que puxam o menisco medial e a do poplíteo na lateral (que é duas vezes mais móvel). Como a pressão dos côndilos do fêmur se desloca para trás, isso acaba contribuindo para que os meniscos se movam nessa direção.[44]
- A proporção entre rolamento e deslizamento varia segundo o setor do movimento: há mais rolamento no início da amplitude (0 a 20°), em seguida os dois componentes são equivalentes, enfim há mais deslizamento no final da amplitude (ver Fig. 6.58) (Mansat, 1999). O que é importante no plano das tensões, por exemplo: um automóvel usa mais seus pneus no decorrer de uma derrapagem (deslizamento) do que rodando (ver Fig. 6.61). Como a marcha humana requer apenas uma flexão moderada (variável de acordo com a velocidade do passo), ela utiliza mais rolamento do que deslizamento (Croce et al., 2001). Vê-se assim a economia realizada em relação a uma flexão completa de agachamento, anormalmente preconizada de maneira sistemática[45] para pegar objetos (Nagura et al., 2002) (ver Cap. 14).
- Além disso, esse movimento não é simétrico entre os dois compartimentos do joelho: a flexão se acompanha de uma **rotação automática medial** da ordem de 20° (Castaing e Burdin, 1960; Kapandji, 1980). Ela varia de 15 a 29° (Piazza e Cavanagh, 2000; Asano et al., 2001), por um lado, segundo a técnica de medida (uma vez que o centro de rotação tem localização variável e delicada), por outro, segundo a atividade muscular (Ishii et al., 1999), enfim dependendo se o joelho está em carga ou não: amplitude é mais fraca em carga (Sanfridsson et al., 2001). A rotação automática é autorizada pela capacidade da patela de gi-

---

41 Para alguns, pareceria que o lugar dos CIR seria levemente diferente daquele dos centros de curvatura, diferença que podemos considerar como negligenciável.
42 Hollman et al. (2003a) determinaram ligeiras diferenças entre os sexos: em cadeia fechada e em fim de extensão, as mulheres têm um deslizamento maior do que os homens com uma contração dos isquiotibiais menos nítida.
43 É por isso que se diz que os ligamentos cruzados desenham a curvatura das superfícies articulares.
44 Esse movimento pode ser comparado a um sabonete que escapa da borda sobre a qual apoiamos.
45 Isso faz parte dos clássicos conselhos de higiene da vida: "para pegar um objeto no chão, não se deve flexionar a coluna vertebral mas se agachar! O agachamento necessita de muita flexão, tensionadora, seria melhor fazer uma genuflexão, que é muito mais econômica (ver Fig. 6.3).

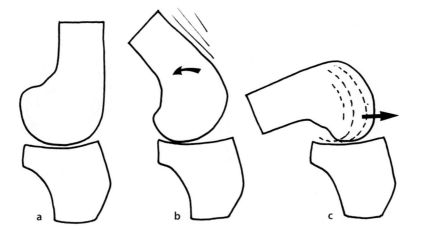

Figura 6.58 Rolamento-deslizamento durante a flexão: a partir da retidão (a), o rolamento é o primeiro que domina (b); em seguida, é o deslizamento (c).

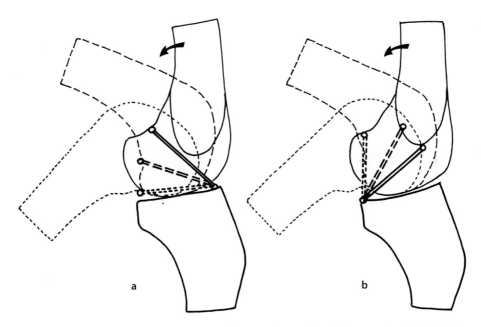

Figura 6.59 Deslocamento dos ligamentos cruzados com a extensão: horizontalização do LCA (a), verticalização do LCP (b).

rar muito levemente sobre si mesma, ao longo do movimento, por causa da presença maleável do tendão da patela e da não congruência patelofemoral (Iwaki et al, 2000). Essa rotação deve-se a três fenômenos:

– Uma **falsa rotação** atribuída simplesmente à assimetria das curvaturas condilares do fêmur. Acontece o equivalente do que se passaria se empurrássemos para a frente um eixo de carro cujas duas rodas teriam diâmetros diferentes: isso produziria uma rotação do lado da roda de diâmetro menor (a outra percorre um caminho maior por causa de seu grande diâmetro) (ver Fig. 6.62).

– Uma **desigualdade do recuo dos côndilos** do fêmur, decorrente da estabilidade do compartimento medial (superfícies convexa e côncava, bem como o ligamento colateral tibial mais tensionado) e à liberdade do compartimento lateral (superfícies convexa sobre convexa, bem como ligamento colateral se distensionando mais rápido) (ver Fig. 6.63).

– Uma **supremacia dos músculos** flexores e rotadores mediais sobre os rotadores laterais.

• *Tíbia móvel*. Quando o ponto fixo é invertido, o rolamento-deslizamento dá lugar a um **deslizamento (translação) circunferencial** da tíbia sobre o fêmur (superfície móvel sobre uma superfície convexa). É muito importante guardar esse fato, pois ele impõe, de maneira absoluta, forças paralelas e de mesmo sentido, proscrevendo um torque de forças que seria passível de oferecer um melhor contra-apoio (ver Fig. 6.64).

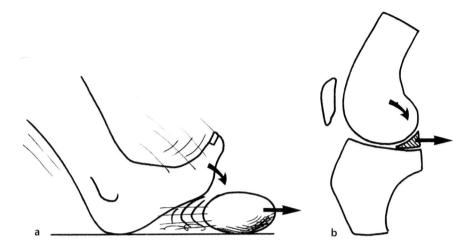

Figura 6.60 Recuo dos meniscos durante a flexão. Quando apoiamos a ponta do pé sobre um sabonete, ele escapa fugindo do apoio (a). Da mesma forma, durante a flexão, a parte posterior dos côndilos do fêmur vem se apoiar sobre a parte posterior dos meniscos, empurrando-os para trás.

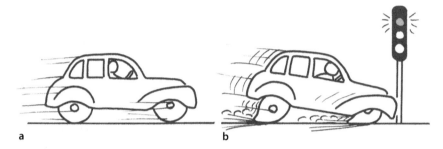

Figura 6.61 Rolamento-deslizamento: o primeiro usa pouco as superfícies em contato (a), o segundo as usa muito mais (b).

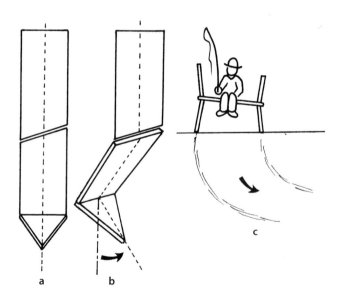

Figura 6.62 Falsa rotação: quando um eixo é oblíquo (a), a dobra provoca uma falsa rotação, puramente aparente (b). Podemos comparar isso a um carrinho cujas duas rodas do mesmo eixo não teriam o mesmo diâmetro (c): o avanço é acompanhado então de uma rotação automática da trajetória do lado da roda menor (voluta dos CIR é menor em medial).

Amplitude

A amplitude média situa-se por volta de **140°** de flexão, mas pode ir um pouco além nos indivíduos frouxos e com parcos volumes musculares. Medimos o extremo pela distância calcanhar-nádega (ou mais exatamente: calcâneo-ísquio) (Nakagawa et al., 2000).

Motores

Os motores essenciais são os **isquiotibiais:** semimembranáceos, semitendíneos e as duas cabeças do bíceps femoral.[46] Esses músculos são mais flexores do joelho do que extensores do quadril,[47] mas a posição desse último influencia seu comportamento (Portero, 1985): a extensão do quadril posiciona os isquiotibiais em insuficiência ativa (fato aumentado por seu forte teor em tecido fibroso).

Pode-se acrescentar o gastrocnêmio e, mais acessoriamente, o restante do pé anserino (grácil e sartório), bem como o

---

46 Em situação de cadeia fechada, o motor da flexão é a gravidade. Os extensores trabalham então no modo excêntrico como antiflexores.
47 É bom relembrar as particularidades desses músculos: em cadeia fechada, eles se associam ao gastrocnêmio para formar o **aparelho extensor posterior** do joelho, o que alivia também o quadríceps femoral (interesse nas síndromes patelofemorais); por outro lado, sua fraca extensibilidade lhes confere um papel de manutenção econômica na inclinação do tronco em flexão de quadril, na posição em pé.

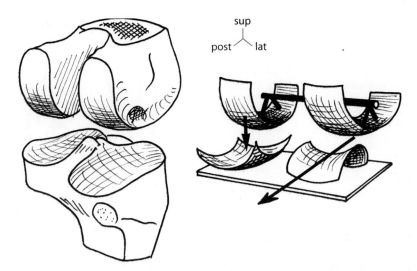

Figura 6.63 Assimetria de superfície dos compartimentos femorotibiais: o medial é mais estável e menos móvel; a lateral menos estável e mais móvel (a seta oblíqua indica o deslocamento do côndilo lateral do fêmur durante a flexão sobre uma tíbia fixa).

TI (quando a flexão já se iniciou). O poplíteo tem uma fraca ação mobilizadora (ele é mais importante no destravamento da extensão).

Fatores limitantes

Eles são de dois tipos.
- *Os freios fisiológicos* na flexão consistem no encontro das **massas carnudas** dos isquiotibiais e do gastrocnêmio, o que explica a nítida diferença entre a amplitude em flexão passiva (que esmaga as massas musculares e obtém uma amplitude máxima) e em flexão ativa (ou a perda de eficácia dos flexores, em final de curso, associa-se à resistência do volume dos músculos, contraídos, para limitar a amplitude). No decorrer de uma extensão de quadril, a tensão do reto femoral vem limitar a flexão do joelho.
- *Os freios patológicos* provêm principalmente da resistência, e até mesmo da retração dos elementos anteriores, quer seja do aparelho musculotendíneo representado pelo **quadríceps femoral**,[48] ou da **junção** das pregas capsulares (entre as quais o importante fundo de bolsa suprapatelar e as rampas capsulares de Chevrier, ver Figs. 6.23 e 6.24), o que se traduz pela ausência de **liberdade patelofemoral**. Outras causas podem ser retidas, como a presença de um corpo estranho e as dores poplíteas na compressão (quistos).

Observações

- O **setor útil** é cerca de **100°**. Essa amplitude permite não apenas os 60°-70° da marcha (ver Fig. 6.65) e da pequena corrida, mas também descer degraus de uma escada de altura normal[49] (Rowe et al., 2000).

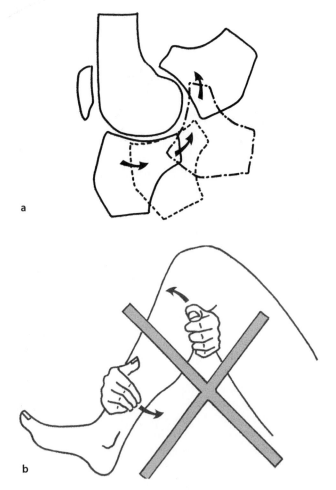

Figura 6.64 Deslizamento circunferencial em torno dos côndilos do fêmur. Ele corresponde à flexão a partir do segmento (a). Isso impede o uso de um torque de força (b) aparentemente percebido como um gesto mais eficaz.

---

48 O trabalho de alongamento do plano anterior, depois de uma imobilização ou intervenção, deve ser matizado: algumas posturas fortes demais podem distender o aparelho extensor fazendo assim com que perca sua eficácia.

49 A marcha requer de 65 a 70°, subir uma escada: 80 a 85°, descer: 90°, sentar-se: 95°, calçar os sapatos: 105°, pegar um objeto: 120° (Nordin e Frankel, 2001).

- Também é bom lembrar que não pode haver flexão do joelho se não houver liberdade do **jogo patelofemoral**. É a primeira urgência de uma reeducação.
- A última observação se refere às técnicas de flexão do joelho: é preciso deixar a **rotação medial** se desenrolar normalmente durante a flexão, sem impedi-la nem forçá-la[50] (Escamilla et al., 2001).

Extensão

Definição

Mais acima, mencionou-se que não há extensão verdadeira no joelho, deixando de lado um possível pequeno recurvatum fisiológico. Trata-se, de fato, de um **retorno de flexão**, e a definição desse movimento poderia então ser: um realinhamento da perna no eixo do fêmur (retidão).

Eixo e plano

Como esse movimento é o inverso do anterior, ele possui os mesmo eixos e plano de mobilidade.

Movimento

Os ossos se deslocam inversamente à flexão: o movimento associa um rolamento para a frente e um deslizamento para trás. Ele é acompanhado de um **avanço dos meniscos**. É preciso observar que, nesse movimento, o LCA se verticaliza e o LCP se horizontaliza (ver Fig. 6.59). Deve-se considerar esse fato nas ligamentoplastias do LCA (Chmielewski et al., 2001) (ver Fig. 6.31).

Amplitude

Ela é teoricamente nula. De fato, a frouxidão pode autorizar um ligeiro recurvatum, mas tende a diminuir com a idade, ou mesmo desencadear uma tendência ao bloqueio (Roach e Miles, 1991).

Motores

Alguns elementos devem ser mencionados.
- O motor essencial é o **quadríceps femoral** (aparelho extensor anterior) (Bohannon, 2001). Menciona-se geralmente que o reto femoral, que atravessa o quadril, é mais ativo em extensão do que na sua flexão (Caballe e Seligra, 1974), ao passo que os vastos medial e lateral são muito mais em flexão de quadril (ver Fig. 6.66). O vasto medial teria uma atividade mais acentuada quando se aproxima da retidão do joelho (travamento ativo) (Tordeurs et al., 1980), o que é desmentido por outros autores (Travell e Simons, 1993), que insistem muito mais no papel de reconução patelar (principalmente o VMO). As coisas são provavelmente variáveis: o reto femoral tem uma constituição de tipo fásica que lhe permite adaptar sua contração às variações angulares do quadril (Portero, 1985), minimizando a influência da sua posição articular (Lieb e Perry, 1971). Se se acrescentar que, para

---

[50] Isso deve ser observado, principalmente quando, depois de uma ligamentoplastia, as rotações estão momentaneamente proibidas. Não se deve confundir o jogo fisiológico que acompanha a flexão, que é indispensável deixar livre, e a busca do jogo rotatório em amplitude.

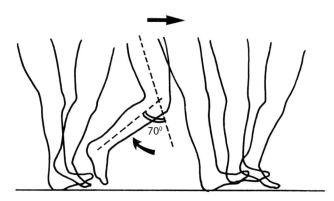

Figura 6.65 O setor útil corrente corresponde à passagem do passo, durante a marcha.

um mesmo movimento, um indivíduo dispõe de estratégias diferentes (ação variável das diferentes cabeças musculares, e muitas vezes com uma coatividade do reto femoral e do vasto medial), pode-se pensar que é interessante privilegiar um trabalho **funcional** suficientemente rico para treinar os diferentes modos de funcionamento de determinado indivíduo (Peyronnet, 1986; Péninou, 1993; Travell et Simons, 1993; Bregeon e Péninou, 1997; Darré et al., 1998).

- O reto femoral é mais ativo quando a flexão do quadril é solicitada (agachar-se, sentar-se ou se inclinar para trás) ou nos movimentos de grande velocidade. Os vastos são mais ativos em estática, principalmente o medial e o intermédio (Travell e Simons, 1993; Nene et al., 1999).
- O trabalho do quadríceps femoral faz referência à presença da patela (Péninou et al., 1990). O ângulo anteroposterior entre o tendão do músculo quadríceps e o tendão da patela é de 15º em extensão (ou seja: o quadríceps femoral não traciona jamais a 0º, o que o torna eficaz mesmo em setor próximo da retidão). Esse ângulo aumenta ao longo da flexão, mas não tanto quanto o ângulo tibiofemoral: a 130º de flexão óssea, o ângulo tendíneo é de apenas 95º (Dahhan et al., 1981) (ver Fig. 6.67 a). Além disso, por causa do posicionamento dos CIR, o ângulo de ataque do tendão da patela permanece constante qualquer que seja a angulação articular (ver Fig. 6.67 b).
- Contudo, o quadríceps femoral não está sozinho: as fibras anteriores dos músculos laterais e mediais se associam no travamento ativo. São o trato iliotibial (deltoide glúteo) e o sartório, com suas expansões anteriores entrecruzadas (ver Fig. 6.42).
- Além disso, é preciso mencionar o papel do **aparelho extensor posterior** em situação de cadeia fechada, entre 0 e 60º. Ele é constituído pelos isquiotibiais e pelo gastrocnêmio, auxiliados pelo sóleo e os retromaleorares mediais, associados em cadeia posterior, de modo a aparecer uma resultante de recuo do joelho (extensão) (ver Fig. 6.49), o que é de uma importância capital, pois essa circunstância é frequente, ligada ao emprego mais comum, e o mais funcional do joelho. Sua ação no plano reeducativo é indispensável nas síndromes patelofemorais para as quais o quadríceps femoral é sempre restritivo, quaisquer que sejam os recursos utilizados para diminuir suas tensões (Perry et al., 2003). Trata-se portanto de um **trabalho em economia patelar** (Kawakami et al., 1998).

Fatores limitantes

Eles são fisiologicamente representados pelos elementos posteriores. Aqui estão os principais.

• *Os isquiotibiais*, quando o quadril está em flexão e durante um chute quando freiam o final de extensão violenta. Sua rigidez constitucional está muitas vezes na origem de tentativas de alongamento por meio de posturas e/ou contraído--relaxado. Não se deve esquecer de que são compostos por uma forte proporção de tecidos fibrosos e, se for necessário impedir sua retração, é bom desconfiar dos relaxamentos intempestivos cujo efeito pode ser prejudicial ao seu papel de cinta posterior (Butel et al., 1980).

• *As cápsulas condilares*. Elas param um movimento que nenhum enxerto ósseo vem limitar. Muito potentes, sua retração pode ser catastrófica. Além disso, elas são reforçadas pelos tendões do gastrocnêmio, que adere ao seu contato. Patologicamente, toda retração do plano posterior minimiza a extensão (risco de bloqueio).

• *Os ligamentos colaterais* se tensionam durante o retorno da flexão e participam da frenagem (ver Fig. 6.35).

Em relação ao deslocamento do LCA ao longo da extensão, é bom lembrar que se aproxima do fundo da fossa intercondilar. Como existe um risco em caso de plastia do LCA, é possível que o cirurgião raspe o fundo da fossa intercondilar para proporcionar um espaço de segurança (ver Fig. 6.31).

Mobilidades transversais

É o plano das rotações. Elas só são possíveis em flexão. A posição de referência, ou posição neutra, é convencionalmente aquela na qual o eixo do segundo raio do pé está anteroposterior.

Definição

É o movimento no qual a tuberosidade da tíbia se porta para dentro, para na rotação medial (RM) – e para fora na rotação lateral (RL).

Plano

O plano em questão é o horizontal, passando pela interlinha articular.

Eixo

É o prolongamento do **eixo tibial** passando pelo centro da articulação do joelho, está esquematicamente mais próximo do tubérculo intercondilar medial do que do lateral, isto é, mais próximo do compartimento estável do que do móvel (ver Fig. 6.68 a). Ele se desloca em função do grau de flexão: próximo da inserção tibial do LCA a 0°, indo na direção da do LCP até 45° e se deslocando novamente para a frente além desse número (ver Fig. 6.68 b) (Hollister et al., 1993; Matsumoto et al., 2000; Nordin e Frankel, 2001).

Movimento

É um movimento **assimétrico** dos côndilos do fêmur. Se se considerar a tíbia como ponto fixo, observa-se que:

• *Para a rotação lateral* (RL): o côndilo lateral do fêmur se desloca para a frente ao passo que o medial recua, sendo o deslocamento mais importante no compartimento lateral

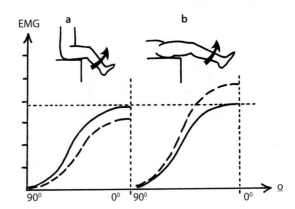

Figura 6.66 O reto femoral é menos solicitado quando o quadril está em flexão (a) do que em extensão (b) (unidades EMG arbitrárias): reto femoral (pontilhados), vastos (linha cheia).

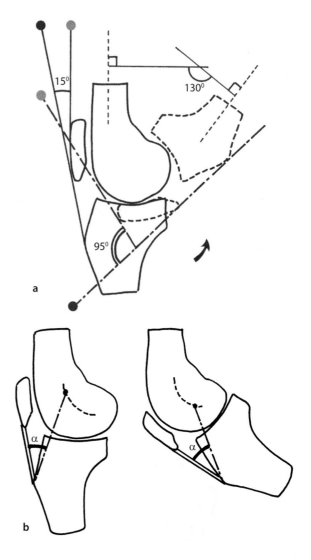

Figura 6.67 O ângulo entre os tendões da patela e do músculo quadríceps femoral varia menos do que o da flexão do joelho; ele nunca é nulo, mesmo em retidão do joelho (a). De 1° a 130° de flexão, o ângulo quadríceps-patelar (ponto cinza e ponto preto) passa de 15° a 95°. O ângulo entre o tendão da patela e o raio do movimento (α) permanece constante durante as variações de amplitude por causa do recuo do CIR (b).

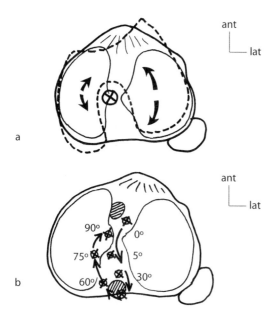

Figura 6.68 Eixo de rotação do joelho: ele não está no centro do joelho, mas quase deportado para dentro (deflexão maior em lateral) (a). Na realidade, os CIR de rotação se deslocam para trás, depois retornam para a frente; eles permanecem afastados na direção do medial (hachuras: inserções dos LCA e LCP) (b).

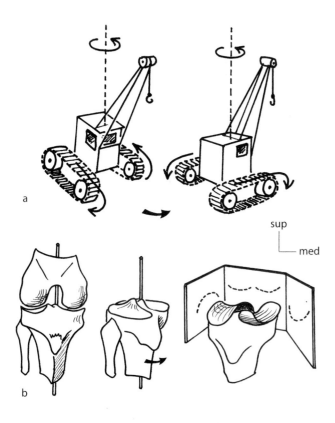

Figura 6.69 Rotação do joelho. O movimento se assemelha ao funcionamento das esteiras de um veículo: uma se desloca em um sentido e a outra em sentido inverso (a). Esse duplo movimento é distribuído de forma desigual: o compartimento medial, côncavo, é mais estável; o lateral, convexo, é mais móvel (b).

(ver Fig. 6.69). Cada menisco acompanha o côndilo do fêmur correspondente.
• *Para a rotação medial* (RM): o movimento é inverso (recuo do côndilo lateral do fêmur e avanço do medial) sendo acompanhado pelo movimento dos meniscos.

Amplitudes

As rotações são medidas em relação à referência anteroposterior do eixo do pé (ver Fig. 6.70), o que não corresponde à posição espontânea (Pearcy e Cheng, 2000). Ela se situa, em média de 2º a 3º em rotação lateral[51] (Samuel et al., 1983), com uma ampla repartição de lado a lado. Deve-se observar que alguns preconizam uma posição de referência diferente, deduzida da bissetriz do ângulo global de rotação, sendo que cada uma deve ser igual a aproximadamente 40º. Esse raciocínio é apenas no plano funcional, uma vez que corresponde ao silêncio EMG dos músculos rotadores, mas não responde à referência goniométrica oficial e seria demasiado variável de um indivíduo a outro (Karrholm et al., 2000).

As rotações cobrem um setor total de **cerca de 60º a 90º**. Elas estão ou repartidas a 50% em cada sentido, ou com uma predominância de rotação lateral (principalmente nos indivíduos do sexo feminino): cerca de 3/5 em setor lateral contra 2/5 em setor medial (ou de 40º a 50º de rotação lateral e 20º a 40º de medial). As amplitudes máximas são obtidas quando o joelho está **entre 60º e 90º de flexão** (Samuel et al., 1983) e diminuem para além disso (Maquet et al., 1975; Viel, 1991b). Em apoio unipedal (ativo e em cadeia fechada), as amplitudes são mais fortes a 30º de flexão (Scheidecker e Gallou, 1982), provavelmente em razão de uma frenagem dos isquiotibiais para além disso (Nester, 2000).

Esses números sofrem variações importantes: não são necessariamente iguais entre os dois joelhos (Viel, 1991a) e são função não apenas da frouxidão dos indivíduos, mas também do equilíbrio rotatório do membro inferior, podemos ver, nesse último caso, as proporções se modificarem entre os dois setores (Pillu, 2005).

Motores

• *Em relação ao RM*, os motores são mais numerosos. São o **pé anserino** (sartório, grácil e semitendíneos), o **semimembranáceo**, o **poplíteo** e o **vasto medial** do quadríceps femoral. Pode-se observar que o tendão reflexo do semimembranáceo torna-se "direto" em flexão e então puxa francamente em rotação medial (ver Fig. 6.71).
• *Em relação ao RL*, encontra-se o **bíceps** femoral e o TLF (trato iliotibial), acessoriamente as fibras do vasto lateral do quadríceps femoral (ver Fig. 6.71).

Fatores limitantes

Eles são representados pelos limites de deslocamento dos côndilos do fêmur sobre seus homólogos tibiais, principalmente:
• Pela parada do jogo **dos meniscos**.
• Pela tensão dos ligamentos **colaterais** – e um pouco pelo LCP – para a RL.

---

51 Nos homens: 1,84º, nas mulheres 2,78º.

- Pelo enrolamento dos ligamentos **cruzados** pela RM.
- Pelos músculos **antagonistas**, que são freios de proteção muito eficazes. Não se pode esquecer que a atividade muscular, no membro inferior, é geralmente frenadora e que nesse caso são os músculos rotadores laterais que controlam o grau de rotação medial e vice-versa. É importante ressaltar esse ponto, pois em algumas cirurgias do joelho frequentemente se preconiza "não trabalhar as rotações", o que às vezes é anormalmente traduzido por "não se deve fazer trabalhar os rotadores", enquanto que eles são os únicos que podem impedir as rotações excessivas.[52]

Observação

Não se deve esquecer a existência de um RM automático, de cerca de 20°, durante a flexão do joelho. Essa rotação tem como efeito relaxar os ligamentos colaterais e tensionar os ligamentos cruzados, para uma melhor estabilidade anteroposterior.

Mobilidades específicas e funcionais

Mobilidades específicas

Elas estão presentes em vários níveis.

No nível patelofemoral

Podemos mencionar as mobilidades passivas, da forma como foi evocado, nas diferentes direções (axial, transversal, oblíqua).

No nível tibiofemoral

Dentro de certos limites, os jogos folga-deslizamento são possíveis a uma articulação não congruente e não concordante como o joelho. Duas possibilidades existem quando o joelho está destravado (i. e., em ligeira flexão). De um lado, podemos provocar ínfimos movimentos de **folgas** laterais, que são patológicos fora desse caso e se chamam lateralidade. Da mesma forma, existem ínfimos **deslizamentos** anteroposteriores, de 3 (Castaing e Burdin, 1960) a 5 mm a 20° de flexão. Quando acentuados, eles se tornam patológicos e então se chamam "gavetas".

No nível do menisco

A plasticidade dessas fibrocartilagens permite que garantam uma interface adaptada ao jogo ósseo. Elas são deformáveis:
- Ao longo da **flexão**: os côndilos do fêmur empurram passivamente os meniscos para trás (ver Fig. 6.60), simultaneamente a patela recua e relaxa os elementos antipulsores. Os meniscos são assim tracionados ativamente no mesmo sentido pelo poplíteo e o semimembranáceo que lhes enviam fibras curtas.
- Ao longo da **extensão**, o movimento é inverso. Os meniscos avançam sob o efeito passivo do avanço dos côndilos do fêmur e da tração dos ligamentos meniscofemorais conjunto ao avanço patelar.

---
[52] O trabalho deles se efetua então no modo estático, em curso médio.

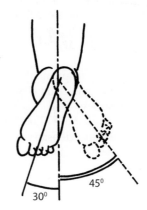

Figura 6.70 Amplitudes: a da rotação medial é grosseiramente igual aos 2/3 daquela da lateral.

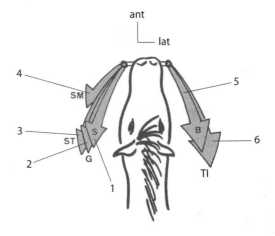

Figura 6.71 Principais músculos rotadores do joelho: eles agem como rédeas de um cavalo: sartório (1), grácil (2), semitendíneo (3), semimembranáceo (4), bíceps femoral (5), trato iliotibial (6).

- No decorrer das **rotações**, os meniscos se deformam em sentido inverso, cada um no mesmo sentido do côndilo do fêmur homólogo. O menisco lateral é duas vezes mais móvel do que o medial (Le Blay e Vaz, 1999), ou seja, 12 mm contra 6 mm (Kapandji, 1980), esse último é, entre outros, estabilizado pela ação das fibras do menisco do ligamento colateral tibial.

Essas micromobilidades, úteis à cinética qualitativamente harmoniosa, devem ser procuradas sobretudo nos joelhos demasiado enrijecidos, antes de querer ganhar amplitude, isto é, no plano quantitativo. É preciso acrescentar que qualquer grau ganho deve ser simultaneamente estabilizado (Coolen,1995), o que ressalta o aspecto complementar de todos os atos reeducativos.

Mobilidades funcionais

Raramente nos mexemos em um único plano, a associação dos movimentos é uma regra funcional. O problema do joelho, é que ele deve, com braços de alavanca fracos de lado a lado, garantir a gestão dos movimentos de **flexão-rotação** simultâneos, bases do comportamento cotidiano (Quinn e Mote, 1990; Manal et al., 2002).

Além disso, essas mobilidades se efetuam geralmente em **cadeia fechada**, que necessita de uma manutenção dupla: a do pé no solo e a do equilíbrio da carga corporal[53] (Dolto, 1976).

A incidência vascular, principalmente venosa, dos movimentos do joelho, é importante. Para Gillot, a zona poplítea é interessante por três razões:
• A **dobradiça supracondilar** de Gillot (ver Fig. 6.53) aceita os movimentos de flexão-extensão em mobilidade, mas suporta mal o esmagamento prolongado (hiperflexão mantida).
• A zona de confluência das veias gêmeas (gastrocnêmias) é uma zona de **turbulência** e de **aspiração** (efeito Venturi)[54] do fluxo venoso (ver Fig. 6.54), principalmente sob a influência da cabeça medial do gastrocnêmio.
• A aderência da veia poplítea ao côndilo lateral do fêmur feita pelo nervo tibial, em fim de extensão. Quando é ritmado pela marcha, ele constitui um potente **refluxo venoso** (ver Fig. 6.52).

Definitivamente, a compreensão de uma boa reeducação deve solicitar imperativamente o joelho em **cadeia fechada**, em **flexão-rotação** (Viel, 1991b).

Variações patológicas

Elas são de duas ordens: por excesso de mobilidade, ou por falta.

Hipermobilidades

Pode ser ou pelo exagero dos movimentos normais, ou pela existência de movimentos anormais. Nos dois casos, elas são favorecidas pela frouxidão ligamentar, congênita ou adquirida (principalmente depois de traumatismos[55] ou nas involuções degenerativas). A modulação dos comportamentos dos compartimentos medial e lateral do joelho deve fazer com que se tema aquilo que diminui a estabilidade do medial ou que aumente a mobilidade do lateral (lesões ligamentares, meniscectomias etc.).

As hipermobilidades conduzem geralmente às instabilidades passivas, até mesmo a uma deterioração das estruturas passivas de contenção e a uma sobrecarga do aparelho muscular. Os tratamentos funcionais e cirúrgicos são objeto de protocolos mais ou menos rígidos e de recomendações reeducativas (Rachet et al., 1995).

Hipomobilidades ou rigidezes

Elas podem ser consequência de um sofrimento articular, de uma imobilização, ou de qualquer lesão, inclusive cirúrgica, da articulação. Estão geralmente em relação com uma retração das cápsulas condilares, uma retração dos isquiotibiais e/ou do gastrocnêmio.

As rigidezes graves são as que impedem a retidão e por causa do **bloqueio diminuem as superfícies de apoio** do joelho.[56] Elas se traduzem então por um **aumento das tensões** e favorecem a artrose. Em contrapartida, as rigidezes que limitam a flexão só são incômodas se demasiado importantes e se amputam o setor útil do joelho (110°).

Perturbações da cinética

Independentemente das modificações de amplitude, pode existir uma alteração do caminho cinético.

Articulação paletofemoral

Para a articulação patelofemoral, particularmente não estável e apresentando uma patela que transborda da superfície do fêmur em extensão, trata-se do **engajamento patelar**. Ele se verifica em radiografias a 30° e 60° de flexão para calcular a distância TT-GT[57] (ver Fig. 6.72) e garantir que o deslizamento patelar não desvie lateralmente.

Articulação tibiofemoral

Para a articulação tibiofemoral, não congruente e não concordante, com fibrocartilagens, podemos observar perturbações (descentramento) que envolvem **saliências**, estalidos, arcos dolorosos.

Esses dados estão na origem de um diagnóstico médico preciso. Eles podem, contudo, subsistir parcialmente depois de uma cirurgia eventual, e a reeducação deve levar em conta uma reacomodação da fluidez articular, privilegiando o fenômeno **qualitativo** antes de trabalhar no sentido quantitativo.

Para concluir
Os movimentos do joelho são muito **complexos**, como cada uma das duas articulações envolvidas têm um compartimento lateral e um medial não simétricos, os contatos mudam no decorrer dos movimentos. Além disso, existem deslizamentos importantes das **partes moles**. Isso significa dizer que uma má harmonização desses elementos pode gerar problemas pouco aparentes em um primeiro tempo, mas prejudiciais para toda a mecânica funcional em longo prazo, em proporções que podem se tornar destrutivas.

---

53 Croce et al. (2000) mostraram que, em cadeia fechada, a quantidade de trabalho e a eficácia dos músculos dependem não apenas da posição do quadril, mas também da posição do tornozelo.
54 O efeito Venturi é de certa forma contestado no nível venoso, ou pelo menos reduzido nas zonas de grandes confluentes. Trata-se da aspiração de uma corrente colateral na aproximação de uma corrente principal de forte vazão. Exemplo: basta observar um objeto flutuante, em um rio pequeno próximo ao lugar onde ele se lança, mais ou menos perpendicularmente, em um rio de grande vazão: o objeto que avança suavemente é pouco a pouco acelerado, depois aspirado pela corrente principal.
55 As entorses graves, principalmente rupturas de LCA, são frequentemente tratadas por ligamentoplastia.

56 Isso justifica uma cinesioterapia preventiva de luta contra o bloqueio. Quando ele está instalado, a cirurgia por osteotomia de extensão traz uma solução aparente, mas não resolve a diminuição da superfície de apoio, que está sempre em flexão (ver. Fig. 6.90). A artrólise é a solução mais frequente, ela exige a mobilização contínua, mecânica, em pós-operatório, pois se corre o risco de as aderências se reinstalarem.
57 Tuberosidade da tíbia – garganta troclear. Ela é normalmente de 16 ± 4 mm (Bernageaud et al., 1978).

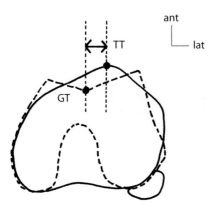

Figura 6.72 Distância TT-GT, calculada radiologicamente (pontilhado: fêmur; linha cheia: tíbia).

ESTABILIDADE

Segundo os planos

Plano frontal

Estabilidade patelofemoral

O tipo **gínglimo** predispõe à mobilidade anteroposterior e à estabilidade transversal (i. e., no plano frontal do corpo). Contudo, diferente da articulação umeroulnar, esse gínglimo é não apenas não congruente, mas ainda particularmente flutuante. O que tem a vantagem de permitir ao joelho efetuar movimentos de rotação no decorrer de sua flexão, **sem causar prejuízo** à integridade patelofemoral. Em contrapartida, expõe a patela a desvios laterais às vezes mal controlados. O ângulo do joelho, dito **valgo fisiológico**, acentua essa tendência. As soluções se situam em três níveis: ósseo, ligamentar e muscular.

No plano ósseo

Cada osso oferece disposições particulares destinadas a frear a tendência subluxante lateral da patela. Toda dismorfia desses elementos desequilibra o sistema.
- *Em relação à patela:* a **crista vertical** da face posterior deve ser suficiente, isto é, formando um ângulo em correlação com o da garganta troclear.
- *Em relação ao fêmur:* a abertura da **garganta** da tróclea (GT) deve ter um valor normal (± 143°) (ver Fig. 6.13). Por outro lado, a **margem lateral** da face patelar (tróclea) é mais saliente e alta, oferecendo assim uma barragem ao desvio eventual (Buard et al., 1981) (ver Fig. 6.12).
- *Em relação à tíbia:* a posição da **tuberosidade da tíbia** (TT) não deve ser demasiado lateral. Para além de determinada norma (distância TT-GT, ver Fig. 6.72 Bernageaud et al., 1978), o risco de deslizamento lateral é acentuado (ver Figs. 6.11, 6.46, 6.79 e nota 57).

No plano ligamentar

Algumas estruturas completam as insuficiências ósseas. São principalmente:

- O **retináculo** medial da patela, que é mais largo, mais forte e mais constante, do que seu homólogo lateral. Ele equilibra a tendência subluxante lateral da patela.
- Os **ligamentos patelomeniscais**, que estabilizam a patela de lado a lado.

No plano muscular

Cinco elementos estão em jogo.
- A **barbatana patelar medial** (força de recondução na direção do medial). Ela é constituída pela parte medial do plano aponeurótico anterior (joelheira funcional) incluindo a parte medial do tendão do músculo quadríceps, as expansões do sartório e as formações fibrosas subjacentes já citadas.
- O papel do **vasto medial oblíquo** (VMO) (ver Fig. 6.48). A flexão, geralmente controlada por um trabalho excêntrico do quadríceps femoral, e sob a dependência da harmonização da atividade das diferentes cabeças desse músculo, principalmente do VMO, que forma uma **mola de tração** da patela em face à tendência subluxante do lado de fora (Tordeurs et al., 1980; Matheson et al., 2001). A dificuldade terapêutica vem do fato de que não existe exercício que permita desenvolver especificamente a cabeça desse músculo (Péninou et al., 1990). É preciso se remeter ou à solicitação manual direta, ou ao trabalho do conjunto do quadríceps femoral, ou aos exercícios funcionais. Contudo, alguns autores (Gouilly e Jayon, 2001) continuam prescrevendo o trabalho em cadeia fechada a 30° de flexão como sendo o mais propício para reforçar o VMO.[58]
- O papel dos músculos **rotadores mediais** (pé anserino e semimembranáceos), em razão de suas expansões e de seu controle da rotação lateral.
- A noção de **engajamento patelar**, que garante o centramento correto do osso no decorrer do movimento de flexão do joelho. Esse mecanismo está sob a dependência da morfologia óssea, já mencionada, e dos diferentes componentes musculotendíneos que atuam sobre a patela (ver Fig. 6.73):
  – Joelho em **retidão**. A patela está acima e ligeiramente para fora da tróclea. Seus primeiros graus de flexão devem permitir que a patela se coloque no eixo do trilho troclear para nele deslizar.
  – Joelho a **15°** de flexão. Engajamento da patela, ela desliza para baixo e e para o interior da face patelar.
  – Joelho a **30°** de flexão. A patela se medializa, mas sua crista não ultrapassa o eixo da garganta troclear.
  – Joelho a **40°** de flexão. A patela termina seu deslizamento no interior.
  – Joelho a **60°** de flexão. O posicionamento patelar está terminado.

No plano da cinética da flexão

A **rotação automática medial** é um fenômeno que minimiza a tendência subluxante lateral da patela, uma vez que reconduz a tuberosidade da tíbia para dentro: abertura do ângulo Q com alinhamento do aparelho extensor (ver Fig. 6.11).

Em resumo, a patela é mantida em todos os lados por sua inclusão de tipo sesamoide: mantida no alto e nos lados pela

---

[58] Além das solicitações manuais, podemos considerar uma eletroterapia excito-motora específica.

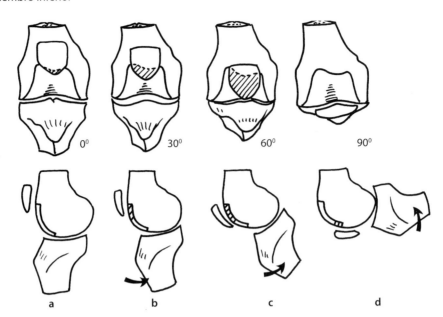

Figura 6.73 Engajamento patelar na garganta do fêmur: ainda inexistente a 0º (a), ele se inicia a 30º (b), e é total a 60º (c). A patela termina sua corrida com a fossa intercondilar além de 90º (d).

tração muscular, nos lados e embaixo pela resistência elástica dos retináculos e do tendão da patela (Viel, 1993).

Estabilidade do joelho

Ela é absolutamente indispensável, em razão da capacidade de sustentação do corpo que em apoio unipedal está fora do eixo. É de predominância **passiva**, portanto econômica, quando o alinhamento do joelho, e de predominância **ativa** durante a flexão. Funcionalmente, esses dois modos estão estreitamente combinados (Fischer et al., 1978), pois o papel dos ligamentos não é apenas mecânico, são "iniciadores da adaptação muscular" (Conte et al., 1985), que estabiliza o joelho em todas as condições.

Apresentamos aqui o papel das diferentes estruturas.

No plano ósseo

Mencionamos o interesse de uma articulação de tipo **bicondilar**, que traduz o alargamento mediolateral do apoio ósseo, particularmente em situação unipedal (ver Fig. 6.74).

No plano articular e ligamentar

Podemos apresentar dois problemas e uma observação.
- A luta contra um eventual exagero do valgo fisiológico solicita principalmente o **ligamento colateral tibial** (LCT), resistente, com seus dois planos (ver Fig. 6.34).
- A linha gravitacional passando no interior do joelho necessita uma **estaiação** equilibradora do lado de fora. Essa é representada passivamente pelo **ligamento colateral fibular** (LCF), o **trato iliotibial** e o ligamento de **Kaplan** (Mansat, 1999) (ver Fig. 6.75).
- Em todos os casos os **meniscos** desempenham um papel de calços estabilizadores (ver Fig. 6.75) como se fossem cunhas enfiadas de lado a lado na interlinha articular (Castaing e Burdin, 1960). Eles melhoram ligeiramente a **concordância** articular, ainda que seu papel essencial diga respeito às tensões.

No plano muscular

Observa-se o mesmo duplo problema e a mesma dupla solução:
- *Em reação contra a tendência valgizante*, encontramos o complexo do **pé anserino** ao qual se junta o **semimembranáceo**. Este último apresenta uma característica que revela seu papel de estabilização: uma terminação estrelada em três tendões, que toma um apoio ósseo bem amarrado em situação posteromedial e contribui para formar o **ponto de ângulo posteromedial**[59] (ver Fig. 6.40).
- *Em reação contra o braço de alavanca gravitacional*, encontramos um estai original: o **trato iliotibial**, oriundo do deltoide glúteo de Farabeuf (glúteo máximo superficial, fáscia e deltoide glúteo). Sua estrutura mista, meio fáscia meio tendínea, permite-lhe desempenhar um papel econômico por associação de características passivas (fáscias) e ativas (tendíneas) (Mansat, 1999). O **bíceps femoral** e o **poplíteo** (tendão intracapsular) se associam para reforçar a parte posterolateral e contribuem para formar o **ponto de ângulo posterolateral**[60] (ver Fig. 6.39). Todavia o poplíteo não tem um papel preponderante no plano frontal (Brochard, 1985; Gouilly et al., 1987, 1988).

Por dentro e por fora, os músculos estabilizadores enviam **expansões** ao aparelho extensor, melhorando assim a coesão circunferencial do conjunto.

---

[59] Antigo ponto de ângulo posterointerno (PAPI), também chamado núcleo fibrotendíneo posteromedial (Bonnel, 1987).
[60] Antigo ponto de ângulo posteroexterno (PAPE), ou complexo arqueado posteroexterno de Hughston (Mansat, 1999), também chamado núcleo fibrotendíneo posterolateral (Bonnel, 1987).

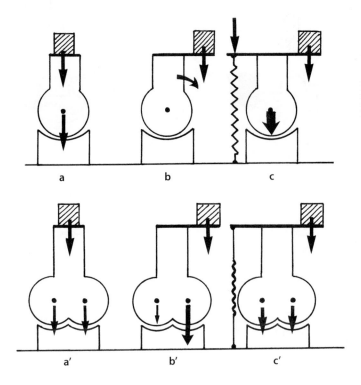

Figura 6.74 Equilíbrio instável de um articulação elipsóidea (a), induzindo uma instabilidade se a carga está descentrada (b), e tornando necessária uma forte estaiação para manter seu equilíbrio (c). Uma articulação bicondilar é mais estável (a'), ela suporta um leve desequilíbrio (b') e necessita de uma estaiação mais fraca (c'), o que melhora a distribuição das tensões compressivas sobre a interlinha.

Plano sagital

A estabilidade diz respeito apenas ao **estágio do joelho** em **flexão**, pois o conjunto das estruturas passivas do joelho está sob tensão, em extensão, e impede qualquer jogo anteroposterior (*close packed position*) (Plas, 1983).

Deslizamentos

Do fêmur para a frente

Corresponde aos violentos ataques feitos pelo "carneiro" femoral contra o "escudo" patelar quando se realizam flexões de joelho ou todas as frenagens desse tipo (ver Fig. 6.76 a). Essa impulsão é controlada passivamente pelo LCP, auxiliado pelo LCF, e ativamente pelo quadríceps femoral e seu tendão da patela, bem como pelo poplíteo (Chauvin et al., 1987; Travell e Simons, 1993). O que significa o impedimento de uma **gaveta posterior** da tíbia (Bach et al., 1992).

Do fêmur para trás

É o caso inverso, acontece nos agachamentos (ver Fig. 6.76 b). Os côndilos do fêmur tendem a deslizar para trás. Essa tendência é proporcional à inclinação da tíbia, à angulação de flexão do joelho e ao peso do indivíduo (Julliard et al., 1992; Hollman et al., 2003b). Tal risco de deslizamento solicita passivamente o LCA, auxiliado pelo LCT, e os isquiotibiais, uma vez que isso significa o impedimento de uma **gaveta anterior** da tíbia (Bonnin, 1990). Esse caso é encontrado com frequência nas reeducações depois de ligamentoplastia do LCA, já que o quadríceps femoral tem uma ação de translação anterior da tíbia (Hooper et al., 2002). A esse respeito, recomenda-se que a ação patógena seja neutralizada por meio de uma cocontração dos isquiotibiais, evitando que se aplique uma resistência distal. Preconiza-se, em contrapartida, que se aplique uma resistência em oposição à tuberosidade da tíbia, porém com algumas reservas (Ponzo et al., 1992; Rudy et al., 2000).

Durante a flexão

A flexão induz uma rotação automática cujo efeito é aderir os ligamentos cruzados enrolando-os. Para Segal e Jacob (1983) isso provoca uma constrição que **aumenta a estabilidade** do joelho, limitando o risco de cisalhamento.

Alinhamento vertical

Em carga, o alinhamento traz uma estabilidade gravitacional de tipo **passivo**: o peso mantém as superfícies em contato e, se o alinhamento vertical está garantido, não se deve temer nenhuma dificuldade (a linha gravitacional passando ligeiramente na frente do joelho). A estabilidade é máxima em extensão por causa das potentes **cápsulas condilares** e da aderência dos músculos posteriores, que garantem a manutenção passiva do joelho em carga: o **travamento**.

A retidão passiva é auxiliada por um recurvatum muito leve. A passividade não é, contudo, respeitada por alguns indivíduos: quando controla-se sua mobilidade transversal patelofemoral, na posição em pé, às vezes se observa uma atividade permanente do quadríceps femoral. A natureza desse fato pode favorecer uma síndrome patelofemoral, portanto é

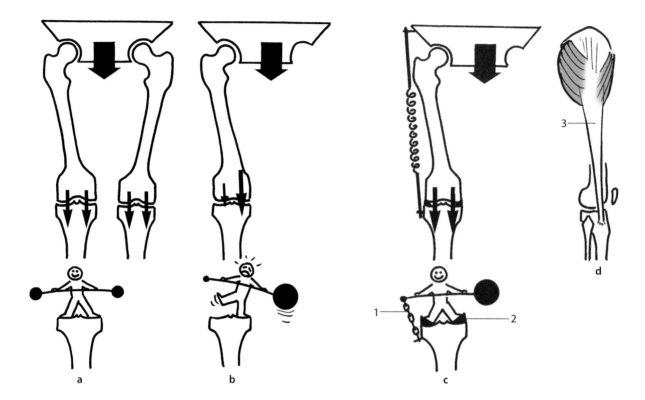

Figura 6.75 Distribuição das tensões de apoio. Elas são amplamente distribuídas em bipedal (a), mas não em unipedal (b). O equilíbrio é reencontrado graças ao estai lateral e facilitado pela adjunção dos meniscos (c, d): trato iliotibial (1), meniscos (2).

importante obter a estabilidade postural sem participação muscular.

No setor próximo à retidão (entre 0 e 20° segundo os autores), o joelho tende a se autoestabilizar cada vez mais. Esse travamento é favorecido tanto pela assimetria dos dois compartimentos do joelho (parafusação em rotação lateral), quanto pela tensão ligamentar, sobretudo do LCA e até mesmo pelo viés do aparelho extensor (Van Roy et al., 1990).

Plano horizontal

Quando o joelho está flexionado, esse plano também envolve apenas a articulação tibiofemoral e suas rotações.

No plano ósseo

Nenhum fator intervém de maneira franca. O compartimento **medial é mais estável** por causa de sua concavidade. Como o lateral é mais propício à mobilidade (superfície da tíbia levemente convexa da frente para trás), as rotações se traduzem por um posicionamento tibiofemoral anteroposterior no compartimento lateral.

No plano capsuloligamentar

Os **ligamentos colaterais**, menos tensionados em flexão, freiam a rotação lateral (ver Fig. 6.37), ao passo que os dois **ligamentos cruzados** restringem a rotação medial (ver Fig. 6.30).

No plano muscular

Claro que é a vigilância dos **músculos rotadores** que está atuando mais. Sua ação é equilibrada entre os mediais e os laterais (Nirascou, 1983). Com efeito, os primeiros são mais numerosos e mais potentes, mas os segundos têm a vantagem de um braço de alavanca melhor (Krudwig et al., 2002). Todos funcionam em atividade de frenagem (trabalho excêntrico), cada um tendo um papel antirrotatório para o setor inverso (Viel, 1974). Além disso, o equilíbrio entre esses dois grupos musculares é conservado **em velocidade rápida** (Nirascou, 1983), o que é importante já que as situações de risco são geralmente aquelas em velocidades altas (Dotte, 1976).

Lembremo-nos de que a quase totalidade dos tendões cruza o joelho sob uma **angulação próxima de 45°**, o que lhes confere uma ação estabilizadora nos três planos, principalmente no rotatório (Bonnel et al., 1986). Devemos citar particularmente o **poplíteo**, cuja ação flexionadora em cadeia aberta não apresenta muito interesse (Chauvin et al., 1987) em relação ao seu papel estabilizador do **compartimento lateral** (De Peretti et al., 1983; Krudwig et al., 2002) e estabilizador **antirrotação lateral** (Brochard, 1985), principalmente nos primeiros 30° de flexão (Gouilly et al., 1988; Dubos e Messina, 1996). Eles intervêm igualmente no **destravamento** do joelho em extensão (flexão, rotação medial).

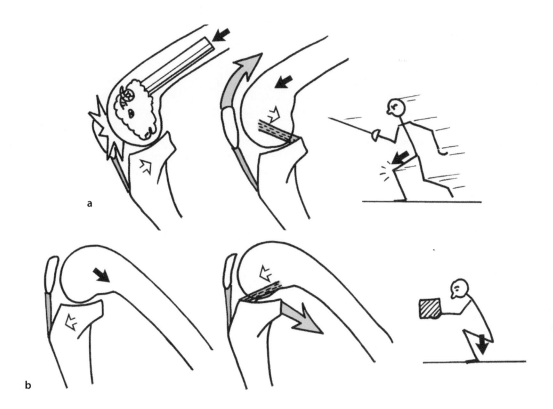

Figura 6.76 A fenda antes tensiona o LCP pelo avanço do fêmur, retido pelo aparelho extensor anterior (a). O agachamento puxa o fêmur para trás, solicitando o LCA (b); a atividade dos isquiotibiais permite à tíbia permanecer em relação fisiológica.

De acordo com as localizações

Outra maneira, complementar, de abordar a função estabilizadora das estruturas anatômicas é considerá-las não mais nos planos do espaço, mas em sua relação com a articulação.

Formações anteriores

Elas estabilizam a região peripatelar, formando uma **joelheira anterior**. Trata-se dos tendões do músculo quadríceps femoral e patelar, que englobam a patela em sesamoide e são reforçados pelas expansões cruzadas do pé anserino e do trato iliotibial.

Formações posteriores

Elas travam a **região poplítea** e são formadas pelas potentes cápsulas condilares, os tendões isquiotibiais (e expansões) e as cabeças do gastrocnêmio. O conjunto representa formações **rígidas**, segundo a posição das articulações sobre e subjacentes. Seu tensionamento passivo é econômico.

Formações mediais

As formações posteromediais levam o nome de **ponto de ângulo posteromedial** de Trillat (Dubos e Messina, 1996), e têm uma resistência da ordem de 60º daN para um alongamento elástico de 11%. Elas se integram a vários elementos, da frente para trás (Mansat, 1999):

- *Terço anterior*: parte medial do aparelho extensor e expansões diretas do vasto medial, tendões do pé anserino.
- *Terço médio*: são os dois planos do ligamento colateral tibial.
- *Terço posterior*: cápsula condilar medial, corno posterior do menisco medial, triplo tendão do semimembranáceo.

Formações laterais

As formações posterolaterais são chamadas de **ponto de ângulo posterolateral**; elas têm uma resistência da ordem de 41,5 daN para um alongamento elástico de 11,3%. Elas se integram a vários elementos, de frente para trás (Mansat, 1999):

- *Terço anterior:* parte lateral do aparelho extensor e expansões diretas do vasto lateral.
- *Terço médio:* a potente faixa do trato iliotibial e as fibras de Kaplan.
- *Terço posterior:* cápsula condilar lateral, corno posterior do menisco lateral, ligamentos colateral fibular e poplíteo arqueado, tendões do poplíteo e do bíceps femoral.

Variações fisiológicas

Plano frontal

Elas são consideradas como fisiológicas na medida em que se enquadram em um leque estatístico correspondente à norma: o valgo fisiológico é da ordem de 170º a 175º (Kapandji, 1980) (ver Fig. 6.22).

Plano horizontal

O posicionamento rotatório do joelho privilegia mais ou menos o setor lateral.

Plano sagital

É o plano da deflexão principal do joelho. A única posição extrema envolvida é a retidão, havendo apenas pequenas variações, que caracterizam as pessoas rígidas ou frouxas. Um leve recurvatum (de 5° a 10°) é possível, sendo o flexo sempre patológico.

Variações patológicas

São geralmente de duas ordens: por excesso ou por falta.

Excesso de estabilidade

O excesso de estabilidade é muitas vezes consequência de uma cirurgia ligamentar na qual o cirurgião, voluntariamente ou não, criou um joelho dito "apertado", isto é, freado por uma tensão ligamentar muito forte.

Pode-se falar de rigidez na medida em que mobilidade e estabilidade são mais ou menos antinômicas e, no caso, um excesso de estabilidade se acompanha de uma diminuição da mobilidade. Todavia as duas noções não estão ligadas: pode-se muito bem observar uma instabilidade nos poucos graus de mobilidade que um joelho rígido permite. Inversamente, a fisiologia exige um joelho móvel e estável. Convém, portanto, diferenciar os dois.

Falta de estabilidade ou instabilidade

Esses dois termos se diferenciam pelo fato de que primeiro traduz uma fraqueza, não ainda produtora de instabilidade, ao passo que o segundo é absolutamente patológico. O risco de cronicidade, e de agravamento, é do tipo que às vezes exige uma cirurgia. As técnicas são inúmeras (Witwoët, 1989) e de indicações variáveis de acordo com a idade, o contexto socioprofissional ou esportivo, o sexo.

O termo instabilidade é insuficiente, pois é preciso deixar claro quando se trata de uma instabilidade passiva ou ativa.

Instabilidade passiva

Ela diz respeito à ineficácia (repouso) ou à ausência (ruptura) das estruturas capsuloligamentares. Essa situação pode ser modificada apenas pela **cirurgia** e as técnicas de ligamentoplastia são inúmeras, sobretudo para o LCA (Chambat, 1985; Kerkour, 2003). O reforço muscular pode camuflá-las, e até mesmo compensá-las se não são demasiado importantes ou atingem um sedentário de certa idade (Hooper et al., 2002).

Instabilidade ativa

Diz respeito à insuficiência muscular. A **cinesioterapia** pode ter um efeito benéfico. Ela reagrupa dois fenômenos: as insuficiências qualitativas e quantitativas.

Insuficiência qualitativa

Pode se referir a duas coisas.
• De uma lado, o que resulta de uma perda **proprioceptiva.** A solução reside portanto em um treinamento progressivo imediato dessa função. Não é razoável falar de propriocepção apenas na fase final de um tratamento cinesioterapêutico: essa confusão acontece porque, com isso, subtende-se um treinamento de alto nível, com apoio unipedal sobre planos instáveis, trampolim, etc. Na realidade, o trabalho proprioceptivo começa no leito do doente, com a percepção e o controle dos primeiros toques articulares, sob fraca mobilidade. Não temos o direito de recuperar um único grau angular, se ele não for estabilizado ao longo do processo.
• Do outro lado, o mau **engajamento patelar.** Ele corresponde a um mau centramento da patela no início da flexão do joelho (ver. Fig. 6.73).

Insuficiência quantitativa

É o que resulta de uma perda de força (consecutiva ou não a uma intervenção). A solução é o **reforço** muscular. É preferível escolher técnicas de reforço que economizam a articulação lesada: trabalho estático intermitente, trabalho isocinético, trabalho cadeia fechada **sob reserva** da ausência de contraindicação (ver adiante).

Problemas da estabilidade plano por plano

No plano frontal

• Movimentos de **lateralidade**. Eles são anormais. A folga medial ou lateral traduz uma lesão mais ou menos grave do ligamento colateral correspondente.
• Excesso de **valgo**[61] (ver Fig. 6.77) proveniente de um desequilíbrio das forças nesse plano (ver Fig. 6.78).
• Fora do eixo em **varo**, rapidamente gerador de agravamento (ver Fig. 6.98).
• Distância TT-GT demasiado grande por rotação lateral demasiado forte.[62]
• Distância TT-GT demasiado grande por má posição óssea (Fig. 6.79).[63]
• **Displasias** ósseas (patela alta, patela plana, garganta troclear insuficientemente oca, margem lateral troclear insuficientemente saliente etc.).
• Insuficiência muscular dos rotadores mediais.[64]
• Desequilíbrio da **balança muscular** das diferentes cabeças do quadríceps femoral (seja inserção muito alta do VMO ou insuficiência desse músculo, seja inserção muito baixa do VL).[65]

---

61 O excesso de valgo pode ser facilmente bem suportado, segundo seu valor e a tendência ou não da patela a se subluxar. Quando não é o caso, a solução é cirúrgica e consiste em uma osteotomia de varização, geralmente feita no nível da tíbia.

62 A solução é primeiro cinesioterapêutica, tentando desenvolver os músculos antagonistas, com educação postural.

63 A única solução é cirúrgica e consiste em destacar a tuberosidade (com seu tendão da patela) e a aparafusá-la novamente um pouco mais no interior.

64 Lembrete: os músculos, sobretudo os do membro inferior, têm principalmente uma atividade frenadora (os rotadores mediais impedem a rotação lateral e vice-versa).

65 O que pode conduzir a uma cirurgia de reequilíbrio: abaixamento tendíneo medial ou ablação das fibras mais baixas do vasto lateral (ver Fig. 6.48).

- Insuficiência do retináculo medial da patela medial ou retração do lateral[66] (ver Fig. 6.80).
- Insuficiência da barbatana patelar medial e tensão demasiado forte da lateral (principalmente das expansões oriundas do trato iliotibial/TI).[67]

No plano sagital

Movimento de gaveta

São movimentos **anormais**, investigados como tais durante um exame clínico do joelho para descobrir uma lesão dos ligamentos cruzados.
- *A gaveta anterior*. Traduz uma lesão do ligamento cruzado anterior e a tíbia desliza anormalmente para a frente do fêmur (ou o fêmur para trás da tíbia). Esse teste pode ser praticado em retidão, em leve flexão (Lachmann), ou em flexão com componentes rotatórios para exteriorizar as lesões associadas. Essa lesão é frequente, principalmente em certos esportes (esqui, futebol etc.), e impõe precauções depois de uma ligamentoplastia recente ou durante o tratamento funcional: é perigoso mandar contrair isoladamente o quadríceps femoral (que gera um componente de deslizamento anterior) (ver Fig. 6.81). É preferível trabalhar em cadeia fechada, com cocontração dos músculos isquiotibiais,[68] para neutralizar a tendência perigosa do quadríceps femoral (Maquet, 1969; Mac Williams et al., 1999).
- Essa observação exige, contudo, algumas nuanças: tal recomendação supõe que não existem lesões associadas do setor posteromedial e que a inclinação do menisco não seja exagerada[69] (Bonnin, 1990; Chatrenet, 2003). Nesses últimos casos, o melhor é adiar o trabalho em cadeia cinética fechada, pois seu efeito é então próximo ao de um trabalho em cadeia aberta com carga distal (risco de estiramento do transplante pelo recuo femoral).
- *A gaveta posterior*. É o inverso do anterior, e traduz uma lesão do ligamento cruzado posterior. Menos frequente, essa lesão provoca um deslizamento posterior da tíbia sob o fêmur. A reeducação impõe, em uma abordagem precoce, que nunca se peça para contrair isoladamente os isquiotibiais, mas fazê-lo em cocontração com o quadríceps femoral (ver Fig. 6.81).

Defeitos de alinhamento

Não são, propriamente falando, instabilidades, mas acabam provocando-as.
- *O recurvatum*. É um posicionamento do joelho em hiperextensão. Para além das variáveis fisiológicas em relação com a frouxidão, isso se traduz por uma flutuação do joelho que ultrapassa a retidão de maneira muitas vezes descontrolada e o indivíduo tem dificuldade para se estabilizar em apoio.[70]
- *O bloqueio*. É o inverso do caso anterior: a retidão não pode ser obtida. Também não é uma instabilidade em si, mas esse

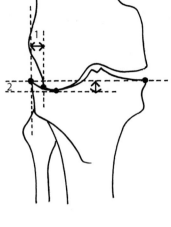

Figura 6.77 Joelho valgo. Além da angulação dos segmentos, o rádio evidencia um defeito de alinhamento dos ossos (1) e uma reentrância do côndilo lateral tibial (2).

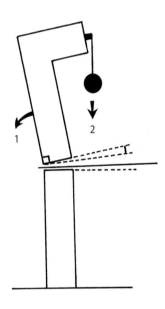

Figura 6.78 Equilíbrio frontal: a inclinação da interlinha e do fêmur (1) tende a aumentar o valgo; a carga descentrada do peso do corpo (2) tende a se reerguer. O equilíbrio entre as duas tendências é garantia das relações fisiológicas.

---

66 O que leva a seccionar o retináculo lateral e a tensionar novamente o medial.
67 Em um primeiro momento, muitas vezes a solução consiste em tentar posturas de alongamento do lado lateral e um trabalho muscular associado (ver Fig. 6.80).
68 Esse trabalho em cadeia fechada recruta igualmente o gastrocnêmio que é antagonista do LCA (Fleming et al., 2003).
69 O teste preditivo é radiológico, em uma chapa de perfil com uma carga de 10 daN: a anomalia se traduz por um avanço da tíbia sob o fêmur.

70 Todavia esse *recurvatum* torna-se providencial nas paralisias do quadríceps femoral (p. ex., nas poliomielites ou nas miopatias), pois permite ao paciente lançar sua perna e se suspender em seu *recurvatum*. Contudo, um excesso apresenta um risco de agravamento, em longo prazo, e pode justificar o uso de uma tala antirrecurvatum (p. ex., no caso de uma hemiplegia flácida).

fato provoca uma incessante atividade de controle do quadríceps femoral, e consequentemente uma fadiga desse músculo, que pode acabar se traduzindo por uma instabilidade em que o joelho sai do lugar e deixa o indivíduo inseguro. Além disso, o bloqueio é provedor de desgaste por causa da diminuição da superfície de contato que ele gera, bem como de um aumento das tensões patelofemorais (risco de condromalacia, de síndrome patelofemoral) (Maquet et al., 1975).

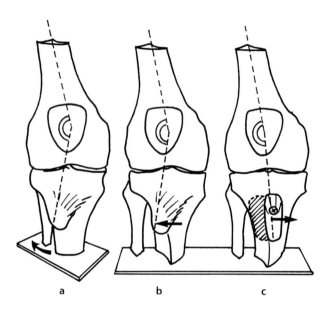

Figura 6.79 Obliquidade do tendão da patela: ela é aumentada pela rotação lateral (a) e pela má posição lateral da TT (b). Nesse caso, a transposição medial reduz a tendência subluxante da patela (c).

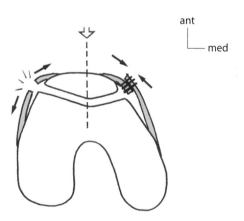

Figura 6.80 Retináculos da patela: a boa centralização da patela pode precisar da secção de um retináculo lateral demasiado curto ou um novo tensionamento de um medial demasiado curto.

No plano horizontal

As lesões não são puras. Elas associam as rotações a outros movimentos, tornando assim o quadro clínico mais ou menos complexo: lesão de uma estrutura, de duas, três (tríade), quatro, e até mesmo cinco (pêntada). As lesões frequentes acontecem em:
- *Rotação lateral em flexão-valgo*. É um movimento no qual o membro inferior em apoio se encontra em flexão de joelho e ao mesmo tempo sofre um desequilíbrio homolateral com torção do lado oposto (ver Fig. 6.82 a).
- *Rotação medial em flexão-varo*. É um movimento no qual o membro inferior em apoio se encontra em flexão de joelho e sofre ao mesmo tempo um desequilíbrio contralateral com torção do mesmo lado (ver Fig. 6.82 b).

A intervenção do ponto do ângulo posterolateral mostra, como poderíamos esperar, que uma associação de lesões é mais desestabilizadora do que uma lesão isolada, como indicado no Quadro 6.5.

Quadro 6.5

Ruptura	Varo	Gaveta posterior	Rotação lateral
LCF	+	0	+
LCP	0	+	0
Tendão do poplíteo	+	0	+
LCF + poplíteo	++	+	++
LCF + LCP + poplíteo	+++	+++	+++

0 sem efeito
+ aumento moderado
++ forte aumento
+++ aumento máximo

> **Para concluir**
> A instabilidade é um risco **traumático** em curto prazo e, em longo prazo, conduz a um **desconforto** articular, gerador de destruições e de desgastes.
> É importante lembrar que um joelho deve ser reeducado em **flexão** e em **rotação**, são as condições de suas especificidades, o contrário equivale a se considerar em contexto de artrodese. Todas as estruturas anatômicas, inúmeras no nível do joelho, concorrem para criar uma estabilidade de tipo **ativo-passivo**, o que condena qualquer reeducação que se fixe em um trabalho isolado. As ações musculares formam verdadeiros torques de forças com direções opostas e perfeitamente equilibradas (Bonnel, 1987). Enfim, o trabalho em **cadeia fechada**, com as ressalvas feitas, é mais funcional e mais rico em possibilidades técnicas (Dotte, 1976).

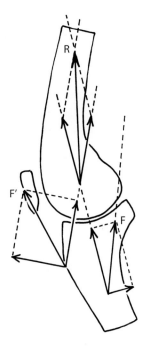

Figura 6.81 Cocontração dos isquiotibiais (F). Ela neutraliza parcialmente a ação em gaveta anterior do quadríceps femoral (F'); contudo, ela aumenta a resultante coaptada (R).

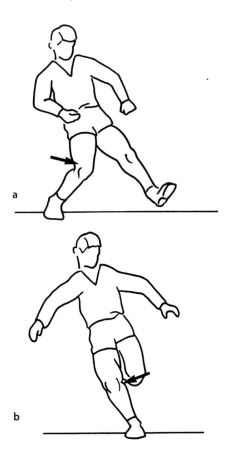

Figura 6.82 As lesões mais frequentes associam a flexão com o valgo e a rotação lateral (a), ou com o varo e a rotação medial (b).

TENSÕES

No caso da posição bipedal, podemos facilmente imaginar que tudo se passa de maneira confortável e não gera muitos problemas. Por isso é mais interessante considerar a situação unipedal.

Tensões patelofemorais

Tensões sagitais

Várias coisas devem ser consideradas: a relação com a linha gravitacional, a superfície em jogo e o grau de flexão.

Linha gravitacional

Ela atua de maneira diferente de acordo com sua relação com o joelho:
- *Na posição em pé,* a linha gravitacional é paralela à posição de referência, alinhada, do joelho (ver Fig. 6.83 a).

Nesse caso o esforço é inicialmente nulo ou fraco e portanto só pode **aumentar** durante uma imobilização da articulação, paralelamente a um aumento das tensões.
- *Na posição sentada*, ou horizontal, ela lhe é perpendicular (ver Fig. 6.83 b).

Nesse caso, o esforço muscular é máximo em posição alinhada e só pode **diminuir** com o movimento; por outro lado, as tensões evoluem de forma diferente.

Variações da superfície de contato

Elas são função do setor articular. Townsend et al. (1977, *apud* Maquet, 1984) mediram a superfície de contato em função da flexão do joelho.
- *Posição de joelho próximo da* **retidão**, a patela está em posição alta, seu contato com a zona troclear é então fraco (ver Fig. 6.84). Nesse momento, o esforço muscular é igualmente nulo ou fraco.
- *Em flexão*, à medida de sua progressão, a superfície de contato aumenta progressivamente de 90° até 100° (o que permite contrabalancear o aumento das tensões apenas por causa da angulação), para diminuir muito ligeiramente em seguida. Isso se deve porque a patela está face a face com a parte anterior da fossa condilar, onde a patela termina seu deslizamento. Nesse momento final da flexão, a **aderência** do largo tendão do músculo quadríceps femoral sobre o plano ósseo e o do tendão da patela sobre o corpo adiposo amortecem as tensões, absorvendo-as e repartindo-as mais **amplamente**, sendo que a patela é amortecida pela pressão intra-articular (Viel et al., 1998). É portanto todo um mecanismo de **amortecimento** que permite conter, em parte, a pressão unitária em relação com o forte aumento das tensões.

Os números de Townsend et al. (1977) relativos às superfícies com diversas angulações, estão no Quadro 6.6.

Dito isso, tal pressão é idealmente repartida sobre as duas faces da superfície da patela, mas há a possibilidade de a carga ser assimétrica (Buard et al., 1981) e criar uma hiperpressão de um dos dois compartimentos, geralmente o lateral (ver Fig. 6.87).

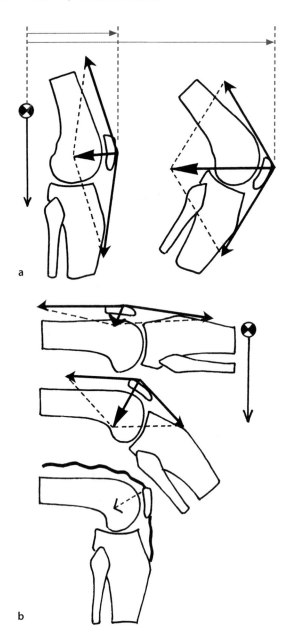

Figura 6.83 Tensões patelofemorais. Na posição em pé, elas aumentam com a flexão (a). Na posição sentada (b), elas crescem primeiro, desde a retidão até 45°, e decrescem em seguida para conservar apenas, na vertical, aquelas relacionadas à tensão passiva do aparelho extensor anterior (a seta vertical indica o sentido da gravidade).

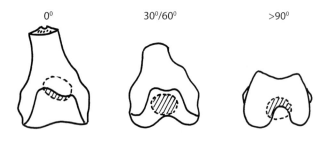

Figura 6.84 Superfície de contato patelofemoral: ela cresce progressivamente com a flexão, e só decresce no final do curso.

Quadro 6.6

Flexão do joelho	Contato patelofemoral (cm²)
0°	2,53
15°	4,21
25°	5,90
35°	6,45
50°	8,49
60°	8,57
75°	9,43
90°	12,03

Variações de localização da superfície de apoio

O apoio ocupa primeiro a parte inferior da face posterior da patela, até 20° (ver Fig. 6.85), para remontar à parte média por volta de 45°, à parte superior por volta de 90°, e terminar nas bordas laterais (a parte central está em relação com a fossa intercondilar) no final da amplitude (Miller et al., 1997).[71]

Grau de flexão do joelho

Atua de forma diferente de acordo com a posição no espaço.

• Na posição **em pé** (ver Fig. 6.83 a), deve-se verificar a descontração do quadríceps femoral; a articulação patelofemoral não está, normalmente, tensionada. Toda flexão distancia o centro articular da linha gravitacional, aumentando assim regularmente as tensões de maneira considerável (ver Fig. 6.83 a) (Ficat, 1986). Isso condena os exercícios ou trabalhos em flexão pronunciada e mantida ativamente, pois são demasiado tensionadores para essa articulação, principalmente nas mulheres jovens mais comumente expostas às síndromes patelofemorais. A redução de um bloqueio é um objetivo essencial (Viel, 1991a).

• Em posição **sentada**, inversamente (ver Figs. 6.86 e 6.83), a manutenção em retidão talvez seja onerosa no plano muscular (sobretudo se houver uma resistência), mas oferece tensões mais moderadas. Com efeito, a resultante da aderência sobre a tróclea é fraca, e até mesmo nula se existir um *recurvatum*. Contudo, a posição alta da patela reduz a superfície de contato e mesmo assim podemos observar um desconforto nas pessoas que apresentam uma síndrome patelofemoral.

Amortecimento patelar

A resistência hidráulica fornecida pelo líquido sinovial forma um colchão líquido sobre o qual repousa a patela. É de fácil observação quando há um excesso de líquido (hidroar-

---

71 Miller et al. (1997) indicam que as tensões na articulação patelofemoral são de 75% da tensão no tendão quadricipital a 20° de flexão do joelho; de 100% a 60° e novamente de 75% a 90° de flexão. O componente lateral dessa força é fraco comparado ao componente sagital e se torna negligenciável a partir de 60° de flexão do joelho.

trose): a presença do transbordamento levanta a patela (sinal de choque patelar). Essa pressão cresce com a flexão assim que passa de 20º; é máxima a 90º, momento em que os fundos de bolsa são completamente esmagados (Viel, 1993).

Tensões frontais

Repartição

Trata-se da repartição das tensões precedentes sobre as **duas faces** da tróclea femoral (ver Fig. 6.87 a). A repartição do esforço acontece, normalmente (com uma patela bem centrada), aproximadamente em partes iguais sobre as duas faces da tróclea do fêmur. A ligeira predominância do apoio sobre a lateral (obliquidade levemente mais acentuada para a face lateral) é compensada pela maior superfície dessa, fato importante quando existe um aumento provocado por uma rotação lateral da perna. Uma tendência subluxante lateral gera uma sobrepressão, que está na origem de uma síndrome patelofemoral (ver Fig. 6.87 b').

Variações do valgo

O aumento do **valgo** agrava o apoio lateral da patela, a diminuição do valgo alivia.

Tensões transversais

Viu-se que a **rotação lateral** fechava o ângulo Q, entre o eixo do quadríceps femoral e o do tendão da patela, da mesma forma que um eventual posicionamento lateral da **tuberosidade da tíbia**. Essas variações aumentam as tensões do compartimento lateral, pelo menos no setor próximo da extensão, para o qual a automática rotação medial não acabou restabelecendo o alinhamento.

Avaliação

Durante a flexão ao longo da marcha, a articulação patelofemoral registra pressões da ordem de 200 daN (Buard et al., 1981), e de 300 daN em flexão a 90º (Dahhan et al., 1981), ou seja, uma pressão unitária de 75 daN/cm². Maquet (1977) fala de 20 a 40 daN/cm² e Hungerford (1994, citado por Mandrino, 2001) de 20 a 50 daN/cm². Castaing e Burdin (1960) mencionam 420 daN a 145º durante o agachamento.

Esquematicamente, durante a flexão da marcha normal, as tensões compressivas patelofemorais, avaliadas em relação ao peso do corpo em carga, P, são da ordem de 0,1 P e 0,3 P. Ao descer e subir escada, elas oscilam entre 1,5 P e 2,2 P (Viel et al., 1998).

Tensões do joelho

Elas representam o essencial do fenômeno de mau alinhamento e das consequências artróticas para o joelho. Podem conduzir à colocação de próteses parciais ou totais do joelho.

Tensões sagitais

Encontram-se as duas opções precedentes, ou seja: considerar o problema na posição em pé e na posição sentada ou horizontal (Hill et al., 2000).

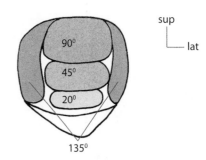

Figura 6.85 Variações da zona de contato da patela durante a flexão: a 20º, 45º, 90º e 135º.

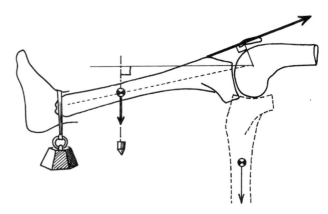

Figura 6.86 Em posição sentada: o esforço muscular decresce da horizontal para a vertical.

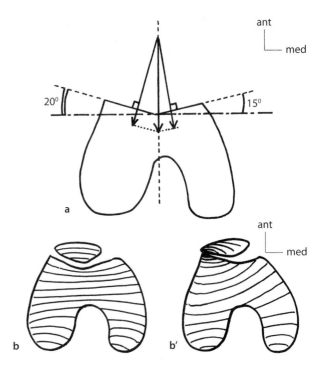

Figura 6.87 Tensões patelofemorais. Elas se distribuem fisiologicamente sobre as faces da superfície da patela (a, b). Patologicamente, elas se concentram sobre a parte lateral da interlinha (b').

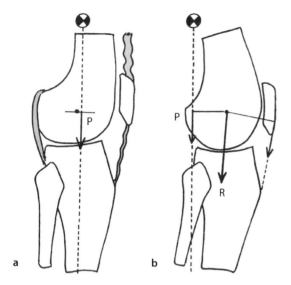

Figura 6.88 A posição em pé permite o relaxamento do quadríceps femoral e solicita as estruturas posteriores (cápsulas condilares) (a). Uma leve flexão revela uma resultante por causa da aparição do braço de alavanca gravitacional e da reação quadricipital (b).

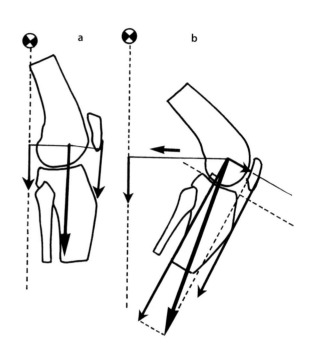

Na posição em pé, joelho em retidão

A simetria é rara e a posição mais comum é em um único pé, um membro recolhendo o essencial da carga. A linha gravitacional carrega diretamente o joelho com o peso sobrejacente. Ela necessita pouco ou nenhum esforço muscular (ver Fig. 6.88), por causa da manutenção de tipo passivo, excluindo o momento de uma força muscular. As tensões, reduzidas apenas ao peso sobrejacente, são portanto pouco importantes. Na posição unipedal pura, o controle muscular obrigatório, por razões de estabilidade, induz tensões mais importantes[72] (Eisner et al, 1999).

Na posição em pé, joelho flexionado

O eixo articular se distancia da linha gravitacional de maneira rápida e importante, o que gera uma resultante fortemente crescente (ver Fig. 6.89). São contraindicados os exercícios em flexão pronunciada (marcha em posição agachada) e condenadas as osteotomias de extensão (ver Fig. 6.90).

Em posição sentada, perna pendente

O equilíbrio é espontâneo e as tensões quase nulas. Assim que criamos uma extensão, o quadríceps femoral deve vencer, não o peso do corpo, mas o do segmento tibial, com a carga adicional que ele pode eventualmente carregar.[73] O esforço torna-se então máximo na horizontal, isto é, em retidão por causa da coaptação muscular.

---

[72] Kerrigan et al. (2003) mostraram a importância do calçado (sua largura, altura do salto, material da sola) sobre os momentos desenvolvidos pelas forças musculares em torno do joelho.
[73] O centro de gravidade é então muito distal, o que alonga o braço de alavanca e aumenta o momento resistente. Quanto ao quadríceps femoral, ele não varia seu braço de alavanca e deve se opor com uma força ainda maior.

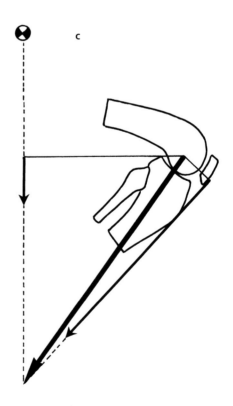

Figura 6.89 Tensões dos joelhos: na posição em pé (a), elas aumentam com a flexão (b, c).

O braço de alavanca do centro de gravidade do segmento distal pode ser estimado de maneira bem esquemática em três ou quatro vezes o do tendão do músculo quadríceps femoral.[74] Se TP representa o esforço do tendão da patela (quadríceps femoral) e a seu braço de alavanca, p o peso segmentar distal (ou sua carga adicional) e b seu braço de alavanca, temos:

TP × a = p × b. Mas: b ≃ 3 a (ou 4 a), de onde: **TP ≃ 3 p**.

Se acrescentamos uma hipotética tensão posterior, por causa, por exemplo, dos músculos isquiotibiais, as tensões aumentam o mesmo tanto, pois resultam da ação combinada do quadríceps femoral e dos isquiotibiais. Esse exemplo é representado por uma retração desses músculos posteriores que, na posição sentada, criam um bloqueio do joelho (ver Fig. 6.81). O mesmo ocorre no caso de uma cocontração do quadríceps femoral e dos isquiotibiais.

Hiperextensão na posição sentada

Um caso particular é o da **hiperextensão** na posição sentada, quando é possível. De fato, a tíbia acaba se chocando contra a crista côndilo-troclear (que delimita a parte anterior do segmento articular tibiofemoral) e, por isso, é sobre esse ponto de contato que se dirige o novo centro de rotação (ver Fig. 6.91). O braço de alavanca do tendão da patela reduz-se então de maneira significativa, o que obriga o quadríceps femoral a uma contração máxima, sem relação com o peso segmentar da perna ou de sua carga (Delamarche et al., 2002).

O braço de alavanca a diminui até representar cerca de 1/7 ou 1/8 de b, por isso:

TP × a = p × b. Mas: b ≃ 7 a (ou 8 a), de onde: **TP ≃ 7 p**.

Isso quer dizer que: ou o indivíduo assume o esforço e então as tensões se tornam muito mais fortes do que a carga distal poderia levar a pensar, ou ele não consegue, seu quadríceps femoral encontrando-se em insuficiência relativa (por perda de seu braço de alavanca) e esse valor não deve ser levado em conta.

Tensões frontais

Encontra-se diante de um sistema de alavanca interfixa do tipo balança de Pauwels no quadril. Aqui, a particularidade é que a superfície de apoio está dividida em dois compartimentos e que a linha gravitacional, graças ao valgo, está próxima da articulação, bem como o braço de alavanca do estai lateral, o trato iliotibial

- *Os braços de alavanca* das duas forças presentes são relativamente semelhantes, o que permite ter uma estaiação muscular econômica (F). O todo se traduz por uma resultante R próxima do dobro da carga ponderal considerada (P): se os braços de alavanca a e b são sensivelmente iguais, temos F = P, uma vez que o equilíbrio supõe momentos (M) iguais (ver Fig. 6.92).
- *A resultante* está fisiologicamente centrada na articulação, repartindo-se portanto de forma igual sobre cada um dos

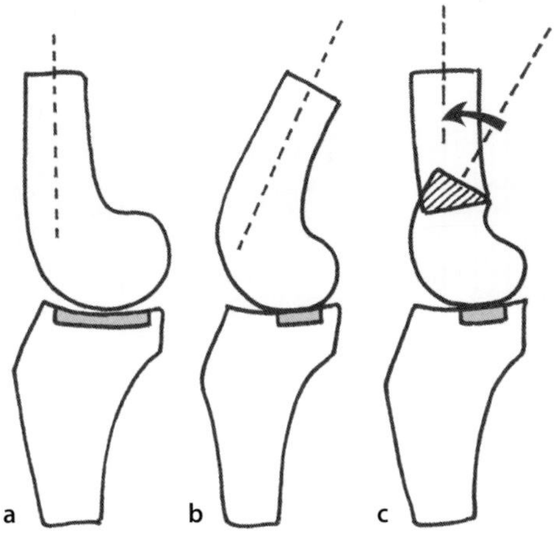

---

74 As tábuas indicam que o centro de massa do conjunto perna-pé está situado em uma relação de 0,606 do epicôndilo lateral do fêmur e 0,394 da MP do II (ver Anexo 2). O peso da perna + pé, sem carga adicional, é de 0,061 vezes o peso do corpo (Dempster, *apud* Winter, 1994).

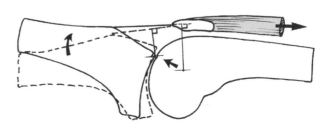

Figura 6.90 Osteotomia de extensão: ela resolve o problema da retidão, mas não o da repartição das tensões sobre uma superfície de contato suficiente: joelho normal e sua superfície de contato (a), joelho com bloqueio, redução da superfície de contato (b), osteotomia e conservação da superfície de apoio reduzida (c).

Figura 6.91 Em posição sentada, um *recurvatum* ativo reduz o braço de alavanca (modificação do centro de rotação) e aumenta o trabalho do quadríceps femoral.

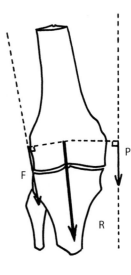

Figura 6.92 Plano frontal; a resultante (R) é centrada, ela adiciona a carga gravitacional (P) e o equilíbrio muscular (F), cujos braços de alavanca são relativamente iguais.

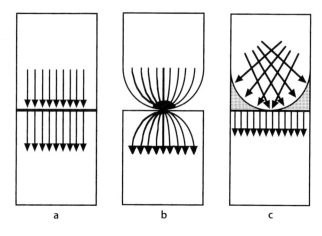

Figura 6.93 Uma transmissão entre duas superfícies planas distribui bem as tensões (a). A presença de uma superfície convexa as concentra de forma perigosa em um ponto (b). A presença de meniscos restabelece uma distribuição harmoniosa (e ainda diminui a transmissão vertical) (c).

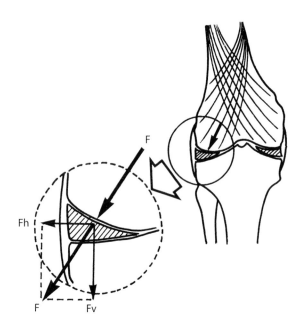

Figura 6.94 Fragmentação da compressão pelos meniscos. A transmissão de uma força F na superfície do menisco se decompõe em uma força horizontal Fh (equilibrada pelo aparelho de contenção periférico) e uma força vertical Fv (menor que a força F).

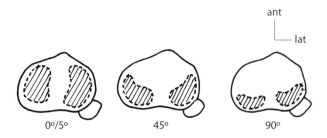

Figura 6.95 Superfícies de contato tibiofemorais: a flexão provoca uma diminuição e um recuo das superfícies de apoio, aumentando as tensões por unidade de superfície.

côndilos da tíbia. Patologicamente, o braço de alavanca gravitacional pode variar em função do posicionamento mediolateral da articulação, o que é realizado fisiologicamente ao longo da marcha (Nirascou, 1983; Lafortune et al., 1994; Colby et al., 1999).[75]

• *As variações* em joelho valgo e varo modificam a repartição correta dos apoios, e, por isso, o valor da força resultante (ver Fig. 6.98).

Papel dos meniscos

Eles têm um papel mecânico importante.

Concordância

Por causa deles, ela é nitidamente melhor (sem falar, no entanto, de congruência). As superfícies convexas do fêmur se encaixam melhor do que se fosse apenas por meio da face articular superior da tíbia, mais achatado.

Superfície

Eles **repartem** as tensões sobre uma zona mais ampla (ver Fig. 6.93). A superfície sustentadora sem menisco é reduzida em praticamente 40%. Ela foi medida por Maquet et al., (1969, 1975): 12 cm² contra 20,13 cm² com as fibrocartilagens (Viel, 1991a). Graças aos meniscos, a repartição da carga é, portanto, melhor já que está sobre uma superfície mais larga.[76]

Amortecimento

Os meniscos aliviam a cartilagem quando permitem **amortecer** os apoios rápidos, principalmente as recepções. Sua estrutura fibrocartilagínea forma um tampão parcialmente compressível (sob risco de fissura), mais do que a cartilagem poderia. Sua viscoelasticidade é assim um fator de economia para o suporte osteocondral.

Fragmentação

Os meniscos **fragmentam** as forças de apoio. De fato, eles recebem a pressão transmitida pelas traves ósseas do fêmur, perpendicularmente à superfície condral. Ao contato do menisco, a força F se decompõe em uma força horizontal Fh e em uma força vertical Fv (ver Fig. 6.94). Somente esta última é transmitida ao tibial, ela é sempre inferior à força F inicial. A força Fh tende a desviar o menisco lateralmente, o qual é mantido por seu forte aparelho de contenção periférico. Compreendemos portanto por que atualmente, a cirurgia de menisco tem uma tendência conservadora, com o objetivo de não hipotecar o futuro articular por aparição de uma artrose precoce.

---

[75] Cowling e Steele (2001) mostraram que o balanço dos membros superiores tinha uma repercussão sobre o trabalho dos músculos do joelho e, portanto, indiretamente sobre as tensões que ele sofre (importância na marcha com bengalas ou nas barras paralelas).

[76] Isso justifica o fato de que, agora, não se retiram mais os meniscos tão facilmente quanto antes. Quando uma lesão, por exemplo em alça de balde, desprende um fragmento de menisco, a meniscectomia abrange apenas ele. Ela conserva assim, a maior parte da fibrocartilagem e preserva a articulação de um desgaste precoce decorrente do aumento das tensões, provocado pelo aumento da superfície de contato.

Variações fisiológicas

São variações comuns, que modificam a importância e a aplicação das tensões. Elas sempre se traduzem por um aumento das tensões, com a **artrose** como consequência. É preciso lembrar que, para alguns, a artrose seria uma tentativa de adaptação do osso em face ao desgaste: aumentar sua superfície de contato graças à osteofitose, tenderia a aliviar as tensões ao diminuir a carga unitária. Entre as variações, pode-se levantar os seguintes casos.

Superfícies de contato

Ela é máxima em retidão e em seguida **decresce** progressivamente no decorrer da flexão, tornando-se **mais posterior** (ver Fig. 6.95). Isso quer dizer que em apoio igual, é mais tensionador estar em flexão de joelho do que em retidão. Além disso, o momento da carga aumenta.

Por outro lado, a ablação de ou dos **meniscos** diminui a superfície de apoio da articulação e portanto aumenta as tensões unitárias.

Grau de flexão do joelho

Viu-se que em flexão a linha gravitacional se distancia do joelho, aumentando assim o momento de sua ação. Quer seja no nível patelofemoral ou do joelho, o quadríceps femoral deve equilibrar esse aumento do momento da força gravitacional (ver Figs. 6.83 e 6.86). A resultante aumenta assim consideravelmente com a flexão[77] (Maquet et al., 1975). Esse fato é agravado pela diminuição da superfície de contato tibiofemoral, já evocada.

Carga

No nível de uma articulação sustentadora, é a variação mais evidente. A sobrecarga ponderal e o repetido porte de cargas pesadas vêm agravar de maneira crucial as involuções osteoarticulares, às vezes já amortecidas pela idade ou a menopausa.

Quando se fala em aplicações de cargas, é sempre bom deixar claro que se tratam de cargas aplicadas em velocidade lenta, pois aquelas aplicadas em velocidade rápida, isto é, que recorrem à energia cinética, e não mais à carga estática, podem ultrapassar de longe o número anunciado e ter imediatamente efeitos destrutivos (afundamento da face articular superior da tíbia, por exemplo).

A **resultante** tensionadora é função do momento da carga gravitacional e o da estaiação que a ela se opõe. Dois exemplos são então possíveis:

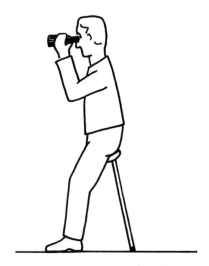

Figura 6.96 Utilização de uma bengala-suporte para diminuir a carga sobre os joelhos.

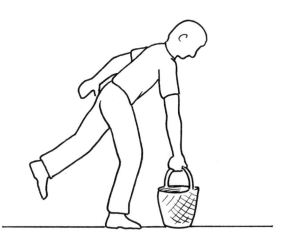

Figura 6.97 Utilização de um membro como pêndulo para diminuir a flexão do joelho ao pegar um objeto leve.

- Ou a **carga** aumenta, como na sobrecarga ponderal ou no porte de carga.[78] A limitação da carga pode acabar preferindo um apoio glúteo alto, mais do que uma posição em pé prolongada (ver Fig. 6.96). No passado, os "semissentados" dos monastérios representavam essa solução.
- Ou é o **braço de alavanca** dessa carga que aumenta, como é o caso no joelho varo[79] (ver Fig. 6.98).

A solução elementar, quando se quer trabalhar em economia articular, consiste em não carregar o aparelho extensor

---

[77] Paul (1999) indica que subir escadas representa uma tensão de apoio sobre o joelho de 4,4 vezes o peso do indivíduo, ao passo que a descida representa uma tensão 5,9 vezes o seu peso. Para o joelho, esse valor é o mais elevado relatado pela literatura, com ainda o lado repetitivo da escada. Perry et al. (2003) mostraram o considerável aumento das tensões musculares em torno do joelho durante a marcha sobre a ponta dos pés. Isso justifica o emprego de um elevador muito mais para descer uma escada do que para subir. Um montanhês sabe que a descida de uma montanha é mais difícil do que a subida.

[78] Nos pacientes artróticos, a solução consiste em vigiar a maneira de se pegar um peso, o porte de carga deve ser proscrito ou limitado, ou, em todo caso, repartido de forma diferente quando for possível.

[79] É o que faz com que o joelho varo seja mais devastador do que o joelho varo, mais bem suportado uma vez que se faz diminuir a resultante (i. e., o perigo não deixa de existir, por causa do pinçamento articular e da má repartição da resultante que carrega muito mais o compartimento medial).

anterior com todo o trabalho, mas, ao contrário, aliviá-lo utilmente pela ação, em cadeia fechada, do aparelho extensor posterior formado pelos isquiotibiais e o gastrocnêmio (ver Fig. 6.49).

Enfim, quando a patologia já está instalada, deve-se imediatamente começar a utilizar uma bengala, e até mesmo optar por uma cirurgia corretiva precoce.

No aumento das cargas, deve-se mencionar o papel da mecanoterapia de musculação. Hay e Andrews (*apud* Poumarat et al., 1988), mostraram que um trabalho em aparelho de musculação com carga guiada aumentava de 30 a 40% o componente de cisalhamento do joelho em relação ao mesmo exercício realizado com uma barra. Esses autores esclarecem que, nos *squats* completos, os valores podem ultrapassar 5.000 N e que os exercícios de desenvolvimento muscular não devem ser feitos em detrimento da integridade do aparelho locomotor (Escamilla, 2001).

Modo estático-cinético

O estudo sempre privilegia o exemplo estático, mais fácil de abordar. Contudo, deve-se levar em conta a **energia cinética**, e isso ainda mais que o joelho é por excelência, com o pé, uma articulação destinada à recepção e à reação (Gerdle et al., 2000).

Nenhum cálculo é possível, pode-se apenas imaginar o que podem representar o salto de esquis, em relação ao esqui de fundo, ou a corrida em relação à marcha[80] (Lafortune et al., 1992).

Tempo de aplicação

Pensa-se menos nessa variável, e muitas vezes é ela que condiciona os fenômenos de fadiga das estruturas. Existe uma zona de segurança confortável em face às solicitações das condições de vida. A cartilagem aceita cargas às vezes consideráveis, com a condição de que seja por um **tempo curto**. Em contrapartida, ela sofre as leis da fluência durante os esforços prolongados: suas capacidades adaptativas e seu amortecimento se restringem, há risco de desgaste. Se esse tipo de situação se repete, evolui-se para a gonartrose.

Repetição

É uma variante da noção precedente (caso das pessoas que arrastam regularmente os pés). Levar isso em conta, deve se traduzir em higiene de vida por meio do aprendizado em gerir o acúmulo das tensões. A solução reside na limitação[81] e na fragmentação das repetições, bem como na **alternância** de pontos de apoio conexos (suporte, parede próxima, beirada da mesa etc.).

Economia dos joelhos

Resumindo, pode-se propor algumas noções simples:
- Evitar as posições **hiperflexionadas.**
- Preferir a **genuflexão** (ver Fig. 6.3) ao agachamento (flexão menor), ou o **balanço** sobre o quadril para alternar com a genuflexão (ver Fig. 6.97).
- Alternar as fases de **repouso** com as de tensão (sentado--em pé-sentado etc.).
- Preferir a **marcha** arrastada e a posição **sentada** à em pé imóvel.
- **Regular** corretamente a altura de um selim de bicicleta para não pedalar anormalmente flexionado.
- Suspender-se no **aparelho muscular posterior**: em ligeira flexão, as rotações são livres e as tensões quadricipitais aliviadas pela cadeia posterior.
- **Amortecer** os choques (saltos) com as articulações sobre e subjacentes.
- Utilizar **apoios complementares** (p. ex., parede, em estática, bengala para marcha em terreno difícil).

Variações patológicas

De maneira geral, para além de determinado leque de todas as variações correntes, as anomalias conduzem rapidamente a um aumento das tensões e às degradações resultantes (ver Fig. 6.98 a).

Modificações das superfícies

Elas resultam de um defeito de posicionamento articular, que alivia anormalmente um compartimento em detrimento de outro.

Variações ortopédicas

Elas estão em relação com os desvios (varo, valgo) e as atitudes viciosas (bloqueio), que sempre resultam em um aumento da força resultante.

Variações segundo os planos do espaço

Retomam os dois pontos anteriores.

No plano frontal

A variação incessante é a passagem de um apoio bipedal a um apoio unipedal, e deste ao apoio contralateral. Mesmo a postura bilateral é raramente simétrica. Como a situação simétrica não representa um problema, é o unipedal que deve reter nossa atenção (ver Fig. 6.98 b).
- O aumento do **valgo** tende a aliviar o apoio do côndilo medial e a sobrecarregar o lateral, o que não é bom para ele. Em contrapartida, quando o joelho se aproxima do eixo gravitacional, o braço de alavanca dessa força diminui, reduzindo tanto o esforço da estaiação quanto a resultante que se segue. É o que faz com que essa deformação, no entanto prejudicial à estabilidade, seja relativamente bem suportada.
- Ao contrário, a evolução para o **varo** é muito mal tolerada e exige rapidamente uma prótese quando uma osteotomia preventiva não resolveu o problema (Aubriot et al., 1981). Com efeito, nesse caso, o braço de alavanca da linha gravitacional aumenta, às vezes muito, e a resultante é ampliada em proporções consideráveis.

---

[80] Paul e McGrouther (1975) e Paul (1999) demonstraram que a velocidade de marcha é um fator que agrava as tensões em compressão da interlinha tibiofemoral: 2,95 vezes o peso do indivíduo a 1,62 m/s e 3,7 vezes o peso do indivíduo a 2,32 m/s.

[81] A limitação exige o equilíbrio das cargas, a utilização de aparelhos que aliviem o peso (p. ex., malas com rodinhas), o auxílio de uma terceira pessoa na alternância dos esforços.

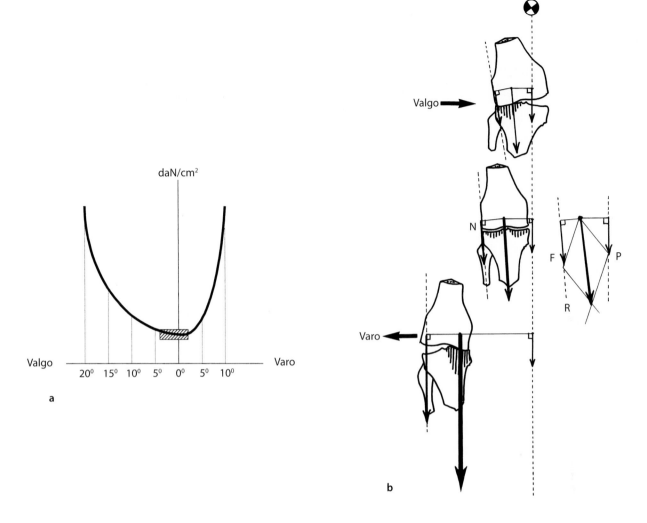

Figura 6.98 Variações do joelho valgo: peso em carga (P), força muscular (F) e resultante (R).
(a) O valgo fisiológico (0° = posição de referência) permite fracas variações em setor de conforto (zona hachurada), fora das quais o valor das tensões é exponencial, sobretudo para o varo. (b) Valgo e varo carregam de forma anormal um dos dois compartimentos dos joelhos. Em relação à norma (N) (no meio), o varo (embaixo) aumenta consideravelmente a resultante das tensões, ao contrário do valgo (em cima).

No plano sagital

Diz respeito sobretudo às variações de **flexão**, como talvez seja o caso nas pessoas que trabalham agachadas ou que descem habitualmente escadas.

No plano horizontal

Esse plano acrescenta os componentes rotatórios às variações precedentes. As tensões variam pouco. A superfície de contato avança ou recua mais sobre o compartimento lateral.

Mecanismos traumatizantes

São principalmente os componentes **mal amortecidos** de certos movimentos rápidos (marcha talonante sobre um solo duro, saltos mal amortecidos sobretudo na ausência de meniscos etc.). As superfícies são então uma sede de **impactos microtraumáticos** (Buard et al., 1981) que favoreceriam as condromalacias. Esse fenômeno é acentuado nas trócleas com garganta demasiado escavada principalmente pelo aumento da inclinação da face lateral (supressão a cada flexão) (Maquet, 1977). Da mesma forma, uma patela alta,[82] portanto situada muito acima da tróclea (ver Fig. 6.99), gera um grave defeito de calço durante o engajamento patelar e aumenta os impactos evocados acima.

---

82 O abaixamento cirúrgico enfrenta um problema: o do aumento da tensão do aparelho extensor e portanto, o aumento das tensões. Portanto são corrigidos apenas os problemas importantes.

> **Para concluir**
> Um exemplo exagerado desse caso a risco seria um carregador de joelho varo descendo alguns móveis pelas escadas (ver Fig. 6.100): a morfologia é na maioria das vezes a de um homem pesado, que normalmente leva cargas pesadas, tem uma deformação que agrava as tensões, trabalha em flexão, com um amortecimento muitas vezes imperfeito a cada degrau e, por causa do acúmulo de objetos, é muitas vezes em rotação lateral.
> A prevenção da artrose do joelho deve conciliar funcionalidade e ergonomia.

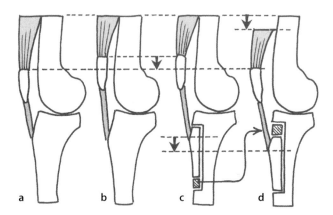

Figura 6.99 Em relação à norma (a), a patela alta (b) é corrigida por um abaixamento (c) que devolve uma melhor superfície de contato patelofemoral, mas estica o aparelho extensor (d).

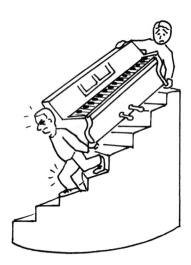

Figura 6.100 Exemplo-padrão de sobrecarga dos joelhos: carga e flexões repetidas.

Recaídas patológicas

Um apanhado sobre as patologias do joelho cobre vários aspectos.

Traumatismo diretos

A partir da situação superficial, exposta, observamos a frequência dos **traumatismos diretos**, principalmente esportivos. E diz respeito principalmente aos ossos. Deve-se observar que a consideração da mecânica das tensões, durante a flexão do joelho, fez evoluir as osteossínteses da patela, substituindo a simples cerclagem (exposta às rupturas por tração) por uma cerclagem anterior em "8" mantida por espetos verticais (ver Fig. 6.101) cuja resistência em compressão anula o risco da tração.

Traumatismos indiretos

A partir da situação ambígua entre quadril e pé, compreendemos a frequência dos traumatismos **indiretos**. Isso diz respeito sobretudo aos ligamentos. Quando há distorção entre apoio podal e a carga sobrejacente, é o "cardã" do joelho que salta. Os mecanismos mais frequentes são as lesões em flexão-rotação lateral-valgo e a flexão-rotação medial-varo (ver Fig. 6.82) (Dotte, 1976).

Desgaste artrótico

A partir da situação de articulação sustentadora, deduz-se facilmente o desgaste de tipo **artrótico**. Isso diz respeito sobretudo à cartilagem. Os elementos que favorecem são os excessos de tensões por sobrecarga, má repartição, braço de alavanca desfavorável, estafa, alteração pós-menopáusica etc.

No plano dos problemas de funcionamento, encontram-se alterações pontuais: epifisites de crescimento, tendinites, sequelas diversas etc.

Mau alinhamento

A partir da situação de empilhamento ortopédico, compreendem-se o **mau alinhamento** de tipo joelho varo, valgo, anomalias de tensão dos retináculos da patela, desequilíbrios musculares.

Perturbações ortopédicas e condições com potencial de sequelas

A partir da riqueza da complexidade do funcionamento articular, deduz-se que os dismorfismos ósseos geram perturbações ortopédicas (implantações demasiado laterais da tuberosidade da tíbia, displasias patelofemoral). Pode-se acrescentar as condições com potencial de sequelas, como o **bloqueio do joelho** (que aumenta as tensões) e as **patelectomias** (que reduzem o braço de alavanca quadricipital) (ver Fig. 6.102) (Lennox et al., 1994).

Repercussões neurológicas

No plano neurológico, pode-se encontrar algumas repercussões, mas fracas. Em neurologia periférica, é possível observar solturas paréticas ou pós-paralíticas do joelho. Em neurologia central, os problemas são moderados por causa da baixa representação cortical desse segmento.

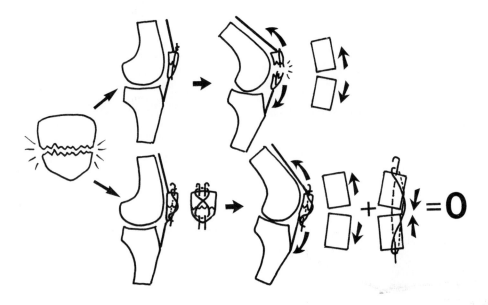

Figura 6.101 Técnica de cerclagem em "8" estaiada (embaixo), nas fraturas da patela. Ela neutraliza o risco de ruptura da cerclagem simples (no alto).

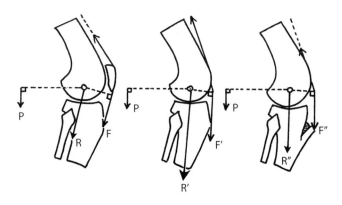

Figura 6.102 Em caso de patelectomia, o braço de alavanca quadricipital diminui, em face à força gravitacional (P), necessitando de uma maior força muscular (F'>F). A resultante de apoio (R) aumenta (R'). O avanço da TT diminui a resultante compressiva (R").

> **O que se deve saber**
> Algumas considerações são importantes:
> • A articulação do joelho não é essencial à estática, uma artrodese preenche muito bem esse papel, mas é para a dinâmica harmoniosa dos deslocamentos do tronco em relação ao solo, é o papel das **flexões e rotações**, de sua gestão em reeducação em **cadeia fechada**.
> • A utilização sustentadora ao longo da vida e o risco de sobrecarga diante das superfícies anatomicamente reduzidas obrigam o joelho a uma dosagem sempre muito fina de seus desempenhos, daí a utilização de inúmeros **planos instáveis** (ver Fig. 6.103).
> • Toda lesão corre o risco de **repercutir** sobre seu homólogo contralateral e sobre as articulações sobre e subjacentes, exigindo portanto uma vigilância contralateral e uma reeducação integrando o membro desde o pé até a coluna vertebral.

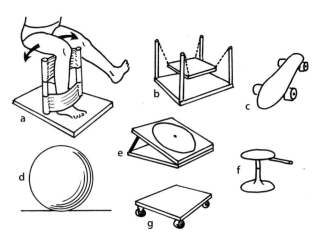

Figura 6.103 Planos instáveis. Banco para quadríceps femoral: trabalho estático com componentes rotatórios segundo a posição dos ossos do quadril (a). Prancha oscilante de Dotte: o membro está em apoio unipedal sobre o platô superior, instável (b). *Skateboard*: seus componentes de inclinação solicitam o equilíbrio horizontal. O *skate* é colocado sobre um tapete de espuma para evitar seu rolamento excessivo (c). Bola de reeducação: indivíduo sentado sobre ela, com um único pé em contato com o solo. A instabilidade da bola permite controlar todos os graus de mobilidade (d). Disco para cinesioterapia: o indivíduo fica em apoio bipedal ou unipedal sobre o disco giratório, colocado sobre um plano mais ou menos inclinado (e). Banqueta giratória: acionada por uma alavanca, o indivíduo fica em apoio unipedal sobre ela (f). Mesinha deslizante: móvel em todos os sentidos, menos na inclinação. O indivíduo pode assim praticar *slalom* como se fosse um esquiador (g).

REFERÊNCIAS BIBLIOGRÁFICAS

ALMEKINDERS LC, VELLEMA JH, WEINHOLD PS. Strain parameters in the patellar tendon and the implications for patellar tendinopathy. Knee Surg Sports Traumatol Arthroscopy. 2002, 10(1) : 2-5.

ARNOLD AS, DELP SL. Rotational moment arms of the medial hamstrings and adductors vary with femoral geometry and limb position : implications for the treatment of internally rotated gait. J Biomech. 2001, 34 : 437-447.

ASANO T, AKAGI M, TANAKA K, TAMURA J, NAKAMURA T. In vivo three-dimensional knee kinematics using a biplanar image-matching technique. Clin Orthop. 2001, 388 : 157-166.

AUBRIOT JH, DEBURGE A, GENET JP. Prothèses totales de genou et biomécanique. Rev Chir Orthop Reparatrice Appar Mot. 1981, 67(3) : 337-345.

BACH BR, DALUGA DJ, MIKOSZ R, ANDRIACCHI TP, SEIDL R. Force displacement characteristics of the posterior cruciate ligament. Am J Sposts Med. 1992, 20(1) : 67-72.

BARRACK RL, SKINNER HB, BUCKLEY SL. Proprioception in the anterior cruciate deficient knee. Am J Sports Med. 1989, 17(1) :1-6.

BEAUCHAMPS P, LAURIN C, BAILON J-P. Étude des propriétés mécaniques des ligaments croisés en vue de leur remplacement prothétique. Rev Chir Orthop. 1979, 65(4) : 197-205.

BEAUPRÉ A, CHOUKROUN R, GUIDOUIN R, GARNEAU R, GÉRARDIN H, CARDOU A, TORDION G. Les ménisques du genou. Étude en microscopie électronique à balayage et corrélation biomécanique. Rev Chir Orthop. 1981, 67 : 713-719.

BERNAGEAUD J, COUTALLIER D, LECUDONNEC B, LARDE D, Mesure de l'écart TAGT (tubérosité antérieure, gorge de la trochlée). Techniques, résultats, intérêts. Rev Chir Orthop. 1978, 64 : 423-428.

BIEDERT RM, WARNKE K. Correlation between the Q angle and the patella position : a clinical and axial computed tomography evaluation. Arch Orthop Trauma Surg. 2001, 121(6) : 346-349.

BOHANNON RW. Measuring Knee Extensor Muscle Strength. Am J Phys Med Rehabil. 2001, 80 : 13-18.

BONNEL F, MANSAT C, JAEGER JH. The three-dimensional active rotary stabilization of the knee. Surg Radiol Anat. 1986, 8(1) : 37-42.

BONNEL F. Le centrage rotatoire activo-passif du genou. Ann Kinésithér. 1987, 14(5) : 201-210.

ALMEKINDERS LC, VELLEMA JH, WEINHOLD PS. Strain parameters BONNIN M. La subluxation tibiale antérieure en appui monopodal, dans les ruptures du LCA. Étude clinique et biomécanique. Thèse de Médecine, Lyon. 1990.

BOUSQUET G, RHENTER J-L, BASCOULERGUE G, MILLION J. Illustré du genou. Éd. Mure, Saint Étienne, 1982.

BRAZIER J, MIGAUD H, GOUGEON F, COTTEN A, FONTAINE C, DUQUEYNNOY A. Évaluation des méthodes de mesure radiographique de la pente tibiale. Analyse de 83 genoux témoins. Revue Chir. Orthop. 1996, 82 : 195-200.

BREGEON F, PÉNINOU G. Variation de l'activité musculaire lors d'un mouvement standard du genou. Ann Kinésithér. 1997, 24(1) : 28-34.

BROCHARD D. Cinésiologie et incidences kinésithérapiques du muscle poplité. Ann Kinésithér. 1985, 12(4) : 129-135.

BUARD J, BENOIT J, LORTAT-JACOB A, RAMADIER J-O. Les trochlées fémorales creuses. Rev Chir Orthop. 1981, 67 : 721-729.

BUTEL J, KLEIN A, PLAS F. Étude de l'extensibilité des muscles ischio-jambiers sur 107 enfants de 9 à 14 ans scolarisés. Ann Kinésithér. 1980, 7 : 205-208.

CABALLE C, SELIGRA A. Étude électromyographique des quatre chefs du quadriceps. Ann Kinésithér. 1974, 1(1) : 377-384.

CASTAING J, BURDIN Ph. Le genou. Anatomie fonctionnelle de l'appareil locomoteur. fasicule n° 5. Vigot, Paris, 1960.

CHAMBAT P. Le ligament croisé antérieur. Cahiers d'enseignement de la SOFCOT. 1985 : 79-101.

CHATRENET Y. La place de la chaîne cinétique fermée dans la rééducation des ligamentoplasties du LCA : attention au maillon faible. Kinésithérapie, les annales. 13, 2003 : 16-19.

CHAUVIN C, CLÉMENT P, SCHERER S. Étude électromyographique du muscle popliteus et incidences kinésithérapiques. Ann Kinésithér. 1987, 14(4) : 167-171.

CHMIELEWSKI TL, RUDOLPH KS, FITZGERALD GK, AXE MJ, SNYDER-MACKLER L. Biomechanical evidence supporting a differential response to acute ACL injury. Clin Biomech (Bristol, Avon). 2001, 16(7) : 586-591.

COLBY SM, KIRKENDALL DT, BRUZGA RF. Electromyographic analysis and energy expenditure of harness supported treadmill walking : implications for knee rehabilitation. Gait and Posture. 1999, 10 : 200-205.

COLNÉ P. Mesure clinique de l'obliquité du tendon rotulien et du genu valgum. Ann Kinésithér. 1990, 17(1-2) : 63-66.

CONTE G, MARCACCI M, SPINELLI M, GIROLAMI, M, CAPORALLI R, ROSSI A. Mécanorécepteurs du ligament latéral interne du genou humain. Ann Kinésithér. 1985, 12(4) : 153-157.

COOLEN S. Peut-on se passer de ligament croisé antérieur ? Ann Kinésithér. 1995, 22(7) : 317-322.

COURROY JB, DAUBINET G, PACLET JP, DEMARAIS Y. Pathogénicité des plicae synovialis. Journée de Médecine du Sport. Expansion Scientifique Française. 1987 : 179-183.

COWLING EJ, STEELE JR. The effect of upper-limb motion on lower-limb muscle synchrony. Implications for anterior cruciate ligaments injury. J Bone Joint Surg (Am). 2001, 83(A-1) : 35-41.

COX AJ. Biomechanics of the patello-femoral joint. Clin Biomech. 1990, 5 : 123-130.

CROCE RV, MILLER JP, St. PIERRE P. Effect of ankle position fixation on peak torque and electromyographic activity of the knee flexors and extensors. Electromyogr Clin Neurophysiol. 2000, 40 : 365-373.

CROCE UD, RILEY PO, LELAS JL, KERRIGAN DC. A refined view of the determinants of gait. Gait and Posture. 2001, 14(2) : 79-84.

CSINTALAN RP, SCHULZ MM, WOO J, MACMAHON PJ, LEE TQ. Gender differences in patellofemoral joint biomechanics. Clin Orthop. 2002, 402 : 260-269.

DAHHAN P, DELEPINE G, LARDE D. L'articulation fémoro-patellaire. Anat Clin. 1981, 3 : 23-38.

DARRÉ C, BREGEON F, PÉNINOU G, PIERRON G. Différence de comportements musculaires pour un mouvement de flexionextension du genou. Ann Kinésithér. 1998, 25(6) : 242-247.

DAVIS TJ, SHELBOURNE KD, KLOOTWYK TE. Correlation of the intercondylar notch width of the femur to the width of the anterior and posterior cruciate ligaments. Knee Surg Sports Traumatol Arthrosc. 1999, 7 : 209-214.

DE PERETTI F, BERTHE A, LACROIX R, BOURGEON A. Anatomie fonctionnelle des ligaments et ménisques du compartiment latéral de l'articulation fémoro-tibiale dans les mouvements de rotation. Ann Kinésithér. 1983, 10(6) : 203-207.

DELAMARCHE P, DUFOUR M, MULTON F. Anatomie, Physiologie, biomécanique en STAPS. Masson, Paris, 2002.

DOLTO Boris. Le corps entre les mains. Herman, Paris, 1976.

DOTTE P, Cinésiologie et kinésithérapie de la stabilité rotatoire du genou. Ann Kinésithér. 1976, 3 : 23-42.

DRAPE J-L, GODEFROY D, DUPONT A-M, CHEVROT A. Radioanatomy of the knee. J Radiol. 1999, 80(6) : 628-639.

DUBOS J-L, MESSINA M. Étude électromyographique du couple popliteus semimembranosus et incidences kinésithérapiques. Ann Kinésithér. 1996, 23(1) : 11-19.

EISNER WD, BODE SD, NYLAND J, CABORN DAN. Electromyographic timing analysis of forward and backward cycling. Med Sci Sports Exerc. 1999, 31(3) : 449-455.

ELFTMAN H. Knee action and locomotion. Bull Hosp Joint Dis. 1955, 16(2) : 103-110.

ESCAMILLA RF, FLEISIG GS, ZHENG N, LANDER JE, BARRENTINE SW, ANDREWS JR, BERGEMANN BW, MOORMAN CT 3rd. Effects of technique variations on knee biomechanics during the squat at press. Med Sci Sports Exerc. 2001, 33(9) :1552-1566.

ESCAMILLA RF. Knee biomechanics of the dynamic squat exercise. Med Sci Sports Exerc. 2001, 33(1) : 127-141.

ESNAULT M, VIEL E. Influence de l'innervation capsulaire sur la protection de l'intégrité articulaire. Ann Kinésithér. 1974, 4 : 111-118.

FARRELL KC, REISINGER KD, TILLMAN MD. Force and repetition in cycling : possible implication for iliotibial band friction syndrome. Knee. 2003, 10(1) : 103-109.

FICAT J-J. La biomécanique fémoro-patellaire pour comprendre la pathologie. Méd. Os et Articul. (QM). 1986, 2 : 7-12.

FISCHER L-P, GUYOT J, GONON G-P, CARRET J-P, COURCELLES P, DAHHAN P. The role of the muscles and ligaments in stabilization of the knee joint. Anatomica Clinica 1978, 1 : 43-54.

FLEMING BC, RENSTROM PA, OHLEN G, JOHNSON RJ, PEURA GD, BEYNNON BD, BADGER GJ. The gastrocnemius muscle is an antagonist of the anterior cruciate ligament. J Orthop Res. 2001, 19(6) : 1178-1184.

FLEMING P, LENEHAN B, O'ROURKE S, McHUGH P, KAAR K, McCABE JP. Strain on the human sciatic nerve in vivo during movement of the hip and knee. J Bone Joint Surg (Br). 2003 : 85(3) : 363-365.

GAUTHIER J-C. Étude mécanique en traction des ligaments du genou. Spécimens entiers et éprouvettes. Ann Kinésithér. 1984, 11(9) : 377-380.

GENIN P, WEILL G, JULLIARD R. The tibial slope. Proposal for a measurement method. J Radiol. 1993, 74(1) : 27-33.

GERDLE B, LARSSON B, KARLSSON S. Criterion validation of surface EMG variables as fatigue indicators using peak torque : a study of repetitive maximum isokinetic knee extensions. J Electromyo et Kinesio. 2000, 10 : 225-232.

GILLOT C. Variations et valvulations du système tronculaire fémoro-poplité. Phlébologie. 1991 ; 44 (3) ; 537-576.

GILLOT C. Les obstacles posturaux de la veine poplitée. Bull Soc Anat. 1992 ; 16 : 47-54.

GIROUD M, Interprétation biomécanique du genou. Kinésith. Scientif. 1995, 344 : 23-26.

GOUILLY P, JAYON B. Réflexion sur la prise en charge kinésithérapique des souffrances fémoro-patellaires. Kinésithérapie, les cahiers. 2001 : 67-72.

GOUILLY P, ROUSSE J.M., BERNEZ J.G., VION M. Place du muscle poplité dans la stabilité frontale du genou. Journée de Médecine Physique et de Rééducation. Expansion Scientifique Française. 1987 : 173-177.

GOUILLY P, ROUSSE J-M, VION M, BERNEZ J-G, GRANDPIERRE C. Le muscle poplité, sa fonction, incidence en rééducation. Kinésith. Scientif. 1988, 272 : 5-8.

GRAY JC. Neural and vascular anatomy of the menisci of the human knee. J Orthop Sports Phys Ther. 1999, 29 (1) : 23-30.

HEHNE HJ. Biomechanics of the patellofemoral joint and its Clinical Relevance. Clin Ortho and Related Res. 1990, 258 : 73-85.

HEIDERSCHEIT BC, HAMILL J, VAN EMMERICK RE. Q-angle influences on the variability of lower extremity coordination during running. Med Sci Sports Exerc. 1999, 31(9) : 1313-1319.

HILL PF, VEDI V, WILLIAMS A, IWAKI H, PINSKEROVA V, FREEMAN MA. Tibiofemoral movement 2 : the loades and unloaded living knee studied by MRI. J Bone Joint Surg (Br). 2000, 82(8) : 1196-1198.

HOLLISTER AM, JATANA S, SINGH AK, SULLIVAN WW, LUPICHUK A. The axes of rotation of the knee. Clin Orthop. 1993, 290 : 259-268.

HOLLMAN JH, DEUSINGER RH, VAN DILLEN LR, MATAVA MJ. Gender differences in surface rolling and gliding kinematics of the knee. Clin Orthop. 2003a, 413 : 208-221.

HOLLMAN JH, DEUSINGER RH, VAN DILLEN LR, MATAVA MJ. Knee joint movements in subjects without knee pathology and subjects with injured anterior cruciate ligaments. Phys Ther. 2002, 82(10) : 960-972.

HOLLMAN JH, DEUSINGER RH, VAN DILLEN LR, ZOU D, MINOR SD, MATAVA MJ. Tibiofemoral joint-surface motions in weightbearing and non-weight-bearing movement. J Sports Rehabil. 2003b, 12(2) : 143-161.

HOOPER DM, HILL H, DRECHSLER WL, MORRISSEY MC. Range of motion specificity resulting from closed and open kinetic chain resistance training after anterior cruciate ligament reconstruction. J Strenght Cond Res. 2002,16(3) : 409-415 .

HOPKINS JT, INGERSOLL CD, EDWARDS JE, CORDOVA ML. Changes is Soleus Motoneuron Pool Excitability after Artificial Knee Joint Effusion. Arch Phys Med Rehabil. 2000, 81 : 1199-1203.

HUNGERFORD DS. Management of extensor mechanism complications in total knee arthroplasty. Orthopedics. 1994, 17(9) : 843-854.

ISHIBASHI Y, OKAMURA Y, OTSUKA H, TSUDA E, TOH S. Lateral patellar retinaculum tension in patellar instability. Clin Orthop. 2002, 397 : 362-369.

ISHII Y, TERAJIMA K, KOGA Y, BECHTOLD JE. Screw home motion after total knee replacement. Clin Orthop. 1999, 358 : 181-187.

ISHII Y, TERAJIMA K, TERASHIMA S, KOGA Y. Three dimensional kinematics of the human knee with intracortical pin fixation. Clin Orthop. 1997, 343 : 144-150.

IWAKI H, PINSKEROVA V, FREEMAN MA. Tibiofemoral movement 1 : the shapes and relative movements of the femur and tibia in the unloaded cadaver knee. J Bone Joint Surg (Br). 2000, 82(8) : 1189-1195.

JENNY J-Y, RAPP E, KEHR P. La pente méniscale de l'extrémité proximale du tibia : comparaison avec la pente osseuse. Rev Chir Orthop. 1997, 83 : 435-438.

JULLIARD R, GENIN P, WEILL G, PALMKRANTZ P. The median functional slope of the tibia. principle. Technique of measurement. Value. Interest. Rev Chir Orthop Reparatrice Appar Mot. 1993, 79(8) : 625-634.

JULLIARD R, LEMPEREUR J-J, CHARVET J, GENIN P, WEIL G. Plastie du ligament croisé antérieur : appui d'emblée ou pas ? J. Traumatol. Sport. 1992, 9 : 94-97.

KAPANDJI IA. Physiologie articulaire. Membre inférieur (fascicule 2). 5e édition. Maloine, Paris, 1980.

KARLSON A, LANSHAMMAR H, PERSSON T. Estimation of the knee joint location using colour video. Int J Med Informatics. 1997, 45 : 163-174.

KARRHOLM J, BRANDSSON S, FREEMAN MA. Tibiofemoral movement 4 : changes of axial tibial rotation caused by forced rotation at the weight-bearing knee studied by RSA. J Bone Joint Surg (Br). 2000, 82(8) : 1201-1203.

KAUFER H. Mechanical function of the patella. J Bone Joint Surg (Am). 1971, 53(8) :1551-1560.

KAWAKAMI Y, SALE DG, MacDOUGALL JD, MOROZ JS. Bilateral deficit in plantar flexion : relation to the knee joint position, muscle activation, and reflex excitability. Eur J Appl Physiol Occup Physiol. 1998, 77(3) : 212-216.

KERKOUR K. Reconstruction du ligament croisé antérieur (LCA) : répercussions du choix du greffon sur la sensibilité proprioceptive du genou. Kinésithérapie, les annales. 2003, 13 : 19-24.

KERRIGAN DC, KARVOSKY ME, LELAS JL, RILEY PO. Men's shoes and knee joint torques to the development and progression of knee osteoarthritis. J Rheumatology. 2003, 30(3): 529-533.

KRUDWIG WK, WITZEL U, ULLRICH K. Posterolateral aspect and stability of the knee joint. II. Posterolateral instability and effect of isolated and combined posterolateral reconstruction on knee stability : a biomechanical study. Knee Surg Sports Traumatol Arthrosc. 2002, 10(2) : 91-95.

KWAK SD, AHMAD CS, GARDANER TR, GRELSAMER RP, HENRY JH, BLANKEVOORT L, ATHESIAN GA, MOW VC. Hamstrings and iliotibial band forces affect knee kinematics and contact. J Orthop Res. 2000, 18(1) :101-108.

LAFORTUNE MA, CAVANAGH PR, SOMMER HJ 3rd, KALENAK A. Foot inversion-eversion and knee kinematics during walking. J Orthop Res. 1994, 12(3) : 412-420.

LAFORTUNE MA, CAVANAGH PR, SOMMER HJ 3rd, KALENAK A. Three-dimensional kinematics of the human knee during walking. J Biomech. 1992, 25(4) : 347-357.

LAZENNEC JY, SAILLANT G. Quelques réflexions anatomiques sur le pivot central et les formations périphériques du genou. VIIIe Journée de Menucourt (France). 1995 : 1-6.

LE BLAY G, VAZ G. Contraintes mécaniques appliquées au fonctionnement du genou. Médecine physique et de réadaptation (La lettre). 1999 : 6-8.

LEE TQ, YANG BY, SANDUSKY MD, MCMAHON PJ. The effects of tibial rotation on the patellofemoral joint : assessment of the changes in in situ strain in the peripatellar strain and the patellofemoral contact pressures and areas. J Rehabil Res Dev. 2001, 38(5) : 463-469.

LENNOX IA, COBB AG, KNOWLES J, BENTLEY G. Knee function after patellectomy. A 12- to 48-year follow-up. J Bone Joint Surg (Br). 1994, 76(3) : 485-487.

LIEB FJ, PERRY J. Quadriceps function. An electromyographic study under isometric conditions. J Bone Joint Surg (Am). 1971, 53(4) : 749-758.

LIVINGSTON LA, MANDIGO JL. Bilateral Q angle asymetry and anterior knee pain syndrome. Clin Biomech (Bristol, Avon). 1999, 14(1) : 7-13.

LIVINGSTON LA. The quadriceps angle : a revue of the literature. J Orthop Sports Phys Ther. 1998, 28(2) : 105-109.

LUND-HANSSEN H, GANNON J, ENGEBRETSEN L, HOLEN KJ, ANDA S, VATTEN L. Intercondylar notch width and the risk for anterior cruciate ligament rupture. A case-control study in 46 female handball players. Acta Orthop Scand. 1994, 65 : 529-532.

MACWILLIAMS BA, WILSON DR, DESJARDINS JD, ROMERO J, CHAO EY. Hamstrings co-contraction reduces internal rotation, anterior translation, and anterior cruciate ligament load in weight-bearing flexion. J Orthop Res. 1999, 17(6) : 817-822.

MANAL K, McCLAY I, RICHARDS J, GALINAT B, STANHOPE S. Knee moment profiles during walking : errors due to soft tissue movement of the shank and the influence of the reference coordinate system. Gait and Posture. 2002, 15 : 10-17.

MANDRINO A. Anatomie et biomécanique de l'articulation fémoro-patellaire. Kinésithérapie scientifique. 2001, 411 : 5-8.

MANSAT Ch. Articulation du genou. Étude de la biomécanique ligamentaire. SMS (Royan), n° spécial « Biologie et sports ». 1999 : 18-21.

MAQUET P. Au sujet de « contributions à l'étude des contraintes patellaires ». Acta Orthopaedica Belgica, 1984, 50(6) : 729-740.

MAQUET P. Biomécanique du genou. Application à la pathogénie et au traitement de la gonarthrose. Springer-Verlag, Berlin, Heidelberg, New-York. 1977.

MAQUET P. Biomechanics of the knee and gonarthrosis. Rev Med Liege. 1969, 24(4) :170-195.

MAQUET PG, VAN DE BERG AJ, SIMONET J. Femorotibial weight-bearing areas. J Bone Joint Surg (Br). 1975, 57 : 766-771.

MATHESON JW, KERNOZEK TW, FATER DC, DAVIES GJ. Electromyographic activity and applied load during deated quadriceps exercises. Med Sci Sports Exerc. 2001, 33(10) : 1713-1725.

MATSUMOTO H, SEEDHOM BB, SUDA Y et al. Axis of tibial rotation and its change with flexion angle. Clin Orthop, 2000, 371: 178-182.

MILLER RK, MURRAY DW, GILL HS, O'CONNOR JJ, GOODFELLOW JW. In vitro patellofemoral joint force determined by a non-invasive technique. Clin Biomech (Bristol, Avon). 1997, 12(1) : 1-7.

MIZUMO Y, KUMAGAI M, MATTESSICH SM, ELIAS JJ, RAMRATTAN N, COSGERA AJ, CHAO EY. Q-angle influences tibiofemoral and patellofemoral kinematics. J Orthop Res. 2001, 19(5) : 834-840.

MOYEN B. Ligaments artificiels pour le remplacement du ligament croisé antérieur du genou. Cahiers d'enseignement de la SOFCOT. Conférences d'enseignement. 1988 : 149-178.

NAGURA T, DYRBY CO, ALEXANDER EJ, ANDRIACCHI TP. Mechanical loads at the knee joint during deep flexion. J Orthop Res. 2002, 20(4) : 881-886. Chap_06_vrac_BIOMECANIQUE Page 204 Lundi, 2. octobre 2006 9:49 09

NAKAGAWA S, KADOYA Y, TODO S, KOBAYASHI A, SAKAMOTO H, FREEMAN MA, YAMANO Y. Tibiofemoral movement 3 : full flexion in the living knee studied by MRI. J Bone Joint Surg (Br). 2000, 82(8) : 1199-2000.

NENE A, MAYAGOITIA R, VELTINK P. Assessment of rectus femoris function during initial swing phase. Gait Posteure. 1999, 9(1) : 1-9.

NESTER C. The relationship between transverse plane leg rotation and transverse plane motion at the knee and hip during normal walking. Gait and Posture. 2000, 12 : 251-256.

NIRASCOU M. Étude de la puissance maximale isokinétique des muscles rotateurs internes et externes du genou. Ann Kinésithér. 1983, 10(10) : 361-366.

NORDIN M, FRANKEL V H. Basic Biomecanics of the Musculoskeletal System. (3rd edition), Lippincott Williams and Wilkins, Baltimore (USA), 2001.

PATURET G. Traité d'anatomie humaine. Membres supérieur et inférieur (tome 2). Masson, Paris, 1951.

PAUL JP, McGROUTHER DA. Forces transmitted at the hip and knee joint of normal and disabled persons during a range of activities. Acta Orthopaedica Belgica. 1975, 41(1) : 78-88.

PAUL JP. Strength requirements for internal and external prosthese. J Biomech. 1999, 32 : 381-393.

PEARCY MJ, CHENG PL. Three-dimensional clinical measurement of bilateral hip and knee rotations. Australian Phys Eng Sci Med. 2000, 23(3) : 114-118.

PÉNINOU G, STEINER B, JULIEN F. Réponse des vastes du quadriceps à l'exercice kinésithérapique. Ann Kinésithér. 1990, 17(4) : 171-177.

PÉNINOU G. Contribution à l'optimisation de l'activité fonctionnelle des muscles du membre inférieur en rééducation. Thèse de Doctorat es-Sciences. Paris, ENSAM, 1993.

PENNOCK GR, CLARK KJ. An anatomy-based coordinate system for the description of the kinematic displacements in the human knee. J Biomech. 1990, 23(12) : 1209-1218.

PERRY J, BURNFIELD JM, GRONLEY JK, MULROY SJ. Toe walking : muscular demands at the ankle and knee. Arch Phys Med Rehabil. 2003, 84(1) : 7-16.

PEYRONNET R. Variation de l'intensité et du temps de contraction sur enregistrements EMG du vaste interne et vaste externe. Ann Kinésithér. 1986, 13(6) : 313-320.

PIAZZA SJ, CAVANAGH PR. Measurement of the screw-home motion of the knee is sensitive to errors in axis alignment. J Biomech. 2000, 33(8) : 1029-1034.

PILLU M. Les rotations du genou pendant la marche. 10e Congrès Société Française de Podologie. Paris. 2002.

PLAS F. Mobilisation spécifique du genou. Ann Kinésithér. 1983, 10(9) : 317-319.

PONZO F, LECLERC J-L, RACHET O. La résistance en tubérosité tibiale, oui mais… Ann Kinésithér. 1992, 19(4) : 209-213.

PORTERO P. Influence de la position de la hanche sur l'activité isocinétique maximale des muscles polyarticulaires sagittaux de la cuisse. Ann Kinésithér. 1985, 12(4) : 137-144.

POUMARAT G, DABONNEVILLE M, CHANDEZON R, RODDIER P. Les squats : forces induites sur l'articulation du genou. Cinésiologie. 1988, XXVII : 313-319.

POWERS CM. Patellar Kinematics, Part 1 : The Influence of Vastus Muscle Activity in Subjects with and without Patellofemoral Pain. Phys Ther. 2000a, 80(10) : 956-964.

POWERS CM. Patellar Kinematics, Part 2 : The Influence of the Trochlear Groove in Subjects with and without Patellofemoral Pain. Phys Ther. 2000b, 80(10) : 965-973.

QUINN TP, MOTE CD. A six-degree-of-freedom acoustic transducer for rotation and translation measurements across the knee. J Biomech Eng. 1990, 112 : 371-377.

RACHET O, QUELARD B, CHAMBAT P, DUBERNARD F. Rééducation après plastie du ligament postérieur. Principes généraux et conduite à tenir au cours des 4 premiers mois post-opératoires. Ann Kinésithér. 1995, 22(7) : 323-332.

ROACH KE, MILES TP. Normal Hip and Knee Active Range of Motion : The relationship to Age. Phys Therapy. 1991, 71(9) : 656-665.

ROWE PJ, MYLES CM, WALKER C, NUTTON R. Knee joint kinematics in gait and other functional activities measured using flexible electrogoniometry : how much knee motion is sufficient for normal daily life? Gait and Posture. 2000, 12 : 143-155.

RUDY TW, SAKANE M, DEBSKI RE, WOO SLY. The effect of the point of application of anterior tibial loads on human knee kinematics. J Biomech. 2000, 33 : 1147-1152.

SALEM GJ, POWERS CM. Patellofemoral joint kinetics during sqatting in collegiate women athletes. Clin Biomech (Bristol, Avon). 2001, 16(5) : 424-430.

SALSICH GB, BRECHTER JH, POWERS CM. Lower extremity kinetics during stair ambulation in patients with and without patellofemoral pain. Clin Biomech (Bristol, Avon). 2001, 16(10) : 906-912.

SAMUEL J, PÉNINOU G, VANEUVILLE E, POREAUX M-F. Objectivation des amplitudes rotatoires du tibia sur le fémur (genou en chaîne ouverte). Ann Kinésithér. 1983, 10(10) : 355-359.

SANFRIDSSON J, RYD L, SVAHN G, FRIDEN T, JONSSON K. Radiographic measurement of femorotibial rotation in weight bearing. The influence of flexion and extension in the knee of extensor mechanism and angles of the lower extremity in a healthy population. Acta Radiol. 2001, 42(2) :207-217.

SCHEIDECKER P, GALLOU JJ. Rotation active du genou en appui monopodal. Ann Kinésithér. 1982, 9 : 461-467.

SEGAL P, JACOB M. Le genou. Anatomie, cinématique, séméiologie, pathologie, diagnostic et traumatologie sportive. Maloine, Paris. 1983.

STAUBLI HU, JAKOB RP. Anterior knee motion analysis. Am J Sports Med. 1991, 19(2) : 172-177.

STEVENS JE, BINDER-MACLEOD S, SNYDER-MACKLER L. Characterization of the human quadriceps muscle in active elders. Arch Phys Med Rehabil. 2001, 82 : 973-978.

TARDIEU Ch. L'articulation du genou. Analyse morpho-fonctionnelle chez les primates. Application aux hominidés fossiles. CNRS, Paris, 1983.

TORDEURS J-P, DELFOSSE G, MALDAGUE F, MAQUET Ph, COYETTE F. Le vaste interne : ce muscle peu connu. Journée de Médecine Physique et de Rééducation. 1980.

TOWNSEND PR, ROSE RM, RADIN EL, RAUX P. The biomechanics of the human patella and its implication for chondromalacia. J Biomech. 1977, 10(7) : 403-407.

TRAVELL JG, SIMONS G. Douleurs et troubles fonctionnels myofasciaux. Tome 2 membre inférieur. Haug, Bruxelles, 1993.

ULLRICH K, KRUDWIG WK, WITZEL U. Posterolateral aspect and stability of the knee joint. I. Anatomy and function of the popliteus muscle-tendon unit : an anatomical and biomechanical study. Knee Surg Sports Traulatol Arthrosc. 2002, 10(2) : 86-90.

VAN ROY P, WOLTRING H, HEBBELINCK M, OSTEAUX M, VERBRUGGEN L. Le verrouillage du genou. Kinésithérapie scientifique. 1990, 296 : 5-13.

VANNEUVILLE G, GUILLOT M, BENEDIT M, ESACANDE G. The capsulo-synovial folds of the intercondylar fossa of the fuman knee. Bull Assoc Anat (Nancy).1994, 78(240) : 15-17.

VIEL E, BAYLART C, PIERRON G, SABOURIN F. Biomécanique théorique et appliquée du fonctionnement de l'articulation fémoro-patellaire, applications à la kinésithérapie. Médecine du Sport. 1998, 72(4) : 152-155.

VIEL E, Importance de l'intégrité des fléchisseurs internes et externes sur la stabilité du genou. Ann Kinésithér. 1974, 1 : 133-141.

VIEL E. Biomécanique théorique et appliquée du fonctionnement de la rotule : fonction d'amortissement et fonction de stabilité. In VIIe Journées de Menucourt. 1993 : 1-7.

VIEL E. Contraintes statiques et dynamiques s'exerçant sur le genou en charge. Ann Kinésithér. 1991a, 18(9) : 455-458.

VIEL E. Rééducation du genou du sportif. Ann Kinésithér. 1991b,18(10) : 509-512.

WALLACE DA, SALEM GJ, SALINAS R, POWERS CM. Patellofemoral joint kinetics while squatting with and without external load. J Orthop Sports Phys Ther. 2002, 32(4) : 141-148.

WESBECKER J-P, BENAZET J-P, SAILLANT G, ROY-CAMILLE R. Cahier des charges mécaniques du ligament croisé antérieur du genou. SOFCOT, 62e réunion annuelle. 1988 : 187-188.

WINTER DA. Anthropometry. In Biomechanics and Motor Control of Human Movement. John Wiley and Sons Inc. New York. 1994 : 51-73.

WITWOËT J. Les instabilités chroniques du genou. Rev. Prat. (Paris). 1989, 39(28) : 2507-2518. Chap_06_vrac_BIOMECANIQUE Page 206 Lundi, 2. octobre 2006 9:49 09

Tornozelo   7

BASE DE REFLEXÃO

Localização

O tornozelo é uma articulação intermediária entre o segmento tibial e o pé. Denominamos dessa forma a região do peito do pé que engloba a talocrural e a tibiofibular distal. O limite superior é a zona maleolar, a inferior é o tarso posterior e o superior. Este último limite é representado pelo tálus, ainda que certos elementos ultrapassem a interlinha subtalar (Fig. 7.1).

Características

- É a última zona de **mobilidade localizada** e unidirecional, na parte inferior as mobilidades são diversificadas de maneira conjunta sobre múltiplas interlinhas.
- O tornozelo associa anatomicamente as articulações **talocrural** e **tibiofibular distal**. Tem uma relação funcional com a tibiofibular proximal (Ebraheim et al., 1997) e as articulações talocalcânea e transversa do tarso, principalmente medial (Fig. 7.2).
- É uma zona de **mudança de eixo** (é a última zona que tem relação com o segmento vertical do membro inferior).
- O tornozelo faz funcionalmente parte do **cardã** do retropé totalizando os três graus de liberdade do espaço (Fig.7.3) (Leardini, 2001).

Papel funcional

O tornozelo tem dupla função:
- Papel de **dobradiça** entre o pé e a perna.
- Papel de **distribuição das tensões** transmitidas para o antepé e o retropé.[1]

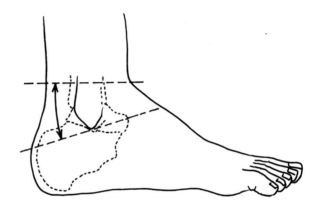

Figura 7.1 Localização do tornozelo, entre perna e pé.

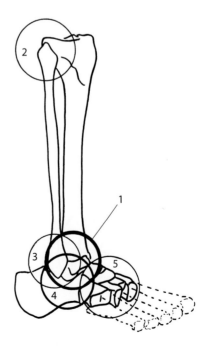

Figura 7.2 Relações funcionais da talocrural: talocrural (1), tibiofibular proximal (2), tibiofibular distal (3), subtalar (4), transverso do tarso (5).

---

[1] Um bom funcionamento do tornozelo é indispensável para o joelho (Croce et al., 2000).

208 Parte II | Membro inferior

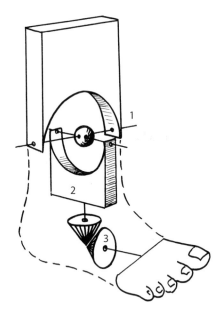

Figura 7.3 Complexo funcional do retropé com três graus de liberdade: flexão-extensão (1), abdução-adução (2), rotações axiais (pronossupinação) (3).

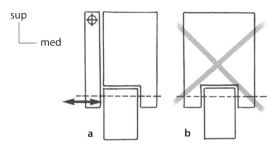

Figura 7.4 Modelo mecânico talocrural: pinça (afastamento-aproximação) (a), encaixe (modelo incorreto) (b).

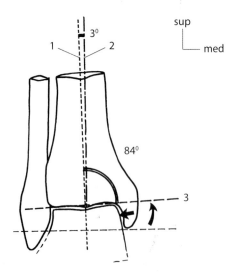

Figura 7.5 Obliquidade do esqueleto tibial (1) de 3º em relação à vertical (2), e da superfície inferior da tíbia (3) de 84º em relação ao eixo tibial. Por isso, o maléolo medial forma um calço de contenção fixando-se contra o tálus.

Frequência de patologias

Traumatologia

Os acidentes de tornozelo são frequentes: sejam os pequenos traumatismos como o entorse de tornozelo (o mais comum dos entorses),[2] sejam os mais graves como fraturas maleolares ou bimaleolares, luxações do tálus, a até mesmo fratura do pilão tibial ou do tálus.

Reumatologia

Com frequência, são as sequelas artróticas da traumatologia ou, mais raramente, a artrose relacionada ao desgaste resultante da carga do corpo.

Neurologia

Os problemas se dividem em:
- Lesões **periféricas**, representadas sobretudo, pelo pé caído (paralisia dos extensores, provocando uma **estepagem** do passo).
- Lesões **centrais**, seja em período flácido, seja em período espástico (provocando um varo equino que causa uma marcha **ceifante**).

Ortopedia

São principalmente os problemas de ortopedia infantil relativos ao pé, como o pé torto equinovaro (PTEV).

NOÇÕES ANATÔMICAS

No plano morfológico

O tornozelo corresponde à região estreita do "peito do pé".[3] O osso é subcutâneo nos lados e os tendões o são na frente e atrás. Ele foi, erroneamente, comparado a um encaixe, mas é, no entanto, uma **pinça** (Pol Le Coeur, 1938) (Fig. 7.4).

No plano ósseo

Tíbia

A extremidade inferior desse osso medial apresenta algumas características:
- Ela prolonga o eixo tibial, que é oblíquo cerca de 3º embaixo e na parte de dentro, em relação à vertical (Fig. 7.5).
- A tíbia sofre uma **torção tibial** lateral (TTL) de cerca de **20º a 30º** (no adulto), que se traduz por uma obliquidade bimaleolar do lado de fora e atrás.
- O **maléolo medial**, com altura de 1 cm, possui uma superfície articular de cerca de 2 cm² (Fig. 7.6). Ele é mais alto e mais anterior do que o maléolo lateral e forma um **calço antidesvio** (coxim) sobre o tálus (Fig. 7.5).

---

2 Um estudo (Laurens, 1994) mostra que 15% dos acidentes esportivos envolvem o tornozelo e que 75% deles são entorses.
3 Isto é, uma zona cervical, circular (não confundir com a ponta do pé).

- A borda superior, chamada de **terceiro maléolo de Destot**, desce mais baixo do que a anterior (Fig. 7.6).
- Sua face lateral é ocupada pelo **campo fibular**, sem cartilagem, limitado por dois tubérculos: anterior e posterior (Fig. 7.6).
- Uma **superfície inferior** de cerca de 10 cm², com um grande eixo oblíquo no lado de fora, atrás e ligeiramente embaixo (cerca de 85° em relação à horizontal) (Fig. 7.5), com uma crista macia perpendicular ao grande eixo, isto é, oblíqua na frente e do lado de fora (Ray et al., 1994) (Fig. 7.7). Ela é côncava de frente para trás, e desenvolve um arco de cerca de 70°.

Fíbula

A epífise superior intervém indiretamente, em razão da participação da tibiofibular proximal na fisiomecânica do tornozelo. Sua interlinha é de inclinação variável: em 38% dos casos, mais próxima da horizontal, e em 62%, mais próxima da vertical (Lazennec e Besnéhard, 1933). A epífise inferior forma o **maléolo lateral**, que é mais baixo e mais posterior do que o medial. Sua face medial tem uma relação articular em dois níveis (Fig. 7.8).

- Sua metade superior forma o **campo tibial**, sem cartilagem.
- Sua metade inferior é articulada com o tálus. Ela é levemente **convexa** verticalmente (sobretudo embaixo, o que permite tensões de apoio sobre o tálus) e muito levemente da frente para trás. Sua superfície articular ocupa cerca de 2 cm².

Tálus

É o osso do tarso posterior e superior. Ele dá início à parte posterior do pé ou pé talar e apresenta algumas características (Dolto, 1976) (ver Cap. 8).
- É robusto, **denso** (incidência na transmissão das tensões) e **mal vascularizado** (incidência na consolidação das fraturas) por causa de seu engaste na pinça maleolar (ramos arteriais dos tibiais anterior e posterior).
- 2/3 de sua superfície são ocupados por **superfícies articulares**.
- Ele não comporta **nenhuma inserção muscular**.
- Está preso entre os dois maléolos da **pinça tibiofibular**.
- A face superior do corpo, que responde ao pilão tibial, é fortemente convexa anteroposteriormente, ela desenvolve um arco que vai de **140° a 150°** (Fig. 7.9). Sua borda anterior é **mais larga** do que a posterior cerca de 5 mm. Sua borda medial é anteroposterior, e a lateral é oblíqua na frente e na parte de dentro. Sua garganta é pouco acentuada, levemente oblíqua na frente e no lado de fora.
- A face maleolar medial do corpo, reduzida, é plana.
- A face maleolar lateral do corpo (Fig. 7.9), triangular, tem seu topo inferior ejetado para fora (incidência sobre a transmissão das tensões), ela responde ao maléolo lateral. As extremidades de sua borda superior são **bisotadas**, estando em contato com os ligamentos tibiofibulares inferiores durante os movimentos de flexões dorsal e plantar (ver Fig. 7.15).

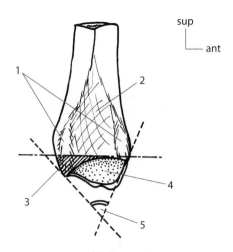

Figura 7.6 Extremidade inferior da tíbia: tubérculos anterior e posterior da face lateral (1), campo fibular (2), terceiro maléolo (Destot) (3), superfície maleolar medial (4), arco de 70° a 75° (5).

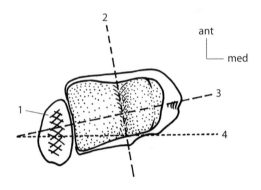

Figura 7.7 Superfície inferior do pilão tibial: maléolo lateral (1), crista anteroposterior (2), eixo bimaleolar (3), plano frontal (4).

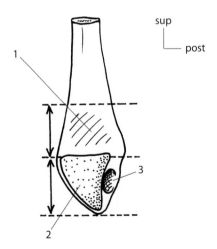

Figura 7.8 Extremidade inferior da fíbula: campo tibial (sem cartilagem) (1), superfície para o tálus (cartilagem) (2), fossa maleolar (LCL posterior) (3).

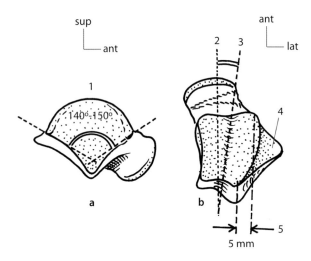

Figura 7.9 Tálus, vista lateral (a) e superior (b): arco de 140°-150° (1), plano sagital (2), eixo da garganta talar (3), desvio da superfície lateral (4), bordo anterior mais largo de 5 mm (5).

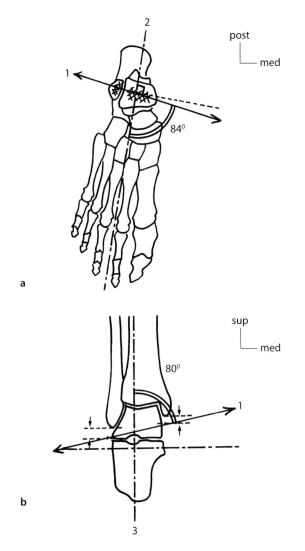

Figura 7.10 Posição do eixo bimaleolar (1). (a) No plano horizontal do corpo: 84° na frente e dentro em relação ao eixo mecânico do pé (2). (b) No plano frontal: 80° no alto e dentro em relação à vertical (3).

- Os dois processos da face posterior do corpo enquadram o tendão do flexor longo do hálux (Fig. 7.9).
- Durante a flexão dorsal máxima, a crista transversal do colo (inserção da cápsula) acaba **encostando**.

Relação dos ossos

Ela se traduz por eixos, essencialmente radiológicos:
- *Eixo bimaleolar no plano horizontal*: oblíquo do lado de fora e atrás, formando um ângulo de **84°** (aberto na frente e dentro) em relação ao eixo mecânico do pé (passando entre o segundo e o terceiro raio) (Fig. 7.10 a).
- *Eixo bimaleolar no plano frontal*: oblíquo do lado de fora e embaixo, formando um ângulo de **80°** (aberto no alto e no lado de dentro) em relação com o eixo vertical (Fig. 7.10 b).
- *Eixo da polia do tálus*: oblíquo na parte da frente e ligeiramente no lado de fora, de um valor médio de 15° em relação ao eixo do pé (Castaing e Delplace, 1960).

No plano articular

O tornozelo agrupa duas articulações: a tibiofibular distal e a talocrural.

Tibiofibular distal

É uma **sindesmose**, portanto sem cartilagem hialina, formada pelos dois ossos com interposição de tecido fibroso interósseo e uma prega capsular da articulação talocrural (Fig. 7.11). Ela tem relação funcional com a tibiofibular proximal (ver Fig. 7.56). A conformação desta (Lazennec e Besnéhard, 1993) tem uma incidência sobre a capacidade de sustentação do osso fibular e sobre suas capacidades em mobilidade.

Talocrural

É um **gínglimo** que associa as superfícies articulares de três ossos. Sua particularidade é ter geometria variável (largura maior em flexão dorsal). As superfícies são concordantes, mas não congruentes[4] (Huch, 2001).

No plano cápsulo-ligamentar

Cápsula e sinovial

A cápsula talocrural é frouxa anteroposteriormente, com **dois fundos de bolsas**, anterior e posterior, que são tensionados por dois feixes fibrosos oriundos dos músculos extensores, na parte da frente, e retromaleolares mediais na parte de trás (Fig. 7.12). Ela forma também **um recesso** que se invagina na pinça tibiofibular. A sinovial forra a face profunda da cápsula.

---

4 Existem algumas malformações, como a conformação em cúpula (tibiofibular) e domo (tálus) que transformam a pinça em esferoidea (Gonzales-Casanova et al., 1996); esta característica, chamada *ball and socket ankle* pelos autores de língua inglesa, parece existir sobretudo em caso de sinosteoses társicas, o que preservaria assim a função de eversão-inversão (mas as teorias congênita, adaptativa, atávica, são algumas pistas de pesquisa).

Uma observação deve ser feita em relação à **inervação capsular** (Mentzel et al., 1999). Esta corresponde à inervação motriz dos músculos que cruzam a porção de cápsula em questão, a parte lateral, no entanto pede uma observação (Fig. 7.13):
- *Na parte da frente*: cápsula e músculos são inervados pelo nervo fibular profundo.
- *Na parte de trás*: cápsula e músculos são inervados pelo nervo tibial.
- *Na parte de dentro*: cápsula e músculos são inervados pelo nervo fibular profundo.
- *Na parte de fora*: ou cápsulas e músculos são inervados pelo nervo fibular superficial, ou os músculos são inervados por esse nervo e a cápsula por um nervo puramente sensitivo:[5] o nervo sural (20% dos casos).

Ligamentos

Eles são colaterais, medial e lateral, cada um possui fibras monoarticulares e outras biarticulares (portanto ultrapassando a subtalar, e até mesmo o transverso do tarso medial) (Fig. 7.14).

Ligamentos tibiofibulares inferiores

Eles são oblíquos em baixo e do lado de fora (Fig. 7.15). Permitindo assim os movimentos de afastamento-ascensão da fíbula ao longo da flexão dorsal talocrural. O posterior é largo e se estende até o maléolo medial.

Ligamento colateral medial

É o mais resistente,[6] e se reparte em dois planos (Fig. 7.16 a): um profundo, monoarticular (tibiotalar), com um feixe anterior e um posterior, um superficial em um único plano, biarticular e em leque (tibiocalcaneonavicular, dito deltoide) (Boss e Hintermann, 2002).

Ligamento colateral lateral

Ele é composto de três feixes (Fig. 7.16 b): o anterior, monoarticular (talofibular), é chamado "ligamento do entorse", pois é na maioria das vezes o mais envolvido (Kumai et al., 2002); o médio é biarticular (calcaneofibular), e o posterior, monoarticular (igualmente talofibular), está situado dentro do maléolo (Funk et al., 2000).

Ligamentos a distância

Trata-se principalmente da membrana interóssea e dos retináculos.

Membrana interóssea (MIO)

Ela se associa à tíbia e à fíbula. Suas fibras são oblíquas embaixo e na parte de dentro, como os ligamentos tibiofibulares inferiores.

---

5   O que permite forjar a hipótese de que, por outro lado, algumas pessoas talvez tenham uma propensão maior às entorses de tornozelo, à frouxidão e ao contexto psicomotor iguais (i. e., unicamente por causa da diferença da inervação).
6   Nos traumatismo em valgo do tornozelo, o ligamento resiste com frequência e arranca a ponta maleolar.

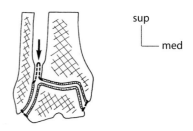

Figura 7.11 Recesso capsular tibiofibular distal (seta).

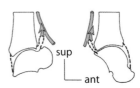

Figura 7.12 Fundos de cápsula e elementos tensores: fundos de cápsula anteriores e extensores do pé, fundos de cápsula posteriores e retromaleolares mediais.

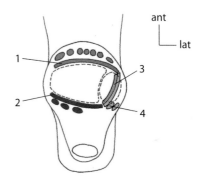

Figura 7.13 Inervação capsular e motriz. Anterior: nervo fibular profundo (extensores do pé) (1); atrás: nervo tibial (retromaleolares mediais) (2); lateral: nervo sural (3) ou nervo fibular superficial (retromaleolares laterais) (4).

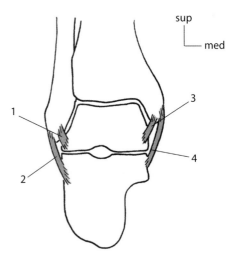

Figura 7.14 Os ligamentos colaterais do tornozelo são mono ou biarticulares: parte talofibular do LCL (1), parte calcaneofibular do LCL (2), parte tibiotalar do LCM (3), parte talocalcânea do LCM (4).

212 Parte II | Membro inferior

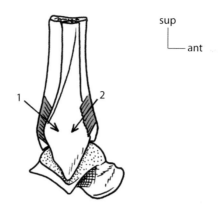

Figura 7.15 Obliquidade embaixo e fora dos ligamentos tibiofibulares inferiores posterior (1) e anterior (2).

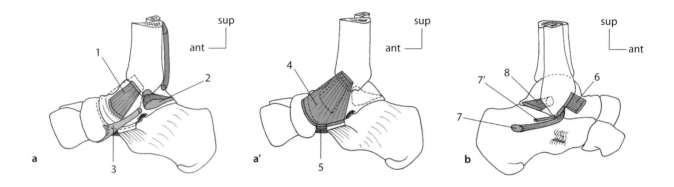

Figura 7.16 Plano frontal e superficial do LCM do tornozelo (a, a'): parte tibiotalar anterior (1), parte tibiotalar posterior (2), tendão do tibial posterior (3), feixe superficial ou deltoide (4), ligamento calcaneonavicular plantar (5). LCL do tornozelo (b): ligamento talofibular anterior (6), feixe médio e ligamento acessório desse feixe (7 e 7'), ligamento talofibular posterior (8).

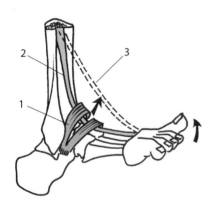

Figura 7.17 Papel do RME (1): conservação do comprimento útil dos tendões extensores. Aqui o do extensor longo do hálux: RME no lugar (2), e sem RME (3).

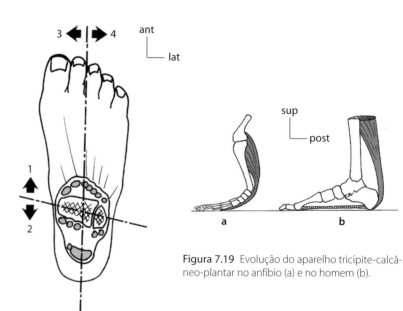

Figura 7.19 Evolução do aparelho tricípite-calcâneo-plantar no anfíbio (a) e no homem (b).

Figura 7.18 Repartição periarticular dos tendões do tornozelo: os anteriores são flexores dorsais (1), os posteriores são flexores plantares (2). Para o resto do pé, os mediais são adutores (3), os laterais são abdutores (4).

Retináculos

Retináculo dos músculos extensores dos dedos (RME)

É o mais importante. Em forma de Y deitado, com abertura medial, seu feixe superior é chamado "**frondiforme**", pois forma folhagens para a passagem dos tendões, impedindo-os de deslizar para os lados durante movimentos oblíquos do pé. Ele cola os tendões contra o plano osteoarticular, impedindo que se desviem no movimento de extensão ativa dos dedos e conservando-lhes assim seu comprimento útil (Fig. 7.17).

Retináculo dos músculos flexores (RMF)

Ele fecha o canal társico na parte de dentro.

Retináculo dos músculos fibulares (RMFi)

Ele se subdivide em dois feixes, superior e inferior, que auxiliam esses tendões no nível de sua dupla reflexão: a primeira na ponta maleolar, a segunda no nível da tróclea fibular.

No plano muscular

Os músculos em questão provêm do segmento tibial e são chamados **extrínsecos**[7] do pé. Podemos dividi-los em função de sua repartição em torno do tornozelo, o que determina quatro quadrantes, dos quais apenas dois envolvem a flexão-extensão (ou flexões dorsal e plantar) do tornozelo (Fig. 7.18), o que retoma o esquema chamado de **Ombredanne** (Fukunaga et al., 1996). Podemos também dissociá-los em dois grupos: os músculos próprios do tornozelo e os músculos dos dedos.

Músculos próprios do tornozelo

São os que regem apenas o retropé e não os dedos.

Na parte da frente

São o **tibial anterior** e o **fibular terceiro**.[8] O primeiro dos dois se distingue pelo tamanho e sua potência: é o músculo que controla a inclinação do esqueleto tibial para a frente, diante do peso do corpo, nos movimentos de aproximação do solo (sentar-se, agachar-se) (Aboustait e Péninou, 1998) – isto é, aquele que abaixa o calcâneo (Pierron, 1992). Essa força é bem superior àquela utilizada na marcha (Pierron, 1982).

Na parte de trás

O tendão do calcâneo do tríceps sural, um dos maiores do corpo humano (15 cm de comprimento, por 15 mm de largura e 8 mm de espessura), trabalha em cadeia em série com os músculos plantares (sobretudo o flexor curto dos dedos), realizando o que se chama o **aparelho trícipite-calcâneo-plantar**, que existe sob essa forma no anfíbio (Fig. 7.19). A constituição do tríceps sural exige algumas observações em relação ao papel estático e em resistência desse músculo (Wank et al., 1998).

- Em carga, o tríceps sural **não constitui um braço de alavanca inter-resistente mas interfixa**. Com efeito, a força empregada pelo tríceps sural aumenta o apoio da tíbia sobre o tálus e só pode exercer uma ação sobre a perna para trás. Fine (1987) escreve: "Para fazer com que o corpo se desloque para a frente, existem múltiplas possibilidades das quais não faz parte a ação isolada do tríceps sural". Ele compara a ação do músculo à de um jardineiro em pé sobre um carrinho de mão (Fig. 7.20) que tentaria levantá-lo apenas utilizando a tração sobre o braço de alavanca do carrinho. Em contrapartida, se

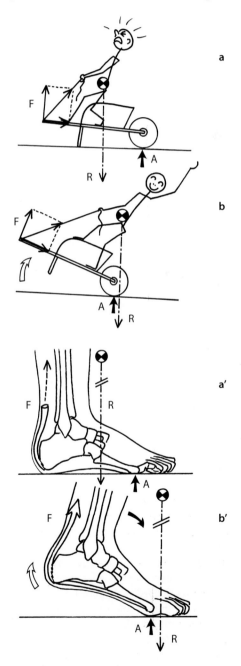

Figura 7.20 A ação do tríceps sural não pode se efetuar em alavanca inter-resistente (a e a'), mas em alavanca interfixa (b e b'). F: força, R: resistência, A: apoio.

---

[7] Por oposição aos músculos intrínsecos, cujo conjunto das inserções e dos trajetos estão contidos no pé.

[8] Esse músculo é inconstante, o que não quer dizer nada. Ao contrário, uma grande maioria de indivíduos tem, quase 90% (Poirier, 1901; Coquerel, 1992) a 95% (pierron, 1992).

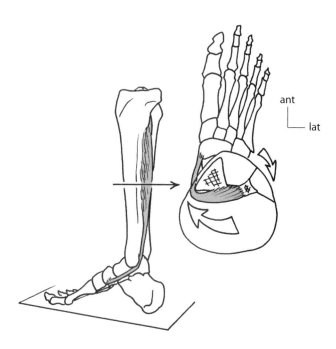

Figura 7.21 Ação do tibial posterior, em cadeia fechada: rotação lateral da perna (no joelho, se este estiver flexionado, ou no quadril, se o joelho estiver em retidão).

o indivíduo se levanta no prumo da roda, um mínimo desequilíbrio suplementar permite-lhe então erguer os pés do carrinho, mas prestando muita atenção, pois o desequilíbrio o fará se levantar imediatamente para além da roda. Apesar disso, muitos autores continuam considerando, de forma errônea, a ação do tríceps sural sobre o tornozelo como a de um braço de alavanca inter-resistente (ver Fig. 1.18 c).
• O conjunto do músculo é **multipenado**, o que o transforma em um elemento de potência considerável.
• O conjunto é extremamente rico em tecido **não contrátil**, conjuntivo representado pelas lâminas tendíneas, as aponeuroses intramusculares, as paredes conjuntivas que separam os diferentes feixes. O que confere ao músculo uma forte resistência passiva em face às solicitações repetidas (Sinkjaer et al., 1992). Essa rigidez elástica protegeria o tríceps sural dos alongamentos intempestivos (Vandervoort e Hayes, 1989; Adèle, 1992).
• O gastrocnêmio possui fibras musculares que se lançam com uma **angulação de 30°** (na parte superior) a 20° (na parte inferior) sobre a lâmina tendínea de terminação (Binzoni et al., 2001).
• A situação biarticular do gastrocnêmio religa as atividades do tornozelo às do joelho, e faz dele um músculo de **reforço do sóleo** (Orchard et al., 2002).
• A cabeça profunda, o sóleo, possui fibras musculares que se lançam com uma **angulação de 30°** sobre sua lâmina terminal (Huijing, 1985).
• O sóleo, monoarticular, garantiria a **potência** de base (completada pelo gastrocnêmio, se necessário). Sua eficácia máxima se situa entre 4° e 15° de flexão plantar (Adèle, 1992; Neptune et al., 2001; Rosager et al., 2002).
• A **riqueza vascular** do tríceps sural, principalmente da cabeça medial do gastrocnêmio, faz dele um reservatório dinâmico ligado aos esforços em pliometria do membro inferior[9] (Evans et al., 1983; Kirsch e Kearney, 1997; McNair et al., 2002).

Do lado de fora

Os músculos **fibulares curto e longo** protegem o ligamento colateral lateral. Existe às vezes um "quarto fibular", presente em 13 (Hecker, 1923) a 21,7% (Sobel et al., 1990) dos casos.[10]

Na parte de dentro

No pé, o **tibial posterior**, retromaleolar, possui uma ação subjacente de inversor puro (ver Cap. 8). Quando se integra o retropé, esse músculo empurra o maléolo medial para a frente, realizando um movimento complexo que comporta uma rotação lateral do segmento tibial, quando o joelho está flexionado (Fig. 7.21), e participando da rotação lateral do quadril, quando o joelho está tensionado (Samuel, 1982; Kawamoto et al., 2002).

Os músculos retromaleolares têm um papel **antigravitacional**. Este fato deve ser ressaltado, pois, habitualmente, os músculos têm um papel de coaptação. Aqui, por causa da reflexão dos tendões para baixo e para a frente, aparece uma resultante de apoio maleolar orientada para a frente e para cima, que por sua vez se decompõe em um componente vertical (sustentador) e um componente horizontal (Fig. 7.22).

Como o tálus não comporta nenhuma inserção muscular, todos os tendões formam um "**sistema marionete**" periarticular, muito adaptado à gestão espacial do retropé (Fig. 7.23).

Músculos dos dedos

São os músculos extrínsecos do pé, destinados aos dedos e que regem indiretamente o retropé. Podemos citar:
• *Os extensores dos dedos e do hálux* (ou extensores do pé), situados na parte da frente.
• *Os flexores dos dedos e do hálux*, situados no interior. O flexor longo do hálux é especial: é o músculo mais lateral na perna, que se torna o mais medial no pé. Seu trajeto, fortemente oblíquo, lhe confere um papel crucial na estabilidade da pinça tibiofibular. Além disso, é calçado atrás do tálus (reflexão), calçado sob o sustentáculo, e entre as duas cabeças do flexor curto do hálux e entre os dois sesamoides. Por isso, é chamado "**músculo da bailarina**" (ver Cap. 8). Deve-se observar que o flexor longo dos dedos tem uma ação associada ao do hálux (uma faixa tendínea de ligação), ao quadrado plantar e aos lumbricais.

---

9 Os músculos posteriores do tornozelo desempenham um papel maior no retorno venoso (Sochart et al., 1999).
10 Sua presença pareceria coincidir com uma tróclea fibular proeminente, seu papel reforçaria o equilíbrio do tornozelo, mas sua hipertrofia favoreceria as tenossinovites.

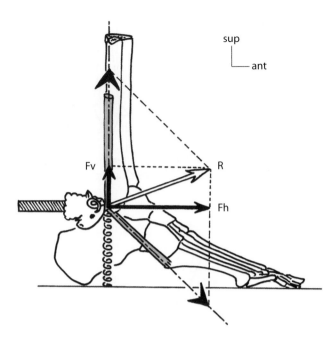

Figura 7.22 Decomposição da ação dos músculos retromaleolares (aqui o fibular curto): a resultante R se divide em uma força vertical Fv, de sustentação, e uma horizontal Fh, de propulsão.

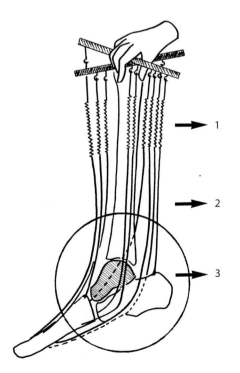

Figura 7.23 Sistema "marionete". Os ventres musculares extrínsecos estão na perna (1); o entorno periarticular dos tendões (2) controla o retropé.

MOBILIDADES

A talocrural só é móvel sagitalmente. Em contrapartida, associa-se ao complexo do retropé no plano funcional.

Mobilidades analíticas

Flexão (flexão dorsal)

Definição

É o movimento no qual a face dorsal do pé se aproxima da face anterior da perna.

Plano

O movimento se desenrola, teoricamente, no plano sagital passando pelo centro da articulação. Na realidade, ele é inclinado no alto e no lado de fora, bem como oblíquo na frente e no lado de fora (Fig. 7.24). Podemos comparar essa disposição às rodas dianteiras de um automóvel, do qual medimos o ângulo de carroceria (Fig. 7.25).

Eixo

O eixo teórico seria a intersecção dos planos frontal e transversal passando pelo centro da articulação. Clinicamente, referimo-nos à linha bimaleolar, oblíqua do lado de fora, embaixo e na parte de trás, ainda que na realidade esse eixo seja menos oblíquo para trás do que essa linha (Fig. 7.24). Ele se situa esquematicamente (Tanguy et al., 1985):
- *Na parte de dentro*: a 5 mm sob o maléolo medial e a 1 mm na parte de trás (Fig. 7.26 a).
- *Na parte de fora*: a 3 mm sob o maléolo lateral e a 8 mm na parte da frente (Fig. 7.26 b).

Na realidade, como para muitas articulações, a posição desse eixo varia ao longo do movimento sagital do tornozelo.[11] Os centros instantâneos de rotação (CIR) estão em situação mais **posterior** em flexão plantar, mais **anterior** em flexão dorsal, e mais **alta** em posição intermediária (Fig. 7.27). Nesta última situação, os centros variam levemente, deixando acontecer pequenos deslizamentos anteroposteriores, que talvez favoreçam a lubrificação articular por meio da mistura do líquido sinovial (Sale et al., 1982).

Movimento

É comum considerar-se o pé como móvel em relação à perna, que seria fixa. A ponta do pé se levanta para cima e para fora (Fig. 7.28). No entanto, por razões terapêuticas devemos considerar dois casos.

Pé móvel

O domo talar bascula sagitalmente na pinça maleolar, superfície convexa móvel sobre superfície côncava fixa (ver Parte I – Conceitos fundamentais). Isso impõe um **torque de força** (Fig. 7.29 a), pois pode ocorrer um esmagamento da borda

---

11 De um lado, ele se abaixa lateralmente em dorsiflexão bem como em função da rotação tibial quando esta varia (Lindberg et al., 1989), de outro, ele se distancia ou se aproxima da superfície de contato de acordo com o posicionamento sagital da articulação (Nordin e Frankel, 2001).

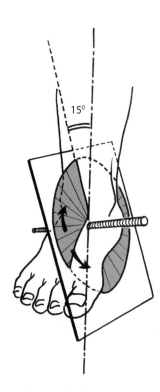

Figura 7.24 Plano oblíquo de flexão-extensão do tornozelo, a 15° do plano sagital.

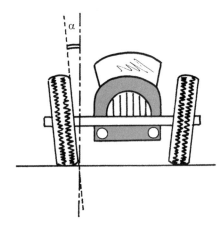

Figura 7.25 O eixo dianteiro dos automóveis é o principal objeto de um controle relativo ao ângulo da carroceria (α), comparável ao plano de mobilidade oblíquo da talocrural.

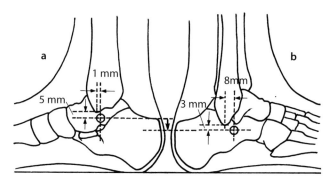

Figura 7.26 Eixo talocrural: localizações medial (a) e lateral (b).

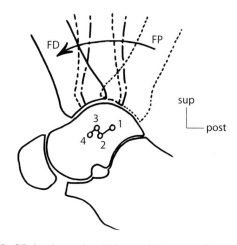

Figura 7.27 Os CIR da talocrural se deslocam de trás para a frente (1→ 2 → 3→ 4) a partir da flexão plantar (FP) para a flexão dorsal (FD).

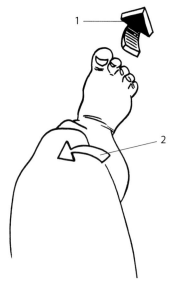

Figura 7.28 Quando o pé está móvel (1), a flexão dorsal talocrural o movimenta para cima e para fora. Quando o pé está fixo, a perna se inclina para a frente e sofre uma rotação medial (2).

anterior do pilão tibial sobre a crista do colo do tálus e uma retração posterior (Fig. 7.29 b). Este aspecto retoma o mecanismo ativo, uma vez que está estabelecido que os músculos extensores do pé são simultaneamente abaixadores do calcâneo (Pierron, 1992), o que tende a diminuir a diferença entre o eixo tibial e o da reação do solo no nível do calcâneo (Fig. 7.30). Nessa função, a força dos músculos extensores desenvolve 156% do peso do corpo, o que é bem superior ao valor máximo registrado sobre uma plataforma dinamométrica durante a marcha (120% aproximadamente).

No plano da tecnologia passiva, a melhor escolha é envolver com os dedos da mão o calcanhar, enquanto a palma da mão apoia sob o arco plantar. No doente, talvez isso seja impossível (p. ex., pele úmida e então escorregadia, ou dolorida) e, nesse caso, é preciso inverter os pontos fixos e móveis (Parenteau et al., 1998).

Perna móvel

É o pé que está fixo, geralmente no solo. Isso se traduz por uma inclinação da perna para a frente acompanhada de uma rotação axial para dentro (efetuando-se no joelho, se este está flexionado). A vantagem é que, neste caso, a face inferior da tíbia desliza de maneira curvilínea sobre o tálus e, desta vez, está **proibido** o uso de um torque de força, que resultaria em uma desarmonia das superfícies. Aliás, até para o próprio doente geralmente é fácil inclinar o esqueleto da perna[12] (Fig. 7.31).

---

12 Pode existir uma dor anterior no tornozelo, em flexão dorsal, que testemunha um pinçamento no fundo de bolsa anterior entre a tíbia e o tálus. Deve-se então pedir ao doente que levante seus dedos, contração que basta para puxar o fundo de bolsa graças aos feixes fibrosos abandonados pelos músculos anteriores.

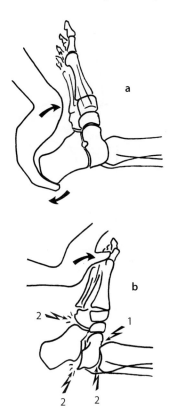

Figura 7.29 Ilustrações a partir de radiografias de uma mobilização em flexão dorsal de tornozelo, pé móvel sobre tíbia fixa. Ela é correta quando se induz um torque de força (a). A palma da mão do operador apoia sobre o arco plantar, enquanto os dedos tracionam o calcâneo. A interlinha subtalar permanece coaptada. Ela é perigosa quando resulta de uma simples força, que intercala outras interlinhas e provoca um pinçamento dorsal e uma decoaptação plantar (b). O operador apoia sobre as cabeças metatarsais, a interlinha subtalar se entreabre na parte de trás. Observe o esmagamento dorsal (1), as folgas posteriores e inferiores (2).

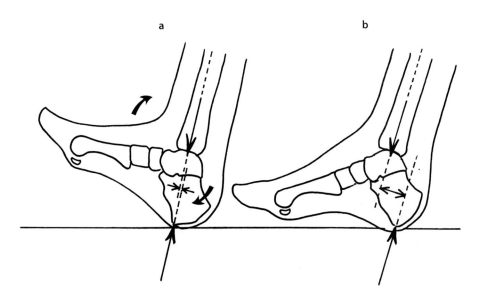

Figura 7.30 A ação dos extensores do pé minimiza a distância entre o eixo tibial e o contato do calcâneo no solo (a). A diferença é acentuada na ausência de extensão (b).

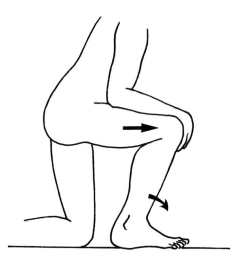

Figura 7.31 A flexão do tornozelo pela mobilização da perna sobre o pé fixo é simples e não exige nenhum torque de força: o paciente pode realizá-la sozinho sem dificuldade.

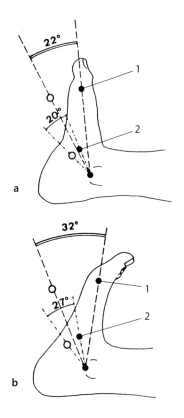

Figura 7.32 Uma flexão dorsal (o pé sobre a perna), com um torque de força, é de 20° se medimos na tuberosidade do navicular, e de 22° se medimos na cabeça do 1º metatarsal (a). Sem torque de força, com impulsão sob as cabeças metatarsais (b), o mesmo tornozelo é medido a 27° no nível navicular e 32° na cabeça do 1º metatarsal (i. e., com mais de 50% de erro em relação à primeira medida, de 20°). Cabeça do M1 (1), tuberosidade do navicular (2). O perigo reside no fato de que esta última técnica parece, erroneamente, mais eficaz (ver Fig. 7.29).

Amplitude

A média se situa **em torno de 20°** (Castaing e Delplace, 1960; Kapandji, 1980). Como o valor depende da qualidade do método de medição (Dufour, 1982), ele pode variar então de 20° a 32° sobre um mesmo pé, mas apenas o valor de 20° é correto, os outros possuem muitos erros por causa da interposição de outras interlinhas e da decoaptação posterior (Fig. 7.32). As variáveis são importantes, como, por exemplo, nas populações que normalmente praticam a posição sentada sobre os calcanhares, ou então de acordo com a idade e o sexo (Vandervoort et al., 1992) (ver Fig. 7.39).

Motores

São os músculos **extensores do pé**, isto é, dois músculos próprios do pé: o tibial anterior e o fibular terceiro, bem como dois músculos dos dedos: o extensor longo do hálux e o extensor longo dos dedos.

Fatores limitantes

São representados pelo tensionamento dos elementos posteriores. É principalmente o tendão do calcâneo do tríceps sural, cuja retração, extremamente potente,[13] gera uma atitude em equino (componente do varo do pé descrito por Duchenne,[14] *apud* Travelle Simons [1993]). Pode haver uma tensão dos ligamentos posteriores, e até mesmo um obstáculo anterior que realiza uma resistência limitante (contato do colo do tálus com a margem tibial anterior ou uma excrescência óssea nesse nível, pinçamento doloroso da cápsula anterior).

Observações

O **setor útil** é de cerca de 10°. Com efeito, a marcha solicita apenas pouca flexão de tornozelo; para uma amplitude acentuada, é necessário descer uma escada.

Extensão (flexão plantar)

Definição

É um movimento no qual o pé tende a se alinhar no prolongamento da perna.

Plano e eixo

Plano e eixo são os mesmos da flexão dorsal.

Movimento

É o movimento inverso do precedente. É o mais fácil de se provocar, por causa da tendência natural do pé e porque é fácil abaixar o tarso anterior e ao mesmo tempo empurrar o calcanhar para o alto.

Amplitude

Ela é o dobro da flexão dorsal, ou seja, **aproximadamente 40°** (Castaing e Delplace, 1960; Dufour, 1982). Nas pessoas com frouxidão média, ela permite a posição de joelhos, sentada sobre os calcanhares.

---

13 Uma vez instalada, ela pode precisar de um alongamento tendíneo cirúrgico.
14 Duchenne de Boulogne (1967).

Motores

São os músculos posteriores. O mais potente é o **tríceps sural** e, em menor grau, os músculos retromaleolares mediais bem como, do lado lateral, o fibular longo (o curto não é relacionado, pois passa sobre o eixo de rotação).

Fatores limitantes

São globalmente os elementos anteriores: tendões, cápsula.

Observações

O **setor útil** é de cerca de 15º, ligeiramente mais do que para a flexão dorsal (Leardini et al., 2001).

Mobilidades específicas

No nível tibiofibular distal

A mobilidade da articulação **tibiofibular distal** (TFD) é uma mobilidade conjunta à flexão dorsal da talocrural. Enquanto este último é uma articulação cartilagínea, isto é, feita para deslizar, a TFD não possui cartilagem, é uma sindesmose, isto é, feita para se afastar e não para deslizar.

A mobilidade da TFD está sujeita à variação das superfícies tibiofibulares.

Esse deslocamento é complexo. Coloca em ação um pequena mobilidade de folga da tibiofibular proximal, como um "pegador de salada" (Fig.7.33). O jogo articular é fraco, já que a finalidade fisiológica está baseada na constrição, sendo o afastamento uma "respiração" (mistura do líquido sinovial) que permite ao tornozelo ganhar em amplitude entre duas situações de carregamento.

Durante a **dorsiflexão**, a talocrural gera uma quádrupla mobilidade da TFD.

Afastamento

Ele é provocado pelo posicionamento da parte larga da tróclea na pinça maleolar. Caso isso se torne impossível, por exemplo por uma sinosteose dos dos dois ossos da perna, ou por uma artrodese tibiofibular, a flexão dorsal do tornozelo é limitada. A amplitude é de 1 a 2 mm (Fig. 7.34 a).

Elevação

É o resultado da configuração das superfícies tibiofibulares: a parte inferior da face lateral do tálus é mais saliente e se eleva em flexão dorsal, subindo a fíbula de 1 a 2 mm (Fig. 7.34 b). Durante esse movimento, a extremidade superior da fíbula se

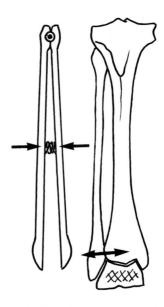

Figura 7.33 A pinça tibiofibular funciona, exagerando um pouco, como um pegador de salada (afastamento-aproximação gerenciadas por uma articulação proximal).

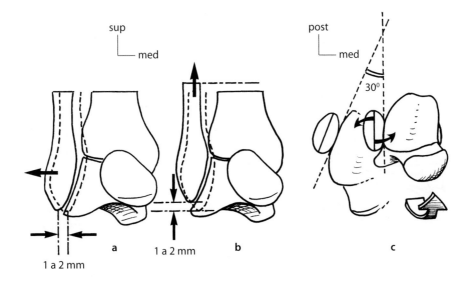

Figura 7.34 Durante a flexão dorsal, a fíbula sofre um triplo movimento de afastamento (a), de elevação (b) e de rotação medial (c).

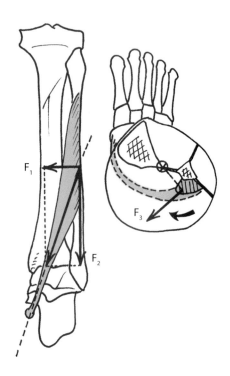

Figura 7.35 O FLH é o músculo específico da constrição maleolar. Possui os três componentes da constrição: aproximação (F_1), abaixamento F_2) e rotação lateral (F_3), cujo eixo vertical coloca em ação o retropé.

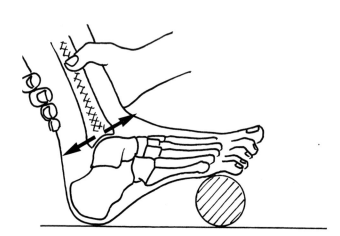

Figura 7.36 Pé ortogonal à perna: leves deslizamentos anteroposteriores são possíveis no nível talocrural.

choca sobre o côndilo lateral da tíbia (ainda mais que a interlinha é mais próxima da horizontal), o que provoca uma relativa **flambagem da fíbula** e tensiona a membrana interóssea, por isso uma melhoria da estabilidade tibiofibular.

Rotação medial

As duas superfícies em questão são ligeiramente convexas da frente para trás (Fig. 7.34 c). O maléolo rola em relação ao tálus, como uma roda dentada, sem deixar de seguir a convexidade anteroposterior de sua superfície. A deflexão é de cerca de 15º a 30º. O eixo dessa rotação não corresponde exatamente ao da diáfise fibular, mas está ligeiramente no interior dela (Soegler et al., 1984). Pol Le Coeur (1938) diz que a fíbula gira, não sobre seu eixo, mas em torno de seu eixo. Ele compara esse movimento à rotação da curvatura pronadora do rádio ao longo da pronação.

Deslizamento anterior em relação ao tálus

De fato é o tálus que bascula no alto e atrás. Ele realiza assim o contato da parte anterior de sua face lateral com o maléolo.

O retorno desses movimentos é provocado pela contração dos músculos retromaleolares, que abaixam e aproximam os maléolos. Entre eles, o músculo-chave é o **flexor longo do hálux** (FLH) em razão de sua origem fibular e de sua obliquidade. Ele garante os três componentes da constrição: abaixamento da fíbula, aproximação da tíbia, rotação lateral da fíbula (Fig. 7.35). O tibial posterior está igualmente envolvido, é um elemento importante na noção de "**quadro tibiofibular**" (Libotte et al., 1982).

> **Para concluir**
> Deve-se saber que se trata de:
> - Uma **pinça** bimaleolar e não um encaixe.
> - Um funcionamento com **afastamento passivo** e **constrição ativa**.

No nível talocrural

Segundo o grau de frouxidão fisiológico, podem existir movimentos mínimos.[15]

Deslizamentos anteroposteriores

Passivamente

São movimentos obtidos quando se fixa o pé perpendicularmente ao segmento tibial (uma flexão plantar teria como efeito limitar esse movimento em razão do terceiro maléolo de Destot) (Fig. 7.36) e quando se exerce um pequeno vai e vem com o segmento tibial.

Ativamente

Essa ação é globalmente a dos músculos retromaleolares (principalmente o tibial posterior), foi descrita há muito tem-

---

15 Não existem movimentos frontais, exceto no estado patológico, ou, nas pessoas em estado de relaxamento, em flexão plantar pronunciada.

po (Willis, 1935) (Fig. 7.37), mas sua consideração em reeducação foi mais tardia (Hansen et al., 2002).

Decoaptação

Podemos praticar leves decoaptações articulares passivas. Elas são limitadas e desaparecem durante a contração harmoniosa dos músculos periarticulares, coaptados.

Mobilidades funcionais

Complementaridade do complexo do retropé

Já mencionamos que o tornozelo está funcionalmente ligado ao subtalar e ao transverso do tarso para dar um movimento tridimensional de conjunto (Fig. 7.38). Esses movimentos são globais e são estudados com o pé (ver Cap. 8).

Movimentos usuais

Marcha

Em velocidade baixa, ela requer pouca amplitude. O tornozelo permanece em posição ortogonal à perna, por causa da inclinação simultânea do esqueleto da perna.

Escadas

Deve-se observar que, quando atacamos o solo com o calcanhar durante a marcha, a subida dos degraus de uma escada coloca em ação muito mais a ponta do pé (condição para se propulsar sobre o degrau superior). A descida, ao contrário, necessita de uma flexão dorsal que é mais forte quanto mais o degrau é alto (por isso os degraus largos e baixos das antigas instituições para pessoas com deficiências físicas).

Planos inclinados

Sua subida solicita fortemente a flexão dorsal, sua descida não causa problema (a flexão plantar é sempre suficiente). Em contrapartida, o fato de andar sobre o plano inclinado solicita as articulações subjacentes e sua insuficiência pode ressoar no tornozelo como fator desestabilizador.

Agachamento

Ele solicita a flexão dorsal máxima, bem como uma atividade intensa do tibial anterior (Aboustait e Péninou, 1998). Com efeito, o risco de queda posterior, quando os calcanhares permanecem no solo, necessita de uma inclinação tibial para a frente que dá ao tibial anterior um papel de primeiro plano, o que sem dúvida explica sua massa muscular, sem relação com o simples fato de erguer a ponta do pé (Marsh et al., 1981). Em caso de impossibilidade de reunir esses dois fatores, o agachamento só pode ser feito sobre a ponta dos pés (apoio sobre as cabeças metatársicas), isto é, deixando o tornozelo em posição neutra (Fig. 7.39).

Saltar e correr

Essas atividades solicitam o tornozelo enquanto elemento da tripla flexão-extensão do membro inferior, no sentido do salto vertical (Self e Paine, 2001).

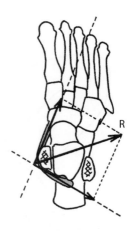

Figura 7.37 A resultante R da ação do tibial posterior garante uma aderência maleolar sobre o tálus (constrição).

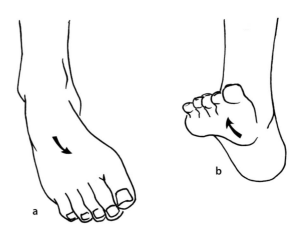

Figura 7.38 O tornozelo se associa aos movimentos globais do pé para proporcionar inversão (a) e eversão (b).

Mobilidades patológicas

São as diminuições e os aumentos anormais de mobilidade, bem como claudicações gerada por uma modificação da balança muscular.

Diminuições ou rigidezes

Elas acompanham a maioria das consequências **pós-traumáticas**, muitas vezes em um contexto de problemas tróficos que se traduzem por um inchamento e uma induração do conjunto do peito de pé (Michelson et al., 2002). Sempre se situam em setor de flexão plantar, provocando, portanto um déficit em flexão dorsal. Este é frequente nas patologias do tornozelo, e quando fraco é facilmente suportado. Como diminui o passo posterior, na marcha ele pode ser mascarado por uma rotação lateral do membro e, para o pé posterior, só é percebido quando se sobe um plano inclinado ou se desce os degraus de uma escada. Se o déficit é importante, provo-

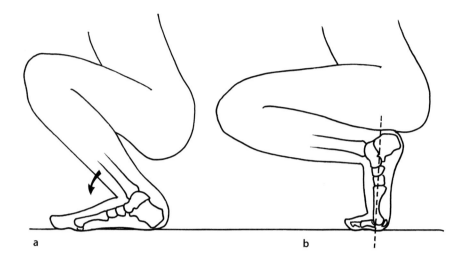

Figura 7.39 O agachamento com os calcanhares no solo solicita uma forte flexão dorsal de tornozelo (a), já o realizado sobre as cabeças metatarsais a dispensa (b).

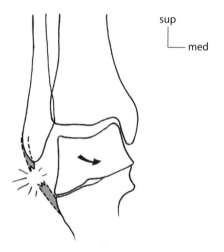

Figura 7.40 Ilustração a partir de uma radiografia em varo forçado: a ruptura do ligamento colateral lateral se traduz por uma báscula do tálus (oscilação).

ca uma marcha **equina** ou obriga o uso de um pequeno salto para disfarçar a dificuldade, também impede a propulsão do pé, principalmente na corrida (Hill, 1995).

Hipermobilidades

Os aumentos de mobilidade se situam geralmente em um contexto de **hiperfrouxidão**, muitas vezes depois de episódios de entorses graves. Elas se traduzem geralmente por **instabilidades**. O movimento mais nítido é o da **oscilação** do tálus na pinça maleolar (Beumer et al., 2003). É perceptível clínica ou radiologicamente, graças a uma radiografia de face, em varo ou valgo forçados, que traduz uma ruptura do ligamento colateral oposto (Rosenbaum et al., 1997) (Fig. 7.40).

Em caso de amplitude extrema, alguns conflitos podem ser observados entre, principalmente, a borda anterior do pilão tibial e o colo do tálus (Scranton et al., 2000). Esse risco é agravado pelas interposições fibrosas ou pequenas esporas ósseas dessas partes; é possível que isso seja favorecido pelos **microtraumatismos** cápsulo-periósteos em amplitude extrema, sobretudo nos esportistas (Chauveaux e Costes, 1998). Esses fatos são detectáveis em uma artroscopia (Ferkel, 1996).

A superutilização também pode ocasionar uma instabilidade crônica (tornozelo instável do tenista de competição (Krips et al., 2000).

Perturbações musculares

As paralisias influenciam o desenrolamento dos movimentos, principalmente na marcha, da seguinte forma:
- *Lesões periféricas.* A mais frequente é a paralisia dos extensores,[16] que provoca a **marcha escarvante**,[17] pela impossibilidade de dar o passo erguendo a ponta dos pés.
- *Lesões centrais.* A mais comum é a hemiplegia, que se caracteriza, depois de uma fase de paralisia flácida, por uma espasticidade do tríceps sural provocando uma marcha **ceifante**.[18]

> **Para concluir**
> A mobilidade do tornozelo, fraco em uso simples, aumenta com a demanda dinâmica (escadas, saltos). Ela envolve as interlinhas sobre e subjacentes.

---

16 Isto é, dos flexores dorsais: tibial anterior, extensor longo do hálux e extensor longo dos dedos (ELD) inervados pelo nervo fibular profundo.
17 Escarvante: elevação exagerada do joelho para remediar um pé caído, durante a passagem do passo (em inglês: *steppage* que vem de *to step* = dar grandes passos, andar a grandes passos).
18 Ceifante: o pé varo equino atrapalha a passagem do passo e obriga a lançar o membro inferior lateralmente (movimento giratório realizado com uma foice durante a ceifa) para que a ponta não se prenda ao solo.

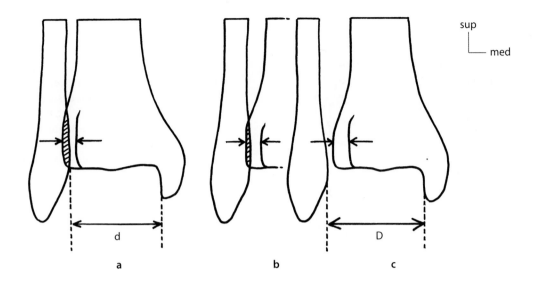

Figura 7.41 Em situação fisiológica, a parte medial da fíbula se projeta entre os tubérculos limitando o campo fibular da tíbia (a). Uma distância (b) ou um afastamento (c) traduzem uma diástase ainda mais importante (d<D).

ESTABILIDADE

A estabilidade da articulação tibiofibular distal (TFD) está ligada à da talocrural (TC).

Estabilidade passiva

Está relacionada a três elementos: a conformação articular, a tensão dos elementos da TFD e a posição articular talocrural.

Conformação articular

No plano frontal, os maléolos envolvem o tálus de modo a neutralizar todos os movimento exceto os do plano sagital, isto é, impedindo essencialmente os deslocamentos frontais em varo-valgo. A leve inclinação da interlinha talocrural para fora tende a **calçar** o maléolo medial contra a superfície em vírgula do tálus (ver Fig. 7.5), o maléolo lateral desempenhando o papel de **constrição ativa**.

No plano sagital, o maléolo posterior (terceiro maléolo de Destot) se opõe a um eventual deslizamento anterior do segmento tibial.

Tensão dos elementos do TFD

O sistema passivo é representado pelos ligamentos TFD inferiores, auxiliados pela membrana interóssea. A elevação e o afastamento da fíbula colocam esses elementos sob tensão estabilizadora. Quando os ligamentos são rompidos, a pinça pode conservar um leve afastamento permanente e patológico, o que define a **diástase** tibiofibular (Fig. 7.41).

Posição articular talocrural

Ela intervém de duas maneiras.

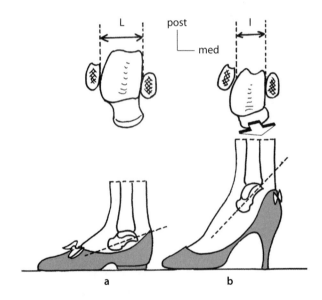

Figura 7.42 A estabilidade passiva talocrural é melhor na posição neutra (a), por causa da grande largura do tálus na pinça maleolar (L), do que em flexão plantar (b), em que a largura é menor (l).

No plano da pinça maleolar

Em flexão dorsal, o maléolo é afastado passivamente pela borda anterior da tróclea do tálus. As duas articulações (TFD e TC) são, estáveis. Isso é ainda relativamente verdadeiro em posição de referência, ou seja, quando a perna está em ângulo reto em relação ao pé. Em contrapartida, esse não é mais o caso em flexão plantar, no qual a borda estreita da tróclea do tálus não ocupa toda a largura da pinça tibiofibular (Fig. 7.42). Esses são fatores agravantes durante a marcha com saltos altos, que criam uma propensão às entorses (Esenyel et al., 2003).

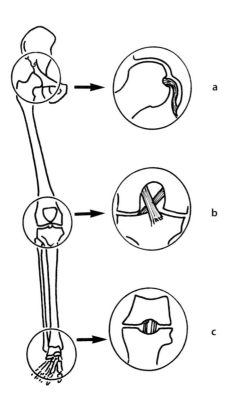

Figura 7.43 Os sistemas de pivô ligamentar do membro inferior: ligamento da cabeça do fêmur (a), ligamentos cruzados do joelho (b), talocalcâneo interósseo (c).

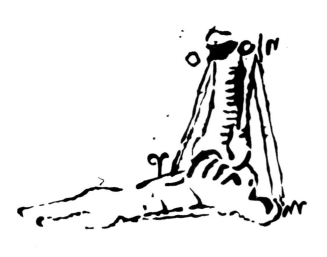

Figura 7.44 Leonardo da Vinci foi o primeiro a imaginar a ação de estaiação dos músculos do tornozelo.

No plano da tensão ligamentar

Os ligamentos colaterais sofrem variações de tensão em função da posição sagital da articulação. A situação dos centros instantâneos de rotação (CIR) varia entre a flexão plantar e a flexão dorsal (ver Fig. 7.27) (Nordin e Frankel, 2001). Em situação intermediária, os centros variam igualmente, deixando acontecer pequenos deslizamentos anteroposteriores. Isso garante uma permanente tensão de certas fibras dos ligamentos colaterais, o que estabiliza, por um lado, a articulação nas variações posicionais.

Deve-se mencionar a interação com os ligamentos da articulação subtalar, que forma uma espécie de pivô central no nível do retropé (Fig. 7.43): a lesão do feixe anterior do ligamento talocalcâneo interósseo parece sobrepor-se à do ligamento colateral lateral (Allieu e Rabischong, *apud* Voutey, 1983).

No plano do calçado

Por causa do calçado, é preciso notar que a leve sobre-elevação do calcanhar é frequente, sendo necessário que o salto ultrapasse 3 cm de altura para provocar uma instabilidade em varo (Serviant, 1989).

Estabilidade ativa

Ela se relaciona com a qualidade dos músculos periarticulares, de maneira geral, e dos retromaleolares, em particular, com o caso específico do flexor longo do hálux. A **propriocepção** musculotendínea completa, e até mesmo auxilia, os sistemas passivos (André-Deshays et al., 1988; Konradsen et al., 1993).

Músculos periarticulares

Leonardo da Vinci foi provavelmente o primeiro a representar os músculos do tornozelo como **estais**[19] do mastro de um navio (Fig. 7.44). Atualmente, essa concepção é inevitável e é preciso se libertar do saber estritamente anatômico que muitas vezes considera o homem deitado, em que os músculos mobilizam o segmento distal (Matre et al., 2002).

Músculos retromaleolares

As ações dos músculos do tornozelo foram descritas por Willis (1935). Eles intervêm nos três planos do espaço.

Plano sagital

A reflexão sob os maléolos (especialmente o tibial posterior, na parte de dentro, e os fibulares longos e curtos, na parte de fora), durante a ação em cadeia fechada, dá a esses músculos uma resultante dirigida obliquamente para a frente e para o alto (Gefen, 2001). Esta se decompõe por sua vez em força de **elevação** e força **propulsora** (Figs. 7.45 e 7.22). A primeira garante uma sustentação, a segunda empurra o esqueleto da perna para a frente, enquanto ele é simultaneamente retido pelo contato do terceiro maléolo de Destot contra o

---

19 Para a noção de "estai", ver página 42.

domo talar, o que garante uma aderência estabilizadora (Smith et al., 2001) (Fig. 7.46).

Aplicação prática

Em reeducação, a estabilidade sagital deve ser provocada por impulsões desestabilizadoras simétricas, proprioceptivas, exercidas sobre um pé em carga (Krishnathasan e Vandervoort, 2002) (Fig. 7.47 a).

Plano horizontal

O tornozelo pode ser submetido a forças rotatórias perigosas, uma vez que esse movimento não existe nesse nível. Portanto, é a ação dissociada dos músculos maleolares que atua assimetricamente para exercer um **controle antirrotatório** (Fig. 7.48 b) cujas repercussões se estendem para todo o pé (ver Fig. 8.69 c).

Aplicação prática

Essa estabilidade transversal deve ser exercitada em reeducação por impulsões desestabilizadoras assimétricas, proprioceptivas, exercidas sobre um pé em carga (Fig. 7.47 b) etc.

Plano frontal

A estabilidade do tornozelo, na pinça maleolar, pode ser comprometida por uma má resposta proprioceptiva dos músculos retromaleolares. A subtalar, mais estável, é menos envolvida. Esses músculos atuam como se fossem uma balança de pratos (ver Fig. 8.67). Se a força lateral é demasiado forte e/ou rápida, seu efeito sobre o apoio do tarso posterior provoca uma báscula em adução, e inversamente para uma força medial. Essa báscula provoca a ruptura do ligamento colateral oposto, ou às vezes a fratura do maléolo do lado em questão. O traumatismo em adução, o mais frequente, provoca uma entorse lateral (ver Fig. 7.40), aquele, em abdução, provoca muitas vezes uma fratura do maléolo medial por ruptura ligamentar, o que às vezes, provoca a fratura secundária do maléolo lateral, que é empurrado para fora pela báscula do tarso.

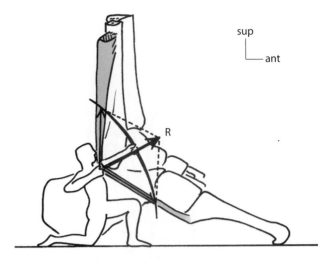

Figura 7.45 A resultante (R) do fibular curto é oblíqua na parte da frente (propulsiva) e no alto (elevadora).

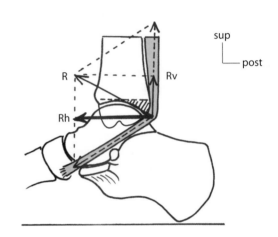

Figura 7.46 A ação resultante (R) do tibial posterior se decompõe em um componente horizontal (Rh), que estabiliza a borda posterior da tíbia contra o tálus, e em um vertical (Rv), sustentador.

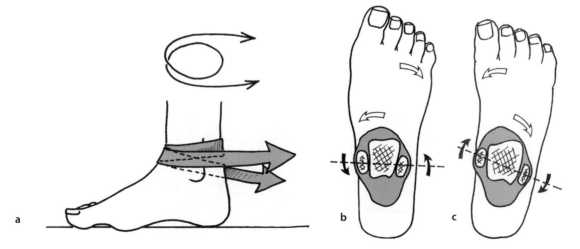

Figura 7.47 As ações desestabilizadoras (a, b, c), simétricas ou não, sobre os maléolos solicitam as reações sagitais ou transversais. Elas ocorrem pelo uso de uma cinta enrolada em torno do tornozelo.

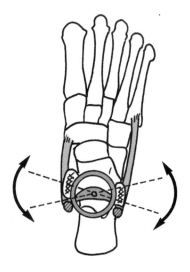

Figura 7.48 Os músculos retromaleolares garantem o controle antirrotatório da pinça maleolar.

Aplicação prática

Essa estabilidade deve ser exercitada em reeducação por meio de impulsões frontais desestabilizadoras exercidas no nível do retropé (plaquetas de Perrein,[20] ver Fig. 8.71), que devem conseguir neutralizar o risco no plano frontal (Perrein et al., 1989).

Caso do flexor longo do hálux

É um músculo essencial para a estabilidade ativa do tornozelo. Seu trajeto em cadeia fechada pede várias observações (ver Fig. 7.35):

- Ele **abaixa** a fíbula e ao mesmo tempo a **aproxima** da tíbia, fazendo-a girar em **rotação lateral** o que resulta, portanto em uma tripla constrição maleolar (ver Fig. 7.34).
- Ele **trava** posteriormente o retropé (tálus) (Fig. 7.49), sobretudo em dorsiflexão pronunciada, como quando o alpinista se agarra com o antepé.
- Ele **sustenta** a parte medial do retropé, no nível do *sustentaculum tali* (ver Fig. 8.68), aliviando assim o equilíbrio frontal do tornozelo.

Posição funcional

Referência

É a posição que oferece as melhores garantias de estabilidade em uso corrente. Isso corresponde à posição anatômica: segmento tibial **ortogonal** em relação ao pé e o equilíbrio frontal neutro.

---

20 O indivíduo está em unipedal. Seu antepé está inteiramente apoiado no solo e o calcanhar repousa sobre um pequeno platô instável unidirecional. O equilíbrio deve ser conservado apesar das pequenas impulsões laterais, isto é, os lados do platô não devem tocar o solo.

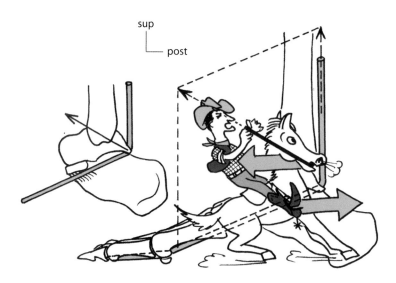

Figura 7.49 O flexor longo do hálux estabiliza o tálus posteriormente.

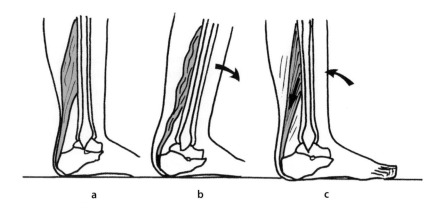

Figura 7.50 O equilíbrio sagital é o fruto de um *feedback* permanente do sóleo, entre atividades de passagem neutra (a), excêntrica (b) e concêntrica (c).

Situação funcional

A manutenção da posição em pé não é a imobilidade: existe um *feedback* estabilizador permanente do músculo sóleo, que controla a inclinação anterior do segmento tibial pela gravidade, alternando contrações excêntricas e concêntricas de fraca amplitude (Winter et al., 1998) (Fig. 7.50).

Variações funcionais

No decorrer da fase de apoio da marcha, o pé se encontra sucessivamente em equilíbrio dinâmico sobre partes diferentes (Runge et al., 1999). Podemos distinguir quatro momentos particulares (ver Cap. 8).

A 0% do ciclo

O ataque[21] do calcanhar sofre a impulsão tibial obliquamente, para baixo, para a frente e para fora. Como, além de maleável, a superfície do calcanhar é convexa em todos os sentidos, o equilíbrio dinâmico é fruto de um breve giro que deixa o retropé bascular para sua borda lateral, sob controle dos tendões periarticulares. Um equilíbrio estático, nessa etapa, seria impossível por causa da ausência de polígono de sustentação (Viel, 2003).

A 20% do ciclo

O equilíbrio dinâmico é **linear**, como a trajetória de uma bicicleta. O pé desenvolve sua borda lateral no contato com o solo, sob o controle do desequilíbrio mantido para a frente e do posicionamento subjacente no plano frontal, plano no qual a talocrural é solicitada.

---

21 O uso do termo ataque do calcanhar é comumente difundido. Ele é criticado por alguns que preferem "choque do calcanhar" (*heel-strike* em inglês). A observação é sensata, porém, utilizamos o primeiro termo por costume e porque ele subtende muito mais uma ideia de progressão do que de choque, que poderia ser compreendida como um obstáculo.

A 40% do ciclo

A estabilidade é o resultado de uma propagação do desequilíbrio em **oblíquo** para a primeira cabeça metatarsal, depois para o dedão, momento da perda de contato com o solo. A talocrural é solicitada transversalmente.

A 50% do ciclo

O pé sofre uma impulsão tibial obliquamente para trás. Isso leva o tornozelo a uma leve dorsiflexão. A tensão dirigida para trás deve ser absorvida pelo trabalho dos músculos retromaleolares (Cornwall e McPoil, 1999).

Patologias da estabilidade

Elas dizem respeito às **instabilidades**. Distinguimos as instabilidades verdadeiras das "sensações de instabilidade".

Sensações de instabilidade

Elas são sentidas pelo doente, fora de qualquer objetivação de lesão das estruturas anatômicas. Elas provêm de um **defeito proprioceptivo**. A solução é de ordem puramente reeducativa (Judet, 1986). Deve-se notar que uma falha dos sistemas ligamentares do tornozelo pode ser compensada, em parte, pela atividade proprioceptiva dos músculos posteriores da perna (André-Deshays et al., 1988; Kinradsen et al., 1993).

Instabilidades verdadeiras

Elas procedem de uma lesão de uma estrutura anatômica. Entre elas, é preciso separar as instabilidades passivas e as instabilidades ativas.

Instabilidades passivas

Elas se devem a uma insuficiência, tipológica ou adquirida, do sistema de contenção ligamentar. Isso pode se traduzir por uma **diástase** tibiofibular e/ou um a **oscilação** do tálus. A solução só pode ser cirúrgica. Em caso de impossibilidade operatória, momentânea ou durável, é possível tentar mas-

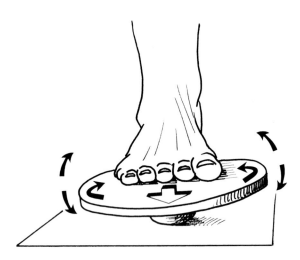

Figura 7.51 O platô instável é o instrumento escolhido para o treinamento proprioceptivo do tornozelo.

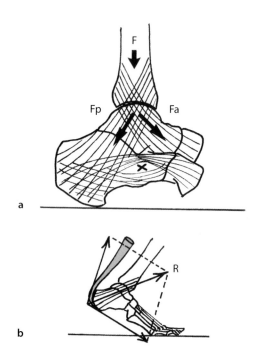

Figura 7.52 A transmissão da carga pela perna (F) é feita metade para a frente (Fa) e metade para trás (Fp). A resultante (R), musculoaponeurótica, retoma as mesmas transmissões (b). A cruz corresponde a um ponto fraco do osso.

carar o déficit por meio de uma compensação muscular, ou pelo uso de uma contenção ortopédica.

Algumas más posições articulares podem ter sua origem nas anomalias musculotendíneas, como a "síndrome do Aquiles curto" (tendão calcâneo curto). Essa tensão, causada por uma retração ou um defeito de alongamento resulta em um mau posicionamento do pé no solo e a compensações, tendinopatias, e até mesmo rupturas (principalmente em meio esportivo), sobrecargas do antepé, espinhas calcâneas, etc. (Haglund-Akelind e Eriksson, 1993).

Instabilidades ativas

Elas envolvem o **defeito de constrição ativa** da pinça bimaleolar. É do campo da reeducação e diz respeito ao reforço muscular dos músculos periarticulares e, sobretudo seu treinamento **proprioceptivo** (Hervéou e Messéan, 1976). Por isso, é a articulação escolhida para a utilização dos planos instáveis de tipo "platô de Freeman", no qual as variações são de fraca amplitude, mas curtas e rápidas (Fig. 7.51).

> **Para concluir**
> É importante lembrar que o tornozelo suporta o peso do corpo sobre um contato ósseo reduzido. Essa dobradiça unidirecional é, todavia, solicitada nos três planos do espaço e o papel de garantir a fraca estabilidade passiva cabe às estruturas musculares.

TENSÕES

Não é difícil imaginar que pela posição baixa, pela carga do corpo sobrejacente, pelos saltos aos quais está submetido e por seu pequeno tamanho, o tornozelo necessita de proezas anátomo-mecânicas para realizar a economia necessária para sua longevidade.

Zonas de tensões

Tróclea do tálus

Ela recebe o essencial da carga tibial e a reparte de forma escalonada: uma parte para o antepé, outra para o retropé, bem como sobre as faces laterais. As **traves ósseas** traduzem essa repartição (Fig. 7.52).

Superfícies maleolares

Maléolo medial

Ele transmite algumas tensões de apoio sobre a superfície em vírgula do tálus (ver Fig. 7.5). A quase verticalidade da interlinha não permite uma transmissão mais importante.

Maléolo lateral

Ele transmite uma pequena parte da capacidade de sustentação corporal que passa pela fíbula sobre a face lateral do corpo do tálus (Fig. 7.53). Essa parte é ainda mais importante na medida em que a fíbula é de tipo estático, isto é, possui uma interlinha tibiofibular superior próxima da horizontal (38% dos casos segundo Lazennec e Besnéhard, 1993), e que o tálus é mais proeminente para o lado de fora em sua parte lateral. Inversamente, a fíbula cuja interlinha é mais próxima da vertical, dita de tipo dinâmico (62% dos casos), é mais móvel e transmite menos tensões (Michelson e Helgemo, 1995).

Tensões sobre os tendões

Todos os tendões que se reflexionam (i. e., todos, menos o tendão do calcâneo) são protegidos por uma bainha sinovial. Os extensores se reflexionam sob a estrutura maleável do retináculo dos extensores. Os retromaleolares se reflexionam sobre o osso, provocando uma força de aderência mais tensionadora. Existem algumas soluções:
- De um lado, a **curvatura** às vezes é ampliada por causa de uma dupla reflexão (p. ex., o fibular longo se reflexiona atrás do maléolo lateral, depois sob a tróclea fibular), o que diminui a aderência em cada nível (Fig. 7.54 a).
- Por outro lado, o **ângulo de reflexão** diminui com o movimento (Procter e Paul, 1982; Viel e Desmarets, 1985). Por exemplo, o ângulo entre o eixo do tendão do fibular curto e a direção inicial do músculo diminui ao longo da flexão plantar[22] (Fig. 7.54 b). Este fato é mais importante em contração dinâmica (compressão e atrito) do que em estática (compressão apenas) (Maganaris et al., 1999).

Em resumo, a pinça coloca em ação o **quadro tibiofibular**. Ele se torna homogêneo graças à sua constrição e aumenta a superfície de contato (Libotte et al., 1982).

Tensões estáticas

Apoio

Como o tornozelo recebe o apoio do peso corporal, é a **pressão** que está em questão. Ela é recebida sobre o corpo do tálus, o que explica sua forte densidade óssea (Gunther e Blickhan, 2002).

Contração muscular

A força compressiva desenvolvida pelos músculos é fonte de coaptação articular, portanto de pressão. Todavia, no nível do tornozelo, este fato é reduzido pelo componente **sustentador** dos músculos retromaleolares (ver Fig. 7.22).

Tensões dinâmicas

Elas dependem dos amortecimentos sobre e subjacentes. Sempre aumentam o quadro das situações estáticas: podemos sempre economizar as estruturas, mas nunca anular as tensões (Delamarche et al., 2002). O aspecto dinâmico se resume em três dados principais: a recepção, a propulsão e a repetição.

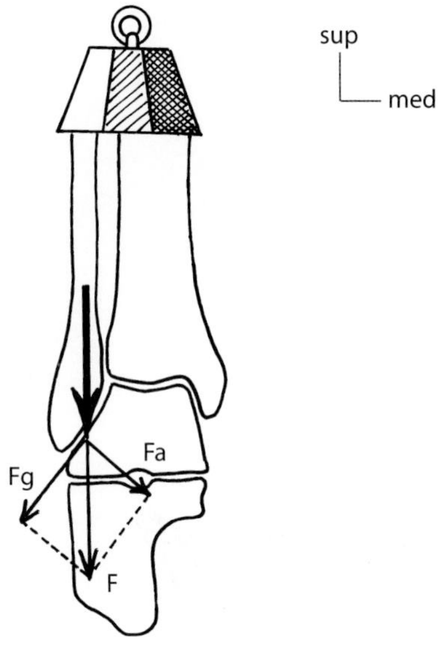

---

22 Ele passa de 58°, pé completamente apoiado no solo, a 23° em posição sobre a ponta dos pés (Viel e Desmarets, 1985).

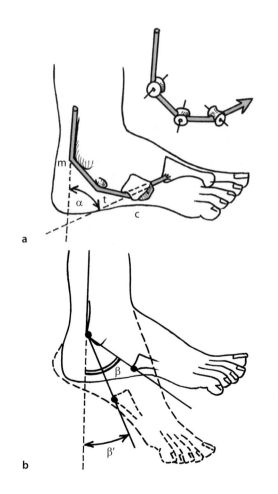

Figura 7.53 O contato do maléolo fibular (F) se decompõe em um componente de apoio (Fa) e um de deslizamento (Fg).

Figura 7.54 Reflexões tendíneas. (a) A reflexão do tendão do fibular longo (α) é repartida em três setores: maléolo (m), tróclea fibular (t), cuboide (c). (b) O ângulo de reflexão do tendão do fibular curto diminui com a flexão plantar (β e β').

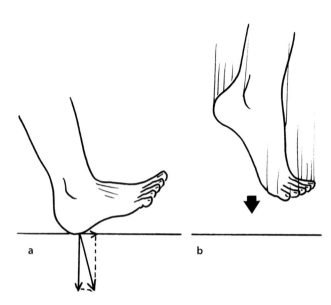

Figura 7.55 Ou a recepção no solo é talígrada, com uma força mínima, como na marcha (a), ou digitígrada, com uma força importante, como na recepção (b).

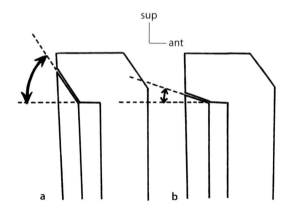

Figura 7.56 A obliquidade da interlinha tibiofibular superior varia entre uma inclinação mais próxima da vertical (a) e uma segunda, mais próxima da horizontal (b), o que influencia a mobilidade e a transmissão das tensões.

Recepção

Dois tipos são possíveis:
- Ou a recepção é **mínima** durante o ataque do passo com o calcanhar, chamada fase de choque do calcanhar (Fig. 7.55 a); e então ela se decompõe em um componente vertical y (tendência ao esmagamento), um horizontal x (tendência ao deslizamento anterior) e um lateral z (tendência ao deslizamento lateral). O mais importante é a tendência à pressão vertical, sobretudo no momento da recepção do calcanhar no solo[23] (assim como na impulsão, ver adiante).
- Ou a recepção é **importante** (como em um salto) e se efetua sobre a ponta do pé (Fig. 7.55 b). É uma fase de contração excêntrica dos músculos extensores (Perry et al., 2003). As tensões se exercem sobre a parte posterossuperior da tróclea do tálus (Santello e McDonagh, 1998).

Uma recepção imperfeita, nos dois casos, resulta em um choque articular que pode ser traumatizante (choque do calcanhar, ou amortecimento insuficiente) (Self et al., 2000; Zhang et al., 2000).

Propulsão

A marcha corrente não necessita de nenhuma impulsão.[24] O desencadeamento necessita apenas do relaxamento do sóleo, que provoca o desequilíbrio anterior da linha gravitacional e a inclinação anterior do esqueleto da perna. A progressão apenas mantém esse desequilíbrio. A parada solicita uma recuperação do equilíbrio para interromper a marcha (Hunt et al., 2001).

Uma propulsão é necessária durante um desencadeamento rápido, uma aceleração, uma progressão em subida. Dá-se então a passagem rápida, e mais ou menos intensa, de uma posição neutra do tornozelo para uma flexão plantar pronunciada. Ela provoca uma convocação violenta e intensa dos músculos extensores do tornozelo, o que aumenta o componente **coaptado** desses músculos e as tensões que geram. Não é o caso ao longo da marcha normal (Christina et al., 2001).

Repetição

É o resultado das atividades **habituais** do membro inferior, começando pela marcha. Como as tensões, mesmo fracas, são repetidas milhares de vezes por dia, o mínimo defeito, ainda que imperceptível no início, acaba tornando-se importante (Valderrabano et al., 2003a, b, c).

Avaliação

Repartição

Em situação unipedal, ela é de 5/6 sobre a tíbia e 1/6 sobre a fíbula (ver Fig. 7.53). O apoio lateral é mais fraco do que o medial e varia em função da capacidade de sustentação da fíbula. Sendo esta uma atividade da obliquidade das faces tibiofibulares superior e inferior (Fig. 7.56).

---

[23] Em média 120% do peso do corpo, mas durante um breve instante. Deve-se observar que a flexão do joelho que, nessa etapa, reduz muito essa tensão (Hwang e Abraham, 2001a,b).
[24] Fora uma pequena aceleração devida ao sóleo e ao FLH entre 50 e 60% do ciclo da marcha.

Localização

As tensões se repartem sobre o domo do tálus (zona com maior espessura de cartilagem). A zona é mais anterior em flexão dorsal, mais posterior em flexão plantar, mais lateral em eversão, mais medial em inversão (Fig. 7.57).

Valor

A linha gravitacional passa na frente do tornozelo, projetando-se no nível do tarso anterior (Fig. 7.58), com um braço de alavanca a. O tendão do calcâneo exerce uma força F de braço de alavanca b, equilibrando a força gravitacional P. O equilíbrio dos momentos é tal que $P \times a = F \times b$. mas, os braços de alavanca a e b são mais ou menos equivalentes (Leardini e O'Connor, 2002), o que dá: $F = P$. Ou seja, a resultante dessas forças, R, adiciona ambas e $\mathbf{R = 2\,P}$.

Levando-se em conta um braço de alavanca de aproximadamente 4 cm, para um indivíduo de 70 kg, as tensões são da ordem de 15 daN/cm², o que é relativamente fraco. Isso contribui para explicar a raridade das artroses primitivas dessa articulação.

Aparentemente, existe um paradoxo quando são consideradas as três grandes articulações do membro inferior: quadril, joelho, tornozelo. De fato, quando falamos de "tensões" nesses níveis, pensamos na carga corporal de um indivíduo que colocaríamos sobre uma balança, ou seja: quanto mais baixo, mais o peso em carga é importante. Mas, ainda que se leve em consideração o exemplo utilizado por Pauwels, podemos constatar que quanto mais baixo, mais as tensões são reduzidas: 4 P no quadril, 3 P no joelho, 2 P no tornozelo. Simplesmente porque confundimos o peso do corpo com a resultante das forças em presença no nível da interlinha, que faz intervir o braço de alavanca gravitacional, mais fraco na parte inferior do corpo, e as forças musculares que dele resultam[25] (Calhoun et al., 1994; Mela et al., 2001).

Adaptações

Além da economia que consiste em diminuir o valor do peso em carga (qualquer que seja a sobrecarga ponderal, ou as cargas carregadas substituídas pelas transportadas), o esforço contra as tensões traz a intervenção de três fatores.

Ação descompressiva

É o resultado da reflexão dos músculos retromaleolares, principalmente o tibial posterior e o fibular curto (ver Fig. 7.22), transformando-os em **músculos sustentadores** do esqueleto da perna. Seu treinamento nessa função deve ser sistemático em toda reeducação, principalmente em contexto de artrose.

Amortecimento durante as recepções

É a participação dos segmentos sobre e subjacentes no **amortecimento**. E é isso que dá o que chamamos de "maleabilidade" à marcha (Brizuela et al., 1997).

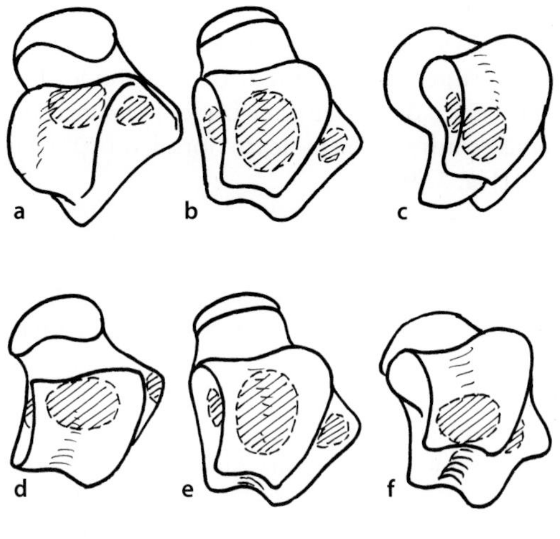

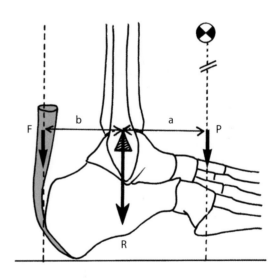

Figura 7.57 Evolução de contato: em eversão (a), em posição neutra (b), em inversão (c), em flexão dorsal (d), em flexão neutra (e), em flexão plantar (f).

Figura 7.58 Os momentos das forças P e F estão equilibrados, com braços de alavanca quase iguais (a e b), o que dá uma resultante R = 2 P.

---

25 Em relação à superfície sustentadora, o tornozelo talvez seja superdimensionado – por isso uma carga reduzida por unidade de superfície.

Diminuição da carga unitária

Em relação ao tornozelo, colocar na posição que oferece o máximo de **superfície de contato**, o que é obtido em posição anatômica: 55% de contato (realizado na maioria das ações cotidianas) contra 44% em flexão dorsal, ou 49% em flexão plantar[26] (Fig. 7.59).

> **Para concluir**
> As tensões estão ligadas à capacidade de absorção do **complexo do retropé** e à qualidade de proteção dos **tendões periarticulares**.

> **O que se deve saber**
> O tornozelo é uma região **vulnerável** por causa do peso do edifício corporal que pesa sobre essa junção com o pé. Suas dominantes são:
> • As variáveis posicionais do pé e os automatismos que suscitam, justificando um treinamento **proprioceptivo** de extremo desempenho.
> • O tratamento funcional (seja de primeira intenção, seja em prolongamentos operatórios), que deve integrar o conjunto do retropé.
> • A função prioritária é a estabilidade ao longo da **marcha** em terreno variado.

---

26 Uma órtese (muitas vezes chamada tala para panturrilha) permite diminuir as tensões sobre o tornozelo nos três planos do espaço (Karlsson e Andreasson, 1992).

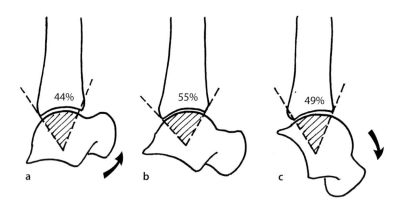

Figura 7.59 A superfície sustentadora é mais importante em posição intermediária (b) do que em flexão dorsal (a) ou plantar (c).

REFERÊNCIAS BIBLIOGRÁFICAS

ABOUSTAIT I, PÉNINOU G. Le tibialis anterior : l'EMG révèle ses particularités fonctionnelles. Ann. Kinésithér. 1998, 25(7) : 290-296.

ADÈLE M-F. Contribution à l'étude structurale du triceps surae. Ann Kinésithér. 1992, 19(2) : 83-89.

ANDRE-DESHAYS C, LESTIENNE F, REVEL M. Sensibilité kinesthétique de la cheville. Science et Motricité. 1988, 4 : 32-37.

BEUMER A, VALSTAR ER, GARLING EH, NIESING R, RANSTAM J, LOFVENBERG R, SWIERSTRA BA. Kinematics of the distal tibiofibular syndesmosis : radiostereometry in 11 normal ankles. Acta Orthop Scand. 2003, 74(3) : 337-343.

BINZONI T, BIANCHI S, HANQUINET S, KAELIN A, SAYEGH Y, DUMONT M, JEQUIER S. Human gastrocnemius medialis pennation angle as a function of age : from newborn to the elderly. J Physiol Anthropol Appl Human Sci. 2001, 20(5) : 293-298.

BOSS AP, HINTERMANN B. Anatomical study of the medial ankle ligament complex. Foot Ankle Int. 2002, 23(6) : 547-543.

BRIZUELA G, LLANA S, FERRANDIS R, GARCIA-BELENGUER AC. The influence of basketball shoes with increased ankle support on shock attenuation and performance in running and jumping. J Sports Sci. 1997, 15(5) : 505-515.

CALHOUN JH, LI F, LEDBETTER BR, VIEGAS SF. A comprehensive study of pressure distribution in the ankle joint with inversion and eversion. Foot Ankle Int. 1994, 15(3) : 125-133.

CASTAING J, DELPLACE J. La cheville. Anatomie fonctionnelle de l'appareil locomoteur. Vigot, Paris, 1960.

CHAUVEAUX D, COSTES S. Les syndromes d'interposition et de conflit de l'articulation talo-crurale. <www.sofarthro.com/ ANNALES>.

CHRISTINA KA, WHITE SC, GILCHRIST LA. Effect of localized muscle fatigue on vertical ground reaction forces and ankle joint motion during running. Hum Mov Sci. 2001 ; 20(3) : 257-276.

COQUEREL G. Le peroneus tertius. Étude palpatoire. Ann Kinésithér. 1992, 19(2) : 77-82.

CORNWALL MW, McPOIL TG. Effect of ankle dorsiflexion range of motion on rearfoot motion during walking. J Am Podiatr Med Assoc. 1999, 89(6) : 272-277.

CROCE RV, MILLER JP, StPIERRE P. Effect of ankle position fixation on peak torque and electromyographic activity of the knee flexors and extensors. Electromyogr Clin Neurophysiol. 2000, 40 : 365-373.

DELAMARCHE P, DUFOUR M, MULTON F. Anatomie, Physiologie, biomécanique en STAPS. Masson, Paris, 2002.

DOLTO B. Le corps entre les mains. Hermann, Paris, 1976.

DUCHENNE de BOULOGNE GB. Physiologie des Mouvements. Ann Méd Phys. 1967, n° hors commerce : 53-77.

DUFOUR M. Évaluation différentielle d'amplitude de flexion dorsale du pied. Mémoire de DSU de Biomécanique, Faculté de Médecine de Paris-Créteil, 1982.

EBRAHEIM NA, MEKHAIL AO, GARGASZ SS. Ankle fracture involving the fibula proximal to the distal tibiofibular syndesmosis. Foot Ankle Int. 1997, 18(8) : 513-521.

ESENYEL M, WALSH K, WAIDEN JG, GITTER A. Kinetics of high-heeled gait. J Am Podiatr Med Assoc. 2003, 93(1) : 27-32.

EVANS CM, FELLOWS SJ, RACK PM, ROSS HF, WALTERS DK. Response of the normal human ankle joint to imposed sinusoidal movements. J Physiol. 1983, 344 : 483-502.

FERKEL R.D. Arthroscopy of the foot and ankle. by T. WHIPPLE - Lippincott-Raven Pub, Philadelphia, 1996 : 121-144.

FINE M. Étude bibliographique et hypothèses concernant la fonction du muscle triceps sural. Ann Kinésithér. 1987, 14(10) : 535-540.

FUKUNAGA T, ROY RR, SHELLOCK FG, HODGSON JA, EDGERTON VR. Specific tension of human plantarflexors and dorsiflexors. J Appl Physiol. 1996, 80(1) : 158-165.

FUNK JR, HALL GW, CRANDALL JR, PILKEY WD. Linear and quasi-linear viscoelastic characterization of ankle ligaments. J Biomech Eng. 2000, 122(1): 15-22.

GEFEN A. Simulations of foot stability during gait characteristic of ankle dorsiflexor weakness in the elderly. IEEE Trans Neural Syst Rehabil Eng. 2001, 9(4) : 333-337.

GONZALES-CASANOVA JC, VILADOT R, PONS M, XIMENO L. Cheville en cupule et dôme. Méd Chir Pied. 1996, 12(3) : 172- 177.

GUNTHER M, BLICKHAN R. Joint stiffness of the ankle and the knee in running. J Biomech. 2002, 35(11) : 1459-1474

HAGLUND-AKERLIND Y, ERIKSSON E. Range of motion, muscle torque and training habits in runners with and without Achilles tendon problems. Knee Surg Traulatol Arthrosc. 1993, 1(3-4) : 195-199.

HANSEN S, HANSEN NL, CHRISTENSEN LO, PETERSEN NT, NIELSEN JB. Coupling of antagonistic ankle muscles during co-contraction in humans. Exp Brain Res. 2002, 146(3) : 282-292.

HECKER P. Étude sur le péronier du tarse. Anat Histo Embryol. 1923, 3 : 331.

HERVEOU C, MESSEAN L. Technique de rééducation et d'éducation proprioceptive du genou et de la cheville. Maloine, Paris, 1976.

HILL RS. Ankle equinus : Prevalence and linkage to common foot pathology. J Am Podiatr Med Assoc. 1995, 85(6) : 295-300.

HUCH K, Knee and ankle : human joints with difference susceptibility to osteoarthritis reveal different cartilage cellularity and matrix synthesis in vitro. Arch Orthop Trauma Surg. 2001, 121(6) : 301-306.

HUIJING PA. Architecture of the human gastrocnemius muscle and some functional consequences. Acta Anat (Basel). 1985, 123(2) : 101-107.

HUNT AE, SMITH RM, TORODE M. Extrinsic muscle activity, foot motion and ankle joint moments during the stance phase of walking. Foot Ankle Int. 2001, 22(7) : 543-549.

HWANG IS, ABRAHAM LD. Quantitative EMG analysis to investigate synergistic coactivation of ankle and knee muscles during isokinetic ankle movement. Part 1 : time amplitude analysis. J Electromyogr Kinesiol. 2001a, 11(5) : 319-325.

HWANG IS, ABRAHAM LD. Quantitative EMG analysis to investigate synergistic coactivation of ankle and knee muscles during isokinetic ankle movement. Part 2 : time frequency analysis. J Electromyogr Kinesiol. 2001b, 11(5) : 327-335.

JUDET H. Instabilité de la cheville chez le sportif. Journée de Médecine du Sport 1986. Expansion Scientifique Française : 27- 30.

KAPANDJI I.A. Physiologie articulaire. Fascicule 2 : Membre inférieur (4e édition). Maloine, Paris, 1980.

KARLSSON J, ANDREASSON GO. The effect of external ankle support in chronic lateral ankle joint instability. An electromyographic study. Am J Sports Med. 1992, 20(3) : 257-261

KAWAMOTO R, ISHIGE Y, WATARAI K, FUKASHIRO S. Primary factors affecting maximum torsional loading of the tibia in running. Sports Biomech. 2002, 1(2) : 167-186.

KIRSCH RF, KEARNEY RE. Identification of time-varying stiffness dynamics of the human ankle joint during an imposed movement. Exp Brain Res. 1997, 114(1) : 71-85.

KONRADSEN L, RAVN JB, SORENSEN AI. propioception at the ankle : the effect of anaesthetic blockade of the ligament receptors. JBJS. 1993, 75-B(3) : 433-436.

KRIPS R, VAN DIJK CN, HALASI T, LEHTONEN H, MOYEN B, LANZETTA A, FARKAS T, KARLSSON J. Anatomical reconstruction versus tenodesis for the treatment of chronic anterolateral instability of the ankle joint : a 2- to 10-year follow-up, multicenter study. Knee Surg Sports Traumatol Arthrosc. 2000, 8(3) : 173-179.

KRISHNATHASAN D, VANDERVOORT AA. Ankle plantar flexion strength in resistance and endurance trained middle-aged adults. Can J Appl Physiol. 2002, 27(5) : 479-490.

KUMAI T, TAKAKURA Y, RUFAI A, MILZ S, BENJAMIN M. The functional anatomy of the human anterior talofibular ligament in relation to ankle sprains. J Anat. 2002, 200(5) : 457-465.

LAURENS D. Mésothérapie et traitement fonctionnel de l'entorse de la cheville. <http://cerm-idf.ifrance.com/cerm-idf/entorsecheville.htm>. Consulté le 20 avril 2003.

LAZENNEC J-Y, BESNEHARD J. L'articulation péronéo-tibiale supérieure. Une anatomie et une physiologie mal connues : quelques réflexions physiologiques et thérapeutiques. 4e Journée de la Recherche, Bois-Larris juin 1993, 11-14.

LEARDINI A. Geometry and mechanics of the human ankle complex and ankle prosthesis design. Clin Biomech. 2001, 16 : 706-709.

LEARDINI A, STAGNI R, O'CONNOR JJ. Mobility of the subtalar joint in the intact ankle complex. J Biomech. 2001, 34 : 805-809.

LEARDINI A, O'CONNOR JJ. A model for lever-arm length calculation of the flexor and extensor muscles at the ankle. Gait and Posture. 2002, 15 : 220-229.

LIBOTTE M, KLEIN P, COLPAERT H, ALAMEH M, BLAIMONT P, HALLEUX P. Contribution à l'étude biomécanique de la pince malléolaire. Revue de Chirurgie Orthopédique, 1982, 68 : 299-305.

LUNDBERG A, SVENSON OK, NEMETH G, SELVIK G. The axis of rotation of the ankle joint. J Bone Joint Surg [Br]. 1989, 71-B : 94-99.

MAGANARIS CN, BALTZOPOULOS V, SARGEANT AJ. Changes in the tibialis anterior tendon moment arm from rest to maximum isometric dorsiflexion : in vivo observation in man. Clin Biomech. 1999, 14(9) : 661-666

MARSH E, SALE D, McCOMAS AJ, QUINLAN J. Influence of joint position on ankle dorsiflexion in humans. J Appl Physiol. 1981, 51(1): 160-167.

MATRE D, ARENDT-NIELSEN L, KNARDAHL S. Effects of localization and intensity of experimental muscle pain on ankle joint proprioception. Eur J Pain. 2002, 6(4) : 245-260.

McNAIR PJ, HEWSON DJ, DOMBROSKI E, STANLEY SN. Stiffness and passive peak force changes at the ankle joint : the effect of different joint angular velocities. Clin Biomech. 2002, 17(7) : 536-540

MELA P, VELTINK PH, HUIJING PA. The influence of stimulation frequency and ankle joint angle on the moment exerted by human dorsiflexor muscles. J Electromyogr Kinesiol. 2001, 11(1) : 53-63

MENTZEL M, FLEISCHMANN W, BAUER G, KINZL L. Ankle joint denervation. Part. 1 : the sensory innervation of the ankle joint. Foot and Ankle Surgery, 1999, 5 : 15-20.

METZ-SCHIMMERL SM, BHATIA G, VANNIER MW. Visualization and quantitative analysis of talocrural joint kinematics. Comput Med Imaging Graph. 1994, 18(6) : 443-448.

MICHELSON JD, HELGEMO SL Jr. Kinematics of the axially loaded ankle. Foot Ankle Int. 1995, 16(9) : 577-582.

MICHELSON JD, HAMEL AJ, BUCZEK FL, SHARKEY NA. Kinematic behavior of the ankle following malleolar fracture repair in a hi-fidelity cadaver model. J Bone Joint Surg (Am). 2002, 84(A-11) : 2029-2038.

MILNER CE, SOAMES RW. Anatomy of the collateral ligaments of the human ankle joint. Foot Ankle Int. 1998, 19(11) : 757-760.

NEPTUNE RR, KAUTZ SA, ZAJAC FE. Contribution of the individual ankle plantar flexors to support, forward progression and swing initiation during walking. J Biomech. 2001, 34(11) : 1387-1398.

NIEUWENHUIJZEN PH, GRUNEBERG C, DUYSENS J. Mechanically induced ankle inversion during human walking and jumping. J Neurosci Methods. 2002, 117(2) : 133-140.

NORDIN M, FRANKEL V H. Basic Biomecanics of the Musculoskeletal System (3rd edition). Lippincott Williams and Wilkins, Baltimore (USA), 2001.

ORCHARD JW, ALCOTT E, JAMES T, FARHART P, PORTUS M, WAUGH SR. Exact moment of a gastrocnemius muscle strain captured on video. Br J Sports Med. 2002, 36(2) : 222-223.

PARENTEAU CS, VIANO DC, PETIT PY. Biomechanical properties of human cadaveric ankle-subtalar joints in quasi-static loading. J Biomech Eng. 1998, 120(1) : 105-111.

PÉNINOU G. Le tibialis anterior : l'EMG révèle ses particularités fonctionnelles. Ann. Kinésithér. 1998, 25(7) : 290-296.

PERREIN D, BERNARD G, KLEINKNECHT B, TAYON B, DUFOUR M. Rééducation différenciée arrière-pied / avant-pied en charge. Journée de Médecine Physique et de Rééducation, Paris. 1989 : 92-95

PERRY J, BURNFIELD JM, GRONLEY JK, MULROY SJ. Toe walking : muscular demands at the ankle and knee. Arch Phys Med Rehabil. 2003, 84(1) : 7-16.

PIERRON G. Biomécanique des releveurs du pied. Ann. Kinésihér. 1992, 19(2) : 67-71.

PIERRON G. Mesure de la force maximum isométrique des releveurs du pied en rapport avec leur physiologie dans la marche. Mémoire de DSU de biomécanique de l'appareil locomoteur, Université Paris XII--Val de Marne, 1982.

POIRIER. Anatomie humaine. Masson, Paris, 1901.

POL LE COEUR La pince malléolaire. Physiologie normale et pathologie du péroné. Louis Arnette, Paris, 1938.

PROCTER P, PAUL JP. Ankle joint biomechanics. J Biomech. 1982, 15 : 627-634.

RAY RG, GUSMAN DN, CHRISTENSEN JC. Anatomical variation of the tibial plafond : the anteromedial tibial notch. J Foot Ankle Surg. 1994, 33(4): 419-426.

ROSAGER S, AAGAARD P, DYHRE-POULSEN P, NEERGAARD K, KJAER M, MAGNUSSON SP. Load displacement properties of the human triceps surae aponeurosis and tendon in runners and non--runners. Scand J Med Sci Sports. 2002, 12(2) : 90-98.

ROSENBAUM D, BECKER HP, STERK J, GERNGROSS H, CLAES L. Functional evaluation on the 10-year outcome after modified Evans repair for chronic ankle instability. Foot Ankle Int. 1997, 18(12) : 765-771.

RUNGE CF, SHUPERT CL, HORAK FB, ZAJAC FE. Ankle and hip postural strategies defined by joint torques. Gait and Posture. 1999, 10(2) : 161-170.

SALE D, QUINLAN J, MARSH E, McCOMAS AJ, BELANGER AY. Influence of joint position on ankle plantarflexion in humans. J Appl Physiol. 1982, 52(6) : 1636-1642.

SAMUEL J. Aspects peu connus de la physiologie du muscle jambier postérieur et des muscles long et court péronier latéral. Applications kinésithérapiques. Journée de Médecine Physique et de Rééducation. 1982 : 241-253.

SANTELLO M, McDONAGH MJ The control of timing and amplitude of EMG activity in landing moments in humans. Exp Physiol. 1998, 83(6) : 857-874.

SCRANTON PE Jr, McDERMOTT JE, ROGERS JV. The relationship between chronic ankle instability and variations in mortise anatomy and impingement spurs. Foot Ankle Int. 2000, 21(8) : 657-664.

SELF BP, HARRIS S, GREENWALD RM. Ankle biomechanics during impact landings on uneven surfaces. Foot Ankle Int. 2000, 21(2) : 138-144.

SELF BP, PAINE D. Ankle biomechanics during four landing techniques. Med Sci Sports Exerc. 2001, 33(8) : 1338-1344.

SERVIANT M-G. Extensométrie in vitro du tarse antérieur. Ann Kinésithér. 1989, 16(4) : 141-148.

SIEGLER S, MOSKOWITZ GD, FREEDMAN W. Passive and active components of the internal moment developed about the ankle joint during human ambulation. J Biomech. 1984, 17(9) : 647-652.

SINKJAER T, GANTCHEV N, ARENDT-NIELSEN L. Mechanical properties of human ankle extensors after muscle potentiation. Electroencephalogr Clin Neurophysiol. 1992, 85(6) : 412-418.

SMITH R, RATTANAPRASERT U, O'DWYER N. Coordination of the ankle joint complex during walking. Hum Mov Sci. 2001, 20(4-5) : 447-460.

SOBEL M, LEVY M, BOHNE W. Congenital variations of the peroneus quartus muscle : an anatomic study. Foot and Ankle. 1990, 11(2) : 81-89.

SOCHART DH, HARDINGE K. The relationship of foot and ankle movements to venous return in the lower limb. J Bone Joint Sur (Br). 1999, 81(B) : 700-704.

TANGUY A, VANNEUVILLE G, BLEU J-P, GUILLOT M. Caractéristiques des axes de mouvement de l'articulation talo-crurale déterminées par méthode cinématique. Bull Soc Anat Paris. 1985, 10 : 65-71.

TRAVELL JG, SIMON G. Douleurs et troubles fonctionnels myofasciaux. Tome 2 : membre inférieur. Hang, Bruxelles, 1993.

VALDERRABANO V, HINTERMANN B, NIGG BM, STEFANYSHYN D, STERGIOU P. Kinematic changes after fusion and total replacement of the ankle : part 2 : Movement transfer. Foot Ankle Int. 2003a, 24(12) : 888-896.

VALDERRABANO V, HINTERMANN B, NIGG BM, STEFANYSHYN D, STERGIOU P. Kinematic changes after fusion and total replacement of the ankle : part 3 : Talar movement. Foot Ankle Int. 2003b, 24(12) : 897-900.

VALDERRABANO V, HINTERMANN B, NIGG BM, STEFANYSHYN D, STERGIOU P. Kinematic changes after fusion and total replacement of the ankle : part 1 : Range of motion. Foot Ankle Int. 2003c, 24(12) : 881-887.

VANDERVOORT AA, CHESWORTH BM, CUNNINGHAM DA, PATERSON DH, RECHNITZER PA, KOVAL JJ. Age and sex effects on mobility of the human ankle. J Gerontol. 1992, 47(1) : 17-21.

VANDERVOORT AA, HAYES KC. Plantarflexor muscle function in young and elderly women. Eur J Appl Physiol Occup Physiol. 1989, 58(4) : 389-394.

VIEL E, DESMARETS J-J. Mechanical Pull of the Peroneal Tendons on the Fifth Ray of the foot. J Orthop and Sports Phys Ther. 1985, 7(3) : 102-106.

VIEL E. Un mythe coriace : le polygone de sustentation au cours de la marche. Kinésithérapie, les cahiers. 2003, 17-18 : 79-80.

VOUTEY JN. Pieds contracturés et physiopathologie de l'articulation sous-astragalienne. Cinésiologie. 1983, XXII : 101-105.

WANK V, FRICK U, SCHMIDTBLEICHER D. Kinematics and electromyography of lower muscles in overground and treadmill running. In J Sports Med. 1998, 19(7) : 455-461.

WILLIS T.A. The function of the long plantar muscles. Surg Gynecol Obstet. 1935, 60 : 150-156.

WINTER DA, PATLA AE, PRINCE F, ISHAC M, GIELO-PERCZAK K. Stiffness control of balance in quiet standing. J Neurophysiol. 1998, 80(3) : 1211-1221.

ZHANG SN, BATES BT, DUFEK JS. Contributions of lower extremity joints to energy dissipation during landings. Med Sci Sports Exerc. 2000, 32(4) : 812-819.

Pé | 8

BASE DE REFLEXÃO

O ser humano é um mamífero bípede (existem bípedes que saltam e outros que andam) e plantígrado (como o urso). Em contrapartida, ele é o único que é os dois e que tem um arco transverso que engloba o primeiro raio (os pongídeos têm um primeiro raio livre e oponível). O pé humano participa na verticalização do indivíduo e na liberação dos membros superiores.

Convém classificar o pé na representação que o indivíduo tem dele: como dobradiça necessária com o solo, portanto **capital**, mas órgão inferior, muitas vezes **desvalorizado**. Sua associação, no entanto, é então ambígua, traduzindo ao mesmo tempo a estabilidade ("perder o pé") e a estupidez ("enfiar os pés pelas mãos") (Fine e Bruge, 1990).

Localização

É a extremidade distal e terminal do membro inferior.

Limites

Estende-se, morfologicamente, mais abaixo do tornozelo.

Características essenciais

• A posição **plantígrada**, ao contrário dos mamíferos digitígrados, coloca o pé grosseiramente perpendicular em relação à perna, isto é, em situação horizontal (Fig. 8.1).
• O grande **número de articulações** e de ossos, como na mão, oferece uma grande complexidade mecânica e uma grande capacidade de adaptação (Fig. 8.2).
• O **paralelismo do hálux** (Fig. 8.3) com os dedos suprime sua função de oposição, ao contrário do que é possível no macaco, e mesmo de maneira mais discreta no gorila das planícies. Este se desloca ocasionalmente sobre duas patas, mas, quando quer correr, usa as quatro patas.
• A presença dos músculos **intrínsecos e extrínsecos**, como na mão (Fig. 8.4).
• O fato de que a **carga do edifício corporal** seja máxima nesse nível (além das sobrecargas eventualmente carregadas) constitui um elemento agravante nas tensões do pé (Fig. 8.5 a).

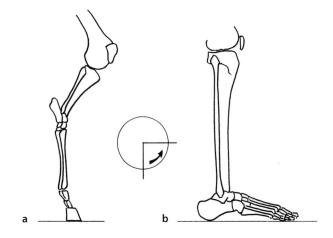

Figura 8.1 Mudança de eixos com a passagem da situação digitígrada (a) para a situação plantígrada (b).

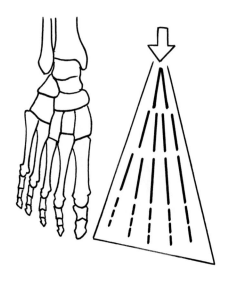

Figura 8.2 Aumento do número dos ossos no sentido distal e diminuição de seu tamanho.

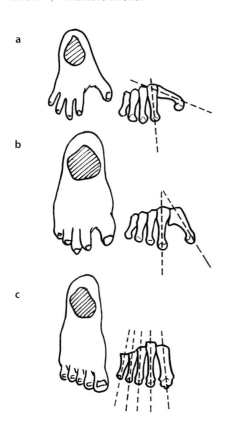

Figura 8.3 Evolução para o paralelismo do hálux no chimpanzé (a), no gorila (b) e no homem (c).

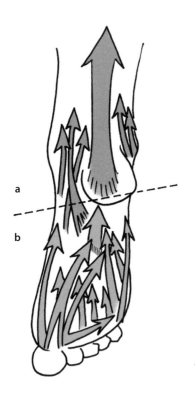

Figura 8.4 O pé apresenta uma musculatura extrínseca (a) e intrínseca (b).

- A **maturação nervosa** incompleta pode explicar, às vezes, algumas incapacidades para controlar certos movimentos ou seu equilíbrio proprioceptivo (Fig. 8.5 b).
- A **circulação arterial de tipo terminal** agrava os problemas, uma vez que não há mais sistema colateral de derivação para contrabalancear uma eventual obstrução (Fig. 8.5 c).
- A **circulação venosa suporta a carga** de uma coluna líquida máxima (mesmo se considerando a fragmentação devida às válvulas das veias) (Fig. 8.5 d).
- O uso de **calçados** pode criar, manter, agravar as tensões, em razão de uma má adaptação às condições de trabalho (Fig. 8.6).
- A **divisão dos papéis**. O comportamento dos pés é ligeiramente diferenciado: um deles prefere gerenciar o amortecimento ou a propulsão (possuímos um pé dominante, assim como temos um olho dominante ou uma mão dominante).

Papel funcional

O pé gerencia os contatos estáticos e dinâmicos do corpo com o solo. Por isso é necessário fazer uma distinção entre esses dois aspectos (Bonnel e Claustre, 1989).

Papel estático

É o resultado de dois mecanismos indissociáveis:
- **Plasticidade**. É a necessidade de **adaptação** do pé ao relevo do solo, para que ele possa se moldar sobre uma superfície desigual ou não horizontal (Fig. 8.7 a).
- **Fixidez**. É a qualidade que deve conferir ao pé sua **estabilização**, assim que pousado no solo, e isso de maneira suficiente para manter o apoio anteriormente requerido (Fig. 8.7 b).

Papel dinâmico

Também são duplos:
- **Recepção**. É a capacidade do pé de responder ao **amortecimento** no solo durante a chegada, mais ou menos rápida, de seu apoio.
- **Propulsão**. É a **restituição** da energia acumulada durante a recepção, ou a aceleração dada durante uma **impulsão** (Viel, 1985) (Fig. 8.8).

Frequências patológicas

As patologias são frequentes, ricas e variadas, por causa da **desproporção** entre uma grande demanda funcional (permanência das tensões, problemas de calçado, condições funcionais muitas vezes difíceis) e a exiguidade dos meios postos em ação (tamanho reduzido de todas as estruturas presentes, o que representa uma proeza anatomofuncional frente aos problemas apresentados). Podemos evocar as seguintes:

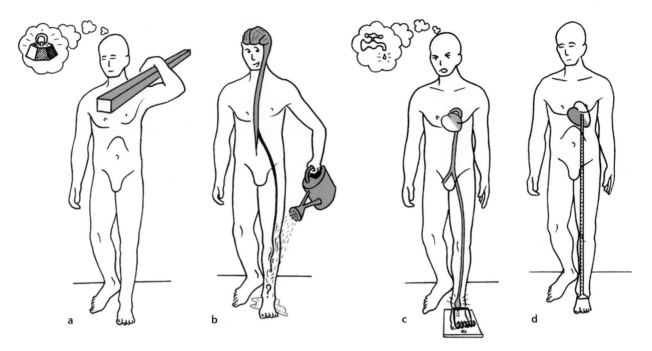

Figura 8.5 O pé recebe o máximo de carga corporal, ou mesmo adicional (a). Às vezes é vítima de uma maturação nervosa incompleta (b). Inscreve-se em um sistema circulatório de tipo terminal (c). Suporta toda a coluna líquida da circulação de retorno (d).

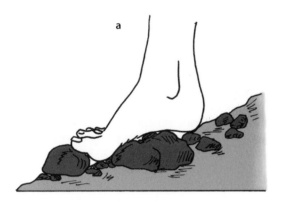

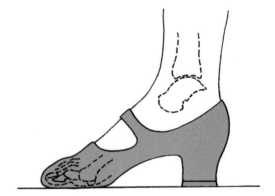

Figura 8.6 O pé sofre as tensões dos calçados.

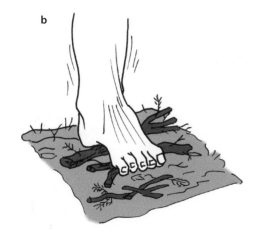

Figura 8.7 A sua plasticidade permite que se adapte aos terrenos variados (a) e se mantenha sobre ele (b).

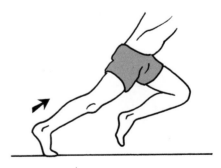

Figura 8.8 O pé é capaz de realizar propulsão (e de recepção).

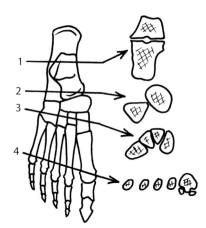

Figura 8.9 O esqueleto podal passa de um empilhamento posterior (1) a um oblíquo (2, 3), e depois a um achatamento anterior (4).

Traumatologia

Ela reagrupa os pequenos acidentes como entorses, fraturas de falanges, mas também os grandes desgastes como esmagamento do pé, multifraturas e amputações traumáticas.

Reumatologia

São as lesões degenerativas relacionadas aos desgastes ou às consequências pós-traumáticas, sejam lesões reumáticas (poliartrite reumatoide, gota) ou metabólicas (diabetes).

Ortopedia

São problemas morfostáticos (abaixamento do arco plantar, pé cavo etc.), as deformações de tipo hálux valgo, varo, rígido, pé aduto, abduto etc.

Ortopedia infantil

Refere-se ao conjunto dos **pés tortos**, principalmente o pé torto varo equino (PTVE), o mais frequente deles.

Neurologia

Em patologia de tipo **central**, encontramos a atitude em pé varo equino (espasticidade da cadeia tricípite-calcâneo-plantar). Em neurologia **periférica**, encontramos essencialmente a paralisia dos extensores do pé (lesão do nervo fibular comum ou do fibular profundo).

NOÇÕES ANATÔMICAS

No plano morfofuncional

Em relação ao aspecto do pé, podemos citar quatro pontos importantes:
- Ele é mais ou menos **esparramado** no solo, para a frente.
- A morfologia inferior mostra um **arco plantar**, mais ou menos modelável de acordo com as posições e diferenciada entre cada raio (Ledos, 1956). Essa noção estática é completada por outras concepções mais mecânicas (Efther, 1980).
- O relevo do pé mostra um plano ósseo subcutâneo em **dorsal** e, ao contrário, um volume carnudo na concavidade de sua face **plantar**, com um espesso revestimento celulogorduroso resistente, principalmente no nível dos pontos de apoio, onde ele é reforçado por um revestimento espesso (Miller-Young et al., 2002).
- O **calçado** é um elemento que deve ser considerado, pois participa da vida habitual do pé (ao contrário da mão, que raramente usa luvas). Esse vestuário que engloba o pé varia muito de acordo com sua finalidade (estética, profissional, esportiva, utilitária) e pode ser muito tensionante, mais ou menos bem adaptado (Killian et al., 1998).

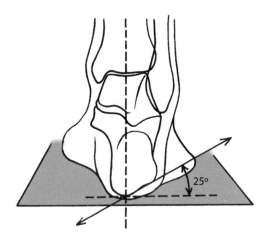

Figura 8.10 O prumo do calcâneo no solo é feito sobre seu processo posteromedial, oblíquo com o posterolateral a 25° em relação ao solo.

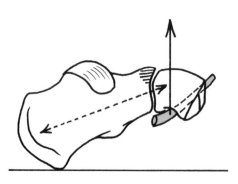

Figura 8.11 A face articular do tálus permite que se apoie sobre o cuboide, que é sustentado pelo fibular longo.

No plano ósseo

O pé reagrupa quase trinta ossos, que se repartem entre tarsais, metatarsais e falanges, bem como dois sesamoides e às vezes pequenos ossos supranumerários (p. ex., o osso trígono, o mais frequente dentre eles).

Fazemos uma dissociação entre o retropé (tarso, posterior e anterior) e o antepé (metatarsais e falanges). Alguns autores às vezes chamam o tarso anterior de mediopé (*midfoot*). Essa denominação é **mais funcional do que anatômica**, refere-se ao mesmo tempo à articulação transversa do tarso, intertarsal e à tarsometatarsal, o tarso anterior sendo intermediário entre os grandes ossos do tarso posterior (*rearfoot*) e o antepé (*forefoot*) (Garbalosa et al., 1994).

Tarso posterior

Composto do tálus e do calcâneo, forma um conjunto volumoso, já que são apenas dois ossos, e se caracteriza por:
- Um **empilhamento posterior** quase vertical (Fig. 8.9) que suporta a transmissão da massa do corpo.
- A **posição alta do tálus** (não visível em arco plantar), principalmente a tróclea formada por seu corpo e presa na pinça maleolar.
- A **linha quebrada** formada pela interlinha subtalar (ver Fig. 8.26).
- O tamanho maior do **processo posteromedial** do calcâneo, que representa seu principal apoio no solo. O ângulo entre o solo e a tangente nos dois processos é da ordem de 25° (Fig. 8.10).
- A **face** articular do tálus, que se apoia sobre o cuboide (Fig. 8.11).
- O **tálamo**, cuja superfície é uma porção de cone com o topo sagital medial e não uma porção de cilindro.
- O **seio do tarso** (*sinus tarsi*), túnel ósseo simplesmente ocupado pelos dois feixes do ligamento talocalcâneo interósseo (Fig. 8.12 a). Ele forma um **espaço-pivô** entre as duas superfícies subtalares, como aquele que está entre os dois pés de um surfista e permite a orientação nos três planos do espaço (Fig. 8.12 b).
- O **canal társico**, que forma um túnel osteofibroso que permite a passagem dos tendões flexores e do bloco vasculonervoso que os acompanham (Fig. 8.13) que, de posteriores, tornam-se inferiores.

Tarso anterior

É composto do cuboide, do navicular e dos três cuneiformes, que dão início aos cincos raios do pé. O tarso anterior é mais alto na parte medial do que na parte lateral (Fig. 8.14). Ele representa uma **barra de torção** transversal, entre o retropé e o antepé (Fig. 8.14).

Ossos metatarsais

Os ossos metatarsais estão espalhados lado a lado e inclinados para a frente. Eles descrevem um arco transversal, o segundo metatarsal ocupa uma posição alta de **pedra angular** em um corte transversal (Fig. 8.15), isto é, formando axialmente a crista da telha cumeeira da abóbada e o eixo anatômico longitudinal do pé. Suas cabeças alinham-se com o solo.

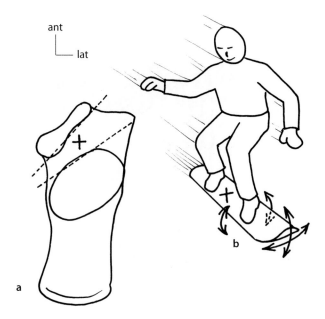

Figura 8.12 O seio do tarso é uma zona vazia entre os dois compartimentos da subtalar (a), e permite movimentos tridimensionais como os dos surfistas (b).

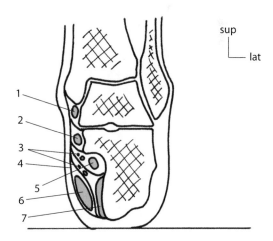

Figura 8.13 Canal tarsal: tibial posterior (1), flexor longo dos dedos (2), PVN plantar medial e lateral (3), RMF (4), flexor longo do hálux (5), abdutor do I (6), quadrado plantar (7).

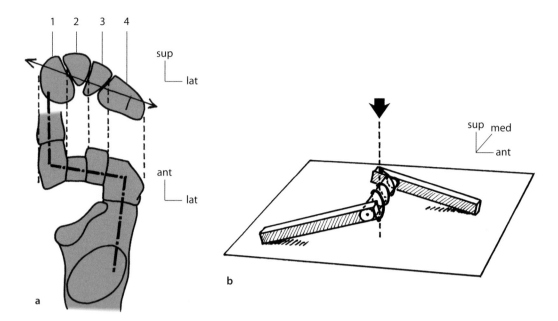

Figura 8.14 Barra de torção do tarso anterior. Cuneiformes: 1, 2, 3; cuboide: 4 em vistas anatômica (a) e funcional (b). Os ligamentos plantares desempenham o papel de uma mola.

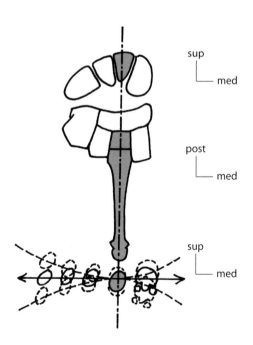

Figura 8.15 A pedra angular representada pelo segundo raio.

Falanges

Elas formam o que Rabischong et al. chamam de **triângulo de mobilidade do pé** (em oposição ao triângulo de estabilidade, que reagrupa o retropé e a zona metatarsal), isto é, o ponto de apoio anterior que articula o pé com o solo (Bonnel e Claustre, 1989) (Fig. 8.16).

Relações dos ossos entre si

Concepções históricas

Destot

Comparou o pé à **metade de um prato fundo** invertido. Essa comparação explica um pouco a morfologia do pé, principalmente do arco plantar, em hemicúpula erguida na parte de dentro. Contudo, é uma visão puramente estática, totalmente estranha à mecânica funcional (Fig. 8.17 a).

Lelièvre (1967)

Distinguiu os três pontos de apoio do pé no solo (calcanhar, cabeça dos quinto e primeiro metatarsais), e isso o fez descrever **três arcos** que reúnem esses pontos. Essa noção foi retomada por Kapandji (1980). Se o arco longitudinal é bem nítido, o longitudinal lateral é mais discreto e a anterior não existe, ou muito levemente se o pé está em descarga. Além disso, continua sendo uma visão estática, portanto insuficiente (Fig. 8.17 b).

Dolto (1976)

Destacou um aspecto dinâmico do pé quando falou daquilo que chamava o "pé bífido" do ser humano. Trata-se de diferenciar o **pé talar**, ou superomedial, do **pé calcâneo**, ou inferomedial. Essa concepção é satisfatória e na base das manipulações do pé (Fig. 8.17 c).

De Doncker e Kovalski (1976)

Retomando a tese de Lapidus, eles priorizaram dois aspectos importantes:
- A noção de **tesoura do pé**. Em arquitetura, uma tesoura é um conjunto de três elementos estruturais destinados a sustentar um telhado: de um lado e do outro encontramos duas empenas e, entre eles, uma **linha** (Fig. 8.18a). O pé é então concebido tendo como linha o conjunto capsuloligamentar-musculoaponeurótico plantar que garante a manutenção do arco, como se fosse a corda de um arco que mantém sua curvatura ou de um vigamento (Gabrielli et al., 2001) (Fig. 8.18b). Alguns autores retomam essa visão deixando claro que existe, de fato, cinco tesouras (uma para cada raio) (Efther, 1980).
- A noção de "**três plaquetas**", que diz respeito ao antepé (Fig. 8.19). De fato, os cinco raios do pé se repartem em três conjuntos: um mediano, encastoado (sobretudo o segundo metatarsal), portanto, pouco móvel, mas em contrapartida muito estável, e dois laterais (um lateral e um medial), muito mais móveis. Foram comparados por De Doncker (1981) ao voo de um pato, cujo corpo representa a parte central, estável, e as asas as plaquetas móveis. Faure (1981) verificou a realidade dessas mobilidades.

Em resumo, reconhecemos no pé uma morfologia esparramada para a frente, inscrevendo-se em um **arco plantar** maleável, mais escavado na parte interna.

Eixos e ângulos do pé

Eles são mencionados por vários autores (Faure, 1981; Bonnel e Claustre, 1989; Farenq et al., 1989; Stindel et al., 1999):
- *Eixo geométrico* = eixo de **M3** (raio central entre os outros dois) (Fig. 8.20).

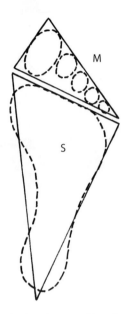

Figura 8.16 Concepção do pé como triângulo de mobilidade (M) e como triângulo de estabilidade (S).

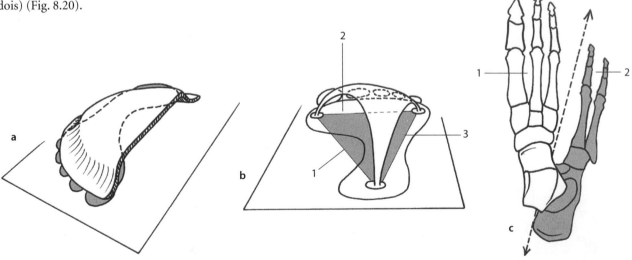

Figura 8.17 Diferentes concepções do pé: pé cavo (a); em três arcos (b): arco medial (1), arco anterior (2), arco lateral (3); como pé bífido (c): pé talar (superomedial) (1), pé calcâneo (inferolateral) (2).

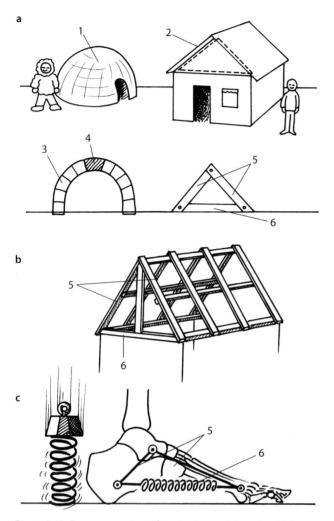

Figura 8.18 Duas concepções diferentes da arquitetura do pé (a): estrutura em abóbada (1), estrutura em tesoura (2), arco da abóbada (3), pedra angular (4), empenas da tesoura (5), linha da tesoura (6). Arquitetura de uma tesoura (b). Arquitetura do pé comparada a uma tesoura, acrescentando uma linha amortecedora (c).

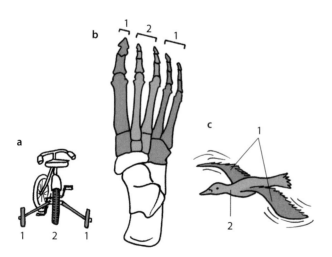

Figura 8.19 Concepção das "paletas" de De Doncker. a. As rodinhas auxiliares da bicicleta para criança garantem a estabilidade (1), a roda central sendo estável (2); b. as três paletas do pé (1 e 2); c. as asas do pato garantem mobilidade e estabilidade (1), o tronco representa a parte fixa (2).

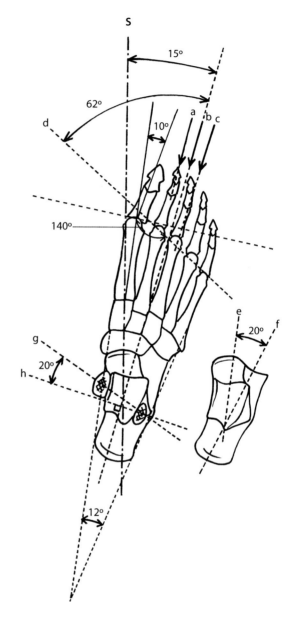

Figura 8.20 Os diferentes eixos do pé: eixo anatômico (a), eixo mecânico (b), eixo morfológico (c), eixo das cabeças metatarsais (d), eixo do tálus (e), eixo do calcâneo (f), eixo bimaleolar (g), perpendicular ao eixo mecânico do pé (h), plano sagital de referência (S).

- *Eixo anatômico* = eixo de **M2** (eixo simétrico dos interósseos dorsais) (Fig. 8.20).
- *Eixo mecânico* = eixo intermediário **entre** M2 e M3 (Fig. 8.20).
- *Eixo do pé/plano sagital* = cerca de **15°** (com variações morfológicas e posicionais em relação com o equilíbrio rotatório do membro, desde a anteversão do colo do fêmur até a torção tibial lateral) (Fig. 8.20).
- *Eixo da pinça tibiofibular/plano frontal* = **20°** (Fig. 8.20).
- *Eixo do calcâneo/solo* = **20°** (no plano sagital) (Fig. 8.21).
- *Eixo do colo do tálus na cabeça de M1 (linha de Méary-Tomeno)* = linha **reta** (no plano sagital) (Fig. 8.21). Se a linha está quebrada, ela determina um pé cavo (ângulo aberto no alto) ou plano (ângulo aberto embaixo).
- *Eixo das cabeças metatarsais/eixo mecânico do pé* = **62°** em média, com uma saliência da cabeça de M2, no ápice de um ângulo que a liga às cabeças de M1 e M5 de um valor médio de **140°** (Fig. 8.20).
- *Saliência das extremidades das falanges distais*. A morfologia ressalta o alinhamento das extremidades dos dedos, principalmente dos dois primeiros (I e II) e distingue três tipos (Fig. 8.22):
  - I>II, que constitui o pé dito **egípcio** (65% dos casos).
  - I = II, que constitui o pé dito **quadrado** (20% dos casos).
  - I<II que constitui o pé dito **grego** (15% dos casos).
- *Flecha do navicular* = de **15 a 18 mm** (= distância abaixada da tuberosidade desse osso no solo) (Fig. 8.21).
- *Flecha do cuboide* = de **3 a 5 mm** (= distância abaixada desse osso no solo) (Fig. 8.23).
- *Ângulo de divergência talocalcânea* = cerca de **20°** (de 15° a 25°) (Fig. 8.20).
- *Ângulo de inscrição do pé* = **12°** (Fig. 8.20).
- *Ângulo da marcha* = **10°** (com variáveis que chegam a 15°).
- *Ângulo da tesoura medial (ângulo de Djian-Annnier)* = **125°** (± 10°) (Fig. 8.21).
- *Ângulo da tesoura lateral* = **145°** (± 10°) (Fig. 8.23).
- *Ângulo trícipite-calcâneo (às vezes confundido com o valgo calcâneo)*[1] = **175°** (Fig. 8.24).
- *Ângulo de Böhler* = **28°** a **40°** (entre as tangentes das superfícies articulares superiores do calcâneo e a borda superior da tuberosidade) (Fig. 8.23).
- *Ângulo de prumo do pé no solo (valgo calcâneo)* = **85°** (Fig. 8.24).
- *Ângulo de obliquidade dos metatarsais em relação ao solo*. Ele diminui rasamente **a cada 5°** de M1 a M5 (M1 = 22°; M2 = 15°; M3 = 10°; M4 = 8°; M5 = 5°) (Fig. 8.25 a).
- **Ângulo de divergência dos metatarsais/eixo de M2.** Eles são grosseiramente afastados **de 5 em 5°** (I/II = 7°; I/III = 5°; II/IV = 10°; II/V = 16°), o que dá um ângulo de cerca de 20° a 28° entre M1 e M5 (Fig. 8.25 b).
- *Ângulo do valgo fisiológico da MF do hálux* = cerca de **10°** (ver Fig. 8.20).

---

1 Alguns autores nomeiam "valgo" o ângulo entre o tendão do calcâneo e o grande eixo da face posterior do calcâneo, para outros é o ângulo entre esse grande eixo e a horizontal do solo. Deve-se observar que esses dois ângulos podem evoluir juntos ou de forma independente um do outro. Sendo conveniente então esclarecer.

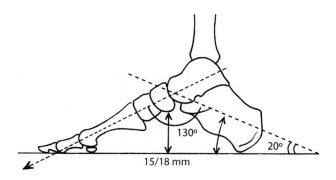

Figura 8.21 Tesoura ideal: ângulo da tesoura, inclinação do calcâneo e flecha do navicular.

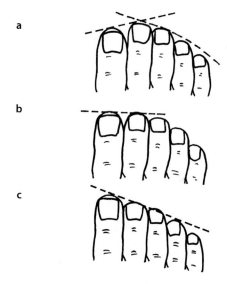

Figura 8.22 Morfologia do retropé: pé grego (a), pé quadrado (b), pé egípcio (c).

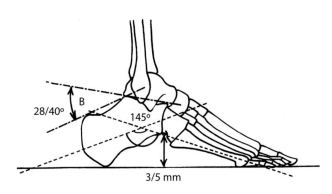

Figura 8.23 Tesoura lateral: ângulo da tesoura, ângulo de Böhler (B), flecha do cuboide.

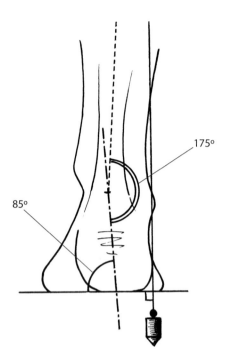

Figura 8.24 Valgo calcâneo: ângulo tricípite-calcâneo (175°) e ângulo de prumo no solo (85°).

No plano articular

O pé oferece um conjunto de mobilidade tridimensional com as seguintes interlinhas:

Uma interlinha subtalar

Essa interlinha em **linha quebrada** (Figs. 8.26 e 8.75) forma um intermediário entre o empilhamento dos ossos proximais (coxa e perna) e o alinhamento dos ossos distais (tarso anterior e antepé). Essa interlinha é o resultado de duas superfícies distintas, das quais uma (anterior) divide seus meios de união com o transverso do tarso medial. Além disso, essa superfície anterior, em 40% dos casos, está dividida em duas (Samuel et al., 1986), quando isso ocorre, a faceta posterior é a maior, a faceta anterior às vezes não existe.

Superfícies anterior e posterior formam uma dupla trocóidea invertida (Bonnel e Claustre, 1989), permitindo alguns movimentos de ajuste do retropé em relação ao solo, mas de fraca amplitude para não comprometer a estabilidade. Em posição de referência, a carga acentua a coaptação, portanto a estabilidade (Kutzen e Price, 1994).

O empilhamento dos dois ossos revela uma **baioneta** (atraso) entre o eixo do tálus e o do calcâneo. Contudo, esse fenômeno é reduzido graças ao apoio no solo do processo medial, maior (Figs. 8.27 e 8.10).

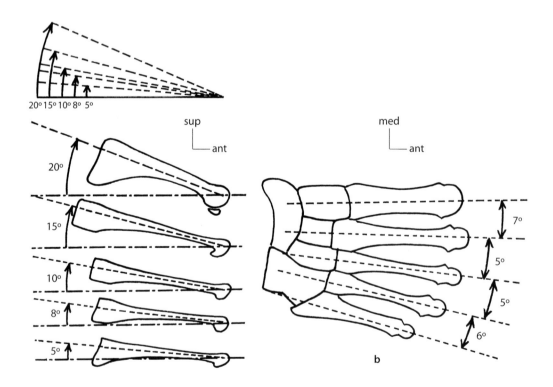

Figura 8.25 Obliquidade dos metatarsais em relação ao solo (a), e divergência entre eles (b).

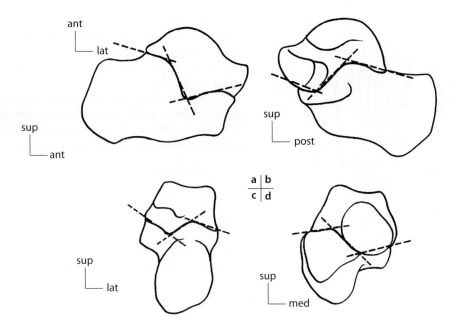

Figura 8.26 A interlinha subtalar é uma linha quebrada, sob todos os pontos de vista: lateral (a), medial (b), posterior (c), anterior (d).

Uma interlinha transversa do tarso (Chopart)

É um conjunto de dois compartimentos (reunidos pelo ligamento bifurcado) que permite uma deflexão sagital (flexões dorsal e plantar), de movimentos fracos nos lados (abdução-adução), e uma rotação axial (pronossupinação) acentuada, sobretudo para dentro.

O compartimento medial

Ele é de tipo esferóideo (ver Fig. 8.30), por isso é chamado por alguns autores de **complexo acetabular**. Está ligado à subtalar anterior (cápsula comum) e associado a uma fibrocartilagem inferomedial: o ligamento calcâneo-navicular plantar, ou ligamento glenoidal, ou *spring ligament*[2] em inglês (ver Fig. 8.32). Essa associação permite que a interlinha medial se feche melhor sobre si mesma, durante a adução-supinação do pé (movimento mais acentuado do que o oposto em abdução-pronação) (Fig. 8.28). O compartimento medial está mais orientado para a **mobilidade** do que seu homólogo lateral.

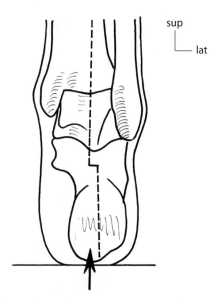

Figura 8.27 Baioneta do calcâneo: o atraso entre o eixo da tíbia e o do calcâneo é contrabalançado pelo apoio do calcâneo no solo pelo seu processo posteromedial (seta).

---

2 Isto é, "ligamento mola".

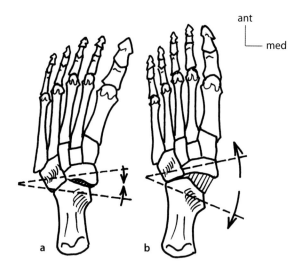

Figura 8.28 Vista inferior do comportamento da interlinha do transverso do tarso nos movimentos de adução (a) e abdução do pé (b).

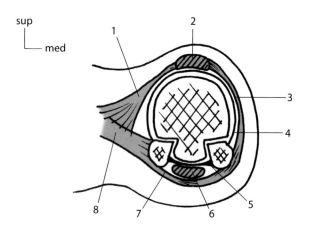

Figura 8.29 A MP do hálux é marcada pelo duplo trilho dos sesamoides (diferentes na mão). Ela é cinturada por um aparelho fibroso e muscular: expansão do adutor do hálux (1), extensor longo de hálux (2), expansão do abdutor do I (3), cápsula (4), ligamento intersesamoide (5), flexor longo do hálux (6), expansão plantar do adutor do I (7), adutor do I (8).

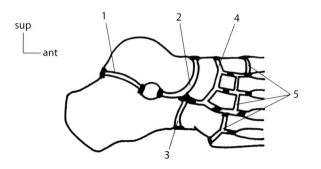

Figura 8.30 Cavidades articulares do pé: subtalar posterior (1), complexo acetabular da subtalar anterior com a TT medial (2), TT lateral (3), intertarsal anterior (4), os três compartimentos da TM (5). O corte, longitudinal do pé, está situado obliquamente do lado de fora e embaixo.

O compartimento lateral

É uma grande superfície em sela. Está mais orientado para a **estabilidade**, formando um braço de alavanca rígido durante a propulsão, realizando um *close packed position* (Leland et al., 2001).

Os dois compartimentos realizam um travamento-destravamento do tarso anterior, graças aos potentes ligamentos interósseos e plantares, que intervêm no mecanismo da **barra de torção** realizado nesse nível (ver Fig. 8.14).

Uma interlinha intertarsal anterior

Essa interlinha religa o navicular aos cuneiformes e ao cuboide. Trata-se de uma zona de mobilidade intermediária muito importante (Cornwall e McPoil, 2002).

Uma interlinha tarsometatarsal (Lisfranc)

Essa interlinha de aspecto **dentado** é propícia a uma mobilidade diferenciada entre os cinco raios do pé (De Doncker, 1981). Esse conjunto de facetas forma um encaixe recíproco de superfícies imperfeitamente planas e ligeiramente abauladas (ver Fig. 8.57). O relevo ligeiramente convexo das facetas tarsais faz com que alguns comparem essa interlinha a uma de tipo elipsóidea (Bonnel e Claustre, 1989), principalmente para as plaquetas medial e lateral (De Doncker e Kovalski, 1976). O conjunto (sobretudo das plaquetas extremas) participa dos graus de liberdade em flexão-extensão, abdução-adução, pronossupinação.

Interlinhas metatarsofalângicas (MF) e interfalângicas (IF)

São interlinhas de tipo clássico, isto é, cinco elipsoides para as MP e gínglimos para as IP. Uma observação quanto à MP do I, com seus **dois sesamoides** com crista acentuada, que deslizam nos trilhos formados pelos dois sulcos sagitais da cabeça do M1 do hálux (Fig. 8.29). A placa fibrocartilaginosa que engloba os sesamoides representa um ponto forte do apoio dessa junção com o solo (Pineau, 1986). Ela é reforçada pelas fibras intersesamoides, que aderem ao tendão do flexor longo do hálux e contribuem para formar um **anel de manutenção** para a metatarsofalângica graças às expansões dos abdutor e adutor do hálux sobre o tendão do extensor longo dos dedos (ELD).

No plano cápsulo-ligamentar

Profundo, ligado à estrutura óssea, esse plano é o primeiro sistema de manutenção do pé, ele é **passivo**.

Cápsulas e sinoviais

Em razão das interlinhas, elas são numerosas, apresentando, além disso, algumas particularidades.

Subtalar

Apresenta duas cápsulas para uma articulação:[3] uma posterior, clássica, e uma anterior que compartilha sua cavidade

---

[3] Aliás, é antes o inverso: assim, o joelho apresenta uma única cápsula para duas articulações e o cotovelo uma cápsula para três articulações.

articular com o transverso do tarso medial (Fig. 8.30). As variantes existem, principalmente das comunicações com a talocrural[4] (Carret et al., 1983), o que evidencia a dependência funcional dessas articulações.

Transverso do tarso

Também aqui são duas cápsulas (cuja medial é comum com a subtalar anterior, ver anteriormente), reforçadas em sua junção e mais frouxas nas extremidades (Fig. 8.31).

Intertarsal anterior

Apresenta uma única cápsula que se inclui entre os ossos anteriores.

Tarsometatarsal

Apresenta três cápsulas (uma para cada plaqueta); sendo a mediana mais apertada e as duas das extremidades mais frouxas.

Cápsulas do antepé (MF e IF)

Formam um sistema clássico: uma cápsula própria para cada articulação.

Sistema ligamentar clássico

É o das articulações com cavidade única (MF e IF), com sistema colateral e fibrocartilagem.

Sistema ligamentar original

Sistema da subtalar

Compreende sobretudo o **ligamento talocalcâneo interósseo** em dois planos (anterior e posterior), que forma um **pivô central** no esvaziamento do seio do tarso. Esse ligamento é mecanicamente muito potente, e pouco rico em receptores proprioceptivos (Voutey, 1983).

Sistema dorsal do transverso do tarso

Mesmo sendo negligenciável em outras partes, o sistema dorsal do transverso do tarso compreende o **ligamento bifurcado**, sobreposto às duas partes da interlinha.

Sistema interósseo

Religa as faces intermediárias dos cuneiformes e do cuboide. É particularmente estreito e resistente. Poderíamos comparar esses ligamentos ao "pé" de uma ostra, que garante a coesão das válvulas quando estão fechadas.

Sistema plantar

Compreende estruturas muito fortes que formam a **linha passiva** do pé:
• A fibrocartilagem glenóidea do transverso do tarso, ou **ligamento calcaneonavicular plantar**. Muito espesso (8 mm) e potente, ele forma uma rede fibrosa (Viel, 1993) – é chamado *spring ligament* na literatura de língua inglesa. É reforçado medialmente pelo ligamento deltoide (plano superficial

---

[4] Ou mesmo com a bainha dos tendões fibulares (Carret et al., 1983).

do LCM), e lateralmente pelo feixe medial do ligamento bifurcado (Fig. 8.32).
• O duplo plano muito resistente do **ligamento calcaneocuboide** plantar e do **ligamento plantar longo**.
• A **aponeurose plantar**. Sua porção média está ligada ao músculo flexor curto dos dedos. Apresenta paredes que a amarram em profundidade ao esqueleto do retropé e do antepé, formando compartimentos plantares **sob tensão** (Gefen, 2003). É muito resistente, tensionada por qualquer tentativa de abaixamento do arco e pela extensão dos dedos (Bontemps et al., 1980; Grosse et al., 1995). Para essa função, é reforçada pelos tendões flexores dos dedos (Fig. 8.33).

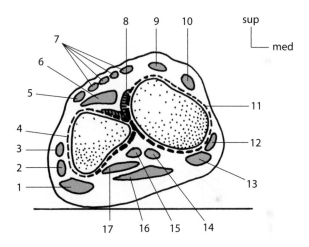

Figura 8.31 Vista do transverso do tarso (TT): abdutor do V (1), CF (2), LF (3), cápsula TT lateral (4), fibular terceiro (5), CEO (6), ELD (7), ligamento bifurcado (8), ELH (9), TA (10), cápsula TT medial (11), TP (12), abdutor do I (13), flexor longo da hálux (14), flexor longo dos dedos (15), CFO (16), quadrado plantar (17).

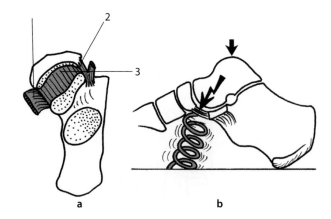

Figura 8.32 Vista superior (a): ligamento deltoide (1), ligamento bifurcado (2), ligamento calcaneonavicular plantar (3) e seu papel amortecedor (b).

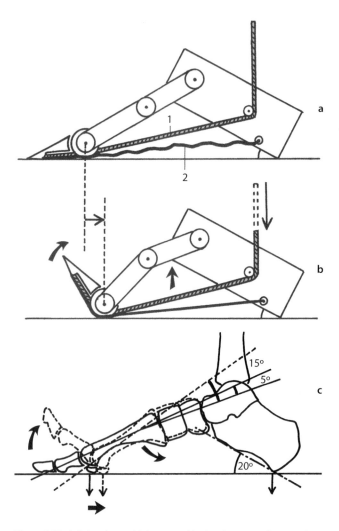

Figura 8.33 A linha plantar (a) é constituída dos elementos flexores plantares (1) e da aponeurose plantar (2). Na extensão dos dedos, eles provocam o escavamento do arco plantar (b, c).

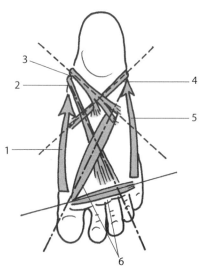

Figura 8.34 Quadriculado muscular plantar que garante a manutenção da abóbada: abdutor do I (1), flexor longo dos dedos (2), TP (3), LF (4), abdutor do V (5), adutor oblíquo e transverso do I (6).

O embainhamento da **fáscia lateral** participa da cintagem do pé, garantindo uma potente manutenção passiva inclusive nas partes moles. Na face plantar, ela é substituída pela aponeurose plantar.

No plano muscular

Os músculos formam o segundo sistema de manutenção do pé, ele é ao mesmo tempo carnudo (intrínsecos) e tendíneos (extrínsecos). A sua maior parte, plantar, forma a **linha ativa** do pé.

Organização

Músculos intrínsecos

Todos são **plantares**, com exceção do extensor curto dos dedos (e sua cabeça particular para o hálux). E são músculos **curtos**, repartidos em três compartimentos: medial, médio e lateral (Wapner et al., 1994).

Músculos extrínsecos

Como vêm da perna, são músculos longos. No pé, os três grupos do tornozelo (anteriores, retromaleolares mediais e laterais) têm seus tendões repartidos em tendões **dorsais** e **plantares**. Acabamos de evocar o papel da extensão dos dedos, e mais especialmente a do hálux; essa atuação pode ser tanto ativa como passiva. Acrescentemos a isso que a flexão ativa dos dedos (colocados em "garras") também escava o arco (Grosse et al., 1995).

> **Para concluir**
> O pé é percorrido por músculos e tendões **axiais**, **oblíquos** e que travam e modulam os elementos que constituem o polígono de sustentação unipedal (Fig. 8.34).

Papéis dos músculos do pé

Músculos intrínsecos

Gerenciam o equilíbrio intrínseco do pé e têm um papel mais **estático** do que dinâmico (estabilização das tesouras do pé, travamento das pequenas articulações, equilíbrio longitudinal de cada dedo e função da viga compósita de cada raio).
• O *extensor curto dos dedos* acentua o papel de eversor do extensor longo.
• Os *intrínsecos do hálux* formam o **aparelho sesamoide** (Fig. 8.35). Esse aparelho forma um ângulo aberto na parte de trás e do lado de fora, cujas bordas são representadas pelo abdutor e pela cabeça transversa do adutor, e a bissetriz pela cabeça oblíqua do adutor e pelo flexor curto.
• Os *interósseos*, pouco orientados para o movimento, formam a parte mais profunda do arco e garantem uma **viga compósita** com os metatarsais.
• Os *lumbricais* são muito mais proprioceptores, ainda que, no pé, esse papel seja nitidamente mais modesto do que na mão.
• O **flexor curto dos dedos** forma, na sequência do tríceps sural, um **aparelho tricípite-calcâneo-plantar** que faz um revezamento por meio do calcâneo interposto. Ele realiza uma

cadeia funcional ligada à aponeurose plantar (Bonnel e Claustre, 1989; Snow et al., 1995) (Fig. 8.36).

Músculos extrínsecos

Têm um papel mais **dinâmico** do que estático (O'Connor e Hamill, 2004), mas participam do equilíbrio em relação ao prumo do segmento tibial sobrejacente (Fig. 8.37).

Em primeiro lugar, três músculos que têm um polo de inserção na parte média da borda medial do pé, dando-lhe uma ancoragem de mobilidade que permite os movimentos do pé nos três planos do espaço (Viel, 1993) (Fig. 8.38).

Tibial anterior

É um músculo cujo ventre muscular, prismático triangular, surpreende por sua potência ao lado dos outros músculos anteriores. Essa desproporção com o papel de "levantador do pé" dado aos músculos desse compartimento foi estudada e explicada. Esse músculo é útil principalmente para abaixar o calcâneo (Pierron, 1992) e para impor a inclinação anterior da perna durante o agachamento (Aboustait e Péninou, 1998) (ver Cap. 7) (Fig. 8.39). Hreljac et al. (2002) demonstraram que um excesso de tensão nesse músculo leva à passagem da marcha para a corrida, em velocidade quase idêntica para todos os indivíduos (entre 1,9 e 2,2 ms^{-1}).

Tibial posterior

Sua função é mais extensa, pois tem uma terminação que se distribui por todos os ossos do tarso (menos o tálus, em posição superior) e sobre todos os metatarsais (menos os dois extremos).[5] Ele **coapta** todas as interlinhas centrais e plantares (Rattanaprasert et al., 1999; Yeap et al., 2001).

Fibular longo

É equivalente ao lateral do tibial posterior, cruza o arco plantar em conformidade com a outra diagonal. Com o tibial posterior, forma um "**estribo**" que sustenta transversalmente o arco[6] (Fig. 8.40) (Robidas, 1990). Representa um importante papel na estabilidade frontal do arco medial (Bierman et al., 2001).

Em seguida, mostramos outros músculos que apresentam características diversas.

Fibular curto

Traciona M5 para trás e para cima, pressionando-o contra o cuboide e este contra o calcâneo, transformando-o em uma trava lateral que, no lado de dentro, trabalha de maneira fraca com os tendões dos músculos tibiais (Viel e Desmarets, 1985).

Extensores longos do hálux (ELH) e dos dedos (ELD)

São dois músculos semipenados cujo papel de extensor está associado ao dos extensores dos dedos. A tração everso-

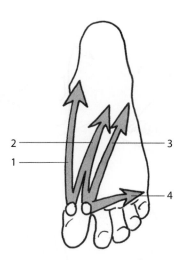

Figura 8.35 Aparelho sesamoide do hálux: abdutor do I (1), flexor curto do I (2), adutor oblíquo (3), transverso do I (4).

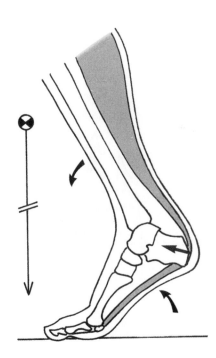

Figura 8.36 Aparelho tricípite-calcâneo-plantar.

---

5 Bloome et al. (2003) indicam que de cada onze pés, sete apresentavam uma inserção do TP na base de M5, quatro no ligamento calcaneonavicular plantar, nove no flexor curto do hálux e quatro no fibular longo.
6 Uma imagem bastante evocada é a de uma pessoa que serve de "escada" para uma criança: o pé é erguido pelo entrecruzamento dinâmico das duas mãos sobre o médio pé da criança.

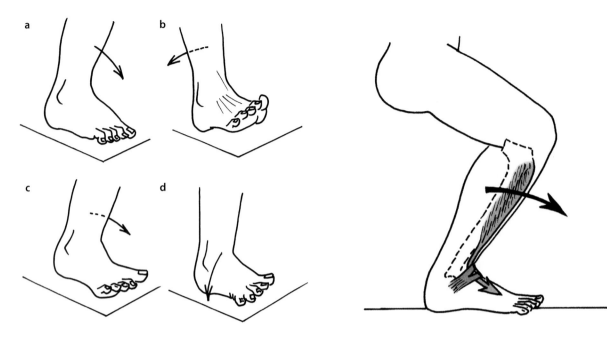

Figura 8.37 Reações musculares geradas por um desequilíbrio anterior (a), posterior (b), anteromedial (c), posterolateral (d).

Figura 8.39 Papel importante do tibial anterior no agachamento.

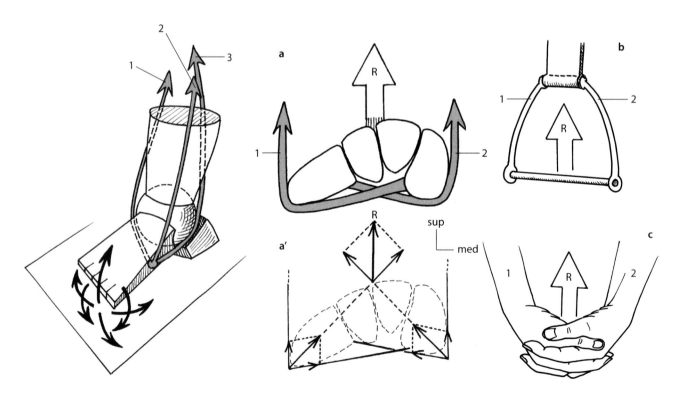

Figura 8.38 O ponto de ancoragem comum do fibular longo (1), tibial anterior (2) e tibial posterior (3).

Figura 8.40 Escavamento transversal da abóbada (a, a') pela ação conjunta do fibular longo (1) e do tibial posterior (2). A resultante (R) é dirigida para o alto. Ação comparada ao apoio de um estribo (b), ou de um apoio estilo "rédea curta" (c).

ra do ELD é acentuada pela ação do extensor curto dos dedos. Pela dorsiflexão dos dedos, principalmente do hálux, esses músculos têm um papel no escavamento do arco plantar, o que tem uma importância muito maior do que a simples extensão falângica (ver Fig. 8.34).

Fibular terceiro

É um músculo inconstante, mas geralmente presente[7] (Poirier, 1901; Charpy e Nicolas, 1912; Coquerel, 1992; Pierron, 1992), e às vezes até mesmo mais desenvolvido do que o ELD (Coquerel, 1992). Foi nomeado "**músculo do pé plano**" por Niederecker (1959), por causa de sua ação pronadora. De fato, um pequeno arqueamento do pé corresponde a um fibular terceiro muito desenvolvido (Sokolowska-Pituchowa et al., 1975).

Fibular quarto

É um músculo inconstante e mais raro. Sua presença varia entre 16 (Hecker, 1923) e 21,7% (Sobel et al., 1990). Sua terminação, variável, se faz às vezes sobre a tróclea fibular e explicaria um relevo mais saliente. É utilizado para os enxertos tendíneos; sua ação reforça o equilíbrio lateral do tornozelo, mas sua hipertrofia poderia atrapalhar os outros tendões (Willis, 1935).

Flexor longo dos dedos

Ele vê sua ação axial reforçada pela do **quadrado plantar**, que corrige a obliquidade de sua tração (Fig. 8.41) reconduzindo-a ao eixo do pé.[8]

Flexor longo do hálux

Também chamado "**músculo da bailarina**" (Moulin et al., 1998), o seu trajeto é um dos mais surpreendentes.[9] Como vem obliquamente da fíbula, ele a **abaixa** e a **empurra** contra a tíbia (constrição da pinça maleolar). Passa então entre os dois tubérculos do processo posterior do tálus, garantindo-lhe uma manutenção posteroanterior. Retromaleolar medial, ele **sustenta** o maléolo tibial ainda que o empurre para a frente (ver Cap. 7). Em seguida garante o seu papel de sustentação passando sob o **sustentáculo do tálus**, o que lhe permite garantir esse papel de sustentação do tálus (ver Fig. 8.67). Enfim, passa entre as duas cabeças do flexor curto do hálux e entre os **dois sesamoides**, estabilizando axialmente a coluna do hálux, para terminar na falange distal, o que lhe confere um papel primordial na estabilidade para a frente e medialmente. É um **antiextensor** que impede o levantamento do hálux, principalmente durante a impulsão do pé ou dos desequilíbrios anteriores[10] (ver Figs. 8.8 e 8.37 a).

---

[7] Cerca de 90% para Charpy e Nicolas, e 95% para Coquerel e para Pierron.
[8] Ele é mais medial no tornozelo, pois adere e é mantido pelo retináculo dos músculos flexores sobre a borda medial, livre, do sustentáculo do tarso.
[9] É o mais lateral na perna e o mais medial no pé.
[10] É um dos músculos mais importantes da propulsão durante a marcha (Perry, 1992).

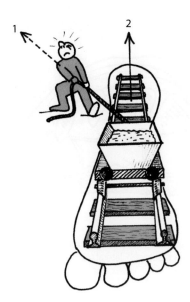

Figura 8.41 Ação oblíqua da tração do flexor longo dos dedos (1) e sua correção pela do CFO (2).

Tríceps sural

É um músculo particular, pelo fato de não se estender até o pé. Suas fibras aponeuróticas parecem se prolongar na aponeurose plantar. Contudo, em relação a esta, seu tendão é dez vezes mais extensível (9 contra 0,8%), o que equilibra o fato de que esse músculo seja de uma rigidez especialmente grande (ver Cap. 7). Poderíamos comparar o **aparelho tricípite-calcâneo-plantar** a um quadríceps: gastrocnêmios, sóleo e músculo plantar formariam as quatro cabeças, o calcâneo desempenharia o papel de patela, e a aponeurose plantar o do tendão da patela (ver Fig. 8.36).

Partes moles

Gordura

Está presente nos planos de deslizamento plantares. Está também no nível subcutâneo de maneira **alveolada** (Miller-Young et al., 2002). Formando assim um estofo reforçado, espesso e resistente, particularmente eficaz diante das tensões de apoio,[11] que permite um excelente **amortecimento** e uma **repartição** que superam em muito os apoios ósseos[12] (Fig. 8.42). Por isso, apesar dos apoios, nunca existe escara plantar, ao contrário das outras partes próximas (face posterior do calcanhar, maléolos, borda lateral do pé).

Bolsas e bainhas sinoviais

São numerosas nos níveis tendíneos, tanto dorsal quanto plantar. O nível plantar merece uma menção particular, pois tem bolsas intercaladas entre os três pontos de apoios prin-

---

[11] Encontramos esse tipo de estrutura no topo do crânio.
[12] Sua espessura varia de acordo com a massa do indivíduo: quando emagrece, um indivíduo obeso não diminui de maneira uniforme suas tensões de apoio: elas são idênticas no calcanhar, mas diminuem sob as cabeças metatarsais II, III e IV, e sob a polpa do hálux (Bolte et al., 2000).

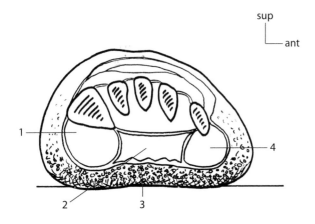

Figura 8.42 Compartimentos plantares: medial (1), médio (2), almofada celulogordurosa plantar (3), lateral (4).

cipais e as partes moles: sob a tuberosidade do calcâneo e sob as cabeças metatarsais do hálux e do V. Sua presença evita o cisalhamento em torção nesses níveis durante os **giros** do pé.

Retináculos

Eles têm um papel de aderência extremamente importante, que na parte anterior é ampliado pela função de **polia de reflexão** exercida pelos tendões extensores. Eles permitem aos tendões conservar seu comprimento útil quaisquer que sejam a posição articular e a tensão do músculo.

Aponeurose plantar

Substitui a fáscia superficial na face plantar. Uma fáscia é um elemento mais ou menos deslizante de acordo com os setores, uma aponeurose está fortemente ligada às estruturas subjacentes, aumentando a resistência e impedindo os deslizamentos prejudiciais (Viel, 1993). Ela é espessa, tramada axialmente e percorrida em distal por fibras transversais que aumentam sua rigidez (Bonnel e Claustre, 1989). Participa da **cadeia calcâneo-metatarsofalângica** (Debuck, 1990) que desempenha um papel tanto na sustentação do arco quanto na propulsão no antepé (ver Fig. 8.33 a, b). Sua rigidez é a **mais forte do corpo humano**, ou seja, 0,8% de extensibilidade (Viel, 1993).

Pele

Ela é de consistência variável, de acordo com três zonas principais:
• Em dorsal: é fina e móvel.
• Em plantar, **na parte da frente das pontas de apoio**: é muito espessa e fortemente aderente, encerrando um volume gorduroso alveolado separado por paredes fibrosas que limitam sua expansão. Calosa, oferece uma grande resistência aos diversos tipos de contato.
• Em plantar, **fora dos pontos de apoio**: é mais fina, mas igualmente aderente.

A pele desempenha três papéis:

• Estático de **proteção**.
• Dinâmico diante das **tensões**: amortecimento, repartição e frenagem (tanto em cisalhamento quanto em giro) (Fig. 8.43).
• **Proprioceptivo**. Ela registra as modificações de pressão, cisalhamento, deslizamento, torção (fig. 8.44). A sensibilidade plantar foi estudada (Lamoulie, 1980); a planta do pé é decomposta em várias zonas, entre as quais quatro podem ser retidas: a mais sensível é a dos dedos mediais, em seguida vêm o dedo mínimo assim como as bases dos metatarsais I e V e a parte central do arco, depois, em terceira posição, as bordas medial e lateral da parte média do pé e, por último, a base da terceira cabeça metatarsal, bem como o calcanhar (Fig. 8.45). Deve-se notar que as zonas mais sensíveis correspondem às localizações de pele mais finas, e as menos sensíveis nos setores muito espessos (Lamoulie, 1980; Gerthoffert, 1982).

No plano vascular

No plano arterial

A rede é dividida entre a artéria dorsal do pé e, sobretudo, as duas artérias plantares medial e lateral. Elas trocam anastomoses. A particularidade dessas artérias é que estão em situação **terminal** e não podem ser substituídas em caso de patologia (por isso o risco de gangrena em caso de interrupção) (Strokon et al., 2003).

No plano venoso

A rede é dupla: profunda e superficial.
Algumas particularidades no nível do pé devem ser observadas:
• A rede venosa superficial é essencialmente dorsal (arcada).
• A rede plantar é, sobretudo, profunda (o volume venoso superficial representa cerca de 5% do sangue dessa região, isto é, **50% menos** do que no resto do corpo, onde a proporção é de cerca de 10%).
• O que se chama "efeito Lejars"[13] deve ser atribuído, em consequência, à rede profunda e não à superficial (Lassau, 1991; Gillot, 1995; Strokon et al., 2003). Como esclarece Gillot (1995), o motor da circulação de retorno é a marcha: a partir do sétimo passo, isto é, não é válido quando se arrastam os pés. A marcha associa a flexão dorsal do tornozelo, durante o ataque do tendão, o apoio plantar durante o desenvolvimento do passo, e a extensão dos dedos no momento de deixar o solo.
• A massa venosa plantar forma o que Levame chama de "**câmara hidráulica**" amortecedora, que se esvazia no apoio e se enche em descarga. Ela contribui para a **repartição das tensões**.
• A rede profunda plantar se esvazia a partir das veias plantares para a tíbia posterior, mas também, parcialmente, para as veias marginais (medial e lateral) que desencadeiam o tra-

---

[13] Com efeito, foi demonstrado que a sola venosa de Lejars não existia: sua rede é delgada. Em contrapartida, o efeito circulatório realmente existe (demonstrado por Lejars no século XIX), ele foi confirmado por estudos a partir de gráficos Doppler, mas o crédito deve ser dado à rede profunda e não à superficial.

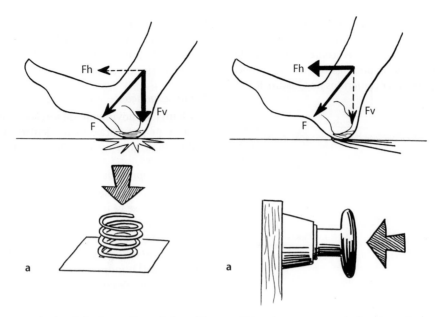

Figura 8.43 Papéis dinâmicos da almofada plantar diante da força (F) transmitida pela perna: a. amortecimento vertical na pressão (Fv), b. amortecimento horizontal no cisalhamento (Fh).

jeto das **safenas**. Esta é uma particularidade, uma vez que o sangue venoso superficial é geralmente drenado para a rede profunda, não o inverso.

No plano linfático

A rede linfática é, sobretudo plantar.

MOBILIDADES

Mobilidades locais

Retropé

Definição

O retropé funciona como uma esferóidea capaz de orientar o pé de maneira **tridimensional**[14] (ver Fig. 8.38). Por razões didáticas, a articulação do tornozelo foi tratada à parte, mas sua função deve ser integrada àquela do pé.

Plano

Como a mobilidade do pé se efetua nos três planos do espaço, os jogos articulares se confundem uns com os outros de forma particular. O resultado é a impossibilidade de considerar os movimentos de forma isolada, a não ser na **teoria**. Além disso, a denominação dos planos[15] é dificultada pela posição perpendicular do pé em relação à perna.

---

[14] A dimensão sagital compreende a mobilidade do tornozelo, que oferece o essencial da amplitude nesse plano.
[15] De fato, o plano frontal do corpo corta o pé "transversalmente" e o plano horizontal o corta longitudinalmente – este plano às vezes é chamado de basal. Na ausência de uma solução aceita por todos, convém deixar claro, considerando-se o contexto, qual é nossa compreensão desses termos.

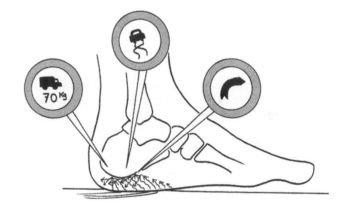

Figura 8.44 Papel proprioceptivo da almofada plantar: registro das pressões, derrapagens, torções.

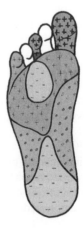

Figura 8.45 Zonas de sensibilidade plantar, do máximo ao mínimo: mais sensíveis (cruzes maiores), menos sensíveis (cruzes menores), menos sensíveis ainda (círculos), muito pouco sensíveis (linhas).

Foi proposta uma classificação em dez movimentos que, mesmo não sendo perfeita, tem pelo menos o mérito de ser bastante clara: seis movimentos **teóricos** acontecem em um plano, os outros dois se efetuam em dois planos e os dois últimos são tridimensionais; podem ser conferidos no Quadro 8.1.

Quadro 8.1

Em um único plano	Em dois planos	Em três planos
Flexão plantar	-	Inversão
Adução	Varização[a]	Inversão
Supinação[b]	Varização	Inversão
Abdução	Valgização[a]	Eversão
Pronação[b]	Valgização	Eversão
Flexão dorsal	-	Eversão

a. Deve-se evitar o emprego dos termos *varus* e *valgus* para denominar movimentos. A denominação por uma palavra latina define, mais classicamente, uma posição e não um movimento – com, além disso, uma conotação patológica (i. e., *hálux valgus*, *hálux rigidus*, *metatarso varus*). Portanto recomenda-se falar de varização (ou movimento varizante) ou de valgização (ou movimento valgizante).
b. Alguns autores não aceitam os termos de pronação ou supinação, que reservam apenas para a mão, e preferem falar de rotações. Nós mantemos os termos de pronação e supinação pois, além de seu emprego habitual, o de "rotação" pode trazer confusões com abdução e adução.

Funcionalmente, podemos considerar um plano único, triplamente oblíquo: na frente, do lado de fora e no alto para o movimento de eversão e em direção inversa para o movimento de inversão (Fig. 8.46). Todas as variantes ou combinações intermediárias são possíveis e refletem os jogos diferenciados das várias articulações envolvidas (Nordin e Franjel, 2001).

Eixo

Ele é perpendicular ao plano precedente, isto é, é oblíquo no alto, na parte da frente e na de dentro. É chamado de eixo **subtalar**, descrito por **Henké**[16] (Fig. 8.47). Esse eixo passa, na parte da frente, pela parte medial do colo do tálus, e na de trás pelo processo posterolateral do calcâneo.

O seu cálculo o situa sagitalmente a 41° da horizontal e transversalmente a 23° do eixo mecânico do pé (Procter e Paul, 1982). Ele corta o eixo tibial no meio do segmento intermaleolar, está próximo do eixo talocrural e, para simplificar, podemos dizer que faz parte dos eixos que envolvem o retropé e todos se cruzam, a grosso modo, no nível do seio do tarso, espécie de **pivô central** (Fig. 8.48).

Movimentos e amplitudes

Quando esses movimentos são projetados em torno desse eixo sobre os planos anatômicos (ortogonais), falamos de três orientações teoricamente dissociáveis, às quais Farabeuf atribuiu alguns nomes emprestados da terminologia marítima (Fig. 8.49).

---

16 Em uma publicação em língua alemã que data de 1855.

Flexão/extensão

Também chamado movimento de balanço, é uma deflexão sagital muito fraca que associa recuo e abaixamento da parte anterior do calcâneo (flexão plantar), ou o inverso.

Abdução/adução

Chamado movimento de torção, é um deslocamento angular do pé para fora ou para dentro (o segmento tibial fica impedido de girar em rotações axiais).

Pronação/supinação

Chamado movimento de **oscilação**, é uma báscula para os lados em que se vê o retropé se deitar de um lado ou do outro. Sua amplitude é moderada quando o pé está em carga (Dufour, 1983) e corresponde às variações necessárias para o equilíbrio do corpo. Esse movimento é predominante no nível subtalar (Dumonier et al., 1983). A importância da pronação nas rotações do joelho e do quadril durante a marcha foi demonstrada por Reischl et al. (1999).

Descrição da inversão

Como exemplo, descrevemos aqui o **movimento de inversão** (deixando claro que para a eversão, basta inverter os termos). As amplitudes são mencionadas por vários autores (Kapandji, 1980; Leardinio et al., 2001). Sua avaliação clínica nunca oferece uma oportunidade de mensuração, mas a de uma avaliação em **porcentagem**, em relação ao lado saudável ou dentro da norma[17] (Elveru et al., 1988).

---

17 Sendo assim, podemos estimar, por exemplo, em um doente, que a inversão é a 100% de suas capacidades, mas que a eversão é apenas a 80% (ou seja, 20% de rigidez estimada). Os números dados são redondos e simples.

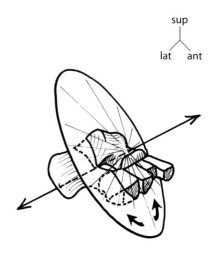

Figura 8.46 O eixo subtalar (oblíquo no alto, dentro e na parte da frente) e o plano oblíquo do movimento de inversão/eversão.

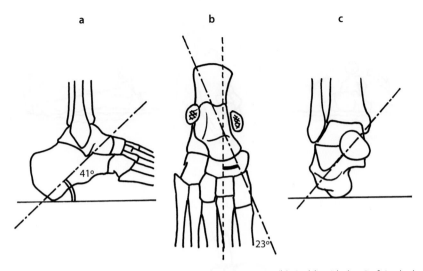

Figura 8.47 O eixo subtalar é oblíquo sagitalmente em 41°, e transversalmente em 23° (b). A obliquidade não foi calculada no plano frontal (c).

- *Par talocalcâneo* (Fig. 8.50).
  - **Supinação**: o calcâneo bascula frontalmente para dentro, sobre o tálus.
  - **Adução**: sua extremidade anterior gira ligeiramente para dentro, o que, com o movimento precedente, representa uma varização.
  - **Flexão plantar**: o calcâneo recua ligeiramente abaixando sua extremidade anterior.
- *Par talocalcaneonavicular* (Fig. 8.51).
  - **Supinação**: o navicular abaixa muito mais sua extremidade lateral.
  - **Adução**: o navicular se movimenta para dentro.
  - **Flexão plantar**: o navicular se movimenta para baixo. Esse movimento, associado ao precedente, tem como efeito distensionar o ligamento calcaneonavicular plantar.
- *Par calcaneocuboide* (Fig. 8.52).

Deve-se observar que essa junção, no meio da borda lateral do pé, é um polo de estabilidade particularmente importante, sob a dependência do rostro calcâneo no alto e do fibular longo embaixo. Essa estabilidade foi observada mesmo durante o uso de um salto de 6 cm de altura (Tanneau e Gonon, 1983; Gefen et al., 2002).

  - **Supinação**: o cuboide tende a girar ligeiramente sobre seu eixo anteroposterior, abaixando mais sua borda lateral do que a medial. Este movimento é autorizado pela frouxidão capsuloligamentar lateral e pelo relevo de sela imperfeita das superfícies articulares.

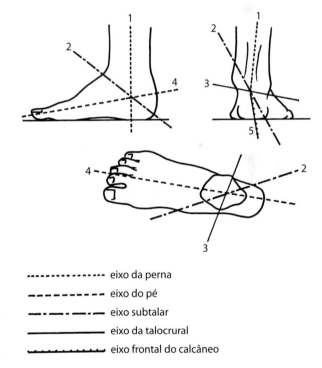

.... eixo da perna
--------- eixo do pé
—·—·—·— eixo subtalar
——————— eixo da talocrural
⌣⌣⌣⌣⌣⌣⌣ eixo frontal do calcâneo

Figura 8.48 O seio do tarso representa um pivô central onde se cruzam os eixos do pé: eixo da perna (1), eixo do pé (2), eixo subtalar (3), eixo talocrural (4), eixo frontal do calcâneo (5).

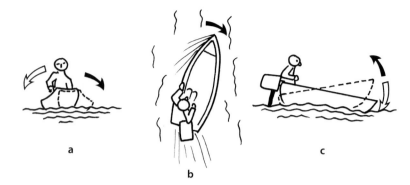

Figura 8.49 A mobilidade subtalar foi comparada ao movimento de um barco: balanço (a), oscilação (b), torção (c).

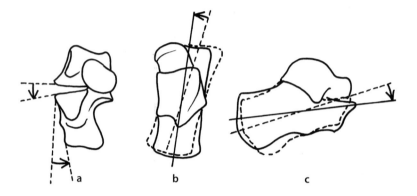

Figura 8.50 Inversão no nível do par talocalcâneo em vistas anterior (a), superior (b) e lateral (c).

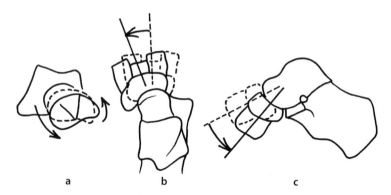

Figura 8.51 Inversão no nível do par talonavicular em vistas anterior (a), superior (b) e medial (c).

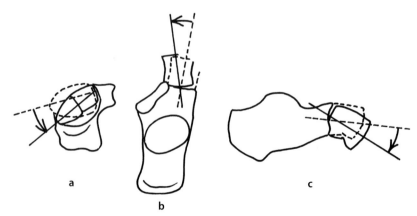

Figura 8.52 Inversão no nível do par calcaneocuboide em vistas anterior (a), superior (b) e lateral (c).

– **Adução**: o cuboide desvia ligeiramente para dentro, acompanhando o navicular.
– **Flexão plantar**: o cuboide se abaixa.
• *Par cuboideonavicular* (Fig. 8.53).
– **Supinação**: os dois ossos, lado a lado, iniciam um movimento de torção supinadora, mais acentuado do lado cuboide, o qual produz uma folga lateralmente em relação ao calcâneo.
– **Adução**: os dois ossos se movimentam para dentro cerca de 5º.
– **Flexão plantar**: o conjunto dos ossos segue o mesmo movimento de abaixamento plantar, que é mais uma vez acentuado do lado cuboide.
• *Par cuneonavicular* (Fig. 8.51).
– **Supinação**: os três cuneiformes seguem em bloco o triplo movimento do navicular, amplificando ligeiramente o movimento inicial desse osso.
– **Adução**: mesmo movimento do par cuboideonavicular.
– **Flexão plantar**: mesmo movimento do par cuboideonavicular.

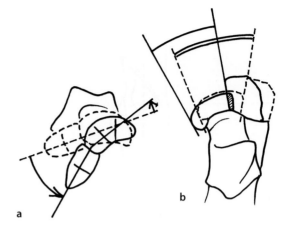

Figura 8.53 Inversão no nível do par cuboideonavicular em vistas anterior (a) e superior (b).

Motores

Para a inversão

Três tipos de músculos devem ser mencionados (Fig. 8.54).
• O **tibial posterior** é o músculo que efetua a inversão de modo puro. De fato, ele não tem nenhuma inserção sobre os dedos, é um músculo exclusivamente do retro e do mediopé.
• O **flexor longo dos dedos** e o do hálux produzem o mesmo movimento. Mas este não é puro, uma vez que está associado à flexão dos dedos.
• O **tríceps sural**, forte flexor plantar, tem um pequeno componente varizante, como demonstra sua retração que resulta em um pé equinovaro.

Para a eversão

Dois músculos devem ser citados (Fig. 8.54):
• O **fibular terceiro**, músculo que efetua a eversão de modo puro.
• O **extensor longo dos dedos** é favorecido em seu papel de eversor pelo extensor curto dos dedos que, mesmo não tendo um papel no tornozelo, traciona o pé para fora e para cima.

Outros músculos participantes

Determinado número de músculos tem componentes de ação que só inervam parcialmente. Assim, o **tibial anterior**[18] e o **extensor longo do hálux** possuem duas ações da inversão (adução e supinação), mas o terceiro componente é inverso: flexão dorsal e não plantar. Podemos dizer o mesmo do **fibular longo**, que possui dois dos componentes da eversão, mas é ligeiramente flexor plantar e não dorsal. Das três ações, o fibular curto só tem duas: abdutor e pronador (movimento de varização). O **extensor curto dos dedos** também participa da eversão, ainda que não tenha nenhuma ação no nível talocrural.

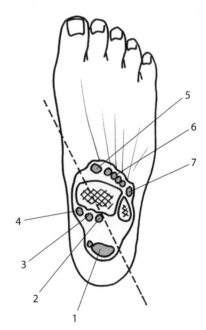

Figura 8.54 Músculos inversores: tríceps e plantar (1), flexor longo do hálux (2), flexor longo dos dedos (3), tibial posterior (4). Músculos eversores: extensor longo do hálux (5), extensor longo dos dedos (6), fibular terceiro (7). (Em pontilhado: eixo que separa os inversores dos eversores.)

---

[18] O tibial anterior desempenha um papel na inversão quando a amplitude de flexão plantar não está completa.

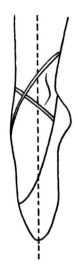

Figura 8.55 Morfologia do pé de bailarina.

Fatores limitantes

Para a inversão

• *No plano ósseo*, não existe **nenhum** elemento limitante. Por isso, esse movimento encontra-se facilmente aberto aos ganhos de amplitude e, com auxílio das predisposições, podemos notar a morfologia particular do pé de bailarina (Fig. 8.55).
• *No plano ligamentar*, e de trás para a frente, encontramos: o feixe anterior do **ligamento talocalcâneo interósseo** (enfileirado), o ligamento bifurcado (sobretudo o feixe lateral) e o feixe anterior do ligamento colateral lateral. O movimento de entorse em varo poder envolver essas diferentes formações (Carret, 1983; Voutey, 1983).
• No plano muscular, são os músculos antagonistas, ainda que sejam bastante fracos.

Para a eversão

• No plano ósseo, devem ser mencionados dois fatores:
— De um lado a **subtalar**, que é autoestável em carga por causa de seu recorte em linha quebrada sob todos seus ângulos de visão, e que Samuel et al. (1986) qualificam de **autobloqueadora** (ver Fig. 8.26 e 8.75) (Tochigi, 2003).
— De outro, a **face articular** do tálus, que se apoia sobre o cuboide (com a condição de que este também esteja estabilizado pela ação sustentadora do fibular longo) e impede o calcâneo de mergulhar para baixo (ver Fig. 8.11).
• No plano ligamentar, encontramos o feixe posterior do ligamento **talocalcâneo interósseo** (enfileirado), o ligamento **deltoide**, o ligamento **calcaneonavicular plantar** (potente, pois além de espesso é dos mais incrustados de cartilagem, ligamento glenoidal, chamado ligamento mola), o ligamento **calcaneocuboide plantar** (também muito potente) auxiliado pelo ligamento **plantar longo**.
• No plano muscular, temos ainda os músculos antagonistas. Toda retração do **tríceps sural**, ainda que mínima, limita o movimento e atrapalha a função. Este fato é facilitado pela posição em decúbito dorsal, sobretudo nas pessoas grabatárias, colocando os pés em situação de risco.[19]

> **Para concluir**
> A inversão possui poucos freios, a eversão possui os mais importantes. Com exceção do abaixamento do tipo pé plano valgo, a eversão é facilmente limitada.

Observações

Como os deslocamentos dos ossos são complexos, é importante ter a noção de **centros instantâneos de rotação** (CIR). Seu estudo mostra os deslocamentos relativos (Tanneau e Gonon, 1983), e o interesse das manipulações finas da interlinha.

Não é possível calcular o **setor útil**. Deve-se observar que as funções do pé exigem capacidades de "maleabilidade" ligadas às liberdades articulares. Sendo assim, **um retropé rígido provoca mais incômodo em relação às deficiências de estabilidade que provoca, do que pela estrita falta de amplitude**. Esta só adquire uma real importância quando existe um imenso déficit vizinho, por exemplo, uma artrodese do tornozelo (Kitaoka et al., 1995).

Antepé

Definição

Ele compreende as articulações tarsometatarsais,[20] metatarsofalângicas e interfalângicas do pé.

Comportamentos das interlinhas

Nível tarsometatarsal

A mobilidade varia em função das "três paletas". Faure (1981) calculou as mobilidades sugeridas por Doncker (Fig. 8.56); esses resultados estão no Quadro 8.2.

Quadro 8.2

Raios →	M1	M2	M3	M4	M5
Sagitalmente	11°	4°	5°	16°	24°
Transversalmente	8°	2°	2°	8°	16°

Deve se acrescentar a repartição transversal dessas mobilidades que gerenciam o **arco transverso** do pé: fechamento ou abertura, pronação ou supinação (Fig. 8.57). Da mesma forma, essa interlinha gerencia o posicionamento das cabeças metatarsais (Faure, 1981; Blouet et al., 1983; Tanneau, 1985).

Nível metatarsofalângico (MF)

A mobilidade é a das elipsóideas frouxas. Um caso particular envolve a MF do **hálux** e a grande importância de seu

---

[19] Nos acamados, muitas vezes acabamos colocando preventivamente apoios (ou talas) antiequino (mantendo a ortogonalidade perna/pé) e um arco (evitando o apoio dos lençóis, que age no sentido incorreto).
[20] Interlinha de Lisfranc.

setor de flexão dorsal. A experiência demonstra que utilizamos 3/5 das capacidades articulares durante o desenvolvimento do passo (Péninou et al., 1985; Refshauge et al., 1998; Hamel et al., 2001) (Fig. 8.58).

Nível interfalângico do pé (IF)

A mobilidade geralmente é variável por causa das estruturas muito pequenas e de suas frequentes deformações, ou mesmo da anquilose de certas IF.

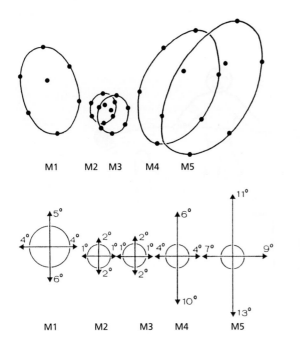

Figura 8.56 Mobilidade dos raios do pé (reproduzido com a autorização de C. Faure).

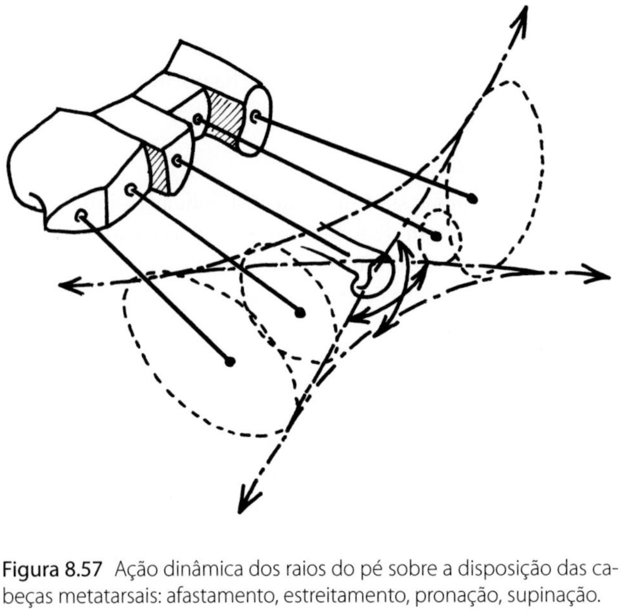

> **Para concluir**
> A dificuldade para elaborar movimentos analíticos mostra a que ponto os ossos do pé têm uma mobilidade específica, ligando-os intimamente uns aos outros. Desse fato podemos compreender que uma recuperação articular não pode ser concebida sem um profundo trabalho preparatório como, por exemplo, a massagem manipulativa. Com efeito, essas estruturas são frágeis e os pontos de apoio revelam rapidamente algumas dores, principalmente nos indivíduos idosos, muitas vezes envolvidos. A manipulação dos tecidos é uma forma de abordagem indispensável para o sucesso do trabalho por uma melhor fluidez articular e, *a fortiori*, de qualquer ganho de amplitude.

Mobilidades funcionais

Três observações podem ser feitas:
- As *combinações múltiplas* resultam do jogo intrincado das diferentes interlinhas. A mobilidade funcional é necessariamente uma **mobilidade de conjunto**. Qualquer alteração de uma delas ressoa sobre as outras. Assim, a tripla artrodese

Figura 8.57 Ação dinâmica dos raios do pé sobre a disposição das cabeças metatarsais: afastamento, estreitamento, pronação, supinação.

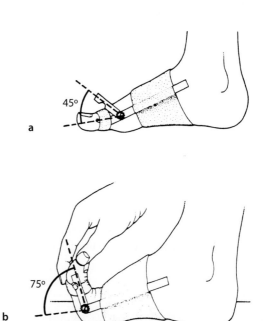

Figura 8.58 Medida da amplitude funcional da metatarsofalângica do hálux: ângulo deflexionado na marcha (a) e máximo autorizado em passivo (b).

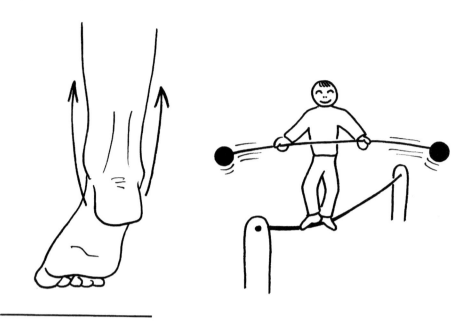

Figura 8.59 Em descarga, o pé está sob a dependência das tensões dos tendões periarticulares, que gerenciam um equilíbrio em ligeira inversão.

de um retropé (adicionando subtalar, talocalcaneonavicular e calcaneocuboide) às vezes é substituída por uma artrodese simples da talocalcaneonavicular (transverso do tarso medial), que conduz a uma anquilose das outras interlinhas, portanto a um resultado idêntico para uma técnica menos pesada.

Essa mobilidades são medidas em graus para a talocrural e as metatarsofalângicas, mas em porcentagem para as outras articulações. O cálculo em graus é **artificial**, mas oferece uma aproximação; os valores estão no Quadro 8.3.

• A *atividade em cadeia fechada*, em carga, é tipicamente funcional. Citemos os jogos articulares associados ao agachamento, ao ajoelhar-se, às mobilidades amortecidas durante pequenos saltos (Kovacs et al., 1999). Esse tipo de atividade, efetuada tendo um ponto fixo complementar, deve ser diferenciado daquele praticado sem apoio complementar.

• Os *deslizamentos tendíneos* nas bainhas sinoviais são importantes na liberdade dos movimentos (Bonnel e Claustre, 1989); e seus valores estão no Quadro 8.4.

Variações das mobilidades

Variações fisiológicas

Elas são o reflexo do tipo morfológico (frouxo ou rígido) do indivíduo e de sua idade (evolução inevitável para a rigidez). Uma variação fisiológica, frequente e subestimada, envolve os problemas de mobilidade eventualmente gerados por um calçado inapropriado (p. ex., o uso de saltos altos que deixam o pé permanentemente em flexão plantar), o que pode estar na origem de um comportamento patológico.

Variações patológicas

São sempre os mesmos dois tipos de problemas, ou muito móvel, ou não móvel o suficiente, bem como algumas observações. Toda perturbação da marcha normal se traduz por uma **claudicação**.

Hipermobilidades

São rapidamente sinônimos de instabilidades. Predispõem a entorses e limitam de forma preventiva as aptidões físicas, sobretudo no nível do retropé, com um acréscimo de controle muscular, portanto oneroso (Konradsen e Voigt, 2002).

Hipomobilidades ou rigidezes

Com frequência resultam de traumatismos (imobilização, intervenção), são mais frequentes no setor da eversão. Uma **leve** rigidez é facilmente mascarada pelo uso de um pequeno salto. Em contrapartida, uma ausência de valgização pode prejudicar a qualidade do apoio ou o desenvolvimento do passo.

Quadro 8.3

Nível	Flexão dorsal	Flexão plantar	Abdução	Adução	Pronação	Supinação
Subtalar	5°	5°	15°	10°	2°	2°
Transverso do tarso	5°	5°	5°	5°	15°	15°

Quadro 8.4

Movimento	Músculo	Deslizamento
Inversão	Tibial posterior	21 mm
	Flexor longo dos dedos	15 mm
	Flexor longo do hálux	6 mm
	Fibular longo	24 mm
	Tibial anterior	5 mm
	Extensor longo dos dedos	9 mm
	Extensor longo do hálux	2 mm
Flexão plantar	Tibial posterior	8 mm
	Flexor longo dos dedos	11 mm
	Flexor longo do hálux	17 mm
	Fibular longo	12 mm
	Tibial anterior	7 mm
	Extensor longo dos dedos	24 mm
	Extensor longo do hálux	27 mm
	Tríceps sural	37 mm

A rigidez **global**, característica das pessoas idosas, provoca uma marcha de **pequenos passos**, próxima do deslizamento dos pés sobre o solo. Entre os tipos de rigidez deve-se observar a da **MF do hálux** (e mesmo um hálux rígido) que impede o rolamento do pé sobre essa zona antes de deixar o solo. A consequência é ou uma esquiva do meio-passo posterior, ou uma elevação mais forte do joelho nesse mesmo momento, ou uma rotação lateral do membro inferior para deixar o solo sobre a borda medial do antepé e não sobre o hálux (Lafortune et al., 1994).

Dores de apoio

O pé dolorido sempre leva a uma **esquiva do passo**: se a dor está instalada no antepé (p. ex., hálux valgo), isso provoca um encurtamento do meio-passo posterior; inversamente, se a dor está instalada no retropé, acaba provocando um encurtamento do meio-passo anterior. As dores articulares (tipo entorse do tornozelo) geralmente provocam uma marcha sobre o calcanhar,[21] com abolição do meio-passo posterior.

O problema do calçado

Quando seu uso é particularmente mal adaptado, essa variação comportamental pode se tornar patológica e de modo geral se associa às perturbações ortopédicas, às vezes aumentadas por higiente inadequada.

Para concluir
As mobilidades funcionais do pé são **complexas**, não apenas em razão de seu número, mas por causa de suas imbricações. De maneira parcial, sempre podemos isolá-las **artificialmente**, mas nunca funcionalmente.

ESTÁTICA

Estabilidade em descarga

Por definição, esta situação não requer nenhum imperativo, com exceção, contudo, do aspecto de preparação na chegada do pé ao solo. Se a pré-regulagem está correta (*feedforward*), a abordagem do solo acontece de maneira equilibrada e controlável. No caso inverso, o choque da recepção é demasiado breve para ser objeto de uma retroação (*feedback*) garantida, aumentando o risco traumático, por má recepção. Quando não há situação de vigilância preparatória, o pé permanece na situação de "**programa mínimo**", isto é, apenas as partes moles estão em equilíbrio. Isso se traduz por uma posição em ligeira inversão[22] (ponta do pé abaixada com um leve varo) (Fig. 8.59).

A diferença entre essa posição e a de preparação para o contato do solo deve provocar duas reflexões:
- Enquanto o pé não experimentou o contato com o solo, ele não pode apreender totalmente seus imperativos. É o caso quando andamos tateando no escuro: o pé busca o contato, encontra-o, testa, e somente depois se firma. Um atraso pode provocar um passo falso, ou mesmo uma queda, por exemplo quando antecipamos a transposição de um degrau e este não existe – ou o inverso.
- Também podemos deduzir que uma alteração qualquer do equilíbrio em descarga (p. ex., uma retração) pode comprometer a qualidade e a rapidez da resposta ulterior (Sammarco, 1989).

Estabilidade em carga

Em posição simétrica

Se a situação bipedal é frequente, o mesmo não ocorre com a simetria. Na verdade, a duração, e portanto, a fadiga, sempre provoca um **posicionamento alternado** (posição em um único pé) que repousa as estruturas a cada dois tempos. A posição de "sentido" rígida é absolutamente excepcional.

As análises de **posturografia** mostram as oscilações da linha gravitacional sobre o polígono de sustentação. De modo geral, ela se projeta de maneira um pouco atrasada para trás e à direita do centro do polígono (Fig. 8.60).

Por outro lado, o posicionamento em pronossupinação do antepé é influenciado pela posição rotatória da perna (Danion e Viel, 1994) (ver Fig. 8.69), o que é uma maneira de correlacionar a mobilidade no plano de Henké (subpatelar) com a posição axial da perna, como mostra a fisiologia do tibial posterior, apesar das grandes variáveis individuais.

Em posição assimétrica

Polígono de sustentação

É uma noção ligada às **situações estáticas**, quaisquer que sejam as modulações de apoio. A partir do momento em que há atividade (marcha), não podemos mais falar dessa noção

---

21 Ao passo que uma pessoa machucada geralmente tende a apoiar apenas o antepé, o que aumenta a dor.

22 Inversão que se deve a uma viscoelasticidade mais importante dos inversores e do sóleo.

(Viel, 2003), que está ligada a pelo menos três pontos de apoio. Quando a superfície se aproxima de dois pontos (caso da bicicleta) e *a fortiori* quando se aproxima de um ponto, o sólido em carga não pode mais projetar seu centro de gravidade em um polígono e o equilíbrio só pode ser conservado pela **mobilidade**. É o exemplo de segurar um bastão verticalmente sobre a ponta de um dedo: enquanto se puder mexer o dedo, o equilíbrio pode ser conservado, ele é rompido assim que se para (Fig. 8.61) (Kuhlmann et al., 1994).

O polígono de sustentação é evidenciado pela **impressão plantar** (sobre podoscópio).[23] A ação da linha ativa explica-

---

[23] Atenção: essa impressão, muitas vezes utilizada para ver o escavamento da abóbada, pode induzir em erro. Se um pé cavo é visto como tal, o inverso não é necessariamente verdadeiro: uma forte almofada plantar com desenvolvimento importante dos músculos intrínsecos pode dar uma aparência de pé plano, pela impressão, enquanto uma radiografia de perfil revela um arqueamento esquelético normal.

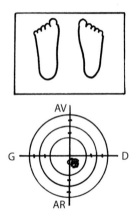

Figura 8.60 A projeção da linha gravitacional está levemente atrás e à direita do centro do polígono de sustentação.

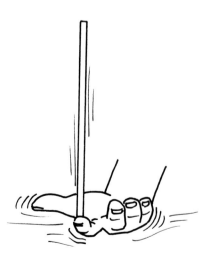

Figura 8.61 Exemplo de estabilidade dinâmica.

ria, para alguns (Samuel et al., 1989), que o achatamento da impressão plantar se efetua de maneira mais ou menos progressiva de acordo com os indivíduos, ou até mesmo traduziria às vezes uma tendência ao escavamento, interpretado como uma reação muscular à distensão. Essa observação não é sistematizável (MacKinnon e Winter, 1993).

Organização arquitetural

As diferentes concepções arquiteturais do pé (abóbada, tesouras, associações de pares osso-músculo) recorrem às noções de linha, estais periarticulares, viga compósita. De acordo com os setores e as posições articulares, esses sistemas modulam seus papéis, o que é uma maneira de responder à exigência mesmo sendo econômico por **alternância**.

Curiosamente, o pé humano pode ser considerado instável. Mas isso seria esquecer que o ser humano é feito para a **dinâmica** e não para a estática (os flebologistas foram os primeiros a se convencerem disso). A análise superficial nos leva a distinguir o que se produz em cada plano.

Análise no plano sagital

Em apoio com o pé na horizontal

A linha gravitacional se projeta sobre o tarso anterior (no prumo da interlinha cuneonavicular), o que provoca um leve desequilíbrio anterior que solicita o sóleo, que oscila em permanência entre o trabalho excêntrico e concêntrico com uma fraca variação de curso (ver Cap. 7). O papel das estruturas da **linha passiva**, sobretudo o sistema ligamentar profundo, e o da **barra de torção** tarsal são maiores (ver Deformabilidade, p. 274) (Figs. 8.62 e 8.14). A coesão do pé é reforçada, se necessário, pelos músculos **intrínsecos** que estabilizam a abóbada, diante de uma sobrecarga, e pelos **extrínsecos**, que reforçam os primeiros e controlam o equilíbrio tibial.

Deve-se observar que a leve sobre-elevação do calcanhar é frequente, por causa do calçado, e que o salto deve ultrapassar 3 cm de altura para criar uma instabilidade em varo (Serviant, 1989).

Em apoio sobre a ponta do pé (cabeças metatarsais)

O pé se encontra em situação de empilhamento ósseo vertical, necessitando de um travamento tendíneo **periarticular** (Fig. 8.63) (Sharkey et al., 1995). A carga é máxima sobre as MP, principalmente sobre a do hálux (Kelly et al., 1997).

Podemos fazer algumas observações relativas à **reflexão** dos tendões retromaleolares:

• Em *atividade estática*, essa reflexão induz um apoio contra o ponto de reflexão, mas não provoca nenhum atrito, por causa da ausência de deslocamento.
• Em *atividade dinâmica*, a reflexão se reduz ao longo do movimento, o que contrabalança o aumento do apoio (Procter e Paul, 1982; Viel e Desmarets, 1985) (ver Cap. 7).

Em apoio sobre o calcanhar

O equilíbrio é totalmente **instável**: o apoio ósseo do calcâneo não é acompanhado de nenhum braço de alavanca muscular e, por isso, tudo é gerenciado como o equilíbrio de um peão que gostaríamos que ficasse em equilíbrio estático sobre sua ponta. A única fonte é o equilíbrio pelos deslocamentos dos elementos sobrejacentes, principalmente dos membros superiores. É por isso que, quanto mais o apoio é reduzido, mais o indivíduo utiliza seus braços como pêndulos, o que não é necessário em dinâmica (Fig. 8.64).

Análise no plano frontal do corpo

Em apoio com o pé na horizontal

Alguns elementos devem ser observados:
- A **obliquidade do calcâneo**, em 85° em relação ao solo (valgo calcâneo), coloca o retropé em leve eversão (uma atitude inversa obriga a usar uma cunha supinadora sob o retropé) (Fig. 8.65 b).
- A anulação da baioneta do calcâneo (ver Fig. 8.10) suprime o **atraso** entre os centros de rotação do tálus e do calcâneo, realizando um alinhamento mais ou menos perfeito.
- O **apoio** sobre o processo posteromedial cria um ponto pivô, de um lado e do outro do qual os músculos retromaleolares (principalmente o tibial posterior e o fibular longo) exercem seu papel estabilizador (Fig. 8.66). Há a intervenção de vários elementos: o plano do solo, a obliquidade da transmissão da carga tibial, o prumo entre o tálus e o calcâneo, o equilíbrio das tensões tendíneas (Fig. 8.67).
- A ação **sustentadora** dos tendões retromaleolares é um fenômeno pouco frequente no corpo. O flexor longo do hálux (FLH) tem um papel primordial no nível do sustentáculo do tarso e ao longo do primeiro raio do pé (Fig. 8.68).
- O **controle da cabeça talar** é garantido pelo tibial posterior. Ele reforça ativamente o papel passivo do ligamento calcaneonavicular plantar e controla a tendência à impulsão para dentro e para baixo por parte do tálus (*cfi.* Fig. 8.32). O controle do posicionamento frontal do tarso posterior está em relação com o posicionamento rotatório do segmento tibial (Fig. 8.69), o que por sua vez reflete na pronossupinação do antepé.
- A **borda medial** do pé é controlada em seu meio por um polo de inserções musculares (ver Fig. 8.39).
  – Fibular longo, que abaixa o primeiro raio e cola seu sesamoide (presente em 10% dos casos [Le Minor, 2004]) quando entra em contato com a borda lateral da face inferior do cuboide (Fig. 8.70) (Johnson e Christensen, 1999).
  – Tibial posterior, que coapta os ossos em face plantar, os traciona para trás e para dentro. Com o fibular longo, ele realiza um importante estribo que sustenta a parte média do pé (ver Fig. 8.40).
  – Tibial anterior, que exerce ao mesmo tempo uma tração para cima sobre a borda medial do pé, e ao mesmo tempo, a partir desse ponto fixo, controla a inclinação da perna puxando-a para a frente.
- O controle da **borda lateral** do pé (Robidas, 1990) pelos fibulares longo e curto é um elemento importante do jogo em pronossupinação.

Essas observações justificam o emprego das **plaquetas de Perrein** (Perrein et al., 1989), que permitem dissociar a ação estabilizadora do retropé (Fig. 8.71).

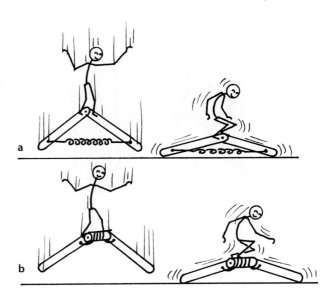

Figura 8.62 Papel amortecedor da linha plantar (a) e da barra de torção (b).

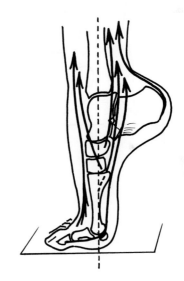

Figura 8.63 Estabilidade na "ponta dos pés", graças ao empilhamento ósseo controlado pelos tendões periarticulares.

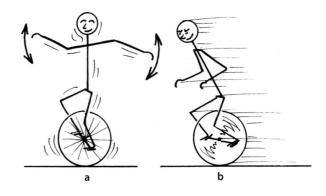

Figura 8.64 O apoio sobre a rotundidade do calcanhar é instável (a), exceto em dinâmica (b).

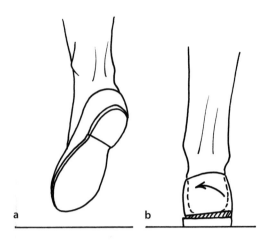

Figura 8.65 A leve inversão em descarga (a) dá lugar, em carga, a um calço em leve pronação (b). (Para a cunha supinadora: ver texto.)

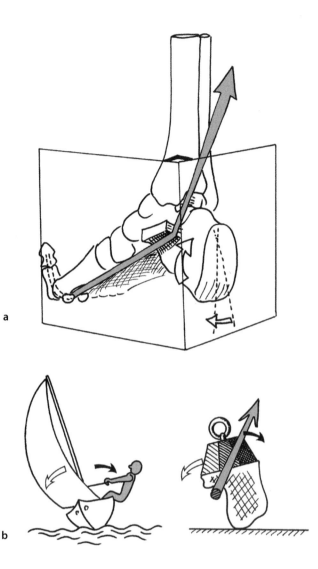

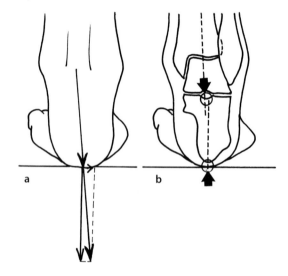

Figura 8.66 O apoio sobre o calcanhar relaciona-se, entre outros, com a transmissão da carga (a) e o eventual atraso do processo posteromedial do calcâneo (b).

Figura 8.68 Ação sustentadora do FLH (a) e de sua caricatura funcional (b).

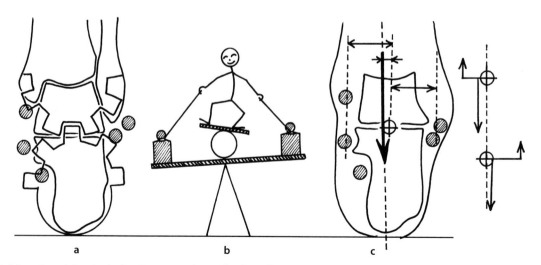

Figura 8.67 O jogo frontal da subtalar funciona como duas rodas dentadas (a), cujo deslocamento depende do equilíbrio dos músculos retromaleolares (b) e da passagem da linha de apoio de um lado ou do outro do eixo articular (c).

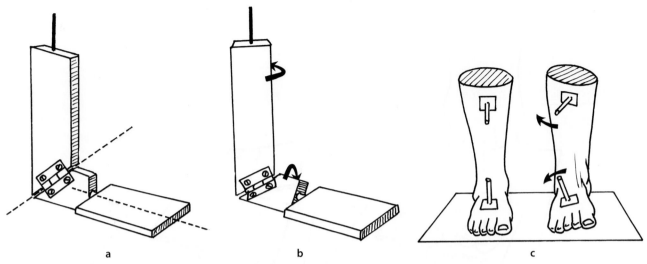

Figura 8.69 Obliquidade do eixo subtalar e relação retropé/antepé (a). A rotação tibial provoca uma báscula do retropé (b), que pode ser observada em um indivíduo (c).

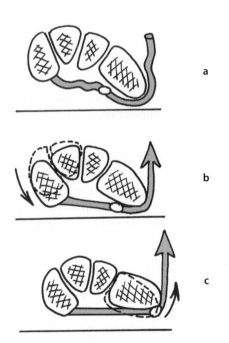

Figura 8.70 Papel pronador do fibular longo: distensionado (a), em tensão: ele abaixa o primeiro raio (b), depois levanta a borda lateral do pé (c), provavelmente auxiliado pelo apoio de seu sesamoide, quando ele existe.

Em apoio sobre a ponta do pé

Dois aspectos chamam a atenção.

• O comportamento frontal do retropé, que coloca em jogo a ação rotatória (e contrarrotatória) dos tendões retromaleolares. Estes formam uma **balança muscular** que gerencia o equilíbrio para dentro e para fora. É a famosa "dança dos tendões", tanto mais visível quanto o equilíbrio é incerto (posição unipedal, problemas de equilíbrio, solo irregular ou móvel).

• O antepé, ou o jogo das **paletas** de Doncker (1981), permite gerenciar as variações de apoio mais medial ou lateral.

Análise no plano horizontal do corpo[24]

Constrição nos lados

A constrição nos lados é o prolongamento desse mesmo papel no nível do tornozelo pelos tendões **retromaleolares**. Castaing e Delplace (1960) comparam a ação dos músculos mediais e laterais às rédeas que puxam o freio de um cavalo (Fig. 8.72). Na parte média do pé, o par essencial é sempre formado pelo tibial posterior e o fibular longo. Suas inserções se entrecruzam e formam um **estribo** que garante ao mesmo tempo a **constrição** transversal e a **sustentação** do arco plantar (Fig. 8.73).

Variações para dentro e para fora

As variações para dentro e para fora são o fruto do ajustamento assimétrico das ações evocadas acima. Esse treinamento reeducativo pode ser realizado enrolando, por exemplo, uma faixa de judô em torno da parte média do pé (apoiado no solo), e exercendo trações assimétricas sobre suas extremidades (Fig. 8.74).

---

24 Não confundir com o plano que corta o pé transversalmente.

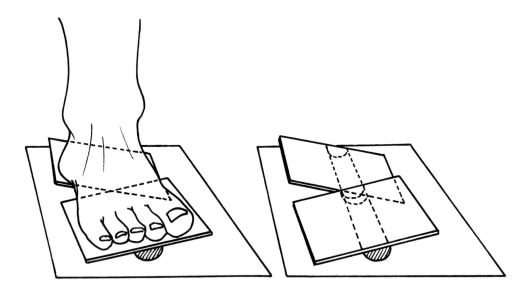

Figura 8.71 Solicitações dissociadas do retropé/antepé com as plaquetas de Perrein.

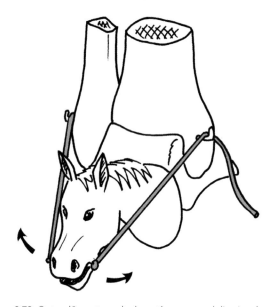

Figura 8.72 Os tendões retromaleolares têm um papel direcional e equilibrador comparável ao das rédeas dos freios de um cavalo.

Giro do antepé

O giro do antepé no momento em que o pé deixa o solo, ou por ocasião das mudanças de direção, acontece no nível metatarsofalângico do hálux. A estabilidade é o resultado da **placa sesamoide**. Ela coloca em ação a fibrocartilagem, que centraliza os tendões e suas expansões, os sesamoides na crista estabilizadora que deslizam sobre os trilhos da cabeça metatarsal, o ligamento intersesamoide tensionado pela tendência ao afastamento dos sesamoides, e o potente tendão do flexor longo do hálux, que contribui para a estabilidade dos elementos precedentes (ver Fig. 8.29). A interface das partes moles, particularmente calosas nesse nível, e a interposição do calçado fazem desse ponto de apoio uma zona de **estabilidade dinâmica** muito adaptada para a função (Peyrance et al., 1986).

Caso particular da subtalar

Essa interlinha precisa de um tratado à parte. Ela é **autoestável** nos três planos. De fato, sob qualquer ângulo que se olhe, ela oferece um traçado em **linha quebrada** (ver Fig. 8.26). E se comporta como algumas peças mecânicas de encaixe recíproco que permitem a mobilidade quando são afastadas e não permitem mais quando estão reunidas (Fig. 8.75). A estática dessa interlinha é, portanto, naturalmente boa, ainda que o posicionamento dos ossos que a compõem não esteja muito correto.

Em contrapartida, um mau posicionamento gera rapidamente uma instabilidade se existe uma diferença do eixo cruro-podálico (eixo perna-pé). As variações varizantes ou valgizantes do calcâneo, ou o desequilíbrio de tensão dos músculos retromaleolares, podem destruir a situação de equilíbrio fisiológico.

Caso particular do pé da criança

O pé da criança é, por definição, um pé **imaturo**. O que é bem demonstrado pela aparição da ossificação de seu esqueleto até os catorze anos (Annonier, 1974). Sem tratar das etapas sucessivas dessa evolução, assinalemos simplesmente a importância da maturação óssea, no plano ortopédico, da evolução psicomotora, no plano paramédico e do problema dos calçados, no plano social (Huffschmitt, 1980).

Para concluir

Se a estabilidade óssea está quase ausente, o jogo estabilizador é o resultado da **linha passiva**, que controla o arco plantar, e da **linha ativa** dos múltiplos tendões que garantem o equilíbrio (repartidos nos cinco compartimentos do pé: plantares medial, médio e lateral, dorsal, interósseos). Para todas as estruturas (tegumentos, aponeuroses, músculos e tendões, ligamentos e cápsulas), a palavra-chave é "**propriocepção**". O tempo todo os captores sensitivos do pé são a sede de informações às quais a resposta permanente é adaptação tônica (Fig. 8.76).

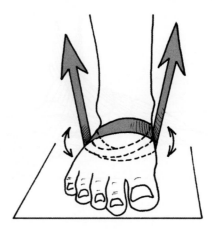

Figura 8.74 Solicitações dos músculos da torção do pé: a passagem de uma faixa em torno do pé permite o exercício dos estímulos, simétricos ou não, aleatórios ou não.

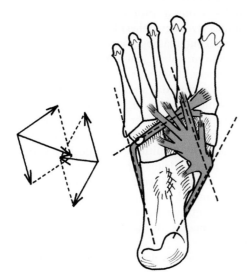

Figura 8.73 Ação combinada do fibular longo e do tibial posterior, na sustentação e constrição do arco plantar.

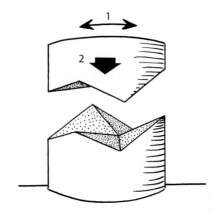

Figura 8.75 A subtalar, com sua interlinha quebrada, é móvel em descarga (1) e forma um sistema autoestável sob o efeito da carga (2).

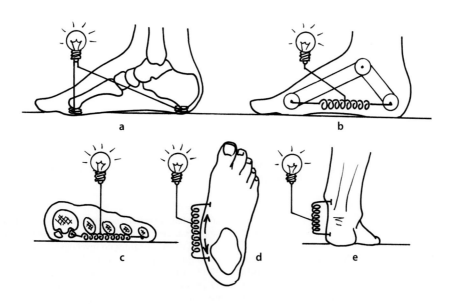

Figura 8.76 Os captadores do pé garantem a vigilância diante das pressões (a) e das distensões axiais (b), transversais (c), mediais (d, e).

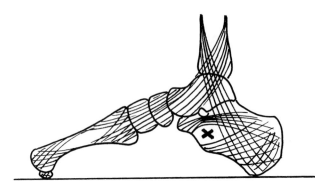

Figura 8.77 As traves ósseas testemunham a transmissão das tensões. Resta um ponto fraco intermediário (cruz), sede de compressões do calcâneo.

Tensões

Transmissão das tensões

No plano ósseo

As tensões transmitidas pela perna se exercem sobre o tálus: essencialmente sobre **a tróclea talar** e também uma pequena quantidade sobre a parte inferior de sua face lateral.[25] A partir daí, a transmissão se opera na direção do **antepé** e do **retropé** (Nishikaea et al., 2002) (Fig. 8.77).

Retropé

Em relação ao **retropé**, devemos observar que o entrecruzamento das traves calcâneas revela uma zona fraca, sujeita aos afundamentos do tálamo, em caso de choque vertical violento (Wang et al., 1995; Seipel et al., 2001) (ver Fig. 8.77).

Antepé

Em relação ao **antepé**, a repartição se estende para as cabeças metatarsais. As traves ósseas testemunham a transmissão craniocaudal, tanto quanto a reação muscular caudocranial.

No plano muscular

A linha dos músculos intrínsecos garante a parte que traciona a viga compósita do pé, formando um "**colchão contrátil**" (Hurschler et al., 2003) (ver Fig. 8.85).

No plano vascular

O leito vascular plantar desempenha o papel de um "**colchão de água**", adicionando sua maleabilidade à da musculatura.

No plano das partes moles (plantares)

É a elas que pertence o papel de **transmitir**, **amortecer** e **repartir** as tensões. A gordura alveolada, as pequenas paredes fibrosas que a amarram, a camada córnea particularmente dura e espessa no nível das pontas de apoio e a espessura do conjunto fazem com que a sola plantar suporte as cargas importantes que lhe são impostas, principalmente em dinâmica. Deve-se observar que um indivíduo que emagrece muito recebe muito mais pressão no nível de suas pontas de apoio[26] (Bolte et al., 2000).

Apreciação das tensões no nível do pé

Ainda não é possível fazer o cálculo das diferentes partes do pé: a apreciação das forças presentes (carga e inércia), o lugar exato dos vetores de propulsão, as variações desses vetores são muitas vezes desconhecidas. Dada a grande quantidade de valores, contentamos-nos com frequência em considerar o problema em linhas gerais (Wearing et al., 2001; Wang et al., 2001; Fémery, 2003).

As tensões transmitidas ao tálus pela tíbia representam aproximadamente os 5/6 da carga transmitida. O 1/6 restante provém do apoio fibular (ver Cap. 7). A partir do tálus, as tensões se repartem em 50% para o antepé e 50% para o retropé. Em relação a este último, e em posição neutra, cada um dos três primeiros dedos garante, de forma esquemática, 1/4 do apoio, o último 1/4 sendo garantido de forma conjunta pelos dois últimos dedos[27] (Joublin e Bensahel, 1980) (Fig. 8.78). Essas porcentagens são variáveis, de um lado, de acordo com os indivíduos, e, de outro, em função da posição do pé no solo:

- Em *apoio posterior*, o calcâneo é mais solicitado.
- Em *apoio anterior*, é o antepé que recebe o essencial, e mesmo a totalidade das tensões durante o apoio sobre a ponta e ainda mais quando se trata de uma recepção (Couillandre et al., 2002).
- Em *carga pouco importante*, é o **pé calcâneo** que está em situação preferencial de apoio lateral no nível do pé. Sem controle muscular, a consequência seria (Fig. 8.79):
  – Um retropé que parte em abdução-supinação.
  – Um antepé que parte em adução-pronação (Calhoum et al., 1994).
- Em *carga muito importante*, a tendência (equilibrada pela musculatura) é de que o **pé talar** seja o mais solicitado: a cabeça do tálus sofre um impulso na parte de dentro, embaixo e para a frente. Sem controle muscular, a consequência seria (Fig. 8.80):
  – Um retropé que sai em adução-pronação.
  – Um antepé que sai em abdução-supinação.

---

25 Essa parte é ligeiramente erguida, o que o faz sofrer o apoio fibular. Esse apoio (15 a 20% do apoio total) varia em função da obliquidade da interlinha tibiofibular superior (quanto mais horizontal, mais o apoio está presente e a mobilidade diminuída, e inversamente). A face medial recebe igualmente um apoio, ainda mais fraco.

26 Este fato pode parecer contraditório com sua perda de peso, mas deve-se levar em conta a fonte gordurosa que faz com que as pressões se tornem preponderantes no nível das saliências ósseas, em vez de serem absorvidas e repartidas pelo colchão gorduroso.

27 O cálculo exato dá 24,2% sobre M1, 28,9% sobre M2, 28,6% sob M3, 17,4% sob M4 e 9,6% sob M5 (Wearing et al., 2001), observando que o total dessas porcentagens é superior a 100%, uma vez que são calculadas a 25% do ciclo da marcha, em que a pressão é mais forte.

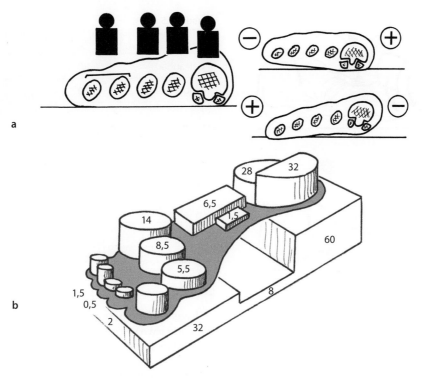

Figura 8.78 Em apoio unipedal, as tensões se repartem sobre os dedos em quatro partes iguais, mas essa distribuição sofre os riscos do posicionamento, mais ou menos em pronação ou supinação (a). As pressões registradas no solo: 60% para o retropé, 8% para o médio pé e 32% para o antepé (b).

> **Para concluir**
> É um **mecanismo complexo de interações** osteoligamentares e musculares (Fig. 8.81) que permite ao pé compor uma reação adequada e preservar assim sua estática normal, qualquer que seja a carga aplicada.

Apreciação das tensões no solo

Os meios de registro atuais permitem que se tenha uma ideia sobre as tensões transmitidas no nível do solo (Esnault, 1985). O desenvolvimento do passo, analisado no *foot-print* visualiza essas forças nos três planos do espaço. Anotamos, assim, as variáveis *x* (axiais), *y* (verticais), *z* (laterais), ao longo da fase de apoio (Wu e Cavanagh, 1995) (Fig. 8.82). Observamos nitidamente a carga mais importante durante o ataque do calcanhar (117,55% do peso do corpo a 15% do ciclo da marcha, segundo Wearing et al., 2001), sua diminuição progressiva a 30% do ciclo (86,89%), depois a passagem anterior dirigindo-se para dentro, e enfim um aumento das tensões antes de deixar o solo sobre a extremidade do primeiro raio, a 50% do ciclo (122,30%) (Fig. 8.83). O estudo com vários indivíduos mostra a existência de variações interindividuais, também chamadas maneiras de andar próprias a cada indivíduo[28] (ver Fig. 8.95), sobretudo para a fase de redução da marcha (Peyranne et al., 1986; Yoganadan et al., 1997).

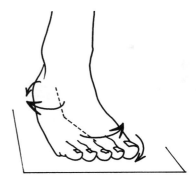

Figura 8.79 Desequilíbrio de apoio sobre o pé calcâneo, com dissociação do retropé/antepé.

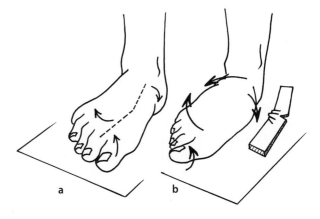

Figura 8.80 Desequilíbrio de apoio sobre o pé talo, com dissociação retropé/antepé (a), tendendo ao pé plano-valgo (b).

---

[28] Existem sistemas de identificação do passo que, uma vez feito o registro, são capazes de reconhecer o indivíduo em questão entre centenas de outros.

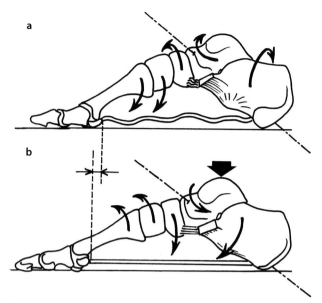

Figura 8.81 Jogo complexo das estruturas do pé em descarga (a) e em carga (b).

Quadro 8.5

Localização	% de apoio	% de tempo
Calcanhar	80	21
Médio pé	10	35
M5	10	54
M4	17	60
M3	28	74
M2	29	75
M1	24	71
Dedos 3, 4, 5	3,8	83
Dedo 2	3,8	82
Dedo 1	22	81

Essas análises permitem observar as anomalias (p. ex., pé plano ou cavo) e conceber calçados mais bem adaptados às circunstâncias (Ceccaldi e Moreau, 1975).

Adaptação compósita do pé

A adaptação do pé coloca em ação sua **elasticidade** (efeito sobre os materiais) e sua **deformabilidade** (efeito sobre o agenciamento das formações anatômicas, isto é, sobre as articulações).

Elasticidade

Osso e cartilagem

Essas estruturas de armação são submetidas a um momento flexor que reparte as tensões em compressão em dorsal e as em tração em plantar (Fig. 8.85). A artrose eventual sempre aparece sobre a parte dorsal das interlinhas, nunca em plantar. Sobre o osso, o fenômeno de **viga compósita** intervém para se por à tração na parte plantar das diáfises (Hansen et al., 2001).

Ligamentos, fáscias e aponeuroses

Essas estruturas formam a **linha passiva** do pé, que é solicitada em tração. O papel dos **ligamentos profundos** é primordial: a secção dos músculos plantares e da aponeurose plantar não afeta a tesoura podal, apenas a secção dos ligamentos profundos provoca o afundamento (Jones e Wood, citados por Serviant, 1989).

Músculos plantares

Eles reagem por sua viscosidade e por sua reação contrátil.
- Os **intrínsecos**. Ao medir em um indivíduo sentado (a fim de evitar a participação equilibradora dos músculos extrínsecos), Basmadjian (1979) estabeleceu que os músculos intrínsecos só eram necessários para sustentar o pé a partir de uma carga de 200 daN – aquém disso, bastam apenas as estruturas passivas (Fig. 8.86). Elas formam a **linha ativa** do pé. Às vezes esse papel é confundido com o da viga compósita, o

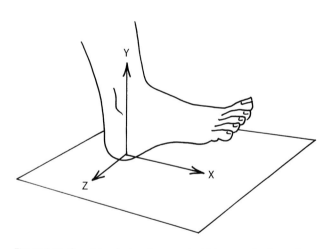

Figura 8.82 O registro das tensões no solo é feito nos três planos do espaço: x (axiais), y (verticais), z (laterais).

A repartição das tensões no nível das diferentes partes do pé revela valores fracos para a faixa lateral (9,97%), valores praticamente iguais entre a cabeça de M1 (24,17%) e M2 (28,90%), M3 (28,69%) e M4-M5 (17,37% + 9,66%, ou seja, 27,03%) (Wearing et al., 2001) (Fig. 8.84). Para os dedos, o apoio essencial diz respeito ao hálux (22,06%) e apenas 3,75% para o segundo e 3,86% para os três últimos conjuntos (ver Quadro 8.5).

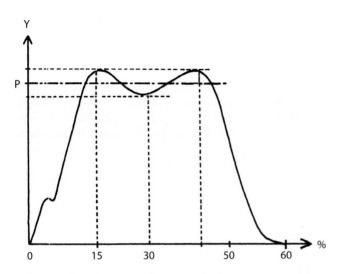

Figura 8.83 Durante a fase de apoio do ciclo de marcha (0 a 60%), as tensões em compressão (Y) ultrapassam o peso do corpo (P) no início e no final da fase de contato; elas são mínimas na fase de descarregamento.

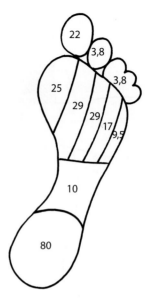

Figura 8.84 Pressão sofrida (em porcentagem do peso do corpo) pelas diferentes partes do pé, à medida do desenrolamento do pé (segundo Wearing et al., 2001).

que é uma assimilação funcionalmente aceitável; contudo, a definição da **viga compósita** deveria limitar esse papel aos lugares onde o músculo é solidário do osso (Efther, 1980), isto é, particularmente no nível metatarsal, com a inserção dos músculos interósseos (Fig. 8.87).

- Os **extrínsecos** desempenham, sobretudo, um papel de equilibradores em relação ao edifício corporal em carga. No papel de sustentação do arco plantar, ressaltamos o papel do par tibial posterior e fibular longo (ver Figs. 8.40 e 8.73). Alguns autores consideram que sua eficácia é menor sobre o arco medial, mesmo reconhecendo seu papel estabilizador e de coaptação (Hunt et al., 2001). Em contrapartida, o papel da dorsiflexão dos dedos, principalmente do hálux, é admitido (Bonetemps et al., 1980; Efther, 1980): ela aumenta em cerca de 15% a flecha do arco medial (ver Fig. 8.33 b, c), o que destaca o interesse do trabalho do ELH.

Deve-se ressaltar a extraordinária resistência dos tendões plantares ao **esmagamento**. Em outras partes, esse mecanismo geralmente provoca sofrimentos, que rapidamente se transformam em lesões se durarem muito tempo (tendinopatias), mas aqui, nenhuma alteração pode ser observada. Todas as experiências feitas sobre os tendões foram interrompidas por ruptura do osso (Viel, 1993).

Na prática, **linha e viga compósita mesclam seus efeitos** para oferecer um máximo de resistência maleável e adaptável que permite ao pé gerenciar o equilíbrio das forças presentes com o máximo de conforto. No treinamento, deve-se diferenciar bem as situações estáticas, relativamente fáceis de controlar, das dinâmicas em que os números podem aumentar de forma considerável (Tring et al., 1999).

Músculos dorsais

Eles têm uma situação mais clássica; seu atrito sob os retináculos é neutralizado pelas bolsas de deslizamento.

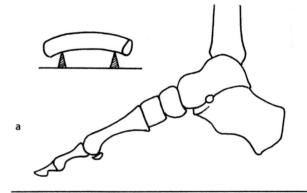

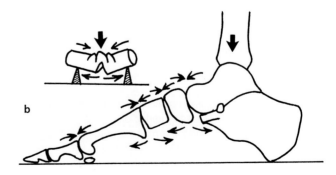

Figura 8.85 Tendência do esqueleto ao esmagamento dorsal e à distensão plantar, sob a carga, fora de apoio (a), com apoio (b).

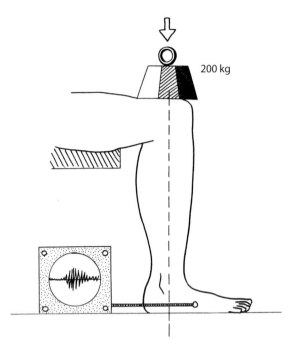

Figura 8.86 Os músculos plantares só entram em atividade por uma carga de 200 daN. Aquém disso, o sistema passivo basta.

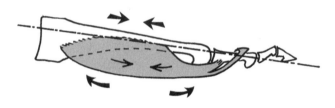

Figura 8.87 A viga compósita metatarsais/músculos interósseos.

Tegumentos

São solicitados no nível dos pontos de apoio, em **pressão** e **cisalhamento** (axial ou rotatório). Enquanto a qualidade dos tecidos for preservada, as condições de adaptação são boas. Isso ressalta a importância da higiene dos pés e da massoterapia dos tegumentos (Perrein et al., 1989).

> **Para concluir**
> Tudo se resume em um sábio equilíbrio entre a **"maleabilidade"** (no sentido geral da palavra) e a **"rigidez"** do pé. A primeira amortece bem as cargas, mas transmite mal as tensões, a segunda transmite bem e amortece mal (Fig. 8.88). Um excesso de "maleabilidade" do pé é momentaneamente compensado pela tensão muscular, em contrapartida um excesso de rigidez não tem **nenhuma compensação** possível. Isso deve chamar a atenção sobre a necessidade de prevenir qualquer enrijecimento do pé, até mesmo o causado pela idade.

Deformabilidade

O efeito de pressão gera vários fenômenos mecânicos.

Dissociação retropé/antepé

Essa dissociação (ver anteriormente) destaca o papel do tarso anterior, descrito por de Doncker (1981) e retomada por Samuel e Denis (1982). Segundo Heindrix, ele se comporta como uma **barra de torção**, oblíqua em 45° do lado de fora e embaixo (Bonnel e Claustre, 1989), que é deformável (ver Fig. 8.84). Esse mecanismo é composto de:
- *Um braço de alavanca posterior*, representado pelo calcâneo.
- *Um braço de alavanca anterior*, representado pelo segundo raio do pé (o mais estático), ou mesmo o primeiro, de acordo com os autores que retomaram essa concepção.
- *Uma barra de torção* que vai do cuboide ao segundo cuneiforme, ou mesmo o primeiro, de acordo com alguns autores. Esta é recoberta por uma pequena almofada, representada pelo tálus.
- *Um sistema de retenção inferior*, eficaz, composto dos ligamentos plantares dessas interlinhas (a rigidez elástica do colágeno resiste às trações superiores a 1.000 daN/cm^2).

Esse fenômeno é facilmente controlado em situação bipedal, um pouco mais delicado em unipedal e não é válido em situação "ponta do pé". O **entrecruzamento** dos músculos na parte média do pé é um elemento regulador importante: fibular longo e tibial posterior, de um lado, flexor longo dos dedos e adutor oblíquo do hálux, do outro (ver Fig. 8.34).

Achatamento

As *tesouras do pé* sofrem uma **tendência ao achatamento** que se traduzem por um ínfimo alongamento axial[29] (ver Fig. 8.81).

Alargamento

A *coesão metatarsal* é exigida por causa da **tendência ao alargamento** transversal do pé, que acompanha a solicitação das tesouras (ver anteriormente), por isso a necessidade da constrição já evocada (ver Fig. 8.73). Esse controle é feito pelos músculos com componente transversal no nível do pé, sobretudo o adutor do hálux e principalmente seu feixe transversal (Fig. 8.89).

Observação

Os calçados não podem ser esquecidos, pois é um elemento externo quase permanente que intervém sobre as capacidades adaptativas do pé. É desejável que não haja nenhuma distorção entre os imperativos do pé e os da função desejada. Quando uma criança, com o pé ainda imaturo, apresenta algumas dificuldades de estática, surge a necessidade de impedir atitudes viciosas por meio do uso de calçados que segurem suficientemente bem o pé, sem deixar de desenvolver suas atividades com os pés nus, ou o calçado pode se transformar em uma armadura e prejudicar o desenvolvimento

---

[29] Contraposto pela linha plantar e pelos dois abdutores do hálux e do V como guardiões ativos desses arcos.

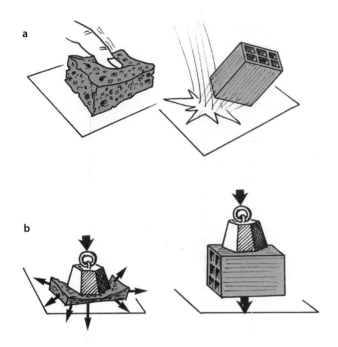

Figura 8.88 O amortecimento é melhor com as estruturas moles do que com as duras (a). A transmissão das cargas é pior com as moles do que com as duras (b).

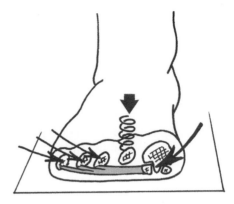

Figura 8.89 A coesão das cabeças metatarsais é controlada pelo adutor transverso do I, que forma um colchão de apoio para a cabeça de M3.

tanto ortopédico quanto muscular (em potência e em propriocepção).

Avaliação da força muscular

Situação bipedal

Ela é **econômica** uma vez que os riscos de desequilíbrio são mínimos e os músculos são duas vezes mais numerosos. A avaliação é uma atividade limitada ao sóleo, que varia de maneira permanente entre as atividades excêntrica e concêntrica, em um modo próximo do estático. O estatocinesiometria de Baron permite observar as incessantes oscilações da projeção do centro de gravidade do corpo no polígono de sustentação[30] (ver Fig. 8.60). As variações existem por causa da carga eventual e de seu equilíbrio, da regularidade e da horizontalidade do solo ou não.

Situação unipedal

- O *equilíbrio estático* é, sobretudo, **passivo**. Jones e Wood (citados por Serviant, 1989) demonstraram que, em um cadáver, só há desabamento do pé quando se seccionam os ligamentos plantares profundos.
- Os *músculos intrínsecos* intervêm apenas como **reforço** dos elementos passivos quando a demanda torna-se demasiado forte (principalmente em dinâmica) (Fig. 8.86).

---

[30] O deslocamento dessa projeção do centro de gravidade no interior da própria superfície é um bom reflexo da capacidade do indivíduo a se autoequilibrar.

- Os *músculos extrínsecos* gerenciam, sobretudo, as mudanças de posição e os **desequilíbrios** do edifício corporal (i. e., o equilíbrio da perna sobre o pé). Os desequilíbrios são visíveis na contração dos músculos corretores do desequilíbrio, ou seja (ver Fig. 8.37):
  – Em direção anterolateral, com a contração dos supinadores e flexores dos dedos.
  – Em direção anteromedial, com a ação dos pronadores e o afundamento do hálux no solo.
  – Em direção anterior, com a contração dos flexores plantares do pé e dos flexores dos dedos, que ancoram os dedos no solo.
  – Em direção posterior, com a contração dos extensores do pé e dos extensores dos dedos. Essa ação é não produtiva, uma vez que não traz nenhum auxílio, é um reflexo que, normalmente, teria como objetivo trazer o segmento tibial para a frente a partir de um ponto fixo no solo (Aboustait e Péninou, 1998).

> **Para concluir**
> Na maioria das vezes, o pé do homem moderno, estrutura **anisótropa**, está coberto por um calçado, estrutura **isótropa**, o que produz um par interativo cuja relação deve permanecer amigável e equilibrada. A atitude geral diante das tensões pode conduzir a atitudes muito protetoras (como calçados reforçados, faixas ou cintas variadas), a escolhas mais reeducativas (trabalho intenso em propriocepção), ou a escolhas intermediárias. Em casos graves, isso pode levar à cirurgia (tensionar novamente o ligamento).
> As tensões, mesmo fracas, rapidamente geram desconforto, por causa da duração, o que implica frequentes mudanças de posição.

DINÂMICA

A atividade dinâmica em descarga é reduzida na preparação da fase em carga, nossa reflexão abordará o estudo dinâmico unipedal **em carga**, considerando-o, de maneira simplista, como uma sucessão de fases estáticas. Esta maneira de ver é falsa uma vez que não há estabilização completa em cada fase (o que é um ponto positivo, pois mais econômico), mas ela é simples. A **energia cinética** representa quase sempre um elemento agravante (exceto para as fases em que existe uma diminuição das forças de apoio) (Delamarche et al., 2002).

Amortecimento

Uma força que age em permanência sobre uma estrutura não tem necessidade de ser amortecida, deve ser simplesmente suportada. Em contrapartida, uma força que atua de maneira **descontínua** exerce uma carga variável no tempo: cada carregamento é objeto de um amortecimento. Durante a marcha, se consideramos um passo de 60 cm, são realizados 1.600 carregamentos por quilômetro, isso explica muito sobre a capacidade de resistência necessária das estruturas.

O problema do pé

Ele corresponde à fase de **recepção** do pé no solo. Dois elementos devem ser considerados:
- *As estruturas*. É o problema da relação entre o **duro** e o **mole**, isto é, entre o solo (mais ou menos duro) e a maleabilidade do pé (ver Fig. 8.88). Adiciona-se a interface do calçado, que forma um elemento tampão mais ou menos adaptado (ver a diferença entre jogar tênis com calçados indicados para esse esporte sobre um solo em terra batida, e jogar com calçados com sola de corda sobre o asfalto). O amortecimento normalmente traz a intervenção da **natureza** do material (vidro, madeira, borracha), sua **forma** (uma mola com várias espirais amortece melhor), o **meio ambiente** (ar ou água) (De Witt et al., 2000).
- *O atraso anteroposterior* entre a axialidade tibial (transmissão da carga) e a da reação do solo no nível do calcâneo (Fig. 8.90). Esse atraso tende a abater o antepé sobre o solo durante o ataque do calcanhar e são os extensores do pé, sobretudo o tibial anterior, que se opõem a essa ação.[31]

As soluções

São inúmeras, o que limita muito a ação de cada uma. Elas fazem a intervenção do equilíbrio tendíneo fiador do posicionamento do pé, bem como a **linha plantar** para sua manutenção:
- Os segmentos **sobrejacentes**. Eles vão do tornozelo ao tronco e aos membros superiores, o que adiciona um número considerável de sistemas flexores, que participam do amortecimento. Esses elementos constituem uma massa deformável que absorve uma boa parte da energia cinética da recepção (Fig. 8.91).
- O tipo do **calçado**, que pode variar entre duro (tamanco) ao mole (tênis) (Fig. 8.92).
- A **superfície** de recepção. Ela é bem menor na medida em que a energia para absorver é maior, o que permite intercalar um número mais importante de interlinhas de **dispersão** (um pé que recebe de maneira plana só poderia dissipar a energia no sistema ósseo, pelos pontos de apoio o que seria imediatamente perigoso).
- Os **tegumentos** cuja espessura (máxima nos pontos de apoio) e a resistência (gordura alveolada, pele calosa etc.) permite a tolerância de esforços repetidos em condições às vezes violentas.
- O aparelho **passivo superficial** (aponeurose plantar) tensionado pela extensão dos dedos. Ele é potente e rígido (pouco extensível) (ver Fig. 8.33).
- O aparelho **musculotendíneo** é o elemento primordial em situação cinética. Viscoelasticidade, atividade excêntrica (Péninou et al., 1985), propriocetividade (Thoumie e Do, 1996), função sustentadora de certos elementos, quantidade das estruturas engajadas e direções complexas do conjunto são muitas vezes elementos que concorrem para a potente adaptação do compartimento muscular (ver Fig. 8.34).
- O aparelho **passivo profundo**, constituído pelos fortes ligamentos plantares e as cápsulas por eles reforçadas, é a última barreira eficaz contra as tensões cinéticas.
- A arquitetura **poliarticulada** do pé permite que se exerçam mecanismos de barra de torção (ver Figs. 8.14 e 8.62), ou diversos movimentos, que muitas vezes são adaptações aos posicionamentos variados durante a recepção no solo.
- A **cartilagem** das interlinhas, mais maleável do que o osso subcondral, absorve por sua vez uma pequena quantidade de energia. Contudo, sua capacidade é reduzida em situação cinética, um choque acaba sendo transmitido diretamente ao osso subjacente.
- Os **ossos**, enfim, que absorvem o restante de energia cinética não amortecida. Normalmente, esse resíduo é mínimo. Quando não é esse o caso, pode ocorrer uma fratura, ou quando o mecanismo, mesmo fraco, é repetido um grande número de vezes, podem ocorrer fraturas de fadiga (principalmente no nível dos ossos menos móveis, como na base do segundo metatarsal).

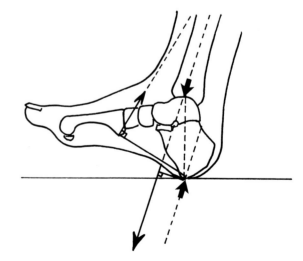

Figura 8.90 O atraso do apoio no solo do calcâneo em relação ao eixo tibial tende a abaixar o antepé, o que é contraposto pelos músculos levantadores.

---

31 Em caso de paralisia, observa-se uma estepagem, o pé caído precisa de uma elevação compensatória do joelho.

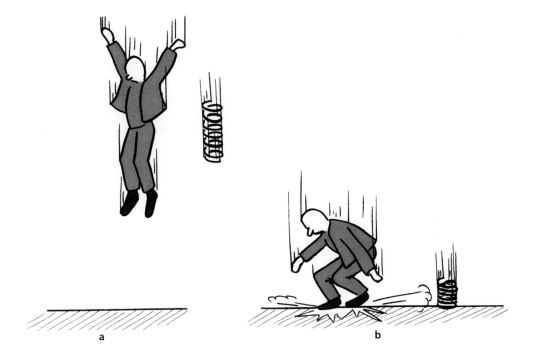

Figura 8.91 Durante uma queda (a), a recepção traz a intervenção do maior número de segmentos possíveis para absorver a energia cinética (b).

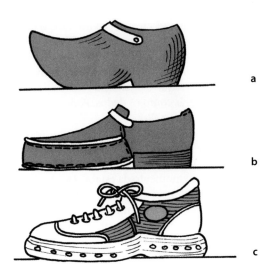

Figura 8.92 O tipo do calçado – duro (a), intermediário (b) ou maleável (c) – intervém no amortecimento das tensões do pé.

> **Para concluir**
> O amortecimento é um fenômeno **complexo** que traz a intervenção de um número considerável de estruturas tanto ativas quanto passivas.

Giro

É o caso da mudança de direção. Quando o pé está **em redução**, o fenômeno acontece no nível do quadril ou do joelho, de acordo com a posição. Quando o pé está **em carga**, mesmo parcial, a situação é diferente: podemos fazer girar o que é sobrejacente, ou executar o giro no nível do pé. Não devemos nos esquecer de que além das fortes capacidades da almofada celular gordurosa plantar, existem bolsas sinoviais no nível dos três pontos de contato: calcanhar e cabeças metatarsais I e V, que, mesmo permanecendo estáveis por causa da estrutura realmente arquitetônica dos tegumentos, permitem que nesses níveis não ocorra o cisalhamento rotatório.

Existem duas possibilidades: a situação talígrada e a situação digitígrada.

Em situação talígrada

Aquela em que o indivíduo está **sentado**, mesmo não sendo muito frequente. O exemplo mais evidente é o pé do motorista que passa do acelerador ao freio e vice-versa (Fig. 8.93). Como a carga é **mínima**, o esforço é pouco oneroso, e o calçado reduz ainda mais esse fenômeno por meio de sua interface. O giro provém do joelho (rotação) e é transmitido sob a forma de varização ou valgização do pé, que está em posição mais ou menos ortogonal em relação à perna.

Em situação digitígrada

Aquela em que o indivíduo está na posição **em pé** é o caso mais frequente. O esforço está preferencialmente localizado no nível do metatarsofalângico do hálux (ver Fig. 8.97) e na maioria das vezes está ligado à propulsão. Dois exemplos se impõem: seja em **dinâmica** (exemplo de alguém que muda de direção quando está correndo, fenômeno frequente nas atividades esportivas), seja em **estática**, ou em uma situação próxima (p. ex., quando se empurra um objeto pesado: empurramos e finalizamos esse movimento por meio de um giro lateral sobre a cabeça do primeiro metatarsal). O tipo de calçado, mais uma vez, torna esse mecanismo mais fácil de gerenciar.

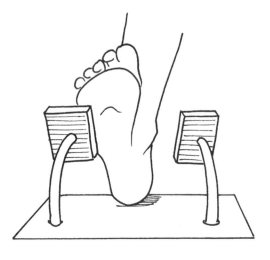

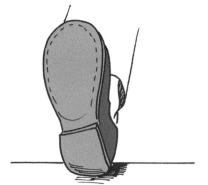

Figura 8.93 O giro é voluntariamente talígrado quando a carga é mínima (melhorada pelo uso de calçados); é digitígrado quando ela é importante.

Propulsão

Marcha

Propulsão designa o deslocamento corporal para a frente, mas, de fato, a marcha normal não necessita de **nenhum impulso** propulsivo. A posição de um pé em relação ao eixo de progressão varia entre 10° e 15° (Ledos, 1956; Ceccaldi e Moreau, 1975). Ele serve de ponto de apoio único a todo o corpo de 0 a 60% do ciclo de marcha (o *rocking point* dos anglo-saxões). Desde o início, é o **relaxamento do sóleo** que desencadeia a inclinação da perna em desequilíbrio anterior, depois provoca o levantamento do calcanhar que continua o desenvolvimento da marcha do pé (ver Fig. 8.36). Esse desequilíbrio é mantido para provocar a sucessão dos passos. Além do fraco jogo talocrural, o desenrolamento do pé no solo é o resultado de quatro rolamentos: no calcanhar, da borda lateral do pé, das cabeças metatarsais, principalmente a do hálux, e o abandono do solo sobre P2 desse dedo (Fig. 8.96).

Ainda que a propulsão seja inexistente durante a marcha propriamente dita,[32] esse fenômeno conhece algumas exceções:
- Durante um início **de lado**.
- Durante um início **rápido**.
- Durante uma **aceleração** na progressão.

Em propulsão o indivíduo vai de frente, deixando o solo para trás. A frenagem é o corolário: o indivíduo tende a recuperar o desequilíbrio anterior de sua linha gravitacional e esmaga o solo diante dele (Fig. 8.94).

O **estilo de marcha** conta muito no resultado: um andar pesado e rígido (quando se carrega um fardo) é oneroso; ao contrário, um andar fluido e aéreo (como o da bailarina) é econômico (Fig. 8.95). A marcha é um fenômeno repetitivo que provoca de 10 a 15 mil movimentos cotidianos (Bonnel e Claustre, 1989), o que evidencia a resistência às tensões de pequenas estruturas como os dedos. Podemos distinguir três fases da marcha (Fig. 8.96):
- *Talígrada*, no momento do amortecimento do pé no solo, principalmente das partes moles, o que explica o recuo da curva das pressões (ver Fig. 8.83). É a fase de **frenagem**.
- *Plantígrada*, no momento da **estabilização** relativa do conjunto do pé. O desenrolamento se efetua para a frente, em uma faixa lateral que acompanha a borda do pé.
- *Digitígrada*, no momento de abandonar o solo: fase dita de **propulsão** (com a ressalva feita anteriormente). O apoio passa da cabeça do M5 para a do M1, com uma zona mais acentuada na passagem das do M3 e M2. O apoio passa enfim para o dedão, que ele abandona para a frente e para dentro quando o pé está nu – ele o abandona para a frente quando o pé está calçado (Guibert e Mette, 1993). Ao longo da marcha, os dedos passam de 20° de flexão dorsal inicial, a 70-90° ao deixar o solo. Nesse momento, o pé está enrijecido pelas estruturas plantares e a fase dita de propulsão acontece por meio de uma báscula dos elementos sobrejacentes às cabeças metatarsais, o que chamamos de **efeito came** do pé.

---

32 O papel do sóleo e do FLH, entre 40 e 60% do ciclo, transmite a impulsão motora do desequilíbrio anterior ao levantamento do retropé.

Outras atividades

- A prática das **escadas** solicita o pé, sobretudo na descida, e principalmente a flexão dorsal do tornozelo e da extensão dos dedos, e de forma bem especial do hálux (Reiner et al., 2002).
- Como a marcha em **montanha** exige muito do pé são necessários calçados adaptados. As variações são inúmeras: propulsão na subida, recepção e posicionamentos variáveis na descida, terreno desigual e instável.
- O **agachamento** sobre a ponta dos pés ou o ajoelhar-se (para o pé posterior) solicitam de forma bastante especial a metatarsofalângica do hálux.
- A **corrida** solicita fortemente o antepé e precisa de uma propulsão ativa permanente. Pela importância das tensões, há a necessidade de adaptações de calçado e o estudo dos dados a partir de registros eletrônicos (Esnault, 1985; Wank et al., 1998).
- O **salto** também solicita muito fortemente o antepé.

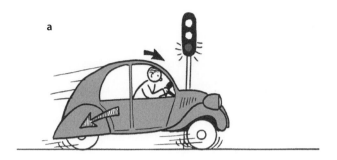

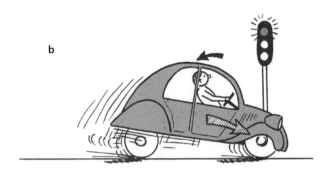

Figura 8.94 Assimetria da carga durante uma propulsão (a) e de uma frenagem (b).

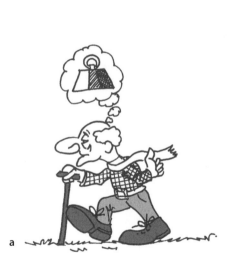

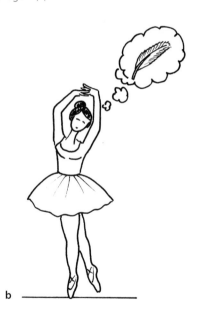

Figura 8.95 O estilo de marcha varia entre o andar pesado (a) e o leve (b), o que modifica consideravelmente os dados físicos.

Para concluir

De um lado, os mecanismos em ação são inúmeros e complexos, os fenômenos de **amortecimento**, **giro** e **propulsão** compartilham as zonas do pé repartidas entre o calcanhar, a borda lateral e as cabeças metatarsais (Fig. 8.97) (Viel, 1985).

De outro, a dinâmica é sempre onerosa: podemos andar com um mínimo de esforço (marcha dita maleável e leve), mas nunca é possível anular esse mínimo. Quando esse mínimo é ainda muito oneroso, como nas pessoas muito cansadas ou muito idosas, vemos que elas se deslocam lentamente, com passos arrastados, fazendo uma espécie de "**estática itinerante**".

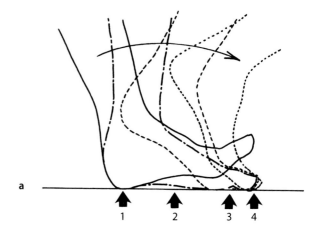

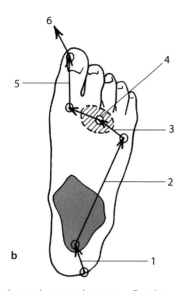

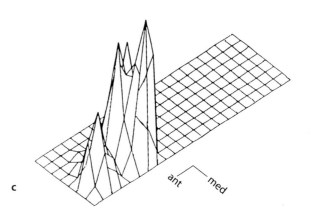

Figura 8.96 O desenrolamento do passo. a. Os rolamentos do pé no solo, durante a marcha, trazem a intervenção do calcanhar (1), da borda lateral do pé (2), da cabeça dos metatarsais (3) e da extremidade dos dedos (4). b. O desenrolamento do apoio plantar no solo segue um leve deslocamento para dentro (1), depois para a borda lateral e ao longo desta (2), então para as cabeças metatarsais (3) com um apoio acentuado em comparação com a do terceiro (4). Depois o desenrolamento segue o hálux (5), para deixar o solo dirigindo-se para dentro (6). c. Registro da forte proporção de apoio entre M3 e M1 durante a fase de deixar o solo.

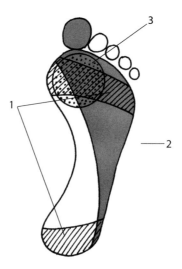

Figura 8.97 Zonas mecânicas do pé: amortecimento (1), propulsão (2), giro (3).

VARIAÇÕES

Variações psicológicas

São particularmente visíveis em razão do número de ossos pequenos e portanto de seus respectivos posicionamentos. Elas são inúmeras, por causa das incessantes atividades do pé em carga e das múltiplas variáveis às quais está submetido.

Frouxidão

A frouxidão acentua as capacidades de **amortecimento** do pé, mas diminui aquelas em relação com a **transmissão** das tensões. A rigidez, fenômeno inverso, traduz-se pelas capacidades opostas (Ananthakrisnan et al., 1999).

Morfologia do pé

Dependendo se acentua este ou aquele posicionamento do pé, ela pode favorecer ou reduzir certas capacidades de adaptação.

Idade

Deve sempre ser levada em consideração: um pé muito jovem é ainda imaturo e, portanto, vulnerável. Um pé idoso é rígido e pouco adaptável. A diferença entre os dois explica uma infinidade de possibilidades.

Atividades específicas

Elas podem **treinar demais** algumas capacidades, mas muitas vezes em detrimento de qualidades opostas. A boa medida deve permanecer uma constante que preserve o pé dos riscos do envelhecimento (Viel et al., 1981).

Solo e antecipação de sua qualidade

Esses fatores podem ter grande importância, principalmente na prevenção das quedas da pessoa idosa (Cham e Redfern, 2002).

Calçado

É um aspecto importante, já que nos países industrializados está ligado às atividades cotidianas. Devemos variar os tipos de calçados em função de sua vocação utilitária. Uma ausência de variação (uso permanente dos mesmos calçados) causa adaptações incorretas, ou mesmo patologias por falta de higiene quando se usa sempre o mesmo par (Viel e Esnault-Poliakoff, 1983). As principais funções são as seguintes:

Calçados usados apenas na cidade

São os mais comuns. Sua qualidade principal é proteger o pé dos solos imperfeitos, sujos, molhados. Um leve aumento do salto é aceitável, ou mesmo um salto feminino mais alto (o caso do calçado com saltos altos é tratado à parte).

Calçados de esporte e atividades físicas

Calçados para tênis

Destinam-se a um forte amortecimento, em todos os sentidos de solicitação.

Calçados para jogging

São em parte destinados a amortecer, mas com uma ação de conjunto mais acentuada.

Calçados para corrida de velocidade

Têm uma boa rigidez anterior que garante a aderência ao solo, aumentada pela presença de travas; eles não permitem nenhuma outra atividade.

Calçados para futebol

Com suas travas, são específicos desse esporte e não poderiam ser utilizados para o basquete, por exemplo.

Calçados de montanha

Considerando-se as condições, são mais grossos, pois devem sustentar o pé quando surgem pedras e variações incontroladas, mesmo assim, devem ser leves para evitar o cansaço. Também devem proteger das intempéries.

Calçados de dança

Eles variam: a bailarina (com seu reforço para as pontas), os calçados com claquetes destinados a sonorizar a batida dos saltos e dos dedos. Podemos colocá-los na categoria dos calçados profissionais.

Calçados de esqui

Os calçados de descida representam o próprio padrão do "não calçado". É um *cockpit* rígido; sola fixa no esqui, posição do tornozelo em ligeira flexão dorsal (com uma leve mobilidade). Essa armadura impede de andar (Wayne et al., 1997). No máximo se pode avançar, pesada e ruidosamente, depois de desamarrar os fechos e as tiras. Não podem ser usados para mais nada. Os calçados de esqui de fundo são, ao contrário, leves. Sua flexão é em parte garantida pela articulação que está em sua ponta.

Calçados para ciclismo

Esses calçados, sobretudo se são munidos de um engate para o pedal, só são utilizáveis nessa situação.

Calçados de praia

Sandálias de dedo ou alpargatas são leves e fáceis de colocar ou tirar (e às vezes até mesmo sem querer!). Protegem levemente do solo, mas não propiciam a marcha, o salto e a maioria das atividades.

Calçados de natação

São ou simples envelopes emborrachados para evitar um eventual contato desagradável ou perigoso com o fundo da piscina ou outro ambinete, ou um equipamento adaptado ao nado, como os pé de pato (que dificultam avançar sobre o solo em marcha para a frente).

Calçados de proteção

Muitas vezes pesados, são geralmente destinados a evitar o esmagamento dos pés.

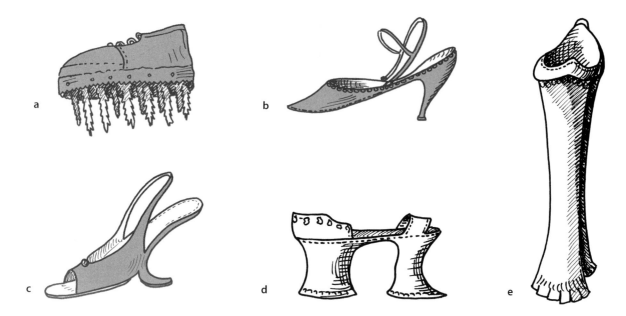

Figura 8.98 Diferentes estilos de calçados: sapatos usados na região de Ardèche na limpeza das castanhas (a), sapato feminino de salto alto (b), sapato feminino sem salto (c), plataforma veneziana (d), plataforma veneziana chamada "pata de vaca" com 57 cm de altura (e).

Calçados de função

São, por exemplo, os com sola de chumbo dos escafandristas, ou os que antes eram destinados à limpeza das castanhas. Sua menção é mais anedótica do que qualquer outra coisa (Fig. 8.89 a).

Botas impermeáveis

São essencialmente destinadas ao trabalho em meio úmido. Podem ter o cano alto dependendo se são galochas para andar em tempo chuvoso, botas de jardineiro ou botas de cano bem alto de pescador. A falta de conforto interior e a condensação dificultam seu uso permanente.

Botas quentes

São indicadas para usar "**depois do esqui**", e privilegiam a luta contra o frio. O pé se beneficia de um conforto aconchegante, mas geralmente são mais ou menos rígidas e adaptam-se de forma imperfeita à marcha.

Pantufas

São sinônimos de descontração em ambiente aconchegante (solo, temperatura, ausência de atividade física). Nesse sentido, requerem conforto e facilidade de uso. As babuchas e "saída de banho" são algumas variantes (exceto no contexto cultural das babuchas utilizadas na vida cotidiana).

Calçado como ferramenta de moda

Os calçados puramente **decorativos** são, por definição, feitos para serem admirados. Sua adaptação funcional passa para segundo plano, a imaginação obriga a classificá-los mais como ferramentas do que calçados (Fig. 8.98b) e a evolução da moda fornece uma grande variedade de modelos (Fig. 8.98 d, e).

Calçado de salto alto

A principal função desses calçados é valorizar o corpo (Fig. 8.99). Esse papel difere um pouco do anterior na medida em que não despertam interesse por si mesmos (ao contrário dos calçados decorativos, e deixando o fetichismo de lado), mas em relação à pessoa que os usa. O caso mais evidente é o dos calçados femininos com saltos (muito) altos (Wang et al., 2001) (Fig. 8.100). Os homens baixos não podem usar saltos altos por causa da conotação dada e da modificação no estilo de andar. A altura máxima compatível com o conforto parece ser da ordem de 5 cm (Fine, 1987). Esses calçados femininos são injustamente criticados: pelos homens, que negam ter o olhar concupiscente, e pelas mulheres, cujo olhar não é muito objetivo. De fato, trata-se simplesmente de respeitar a função dos saltos altos: são feitos para que as pernas sejam admiradas, ou mesmo sugerir outros elementos que estão situados mais acima, o que pode ser feito muito bem em pé, em uma recepção, ou sentado em um sofá. Sua má utilização, isto é, uso em marcha normal, rapidamente causa problemas de má repartição das tensões, de instabilidade notoriamente perigosa, de má circulação de retorno pela flexão plantar permanente, e de ausência total de proteção exterior.

Casos especiais

Os tamancos, o uso de pernas-de-pau, que são exemplos antigos de calçados de trabalho.

Ausência de calçados

Não podemos terminar essa enumeração dos diversos tipos de calçados sem mostrar algumas situações em que ele não é usado, e aonde se vai de **pés descalços**.

A esse respeito, deve-se distinguir:
- *O caso ocasional e voluntário* (o dos pés nus na praia, o que perturba a estática e a dinâmica no começo do verão, mas não no final).
- *O caso ocasional e involuntário* (quando se é obrigado a sair correndo, e não houve tempo para se calçar, o que representa uma dupla dificuldade para a pessoa).
- *O caso permanente, principalmente* entre os povos que vivem em meio natural (e, nesse caso, o pé é particularmente musculoso e protegido por uma pele dura, resistente).[33]

> **Para concluir**
> Os calçados estão ligados às atividades específicas; é tanto sua qualidade quanto sua utilização adequada que os torna úteis e/ou necessários e não perigosos. Sua concepção responde a uma análise correta das atividades corroboradas à morfologia do indivíduo (Plasse, 1980).
> Um pé deve ser reeducado primeiro descalço, depois calçado (com os calçados habituais da pessoa, e não apenas com os tênis muitas vezes usados nos centros de reeducação).

Variações patológicas

O limite entre variação fisiológica e patologia é sutil. Está provado, contudo, que, assim que um equilíbrio é rompido, seja no nível ósseo, ligamentar, ou muscular, ele provoca as patologias e a evolução agrava rapidamente as coisas em razão da atividade incessante do pé, já mencionado. Para além de certo valor, o pé não é mais funcional e passa a ter somente a função de apoio estático, impedindo qualquer outra função (pés arrastados das pessoas idosas), ou não permitindo nem mesmo a função de apoio (sustentação sem apoio), cujo extremo é a situação grabatária.

Entre os exemplos possíveis, mencionamos os seguintes.

Deformações ortopédicas

Elas podem ser transitórias, como as retrações pós-traumáticas, ou duráveis, como o hálux valgo, metatarso varo, dedos em martelo, abaixamento do arco plantar (pé plano) e mais raramente pé cavo (Fig. 8.101). O caso histórico dos pés das chinesas (Fig. 8.101) constitui uma ilustração exagerada dos remanejamentos ortopédicos.

Modificações reumatismais

A mais frequente é a artrose, que aparece por causa da carga suportada ao longo da vida, ou como manifestação pós-traumática, assim comoas doenças reumatismais como a gota ou a poliartrite reumatoide. Deve-se ressaltar a frequência das SDRC (síndrome da dor regional complexa).

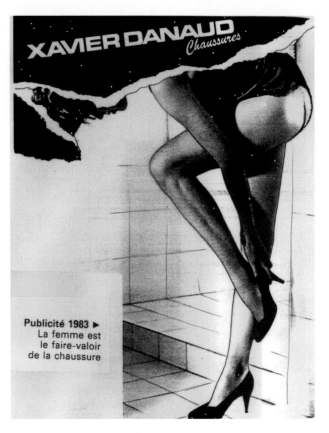

Figura 8.99 A mulher é o enfeite do sapato e vice-versa (publicidade, 1983).

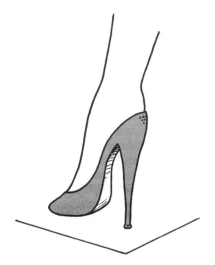

Figura 8.100 O estilo salto alto, tipicamente feminino, não convém a um homem baixo.

---

33 A impressão plantar pode dar uma aparência de pé plano, que na realidade resulta do desenvolvimento da musculatura intrínseca.

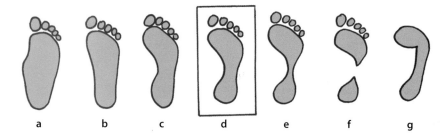

Figura 8.101 Impressões plantares do pé: pé plano valgo (a), pé plano (b), pé plano moderado (c), pé normal (d), pé cavo (e), pé cavo com ruptura do istmo (f), pé sem apoio dos dedos (garra) (g).

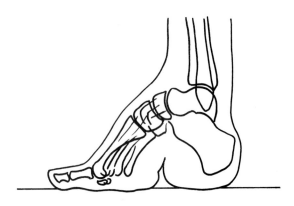

Figura 8.102 Radiografia de um pé de chinesa da época imperial.

Modificações traumáticas

São o abaixamento do ângulo talâmico (Böhler), as distensões ligamentares ou os remanejamentos pós-traumáticos (Theodorou et al., 2003).

Modificações cirúrgicas

São as artrodeses, as osteotomias ou as amputações.

Modificações neurológicas

São o pé paralítico (caído) e o pé espástico (equinovaro).

Recaídas diversas

Por exemplo, as do diabetes.

Para concluir

As variações que envolvem o comportamento do pé estão de acordo com suas utilizações: extremamente **numerosas e variadas**. A determinação fisiopatológica deve recorrer a uma boa perspicácia para estabelecer as especificidades próprias ao indivíduo, em determinado momento de sua vida. Delas dependem a qualidade dos cuidados e o sucesso funcional.

O que se deve saber

É difícil isolar as atividades estáticas e dinâmicas do pé. O modo "**estático-dinâmico intermitente**" é o mecanismo mais usual do funcionamento do pé. Esse aspecto funcional foi dissociado por razões puramente pedagógicas. Podemos dizer que:
• O pé é o **órgão que concentra todos os riscos**: mal visto no plano psicológico, maltratado e sobrecarregado no plano físico, é a interface contínua entre o solo e o indivíduo. Como é um prisioneiro em semiliberdade (uso do calçado), está condicionado a sofrer frequentemente tensões externas de forma pouco adequada com suas capacidades de resposta.
• O pé feliz é aquele no qual **não pensamos**, sua abordagem cinesioterápica obriga a trabalhar em harmonia com seu homólogo contralateral e com o empilhamento dos membros inferiores.
• O **contexto próprio do paciente** é determinante: bailarina ou idoso cambaleante dão uma ideia das imensas variáveis que devem ser levadas em conta pela reeducação.

REFERÊNCIAS BIBLIOGRÁFICAS

ABOUSTAIT I, PÉNINOU G. Le tibialis anterior : l'EMG révèle ses particularités fonctionnelles. Ann Kinésithér. 1998, 25(7) : 290- 296.

ANANTHAKRISNAN D, CHING R, TENCER A, HANSEN ST Jr, SANGEORZAN BJ. Subluxation of the talocalcaneal joint in adults who have symptomatic flat foot. J Bone Joint Sur (Am). 1999, 81(8):1147-1154.

ANNONIER C. Interprétation radiologique de la morphologie et de la statique du pied normal. Kinésithérapie Scientifique. 1974, 119(252):25-34.

BASMADJIAN JV. Muscles alive. The Williams & Wilkins Company. Baltimore, Ma, USA. 4th édition.1979.

BIERMAN RA, CHRISTENSEN JC, JOHNSON CH. Biomechanics of the first ray. Part III. Consequences of Lapidus arthrodesis on peroneus longus function : a three-dimensional kinematic analysis in a cadaver model. J Foot Ankle Surg. 2001, 40(3) : 125-131.

BLOOME DM, MARYMONT JV, VARNER KE. Variations of the insertion of the posterior tibialis tendon : a cadaveric study. Foot Ankle Int. 2003, 24(10) : 780-783.

BLOUET J-M, HUSSON J-L, MASSE A. Les ligaments de l'articulation de Lisfranc. Déductions pathogéniques et thérapeutiques pour les luxations de cet interligne. Cinésiologie. 1983, XXII : 113-115.

BOLTE K, HENNIG EM, HILLS AP, McDONALD M. Pressure changes under the feet of obese adults after a weight reduction program. Arch Phys and Biochem. 2000, 108(1/2), 70.

BONNEL F, CLAUSTRE J. Organisation biomécanique du pied. In : Le pied. Masson, Paris, 1989 : 23-33.

BONTEMPS F, GENOT C, PLAS F, VIEL E. Creusement de la voûte plantaire lors de la dorsiflexion active du gros orteil. Ann Kinésithér. 1980, 7 : 61-68.

CALHOUN JH, LI F, LEDBETTER BR, VIEGAS SF. A comprehensive study of pressure distribution in the ankle joint with inversion and eversion. Foot Ankle Int. 1994, 15(3) : 125-133.

CANOVAS F, BONNEL F, KOULOUMDJIAN P. The superficial peroneal nerve at the foot. Organisation, surgical applications. Surg Radiol Anat. 1996, 18(3) : 241-244.

CARRET J-P, SCHNEPP J, THEVENIN P, PERAULT F. Étude radio-anatomique de l'articulation sous-astragalienne. Cinésiologie. 1983, XXII, 91-93.

CASTAING J, DELPLACE J. La cheville. Anatomie fonctionnelle de l'appareil locomoteur. Vigot, Paris, 1960.

CECCALDI A, MOREAU G-H. Bases bio-mécaniques de l'équilibration humaine et orthèse podologique. Maloine, Paris, 1975.

CHAM R, REDFERN MS. Changes in gait when anticipating slippery floors. Gait Posture. 2002, 15(2) : 159-171.

CHARPY A, NICOLAS A. Myologie. In : Traité d'Anatomie Humaine, Tome II, Fascicule 1. Poirier P et Charpy A. Masson, Paris, 1912.

COQUEREL G. Le peroneus tertius. Étude palpatoire. Ann Kinésithér. 1992 ; 19(2) : 77-82.

CORNWALL MW, McPOIL TG, Motion of the calcanéus, navicular and first metatarsal during stance phase of walking. JAPMA, 2002, 92:67-76.

COUILLANDRE A, MATON B, BRENIERE Y. Voluntary toe-walking gait initiation : electromyographical and biomechanical aspects. Exp Brain Res. 2002, 147 : 313-321.

DANION H, VIEL E. Évaluation de la prono-supination de l'avant-pied et de la rotation active du tibia en appui bipodal. Ann Kinésithér. 1994, 21(8) : 403-408.

DE DONCKER E, KOVALSKI C. Cinésiologie et rééducation du pied. Masson, Paris, 1976.

DE DONCKER E. Biomécanique du pied. Ann Kinésithér. 1981, 8 : 379-394.

DE WIT B, DE CLERCQ D, AERTS P. Biomechanical analysis of the stance phase during barefoot and shod running. J Biomech. 2000, 33(3) : 269-278.

DEBUCK Ph. La liaison calcanéo-métatarso-phalangienne. Ann Kinésithér. 1990, 17(4) : 163-169.

DELAMARCHE P, DUFOUR M, MULTON F. Anatomie, Physiologie, biomécanique en STAPS. Masson, Paris, 2002.

DUFOUR M. Étude statique de la mobilité des premier et cinquième rayons du pied. Ann Kinésithér. 1983, 10(4) : 105-112.

DUMONTIER Ph, DELAGOUTTE J-P, ROBIN E. Étude anatomique des axes des articulations sous-astragaliennes antérieure et postérieure. Proposition d'une nouvelle technique d'arthrodèse astragalo-calcanéenne. Cinésiologie. 1983, XXII, 94-96.

EFTHER G. Le pied. Réflexions à propos de la physiologie de la voûte plantaire. Cah Kinésithér. 1980, 87(6) : 7-17.

ELVERU RA, ROTHSTEIN JM, LAMB RL. Gonimetric reliability in a clinical setting. Subtalar and ankle joint measurement. Phys Ther. 1988, 68 : 672-677.

ESNAULT M. Les contraintes exercées sur le pied du coureur de longue distance, d'après l'analyse des tracés enregistrés sur la plate-forme des forces. Ann Kinésithér. 1985, 12(1-2) : 21-33.

FARENQ C, BONNEL F, DELAGOUTTE J-P. Exploration radiographique du pied. In : Le pied. Masson, Paris, 1989.

FAURE C. Le squelette de l'avant-pied. Anat Clin. 1981, 3 : 49-65.

FEMERY V. Développement et validation d'un dispositif de bouclage bio-rétroactif baropodométrique : application à la décharge du pied. Thèse de doctorat STAPS, Université de Lille 2 (France), 2003.

FINE M, CHEVILLOT A. Électromyographie statique du muscle triceps sural avec et sans talons hauts. Ann Kinésithér. 1987, 14(10) : 529-533.

FINE M, BRUGE C. Pied imaginaire en décharge (P.I.E.D.). Ann Kinésithér. 1990, 17(3) : 125-126.

GABRIELLI C, OLAVE E, MANDIOLA E, RODRIGUES CF, PRATES JC. The deep plantar arch in humans : constitution and topography. Surg Radiol Anat. 2001, 23(4) : 253-258.

GARBALOSA JC, McCLURE MH, CATLIN PA, WOODEN M. The frontal plane relationship of the forefoot to the rearfoot in an asymptomatic population. J Orthop et Sports Phys Ther. 1994, 20 : 200-206.

GEFEN A. The in vivo elastic properties of the plantar fascia during the contact phase of walking. Foot Ankle Int. 2003, 24(3) : 238-244.

GEFEN A, MEGIDO-RAVID M, ITZCHAK Y, ARCAN M. Analysis of muscular fatigue and foot stability during high-heeled gait. Gait and Posture. 2002, 15 : 56-63.

GERTHOFFERT J. Cartographie du seuil de perception de la pression de la plante du pied. Ann Kinésithér. 1982, 9 : 469-474.

GILLOT V. Veines plantaires et pompe veineuse. Phlébologie. 1995, 48:49-70.

GROSSE D, GROSS M, SENGLER J. Effets de la griffe et de l'extension des orteils sur la surface d'appui de la zone isthmique et du triangle statique postérieur du pied : objectivation sur la plate-forme de marche type EMED. Ann Kinésith. 1995 ; 22(8) : 337-341.

GUIBERT S, METTE F. Incidence du port de la chaussure sur lady-namique et la statique du pied. Ann Kinésithér. 1993, 20(5) : 237-244.

HAMEL AJ, DONAHUE SW, SHARKEY NA. Contributions of active and passive toe flexion to forefoot loading. Clin Orthop. 2001, 393:326-334.

HANSEN ML, OTIS JC, KENEALLY SM, DELAND JT. A closed-loop cadaveric foot and ankle loading model. J Biomech. 2001, 34(4) : 551-555.

HECKER P. Study on the peroneus of the tarsus. Anat Rec. 1923, 26 : 79-82.

HRELJAC A, ARATA A, FERBER R, MERCER JA, ROW BS. An electromyographical analysis of the rôle of dorsiflexors on the gait transition during human locomotion. J Applied Biomech. 2001, 17 : 287-296.

HUFFSCHMITT B. Les conseils à donner concernant le choix des chaussures d'enfant. Ann Kinésithér. 1980, 7 : 131-134.

HUNT AE, SMITH RM, TORODE M. Extrinsic muscle activity, foot motion and ankle joint moments during the stance phase of walking. Foot Ankle Int. 2001, 22(1): 31-41.

HURSCHLER C, EMMERICH J, WULKER N. In vitro simulation of stance phase gait part I : Model verification. Foot Ankle Int. 2003, 24(8) : 614-622.

JOHNSON CH, CHRISTENSEN JC. Biomechanics of the first ray. Part I. The effects of peroneus longus function : a three-dimensional kinematic study on a cadaver model. J Foot Ankle Sur. 1999, 38 : 313-321.

JOUBLIN B, BENSAHEL H. Utilisation clinique d'un récepteur de pressions calibrées pour l'appui plantaire. Ann Kinésithér. 1980, 7 : 25-33 et 39-41.

KAPANDJI IA. Physiologie articulaire. Fascicule 2 : membre inférieur (4e édition). Maloine, Paris, 1980.

KELLY IP, JENKINSON A, STEPHENS M, O'BRIEN T. The kinematic patterns of toe walking. J Pediatr Orthop. 1997, 17 : 478-480.

KILLIAN RB, NISHIMOTO GS, PAGE JC. Foot and ankle injuries related to rock climbing. The role of footwear. J Am Podiatr Med Assoc. 1998, 88(8) : 365-374.

KITAOKA HB, LUNDBERG A, LUO ZP, AN KN. Kinematics of the normal arch of the foot and ankle under physiologic loading. Foot Ankle Int. 1995, 16(8) : 492-499.

KNUTZEN KM, PRICE A. Lower extremity static and dynamic relationships with rearfoot motion in gait. J Am Podiatr Med Assoc. 1994, 84(4) : 171-180.

KONRADSEN L, VOIGT M. Inversion injury biomechanics in functionnal ankle instability : a cadaver study of simulated gait. Scand J Med Sci Sports. 2002, 12(6) : 329-336.

KOVACS I, TIHANYI J, DEVITA P, RACZ L, BARRIER J, HORTOBAGYI T. Foot placement modifies kinematics and kinetics during drop jumping. Med Sci Sports Med. 1999, 31(5) : 708-716.

KUHLMANN J-N, ANELLI Y, FAHED I, BAUX S. Stabilité du tarse postérieur lors de l'attaque du pas. Kinésithérapie Scientifique. 1994, 338 : 42-45.

LAFORTUNE MA, CAVANAGH PR, SOMMER HJ 3rd, KALENAK A. Foot inversion-eversion and knee kinematics during walking. J Orthop Res. 1994, 12(3) : 412-420.

LAMOULIE M. Cartographie de la sensibilité discriminatoire de la plante du pied chez l'adulte sain. Ann Kinésithér. 1980, 7 : 9-24.

LASSAU N. La semelle veineuse de Lejars. Thèse de médecine Lariboisière. Paris VII, 1991.

LEARDINI et coll. Joint motion of foot. J Biomech. 2001, 34 : 805-809.

LEDOS M. Architecture et géométrie du pied. Édité par l'auteur, 7 rue de Duras, Paris, 1956.

LELAND RH, MARYMONT JV, TREVINO SG, VAMER KE, NOBLE PC. Calcaneocuboid Stability : A Clinical and Anatomic Study. Foot and Ankle International. 2001, 22(11) : 880-884.

LELIEVRE J. Pathologie du pied. Masson, Paris, 1967.

MacKINNON CD, WINTER DA. Control of whole body balance in the frontal plane during walking. J Biomech. 1993, 26 : 633-644.

MILLER-YOUNG JE, DUNCAN NA, BAROUD G. Material properties of the human calcaneal fat pad in compression : experiment and theory. J Biomech. 2002, 35(12) : 1523-1531.

LE MINOR J.M. Le tendon du muscle long fibulaire dans l'espèce humaine et chez les primates. Communication à la Sté Anatomique de Paris, 19 mars 2004.

MOULIN NR, HEULEU JN, DELMAS V. Le tendon du muscle long fléchisseur propre de l'hallux chez la ballerine. Communication à la Sté Anatomique de Paris, 23 octobre 1998.

NIEDERECKER K. Der plattfuss. Ferdinand Enke, Stuttgart, 1959.

NISHIKAWA T, KUROSAKA M, YOSHIYA S, LUNDIN TM, GRABINER MD. Effects of prophylactic ankle supports on pronation during gait. Int Orthop. 2002, 26(6) : 381-385.

NORDIN M, FRANKEL V H. Basic Biomecanics of the Musculoskeletal System. (3rd edition), Lippincott Williams and Wilkins, Baltimore (USA), 2001.

O'CONNOR KM, HAMILL J. The role of selected extrinsic foot muscles during running. Clin Biomech (Bristol, Avon). 2004, 19(1) : 71-77.

PÉNINOU G, DUFOUR M, PERREIN D, COQUISART L, VAN DEN BERGHE M.H. Étude de l'extension de la métatarso-phalangienne du I dans la marche nu-pied. Ann Kinésithér. 1985, 12(54) : 221-225.

PERREIN D, BERNARD G, KLEINKNECHT B, TAYON B, DUFOUR M. Rééducation différenciée arrière-pied / avant-pied en charge. Journée de Médecine Physique et de Rééducation, 1989 : 92-95.

PERRY J. Gait analysis : normal and pathological function. SLACK Inc. Ed. Thorofare, New Jersey, USA. 1992.

PEYRANNE J, LAUDE M, BRIANT A, VIEL E. Étude de l'accélération et des couples de rotation pied-sol au cours de la marche. Ann Kinésithér. 1986, 13(5) : 235-238.

PIERRON G. Biomécanique des releveurs du pied. Ann Kinésihér. 1992, 19(2) : 67-71.

PINEAU Y. Rail et plaque sésamoïdienne de l'articulation métatarsophalangienne du gros orteil. Ann Kinésithér. 1986, 13(1-2) : 21-26.

PLASSE M.C. Le pied et ses déformations morphostatiques. Forme et usure de la chaussure. Ann Kinésithér. 1980, 7, 43-60.

POIRIER P. Anatomie humaine. Masson, Paris, 1901.

PROCTER P, PAUL JP. Ankle joint biomechanics. J Biomech 1982, 15:627-634.

RABISCHONG P, AVRIL J. Rôle biomécanique des poutres composites os-mucles. Rev Chir Orthop. 1965 ; 51(5) : 437-458.

RATTANAPRASERT U, SMITH R, SULLIVAN M, GILLEARD W. Three-dimensional kinematics of the forefoot, rearfoot, and leg without the function of tibialis posterior in comparison with nomals during stance phase of walking. Clin Biomech (Bristol, Avon). 1999, 14(1) : 14-23.

REFSHAUGE KM, TAYLOR JL, McCLOSKEY DI, GIANOUTSOS M, MATHEWS P, FITZPATRICK RC. Movement detection at the human big toe. J Physiol. 1998, 513(Pt 1) : 307-314.

REINER R, RABUFFETTI M, FRIGO C. Stair ascent and descent at different inclinations. Gait Posture. 2002, 15(1) : 32-44.

REISCHL SF, POWERS CM, RAO S, PERRY J. Relationship between foot pronation and rotation of the tibia and femur during walking. Foot Ankle Int. 1999, 20(8) : 513-520.

ROBIDAS P. La poulie cuboïdienne du long péronier latéral, point focal du pied externe. Ann Kinésithér. 1990, 17(1-2) : 27-35.

SAMMARCO GJ. Biomechanics of the foot. In : Nordin M, Frankel VH, Ed. Basic Biomechanics of the musculoskeletal system. Malvern, PA : Lea and Febiger. 1989 : 163-181.

SAMUEL J. DENIS A. Rééducation du pied. Expansion Scientifique Française. 1982.

SAMUEL J, VALMONT M, CREAU S. Les variations de la forme de l'empreinte plantaire avec le temps. Revue de Podologie. 1989, 51 : 45-52.

SAMUEL J, VIAL D, TRAVAGLI G. Le verrouillage du complexe articulaire sous-astragalien. Entretien de Bichat – Podologie, 1986 : 71-90.

SEIPEL RC, PINTAR FA, YOGANANDAN N, BOYNTON MD. Biomechanics of calcaneal fracrures : a model for the motor vehicle. Clin Orthop. 2001, 388 : 218-224.

SERVIANT M-G. Extensométrie in vitro du tarse antérieur. Ann Kinésithér. 1989, 16(4) : 141-148.

SHARKEY NA, FERRIS L, SMITH TS, MATTHEWS DK. Strain and loading of the second metatarsal during heel-lift. J Bone Joint Sur (Am). 1995, 77(7) : 1050-1057.

SNOW SW, BOHNE WH, DICARLO E, CHANG VK. Anatomy of the Achilles tendon and plantar fascia in relation to the calacaneus in various age groups. Foot Ankle Int. 1995, 16(7) : 418-421.

SOBEL M, LEVY M, BOHNE BS, BOHNE H.O. Congenital Variations of the Peroneus Quartus Muscle : An Anatomic Study. Foot and Ankle. 1990, 11(2) : 81-89.

SOKOLOWSKA-PITUCHOWA J, MIASKIEWICZ CZ, SKAWINA A, MAKOS K. Corrélations entre les types morphométriques du muscle péronier antérieur chez l'homme et les indices du pied. Arch Anat Path. 1975, 23(4) : 323-325.

STINDEL E, UDUPA KJ, HIRSCH BE, ODHNER D. A characterization of the geometric architecture of the peritalar joint complex via MRI : an aid to classification of foot type. IEEE Transac Med Imaging. 1999, 18(9) : 753-763.

STROKON A, LONERAGAN R, WORKMAN GS, VAN DER WALL H. Avascular necrosis of the talus. Clin Nucl Med. 2003, 28(1) : 9-13.

TANNEAU W, GONON G. Cinématique des os du pied en charge. Ann Kinésithér. 1983, 10(5) : 153-164.

THEODOROU DJ, THEODOROU SJ, KAKITSUBATA Y, BOTTE MJ, RESNICK D. Fractures of proximal portion of fifth metatarsal bone: anatomic and imaging evidence of a pathogenesis of avulsion of the plantar aponeurosis and the short peroneal muscle tendon. Radiology. 2003, 226(3) : 857-865.

THOUMIE P, DO MC. Changes in motor activity and biomechanics during balance recovery following cutaneous and muscular deafferentation. Exp Brain Res. 1996, 110(2) : 289-297.

TOCHIGI Y. Effect of arch supports on ankle-subtalar complex instability : a biomechanical experimental study. Foot Ankle Int. 2003, 24(8) : 634-639.

TRING LH, KAUTZ SA, BROWN DA, ZAJAC FE. Phase reversal of biomechanical functions and muscle activity in backward pedaling. J Neurophsiol. 1999, 81(2) : 544-551.

VAN BOERUM DH, SANGEORZAN BJ. Biomechanics and pathophysiology of flat foot. Foot Ankle Clin. 2003, 8(3) : 419-430.

VIEL E. Biomécanique des fonctions majeures du pied humain : amortissement, équilibre, propulsion et pivotement. Ann Kinésithér. 1985, 12(1-2) : 35-149.

VIEL E, DESMARETS JJ. Mechanical pull of the peroneal tendons on the fifth ray of the foot. The Journal of Orthopaedic and Sports Physical Therapy. 1985, 7/3 : 102-106.

VIEL E. Le pied dans la marche. Journée de la SOFPOD, 13 mars 1993.

VIEL E, BLANC Y, PLAS F. Analyse de la dynamique du contact pied-sol au cours de la marche. Ann Kinésithér. 1981, 8 : 365-378.

VIEL E, ESNAULT-POLIAKOFF M. Biomécanique du pied appliquée au chaussage du sportif et de l'opéré du membre inférieur. Journée de Rééducation. 1983 : 239-246.

VOUTEY JN. Pieds contracturés et physiopathologie de l'articulation sous-astragalienne. Cinésiologie. 1983, XXII : 101-105.

WANG CL, CHENG CK, CHEN CW, LU CM, HANG YS, LIU TK. Contact areas and pressure disributions in the subtalar joint. J Biomech. 1995, 28(3) : 269-279.

WANG TY, PASCOE DD, KIM EK et coll. Force patterns of heel strike and toe off on different heel heights in normal walking. Foot and Ankle. 2001, 22 : 486-492.

WANK V, FRICK U, SCHMIDTBLEICHER D. Kinematics and electromyography of lower muscles in overground and treadmill running. Int J Sports Med. 1998, 19(7) : 455-461.

WAPNER KL, HECHT PJ, SHEA JR, ALLARDYCE TJ. Anatomy of second muscular layer of the foot : considerations for tendon selection in transfer for Achilles and posterior tendon reconstruction. Foot Ankle Int. 1994, 15(8) : 420-423.

WAYNE JS, LAWHORN KW, DAVIS KE, PRAKASH K, ADELAAR RS. The effect of tibiotalar fixation on foot biomechanics. Foot Ankle Int. 1997, 18(12) : 792-797.

WEARING SC, URRY SR, SMEATHERS JE. Ground reaction forces at discrete sites of the foot derived from pressure plate measurments. Foot and Ankle. 2001, 22 : 653-661.

WILLIS T.A. The function of the long plantar muscles. Surg Gynecol Obstet. 1935, 60 : 150-156.

WU G, CAVANAGH PR. ISB recommandations for standardisation in the reporting of kinematic data. J Biomech. 1995, 28(10) : 1257-1261.

YEAP JS, SINGH D, BIRCH R. Tibialis posterior tendon dysfunction : a primary or secondary problem ? Foot Ankle Int. 2001, 22(1) : 51-55.

YOGANADAN N, PINTAR FA, KUMARESAN S, BOYNTON M. Axial impact biomechanics of the human foot-ankle complex. J Biomec Eng. 1997, 119(4) : 433-437.

MEMBRO SUPERIOR

III

Ombro 9

BASE DE REFLEXÃO

Localização

O ombro, articulação **proximal** do membro superior, estende-se da parte superolateral do tórax à parte superior do braço.

Características

- É uma articulação **suspensa**. Há três milhões de anos, o australopiteco ergueu seu olhar, enxergando assim mais longe, e libertou seus membros anteriores da locomoção; transformando-os nos órgãos específicos da preensão humana. Com o ombro junto ao tórax, nosso ancestral inaugurou o modo bípede.
- É um grupo de **cinco articulações** (Fig. 9.1): ombro, escapulotorácica, esternoclavicular, acromioclavicular, que são articulações autênticas. De Sèze acrescentou outra com sentido funcional: a subdeltoide ou falsa articulação de Sèze.[1]
- A noção de **complexo escapulotorácico-braquial** (ETB) decorre do que precede (Fig. 9.2). Ela evidencia a ligação mecânica entre os movimentos do braço e os que emanam da escápula e do tronco.
- Anatômica e funcionalmente todos esses elementos (ossos e planos de deslizamento) estão **intimamente ligados**.
- É uma região **exposta** e relativamente **superficial** (ao contrário do quadril), portanto frequentemente sujeita aos choques.

Papel funcional

- Sendo a **preensão** a finalidade principal do membro superior, ela é iniciada pelo ombro, que garante a orientação espacial do braço (Fig. 9.3).

---

1 De fato, ela não coloca em relação dois ossos, mas um osso e um músculo, o que não corresponde à definição habitual de uma articulação. Mas, considerando-se a importância mecânica desse deslizamento, temos o costume de considerar essa zona como tal.

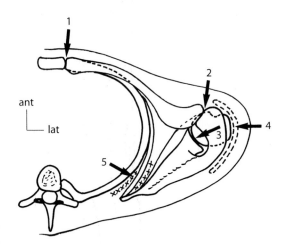

Figura 9.1 As cinco articulações do complexo do ombro: esternoclavicular (1), acromioclavicular (2), ombro (3), subdeltoide (4), escapulotorácica-serrátil (5).

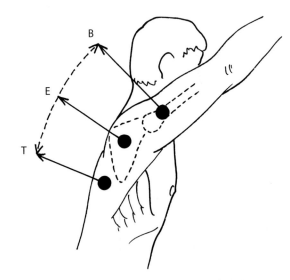

Figura 9.2 O complexo escapulotorácico-braquial (ETB).

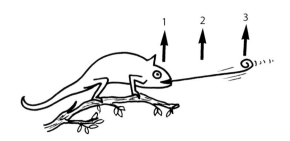

Figura 9.3 A divisão das estratégias do membro superior. Ombro: orientação (1); cotovelo: regulagem de comprimento (2); mão: preensão (3).

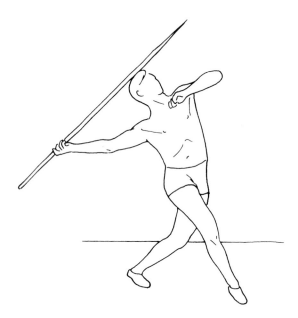

Figura 9.4 Função de lançamento do membro superior (observar a função de equilíbrio do membro contralateral).

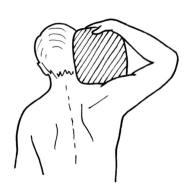

Figura 9.5 Carregar peso sobre o ombro alivia a carga em relação ao transporte com os braços estendidos.

- A **grande mobilidade** desse complexo é a condição de sua vocação espacial, mais importante do que seu homólogo no membro inferior (Van der Helm e Pronk, 1995; Van der Helm, 1996). Ela está na base dos lançamentos de objetos (Fig. 9.4).
- O suporte da **ombreira** forma uma zona de apoio, ou de suporte, que pode suprir uma parte dos esforços articulares, pois evita o transporte doloroso de uma carga (Fig. 9.5).

Frequências patológicas

Traumatologia

A grande mobilidade tem como corolário uma menor estabilidade (luxações mais frequentes do corpo humano). A posição **exposta** do ombro e o volume mais fraco de sua musculatura (em relação ao quadril) o tornam vulnerável nas quedas sobre o coto do ombro (fraturas do colo umeral, mais frequentes nas pessoas idosas, sobretudo as mulheres).

Reumatologia

São, de um lado, as consequências de traumatismos (periartrites sequelares). De fato, se a reparação óssea acontece em algumas semanas, a lesão tendínea periarticular é mais insidiosa e se traduz por um envelhecimento precoce, gerador de sofrimentos e de disfunções. São, por outro lado, os **maus tratos** (conflitos osteotendíneos) e as **sobrecargas** (atividades feitas com muita intensidade ou por muito tempo), que trazem um conjunto de inflamações e degenerescências dos elementos periarticulares, começando pelos músculos profundos do manguito rotador. A idade é, por si só, geradora de degenerescências (70% dos indivíduos com mais de cinquenta anos são portadores de rupturas parciais e assintomáticas dos músculos do manguito rotador).[2]

Neurologia

Com exceção das lesões centrais (p. ex., a periartrite do hemiplégico), as lesões neurológicas do ombro são principalmente periféricas: paralisias do plexo, com pesadas consequências,[3] e, menos graves, mas invalidante, a paralisia do nervo axilar (perda da abdução).

Ortopedia

Quaisquer que sejam as displasias de ombro, elas sempre trazem como consequência uma estabilidade passiva insuficiente e favorecem as luxações e as desarmonias de movimentos.

Pediatria

A lesão mais frequente é a do plexo braquial no nascimento.

---

2 Algumas atividades revelam esses problemas, principalmente a utilização de bengalas e de cadeiras de roda (Opila et al., 1987; Kheila et al., 2001; Koontz et al., 2002).
3 Principalmente nos acidentes com veículos de duas rodas, por estiramento do plexo braquial.

NOÇÕES DE ANATOMIA

No plano morfofuncional

A evolução filogenética do ombro nos mostra de forma muito esquemática três etapas (Champetier, 1979) (Fig. 9.6):
- *Um pássaro* possui asas que se movem de frente para trás e de cima para baixo, graças a um osso coracoide que serve de polia para os músculos motores das asas. Estas se situam **transversalmente** ao corpo. Da mesma forma, os membros anteriores do sáurio são transversais.
- *Um quadrúpede* como o cavalo não tem clavícula, seu eixo dianteiro é **parassagital** e sua escápula funciona como uma biela que reduz o movimento anteroposterior de membro. O macaco tem ainda um membro anterior com funcionamento parassagital: sua cabeça do úmero olha muito mais para trás do que a do homem, o funcionamento lateral do ombro é ocasional.
- *Quanto ao homem*, ele tem um membro superior lateralizado graças à posição **lateral** de seu ombro, o que aumenta o espaço de captura, que se tornou anterolateral. Isso também favoreceu a liberdade escapular, ponto de partida dos movimentos do braço.

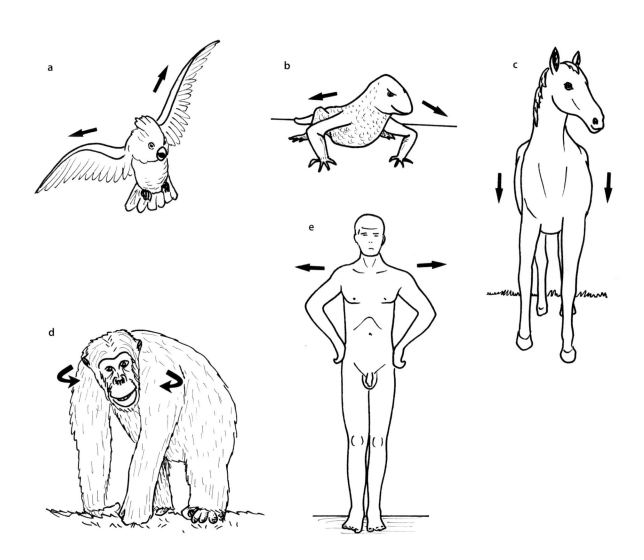

Figura 9.6 Disposição da raíz dos membros escapulares: o pássaro tem uma deflexão lateral (a), os répteis têm um posicionamento lateral (b), o cavalo tem uma disposição parassagital (c), o macaco tem um posicionamento parassagital, ocasionalmente lateral (d), o ombro humano é lateralizado (e).

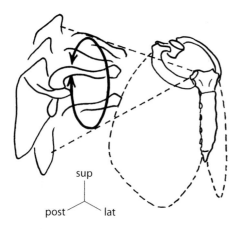

Figura 9.7 A deflexão escapular em torno do pivô esternal.

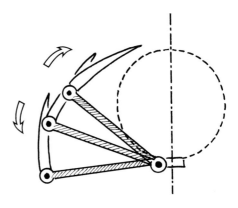

Figura 9.10 Papel de biela mestra da clavícula (regulando os deslocamentos escapulares).

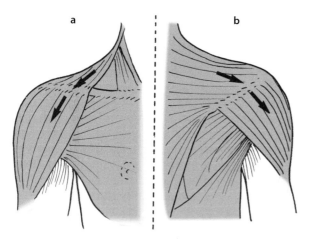

Figura 9.8 Continuidade das cadeias musculares de um lado e de outro da clavícula e da escápula (papel sesamoide): vista anterior (a) e posterior (b).

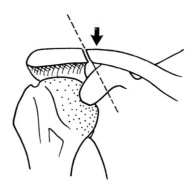

Figura 9.11 A interlinha acromioclavicular: o bisel lateral impede o abaixamento clavicular.

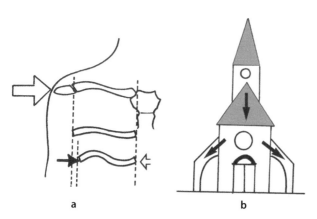

Figura 9.9 Papel do arcobotante da clavícula (a), comparado à arquitetura (b).

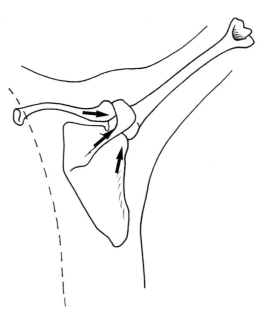

Figura 9.12 Os três pilares arquiteturais do cíngulo do membro superior: clavícula, implantação da espinha e pilar lateral da escápula.

No plano ósseo

Esterno

A parte lateral do manúbrio forma um **pivô** para os deslocamentos do complexo do ombro (Fig. 9.7).

Clavícula

Suas várias características:
- É um **retransmissor muscular** para os músculos cervico-peitoral-braquiais (Fig. 9.8a).
- É o **arcobotante**[4] entre o coto do ombro e o esterno. Além disso, esse arco sinuoso confere ao osso uma maior resistência aos choques laterais (frequência dos choques e das quedas sobre o coto do ombro) (Fig. 9.9a e b).
- Seu comprimento, invariável, condiciona os deslocamentos escapulares; a clavícula forma assim uma **biela mestra** dos deslocamentos articulares (Fig. 9.10).
- Sua extremidade lateral, talhada em **bisel**, impede o abaixamento clavicular (Fig. 9.11). A extremidade medial apresenta uma **saliência**: o processo posteroinferior (ou "faixa de fixação de Farabeuf"), que limita o avanço dessa extremidade do osso (ver Fig. 9.85).
- Enfim, ela representa um dos **pilares** ósseos do ombro, que possui três no total[5] (Fig. 9.12).

Escápula

Esse osso se adapta à forma abaulada do tórax.
- A escápula é **livre** em relação ao tronco, seu único contato é com a clavícula (ao contrário de seu homólogo inferior: o osso do quadril) (Fig. 9.13). É, portanto, uma peça óssea com **mobilidade** muito importante. Além disso, essa mobilidade dos ombros é **dissociada** entre os dois lados (ao contrário dos dois ossos do quadril) (Fig. 9.14).
- Funciona **como um sesamoide** preso entre a capa muscular das cadeias escapulotorácico-braquial (ver Figs. 9.8b e 9.38).
- Comporta **dois pilares**, isto é, zonas de densificação óssea: o pilar propriamente dito (ao longo da borda axilar) e a implantação da espinha no corpo (ver Fig. 9.12).
- Ela comporta **dois processos** equidistantes do centro da cavidade glenoidal: o acrômio e o processo coracoide, que contribuem para formar um **neoacetábulo** (Fig. 9.15). O acrômio tem uma dupla relação com o tubérculo maior do úmero: se sobrepõe a ele em aproximadamente 9,5 mm (Iannotti et al., 1992; Afonso et al., 2000) e está ligeiramente recuado em relação a ele (Fig. 9.16), o que explica a reflexão do deltoide ao contato do tubérculo maior entre 0° e 60°, e a presença de uma bolsa sinovial de deslizamento (ver Fig. 9.27). O processo coracoide está localizado como um **gancho** anterior,[6] garantindo também um papel de poste de amarra-

---

[4] Um arcobotante (do francês: *arc-boutant*, sendo que o verbo *bouter* significa "repelir") é, em arquitetura, uma estrutura que se opõe à movimentação de uma parede sob o efeito da carga que ela suporta. Assim, as catedrais são cercadas de arcobotantes que impedem que as paredes se afastem sob o peso do telhado.
[5] Estrutura que forma um tripé dinâmico responsável pela boa relação do ombro ao longo dos seus movimentos.
[6] Às vezes aumentada cirurgicamente em certas instabilidades do ombro.

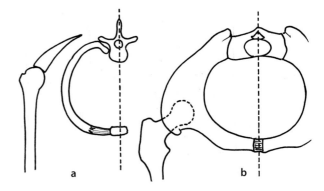

Figura 9.13 A escápula é relativamente livre em relação ao tronco (a), ao contrário do osso do quadril no nível da pelve (b).

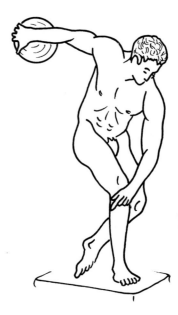

Figura 9.14 Ao contrário dos membros inferiores, os superiores têm uma atividade diferenciada: neste caso, o membro superior direito prepara um gesto de lançamento, o esquerdo serve para equilibrar a cinética corporal.

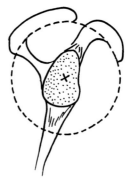

Figura 9.15 Os processos acromial e coracoide são equidistantes do centro da cavidade glenoidal e cobrem a cabeça do úmero.

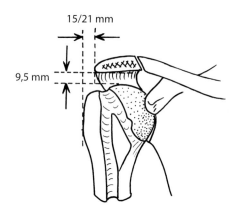

Figura 9.16 O acrômio está separado da cabeça do úmero pelo espaço subacromial e está recuado do tubérculo maior (reflexão do deltoide).

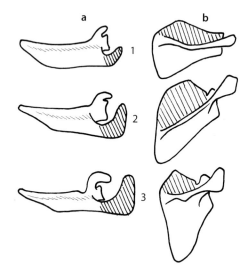

Figura 9.17 A evolução revela um desenvolvimento crescente dos processos acromial e coracoide (a), bem como uma diminuição da fossa supraespinal (b): cercopiteco (1), gorila (2) e homem (3).

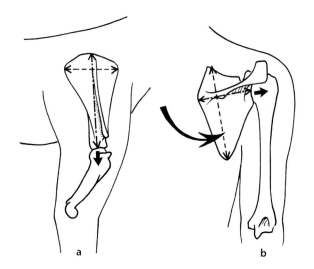

Figura 9.18 Com a passagem da quadrupedia (a) para a bipedia (b), a relação altura/largura da escápula mudou, bem como a orientação da cavidade glenoidal pela báscula, que no homem é paralela ao úmero.

ção, estando na base de um dispositivo musculoligamentar em estrela (Monet e Augereau, 1988), na face anterior da articulação.

- A **anatomia comparada** mostra várias coisas:
  – O acrômio e o processo coracoide são mais desenvolvidos no homem do que nos outros primatas (Wellinger, 1971; Monet e Augereau, 1988) (Fig. 9.17a).
  – A superfície da fossa supraespinal se reduz no homem (Fig. 9.17b).
  – O arco coracoacromial se desenvolve de maneira **compósita**[7] (ver Fig. 9.30).
  – A relação comprimento/largura do osso é invertida em relação ao quadrúpede (Fig. 9.18).
  – No homem, o grande eixo da escápula e o úmero se localizam em relação paralela e não mais ortogonal. A **verticalização** da escápula alonga os músculos superiores e distensiona os inferiores (situação delicada para o supraespinal, inversamente aos músculos subjacentes, o que deixa entrever uma sobrecarga potencial) (Fig. 9.19).
  – Em relação ao macaco, a escápula é **posteriorizada**, o que coloca o membro superior em posição **lateral**, isto é, deixando a sustentação quadrúpede para evoluir em um cone de rotação anterolateral.
- O ângulo superolateral suporta a **cavidade glenoidal** (Fig. 9.20), superfície achatada de aproximadamente 6 cm² (Inui et al., 2001). Ela olha para fora, para a frente, e apenas de maneira muito fraca para cima (posição fisiológica no ser vivo) sobretudo perto de sua reborda inferior.[8] Forma um arco anteroposterior de 50° e vertical de 75° (Merle d'Aubigné, 1982).
- A escápula é **inclinada** nos três planos do espaço (Fig. 9.21):
  – Em relação ao plano frontal, é oblíqua em 45° em média (30° a 60° de acordo com os indivíduos) para a frente e para fora (Péninou e Dufour, 1985). O ângulo escapuloclavicular é de cerca de 70°.
  – Em projeção no plano sagital, a borda axilar é inclinada no alto e na parte da frente em cerca de 45° (Péninou e Dufour, 1985).
  – Em relação ao plano do osso, a escápula é, no ser vivo, como uma leve rotação para baixo.

Úmero

As seguintes características distinguem sua parte superior:
- **Orientação medial** da cabeça, ao contrário do macaco que tem uma cabeça mais posterior (Fig. 9.22).
- Aumento do **braço de alavanca** deltoide ao longo da evolução das espécies (Fig. 9.23).
- Cabeça bastante **volumosa** (de 5 a 6 cm de diâmetro, ou seja, mais grossa do que a cabeça do fêmur), de uma proporção um pouco superior a 1/3 de esfera, exatamente 155° de arco (Merle d'Aubigné, 1982), o que ultrapassa amplamente a cavidade glenoidal (Fig. 9.24). Ela tem seu **centro transfe-**

---

7 Existem variáveis; assim, entre os tamanduás, bichos-preguiça e tatus (mamíferos da ordem dos Edentados), o acrômio e o processo coracoide são unidos no plano ósseo, o supraespinal passando então por um túnel ósseo.

8 O plano da cavidade glenoidal não é perpendicular ao do osso; a cavidade glenoidal é retroversa de 7°.

Capítulo 9 | Ombro 297

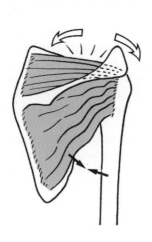

Figura 9.19 O fechamento do ângulo do ombro, no homem, tensiona os elementos superiores e alivia os inferiores.

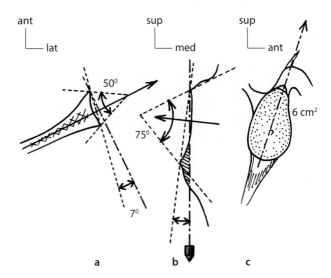

Figura 9.20 Ângulos da cavidade glenoidal escapular nos planos transversal (a) e frontal (b), e sua superfície (c).

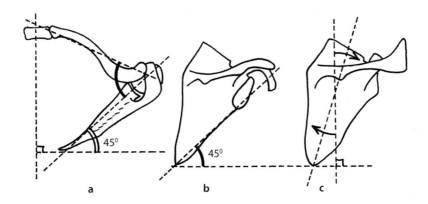

Figura 9.21 Diferentes inclinações da escápula: vistas superior (a), lateral (b) e posterior (c).

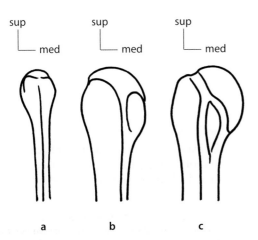

Figura 9.22 Evolução da retroversão da cabeça do úmero: vistas de frente, no sagui (a), no orangotango (b) e no homem (c).

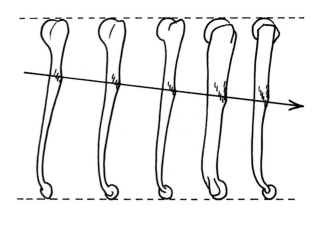

Figura 9.23 Aumento do braço de alavanca deltoide ao longo da evolução (homem à direita).
Obs.: os ossos são reduzidos a uma dimensão idêntica para uma melhor apreciação do braço de alavanca.

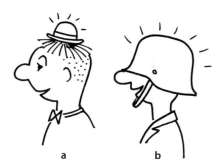

Figura 9.24 Diferenças entre as relações da cabeça do úmero com a cavidade glenoidal, cabeça grande e chapéu pequeno (a); e os da cabeça do fêmur com o acetábulo, cabeça pequena e chapéu grande (b).

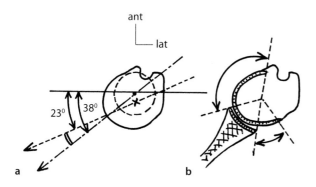

Figura 9.25 O descentramento da cabeça do úmero diminui a retroversão do colo, de 38° para 23° (a). Em posição anatômica, a cabeça permanece mais descoberta na parte da frente (b).

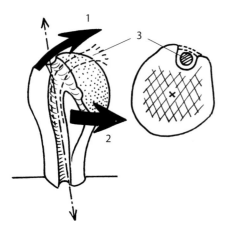

Figura 9.26 Os dois tubérculos, maior e menor. Os tendões do manguito rotador que ali se insere, supraespinal (1) e subescapular (2), enquadram a passagem da cabeça longa do bíceps (3).

rido para trás e para dentro do eixo diafisário (Stokdijk et al., 2000) (Fig. 9.25).

• Colo anatômico **inexistente** em comprimento (em relação ao longo do colo do fêmur), explicável porque o momento de ação do deltoide está ligado ao distanciamento da tuberosidade deltoide, diferente do glúteo médio que, trocantérico, necessita do comprimento do colo.

• **Orientação** da cabeça de 130° a 135° na parte de dentro e no alto (ângulo cervicodiafisário) (Desrousseaux e le Floch Prigent, 1999) e uma retroversão do colo de 38° na parte de dentro e na de trás, ao passo que a superfície articular olha em 23° para trás.[9] Esses números são referenciados na posição anatômica, mas a posição de repouso reconduz a cabeça em cerca de 40° para dentro (Hsu et al., 2002a), o que a orienta melhor em relação à cavidade glenoidal. A descobertura da cabeça é mais larga na frente, o que expõe às luxações anteriores (Fig. 9.25) e justifica a presença de ligamentos anteriores. As variáveis são, contudo importantes, inclusive entre os lados direito e esquerdo de um mesmo indivíduo, o que traz problemas na colocação de próteses.

• **Dois tubérculos**, maior e menor, anterolaterais, delimitam entre eles um profundo sulco para a passagem da cabeça longa do bíceps, permitindo a inserção dos tendões do manguito rotador no mesmo nível da cápsula (Fig. 9.26).

• O **transbordamento do tubérculo maior** em relação ao acrômio provoca uma reflexão do deltoide até 60° de abdução (necessidade da bolsa sinovial) (Fig. 9.27). O transbordamento é da ordem de 15 a 21 mm, em correlação com o diâmetro da cabeça (Iannotti et al., 1992) (ver Fig. 9.16).

No plano articular

O ombro se caracteriza pelos seguintes pontos.

Bolsas sinoviais

Seu número e sua importância lhes dão um papel inevitável na mobilidade regional (Fig. 9.28). A mais importante é a **subdeltoide**, frequente na origem de dores no ombro (Lucas, 1973; Gagey, 1991), cujas causas muitas vezes se buscam em outra parte (sua infiltração basta para fazer ceder certos problemas patológicos). Deve-se acrescentar à bolsa subacromial a da subescápula, a subcoracoide, a dos ligamentos coracoclaviculares, do peitoral maior, do latíssimo do dorso e do redondo maior. De anatomia variável, algumas podem se comunicar entre si (a subescapular às vezes se comunica com a sinovial articular).

Espaços de deslizamentos

Os dois principais envolvem a **escapulotorácica**: um espaço escápulo-serrátil e um espaço serrátil-torácico, o conjunto formando a articulação escapulotorácica-serrátil. Existe

---

[9] Essa medida escanográfica recente (Hernigou et al., 1995) é mais importante do que as antigas medidas feitas sobre osso seco. A distância de 15° entre os valores da superfície articular e do colo deve-se ao distanciamento posterior da cabeça do úmero em relação à diáfise (Fig. 9.25a)

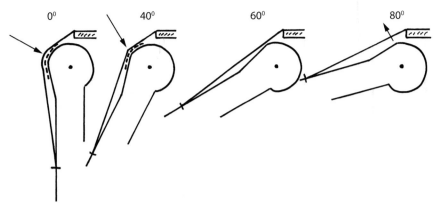

Figura 9.27 O transbordamento do tubérculo maior em relação ao acrômio provoca uma reflexão do deltoide de 0° a 60° (por isso a aderência pela bolsa sinovial interposta).

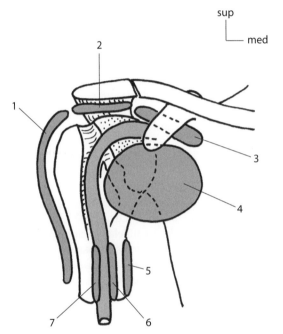

Figura 9.28 O ombro apresenta inúmeras bolsas sinoviais: subdeltóidea (1), subacromial (2), subcoracoide (3), do subescapular (4), do redondo maior (5), do latíssimo do dorso (6) e do peitoral maior (7).

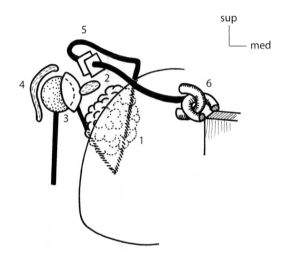

Figura 9.29 O complexo articular do ombro reúne tipos articulares bem diferentes. Sissarcose: escapulotorácica (1); sindesmose: coracoclavicular (inconstante); esferoide: ombro (3); bolsa sinovial: subdeltoide (4); superfície plana: acromioclavicular (5); em sela: esternoclavicular (6).

um espaço de deslizamento coracoclavicular, que às vezes, em situação próxima, chega a estabelecer um contato articular.

Multiplicidade dos tipos articulares

Existem entre **cinco e seis diferentes** tipos articulares para entre cinco e seis articulações: selar para a esternoclavicular, plana para a acromioclavicular, esferóidea para a do ombro, sissarcose para a escapulotorácica, bolsa sinovial para a falsa articulação subdeltoide, alguns acrescentam a sindesmose coracoclavicular[10] (Bonnel, 1992). Isso constitui um **recorde de heterogeneidade** a serviço da mobilidade (Fig. 9.29).

Neoacetábulo do ombro

Berthe (1978) fala do neoacetábulo. Ele é formado de duas partes: uma inferior, composta da cápsula espessa de seus liga-

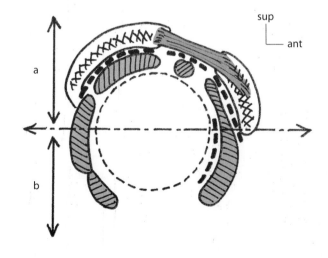

Figura 9.30 O neoacetábulo compósito é rígido em sua parte superior (a) e maleável em sua parte inferior (b). (Ver legenda da Fig. 9.40.)

---

10 Inconstante.

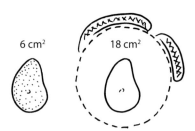

Figura 9.31 O neoacetábulo triplica o valor da superfície glenoidal. Deve ser observado que, ao contrário do quadril, onde a parte óssea é periférica (superfície semilunar), no ombro, a parte óssea (cavidade glenoidal) é central.

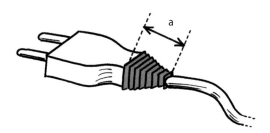

Figura 9.32 Entre uma parte dura, rígida, e uma parte maleável, a junção pode ser maltratada, gerando perturbações em sua integridade. A solução sempre é intercalar uma porção semirrígida (a), como no caso de uma tomada elétrica.

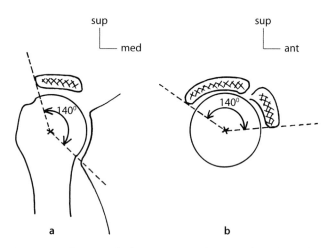

Figura 9.33 O neoacetábulo aumenta os valores angulares da cavidade glenoidal, aproximando-os dos do quadril: 140° no plano frontal (a) e no plano sagital (b).

mentos e dos outros tendões do manguito rotador (Fig. 9.30), e uma superior composta do **arco coracoacromial** e seu ligamento coracoacromial, assim como pelo plano superior do manguito rotador (o supraespinal e sua bolsa sinovial subacromial), o que dá uma **abóbada compósita** (Monet e Augereau, 1988). A superfície desse neoacetábulo triplica a da articulação, elevando-a a **18 cm²** (contra apenas os 6 cm² da cavidade glenoidal) (Fig. 9.31). A vantagem dessa conformação, em relação ao seu homólogo no quadril, é que se trata de um **acetábulo semideformável**, favorecendo a mobilidade: mais rígido no alto, formando um gancho elástico (Bonnel, 1992) mais maleável embaixo (Wellinger, 1971). Essa entidade semideformável associa a canaleta maleável do lábio (Fig. 9.32). O conjunto garante assim uma **junção de transição** entre a relativa fixidez do lado torácico e a mobilidade do úmero. Le Coeur (1988) comparou as medidas angulares desse neoacetábulo e as do quadril: enquanto a cavidade glenoidal é quase plana, esse neoacetábulo forma um ângulo de **140°** aberto frontalmente do lado de fora e de **140°** sagitalmente para baixo (Fig. 9.33). Gagey (1991) demonstrou que esse neoacetábulo **continua lateralmente** por meio da massa contrátil do deltoide, cuja estrutura profunda é fibrosa, o que aproxima esse músculo de uma estrutura de tipo articular. Os raios de curvatura são ligeiramente diferentes[11] (Soslowsky et al., 1992).

No plano capsuloligamentar

Cápsula

É muito **frouxa**, deixando-se distender de 2 a 3 cm antes de se romper (Wellinger, 1971; Lucas, 1973, 1973; Bouric, 1979). O ombro possui fibras **paralelas**, garantindo uma **constrição** articular durante movimentos de rotação (ver Fig. 9.88), outras circulares (Cole et al., 2001; Codine et al., 2003a), assim como **freios** interiores (recessos reforçados). Insere-se igualmente no lábio, ou muito perto dele em 96% dos casos (Neumann et al., 1991). É inervada pelos nervos supraescapular e axilar e bem vascularizada (Andary e Petersen, 2002).

Sinovial

Possui duas características: isola o tendão da **cabeça longa do bíceps** (bainha sinovial), e se comunica às vezes com a bolsa subtendínea do músculo subescapular, o que atesta a intimidade funcional dessas estruturas.[12]

---

11 Diferença inferior a 2 mm em 88% dos casos, e nunca excedendo 3 mm.
12 Existem outras comunicações possíveis com as bolsas em volta.

Os três polos ligamentares do ombro (Fig. 9.34)

- O **pivô medial** é representado pelo potente ligamento costoclavicular,[13] reforçado pelo pequeno músculo subclávio, bem como por alguns ligamentos de menor importância.
- A **ancoragem lateral** está representada por um feixe ligamentar[14] que vem do processo coracoide (Fig. 9.34). Esses ligamentos fixam a clavícula para baixo, estabilizam a pequena junção acromioclavicular impedindo o deslocamento clavicular para cima.
- A **trava anterolateral** (Kolts et al., 2000) está representada pelos dois feixes do ligamento coracoumeral e pelos três do glenoumeral, que formam um **zigue-zague anterior** (Fig. 9.35) barrando a rota às eventuais escapadas da cabeça do úmero para a frente (Steinbeck et al., 1998). Entre os ligamentos, existem **pontos fracos**, seja como zona de passagem da cabeça nas luxações (entre os feixes superiores e médios),[15] seja para a comunicação com a bolsa sinovial do subescapular, cujo tendão é a verdadeira trava anterior do ombro (entre os feixes médio e inferior).[16]
- Podemos acrescentar que:
  - O ligamento **coracoumeral** une o supraespinal, para trás, e o subescapular, na frente e embaixo. Ele controla a emergência da cabeça longa do bíceps que sai da cápsula para se enfileirar sob o ligamento transverso do úmero. É um ligamento que forma uma trava anterossuperior.
  - O ligamento **glenoumeral inferior** desempenha um papel de **rede** sob a articulação (O'Brien et al., 1990). Gagey (1991) mostrou que ele era responsável pela rotação lateral do úmero durante a abdução do ombro (ver Fig. 9.67).

Fibrocartilagens do ombro

As mais importantes são as seguintes:
- O **lábio** forma uma **junção semirrígida** (ver Fig. 9.32) entre a mobilidade da cabeça do úmero e a rigidez da cavidade glenoidal (Halter et al., 2001). Além de melhorar a **concordância** – sem que, no entanto, se possa falar de congruência (Ilahi et al., 2002; Rao et al., 2003) –, ele garante um papel **amortecedor** (André e Danowski, 1984). Em sua periferia, adere à cápsula e a esses ligamentos, e, em seus polos superior e inferior, recebe as expansões da cabeça longa do bíceps, no alto, e da cabeça longa do tríceps (por cápsula interposta), embaixo (Fig. 9.36). Por isso, cola-se como uma coroa sobre a cabeça do úmero por meio dessas duas longas porções, apesar de solidário da escápula, e de sua inserção sobre o limbo glenoidal. Contribuindo assim para a coaptação articular.
- O **disco articular** esternoclavicular confere a essa articulação um afastamento que adiciona um grau de liberdade suplementar (rotação axial) aos dois graus de uma articulação em sela. Ele é solidário da clavícula (e se desloca com ela nas luxações).

---

13 É um ligamento extrínseco à articulação, ele forma o pivô dos movimentos (Lucas, 1973; Berthe, 1978).
14 São ligamentos coracoclavicular medial, conoide e trapezoide.
15 Antigo forame de Weitbrecht.
16 Antigo espaço subcoracoide de Rouvière.

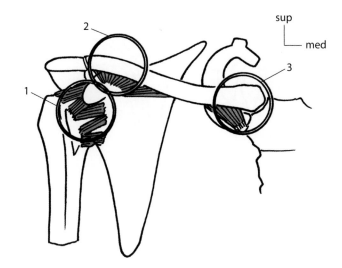

Figura 9.34 Os três polos ligamentares do ombro: a trava anterolateral (1), a ancoragem lateral (2) e o pivô medial (3).

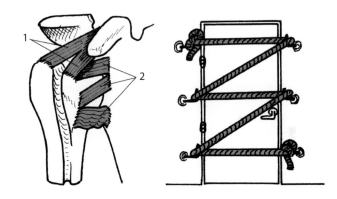

Figura 9.35 O zigue-zague anterior dos ligamentos coracoumeral (1) e glenoumeral (2) bloqueia a porta de saída para a cabeça do úmero, como se fosse a barricada de uma porta.

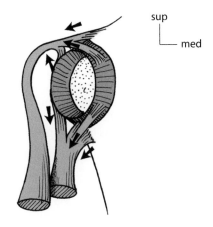

Figura 9.36 O lábio é fixado sobre a cabeça do úmero pela cabeça longa do bíceps (1) e indiretamente pela do tríceps (2).

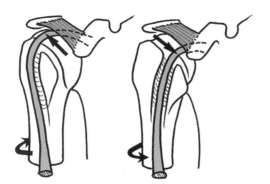

Figura 9.37 Deslizamentos do tendão da cabeça longa do bíceps sob o ligamento coracoacromial, ao longo das rotações do braço.

- O **menisco acromioclavicular** é delgado, variável e ocupa geralmente apenas a parte superior da interlinha e é solidário ao acrômio.

Ligamentos a distância

São pelo menos dois:[17]
- Ligamento **coracoacromial**. É um resíduo ósseo (chimpanzé) que fecha o **arco coracoacromial** em sua parte média. Disposto em ponte, na frente do tendão da cabeça longa do bíceps, ele oferece, por meio de sua bolsa sinovial interposta, um contato maleável (e não ósseo) aos deslizamentos desse tendão[18] durante as rotações do ombro (Fig. 9.37) (Kénési et al., 1994).
- O ligamento **transverso** do úmero **prolonga** a cápsula anteroinferior, estabilizando fortemente o tendão da cabeça longa do bíceps. É reforçado pelas expansões do subescapular e do peitoral maior (que remonta ao seu contato).

No plano muscular

Podemos classificar os músculos de duas maneiras: de acordo com sua localização e com sua profundidade.

Segundo a localização

Escapulotorácicos

São os músculos posteriores (trapézio, romboide, levantador da escápula, latíssimo do dorso em seu trajeto pélvico-escapular) ou posterolateral, para o serrátil anterior, ou mesmo anteriores, para o peitoral menor (Gnos e Jesel, 1983) e o omo-hióideo (Fig. 9.38). Eles funcionam em cadeia com os músculos do ombro. As ligações principais são, de um lado, aquela entre o trapézio, o peitoral maior e o deltoide,[19] e, de outro, aquela entre o romboide e o serrátil anterior. Esses músculos devem garantir um posicionamento estável da escápula e orientá-la[20] para que realize um ponto de partida adequado aos movimentos do ombro.

Escapuloumerais

Esses músculos estão presentes sob a forma de **duas camadas concêntricas**, centradas sobre a articulação do ombro. (Fig. 9.39).

São, de um lado, os músculos do **manguito rotador**, músculos **intrínsecos** do ombro (Viel, 1979), essencialmente **estabilizadores**, ativos do início ao fim da abdução; de outro, o deltoide e os "três grandes": latíssimo do dorso (em seu trajeto no ombro), o redondo maior (Arwert et al., 1997) e o peitoral maior.

Casos particulares da cabeça longa do bíceps e da cabeça longa do tríceps

O primeiro é ainda mais íntimo do que o manguito rotador, uma vez que é intracapsular;[21] o segundo está em relação íntima com o lábio glenoidal. A situação deles é interessante, uma vez que são **músculos do cotovelo**; garantem assim uma ligação na gestão da complementaridade de toda a metade superior do membro superior.

Segundo a profundidade

Músculos profundos

São os **músculos do manguito rotador**, cujos tendões, achatados, cobrem anatomicamente a cabeça do úmero como uma "touca de Bécassine" (Fig. 9.40). O termo manguito rotador, empregado com frequência, está associado ao fato de que esses tendões fazem girar a cabeça do úmero sobre a cavidade glenoidal; mas existe um risco de confusão com as rotações (plano horizontal), o que excluiria o supraespinal, que é neutro, pois está sobre o eixo.[22] A vocação desses músculos é essencialmente **estabilizadora**,[23] tanto estática quanto dinâmica. Seus

---

17 Os ligamentos transversos superior e inferior da escápula não dizem respeito à articulação, mas à passagem vasculonervosa supraescapular (apenas nervoso para a superior).
18 A patologia desse deslizamento provoca uma síndrome dita "de limpador de para-brisas" caso de lesão severa, pode ser necessário a resecção do ligamento com acromioplastia (abrasão do acrômio na parte contígua à inserção).

19 Em certo número de animais, como o cão, onde existe apenas um vestígio de clavícula sob a forma de uma intersecção fibrosa, existe apenas um músculo braquiocefálico, que reagrupa os trapézio, deltoide e esternocleidomastóideo (Champetier, 1979). Isso se resume mesmo a uma larga faixa muscular no cavalo, que também não possui clavícula.
20 Esses músculos são chamados "fixadores da omoplata" (Grégoire, 1983). Essa designação é importante, pois o termo "fixadores" sugere uma ação exclusivamente estática. Preferimos, no entanto, o de "estabilizadores", traduzindo de forma mais justa uma sustentação que evolui com as nuanças do posicionamento escapular.
21 Na ausência de cabeça longa do bíceps braquial, a cabeça do úmero se ergue de 2 a 6 mm de 45° a 90° e 120° de abdução no plano da escápula (Warner e McMahon, 1995). Em 0°, a cabeça do úmero está em seu lugar normal.
22 Alguns também falam de "músculos laterais do manguito rotador", o que é inexato, pois exclui o subescapular, que é rotator medial. O supraespinal e o subescapular são músculos-chave no manguito rotador.
23 Quando não são mais operacionais e há a necessidade da colocação de uma prótese total de ombro, isso justifica a escolha de uma "prótese invertida", que não precisa mais de abaixamento medial da cabeça do úmero uma vez que esta se encontra então do lado escapular (ver Fig. 9.93).

Capítulo 9 | Ombro 303

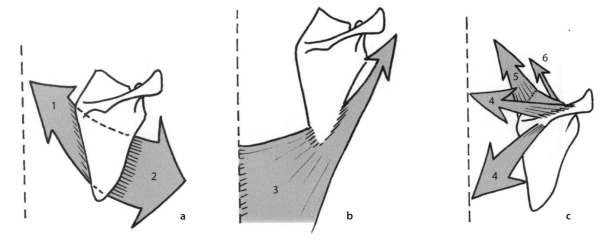

Figura 9.38 Músculos escapulotorácicos: romboide (1), serrátil anterior (2), latíssimo do dorso (3), partes ascendente e transversa do trapézio (4), levantador da escápula (5), omo-hióideo (6).

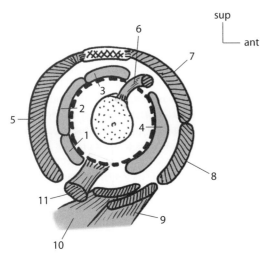

Figura 9.39 As duas camadas concêntricas do ombro. Em cinza, os tendões do manguito rotador: redondo menor (1), infraespinal (2), supraespinal (3), subescapular (4). Em hachurado, os músculos superficiais: parte espinal do deltoide (5), caso particular da cabeça longa do bíceps (6), parte clavicular do deltoide (7), peitoral maior (8), latíssimo do dorso (9), redondo maior (1), cabeça longa do tríceps (11). Em pontilhado: a projeção da cabeça do úmero.

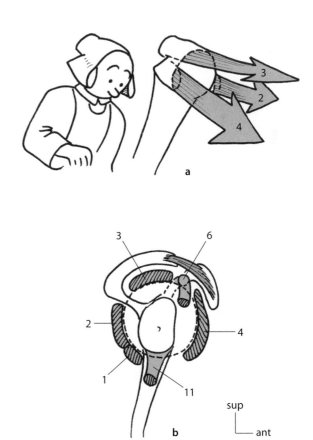

Figura 9.40 Os tendões do manguito rotador formam uma espécie de "touca de Bécassine" em torno da cabeça do úmero (a). Eles garantem seu centramento e sua aderência (b) (mesmas legendas da Fig. 9.39).

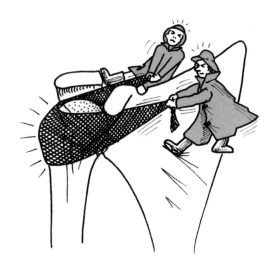

Figura 9.41 O manguito rotador forma uma rede de retenção da cabeça do úmero, garantindo a moderação.

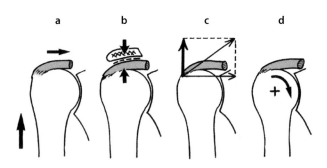

Figura 9.42 Diferentes teorias históricas sobre o papel do supraespinal: teoria do *starter* (abandonada) (a), da almofada subacromial (b), do músculo suspensor (c) e do centramento da cabeça (d).

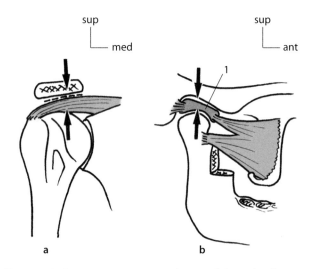

Figura 9.43 Comparação entre o papel meniscal do tendão do supraespinal (a) e o disco articular (1) do músculo pterigóideo lateral da articulação temporomandibular (b).

tendões, muito ligados à cápsula articular, já foram comparados a uma "**rede de retenção**" da cabeça do úmero (Fig. 9.41), que Gagey et al. (1993) chama "**trava fibrosa**", em razão da forte proporção de tecido fibroso que eles integram, e que participam do **neoacetábulo** do ombro.

O manguito rotador é formado por quatro músculos.

Supraespinal

O músculo **supraespinal** é o parceiro do deltoide na abdução e seu complemento estabilizador: sua tração puxa a face superior do tubérculo maior para dentro, adicionando um abaixamento medial da cabeça no movimento de elevação lateral do úmero (Figs. 9.42 e 9.65). Uma compreensão superficial da noção que tenderia a dissociar os dois componentes do movimento (abdução e abaixamento medial da cabeça do úmero) poderia levar a gestos terapêuticos inadaptados, ou mesmo perigosos. Para evitar esse risco, Revel propôs o termo **recentramento** da cabeça, mais sugestivo, mesmo assim deixa pairar a mesma dúvida, pois quem diz "recentramento" supõe que antes houve um "centramento" que deve ser corrigido, o que nem sempre é o caso, e o risco sempre está presente. O termo **centramento permanente** nos parece exato e sem ambiguidade.

Historicamente, pensou-se primeiro que o supraespinal tinha um papel de *starter*, iniciando a abdução, sendo então continuada pelo deltoide. Revel (1999) demonstrou que não era bem assim e que os dois músculos eram operacionais simultaneamente do início ao fim da abdução. Le Coeur (1998) ressaltou esse papel de **menisco** desempenhado pelo tendão desse músculo, particularmente reforçado em sua porção subacromial[24] (Fig. 9.43). Alguns estudos aprofundados sobre o tendão supraespinal (Gagey et al., 1992 e 1993; Rivalan et al., 1997) mostraram que suas fibras são densas, espessas e entrecruzadas como penas (Fig. 9.44), formando um reforço natural ao contato da bolsa sinovial que o separa do acrômio. Além disso, esse músculo tem uma função de suspensor da cápsula, à qual está unido (Monet e Augereau, 1988), e de **sustentador da cabeça** do úmero (Fig. 9.45). Sua atividade máxima se situa entre 90° e 100° (Lucas, 1973; Berthe, 1978), o que corresponde à "posição privilegiada" ou *close packed position*.

Infraespinal e redondo menor

O **infraespinal** e o **redondo menor** são dois músculos gêmeos. Poderíamos reagrupá-los se não tivessem uma inervação diferente. São rotadores laterais, com um pequeno componente adutor para as fibras mais baixas.

Subescapular

O **subescapular** é o único rotador medial do manguito rotador. Seu aspecto peniforme e largo o transforma em uma muralha capsular, ele forma uma verdadeira trava anterior.[25] Ele é tão importante quanto a reunião dos supraespinais, in-

---

24 Ele o comparava ao tendão do músculo pterigoideo lateral, no nível da articulação temporomandibular, que se insere em parte sobre o disco, ou menisco, móvel dessa articulação.
25 Ele é íntimo da articulação, uma vez que sua bolsa sinovial às vezes se comunica com a cápsula articular.

fraespinais, e redondo menor (Keating et al., 1993). Geralmente está envolvido na cirurgia reparadora das instabilidades do ombro.[26]

Músculos superficiais

Eles formam uma segunda camada, grosseiramente concêntrica à primeira (ver Fig. 9.39), que Bonnel (1992) denomina **coifa funcional** (i. e., "manguito rotador funcional"), assegurando principalmente uma **reserva de potência** (Viel, 1979). Esses músculos são responsáveis pela orientação espacial do membro e pela **manutenção centrada** de sua raiz sobre a cavidade glenoidal. Formam um conjunto de cadeias musculares que tomam a escápula em sesamoide (ver Fig. 9.38). São representados pelos:
- **Estabilizadores da escápula**; levantador da escápula, romboide, serrátil anterior, peitoral menor, omo-hióideo.
- **Adutores** (subcapsular, peitoral maior, latíssimo do dorso, redondo maior), além dessa função, têm um papel indireto na abdução: pela direção oblíqua de suas fibras (embaixo e na parte de dentro), impõem um abaixamento da cabeça do úmero que pode substituir o manguito rotador quando este falha. Revel et al. (1984) e Revel (1999) demonstraram que, fisiologicamente, a eletromiografia (EMG) registra a participação desses músculos durante o início da abdução com contração sinérgica do deltoide. Esse aspecto foi retomado por inúmeros autores (Afonso et al., 2000). O papel próprio desses músculos é ligeiramente modulado (Fig. 9.46).

  – A **0°**, braço ao longo do corpo e em atividade isométrica do deltoide, todos se contraem, como que prevendo tensões que poderiam aparecer durante uma abdução.

  – A **30°** e em cadeia aberta, o subescapular inicia sua atividade. É o valor angular em que aparece a elevação da cabeça do úmero nas rupturas do manguito rotador[27] (Revel, 1999).

  – A **60°** e em cadeia aberta, são os latíssimo do dorso e peitoral maior que se colocam em ação (56° para o primeiro, 59° para o segundo). É o valor angular que corresponde à báscula dos centros instantâneos de rotação (CIR) da abdução, e ao máximo de forças de cisalhamento no nível da cabeça do úmero (Viel, 1979). É, portanto, uma **passagem crítica** de onde esses músculos vêm em reforço do manguito rotador.
- O **deltoide** é um músculo capital por várias razões:

  – Como sozinho forma **o único** grupo lateral do ombro, é um músculo importante.

  – Globalmente, ele garante a **sustentação**[28] do úmero.

  – Possui uma parte acromial, lateral, extensa, extremamente **potente**, anatomicamente programada para exercer um papel mecânico de primeira ordem durante o esforço levantador (Gagey e Hue, 2000). Ele está no eixo do movimento de abdução, multipeniforme (formando uma talha), isto é, com uma vocação de potência (Fig. 9.47).

  – **Reflexiona-se** sobre o tubérculo maior, entre 0° e 60° de abdução, o que cria uma força de apoio (Fig. 9.48 e ver

---

26 Técnica de Bankart, técnica de Latarjet, triplo travamento de Patte.
27 Início do arco doloroso que vai até 90°.
28 Sua insuficiência (neurológica ou degenerativa) se traduz, radiologicamente, por uma ruptura da cápsula do ombro (ver Fig. 9.45), isto é, uma subluxação inferior da cabeça do úmero.

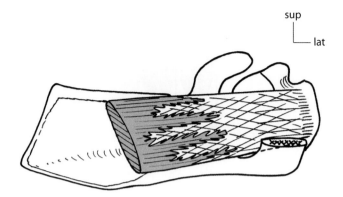

Figura 9.44 Vista superior do supraespinal: aspecto peniforme reforçado do tendão.

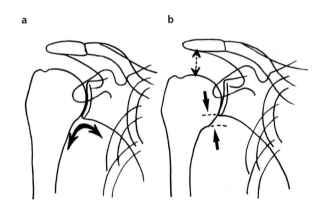

Figura 9.45 Centramento normal da cabeça do úmero (a) e subluxação inferior (b) com ruptura da cápsula inferior e aumento do espaço subacromial.

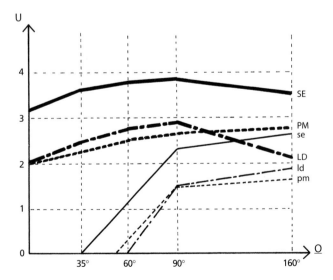

Figura 9.46 Gráfico EMG (U: unidades arbitrárias) das atividades dos músculos adutores durante a abdução do ombro: subescapular (SE), peitoral maior (PM), latíssimo do dorso (LD). Em linha fina: abdução sem resistência; em linha grossa: abdução contra resistência.

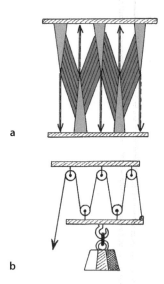

Figura 9.47 Aspecto multipeniforme da parte acromial do deltoide (a), realizando um sistema de guincho de potência (b).

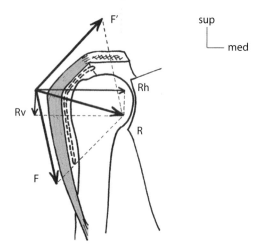

Figura 9.48 Decomposição da força de apoio da parte acromial do deltoide sobre o tubérculo maior (F, F'). R: resultante de F e F'; Rv: decomposição vertical de abaixamento; Rh: decomposição horizontal de coaptação.

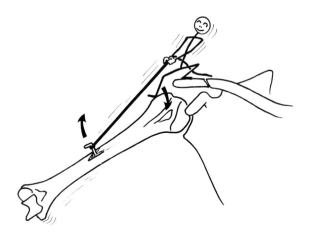

Figura 9.49 Ação da parte acromial do deltoide sobre o úmero com elevação diafisária e abaixamento cranial.

Fig. 9.27) que exerce um impulso orientado para dentro e para baixo (Samuel e Gallou, 1983; Gagey et al., 1992; Billuart et al., 2003). Dolto (1976) já havia mencionado esse papel de abaixamento da extremidade superior durante a ascensão da extremidade distal (ele sozinho forma um par, independentemente da ajuda do supraespinal) (Fig. 9.49).

– Seu **volume**, ainda mais robusto quando se encurta, pressiona sobre a face lateral do tubérculo maior para além dos 60° de abdução mencionados acima, continuando assim seu impulso inferomedial sobre a epífise umeral (Fig. 9.49).

– Sua **bolsa sinovial** responde à necessidade do deslizamento em relação à reflexão. As patologias dessa bolsa são a principal fonte dos sofrimentos subacromiais e podem justificar uma infiltração ou um procedimento cirúrgico em seu nível (depois, ela se reforma fisiologicamente).

– Sua inserção umeral é globalmente **anterolateral**, o que confere um leve componente de rotação lateral à abdução fisiológica.

– Seu **papel de continuador do manguito rotador**, durante sua contração, é essencial. Ele prolonga, no lado de fora, o arco coracoacromial e o neoacetábulo formado por essa abóbada e pelos tendões do manguito rotador. Toda a massa deltóidea vem se moldar sobre a extremidade superior, recuando-a sob o efeito de seu volume contrátil, garantido o rolamento-deslizamento da cabeça do úmero (Gagey, 1991 e 1992).

– Anatomicamente, sua **subdivisão** é feita em três partes. A clavicular, no entanto, é dividida funcional e morfologicamente em dois feixes que se projetam de um lado e de outro do centro da cabeça do úmero.[29] Sua parte espinal pode ser igualmente subdividida em dois subfeixes (Pierron et al., 1987), ou mesmo em quatro (Comtet e Auffray, 1970; Gonon et al., 1985). Essa variedade se explica pela relação cambiante das fibras musculares com o centro articular ao longo do movimento de abdução.

Caso particular da cabeça longa do bíceps

A **cabeça longa do bíceps** é um caso particular: como não faz parte do manguito rotador, é ainda mais íntimo da cabeça uma vez que seu tendão é intracapsular (Fig. 9.50). Sendo assim, alguns o colocam na "coifa funcional", ou "manguito rotador funcional" (Monet e Augereau, 1988). Ele se reflete sobre a cabeça do úmero de acordo com um ângulo de aproximadamente 112° (Guibert, 1991), antes de se engajar no sulco intertubercular, dirigido embaixo e ligeiramente para dentro, o que, em posição anatômica, confere-lhe um pequeno componente de rotação medial (Fig. 9.51). Em rotação lateral, coloca-se no plano da abdução e dela participa (Lucas, 1973). É um elemento **estabilizador** da cabeça do úmero e do lábio glenoidal, sobre o qual se insere em parte. Sua passagem sob a porção ligamentar do **arco coracoacromial** (COB o ligamento do mesmo passagem sob a porção de mesmo nome) expõe esse tendão aos riscos de sobrecarga (síndrome do "limpador de para-brisa"),[30] maus-tratos, e ruptura degenerativa.

---

29 A parte anteromedial é adutora, com o peitoral maior que lhe é vizinho, a parte anterolateral é abdutora, com a parte média que a ladeia.
30 Assim é chamada a varredura repetida do tendão na face inferior do ligamento coracoacromial ao longo das rotações do ombro.

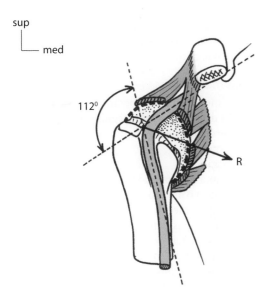

Figura 9.50 Reflexão da cabeça longa do bíceps no plano frontal (R: resultante para dentro e para baixo).

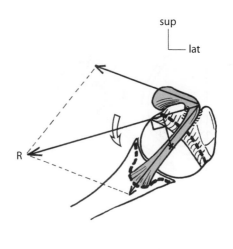

Figura 9.51 Reflexão da cabeça longa do bíceps no plano horizontal (R: resultante de rotação medial).

No plano vasculonervoso

O ombro engloba a fossa axilar, verdadeiro nó vasculonervoso onde se imbricam o plexo braquial e seus ramos terminais, os grossos troncos arteriovenosos e os múltiplos linfonodos da região.

As mobilidades do ombro podem **alongar** e **comprimir** nervos ou vasos, principalmente no nível da pinça costoclavicular e do arco coracoide. Além disso, podem existir anomalias, como o músculo sobrenumerário chamado peitoral axilar,[31] que podem ser a causa de compressões.

Por outro lado, a vascularização dos tecidos está ligada às tensões em compressão das quais eles são objeto. Por isso falamos de "zonas avasculares funcionais" (ZAF) (Fig. 9.52). As mais frequentes são o setor superolateral, durante a adução, e o anterior, durante a rotação lateral, durante a adução, e o anterior, durante a rotação lateral. Essa consideração deve chamar a atenção sobre o perigo das posturas nesses setores, quando existem tecidos fragilizados, ou inflamatórios.[32]

MOBILIDADES

Observações preliminares

Localização dos movimentos

A mobilidade do complexo do ombro recorre ao conjunto de seus componentes articulares, cuja ação é sistematicamente **complementar**. Por isso os movimentos isolados são teóricos, uma vez que os reais nunca são puros. O complexo escapulotorácico-braquial (ETB) é dominado por duas im-

---

31 Ele está presente em 7% dos casos, para Cazaban (1998).
32 A manutenção de uma aderência das estruturas provoca uma isquemia desfavorável: necrose → inflamação → hiperpressão → isquemia → necrose, e assim por diante.

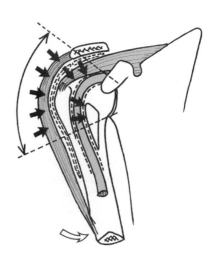

Figura 9.52 Zonas avasculares funcionais (ZAF) durante o movimento de adução, por aderência superolateral.

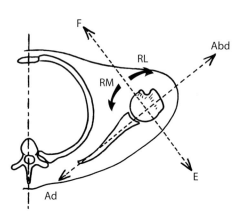

Figura 9.53 Os planos funcionais do ombro: flexão (F), extensão (E), rotação medial (RM), rotação lateral (RL), abdução (Abd) e adução (Ad).

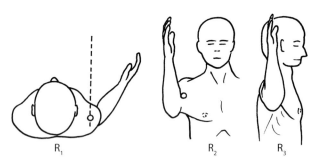

Figura 9.54 Posições rotatórias: cotovelo junto do corpo (R_1), em flexão (R_2) e em abdução (R_3).

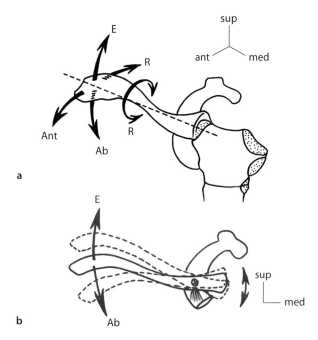

Figura 9.55 Movimentos esternoclaviculares: elevação (E) e abaixamento (Ab), antepulsão (Ant) e retropulsão (Retr), rotações (R). O pivô corresponde ao ligamento costoclavicular.

portantes entidades: a escapulotorácica e a do ombro. Tratamos, abaixo, da mobilidade das quatro articulações anatomicamente isoladas (An et al., 1991).

Denominação dos movimentos

Quando os movimentos não se operam nos estritos planos anatômicos, são designados pelos seguintes termos:
- *Para a escapulotorácica*, falamos de:
  - Elevação/abaixamento.
  - Adução/abdução.
  - Rotação para cima (ou rotação lateral ou axilar, o ponto de referência sendo o ângulo inferior do osso)/rotação para baixo (ou rotação medial ou espinal).
  - Báscula anterior (inexistente ou pouca, báscula posterior, por causa da aderência do osso ao tórax).
  - Falamos de frontalização e de sagitalização para designar os deslocamentos combinados que aproximam o plano escapular, respectivamente, do plano frontal e do plano sagital.
- *Para as articulações da clavícula*, encontramos a elevação/abaixamento, a antepulsão/retropulsão da extremidade lateral, e as rotações axiais (em cada uma de suas extremidades).
- *Para o coto do ombro*, que reagrupa as articulações claviculares e escapulotorácicas, e exclui a do ombro, falamos de:
  - Elevação/abaixamento.
  - Antepulsão (ou propulsão)/retropulsão que associam a abdução/adução escapulotorácicas e se traduzem por um enrolamento/desenrolamento do coto.
  - Circundução: esse movimento adiciona os deslocamentos precedentes.
- *Para a do ombro*, três observações devem ser feitas.[33]
- A escolha da **referência**. Se as convenções avaliadoras impõem os planos anatômicos, o discurso biomecânico leva à escolha dos planos funcionais. Para evitar as ambiguidades, geralmente deixamos isso claro (Fig. 9.53).
- A posição de **silêncio eletromiográfico** (EMG) é uma noção interessante (ver Rotação lateral, p. 314).
- Os movimentos a partir de uma elevação prévia do braço a 90° exigem algumas observações. Em relação às rotações, falamos das posições R1 (úmero próximo do corpo), R2 (ombro em flexão) e R3 (ombro em abdução – Fig. 9.54). Posições que foram definidas por Degrave et al. (1991). Em relação ao afastamento a partir de uma flexão, falamos de abdução horizontal[34] (trata-se de uma rotação conjunta à abdução).

---

[33] Existem outros problemas menos importantes, pois procedem do formalismo. Assim, quando se afasta o braço do corpo, fala-se de abdução (distanciamento do eixo do corpo) e alguns estimam que para além de 90° dever-se-ia falar de adução, do fato de aproximar do eixo. Trata-se aqui de uma casuística complicada, contrária aos hábitos e que traz confusão (pois é realmente o mesmo curso articular que aumenta e não seu oposto), enfim ela é inútil, pois o ombro tem uma amplitude que vai um pouco alem de 90°. O problema é mais ou menos o mesmo para as rotações, que alguns inverteriam para alem de 90° (Merle d'Aubigné, 1982), não as determinando mais pelo valor de 90° (Günal et al., 1996).
[34] Nesse caso, plano e eixo mudaram: o plano é transversal e o eixo é o das rotações, seria então conveniente falar de rotações horizontal lateral ou medial, o que é feito na língua inglesa (*inward* ou *outward horizontal rotation*).

Articulação esternoclavicular

Essa articulação selar, mas com três graus de liberdade, tem uma superfície de aproximadamente 4 cm². As amplitudes são bastante variáveis segundo os autores[35] (Fig. 9.55). A circundução do coto do ombro traz a associação dos três componentes que têm como **pivô** a inserção do ligamento costoclavicular, potente e extrínseco à articulação (Berthe, 1978; Gagey, 1991).
- A *elevação/abaixamento* é uma deflexão **vertical** do coto do ombro de 8 a 13 cm. Ela se traduz por um movimento angular em torno do eixo anteroposterior situado na altura do ligamento costoclavicular.[36]
- Os *movimentos anteroposteriores* permitem uma amplitude da **antirretropulsão** de 5 a 12 cm. Eles se traduzem por um movimento angular em torno de um eixo vertical situado na altura do ligamento costoclavicular.
- A *rotação axial*. O disco articular transforma essa articulação, não congruente, em uma espécie de **cardã que teria algum jogo**. Dessa forma, essa articulação é capaz de suportar cerca de 30° de deflexão **rotatória** anteroposterior.

Articulação acromioclavicular

É uma simples faceta plana, com aproximadamente 3 cm², com um fragmento de menisco superior em 2/3 dos casos, principalmente solidário do acrômio. Ele é o centro de degenerescências a partir dos cinquenta anos. Ela autoriza pequenos movimentos específicos de deslizamento/folgas, bem como movimentos analíticos tais como (Fig. 9.56):
- A *abdução-adução*, que realiza folgas, superiores ou inferiores, em cerca de 10°.
- Os *fechamentos/aberturas* do ângulo escapuloclavicular, que são de cerca de 20° (Berthe, 1978) – mas para Gonon et al. (1985) é bem maior.
- A *rotação axial*, que é de cerca de 30°. Esses graus se adicionam aos da esternoclavicular e possibilitam movimentos de rotação de 30° + 30°, ou sejam 60° na escapulotorácica.

Articulação escapulotorácica

Sua denominação completa **escapulotorácica-serrátil**, em razão da interposição do músculo serrátil anterior (*serratus*[37] anterior) que separam dois planos de deslizamento.

Seu tipo articular é uma **sissarcose**.

As **vantagens** que decorrem disso são a ausência de artrose (não há superfície cartilagínea), a ausência de entorse (não há ligamento), a ausência de luxação (não há cápsula). O seu único **inconveniente** é o risco de sobrecarga muscular (atitude de superelevação dos ombros, com contraturas dolorosas como resultado).

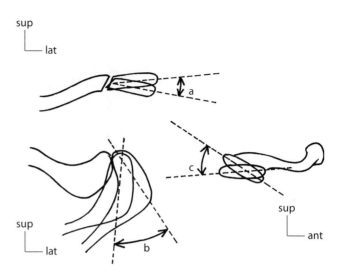

Figura 9.56 Movimentos acromioclaviculares: folgas de abdução-adução (a), de fechamento-abertura do ângulo do ombro (b), e rotação axial (c).

Sua **mobilidade** está condicionada apenas pela clavícula. Os movimentos só podem ser dissociados artificialmente, de forma passiva (Fig. 9.57). Funcionalmente, eles associam em geral: adução + retropulsão + rotação para baixo + frontalização (com elevação ou abaixamento), ou as associações inversas (Ludewig et al., 1996).
- A *elevação-abaixamento* é da ordem de 8 a 13 cm (Laude et al., 1978; Kapandji, 1980). Ela é o resultado da parte descendente do trapézio, levantador da escápula, omo-hióideo e romboides.
- A *adução-abdução* tem uma deflexão da ordem de 15 cm. É o resultado da parte transversa do trapézio e dos romboides para a adução, e do serrátil anterior para a abdução (Borstad e Ludewig, 2002).
- Os *movimentos de rotação*[38] são da ordem de 60° (Lucas, 1973; Kapandji, 1980) (52° para Gonon et al., 1985). A noção de movimento de rotação, girando em torno de um eixo imaginário situado um pouco abaixo do tubérculo do trapézio da espinha e perpendicular ao plano da escápula (Fig. 9.58), é uma **convenção** clássica proposta em 1909 por Miramont de La Roquette. Ela não se baseia em nenhuma realidade mecânica (Hignet, 1994): um eixo situado dessa maneira contradiz a relação com a clavícula e o tórax. Portanto, é preciso conhecer o caráter convencional dessa representação, cômoda mas incorreta, e saber que, de fato, o deslocamento diz respeito a toda a hemicintura em translações e rotações tridimensionais. A rotação para cima é feita pelo serrátil anterior (metade inferior), das partes ascendente e descendente do trapézio, e do omo-hióideo. A rotação para baixo é feita pelo levantador da escápula, dos romboides e do peso do membro superior unido ao ombro.
- A *báscula anterior* é a inclinação da borda superior para a frente. Ela é feita pelos músculos coracoides (principalmen-

---
[35] Cálculo que nem sempre é muito significativo, pois ora é dado em graus, ora em porcentagem, ora em centímetros de deflexão na extremidade lateral da clavícula.
[36] Em elevação lateral, a extremidade medial se abaixa (Kamina e Rideau, 1992).
[37] De *serra*: e, portanto, *serratus*: dentado como uma serra.

[38] Eles tomam o ângulo inferior da escápula como referência: rotação para baixo quando o ângulo se desloca para dentro, lateral quando se dirige para fora.

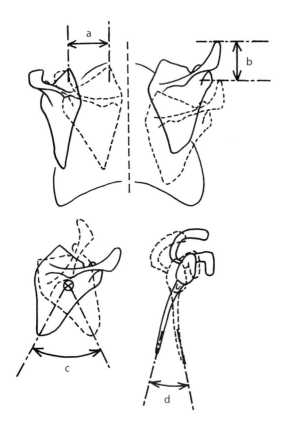

Figura 9.57 Movimentos escapulotorácicos analíticos e teóricos: em abdução-adução (a), em elevação-abaixamento (b), em rotação (c) e em báscula sagital (d).

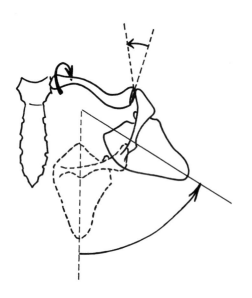

Figura 9.58 Os movimentos de rotação não podem ser efetuados em torno de um eixo fixo. Eles são uma translação circunferencial com rotação, implicando a mobilidade clavicular em cada uma de suas extremidades.

te o peitoral menor). Uns chamam o movimento inverso de báscula posterior, e outros de retorno da báscula anterior. A amplitude total é da ordem de 15° a 20° (17° para Gonon et al., 1985).

• A *frontalização e a sagitalização* são rotações que se efetuam em torno de um eixo vertical fictício, pois não é fixo[39], passando próximo ao meio da borda posterior da espinha (Gonon et al., 1985). A amplitude global é da ordem de 30° (Pierron et al., 1987). Esses movimentos tendem a paralelizar o plano escapular com, respectivamente, os planos frontal e sagital (Karduna et al., 2000).

• Esses *diferentes valores* são dados a título indicativo: como são variáveis, são fortemente influenciados pela atitude morfoestática do indivíduo – conformação do tórax e da coluna vertebral (cifose, p. ex.) (Péninou e Dufour, 1985).

Articulação do ombro (escapuloumeral)

A obliquidade do plano da escápula produz uma dissociação entre os planos anatômicos e os funcionais[40] (ver Fig. 9.53). Assim:

• A *abdução fisiológica*,[41] isto é, o afastamento no plano da escápula, situa-se obliquamente para fora e para a frente (cerca de 45°).

• A *flexão-extensão* se efetua em um plano perpendicular ao precedente. Quando se observa um corredor, ele balança seus punhos obliquamente para a frente e para dentro, e não sagitalmente.

• As *rotações* se efetuam no plano horizontal – mas, enquanto a referência goniométrica considera sempre o plano sagital como posição "zero", o silêncio EMG dos músculos rotadores é obtido por uma posição de 40° a 45° em rotação medial (plano funcional da flexão-extensão).

Mobilidades analíticas

Elas se inscrevem nos três planos anatômicos de referência.

Flexão

Definição

É o movimento no qual o braço é conduzido para a frente do plano frontal.

Plano

O movimento se desenrola, por definição, em um plano sagital (funcionalmente, é perpendicular ao plano da escápula, oblíquo em 45° para dentro e para a frente).

---

39 Elas traduzem um deslizamento circunferencial sobre a convexidade torácica.
40 Essa observação não é própria ao ombro, mas pode ser observada com uma nitidez flagrante.
41 O termo elevação é reservado à abdução global do complexo do ombro.

Eixo

O eixo teórico está situado na intersecção dos planos frontal e transversal, que passa pelo centro da cabeça do úmero. Em realidade, esse eixo é muito mais perpendicular ao plano da cavidade glenoidal (de onde o plano funcional se torna oblíquo).

Movimento

É habitual considerar o úmero móvel, em relação à escápula fixa. Contudo é útil considerar esses dois casos:
- Úmero móvel: a cabeça gira em torno do eixo[42] (Fig. 9.59).
- Escápula móvel: é a cavidade glenoidal que gira em torno do eixo, no decorrer de uma báscula anterior do coto do ombro. Esse exemplo é fácil de ser criado em um paciente cujo cotovelo está apoiado sobre uma mesa e fazendo-o recuar as nádegas (Fig. 9.60).

Amplitude

A média se sitia entre **60°** e **90°**.

Motores

São a parte clavicular do deltoide, o peitoral maior clavicular, o conjunto coracobraquial e o bíceps braquial.

Fatores limitantes

São representados pelo tensionamento dos elementos posteriores e do feixe posterior do ligamento coracoumeral (Fig. 9.61).

Observação

O **setor útil**, cerca de 45°, permite levar a mão à testa (Fig. 9.62).

Extensão

Definição

O braço se desloca para trás do plano frontal.

Plano e eixo

São idênticos aos da flexão.

Movimento

Distinguimos duas situações similares às descritas para a flexão:
- Úmero móvel: a cabeça gira no centro da cavidade glenoidal.
- Escápula móvel: o movimento é limitado quando nos encontramos em posição anatômica. Com efeito, a báscula posterior da escápula é interrompida pelo tórax. Portanto é preciso inclinar o trono para trás com a escápula, deixando o braço pender verticalmente.

Amplitude

Ela é de cerca de **30°** (atenção à participação parasita da báscula anterior da escápula).

---

42 Não há rolamento-deslizamento como para a abdução.

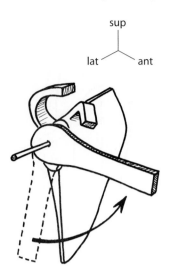

Figura 9.59 Os movimentos sagitais do ombro correspondem a um giro da cabeça do úmero sobre a cavidade glenoidal.

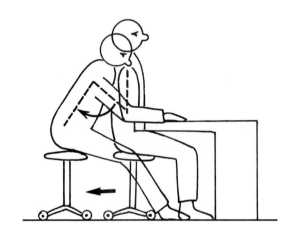

Figura 9.60 A flexão do ombro às vezes se efetua a partir de um recuo escapular.

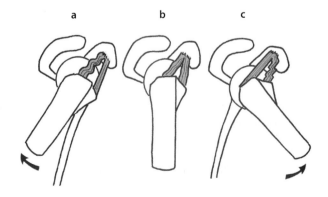

Figura 9.61 O ligamento coracoumeral suspende a cabeça (b). Seu feixe anteroinferior freia a extensão (a) e o feixe posterossuperior freia a flexão (c).

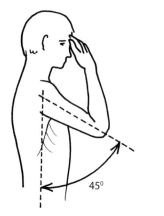

Figura 9.62 O setor útil da flexão do ombro permite o movimento mão-testa.

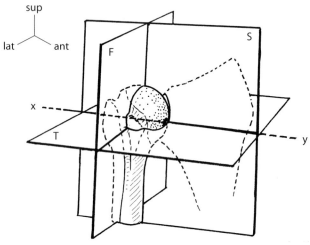

Figura 9.63 O eixo teórico de abdução-adução (xy) é anteroposterior: planos sagital (S), frontal (F) e transversal (T).

Motores

O motor principal é a parte espinal do deltoide; é preciso acrescentar os motores redondo maior e o latíssimo do dorso, acessoriamente a cabeça longa do tríceps, se o braço inicia em setor de flexão.

Fatores limitantes

São os elementos anteriores, principalmente o feixe anterior do ligamento coracoumeral (ver Fig. 9.61).

Abdução

Definição

É o movimento no qual o braço se afasta do eixo do corpo.

Plano

Classicamente frontal, passando pelo centro da cabeça do úmero, esse movimento se opera no plano da escápula, obliquamente para fora e para a frente.[43]

---

43 Quando abrimos os braços para alguém, os afastamos com esse componente para a frente.

Eixo

O eixo teórico é representado pela intersecção dos plano sagital e transversal passando pelo centro da cabeça do úmero (Fig. 9.63). Para Lucas (1973), ele se situa em frente ao colo, um pouco abaixo e para dentro do tubérculo maior. Na realidade, trata-se de um conjunto de centros instantâneos de rotação (CIR) repartidos em duas zonas: uma um pouco acima do centro da cabeça do úmero e a outra um pouco abaixo (Fig. 9.64). Isso corresponde a uma modificação do posicionamento cefálico ao longo da abdução: na metade superior de 0 a 50°, e na metade inferior de 50° a 90° (Carret et al., 1974; Viel, 1979; Gonon et al., 1985; Bonnel, 1992). A definição explicaria, talvez, a demarcação do tubérculo glenóideo. Nas situações patológicas, os CIR tendem a se dispersar, exceto se há um aprendizado reeducativo (Leroux, 1999).

Movimento

O afastamento do braço faz rolar a cabeça do úmero sobre a cavidade glenoidal, tendendo a subir na direção do acrômio por causa da não concordância: esfera umeral sobre platô glenóideo. Para conservar um bom **centramento** da cabeça do úmero (Afonso et al., 2000), o supraespinal puxa o tubérculo maior para dentro, e a cabeça do úmero provoca assim um movimento compensatório de deslizamento simultâneo para baixo (Fig. 9.65). Falamos de **rolamento-deslizamento**,[44] isto é, a associação de um movimento angular (rolamento) de afastamento distal, ligado a um movimento linear (deslizamento para baixo) de abaixamento da cabeça do úmero (Viel, 1979; Samuel e Galou, 1983; Pierron et al., 1987; Barbier e Caillat-Miousse, 2000). A síntese é uma **abdução centrada**. Deve-se observar que a abdução se inicia por um movimento muito leve de rotação para baixo da escápula e que esse movimento parece condicionar o bom centramento da cabeça do úmero (Gagey et al., 1992; Barbier e Caillat-Miousse, 2000). De fato, a rotação para baixo abre o ângulo do ombro, assim como a abdução (Mc Quade e Smidt, 1998).

O desenrolamento da abdução se inscreve na elevação lateral do membro superior. A 40°, o tubérculo maior aflora o ligamento coracoacromial, depois se engaja por baixo. Quando não existe patologia inflamatória, o tubérculo continua assim sua rota, sem conflito, até o contato do polo superior da cavidade glenoidal (Gagey, 1991). A patologia com ascensão da cabeça do úmero provoca uma compressão não mais intermitente, mas permanente do supraespinal, geradora de conflito, com modificações tróficas e estruturais (Péninou e Dufour, 2002). Isso tem como resultado a *impingement syndrome* dos autores de língua inglesa (Afonso et al., 2000).

Amplitude

Ela é pouco superior à da flexão, isto é, entre **60° e 100°**.[45]

---

44 Rolamento e deslizamento são feitos em sentido inverso, uma vez que mobilizamos uma superfície convexa (cabeça) sobre uma superfície plana (cavidade glenoidal).
45 Günal et al. (1996) evidenciaram que a abdução ativa é com frequência mínima do lado dominante (83 ± 12°) que do lado oposto (92 ± 6°).

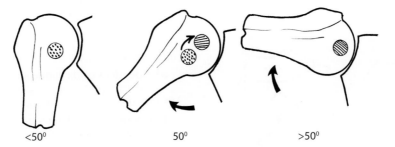

Figura 9.64 Ao longo da abdução, os centros instantâneos de rotação (CIR) se deslocam para o alto, a mudança se opera em torno de 50° de acordo com Carret et al. (1974).

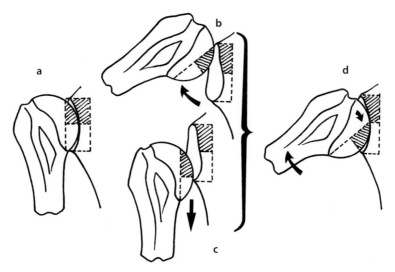

Figura 9.65 Em relação à posição de partida (a), o rolamento-deslizamento da cabeça do úmero ao longo da abdução (d) associa-se a um movimento angular de afastamento (b) e um movimento linear de abaixamento (c).

Motores

O motor é a parte acromial do **deltoide**[46] (Fig. 9.66), com associação das fibras próximas dos feixes anterior e posterior. O **supraespinal** participa, com um componente estabilizador acentuado (centramento permanente). Revel (Revel et al., 1984; Revel, 1999) mostrou a participação dos músculos abaixadores, ativos a partir de 0° mesmo quando o deltoide se contrai isometricamente. Em contração concêntrica, o subescapular intervém a partir de 35° e os peitorais maior, dorsal e redondo intervêm a partir de 50° (essas atividades crescem até 90°; ver Fig. 9.46). Se o úmero está em rotação lateral, a cabeça longa do bíceps se encontra posicionada no plano do movimento e participa da abdução (Karduna et al., 1996).

Fatores limitantes

São os elementos inferiores: cápsula inferior e seus **freios**, assim como os músculos adutores. Além desse papel, o liga-

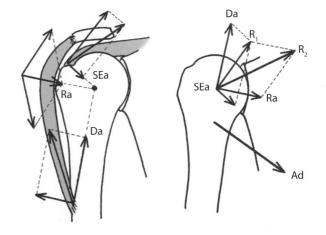

Figura 9.66 As diferentes forças que contribuem para um bom centramento da cabeça do úmero. Da: componente axial (ascensional do deltoide); Ra: resultante de aderência do deltoide sobre o tubérculo maior; SEa: componente axial do supraespinal; R_1: resultante de Da + SEa; R_2: resultante de R_1 + Ra; Ad: ação dos adutores equilibrando a força R_2.

---

[46] A potência do feixe médio se deve ao braço de alavanca umeral e à estrutura multipenada de suas fibras, assimilando o trabalho muscular ao de uma talha.

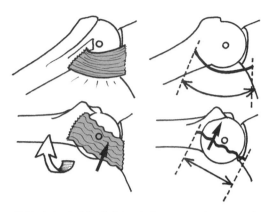

Figura 9.67 Ação do feixe inferior do ligamento glenoumeral: tensionado ao longo da abdução, ele desliza sobre a rotundidade da cabeça do úmero para diminuir sua tensão e explica a rotação lateral do úmero.

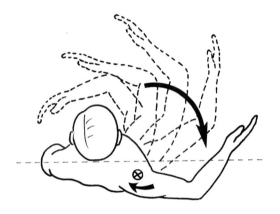

Figura 9.68 A abdução horizontal provocada pela parte espinal do deltoide: o movimento ao contrário.

mento glenoumeral inferior (Gagey, 1991), cujo tensionamento faz com que deslize cranialmente ao contato da rotundidade da cabeça do úmero, induz, funcionalmente, uma rotação lateral (Fig. 9.67).

Observações

Em **abdução horizontal** (ver nota 64) o músculo motor específico é a parte espinal do deltoide (gesto de abrir seus braços em cruz) (Fig. 9.68).

Adução

Definição

É um movimento no qual o braço se aproxima do eixo do corpo. O movimento geralmente se inicia em posição de abdução prévia. No caso contrário, o tórax atrapalha o movimento e há **três soluções**:
- Associar a ele uma flexão (caso funcionalmente mais frequente).
- Associar a ele uma extensão (gesto de tocar a nádega oposta, menos confortável).
- Permanecer no plano inicial, mas sobre-elevar o coto do ombro, o que significa fechar o ângulo do ombro (adução relativa).

Plano e eixo

São idênticos ao da abdução.

Movimento

É o **rolamento-deslizamento** inverso do precedente. Não traz o problema do risco de conflito superior da abdução, mas, quando o movimento está associado a uma flexão, ele provoca uma tensão da parte superolateral do ombro com dois riscos:
- Solicitação dos tendões superiores do manguito rotador em presença de uma sutura ainda muito recente.[47]
- A aderência dessa parte superior sobre o plano ósseo subjacente, que agrava a zona avascular funcional, e cuja manutenção favorece uma isquemia desfavorável à troficidade, às vezes já frágil, do manguito rotador (ver Fig. 9.52).

Amplitude

A posição anatômica não permite adução pura.
- Quando levamos o coto do ombro em elevação, realizando uma rotação para cima, o braço permanece vertical. Esse movimento fecha o ângulo do ombro em cerca de 10°.
- Se há associação de extensão ou de flexão, a amplitude é de cerca de **30°**.

Motores

A partir de uma abdução, é a gravidade que garante a adução. Quando esta ação se choca contra uma resistência (segurar um objeto entre o braço e a cintura), são os músculos adutores do braço que entram em ação: redondo maior, latíssimo do dorso e feixe inferior do peitoral maior. Há um auxílio moderado do coracobraquial (Coury et al., 1998).

Fatores limitantes

Em posição anatômica, é o encontro com o tronco. Quando o braço se aproxima do peito, em flexão, ele tensiona os elementos superoposteriores laterais; em extensão, tensiona os elementos superoanteriores laterais.

Rotação lateral

Definição

É o movimento no qual a face anterior do braço é conduzida para fora.[48]

Plano

É o plano horizontal, passando pelo centro da cabeça do úmero.

---

47 Quando há sutura do supraespinal, o braço é colocado sobre uma almofada de abdução. A adução é autorizada apenas progressivamente, em função da cicatrização tendínea.
48 Por razões de clareza, a fim de evitar a confusão com a supinação no nível do antebraço, geralmente colocamos o cotovelo flexionado em ângulo reto, em posição de partida (antebraço no plano sagital).

Eixo

Está situado na intersecção dos planos sagital e frontal passando pelo centro da cabeça do úmero.

Movimento

É um movimento de **rolamento-deslizamento** da cabeça do úmero contra a cavidade glenoidal. O rolamento se faz para trás e o deslizamento para a frente. Todavia, essa dissociação é menos nítida do que para a abdução. Em tecnologia passiva, basta ter uma preensão que englobe bem o coto do ombro para controlar a estabilidade da cabeça do úmero ao longo do movimento, o que não é suficiente para a abdução.

Amplitude

Em posição anatômica (dita R1), as rotações cobrem um setor total de cerca de 135°, repartido em **45°** para a rotação lateral e **90°** para a medial. Quando consideramos não a sagitalidade do antebraço como referência clássica, mas a posição de silêncio EMG (em setor de rotação medial), as amplitudes rotatórias repartem-se então de maneira igual entre as duas rotações (ver Fig. 9.53).

Motores

São o infraespinal, o redondo menor e a parte espinal do deltoide (Kuechle et al., 2000).

Fatores limitantes

São representados pelos elementos anteriores, cápsula e ligamentos, e principalmente pelos grandes tendões rotadores mediais (subescapular e os "três grandes").

Observações

A diferença entre as posições R1, R2 e R3 se traduz por uma variação de amplitude, uma vez que em elevação (R2 e R3), os ligamentos, situados principalmente na frente, estão distensionados, aumentando então a amplitude. Para além de 90° a amplitude diminui novamente (Orly e Péninou, 1986).

Rotação medial

Definição

É o movimento no qual a face anterior do braço é conduzida para dentro. Como para a rotação lateral, considera-se geralmente o cotovelo flexionado em ângulo reto e dizemos que é o movimento no qual a mão é conduzida para a face anterior do abdome.

Plano e eixo

São os mesmos que os da rotação lateral.

Movimento

É o inverso do movimento de rotação lateral: rolamento para a frente e deslizamento para trás. A substituição é um enrolamento do coto do ombro.

Amplitudes

Em relação à referência sagital, a rotação medial cobre um setor de cerca de **90°** (mesma observação que para a rotação lateral no indivíduo de referência).

Motores

São músculos potentes: subescapular, peitoral maior, latíssimo do dorso e redondo maior. Acessoriamente, a parte clavicular do deltoide e a cabeça longa do bíceps podem ter uma leve participação.

Fatores limitantes

São representados pelos elementos posteriores, pouco potentes, mas fortemente alongados em amplitude máxima (mão nas costas).

Observações

Esse movimento se acompanha geralmente de um enrolamento do ombro para a frente (sobretudo em setor extremo, por exemplo, quando se coloca as mãos nas costas).

Mobilidades específicas

Elas são representadas pelos jogos anexos da cabeça do úmero, autorizados pela ausência de congruência e de concordância, bem como por uma importante frouxidão ligamentar. Foram descritas por Mennell (1934), e o seu interesse na recuperação das mobilidades analíticas foi mencionado por vários autores (Hsu et al., 2002b).

Deslizamentos anteroposteriores

São pequenos deslizamentos, ligados aos movimentos de rotação, em posição anatômica (fixando a escápula e criando pequenas trações-impulsos sobre a extremidade superior do úmero). São solicitados para tensionar as partes anterior ou posterior da cápsula, principalmente se ela se retrair. Esses movimentos podem ser anormalmente importantes e traduzir uma instabilidade anteroposterior da cabeça.

Deslizamentos verticais

Esses pequenos movimentos existem igualmente no estado fisiológico, como componentes dos movimentos de abdução-adução (**abaixamento** da cabeça do úmero acompanhando a abdução) (ver Fig. 9.65). Quanto mais a distância inicial for reduzida tanto mais a reeducação dita em abaixamento da cabeça do úmero irá permitir uma maior liberação do espaço acrômio-cabeça do úmero (Barbier e Caillat-Miousse, 2000; Péninou e Dufour, 2002). Esse treinamento parece facilitado pela reeducação[49] em rotação para baixo.[50]

A consideração desses movimentos ao longo de uma reeducação é um ponto capital, que necessita de um treinamento longo e repetido (Afonso et al., 2000). Mas, ainda que as técnicas de abaixamento e seus protocolos sejam suficientemente bem formulados (Leroux et al., 1998; Afonso et al., 2000), a noção de "tomada de consciência", muitas vezes in-

---

49 Um exercício padrão consiste em sentar o paciente sobre um banquinho ao lado de uma mesa, cotovelo junto ao corpo, mas descansando sobre a mesa. Pede-se ao paciente para abaixar o coto do ombro, cujo efeito é provocar uma rotação para baixo, iniciar uma abdução e abaixar a cabeça do úmero (Pierron et al., 1987). Em progressão, o apoio do cotovelo sobre a mesa deve ser cada vez mais leve.

50 Pode existir, patologicamente, uma insuficiência de sustentação muscular da cabeça do úmero, o que se traduz pela **ruptura da cápsula** do ombro e uma **subluxação** inferior da cabeça do úmero (Chen et al., 1999) (ver Fig. 9.45).

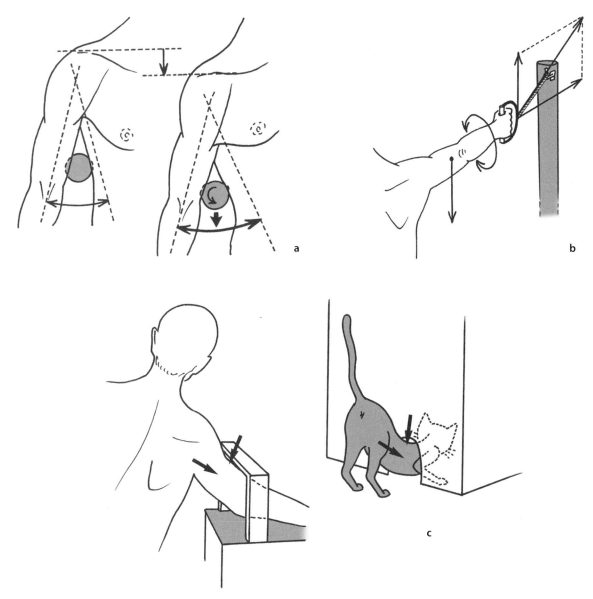

Figura 9.69 Treinamento do abaixamento da cabeça do úmero: rolamento para baixo de uma bola colocada sob o braço (a), relaxamento do ombro (em posição baixa, resultado da gravidade) durante um apoio da mão em uma alça, permitindo variar as rotações. O objetivo é a manutenção da posição, sem a alça (b), o deslizamento do braço sob um obstáculo evoca o movimento de um gato que passa por uma gateira: abaixamento e propulsão (c).

vocada, continua vaga e, até onde sabemos, valoriza-se mais a noção de movimento e não a de **gesto**,[51] como ferramenta de reeducação. Assim, o gesto de imitar alguém que tenta pegar um objeto deslizando seu braço sob uma barra colocada na altura de seu ombro evoca espontaneamente um **padrão**[52] de abaixamento-propulsão, à maneira de um gato que se abaixa quando passa sob um obstáculo (Alexander e Harrison, 2003) (Fig. 9.69).

---

51 O gesto (ver Parte I: Conceitos fundamentais) está ligado á expressão e foca perfeitamente a boa realização, deixando de lado o aprendizado corticalizado, longo e impreciso, de um movimento dado (lei do tudo ou nada).
52 Imagem neuromotora programada.

Decoaptação

A descompressão pode gerar um afastamento das superfícies articulares (possível graças à frouxidão capsuloligamentar). Ela é provocada por uma tração perpendicular no plano da cavidade glenoidal (escápula fixa).

Mobilidades funcionais

A realidade funcional associa as diferentes articulações. Bonnel (1992) acrescenta que o ombro pode ser globalmente considerado, não como um conjunto articular, mas como um verdadeiro "**músculo**"!

Circundução

É uma associação de movimentos analíticos, determinando um cone de rotação irregular (Fig. 9.70a):

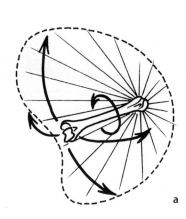 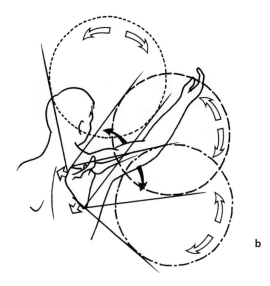

Figura 9.70 A circundução do braço traça um círculo imperfeito no espaço (a), amplificado pelas variações de posicionamento escapular (b).

- A circundução de ombro é muito mais **importante** do que seu equivalente no quadril.
- Ela se opera a partir de um cone com ápice escapular **móvel**, o que permite ao mesmo tempo aumentar o espaço de captura e orientá-lo desde o início do movimento (Fig. 9.70b). É principalmente utilizada nos movimentos de lançamento e de recepção.
- A extensão desse espaço é tão vasta que ultrapassa a do **campo visual** (podemos coçar as costas, mas não podemos vê-las).

Mobilidades prioritárias

Deve-se notar que entre todos os movimentos do ombro, três são funcionalmente muito importantes e em geral causam problemas quanto à sua recuperação eventual nas lesões desse complexo. São movimentos de **flexão**, de **abdução** e de **rotação lateral**. Eles determinam o essencial da captação espacial do membro superior (Fig. 9.71), os movimentos inversos não apresentam nenhuma dificuldade de recuperação.

Complementaridade do complexo

Diz respeito à associação dos movimentos. Esse dado complica o estudo do ombro por trazer a intervenção de vários parâmetros, o que levava Dolto (1976) a dizer que "o conjunto do ombro é realmente um quebra-cabeça chinês". Uma fixação artificial, por meio de uma placa, (Viel, 1979) mostrou que as articulações do complexo escapulotorácico-braquial (TSB) **se associam** para aumentar o cone de rotação espacial do ombro (Fig. 9.72). Quando a articulação do ombro é a única em jogo, a rotação do braço não ultrapassa o plano da cavidade glenoidal. Quando o acromioclavicular adiciona sua mobilidade, a rotação ultrapassa ligeiramente o plano do acrômio e se estende mais longe para a frente e para trás. Enfim, quando a esternoclavicular participa, o cone de rotação é máximo, indo além da cabeça para o alto.

O desenvolvimento espacial do ombro revela dois cones opostos por seu topo: o proximal corresponde ao giro dos

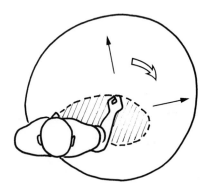

Figura 9.71 O espaço de captação está sob a dependência preferencial dos movimentos de flexão, rotação lateral e abdução.

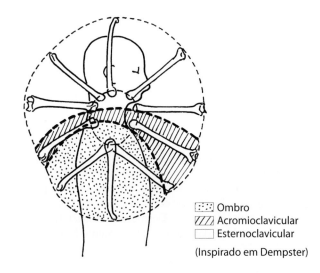

▦ Ombro
▨ Acromioclavicular
☐ Esternoclavicular

(Inspirado em Dempster)

Figura 9.72 O cone de rotação espacial do braço está sob a dependência das diferentes associações (inspirada em Dempster, 1965). Em pontilhado: apenas o ombro; em listrado: com participação da acromioclavicular; em branco: com a adição da esternoclavicular.

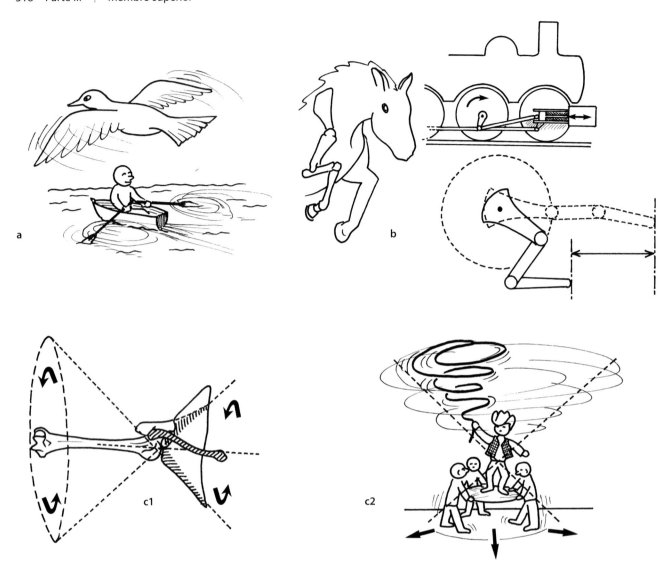

Figura 9.73 O deslocamento espacial: deslocamento rotatório essencialmente lateral (a), amplificação da deflexão parassagital à maneira de uma biela (b) e rotação cônica sobre tripé móvel no homem (c).

três pilares do cíngulo do membro superior; ele está destinado a oferecer uma **base de apoio dinâmico** glenóideo à emergência braquial, a qual representa o cone distal, com sua rotaçãor anterolateral (Champetier, 1979) (Fig. 9.73). A **apresentação escapular**, constituída pelo giro do cone proximal, garante uma **pré-orientação** do deslocamento do úmero.

Sua incidência prática é que a reeducação de qualquer uma dessas articulações deve imperativamente envolver também as outras, na fase funcional. Podemos notar que mesmo a manipulação da base **cervical** parece melhorar a liberdade do ombro (Le Roux e Desmarets, 1989), o que mostra a que ponto a base da coluna é um elemento importante do complexo TSB.

Ritmo da articulação do ombro

Essa noção diz respeito à abdução. É importante absorvê-la para dominar o funcionamento dinâmico do ombro. Às vezes se diz que o ombro efetua o movimento de abdução até 90°, em seguida é a vez da escapulotorácica e que enfim a coluna finaliza o movimento. Isso é falso, ou, pelo menos, isolado pela prática de uma mobilização passivo-analítica. Todos esses elementos atuam simultaneamente desde o início do movimento (Leroux, 1999) e de forma harmoniosa entre eles, mas **não o fazem nas mesmas proporções** (Fig. 9.74) (Poppen et al., 1976). Podemos observar, esquematicamente, quatro setores crescentes (Quadro 9.1) (Talkhani e Kelly, 1997).

Observação

No início da abdução, alguns indivíduos (principalmente os musculosos) começam por um deslocamento da escápula em rotação para baixo. Esse movimento é o mesmo que abrir o ângulo do ombro, o que, portanto, não é ilógico. Tudo se passa como se esses indivíduos dispensassem, em um primeiro momento, o enrijecimento de seus músculos abdutores, contentando-se com uma espécie de fase de armação

Quadro 9.1

Abdução	Escapuloumeral			Escapulotorácica		
Setores	Amplitude		Fração	Amplitude		Fração
0° → 30°	+ 25°	= 25°	5/6	+ 5°	= 5°	1/6
30° → 90°	+ 40°	= 65°	2/3	+ 20°	= 25°	1/3
90° → 150°	+ 20°	= 85°	1/3	+ 40°	= 65°	2/3
150° → 180°	Inclinação lateral da coluna vertebral (ou extensão, se o movimento for bilateral)					

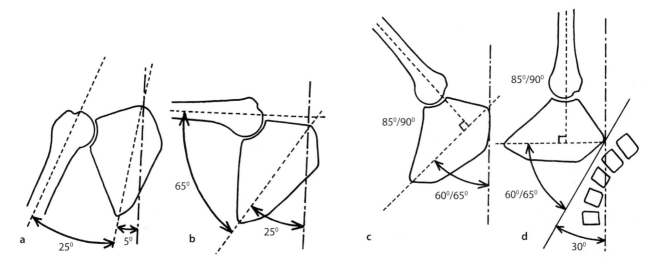

Figura 9.74 O ritmo da articulação do ombro associado à escapulotorácica e eventualmente à coluna vertebral, nas proporções variáveis: até 30° (a), 90° (b), 150° (c) e 180° (d).

preparatória, abrindo o ângulo,[53] antes de lançar a sinergia "rotação para cima". Essa armação tem como consequência **melhorar o momento do deltoide** desde o início da rotação para cima.

Posicionamento escapular dinâmico

O posicionamento espacial da escápula é o *primum movens*[54] de todo movimento funcional do úmero. Só pode haver uma boa adequação do posicionamento entre os dois ossos se a **mobilidade deles está em correlação**: se um dos dois se desloca isoladamente, não é mais possível uma relação harmoniosa entre eles.

A iniciativa dessa relação correta pertence ao **impulso escapulotorácico**, cabendo ao úmero apenas prolongar essa iniciativa mecânica por meio de seu próprio deslocamento no mesmo sentido. A reeducação deve levar em conta essa **estratégia antecipatória** (Péninou et al., 1989; Péninou e Dufour, 2002). Uma carga suplementar, ou uma maior velocidade, aumenta esse movimento preparatório (Doody et al., 1970; Bagg e Forrest, 1986; Paul et al., 1995). Uma visão puramente anatômica não revela esse papel, por isso não é surpreendente que este tenha sido considerado como secundário (Merle d'Aubigné, 1982). Alguns autores chamam **posição privilegiada**, ou *close packed position*, de Mac Conaill (Paul et al., 1995), a tendência fisiológica da escápula e do úmero em se situar em um mesmo plano, para assumir as tensões da forma mais econômica e mais eficaz possível.

Apesar da realidade da simples observação, a obsessão pelo ganho em amplitude, nas rigidezes, às vezes leva a conservar a fixação escapular da fase analítica durante a fase de treinamento funcional, o que parece não ter sentido (Pierrom et al., 1987). Três imagens podem ilustrar esse fato:

• Dolto dizia: "Não se estala um chicote segurando sua extremidade e agitando-o, mas segurando-o pelo cabo e dando-lhe a impulsão de partida necessária". Essa metáfora traduz a necessidade de uma estratégia antecipatória, que consiste em dar um impulso escapular antes de iniciar o deslocamento do úmero.

---

[53] Principalmente sob a influência da parte acromial do deltoide que, diante do peso do membro superior, puxa sobre sua inserção escapular (a rotação para baixo resultante garante um melhor frente a frente cavidade glenoidal-cabeça do úmero).

[54] *Primum movens*: elemento inicial do desencadeamento, condicionando a sequência.

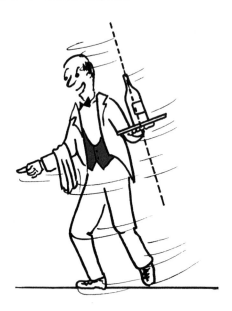

Figura 9.75 O equilíbrio dinâmico da garrafa depende da orientação prévia da bandeja.

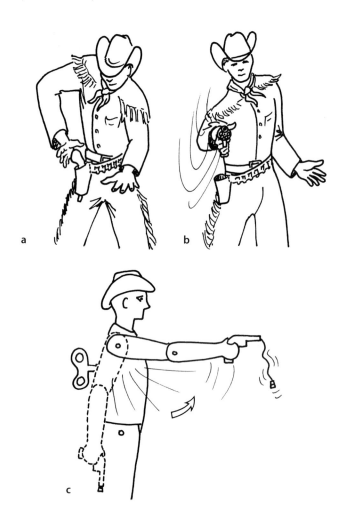

Figura 9.76 Os *cowboys* mostram com frequência o gesto de desembainhar um revólver com a impulsão que se inicia no nível torácico (a). O movimento se finaliza pelo lançamento dessa impulsão (b). Um boneco não pode reproduzir essa sincronização (c).

- *Uma pessoa que serve café*, mantendo uma garrafa sobre uma bandeja, pode ir e vir entre as mesas com a condição de programar suas viradas por meio de inclinações adaptadas e antecipadas da bandeja (Fig. 9.75). A estabilidade dinâmica é controlada pela base de apoio (bandeja) e não na manutenção da garrafa.
- *Nas cenas dos filmes de faroeste*, um *cowboy* saca brutalmente um revólver graças a uma impulsão que vem de sua cintura, prolongando-se na direção do seu coto do ombro, e terminando-se por uma propulsão do braço para a frente na direção do alvo (Fig. 9.76a, b), cabendo ao dedo apenas finalizar esse "movimento de tiro" pelo aperto do gatilho (liberando a trava). Ao contrário, o movimento análogo de um manequim é uma imitação não funcional, pois deliberadamente isolada no nível do braço (Fig. 9.76c). É a mesma situação no movimento de um soco violento.

Em todos esses exemplos, o ombro se coloca em **posição privilegiada** e garante uma função **próxima do estático**, toda a energia empregada vem da mobilização do tronco e do cíngulo do membro superior.

A concepção anatômica pura inverte com frequência essa relação e, para alguns (Gagey, 1991), em seguida é o úmero que arrasta a escápula. Sem dúvida, é característico das situações fisiológicas serem tão perfeitas que para nós é difícil definir o ponto de partida, dessa maneira, para encontrar o fio condutor é mais prático considerar o gesto global do indivíduo.

Paradoxo de Codman (1934)

Ele evoca o fato, não evidente, de que todo movimento efetuado nos dois planos verticais do espaço se acompanha de uma **rotação automática** no terceiro plano. De fato, passar do plano sagital ao plano frontal (ou o inverso) impõe percorrer certa distância no plano horizontal, o das rotações. Isso quer dizer que uma flexão seguida de uma abdução associa automaticamente uma rotação lateral (proporcional ao valor dos outros movimentos). O movimento inverso associa uma rotação medial (Fig. 9.77).

Aplicação prática

A recuperação da rotação lateral é com frequência difícil, dolorosa e provoca a apreensão do paciente. A flexão traz menos problemas e o fato de pedir que ele abra os braços (gesto de acolhida), é mais bem integrado no plano psicomotor e, portanto, mais fácil de trabalhar e de dominar. Além disso, é possível medir a amplitude rotatória apenas observando o afastamento distal da mão, que é muito mais perceptível do que o deslocamento angular da rotação pura.

Paradoxo de Lombard

Esse paradoxo, descrito por Lombard (ver Caps. 5 e 6), deixa claro que dois músculos antagonistas e biarticulares, funcionam simultaneamente em curso médio, cada um tendo um papel preponderante no nível da articulação onde possui o melhor braço de alavanca (Fig. 9.78). No nível do ombro, isso envolve o bíceps,[55] na frente, e a cabeça longa do

---

55 Com frequência especificam a cabeça longa do bíceps, mas de fato, a cabeça curta do bíceps contíguo, desempenha um papel similar.

tríceps, atrás (Yamazaki et al., 2003). Essa constatação diz respeito à relação ao ombro-cotovelo, associando a flexão de um com a extensão do outro, e vice-versa.

Vias de passagem

Nomeadas assim por **Sohier** (1983), são as associações funcionais, preferenciais dos movimentos do ombro. Elas visam se contrapor aos eventuais conflitos (Pierron et al., 1987). Sendo os mais comuns:
- A *via posterolateral*, associando abdução e rotação lateral.
- A *via anterior*, associando flexão e rotação medial (sem adução).

Essas associações foram ressaltadas, de maneira próxima, por **Kabat**, que falava de **diagonais**. Outros falam de **lemniscatas**,[56] trajetórias visíveis no gesto realizado para bater em alguma coisa com um grande martelo ou uma raquete de tênis (Fig. 9.79) – deve ser comparado ao gesto de bater uma estaca com o auxílio de uma ferramenta em movimento plano (o que é o caso de uma máquina operatriz), gerando uma sucessão de movimentos onerosos no plano energético: aceleração, choque, aceleração em sentido inverso, frenagem, nova aceleração etc.

As diferentes denominações não mudam em nada a **realidade tridimensional** do movimento humano, elas apenas ressaltam este ou aquele aspecto que valoriza o jogo mecânico, que muitas vezes se limita ao ganho analítico e a exercícios globais não sistematizados (Barker et al., 1996).

Rotações automáticas

No nível do ombro, durante movimentos funcionais, o úmero gira em seu eixo longitudinal (Viel, 1979), associando abdução e a rotação lateral na flexão.

Movimentos lançadores

Por causa de sua situação, na base do cone de rotação do membro superior, e sua respectiva extensão, o ombro está na origem dos movimentos balísticos mais utilizados do corpo.

Movimento de lançamento

O lançamento de dardo (ver Fig. 9.4) é uma disciplina olímpica, mas o simples gesto de lançar uma bola, um chapéu, ou qualquer outro objeto comum é uma prática usual. O ato de lançar ocasiona a intervenção da totalidade do complexo escapulotorácico-braquial (TSB), principalmente quando a amplitude e a potência, ou a velocidade angular, são grandes. O movimento se decompõe em quatro fases (Fig. 9.80):
- Fase de **armação**. O movimento é diferente dependendo se o lançamento se opera no começo do braço (lançar uma bola de bocha), por cima do ombro (lançar um dardo), ou lateralmente, de um lado ou do outro (golpe reto ou reverso, no tênis) (Chow et al., 1999). No lançamento de uma flecha, ele associa uma inclinação-rotação do tronco, uma retropulsão do ombro com extensão, abdução e rotação lateral do ombro.

---

56 Uma lemniscata é o lugar dos pontos cujo produto das distâncias de dois pontos fixos é constante. Isso dá uma figura geométrica semelhante ao sinal do infinito (XX) (por favor inserir símbolo)

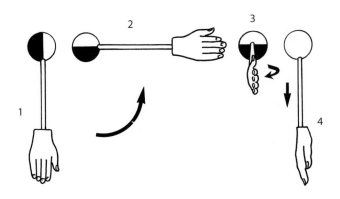

Figura 9.77 Paradoxo de Codman. Início com o braço ao longo do corpo (1), polegar para a frente, depois elevação anterior (flexão) (2), então afastamento na direção do plano frontal, em abdução (3), finalizando com o retorno do braço ao longo do corpo: o membro sofreu uma rotação lateral simultânea (4).

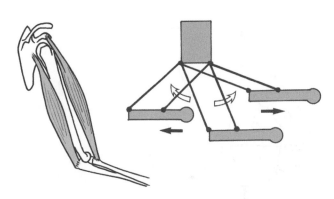

Figura 9.78 Paradoxo de Lombard: os biarticulares antagonistas permanecem em curso médio ao longo de um movimento associado.

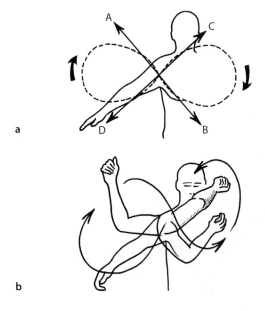

Figura 9.79 Movimentos funcionais em diagonais, A-B e C-D (a), ou em lemniscata (pontilhados), com sua execução (b).

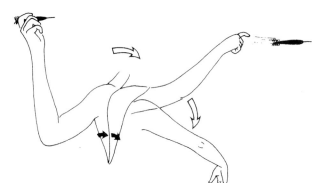

Figura 9.80 Lançamento de um objeto: fases de armação, depois de aceleração, de soltura e enfim de frenagem.

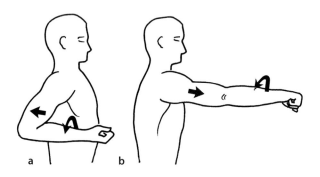

Figura 9.81 O movimento em potência associa a extensão do ombro e a flexão-supinação do cotovelo (a), ou a flexão do ombro e a extensão-pronação do cotovelo (b).

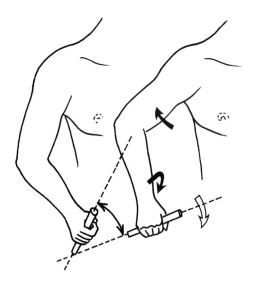

Figura 9.82 A abdução do ombro é funcionalmente associada à pronação (gesto de se servir uma bebida).

- Fase de **aceleração**. O repouso associa os movimentos inversos aos precedentes. A aceleração é repentina e se prolonga, em cadeia, no nível das outras articulações do membro.
- Fase de **soltura**. Ela não envolve o ombro, mas marca o ponto a partir do qual a aceleração cessa. Isso corresponde a uma posição na qual os diferentes segmentos do complexo articular do ombro estão globalmente alinhados e apontados na direção do alvo.[57]
- Fase desaceleração e **frenagem**. Para além do ponto de soltura, o ombro continua em arco de círculo sobre seu lançamento e freia progressivamente o movimento até que este pare de forma mais ou menos rápida (Rokito et al., 1998).

Movimentos de recepção

Com três fases, eles representam quase o inverso do lançamento.
- Fase de **antecipação**. É a fase durante a qual o ombro leva o membro para a frente do objeto a ser pego. Ela deve assegurar um posicionamento organizado e estável, finalizado pela extremidade distal do membro.
- Fase de **captação**. É uma fase breve durante a qual o ombro mantém o braço em posição, no momento em que a mão engaja o contato. Não há choque com o objeto visado, o contato se realiza ao longo de um gesto que acompanha no sentido do movimento do objeto, como acontece na transferência do bastão entre dois corredores nas corridas de revezamento.
- Fase de **frenagem**. É o desvio do lançamento balístico do objeto, integrando-o ao arco de círculo de frenagem do complexo TSB. Isso corresponde à associação descrita acima para a fase de armação.

A sucessão de lançamentos e de recepções se autoalimenta pelo encadeamento das diferentes fases, dando **fluidez** ao ritmo dos movimentos. Isso pode ser observado em um jogo de tênis.

Parceria com o cotovelo

- *No plano sagital*. Trata-se, de um lado, da associação evocada pelo paradoxo de Lombard, e, de outro, do jogo **pronos-supinação**. A flexão-supinação do cotovelo está associada a uma extensão do ombro (gesto de puxar para si, em força) (Fig. 9.81a) e a extensão-pronação do cotovelo a uma flexão do ombro (gesto de dar um soco) (Fig. 9.81b).
- *No plano frontal*, a abdução do ombro se associa à **pronação** – e a adução à **supinação**. Quando o braço está em elevação lateral, o abaixamento (adução) acompanha a supinação (movimento de parafusar), e a abdução acompanha a pronação (gesto de pegar algo para beber) (Fig. 9.82). Essa sincronização é importante nos movimentos funcionais de força, como parafusar e desparafusar: o desrespeito a essa sincronização rompe a cadeia cinética e pode gerar sobrecargas geradoras de epicondilites laterais ou mediais (Coury et al., 1998).[58]

---

[57] Nos movimentos de batida em um alvo fixo (soco), a fase de soltura é substituída pelo impacto (não há fase de desaceleração ou frenagem). Aquele que bate age como se quisesse ir mais longe do que o alvo.
[58] É o que significa a expressão "não ter mão para" efetuar uma tarefa, que significa não poder associar de modo eficaz ombro, cotovelo e antebraço. A solução é manter a mão em situação adaptada, estável e estática, e deslocar todo o corpo em relação ao objeto alvo, para acionar os músculos potentes da raiz do membro.

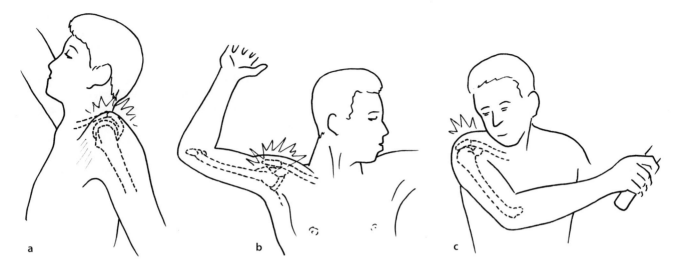

Figura 9.83 Os conflitos periarticulares são: superior (a), anterossuperior (b) e anteromedial (c).

- *No plano horizontal*, as rotações em força necessitam da participação da escapulotorácica, e depois do jogo do tronco.

Mobilidades patológicas

São as anomalias de mobilidade, tanto no plano **quantitativo** quanto **qualitativo**.

Diminuições ou rigidezes

Elas acompanham a maioria das patologias (capsulites retráteis, rigidez pós-imobilização). Surgem principalmente no nível do ombro e solicitam as compensações das outras articulações do complexo articular, principalmente a escapulotorácica.

Aumento de mobilidade

Situam-se com frequência em um contexto de hiperfrouxidão, ou após uma luxação. Traduzem-se geralmente pelas **instabilidades** e são favorecidas pelos movimentos no setor extremo (gesto de armação no handebol), as associações tridimensionais e as insuficiências musculares (pós-traumáticas ou paralíticas).

Dificuldades de centramento da cabeça

Traduzem-se por uma **elevação** anormal do coto do ombro (compensação com a escapulotorácica). Convém então solicitar os abaixadores capazes de ajudar o supraespinal: os "três grandes" (peitoral, latíssimo do dorso, redondo), sem, no entanto, fechar o ângulo do ombro (Péninou e Dufour, 2002).

Conflitos

São situações de proximidade conflitante entre certos elementos anatômicos, no final de movimento. São dolorosos, desestabilizando, portanto, o final do gesto, e entram na denominação em inglês de ***impingement syndrome***. Resultam de uma utilização intensa, máxima e repetida da articulação, gerando assim choques suprafisiológicas[59] (Oizumi et al., 2003). Os principais (Fig. 9.83) são superiores (entre tubérculo maior e acrômio), anterossuperiores (entre tubérculo menor e acrômio), anteromediais (entre tubérculo menor e coracoide, com flexão, adução, rotação medial).

As soluções podem ser:
- *Cinesioterapêutica*: quando o problema é observado a tempo, trata-se de realizar uma melhor programação do gesto com proteção articular pelos músculos circundantes.
- *Cirúrgica*, quando os elementos dão origem a uma irredutibilidade do fenômeno irritante. Um conflito superior entre a cabeça longa do bíceps e o ligamento coracoacromial pode levar à resecção deste ligamento com acromioplastia (abrasão da parte anterior do acrômio, que é próxima do tendão).

Perturbações do ritmo da articulação do ombro

As dificuldades de mobilidade do ombro são compensadas por uma maior participação da escapulotorácica, principalmente quando precoce. Elas podem estar ligadas a um defeito de centramento da cabeça, no decorrer da abdução. Quanto este não é bem realizado, deve haver um aprendizado de um **centramento ativo** (Afonso et al., 2000) garantindo uma liberação do espaço subacromial. Com efeito, a distância acromioumeral do indivíduo saudável é de 9 a 10 mm (podendo ir de 7 a 13 mm), ela cai para 8 ou 9 mm nas rupturas parciais, e para 4 ou 5 mm nas rupturas totais dos supra e infraespinais (Nové-Josserand et al., 1996).[60] As dificuldades do

---

[59] Esses conflitos são encontrados nos gestos de amplitude máxima, geralmente nos gestos esportivos.

[60] Para esses autores, a ruptura dos supra e infraespinais reduz o espaço para 7,5 mm, depois para 5,4 mm quando uma lesão anterior está associada, e para 2,2 mm quando o infraespinal é totalmente ineficaz. Eles também observam que, se a ruptura da cabeça longa do bíceps não afeta a altura do espaço subacromial, a luxação desse tendão a diminui reduzindo-a para 5,5 mm, o que significa que a reflexão da cabeça longa do bíceps tem realmente uma vocação de abaixamento da cabeça do úmero.

posicionamento dinâmico da cabeça do úmero evidenciam o aspecto **proprioceptivo** do desenrolamento do gesto, o qual, sendo percebido, pode então ser executado rapidamente (Samuel e Gallou, 1983).

> **Para concluir**
> A mobilidade do ombro é a **finalidade funcional** de um **complexo articular** de uma grande riqueza. Ele é dominado por duas unidades: a escapulotorácica, que é uma máquina **simples e robusta**; e a escapuloumeral, que é uma máquina **sofisticada e frágil**.

ESTABILIDADE

Articulação escapulotorácica

A estabilidade dever ser considerada habitualmente sob dois ângulos: estabilidade ativa e passiva.
• Uma vez que não existe cavidade articular, a **estabilidade passiva** neste caso não tem aqui razão de existir.

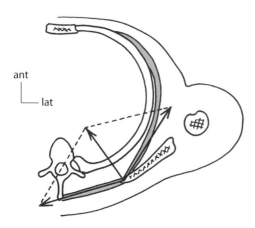

Figura 9.84 A resultante da ação dos romboides e serrátil anterior provoca uma aderência da borda espinal da escápula.

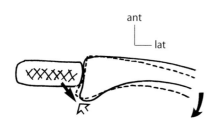

Figura 9.85 O processo posteroinferior da extremidade medial da clavícula impede o seu deslocamento anterior, por choque contra o manúbrio.

• A **estabilidade ativa** é a única em questão, garantindo a manutenção estático-dinâmica da escápula em posição de referência, e no decorrer dos diferentes posicionamentos funcionais. Ela envolve os músculos estabilizadores da escápula como o **levantador da escápula**, o romboide, o serrátil anterior ou o trapézio. O par romboide e serrátil anterior realiza uma sinergia de **aderência** da borda espinal sobre a grade torácica (Berthe, 1978) (Fig. 9.84).

Esse estado de coisas, que também é a tendência da escápula em se levantar para suprir as insuficiências do ombro, explica a frequência das contraturas, com caráter crônico, dos músculos periescapulares.

Articulação esternoclavicular

Castaing (1960) menciona que essa articulação é muito instável, ao passo que Berthe (1978) indica que é muito estável. Essas opiniões não são contraditórias: refletem a necessidade explicar os dois aspectos, passivo e ativo, dessa estabilidade.

Estabilidade passiva

Ela é **medíocre**:
• Existe uma **ausência de congruência** e mesmo de concordância, uma vez que a articulação interpõe um disco articular que adiciona um jogo rotatório aos dois graus iniciais.
• O processo posteroinferior da extremidade medial, ou faixa de **fixação de Farabeuf**, limita o avanço dessa extremidade da clavícula (Fig. 9.85). O recuo é impedido pela presença da primeira costela, situada bem atrás dela.
• Os ligamentos esternoclaviculares, que cercam e se sobrepõem à articulação, são fracos. O mais potente é o **costoclavicular**, situado um pouco distante.

Estabilidade ativa

Em relação à sua vizinha acromioclavicular, ela é **boa**, a prova é a raridade das luxações nesse nível. Os músculos envolvidos são o **subclávio** (reforço do ligamento costoclavicular) e as inserções musculares que se sobrepõem à interlinha (peitoral maior, esternocleidomastóideo, esterno-hióideo).

Articulação acromioclavicular

De dimensão reduzida, sua estabilidade é frequentemente mal conduzida durante choques sobre o coto do ombro. As subluxações são frequentes e a redução ortopédica é de difícil manutenção.[61]

Estabilidade passiva

Ela é **média**. As superfícies são planas, sem congruência nem mesmo concordância em virtude da existência, nesse nível, de um menisco, geralmente parcial.

---
61 Com frequência as luxações e subluxações deixam persistir uma mobilidade em "tecla de piano". De fato, raramente a redução se mantém por causa da fraqueza pericapsular.

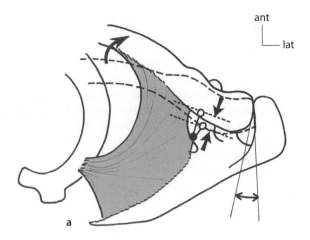
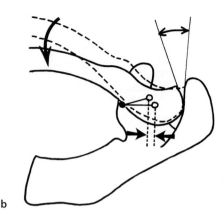

Figura 9.86 Variações do ângulo escapuloclavicular. Sua abertura é limitada pelo ligamento conoide e a dobra falciforme da fáscia cervical profunda (a). Seu fechamento é limitado pelo ligamento trapezoide (b).

- O abaixamento é eficazmente impedido pela **chanfradura** da interlinha, oblíqua embaixo e na parte de dentro (ver Fig. 9.11 a).
- A elevação é impedida pelas formações ligamentares **inferiores**, potentes e extrínsecas à articulação. São os ligamentos coracoclavicular medial, conoide e trapezoide (ver Fig. 9.34). Eles impedem o afastamento importante das superfícies e a elevação excessiva da clavícula, mas estão demasiado distantes para se contraporem às perdas de contato de fraca importância (subluxações).
- A estabilidade sagital é o resultado dos espessamentos capsulares fracos.
- A abertura do ângulo escapuloclavicular é impedida pelo ligamento **conoide** e pela parede falciforme cleidoescapular (Fig. 9.86 a).
- O fechamento do ângulo escapuloclavicular é o resultado do ligamento **trapezoide** (Fig. 9.86 b).

Estabilidade ativa

Ela é **modesta**. Os músculos envolvidos são aqueles que se sobrepõem à interlinha (deltoide e trapézio), mas são formações largas, tendo apenas um fraco poder de manutenção local. Não existe músculo curto reforçando os ligamentos.

Articulação do ombro

Condições de estabilidade

Considerando-se a grande deflexão articular, convém distinguir as condições estáticas e dinâmicas.

No plano estático

A conformação anatômica que permite a grande mobilidade explica a **fragilidade da manutenção**. As luxações ali são frequentes. Podemos distinguir os aspectos passivos e ativos.

No plano passivo

A articulação é comparada a **uma bola em um pires**, o que ilustra o problema dessa esferoide não congruente e não concordante (Fig. 9.87).
- O **neoacetábulo** formado pelo arco coracoacromial é um elemento importante da manutenção.
- O **vazio intra-articular** (pressão de Weber) garante o contato das cartilagens, indispensável para contrabalançar economicamente o peso do membro (Conzen e Eckstein, 2000).
- A cápsula só oferece uma **constrição** eficaz em situação de extrema abdução-rotação lateral (movimento de armação): suas fibras, paralelas em posição anatômica, se enroscam no decorrer desse movimento, garantindo assim a estabilidade necessária (Debski et al., 1999) (Fig. 9.88).
- O **lábio** contribui para a estabilidade da cabeça. Sua ablação reduz em 20% a resistência às forças de translação anteroposteriores e superoinferiores (Codine et al., 2003a)
- Os ligamentos, **anteriores**, limitam o risco de luxação anterior, mas esta pode ser possível por causa do **ponto fraco** situado entre os feixes superior e médio do ligamento glenoumeral. A estabilidade vertical (suspensão) é garantida pelo **coracoumeral** (Codine et al., 2003b). O papel dos diferentes feixes ligamentares varia com as posições.

No plano ativo

A estabilidade é assumida pelo englobamento dos tendões do **manguito rotador** (ver Figs. 9.40 e 9.41). Eles colam a cabeça do úmero contra a cavidade glenoidal, qualquer que seja a posição, garantindo-lhe uma estabilidade **que se adapta incessantemente**. A estabilidade ativa parece ter relação com a qualidade **proprioceptiva** das estruturas: mecanorreceptores recrutados tardiamente e problemas de sensibilidade profunda favorecem a perturbação cinética (Warner et al., 1996; Forwell e Carnahan, 1996).

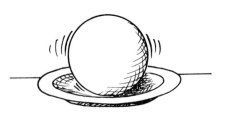

Figura 9.87 As relações da cabeça do úmero sobre a cavidade glenoidal: uma bola sobre um pires.

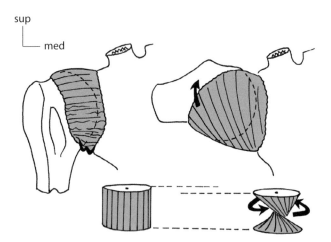

Figura 9.88 As fibras longitudinais da cápsula do ombro garantem uma constrição estabilizadora em abdução-rotação lateral (posição perigosa).

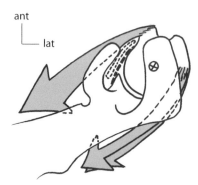

Figura 9.89 Os rotadores mediais e laterais se associam para estabilizar a cabeça do úmero anteroposteriormente.

Podemos ressaltar os seguintes pontos:
- A estabilidade **vertical** é garantida pelo supraespinal, que desempenha um papel de **levantador**.
- A estabilidade **rotatória** é garantida pelo par subescapular e infraespinal/redondo menor (Fig. 9.89).
- A estabilidade **anterior** (zona das luxações) é garantida pelo único ligamento anterior verdadeiro: o tendão do **subescapular**. Ele é inseparável da articulação (Figs. 9.89 e 9.41).
- A estabilidade em **coaptação** é garantida por:
  - **Manguito rotador**, em seu conjunto (Banas et al., 1995).
  - **Cabeça longa do bíceps**, de maneira mais fraca. Seu trajeto intracapsular o predispõe a um papel estabilizador. Em posição anatômica, ele une a cabeça do úmero para baixo, para dentro e para trás, o que oferece um componente de **abaixamento** que contrabalança o papel ascensional da porção curta (Fig. 9.90). A 90º de abdução, ele tem um efeito coaptado máximo (Bonnel, 1992). Para além desse valor, tem um componente subluxante inferior, limitado pelo ligamento glenoumeral inferior. Nos esforços de flexão intensa do cotovelo, Duchenne de Boulogne (citado por Martinez, 1971) observa que a cabeça do úmero tende a deslizar sobre a cavidade glenoidal para a frente e que o trajeto da cabeça longa do bíceps explica sua participação estabilizadora.
  - **Cabeça longa do tríceps**, quando a abdução se aproxima de 90º, também dá sua colaboração. Com a cabeça longa do bíceps, ele estabiliza o lábio e reforça a aderência da cabeça do úmero contra a cavidade glenoidal durante a ação da articulação do **cotovelo** (Fig. 9.91).
  - **Deltoide** contribui para a coaptação em abdução e para o centramento da cabeça, graças à **estricção** contrátil de seu volume em torno da articulação, durante sua contração. Sua estrutura e sua bolsa sinovial fazem com que seja considerado como uma **articulação** que prolonga a do ombro e **embainha** a raiz do braço.

No plano dinâmico

A estabilidade dinâmica do ombro depende principalmente da boa **adequação entre os dois ossos**. O início propulsivo nasce no nível escapulotorácico e se prolonga pelo deslocamento adaptado do úmero (Lippitt e Marsen, 1993).

Posição de estabilidade funcional

É a posição dita **de função**,[62] também chamada **posição privilegiada** de Gagey, ou ainda *close packed position* de Mac Conaill. É o posicionamento que oferece as melhores garantias de estabilidade[63] para gerenciar os diferentes deslocamentos do membro em relação aos gestos usuais.[64] Quanto mais

---

[62] É nessa posição que uma eventual artrodese fixa o ombro.
[63] O eixo do úmero está o mais perpendicular possível no plano da cavidade glenoidal, e o ligamento glenoumeral inferior torna-se paralelo ao eixo do úmero, tomando a cabeça como uma rede.
[64] A dominante funcional do ombro torna a perda de mobilidade muito invalidante, mas quando necessária uma artrodese é praticada na posição pré-citada. O jogo de mobilidade é então compensado pelo ombro.

nos distanciamos dessa posição, mais posicionamos a articulação em setor de desconforto, propício às instabilidades. Essa posição é oblíqua nos três planos do espaço (Viel, 1979) (Fig. 9.92), em cerca de 40° de abdução no plano frontal, 40° de flexão no plano sagital, e 40° de rotação medial no plano horizontal (Hsu et al., 2002a).

Variações fisiológicas

No plano frontal

A estabilidade é garantida pelo bom controle do **rolamento-deslizamento**[65] da cabeça do úmero (deslizamento para baixo da superfície da cabeça, simultânea ao rolamento para o alto provocado pela elevação lateral do braço) (ver Fig. 9.65). Esse mecanismo se deve a dois fatores, um ativo, o outro passivo.

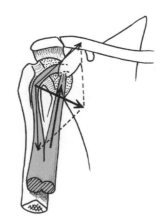

Figura 9.90 A cabeça longa do bíceps controla a tração elevadora da cabeça curta do bíceps.

• Um fenômeno **passivo**: é o papel do **ligamento glenoumeral inferior** (Gagey, 1991), que, situado em berço sob a articulação, se desdobra e depois se tensiona na abdução. O deslizamento anterossuperior de suas fibras sobre a rotundidade da cabeça do úmero durante esse movimento distensiona suas fibras, graças à rotação lateral provocada, permitindo assim mais amplitude (Gagey, 1991; Codine et al., 2003a) (ver Fig. 9.97). Esse feixe, contrariamente aos feixes superior e médio, não é recoberto por nenhum músculo: o que o torna o único elemento resistente que se expõe às luxações anteroinferiores, por isso é descrito como uma verdadeira **rede** (Capito, 1996).

• Um fenômeno **ativo**: é, em primeiro lugar, o papel do **supraespinal**. Ele pode ser substituído funcionalmente por todos os tendões com componente de abaixamento do úmero (ver Fig. 9.66), isto é, pelos **adutores**. Nas próteses totais de ombro (PTE) de tipo clássico, o papel desses músculos permanece essencial: quando não podem mais desempenhá-lo, o cirurgião deve escolher uma prótese dita **invertida** (Fig. 9.93) (cavidade glenoidal lado umeral e cabeça lado escapular).

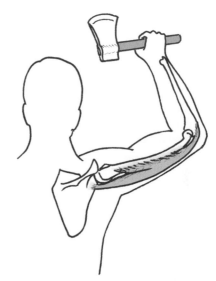

Figura 9.91 A cabeça longa do tríceps garante a relação ombro-cotovelo no movimento de machadada.

• Deve-se observar o papel autorregulador do **deltoide**, pela direção de suas fibras entre 0° e 60° de abdução, e pelo apoio de seu volume contrátil para além desse valor (ver Fig. 9.48). Isso se traduz por uma resultante dirigida para dentro e levemente para baixo, que pode ser decomposta em uma ação de coaptação e outra de abaixamento da parte epifisial (ver Fig. 9.49). Este último aspecto intervém na dosagem da ação levantadora diafisária e deve ser o alvo de uma pedagogia terapêutica adaptada (ver Fig. 9.69).

No plano sagital

A estabilidade resulta de uma posição centrada da cabeça do úmero, ou seja, da ausência de jogo anteroposterior nesse nível (ver Fig. 9.59).

• *No alto*: os feixes do **ligamento coracoumeral** desempenham um papel de freio estabilizador. O superior freia a flexão, e o inferior, a extensão (ver Fig. 9.61).

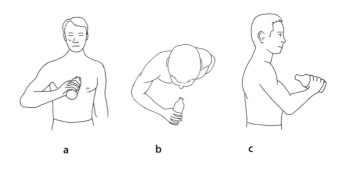

Figura 9.92 Posição de função: o braço está em posição privilegiada, intermediária em cada um dos planos do espaço: frontal (a), transversal (b) e sagital (c).

---

[65] O deslocamento vertical da cabeça do úmero em relação à cavidade glenoidal é de 1,5 mm a cada 30° de abdução (Poppen e Walter, 1976).

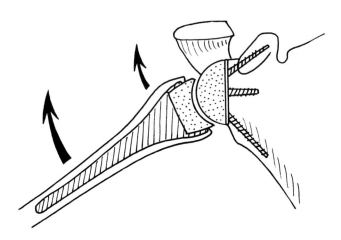

Figura 9.93 A prótese invertida do ombro suprime o rolamento-deslizamento da cabeça do úmero, em proveito de uma translação circunferencial sobre a nova "cabeça escapular".

- *No meio*: os músculos infraespinais e redondo menor, atrás, e o subescapular, na frente, realizam uma estabilização anteroposterior por **tensão antagonista** (ver Fig. 9.89).
- *Embaixo*: o largo feixe inferior do **ligamento glenoumeral** se estende para trás e para a frente, desempenhando assim um papel na estabilidade vertical e anteroposterior (Aioun, 1991).

No plano horizontal

É o plano das rotações, referenciado em três posições: R1, R2 e R3.
- A *posição R1*, cotovelo junto ao corpo, precisa de pequenos **rolamentos-deslizamentos** anteroposteriores que dependem da tensão equilibrada dos tendões do manguito rotador. Eles impedem a folga anormal que resultaria de um rolamento isolado. O equilíbrio acontece principalmente entre o subescapular cujo tendão é potente (reagrupando as lâminas peniformes do músculo), e substitui de forma eficaz o ligamento glenoumeral médio,[66] e os músculos infraespinais e o redondo menor.
- A *posição R2*, isto é, braço em flexão, é a do setor de força dos músculos anteriores. Sua predominância rotatória medial protege de um desequilíbrio lateral, mais frequente e perigoso que do lado medial.
- A *posição R3*, braço em abdução, corresponde ao movimento de armação de um lançamento de bola (handebol). Essa posição, perigosa no plano da estabilidade, é protegida pelo enrolamento das fibras **capsulares**, que coapta a articulação, e pelo feixe **glenoumeral inferior**.

Variações patológicas

Para Bonnel et al. (1993), o essencial das patologias degenerativas do ombro é o resultado, mais ou menos evoluído, de **disfunções** dos pares de ações musculares nos três planos do espaço. Contudo, ainda não sabemos se esse desequilíbrio é primitivo ou secundário, **causa ou consequência** (Leroux, 1999; Dubert, 2002). A **reprogramação sensitivo-motora** dessas dessincronizações ocupa um lugar preponderante em reeducação, o outro lugar sendo reservado ao reforço do deltoide, preconizado por Gagey e Hue (2000), pois sua perda funcional é muito rápida no decorrer das patologias, e também por seu papel de centramento já evocado. Os abusos, sobrecargas e traumatismos são muitas vezes fatores agravantes. Três tipos de patologias demandam a atenção: as instabilidades, as degenerescências e as próteses invertidas (ver adiante).

Instabilidades

Instabilidades verdadeiras

São o fruto de um déficit dos elementos estabilizadores. As soluções diferem de acordo com o tipo de instabilidade, passivas ou ativas.
- **Instabilidades passivas.** São as hiperfrouxidões ligamentares, constitutivas ou adquiridas (luxações repetidas), as remoções do labrum, ou as displasias ósseas. Quando são pouco importantes, podem ser compensadas por treinamento de uma proteção muscular de qualidade, bem como por uma boa ergonomia dos movimentos do ombro. Quando importantes, exigem uma cirurgia.[67]
- **Instabilidades ativas.** Resultam das rupturas do manguito rotador, ou das insuficiências musculares adquiridas (geralmente por não treinamento, o que alimenta o círculo vicioso: insuficiência muscular → não treinamento → agravamento da insuficiência). A solução pode ser reeducativa, em relação à noção de retomada de treinamento (tratamento funcional ou pós-cirúrgico), ou cirúrgico, em relação à sutura.

Instabilidades funcionais

Elas resultam de uma **má programação cinética** do ombro, ligada, ao que parece, aos déficits sensório-motores (Warner et al., 1996; Codine et al., 2003b), e/ou a uma insuficiência muscular, às vezes chamado **manguito rotador incontinente**. A solução é cinesioterapêutica (Pocholle et al., 2003):
- No plano **qualitativo**, trata-se de restabelecer um **equilíbrio tônico** e oferecer uma **vigilância proprioceptiva** de qualidade à proteção muscular do manguito rotador. Isso supõe exercícios de desestabilização progressivos, em cadeia aberta

---

66 Esse feixe ligamentar controla a rotação lateral, cotovelo junto ao corpo, até 60° de abdução.

67 As duas principais intervenções são:
A **imobilização** anterior (intervenção de Bankart), que tem como efeito restringir a rotação lateral e garantir um setor anterior protegido pela maior tensão capsular – uma variante utiliza o trato iliotibial (Iannotti et al., 2002).
O **enxerto** ósseo coracoide, que prolonga o arco coracoacromial para a frente e para baixo (intervenção de Latarjet, ou de Patte). Isso tem como efeito dar uma melhor retenção da cabeça do úmero pela abóbada. Dependendo se as fibras subescapulares foram seccionadas, ou simplesmente separadas no sentido de seu comprimento, a rotação lateral é momentaneamente impedida ou não.

(programados, depois aleatórios), depois em cadeia fechada (em plano fixo, depois em plano móvel) – isso nos diferentes setores de amplitude e com intensidades crescentes. O que constitui um programa de reeducação rico e evolutivo.

• No plano **quantitativo**, trata-se de devolver um mínimo de **força** à musculatura do manguito rotador, e de forma complementar à musculatura larga que o envolve. Qualquer desequilíbrio da balança muscular interfere no prognóstico de uma ótima recuperação (Pochille, 1997).

Degenerescências

São as consequências de conflitos mal tratados ou não tratados. Elas provocam um ombro doloroso, com perturbações mecânicas. O tecido do manguito rotador tendíneo, mas recuperado ou sobrecarregado, torna-se a sede de uma degenerescência fibrosa, dimensionada em função de sua gravidade (Lewertovski, 1999). Para além de certo valor, a **estanqueidade do manguito rotador** não é mais garantida e as soluções terapêuticas tornam-se aventureiras.

Próteses invertidas

No caso de uma prótese total invertida, o deslocamento umeral em abdução provém de um simples deslizamento da superfície côncava sobre a convexa, excluindo todo par de forças.[68]

> **Para concluir**
> Deve-se guardar que a estabilidade do ombro é **essencialmente muscular**, ativa, isto é, ligada à evolução espacial, ao contrário da estabilidade passiva, muito mais em relação com a conformação inicial. Isso ressalta a importância capital da **programação neuromotora** na reeducação desse complexo.

TENSÕES

O membro superior trabalha em **suspensão**, e não em compressão como o membro inferior. Portanto não é o peso do corpo que está em jogo, mas o **peso do segmento** (e eventualmente da carga transportada), bem como o **posicionamento articular**, que tensiona de forma diferente certas zonas (Anglin et al., 2000).

Zonas de tensão

• *Cabeça do úmero*. A zona mais tensionada é geralmente a **parte média**, o que corresponde a uma posição anterolateral do posicionamento braquial.

• *Neoacetábulo*. Em relação à escápula, não são apenas a cavidade **glenoidal** e seu **labrum** que estão envolvidos, mas todo o neoacetábulo, integrando o **arco coracoacromial**. A zona mais tensionada é a superior, que é a parte dura e resistente desse neoacetábulo.

• *Manguito rotador-menisco*. Entre a cabeça do úmero e o neoacetábulo, os tendões do manguito rotador formam uma camada tendínea que produz uma espécie de **colchão** interposto entre as estruturas duras e que integram algumas bolsas sinoviais para facilitar o deslizamento e amortecer as pressões. O tendão mais armado, diante das tensões, que em sua maioria são superiores, é o do supraespinal – que Le Coeur (1988) comparou a um **menisco ativo**. Esse manguito-menisco forma uma zona de **transição semirrígida** (ver Fig. 9.32).

Tensões estáticas

Suspensão

• *Na ausência da carga* (situação mais comum), a suspensão do membro é garantida passivamente pela ação do **vazio intra-articular**, que é da ordem de 15 a 20 daN[69] (o peso do membro superior é aproximadamente de 3 a 5 daN).[70] Essa margem de manobra permite o transporte de cargas leves sem dificuldades.

• *Quando a carga aumenta*, a tendência é diminuir o braço de alavanca em relação ao eixo corporal (reaproximação). O que tem como efeito colocar a escápula em ligeira **rotação para cima**, sobrelevando ligeiramente o coto do ombro, a fim de amarrar a cabeça do úmero na borda inferior da cavidade glenoidal, isto é, apoiado sobre o **pilar** da escápula (Fig. 9.94).

---

68 Nesse exemplo, uma técnica de mobilização passiva utilizando um torque (dito em abaixamento da cabeça do úmero) seria perigosa, pois contradiz a nova mecânica.

69 Decanewtons.
70 Ele representa 0,05 vezes o peso do indivíduo (Winter, 1994) (ver Parte I: Conceitos fundamentais).

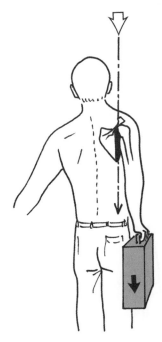

Figura 9.94 O transporte de carga com o braço esticado provoca uma inclinação do tronco (encurtamento do braço de alavanca resistente) e uma rotação para cima (apoio sobre a borda inferior da cavidade glenoidal e sobre o pilar da escápula).

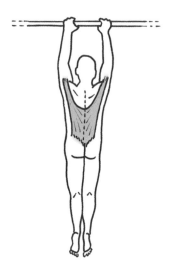

Figura 9.95 A suspensão é raramente pura, nesse caso ela solicita os latíssimos do dorso.

- *Um caso particular* é o das suspensões do corpo pelos braços. Devemos distinguir dois casos:
  – As suspensões **puras** (sem nenhum contato com o solo). Elas solicitam obrigatoriamente os dois latíssimos do dorso que formam um par de "suspensórios", aliviando a tração do tronco para baixo (Fig. 9.95). A suspensão de um único lado requer uma soma total e máxima da musculatura (Opila et al., 1985; Bachschmidt et al., 2001).
  – As suspensões **mistas**, que associam a suspensão dos braços e o apoio parcial dos pés no solo (simples contato). Elas são mínimas e autorizam, portanto, uma descontração dos latíssimos dorsais, o que pode permitir uma maior aproximação das cápsulas, se necessário. É evidente que na suspensão com as duas mãos o esforço é duas vezes menor do que com uma só.

Apoio

Várias situações podem ser consideradas. As mais frequentes geram, felizmente, tensões negligenciáveis.
- *Posição apoiada nos quatro membros*: situação rara e não tensionante.
- *Apoiado em uma mesa*: a situação é frequente, mas pouco tensionante (o essencial do apoio passa pelos membros inferiores, ali onde as mãos são apenas um complemento muito parcial).
- *Apoiado sobre uma ferramenta*: a situação é ocasional, geralmente auxiliada pelo peso do corpo, ou pelo apoio simultâneo de um membro inferior. A utilização de uma bengala é um desses casos.
- *Apoiado sobre um membro*: é o caso de uma pessoa deitada sobre um lado e que mantém o busto levantado graças ao apoio sobre o cotovelo. O desconforto é causado pela **duração**, que exige um relaxamento muscular. As estruturas passivas são então as únicas a lutar contra a elevação máxima da cabeça do úmero em direção do acrômio. A solução reside na mudança frequente de posição, ou na adjunção de um apoio torácico complementar.
- *Apoiado sobre barras paralelas*: a situação é rara (ginastas), e pouco tensionante quando simétrica. Nas posições acrobáticas, torna-se extremamente tensionante (Fig. 9.96).

Contração muscular

A força compressiva desenvolvida pelos músculos é a maior fonte de tensões; ela pode ser medida em centenas de decanewtons (daN). Le Coeur (1988) calculou essas forças avaliando-as em 5 daN por cm² de seção muscular.[71] Ele dá um valor global de 400 daN, e um detalhamento dos principais grupos que se repartem da seguinte maneira:
- *Levantadores*: cabeça curta do bíceps (8 daN) e cabeça longa do bíceps (12 daN); coracobraquial (12 daN); cabeça longa do tríceps (70 daN); deltoide (anterior: 11 daN, médio 30 daN, posterior 20 daN).
- *Abdutores*: trata-se do par formado pela parte acromial do deltoide (30 daN) e pelo supraespinal (20 daN).

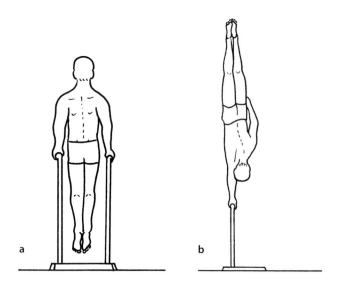

Figura 9.96 Se o apoio parcial é frequente, principalmente sobre um bastão, o apoio total é solicitante (a), ou mesmo acrobático (b).

---

[71] Dependendo dos autores e dos protocolos, as forças normalizadas no músculo isolado de mamífero têm um valor de 2 a 3 daN por cm² (Goubel e Lensel-Corbeil, 1998).

- *Adutores*: os "três grandes produzem 215 daN, com descompressão do arco coracoacromial.
- *Rotadores*: supremacia dos rotadores mediais (80 daN) sobre os rotadores laterais (40 daN).

Tensões dinâmicas

Elementos "tampões"

O manguito rotador e as estruturas de deslizamento anexas realizam um **aumento de superfície** que reparte melhor as tensões. Estas se exercem sob a forma de **pressões** associadas aos atritos, os quais são transformados em **deslizamentos** graças às bolsas sinoviais que são estruturas antiatritos. Portanto, não se trata de um simples contato entre duas cartilagens, mas de tensões que transitam por meio dos **elementos tampões móveis** e, por causa disso, sujeitos a inflamações e a desgastes (degenerescência). Além da intensidade das tensões, outros fatores agravantes são a duração, a repetição e a posição articular.

Posição de economia

É a posição de função. Graças ao seu posicionamento intermediário e à mobilidade escapulotorácica, ela cuida do alongamento das estruturas, posiciona os músculos em curso médio, portanto em setor de **força econômica**. Graças ao bom centramento que oferece, ela minimiza as decomposições parasitas como as de cisalhamento. Essa posição é, portanto, uma situação de tensões mínimas, das quais ela economiza os componentes dinâmicos integrando-se na extensão da cadeia articulada do movimento.

Ao longo da abdução

Passando da posição cotovelo junto ao corpo à abdução máxima, as tensões do ombro evoluem, permitindo a distinção de quatro setores (Viel, 1979) (Fig. 9.97):
- *No início da abdução*: as tensões são fracas.
- *Por volta de 60°*: o **cisalhamento** é dominante.
- *Por volta de 90°*: a **compressão** é dominante.
- *Para além de 90°*: as tensões diminuem.

Adaptações

A luta contra as tensões associa três mecanismos.

Realização em condições ótimas

É indispensável utilizar o ombro apenas em situação de **conforto máximo**, ou seja, respeitando o **centramento** da cabeça do úmero e a boa adequação entre posicionamento escapular e umeral. Tudo deve levar a uma aproximação desse setor de conforto (posição de função ou **privilegiada**), com alinhamento do tronco.

Diminuição das tensões

Isso consiste em privilegiar a economia:
- Utilização dos **dois ombros** em vez de um (empurrar com os dois braços mais do que apenas um) (Fig. 9.98).
- **Diminuição** do braço de alavanca resistente, utilização do coto do ombro (Fig. 9.99 a).

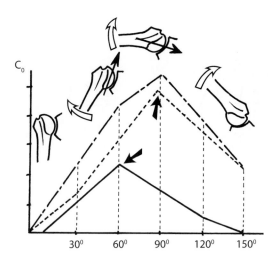

Figura 9.97 Evolução das tensões (C_0) do ombro em função da amplitude (°), em cisalhamento (linha cheia), em compressão (pontilhados) e sua curva global (traço-ponto). As setas indicam os valores máximos.

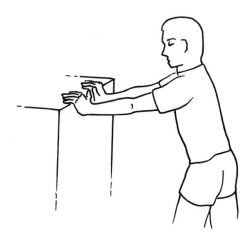

Figura 9.98 A economia necessita do emprego dos dois ombros mais do que de apenas um.

- **Majoração** do braço de alavanca motor: aumentar o comprimento de um cabo de ferramenta, ou o dos braços de um carrinho de mão (Fig. 9.99 b e c).

Transformação das tensões

Trata-se de modificar o tipo de tensão passando para outro tipo de esforço, por exemplo (Fig. 9.99 c):
- Carregar sobre o **acrômio**, em vez de carregar com as mãos e os braços estendidos (ver Fig. 9.5).
- Levantar com a ajuda de uma **alavanca**, o que utiliza uma força de apoio, em lugar de uma força de tração.
- Utilização de um **apoio complementar** para realizar uma alavanca (apoio sobre a coxa).
- Utilização de uma **máquina** – por exemplo, empurrar um carrinho de mão em vez de carregar cargas, ou mesmo recorrer a aparelhos de elevação.

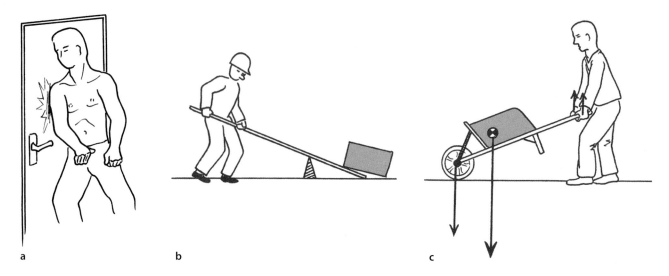

Figura 9.99 Melhor distribuição para transformação das tensões: utilização do acrômio (a), utilização de uma alavanca (b) e utilização de um equipamento (c).

Patologias

Elas estão ligadas aos defeitos **qualitativos** e a fenômenos **quantitativos**.

Má relação entre as superfícies de contato

Quando as tensões se exercem nos setores de **amplitude extrema** sobrecarregam alguns compartimentos articulares e tendem a descentrar e desequilibrar a articulação. A consequência é uma supersolicitação muscular de proteção, gerando por sua vez maus tratos e sobrecargas, geradores de patologias inflamatórias e degenerativas (Mayer et al., 1994).

Mau posicionamento escapular dinâmico

O posicionamento escapular, oblíquo próximo de 45° nos três planos do espaço, é uma situação tipicamente intermediária, a partir da qual a escápula pode se propulsar nas diferentes direções, de acordo com as necessidades.

Um defeito de posicionamento inicial cria uma insuficiência para os movimentos. A tendência mais frequente é aquela do **enrolamento dos ombros**, com maior ou menor elevação. Isso se traduz por tensões musculares dolorosas com uma retração dos rotadores (peitorais maior e menor), e uma tensão dolorosa dos levantadores (parte descendente do trapézio e levantador da escápula). A consequência é um posicionamento do úmero em rotação medial, que traz aos rotadores laterais uma dificuldade para assumir seu controle estabilizador (Seidler et al., 2002). Nessas condições, todos os movimentos no cone de rotação anterossuperolateral são vítimas de um **desequilíbrio dinâmico** no qual os músculos fracos são obrigados a se superarem para vencer uma resistência demasiado forte e iniciam o deslocamento de maneira não fisiológica (defeito de abaixamento e de abertura lateral). Isso fecha o círculo vicioso ao sobrecarregar e maltratar as estruturas, bloqueando as adaptações salvadoras.

Má ergonomia dos gestos

Um comportamento gestual que não leva em conta o ritmo da articulação do ombro conduz inexoravelmente às **discronometrias, desequilíbrios** tônicos e **maus tratos** musculares. Eles são geradores de deterioração dos elementos tampões e das estruturas de deslizamento, e conduzem em seguida a uma alteração inflamatória e depois degenerativa do manguito rotador. Esta má ergonomia está muitas vezes ligada a um posicionamento escapular inicial **mal ajustado.**

O defeito mais comum consiste em bloquear o ombro, tetanizando a musculatura ao redor, tudo para gerenciar o movimento dado. O que acaba inibindo todo o esquema motor coerente, e faz com que o paciente lute com sua musculatura escapulotorácica para liberar um pouco de mobilidade. O resultado é uma má eficácia gestual, um **custo energético** importante, uma ausência de fluidez do gesto (Mayer et al., 1994).

Duração ou repetição

O ombro, especialmente o do lado dominante, é amplamente solicitado na vida cotidiana. De acordo com as características dos gestos de lazer, profissionais ou esportivos, ele pode se tornar a sede de uma **sobrecarga** que conduz às patologias de reumatologia degenerativa, às vezes com rupturas assintomáticas durante certo tempo (Elleuch et al., 2002). Muitas vezes é difícil diferenciar a causa e as consequências das patologias, os fenômenos patológicos se automantêm com frequência (Dubert, 2002). Os gestos repetidos com frequência, ou de longa duração, induzem dois fenômenos:

- *Por um lado*, uma multiplicação das tensões, que podem ser ainda mais mal equilibradas na medida em que há **fadiga das estruturas.**
- *Por outro lado*, **fenômenos inflamatórios** geradores de edema – portanto, de aumento de pressão interna e de uma vascularização insuficiente – que criam a seguinte engrenagem: repetição → fenômeno congestivo → edema → compressão → bloqueio vascular (isquemia) → necrose.

> **Para concluir**
> As tensões são essencialmente de origem **muscular** e agravadas pelas **disfunções** do posicionamento e do ritmo da articulação do ombro. Os conflitos e maus tratos encontram sua solução em uma melhor gestão do complexo do ombro e das sobrecargas em uma economia dos gestos.

> **O que se deve saber**
> O complexo do ombro está dominado por duas unidades: A escapulotorácica, que é uma máquina **simples, portanto robusta**, e a (escapuloumeral) do ombro, que é uma máquina **sofisticada, portanto frágil**.
> A adequação dessas duas unidades prioriza o **posicionamento escapular dinâmico** inicial, que traduz a axialidade entre o tórax e o prolongamento braquial. Sincronização e ergonomia são as palavras-chave.
> Esse complexo trabalha na **suspensão** e em **amplitude**.

REFERÊNCIAS BIBLIOGRÁFICAS

AFONSO C, VAILLANT J, SANTORO R. Apprentissage du recentrage actif de la tête humérale. Étude radiologique de la hauteur de l'espace sous-acromial. Ann Kinésithér. 2000, 27(1) : 21-27.

AIOUN V. Le ligament gléno-huméral inférieur. Thèse de doctorat en médecine. Paris XI, 1991.

ALEXANDER CM, HARRISON PJ. Reflex connections from forearm and hand afferents to shoulder girdle muscles in humans. Exp Brain Res. 2003, 148 : 277-282.

AN KN, BROWNE AO, KORINEK S, TANAKA S, MORREY BF. Three-dimensional Kinematics of Glenohumeral Joint. J Orthop Res. 1991, 9 : 143-149.

ANDARY JL, PETERSEN SA. The vascular anatomy of the glenohumeral capsule and ligaments : an anatomic study. J Bone Joint Surg (Am). 2002, 84 : 2258-2265.

ANDRÉ A, DANOWSKI R. Syndrome d'épaule douloureuse et instable ou syndrome dit « du bourrelet glénoïdien ». Ann Kinésithér. 1984, 11(9) : 361-369.

ANGLIN C, WYSS UP, PICHORA DR. Glenohumeral contact forces. Proceedings of the institution of mechanical engineers. Part H. Journal of engineering in medicine. 2000 ; 214(6) : 637-644.

ARWERT HJ, de GROOT J, VAN WOENSEL WW, ROZING PM. Electromyography of shoulder muscles in relation to force distribution. J Shoulder Elbow Surg. 1997, 6 : 360-370.

BACHSCHMIDT RA, HARRIS GF, SIMONEAU GG. Walker-assisted gait in rehabilitation : a study of biomechanics and instrumentation. IEEE Trans Neural Syst Rehabil Eng. 2001, 9 : 96-105.

BAGG SD, FORREST WJ. Electromyographic study of the scapular rotation during arm abduction in the scapular plane. Am J Phys Rehabil. 1986, 65 : 111-124.

BANAS MP, MILLER RJ, TOTTERMAN S. Relationship between the lateral acromion angle and rotator cuff disease. J Shoulder Elbow Surg. 1995, 4 : 454-461.

BARBIER C, CAILLAT-MIOUSSE J-L. Étude radiologique préliminaire de l'influence de l'abaissement actif de la tête humérale sur la variation de l'espace sous-acromial. Ann Kinésithér. 2000, 27 : 12-20.

BARKER TM, NICOL AC, KELLY IG, PAUL JP. Three-dimensional joint co-ordination strategies of the upper limb during functional activities. J Engineering Med. 1996, 210 : 17-26.

BERTHE A. Le complexe de l'épaule. Étude biomécanique descriptive et incidences bio-mécaniques. Ann Kinésithér. 1978, 5 : 499-521.

BILLUART F, MITTON D, SKALLI W, GAGEY O. Biomécanique du muscle deltoïde. Kiné Scien. 2003, 437 : 14-20.

BONNEL F. Épaule et couples musculaires de stabilisation rotatoire dans les trois plans de l'espace. In : L'épaule. 1993, Springer-Verlag, Paris : 35-51.

BONNEL F. Le concept biomécanique de l'épaule. Cahiers d'enseignement de la SOFCOT. Conférences d'enseignement. 1992, 1-16.

BONNEL F, DELPRAT J, MARTINEZ C, TURCAT Y. In : Journées d'Étude sur la pathologie de l'Épaule. CHU Toulouse, Toulouse, 1985.

BONNOIT J, DI MARINO V, BRUNET C, CAVALLERO C, GAMBARELLI J, HUREAU J. Dissection et ordinateur. Rapports évolutifs des organes de l'épaule lors de l'abduction du membre thoracique. Bull Soc Anat Paris. 1985, 10, 11-8 (ouverture, Di Marino, Brunet et coll. : 1985).

BORSTAD JD, LUDEWIG PM. Comparison of scapular kinematics between elevation and lowering of the arm in the scapular plane. Clin Biomech (Bristol, Avon). 2002, 17 : 650-659.

BOURIC JM. Les mobilisations passives manuelles lors d'une capsulite rétractile de la gléno-humérale. Ann Kinésithér. 1979, 6, 455-471.

CAPITO C. Le ligament gléno-huméral inférieur, anatomie descriptive. Mémoire de Certificat d'Anatomie, Paris VI, 1996.

CARRET JP, FISCHER LP, GONON GP, (avec la collaboration de COMTET JJ, DIMNET J, BROSSARD JP). Position de l'axe du mouvement d'abduction dans la scapulo-humérale. Bull Ass Anat. 1974, 58, 163 : 805-811.

CASTAING J. Le complexe de l'épaule (anatomie de l'appareil locomoteur). Vigot, Paris, 1960.

CAZABAN S. Le muscle pectoro-axillaire : anomalie musculaire surnuméraire de la traversée thoraco-brachiale. Phlébologie 1998, 51, 3 : 367-368.

CHAMPETIER J. Anatomie fonctionnelle de la ceinture scapulaire : l'adaptation à la préhension chez l'homme. Ann Kinsithér. 1979, 6 : 429-439.

CHEN SK, SIMONIAN PT, WICKIEWICZ TL, OTIS JC, WARREN RF. Radiographic evaluation of glenohumeral kinematics : a muscle fatigue model. J Shoulder Elbow Surg. 1999, 8 : 49-52.

CHOW JW, CARLTON LG, LIM YT, SHIM JH, CHAE WS, KUENSTER AF. Muscle activation during the tennis volley. Med Sci Sports Exerc. 1999, 31(6) : 846-854.

CODINE P, POCHOLLE M, HERISSON C. Mécanismes de stabilisation de l'épaule. Kinésithérapie, les annales. 2003a, 19 : 11-15.

CODINE P, POCHOLLE M, HERISSON C. Anomalies neuromusculaires et instabilité de l'épaule. Kinésithérapie, les annales. 2003b, 19 : 16-19.

CODMAN EA, The shoulder, G. Miller and Company Publishers, Brooklyn, NY, 1934.

COLE BJ, RODEO SA, O'BRIEN SJ, ALTCHEK D, LEE D, DICARLO EF, POTTER H. The anatomy and histology of the rotator interval capsule of the shoulder. Clin Orthop. 2001, 390 : 129-137.

COMTET JJ, AUFFRAY Y. Physiologie des muscles élévateurs de l'épaule. Rev chir Orthop. 1970, 56/2 : 105-117.

CONZEN A, ECKSTEIN F. Quantitative determination of articular pressure in the human shoulder joint. J Shoulder Elbow Surg. 2000, 9(3) : 196-204.

COURY HG, KUMAR S, NARAYAN Y. An electromyographic study of upper limb adduction force with varying shoulder and elbow postures. J Elecromyogr Kinesiol. 1998, 8 : 157-168.

DEBSKI RE, WONG EK, WOO SL, SAKANE M, FU FH, WARNER JJ. In situ force distribution in the glenohumeral joint capsule during anterior-posterior loading. J Orthop Res. 1999, 17 : 769-776.

DEGRAVE N, VOISIN Ph, HERLANT M. Amplitudes articulaires rotatoires de l'épaule dans trois positions fondamentales. Expansion Scientifique Française, Entretiens de Bichat. 1991 : 145-149.

DEMPSTER WT. Mechanics of shoulder movement. Arch Phys Med Rehabil. 1965 ; 46 : 49-70

DESROUSSEAUX D, LE FLOCH-PRIGENT P. Biométrie de la tête humérale : série de 100 os secs. Communication à la Sté Anatomique de Paris, 26 mars 1999.

DINES DM, WARREN RF, INGLIS A. E, PAVLOV H. The coracoid impingement syndrome. Journal of Bones and Joint Surgery. 1990, 72 : 314-316.

DOLTO B. Le corps entre les mains. Herman, Paris, 1976.

DOODY SG, FREEDMAN L, WATERLAND JC. Shoulder movements during arm abduction in the scapular plane. Arch Phys Med Rehabil. 1970, 51 : 595-604.

DUBERT Th. Rôle de l'arche acromio-claviculaire dans la pathologie de la coiffe des rotateurs. Journées de Médecine Orthopédique et de Rééducation. 2002 : 13-14.

DURANTHON LD, GAGEY OJ. Anatomy and function of the subdeltoid bursa. Surg Radiol Anat. 2001, 23 : 23-25.

ELLEUCH MH, GUERMAZI M, MEZGHANNI M, GHROUBI S, BAKLOUTI S. Étiologie des tendinopathies de la coiffe des rotateurs de l'épaule. À propos d'une série de 123 cas. Journées de Médecine Orthopédique et de Rééducation. 2002 : 15-19.

FORWEL LA, CARNAHAN H. Proprioception during manual aiming in individuals with shoulder instability and controls. 1996, 23 : 111-119.

GAGEY O. Étude préliminaire sur les effets de la mise en tension du tendon du chef long du biceps brachial sur les rotations de l'humérus. Mémoire de maîtrise d'anatomie générale. Paris V, 1992.

GAGEY O. Appareil fibreux de stabilisation de l'articulation scapulohumérale : anatomie descriptive et fonctionnelle. Thèse de doctorat en biologie humaine. Université de Paris V, 1991.

GAGEY O, ARCACHE J, WELBY F, GAGEY N. Le squelette fibreux de la coiffe des rotateurs. La notion de verrou fibreux. Revue de Chirurgie Orthopédique. 1993, 79 : 452-455.

GAGEY O, GAGEY N, MAZAS F. L'abaissement préalable du moignon de l'épaule : physiologie et intérêt dans la rééducation de la ceinture scapulaire. Journée de Rééducation 1992, 32-39.

GAGEY O, HUE E. Mechanics of the deltoid muscle. A new approch. Clin Orthop. 2000, 375 : 250-257.

GAGEY N, GAGEY O, BASTIAN D, LASSAU J-P. Structures fibreuses du muscle Supra-Spinatus : corrélation entre anatomie et imagerie en résonance magnétique. Bull Soc Anat Paris. 1990, 14, 23-25.

GNOS PL, JESEL M. L'activité fonctionnelle du muscle petit pectoral validée par l'examen électromyographique. Ann Kinsithér. 1983, 10(10) : 367-372.

GONON GP, CARRET JP, DIMNET J, FISCHER LP. Étude cinématique des articulations de l'épaule. In : Biomécanique générale, Cahiers d'enseignement de la SOFCOT, 22, Expansion Scientifique Française, Paris, 1985.

GOUBEL F, LENSEL-CORBEIL G. Biomécanique : Éléments de mécanique musculaire. Masson, Paris, 1998, 2003.

GRÉGOIRE MC. Cinésiologie de l'épaule et rééducation. Cah Kinésithér. 1983, 102(4) : 17-23.

GUIBERT M. Incidence de la poulie de réflexion sur la longue portion du biceps dans la cinésiologie de l'épaule. Mémoire de l'ECK Bois-Larris, Lamorlaye, 1991.

GÜNAL I, KÖSE N, ERDOGAN O, GÖKTÜRK E, SEBER S. Normal range of motion of the joints of the upper extremity in male subjects with special reference to side. J Bone and Joint Surg (Am). 1996, 78(9) : 1401-1404.

HALDER AM, KUHL SG, ZOBITZ ME, LARSON D, AN KN. Effects of the glenoid labrum and glenohumeral abduction on stability of the shoulder joint through concavity-compression : an in vitro study. J Bone Joint Surg (Am). 2001, 83(7) : 1062-1069.

HERNIGOU Ph, DUPARC F, FILALI Ch. Rétroversion humérale et prothèse d'épaule. Revue de Chirurgie Orthopédique. 1995, 81, 419-427.

HIGNET R. Scapula et techniques kinésithérapiques. Ann Kinésithér. 1994, 21(8) : 423-427.

HSU AT, CHANG JH, CHANG CH. Determining the resting position of the glenohumeral joint : a cadaver study. J Orthop Sports Phys Ther. 2002a, 32 : 605-612.

HSU AT, HEDMAN T, CHANG JH, VO C, HO L, HO S, CHANG GL. Changes in abduction and rotation range of motion in response to simulated dorsal and ventral translational mobilization of the glenohumeral joint. Phys Ther. 2002b, 82 : 544-556.

IANNOTTI JP, GABRIEL JP, SCHNECK SL, EVANS BG, MISRA S. The normal glenohumeral relationships. An anatomical study of one hundred and forty shoulders. J Bone Joint Surg (Am). 1992, 74 : 491-500.

IANNOTTI JP, ANTONIOU J, WILLIAMS GR, RAMSEY ML. Iliotibial band reconstruction for treatment of glenohumeral instability associated with irreparable capsular deficiency. J Shoulder Elbow Surg. 2002, 11 : 618-623.

ILAHI OA, LABBE MR, COSCULLUELA P. Variants of the anterosuperior glenoid labrum and associated pathology. Arthroscopy. 2002, 18 : 882-886.

INUI H, SUGAMOTO K, MIYAMOTO T, MACHIDA A, HASHIMOTO J, NOBUHARA K. Evaluation of three-dimensional glenoid structure using MRI. J Anat. 2001, 199 : 323-328.

KAMINA P, RIDEAU Y. Myologie des membres. Tome 3, 2e édit., Maloine, Paris, 1992.

KAPANDJI IA. Physiologie articulaire. Fascicule 1 : Membre supérieur (4e édition). Maloine, Paris, 1980.

KARDUNA AR, McCLURE PW, MICHENER LA. Scapular kinematics : effects of altering the Euler angle sequence of rotations. J Biomech. 2000, 33 : 1063-1068.

KARDUNA AR, WILLIAMS GR, WILLIAMS JL, IANNOTTI JP. Kinematics of the gleno-humeral joint : influences of muscle forces, ligamentous constraints, and articular geometry. J Orthop Res. 1996, 14 : 986-993.

KEATING JF, WATERWORTH P, SHAW-DUNN J, CROSSAN J. The relative strenghts of the rotator cuff muscles. A cadaver study. J Bone Joint Surg (Br). 1993, 75 : 137-140.

KENESI C, CAUCHOIX J, BINET JP, AUQUIER L, PELLERIN D. Conception biomécanique de l'épaule et ses conséquences chirurgicales : réflexions à propos d'une expérience personnelle sur 250 épaules opérées. Discussion. Bulletin Académie Nationale de Médecine. 1994, 178, n° 8 : 1493-1507.

KHELIA I, LABOISSE JJ, PILLU M, LAVASTE F. Manual wheelchair propulsion and elderly shoulder pain : a biomechanical study. Arch Physio and Biochem. 2001, 109 : 64-67.

KOLTS I, BUSCH LC, TOMUSK H, AREND A, ELLER A, MERILA M, RUSSLIES M. Anatomy of the coracohumeral and coracoglenoidal ligaments. Ann Anat. 2000, 182 : 563-566.

KOONTZ AM, COOPER RA, BONINGER ML, SOUZA AL, FAY BT. Shoulder kinematics and kinetics during two speeds of wheelchair propulsion. J Rehabil Res and Dev. 2002, 39 : 635-650.

KUECHLE DK, NEWMAN SR, ITOI E, NIEBUR GL, MORREY BF, AN KN. The relevance of the moment arm of shoulder muscles with respect to axial rotation of the glenohumeral joint in four positions. Clin Biomech (Bristol, Avon). 2000, 15 : 322-329.

LAUDE M, KÉNÉSI C, PATTE D, RIGGS E. Abduction and horizontal extension of the arm. Anatomica Clinica. 1978, 1 : 65-72.

LAURSEN B, JENSEN BR, SJOGAARD G. Effect of speed and precision demands on human shoulder muscle electromyography during a repetitive task. Eur J Appl Physiol Occup Physiol. 1998, 78 : 544-588.

LE COEUR P. Articulation acromio-coraco-humérale. Sens et grandeur des contraintes. Revue de Chirurgie Orthopédique. 1988, vol. 74, n° 4.

LEROUX JL. Méthodes d'étude in vivo de la biomécanique de l'épaule appliquée à la pathologie de la coiffe. Xe Journée de Menucourt, sept 1999 : 6-23.

LEROUX JL, AZEMA MJ, CHUONG VT, BARRAULT JJ, BONNEL F, BLOTMAN F. Le rééducation en recentrage dynamique de la tête humérale dans le conflit sous-acromial. Annales de Réadaptation et de Médecine physique. 1988, 31 : 187-194.

LEROUX P, DESMARETS JJ. L'interdépendance : cou-épaule. Ann Kinésithér. 1989, 16(10) : 469-481.

LEWERTOWSKI JM. La dégénérescence graisseuse : intérêt pronostique dans la réparation des muscles de la coiffe des rotateurs. Xe Journée de Menucourt, sept 1999 : 66-70.

LIPPITT S, MATSEN F. Mechanisms of glenohumeral joint stability. Clin Orthop. 1993, 291 : 20-28.

LUCAS DB, Biomechanics of the shoulder joint. Arch Surg. 1973 ; 107 : 425-432.

LUDEWIG PM, COOK TM, NAWOCZENSKI DA. Three dimensional scapular orientation and muscle activities at selected positions of humeral elevation. J Orthop Sports Phys Ther. 1996, 24 : 57-65.

MARTINEZ C. Traité d'anatomie vivante. La prono-supination. Laboratoire Cassenne, Paris, 1971.

MAYER F, HORSTMANN T, ROCKER K, HEITKAMP HC, DICKHUTH HH. Normal values of isokinetic maximum strength/velocity curve, and the angle at peak torque of all degrees of freedom in the shoulder. Int J Sports Med. 1994, 15, Suppl 1 : 19-25.

McQUADE KJ, SMIDT GL. Dynamic scapulohumeral rhythm : the effects of external resistance during elevation of the arm in the scapular plane. J Orthop Sports Phys Ther. 1998, 27 : 125-133.

MENNELL JB. Physical treatment by movement, manipulation and massage. Churchill (London), 1934.

MERLE D'AUBIGNÉ R. Éléments de mécanique de l'épaule. Revue de Chirurgie Orthopédique. 1982, 68, 509-515.

MONET J, AUGEREAU B. L'épaule : rappels d'anatomie descriptive et fonctionnelle. Kinésithérapie Scientifique. 1988, n° 271 : 41-43.

NEUMANN CH, PETERSEN SA, JAHNNKE AH. MR imaging of the labral-capsular complex : normals variations. Am J Roentgenal. 1991, 157 : 1015-1021.

NORDIN M, FRANKEL VH. Basic Biomecanics of the Musculoskeletal System. (3rd edition), Lippincott Williams and Wilkins, Baltimore (USA), 2001.

NOVÉ-JOSSERAND L, LÉVIGNE C, NOËL E, WALCH G. L'espace sous-acromial. Étude des facteurs influençant sa hauteur. Revue de Chirurgie Orthopédique. 1996, 82 : 379-385.

O'BRIEN SJ, NEVES MC, ARNOCZKY SP, ROZBRUCK SR, DICARLO EF, WARREN RF, SCHWARTZ R, WICKIEWICZ TL. The anatomy and histology of the inférior glenohumeral ligament complex of the shoulder. Am J Sports Med. 1990, 18 : 449-456.

OIZUMI N, SUENAGA N, MINAMI A, IWASAKI N, MIYAZAWA T. Stress distribution patterns at the coracoacromial arch in rotator cuff tear mesured by computed tomography osteoabsorptiometry. J Orthop Res. 2003, 21 : 393-398.

OLRY JL, PÉNINOU G. Variations de l'amplitude rotatoire de l'épaule dans les positions d'élévation du bras. Ann Kinésithér. 1986, 13(10) : 447-450.

OPILA KA, NICOL AC, PAUL JP. Forces and impulsive during aided gait. Arch Phys Med Rehabil. 1987 ; 68 : 715-722.

PAUL R, CLOUP P, PIERRON G. Étude de l'abduction de l'épaule dans le plan scapulaire. Influence de la vitesse et de la charge additionnelle. Ann Kinésithér. 1995, 22(1) : 2-10.

PÉNINOU G, BARETTE G, DUFOUR M. Rééducation de l'épaule par le scapulum. In : Journée de rééducation, 1989, Expansion Scientifique, Paris, 120-127.

PÉNINOU G, BARETTE G, FRAGU M. Objectivation et mesures de l'adduction d'épaule. Ann Kinsithér. 1984, 11(7-8) : 293-301.

PÉNINOU G, DUFOUR M. Mesure de la position spontanée de l'omoplate dans le plan sagittal et frontal. Ann Kinsithér. 1985, 12(7-8) : 365-369.

PENINOU G, DUFOUR M. La fermeture omo-humérale. In : Journée de rééducation, 2002, Expansion Scientifique, Paris : 98-99.

PÉNINOU G, DUFOUR M, BARETTE G. La tension des muscles de la fermeture omo-humérale et rééducation. In : Journée de rééducation.1992, Expansion Scientifique, Paris, 20-23. (Péninou, Dufour, ouverture : 1992.)

PIERRON G, LEROY A, CHANUSSOT JC. Aspects particuliers de la biomécanique de l'épaule. Ann Kinésithér. 1987, 14(9) : 443-451.

PIERRON G, LEROY A, CHANUSSOT JC, ANDRÉ A. Application de l'analyse de la biomécanique de l'épaule à la rééducation des pathologies de la coiffe. Ann Kinésithér. 1987, 14(9) : 453-459.

POCHOLLE M. Rééducation après réparation de la coiffe des rotateurs de l'épaule. Ann Kinésithér. 1997, 24(8) : 353-361.

POCHOLLE M, CODINE Ph, HERISSON C. Applications à la rééducation (dossier épaule). Kinésithérapie, les annales. 2003, 19 : 24-27.

POPPEN NK, WALKER PS. Normal and abnormal motion of the shoulder. J Bone Joint Surg (Am). 1976, 58(2) : 195-201.

RAO AG, KIM TK, CHRONOPOULOS E, McFARLAND EG. Anatomical variants in the anterosuperior aspect of the glenoid labrum : a statistical analysis of sevety-three cases. J Bone Joint Surg (Am). 2003, 85 : 653-659.

REVEL M. Étude électrocinésiologique mettant en évidence le rôle des adducteurs dans le centrage de la tête humérale et déroulement kinésithérapique de leur sollicitation dans le traitement des conflits de la coiffe. Xe Journée de Menucourt, sept 1999 : 24-32.

REVEL M, AMOR B, CORAIL R, ANCTIL R. Étude électrokinésiologique du sous-scapulaire, du grand dorsal et du grand pectoral au cours de l'abduction. In : Simon L. Épaule et médecine de rééducation. Paris, Masson, 1984, 333-338.

ROKITO AS, JOBE FW, PINK MM, PERRY J, BRAULT J. Electromyography analysis of shoulder function during the volleyball serve and spike. J Shoulder and Elbow Sur. 1998, 7(3) : 256-263.

SAMUEL J, GALLOU JJ. Importance de l'abaissement de la tête humérale au cours des mouvements de l'épaule : applications kinésithérapiques. Journée de Médecine physique et de rééducation. 1983 : 93-99.

SEIDLER RD, ALBERTS JL, STELMACH GE. Changes in multi-joint performance with age. Motor Control. 2002, 6 : 19-31.

SOHIER R. La tête humérale. Kinésithérapie Scientifique. 1983, 321 : 37-43.

SOHIER R. La dyscongruence en rétroversion de la tête humérale. Kinésithérapie Scientifique. 1987, 256 : 17-22.

SOSLOWSKY LJ, FLATOW EL, BIGLIANI LU, MOW VC. Articular geometry of the glenohumeral joint. Clin Orthop. 1992, 285 : 181-190.

STEINBECK J, LILJENQVIST U, JEROSCH J. The anatomy of the glenohumeral ligamentous complex and its contribution to anterior shoulder stability. J Shoulder Elbow Surg. 1998, 7 : 122-126.

STOKDIJK M, NAGELS J, ROZING PM. The glenohumeral joint rotation centre in vivo. J Biomech. 2000, 33 : 1629-1636.

TALKHANI IS, KELLY CP. Scapulothoracic rhythm in normal male volunteers. Biomed Sci Instrum. 1997, 34 : 327-331.

TRAVELL JG, SIMONS DG. Douleurs et troubles fonctionnels myofasciaux. Traité des points-détente musculaires. Haug International (Bruxelles), 1993.

Van der HELM FCT, PRONK GM. Three dimensional recording and description of motions of the shoulder mechanism. J Biomech Eng. 1995, 117 : 27-40.

Van der HELM FCT. A standardised protocol for the description of shoulder motions. In : Veeger HEJ, Van der Helm FCT, Rozing PM (Eds), Proc. of the First Conf. of the Int. Shoulder Group, Shaker Publishing, Maastricht, 1996, 1-7.

VIEL E. Biomécanique de l'épaule et incidences sur la rééducation. Ann Kinésither. 1979, 6 : 441-454.

WARNER JJ, LEPHART S, FU FH. Role of proprioception in pathoetiology of shoulder instability. Clin Orthop. 1996, 330 : 35-39.

WARNER JJ, McMAHON PJ. The rôle of the long head of the biceps brachii in superior stability of the glenohumeral joint. J Bone Joint Surg (Am). 1995, 77(3) : 366-372.

WELLINGER Cl. Éléments de bio-mécanique et d'anatomie comparée de l'épaule (abord de la PSH par lésions de la coiffe). Rhumatologie. 1971, 22 : 19-27.

WINTER DA. Biomechanics and motor control of human movement. J. Wiley & Sons, New York, 1994.

YAMAZAKI Y, SUZUKI M, OHKUWA T, ITOH H. Coactivation in arm and shoulder muscles during voluntary fixation of a single joint. Brain Res Bull. 2003, 59 : 439-446.

Cotovelo | 10

Aviso: a pronossupinação é tratada no Capítulo 11: Punho

BASE DE REFLEXÃO

Localização

O cotovelo é uma articulação **intermediária** do membro superior (Fig. 10.1), estendendo-se da epífise inferior do úmero às epífises superiores dos dois ossos do antebraço.

Características

É importante perceber que o cotovelo humano não oferece **nenhuma** característica própria. Os macacos, dependendo se são de pequeno ou grande porte, se dividem esquematicamente em dois tipos.
• O primeiro, dos **braquiadores**, deslocam-se rapidamente nas árvores, o que exige uma excelente estabilidade articular,[1] fornecida por um gínglimo de três faces contra apenas duas no homem.
• O segundo, mais pesado, desloca-se no chão sobre os pés e os nós dos dedos.[2] Tem cotovelos que se parecem com joelhos. Seu eixo traseiro é um membro de apoio e o olécrano é muito desenvolvido, dando ao tríceps braquial um braço de alavanca importante, equivalente à patela no joelho.

Essas características desaparecem no homem, sendo sinal, entre outros, de um caráter essencial da espécie (Fig. 10.2): **o ser humano é "especialista da não especialização"**. Tudo o que o homem faz, um animal faz melhor: correr (leopardo), saltar (canguru), nadar (peixe), subir nas árvores (macaco), andar sobre rochas (carneiro), mas nenhum deles é capaz de fazer tudo ao mesmo tempo, como o homem, que, certamente, não pode voar por si mesmo como um pássaro, mas tem

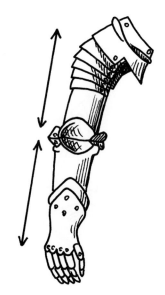

Figura 10.1 O cotovelo é uma peça em localização intermediária.

a capacidade de inventar o que lhe falta para isso e voar da mesma forma. O cotovelo humano ilustra perfeitamente essa característica "generalista".

Papel funcional

• Uma **regulagem de comprimento** de tipo **dobradiça**, o que é importante pois permite uma amplitude total do espaço (Fig. 10.3 a), o que é diferente de um sistema mecânico industrial de tipo pistão (Fig. 10.3 b).
• A flexão do cotovelo dá às rotações do ombro a capacidade de garantir as **captações laterais de proximidade** (diferente daquelas de grande amplitude gerenciadas pelo ombro). Essa função está ligada à região cervical nos animais que se utilizam dos maxilares para pegar as coisas (Fig. 10.4).
• A não especificidade do cotovelo o leva a se associar às articulações vizinhas para encontrar algumas singularidades:

---
1   As fraturas de membros, de que podem ser vítimas, se devem aos defeitos de aterrissagem por causa de sua velocidade. Quando se deslocam nas árvores, sua estabilidade nunca é deficiente.
2   Apoio da cabeça de suas primeiras falanges sobre o solo (o termo nós designa as articulações interfalângicas da mão quando o punho está fechado).

338 Parte III | Membro superior

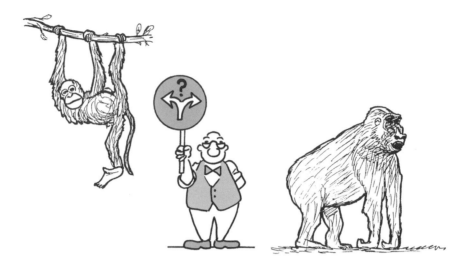

Figura 10.2 O humano não tem nem as características do macaco braquiador nem as do macaco com locomoção sobre os nós dos dedos.

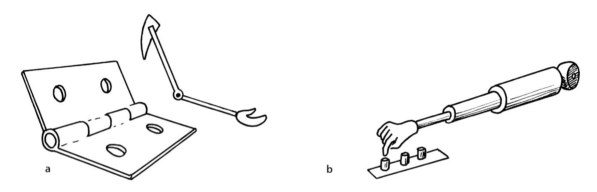

Figura 10.3 A regulagem do comprimento do membro superior é o resultado de uma dobradiça (a), e não de um sistema de alongamento (b).

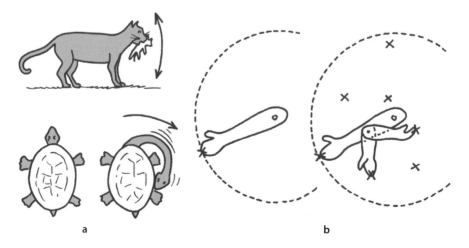

Figura 10.4 No animal, a preensão é frequentemente assegurada pela região cervical (a); certas tartarugas, aliás venenosas, têm uma liberdade cervical que lhes permite morder muito atrás. O cotovelo humano permite a amplitude de captação do membro superior (b).

seja com o ombro, para elaborar gestos de **força**, seja com a mão,[3] para desenvolver gestos de **precisão**.

Frequência das patologias

- A **traumatologia** está bem representada (entorses e fraturas). Sem dúvida, a complexidade anatômica explica a dificuldade reeducativa dessa articulação e as frequentes sequelas.
- A **reumatologia** está representada pelos resultados pós-traumáticos (artroses) e as tendinites (cotovelo de tenista ou golfista).
- A **neurologia** está pouco representada, tanto central quanto periférica. Os desdobramentos estão ligados à lesão do nervo radial ou do musculocutâneo.

NOÇÕES DE ANATOMIA

No plano morfológico

O osso é subcutâneo em três lugares, com a presença de feixes vasculo-nervosos nas zonas protegidas. O cotovelo não tem setor de extensão.[4] Ele possui uma ligeira angulação frontal, em posição de retidão: o **valgo** do cotovelo. Ele se deve à:
- *Obliquidade do eixo articular* (Fig. 10.5 a), que provoca um valgo em retidão e tenderia a levar o antebraço para fora durante a flexão (Ericson et al., 2003).
- *A angulação epífise-diafisária da ulna* (Fig. 10.5 b), que provoca um valgo em retidão e tenderia a levar o braço para fora durante a flexão. Esse fenômeno e o precedente se associam em retidão e se neutralizam em flexão (Fig. 10.5 c) – o que explica que o valgo fisiológico só existe em retidão.
- *A garganta da tróclea*: pouco acentuada no humano, tem uma inclinação variável. Seu papel é menor, e provavelmente explica a posição do antebraço, levemente para fora ou para dentro de acordo com os indivíduos, durante a flexão[5] (Kapandji, 1980).

No plano ósseo

Úmero
- A extremidade inferior tem uma forma de **estribo** frontal, triangular na base inferior, deiscente em seu centro e limitado pelos três lados cujo inferior é envolvido por uma superfície articular.
- Essa extremidade é **desviada para a frente**, de 30º a 40º, o que melhora as possibilidades do setor em flexão (Fig. 10.6 a, b).

---

[3] Podemos observar que o cotovelo não corresponde à metáfora dada por Dolto (1976) ao joelho: "um criado que tem dois senhores". De fato, enquanto o pé não pode evitar o contato com o solo, a mão sempre pode soltar aquilo que segura, em caso de perigo.
[4] O que às vezes nos leva a falar de "desvio" em vez de movimento de extensão.
[5] Independentemente da rotação do ombro, funcionalmente associada.

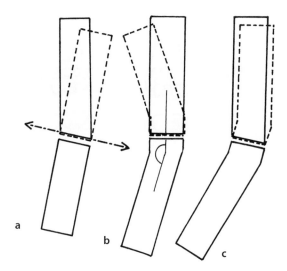

Figura 10.5 Valgo em extensão por inclinação do eixo umeral (a), por angulação epífise-diafisária da ulna (b), por associação dos dois fenômenos (c).

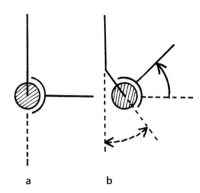

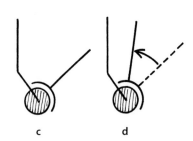

Figura 10.6 Amplitudes de flexão do cotovelo: com uma paleta umeral vertical e processos ulnares de mesmo tamanho (olécrano e processo coronoide) (a), com uma paleta umeral afastada na parte da frente (b e c), com um processo coronoide encurtado e um olécrano envolvente (d).

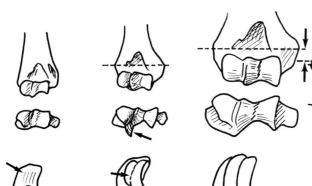
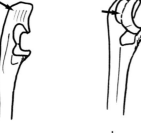
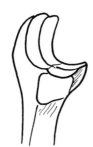
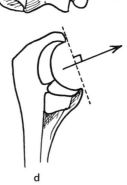

Figura 10.7 Úmero (no alto: vista anterior; no meio: vista inferior) e ulna (vista lateral) no cebo ou sagui (a), no hilóbata ou macaco antropomorfo (b), no pongo ou orangotango (c), no homo ou homem (d). Observe o braço de alavanca tricipital do olécrano no arborícola braquiador (a), a terceira face do gínglimo no arborícola saltador (b), o braço de alavanca da linha biepicondilar nos macacos (a, b, c) e sua ausência no homem, bem como a ausência relativa do braço de alavanca tricipital e da terceira face no gínglimo.

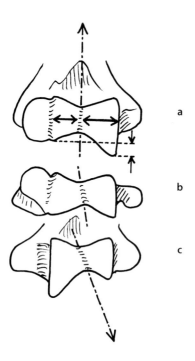

Figura 10.8 O traço fraco da garganta da tróclea revela um eixo quase vertical em vista anterior (a), um pouco oblíquo em vista inferior (b) e mais oblíquo embaixo e fora em vista posterior (c), indo no sentido do valgo em retidão.

- A **linha biepicondilar** sempre corta a superfície articular, ao contrário do que se observa no macaco (cujos epicôndilos mediais possuem melhor poder flexor)[6] (Fig. 10.7 d).
- O **eixo capitulotroclear** é oblíquo na parte de dentro e embaixo (cerca de 95º em relação à vertical) e para trás (cerca de 5º) (Nordin e Frankel, 2001) (Fig. 10.7 d).
- A tróclea possui uma **garganta inexistente**, ao contrário da do macaco. Trata-se de uma simples depressão enrolada em torno da tróclea: ela é muito mais vertical na frente e oblíqua no alto e na parte de dentro da parte posterior, com variáveis (Fig. 10.8).
- A face medial da tróclea é mais larga e desce mais para baixo, o que explica o eixo articular ligeiramente oblíquo na parte de dentro e embaixo (Fig. 10.8).
- A tróclea desenvolve um **setor de 330º** aproximadamente, isto é, próximo do círculo completo (Fig. 10.9 a).
- O capítulo só está presente na parte da frente e embaixo, ele oferece um setor de **cerca de 180º** (Fig. 10.9 b).
- As duas fossas que ocupam a parte central podem se comunicar, elas permitem uma **ancoragem** que estabiliza os bicos da ulna (olécrano e processo coronoide) nas posições extremas (ver Fig. 10.29 a, b).
- O epicôndilo medial, proeminente, garante a amarração e o **braço de alavanca** de músculos flexores e pronadores (Senut, 1978a; b) (Fig. 10.10).
- O epicôndilo lateral representa uma **coluna de apoio** para a cabeça do rádio, bem como uma faixa de inserção para os músculos extensores-supinadores (Fig. 10.10).

---

6 No homem, apenas o pronador redondo, situado em posição alta acima da crista transversal, pode garantir um pequeno papel na flexão do cotovelo, correspondente aos movimentos sem potência.

Ulna

• A incisura troclear olha para a frente e para o alto em cerca de **45º**, oferecendo um **arco de 180º** (Figs. 10.7 e 10.12).
• Suas duas faces (contra três no macaco braquiador) são **assimétricas**: a parte inferolateral é amputada pela superfície de contato do rádio, tornando a face menos larga do que a medial.
• O processo coronoide é **encurtado**, favorecendo assim um ganho de flexão (Fig. 10.6 c, d).
• O olécrano oferece um **braço de alavanca** para o tendão do músculo tríceps braquial (mais fraco no macaco com locomoção sobre os nós dos dedos), de maneira um pouco equivalente à patela para o quadríceps[7] femoral (Fig. 10.7).
• A incisura radial oferece um contato **concordante** (Fig. 10.11) com o rádio (o que não é o caso para a epífise inferior) (Hamasaki, 1983; Dufour et al., 2003).

Rádio

• Ele é **auxiliar** da ulna para a flexão-extensão, e **independente** para a pronossupinação.
• A secção transversal de sua cabeça é ligeiramente **ovalizada**[8] (Captier et al., 2002), o que parece favorecer a passagem da tuberosidade do rádio e o tensionamento da membrana interóssea em posição intermediária (Fig. 10.11) (Van Riet et al., 2003; Mahaisavariya et al., 2004). A plasticidade do ligamento anular absorve a imperceptível variação de diâmetro no decorrer da pronossupinação. O contorno de sua cabeça é ligeiramente abaulado, o que permite a discreta inclinação ligada à pronação (ver Fig. 10.21).
• A fóvea articular de sua cabeça, côncava,[9] representa um **arco de 30º a 40º** (Fig. 10.12) (Veeger et al., 1997).

No plano articular

A camada é formada por **uma única cavidade para três articulações** (Fig. 10.13). Isso explica a interdependência dos movimentos relativos às três linhas e as repercussões mecânicas em caso de patologia.
• *Articulação umeroulnar*. É a articulação-mestra do cotovelo. Seu tipo articular é um **gínglimo**, congruente e concordante.
• *Articulação umerorradial*. É uma **esferóidea**, ainda que explore apenas dois dos três graus de liberdade teóricos. A presença da ulna neutraliza a possibilidade de abdução-adução. Assim, na operação de Krukenberg, após amputação da mão, os dois ossos do antebraço são distanciados a fim de permitir que o rádio tenha uma liberdade lateral (terceiro grau de liberdade), possibilitando, em seguida, uma prótese de mão com afastamento do polegar (ver Fig. 10.33).
• *Articulação radiulnar* proximal (RUP). Está em relação mecânica com a radiulnar distal (RUD), ambas são **trocóide-**

---

7 Chama-se "olecranização" da patela, quando ela está fixa por parafusos.
8 57% das cabeças são ovais (diâmetros de 20 e 22 mm), as outras têm um diâmetro de 21 mm.
9 Sua profundidade é de aproximadamente 1,4 mm.

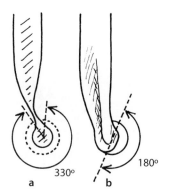

Figura 10.9 O corte sagital pela garganta da tróclea mostra um arco cartilaginoso de cerca de 330º (a). Uma vista lateral do úmero mostra um arco cartilagíneo do capítulo de cerca de 180º.

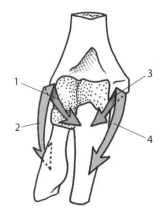

Figura 10.10 O epicôndilo lateral recebe a amarração do LCR (1) e dos músculos extensores-supinadores (2). O epicôndilo medial recebe a amarração do LCU (3) e dos músculos flexores-pronadores (4).

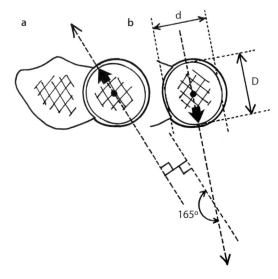

Figura 10.11 Mesmo com superfície concordante com a ulna, graças à plasticidade do ligamento anular, a cabeça do rádio tem uma ovalização bem leve, com um diâmetro menor em uma direção (d) do que na outra (D). Em supinação (a), em pronação (b).

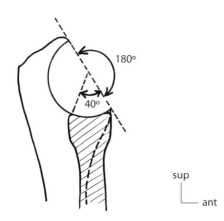

Figura 10.12 A incisura troclear oferece um arco de 180°, e a fóvea radial um arco de 30° a 40°.

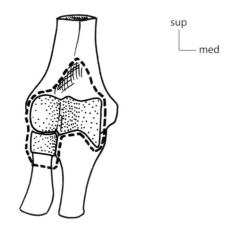

Figura 10.13 A cápsula do cotovelo encerra três articulações em uma mesma bolsa articular.

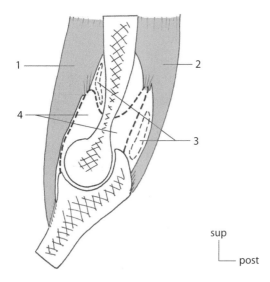

Figura 10.14 Fundos de bolsas capsulares: braquial (1), tríceps braquial (2), bolsas sinoviais (3), fundos de bolsa (4).

as. A diferença é a congruência (fibrocartilagem anular) e a concordância da superior.

No plano capsuloligamentar

Cápsula

Ela é frouxa no plano sagital, com **fundos de bolsa** anterior e posterior[10] (Fig. 10.14), é tensionada nos lados (ausência de abdução-adução). A inserção no colo do rádio apresenta um **recesso periférico** que autoriza os movimentos de rotação axial (pronossupinação) (Fig. 10.15). Essa cápsula única é inervada pelos **quatro nervos** que transitam nesse nível (Fig. 10.16): o musculocutâneo na frente (como para os músculos anteriores), o radial atrás (como para os extensores), o mediano na frente e no lado de dentro (como para os epicôndilos mediais anteriores) e o ulnar no lado de dentro (como para o músculo medial: o flexor ulnar do carpo) (Esnault e Viel, 1974).

Membrana sinovial

Ela apresenta as mesmas pregas que a cápsula. No nível umerorradial, ela forma uma **prega meniscoide** que circunscreve uma parte da fóvea, formando uma estrutura tampão intercalada na periferia da interlinha (Fig. 10.17) (Duparc et al., 2002).

Ligamentos

Estão presentes sob a forma de três sistemas.
* *Um sistema colateral*, medial e lateral, **umeroulnar** nos dois casos (a fim de não bloquear a rotação radial) (ver Fig. 10.10). O ligamento colateral ulnar é o mais potente (protege a angulação em valgo do cotovelo) (Fuss, 1991; Floris et al., 1998; Becket et al., 2000; Seki et al., 2002); seu feixe anterior é quase isométrico, o posterior se alonga com a flexão. O colateral radial é totalmente isométrico (Nordin e Frankel, 2001).
* *Um sistema anular* formado por uma **fibrocartilagem** ulno-ulnar que circunscreve a cabeça do rádio e é **encurtada** em seu contorno inferior, impedindo a subluxação inferior da cabeça (Fig. 10.18 a). Ele constitui uma manutenção potente, mas **maleável** (considerando-se a ligeira ovalização da cabeça do rádio).
* *Um sistema anexo* que compreende o pequeno feixe oblíquo anexado ao ligamento colateral ulnar (reforço das fibras mediais) e o ligamento quadrado (reforço inferior). Com o sistema precedente, forma uma **bacia de retenção** da cabeça do rádio (Fig. 10.18 b).

Ligamentos à distância

É a **membrana interóssea**[11] (MIO), que mantém o contato entre os dois ossos, auxiliada pela corda oblíqua (Pfaeffle

---

10 Eles são tracionados pelas fibras musculares profundas que emanam do braquial, na frente, e do vasto medial, atrás.
11 De acordo com os autores (citados por Paturet [1951]), a MIO é considerada uma aponeurose de inserção muscular (Cruveilhier), uma membrana de união (Sappey), um freio na supinação (Weitbrecht), a reminiscência de uma união primitiva dos dois ossos (Gegenbaur), ou uma estrutura de transmissão das tensões (Poirier, Hennequin, Lopès).

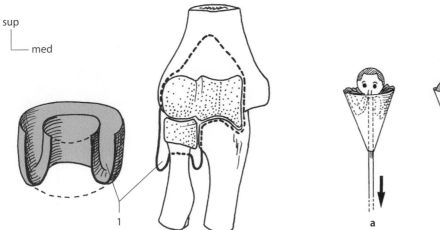
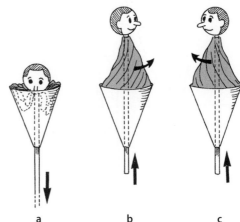

Figura 10.15 Prega anular em torno do rádio (1). Comportamento da cápsula em posição neutra (a), em pronação (b) e em supinação (c).

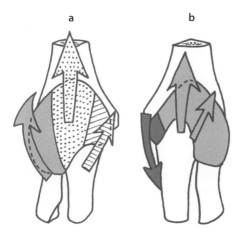

Figura 10.16 A cápsula anterior (a) é inervada: do lado de fora, pelo nervo radial, como o músculo supinador (cinza claro); no meio, pelo nervo musculocutâneo, como o braquial e bíceps braquial (pontilhado); dentro, pelo nervo médio, como o pronador redondo (hachurado). A cápsula posterior (b) é inervada: dentro, pelo nervo ulnar, como o FUC (cinza-escuro); no meio e no lado de fora, pelo nervo radial, como os músculos tríceps braquial e ancôneo (cinza claro).

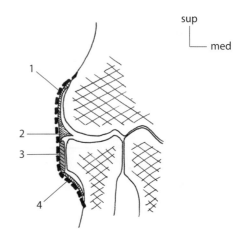

Figura 10.17 Prega sinovial no nível umerorradial: cápsula (1), prega sinovial (2), ligamento anular (3), membrana sinovial (4).

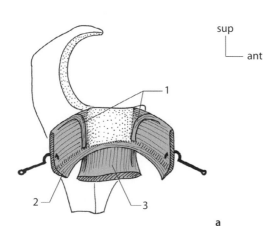
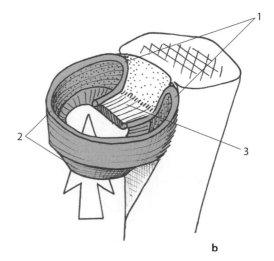

Figura 10.18 Ligamento anular: sua composição (a) e sua conformação em bacia (b). Fibras superiores (refletidas) (1), fibras inferiores (circulares) (2), ligamento quadrado (3).

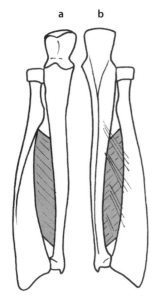

Figura 10.19 Na frente (a), a membrana interóssea é oblíqua embaixo e dentro. Algumas fibras posteriores (b) são de origem muscular (fibrose dos músculos posteriores: abdutor curto e longo, extensores do polegar, extensor do indicador), e portanto oblíquas em sentido inverso.

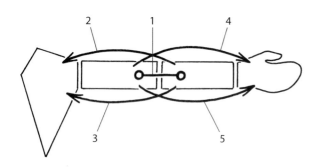

Figura 10.20 Os músculos do cotovelo são repartidos em músculos curtos (1) e músculos longos, proximais flexores (2) ou extensores (3), e distais, flexores (4) ou extensores (5).

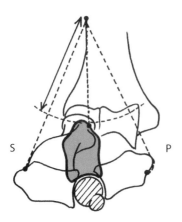

Figura 10.21 O trajeto mais curto das fibras do braquiorradial corresponde a uma posição de pronossupinação intermediária, em relação à supinação (S) ou à pronação (P).

et al., 2000). Suas fibras são oblíquas embaixo e na parte de dentro. Ela é quase isométrica (Soubeyrand et al., 2004). Reforçada pelas inserções musculares, que suporta tanto na parte da frente quanto atrás,[12] ela impede qualquer afastamento ou ascensão, mas permite a leve decoaptação umerorradial (Fig. 10.19).

No plano muscular

Podemos classificar os músculos em três grupos (Fig. 10.20): os longos do braço e do antebraço e os curtos do cotovelo.

Músculos longos do braço

São os músculos braquial, bíceps e tríceps braquiais.
- O **braquial** é essencialmente braquiador. Ele age em flexão, independentemente do modo de atividade ou do posicionamento da articulação. Além disso, é um protetor anterior largo e eficaz. Ele termina no osso medial do antebraço, com uma expansão lateral.
- O **bíceps** braquial é essencialmente flexor em supinação, em velocidade ou em força. Ele é mais ativo em setor intermediário, quando o cotovelo está em ângulo reto. Inversamente ao músculo precedente, termina no osso lateral do antebraço, com uma expansão medial.
- O **tríceps** braquial sozinho reagrupa três músculos. Além de sua função de potente extensor, sobretudo entre 20º e 30º de flexão, Berthe (1977) lhe atribui um papel pronador e ressalta a influência de seu volume na viga compósita do braço. Duas de suas cabeças merecem uma observação:
    – A cabeça medial, mais profunda, envia algumas fibras ao fundo de bolsa da cápsula (tensor); o ancôneo representa seu acessório (fibras em continuidade e mesmo nervo comum).
    – A cabeça longa (CL) atua igualmente no ombro, e com o bíceps entra na constituição do paradoxo de Lombard. Às vezes ela possui uma ligação tendínea com o latíssimo do dorso, o que produz uma cadeia de extensão bem visível no "golpe do machado" (ver Cap. 9). A LP está muito próxima do vasto lateral, que remonta até a cápsula do ombro e às vezes se une ao tendão de origem da CL (Spinner et al., 2001b).

Músculos longos do antebraço

Eles são representados pelo conjunto dos epicôndilos (mediais e laterais) e dos músculos laterais. Localizam-se nos lados do cotovelo, mas são anteriores e posteriores ao punho, operando, assim, um movimento giratório ao deslizar sobre o antebraço (ver Fig. 10.10). Isso influencia o comportamento do punho, em relação ao "cotovelo de precisão". Entre esses músculos, o **braquiorradial** tem um papel duplamente particular: ele reconduz o antebraço em pronossupinação in-

---

12 As fibras posteriores, às vezes descritas como uma segunda camada, são na realidade a fibrose dos músculos profundos, e representam portanto três ou quatro pequenos feixes de fibras, que correspondem de alto até embaixo ao abdutor longo do polegar, aos extensores curtos e longos do polegar, e ao extensor do indicador.

termediária (Fig. 10.21), e é mais ativo em flexão próximo-distal (cadeia fechada) (Fig. 10.22)[13] (Zhang et al., 1998).

Músculos curtos do cotovelo

Pouco numerosos, têm caráter **estabilizador** para a parte lateral do cotovelo, onde a interlinha umeroulnar não possui ligamento colateral se inserindo no rádio e onde o contato entre esses dois ossos é variável. Trata-se dos músculos **ancôneo** e **supinador** (Schmidt et al., 1999).

MOBILIDADES

Obs.: a pronossupinação é tratada no capítulo Punho.

Mobilidades analíticas

Flexão

Definição

É o movimento no qual a face anterior do antebraço se aproxima da do braço.

Plano

O movimento se desenvolve, teoricamente, no plano sagital passando pelo centro do cotovelo. Na realidade, esse plano é ligeiramente oblíquo como resultado do valgo em setor próximo da retidão do cotovelo (Nordin e Frankel, 2001).

Eixo

O eixo teórico é a intersecção dos planos frontal e horizontal que passam pelo centro do cotovelo. Esse eixo, ligeiramente oblíquo no lado de dentro e embaixo, não é rigorosamente fixo em razão da variabilidade do plano (Morrey e Chao, 1976; Duck et al., 2003b).

Movimento

É comum se considerar o antebraço móvel e o braço fixo, ainda que o movimento inverso seja utilizado nas preensões que tracionam o membro superior (alpinista). O movimento é uma translação circunferencial da incisura troclear e da fóvea em torno das superfícies convexas do úmero (Thomsen et al., 2001). O plano não é puro, pois existe uma leve rotação por causa da torção da garganta da tróclea: uma **rotação lateral automática de cerca de 5° a 10°** está ligada ao movimento de flexão (Fig. 10.23) (Youm et al., 1979). Por outro lado, o rádio é igualmente a sede de uma fraca rotação axial lateral, que se inicia desde o começo do movimento para se estabilizar depois de 40° de flexão (Lazennec et al., 1991). Por fim, a flexão é acompanhada de uma ligeira ascensão da cabeça do rádio, o que explica o contato umerorradial em flexão e não em extensão.

---

[13] É o músculo da suspensão do ginasta ou do escalar do alpinista.

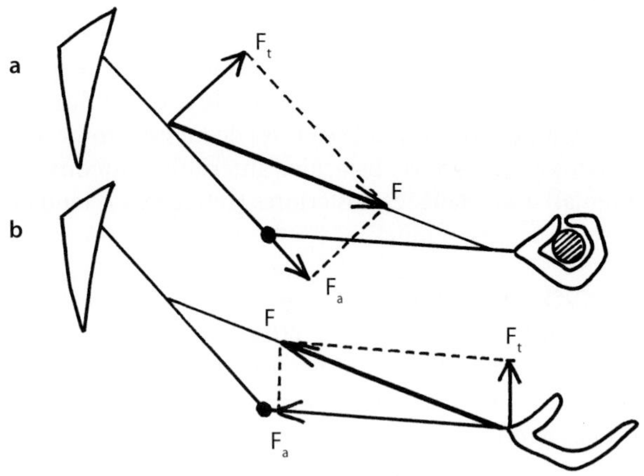

Figura 10.22 O braquiorradial, de força F, tem uma decomposição tangencial (F_t), mobilizadora, mais eficaz mesmo em cadeia fechada (a) do que em cadeia aberta (b), onde o essencial da força reside no componente radial (F_a), coaptado.

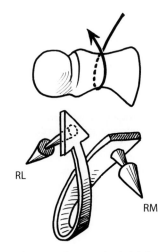

Figura 10.23 O enrolamento da garganta da tróclea revela uma ligeira rotação da ulna, conjunta aos movimentos analíticos do cotovelo: rotação lateral (RL) durante a flexão, rotação medial (RM) durante a extensão.

Amplitude

A média se situa em torno de **150° a 160°** (Günal et al., 1996; Chantelot et al., 1998).

Motores

O músculo flexor permanente é o **braquial**. Ele é auxiliado pelo **bíceps** braquial nas situações de força ou de velocidade. O **braquiorradial** participa da flexão, mas é mais eficaz quando o movimento se faz do braço para o antebraço (sentido proximal-distal) do que em sentido inverso (Fig. 10.22). O **pronador redondo** tem um braço de alavanca fraco; por isso, intervém nos movimento de precisão (Rakova, 1996; Van Heest et al., 1999).

Fatores limitantes

Trata-se, primeiramente, do encontro das massas carnudas anteriores (sobretudo em indivíduos musculosos), depois do tensionamento dos elementos posteriores e, por fim, do choque do processo coronoide na fossa de mesmo nome. Os freios patológicos são os obstáculos anteriores (osteomas[14] do braquial) e as retenções posteriores (retrações do tendão do músculo tríceps braquial).

Observações

O **setor útil** se situa entre 45° e 110°, o que permite o gesto de levar um alimento à boca (Fig. 10.24). A extensão completa (retidão) é rara na vida cotidiana, ao contrário do joelho, e a flexão do cotovelo não é incômoda.[15]

Extensão

- *Definição.* É o movimento no qual o antebraço vem se colocar em retidão, no prolongamento do braço.
- *Plano e eixo* são os mesmos que para a flexão.
- *Movimento.* Existe um movimento de extensão,[16] mas não existe setor de extensão. O deslizamento circunferencial é inverso ao da flexão.
- *Amplitudes.* Sem setor de extensão, ela é, portanto, de 0°. Pode existir de 5° a 10° de *recurvatum*.
- *Músculo.* O **tríceps** braquial é o músculo de extensão, auxiliado pelo **ancôneo**.

---

14 Proliferações ósseas patológicas no interior de tecidos moles.
15 O que torna sua recuperação ainda mais difícil.
16 Essa característica leva certos autores a falar de desvio, mais do que de extensão. Não seguimos essa linha, pois, de um lado, ela complica as denominações, de outro, a definição que acabamos de dar basta para distinguir as noções de "movimento" e de "setor", enfim, este caso não é isolado e seria necessário fazer o mesmo para muitos movimentos no interior de outras articulações do corpo.

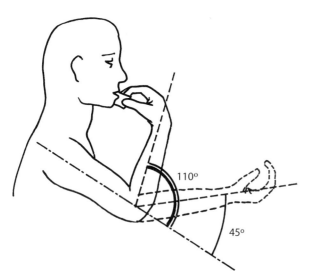

Figura 10.24 O setor útil do cotovelo permite levar um alimento à boca.

- *Fatores limitantes.* São o tensionamento dos elementos anteriores (e, patologicamente, sua retração), depois o choque do olécrano da fossa olecraniana (que bloqueia o cotovelo em retidão, impedindo a hiperextensão) (Martinez, 1985).

Mobilidades específicas

No nível umeroulnar

A congruência óssea e as tensões ligamentares colaterais são de excelente qualidade. Isso impede que se afaste dos movimentos de flexão-extensão. Contudo, quando a retidão está destravada, isto é, assim que o olécrano deixou a fossa de mesmo nome, é possível provocar fracos jogos laterais,[17] mas não no sentido anteroposterior (Weinberg et al., 2001).

No nível umerorradial

Alguns autores consideram que há **contato** entre as duas superfícies articulares (Testut, 1909; Paturet, 1951; Rouvière, 1985), outros que **não há contato** (Bouchet-Cuilleret, 1995). Ao que parece, tudo depende da posição escolhida e das tensões provocadas (Morrey et al., 1988). Assim, em posição natural, indivíduo relaxado, braço solto: não há contato;[18] em valgo forçado ou em apoio sobre a mão: há contato; em flexão, com o componente coaptado dos músculos flexores: há contato igualmente.

No nível radioulnar proximal

A congruência articular (e não óssea, pois ela se deve à fibrocartilagem) e a concordância são boas, ao contrário do que se passa no nível radioulnar distal. Não há, portanto, mobilidade anexa possível, nem lateral, nem anteroposterior[19] (Dufour et al., 2003).

Mobilidades funcionais

Complementaridade flexão-extensão/pronossupinação

Esses dois graus de mobilidade se agrupam para dar dois tipos de opções funcionais (Péninou e Dufour, 1986a; Samuel e Péninou, 1993; Werner e An, 1994): o cotovelo de força e o cotovelo de precisão.

---

17 Um jogo muito ínfimo é igualmente possível no plano horizontal, o que induz os pequeníssimos deslizamentos anteroposteriores da cabeça do rádio em relação ao úmero.
18 Neste caso, podemos mobilizar a cabeça do rádio em pequenos deslizamentos anteroposteriores sob o capítulo. Isso supõe um fraco jogo umeroulnar (ver nota anterior). O levíssimo componente rotatório ligado ao movimento de flexão-extensão supõe esse jogo da cabeça do rádio em relação ao capítulo (Roidis et al., 2003).
19 Além disso, a pressão manual necessária, que deveria ser consistente, comprimiria o ramo superficial (sensitivo) do nervo radial, o que a tornaria intolerável. Deve-se observar também que se existisse um jogo anteroposterior, isso tornaria perigosa a ação do bíceps braquial que, inserindo-se na epífise radial superior, desestabilizaria a articulação por sua contração.

Cotovelo de força

É o resultado da associação **cotovelo-ombro** e que dispensa a atividade da mão. Reparte-se em dois movimentos opostos (Lou et al., 2001): impulso em força e tração em força.

Impulso em força

Exemplos: empurrar um objeto pesado, ou o soco (Fig. 10.25 a) são feitos em **extensão-pronação**. O músculo-chave é o tríceps braquial, inervado pelo nervo radial, associado aos pronadores, inervados pelo nervo mediano. Berthe et al. (1993) mencionam que esse movimento, associado a uma flexão do ombro, e sobretudo se é repetido, pode provocar uma lesão do nervo radial, com paralisia, por alongamento e torção no nível de sua arcada umeral.[20] Da mesma forma, quando na pronação o músculo supinador é alongado, sua borda superior[21] pode comprimir o nervo radial, possibilitando uma paralisia (Berthe et al., 1993; Kim et al., 1998). Green e Ryan (1999) mostraram o mesmo fenômeno para o lado medial.

Tração em força

Exemplo: a tração sobre uma corda (Fig. 10.25 b) é feita em **flexão-supinação**. Os músculos-chave são principalmente o bíceps braquial e o braquial, ambos inervados pelo nervo musculocutâneo.[22]

Cotovelo de precisão

É o resultado da associação **cotovelo-mão**, repartida em dois movimentos opostos.

---
20 Arcada de Lotem.
21 Arcada de Frohse.
22 Todavia, o alpinista se traciona em força em flexão-pronação, na ausência de outra possibilidade.

Estender um objeto

Exemplo: estender uma carta de baralho (tirada de seu jogo) ou um papel a alguém (Fig. 10.26 a) é feito em **extensão-supinação**. Os músculos-chave são principalmente o ancôneo e o supinador, ambos inervados pelo nervo radial.

Trazer para si

Exemplos: colocar uma carta em seu jogo, ou levar a mão ao bolso interno do paletó (Fig. 10.26 b) são feitos em **flexão-pronação**. Os músculos-chave são principalmente o pronador redondo e os epicôndilos mediais, todos inervados pelo nervo mediano (com exceção do flexor ulnar do carpo, inervado pelo nervo ulnar) (Spinner et al., 2001a).

Paradoxo de Lombard

Esse paradoxo já foi citado em relação ao ombro. Consiste na ação combinada de dois músculos biarticulares e antagonistas, associando seus esforços (que dependem dos braços de alavanca correspondentes) para que ambos permaneçam em curso médio e estejam assim em setor de força (Fig. 10.27) (Murray et al., 1995).

Associação com o ombro

- *No plano sagital*, é a noção de **cotovelo de força** (Fig. 10.28 a) (François e Reille, 1991), cujo esquema é realizado no soco (ida e volta, ver anteriormente).
- *No plano frontal*, quando o cotovelo está em flexão: ele combina a **pronação com a abdução** do ombro (ver Fig. 9.82).
- *No plano horizontal*, quando o cotovelo está em retidão: ele combina a **pronossupinação com as rotações** de ombro.

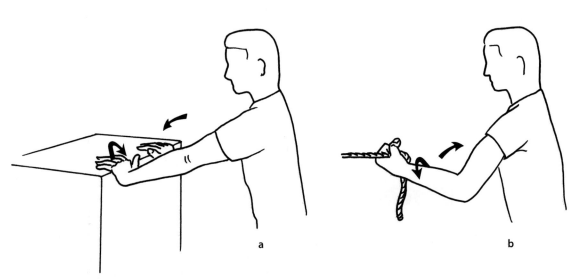

Figura 10.25 Os movimentos de força são, por exemplo, o de empurrar uma carga (a) ou de puxar uma corda (b).

348 Parte III | Membro superior

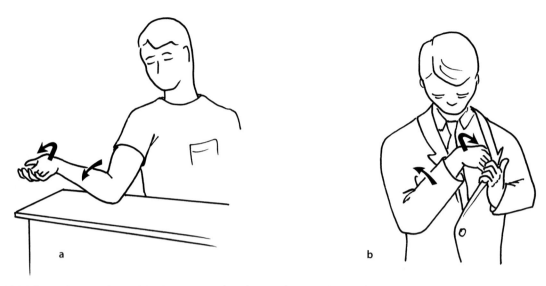

Figura 10.26 Os movimentos de precisão são, por exemplo, o de estender a mão à partir do cotovelo (a) ou de levar a mão ao bolso interno de seu paletó (b).

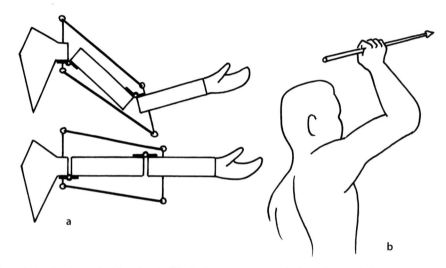

Figura 10.27 O paradoxo de Lombard associa dois músculos biarticulares antagonistas (cabeças longas do bíceps e tríceps braquiais), que têm braços de alavanca opostos (a), para obter um movimento que os associe em curso médio (setor de força) (b).

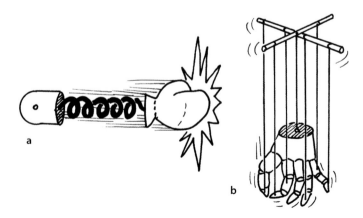

Figura 10.28 Esquematicamente, o cotovelo de força associa o cotovelo ao ombro (a), e o cotovelo de precisão associa o cotovelo à mão (b).

Associação com a mão

A ação associada à mão (Fig. 10.28 b) constitui o **cotovelo de precisão** (ver anteriormente) (François e Reille, 1991; Galloway e Koshland, 2002).

Posição de função

Não se trata de uma mobilidade, mas de uma posição de partida favorável às mobilidades. O cotovelo está flexionado em **ângulo reto,** em pronossupinação **indiferente**. A partir daí, as mobilidades são mais fáceis de reconquistar e, em caso de rigidez grave, é a posição que protege a maior parte das funções do cotovelo (posição de imobilização) (Stroyan e Wilk, 1993).

Mobilidades patológicas

- *As diminuições, ou rigidezes,* são frequentes. Muitas vezes são pós-traumáticas, e consecutivas às imobilizações. Vinculam-se aos espessamentos capsulares cicatriciais, às aderências, às retrações capsulares e dos elementos tendíneos, bem como aos osteomas.
- *Os aumentos de mobilidade* se situam em um contexto de hiperfrouxidão, constitucional ou resultado de uma traumatologia do cotovelo. Elas se traduzem geralmente pelas **instabilidades** como as de movimentos de lateralidade.

> **Para concluir**
> A mobilidade do cotovelo é essencialmente **associativa**: ligada ao ombro ou à mão. Sua exploração, portanto, é principalmente de ordem funcional.

ESTABILIDADE

Estabilidade passiva

Óssea

No nível umeroulnar

A concordância e a congruência desse gínglimo são perfeitas. A estabilidade óssea é portanto boa nos três planos do espaço.
- **Sagitalmente**, em razão da saliência dos dois bicos, olécrano e processo coronoide, que envolvem a tróclea umeral (Fig. 10.29), sobretudo nas posições extremas em que um dos bicos acaba se inserindo fortemente na fossa correspondente.
- **Frontalmente**, a presença das faces do gínglimo impede os desvios laterais. Quando o olécrano não está inserido na fossa correspondente do úmero e se existe certa frouxidão ligamentar, pode haver pequenos movimentos de folga laterais, mínimos (Fig. 10.30 a, b).
- **Horizontaalmente**, a disposição das faces do gínglimo impede qualquer rotação nesse nível. Ínfimas folgas rotatórias, em posição destravada, são às vezes possíveis, mas extremamente mínimas. As solicitações rotatórias adotam espontaneamente a pronossupinação radioulnar ou as rotações de ombro, e não têm nenhuma razão de sobrecarregar a junção umeroulnar (Morrey et al., 1991).

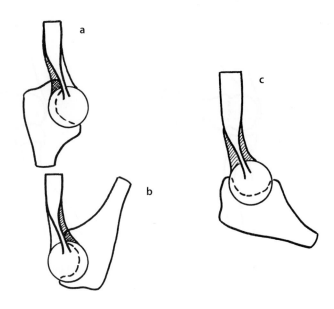

Figura 10.29 A posição de estabilidade óssea corresponde à inserção do olécrano (a) ou do processo coronoide (b); ela é menor em setor intermediário (c).

No nível umerorradial

Como o contato não é constante, essa interlinha não é estável no plano ósseo:
- **Sagitalmente**, a cabeça do rádio é relativamente livre, não há estabilidade óssea.
- **Frontalmente**, o contato ósseo entre úmero e rádio não é perfeito, mas o rádio é estabilizado pela ulna. Pequenos movimentos laterais são possíveis, geralmente no sentido da exageração do valgo, quando o cotovelo está em posição intermediária. Este pode ser o caso quando o ligamento colateral ulnar está lesionado, ou é insuficiente (Eygendaal et al., 1999). Esse risco é aumentado quando, depois de uma fratura complexa da cabeça do rádio, esta sofre uma resecção e o rádio não desempenha mais seu papel de **bengala de sustentação** em apoio sobre o capítulo[23] (Fig. 10.30 e 10.31) (Cronier et al., 1983).
- **Horizontalmente**, o problema não existe, uma vez que é o plano de mobilidade da pronossupinação. Um excesso de solicitação nesse nível transborda sobre as rotações do ombro, se o cotovelo está em retidão, ou sobre a abdução-adução de ombro, se está flexionado (Pomianowski et al., 2001).

---

23 A consequência é então a folga medial, com estiramento do nervo ulnar, e risco de paralisia.

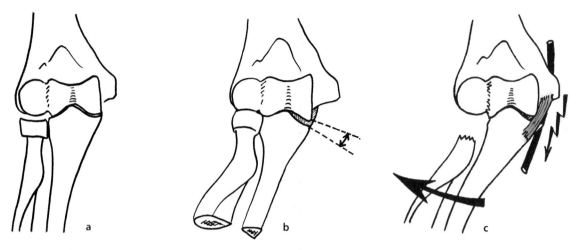

Figura 10.30 Quando o olécrano é liberado da fossa olecraniana, o contato umerorradial imperfeito (a) permite folgas umeroulnares fracas (b). A ressecção da cabeça do rádio pode provocar um estiramento do nervo ulnar em longo prazo (c).

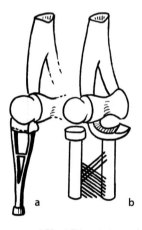

Figura 10.31 Os ligamentos LCR e LCU mantêm a ulna horizontalmente, mas o risco de aumento do valgo é impedido pela muleta radial (a), que garante um contato complementar (b).

No nível radioulnar proximal

Há uma concordância das superfícies, o que não é o caso no nível distal, e se não há congruência no plano ósseo, a articulação é, no entanto, congruente por causa da fibrocartilagem anular (ver adiante).

Capsuloligamentar

Ela ameniza as insuficiências ósseas.

No nível umeroulnar

A estabilidade anteroposterior é suficiente no plano ósseo, além disso, é o plano de mobilidade do cotovelo, os ligamentos são, portanto, fracos. Frontalmente, a ausência de abdução-adução pode representar um perigo para a estabilidade, portanto, os ligamentos fortes são **colaterais** (Olsen et al., 1996b; Hannouche e Begue, 1999; Imatani et al., 1999), com uma resistência bem particular para o colateral ulnar por causa do risco de exagero patológico do valgo. Ele é reforçado por um ligamento anexo (ligamento do Cooper) e pelo flexor superficial dos dedos (Rongières et al., 2001).

No nível umerorradial

Existem poucos reforços nos planos sagital e transversal; os feixes médio e anterior do ligamento colateral radial reforçam o ligamento anular. No plano frontal, não há nenhum reforço, uma vez que o ligamento colateral radial se insere sobre a ulna e não sobre o rádio.

No nível radioulnar proximal

• No plano **horizontal** (pronossupinação), o elemento potente é o ligamento anular. Sua estrutura fibrocartilagínea torna a articulação radiulnar proximal **congruente** (artrologicamente falando, e não osteologicamente), e isso de maneira **maleável** (em razão da ligeira ovalização da cabeça). Um caso particular é o da **estabilidade vertical**: ela depende da continência do ligamento anular, cujas fibras inferiores são estreitadas a fim de impedir o deslizamento inferior. Na criança com menos de quatro anos, a frouxidão ligamentar explica a patologia dita "pronação dolorosa de Broca" (Fig. 10.32).
• No plano **sagital**, às vezes se faz referência a um deslizamento sagital, perceptível durante a mobilização passiva manual. Foi demonstrado que não era nada (Dufour et al., 2003): enquanto o ligamento anular for conservado, o deslizamen-

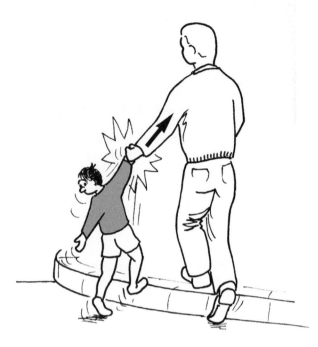

Figura 10.32 O mecanismo da "pronação dolorosa de Broca" é uma tração forte, viva e inesperada sobre a mão de uma criança.

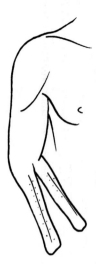

Figura 10.33 A operação de Krukenberg libera o terceiro grau de liberdade umerorradial, prevendo um equipamento para uma mão protética.

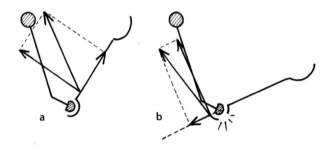

Figura 10.34 Os músculos braquial e bíceps braquial têm uma ação luxante em fim de flexão (a). O tríceps braquial é luxante para o olécrano em caso de fratura deste processo (b).

to será nulo.[24] Em contrapartida, sua secção gera uma liberdade sagital patológica.

• No plano **frontal**, nada é possível por causa da coesão radioulnar nas duas extremidades dos ossos. Sabemos, contudo, que a operação de Krukenberg, cujo objetivo é dar abdução ao rádio em caso de amputação traumática da mão, se utiliza do fato de que o umerorradial é de tipo esferóidea para liberar o terceiro grau de liberdade, fisiologicamente neutralizado pelos meios de união fibrosos (ligamento anular, ligamento quadrado, MIO, disco articular do punho) (Fig. 10.33) (Schuind, 1996).

Estabilidade ativa

Ela completa a estabilidade passiva.

No nível umeroulnar

Os grossos tendões do **braquial**, na frente, e do **tríceps** braquial, atrás, realizam uma importante proteção. Todavia, esses tendões, bem como o do bíceps braquial, podem ter um componente subluxante quase no final do curso articular por eles comandado (Fig. 10.34 a). Nas fraturas do olécrano, o braquial tende a desestabilizar a articulação para a frente e o tríceps braquial tende a luxar olécrano no alto e atrás (Fig. 10.34 b).

No nível umerorradial

Esse compartimento articular é particularmente pouco estável. O papel de garantir uma proteção ativa cabe a dois pequenos músculos curtos: o **ancôneo** e o **supinador** (Fig. 10.35), que fornecem uma coaptação umerorradial e radioulnar conjunta. A proteção complementar dos músculos laterais (braquiorradial, ERLC e epicôndilos laterais) permite uma boa estabilidade ativa (Gribble et al., 2003).

---

24 O erro de percepção manual é favorecido por dois elementos: de um lado, essas tentativas de deslizamento da cabeça sempre geram uma rotação axial do úmero, e, de outro, em posição destravada do cotovelo, podem existir ínfimas folgas rotatórias umeroulnares, calculadas a 3,2° por Kasten et al. (2004) (aderência de uma face e descompressão da outras), permitindo registrar um ínfimo deslocamento radioumeral (e não radioulnar).

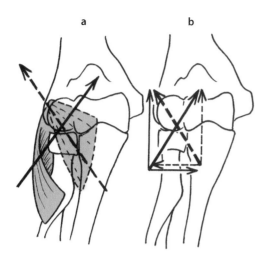

Figura 10.35 O supinador (linhas cheias) tem uma fibra média dirigida para dentro e para o alto, o ancôneo (linhas pontilhadas) para fora e para o alto (a). Seus componentes são coaptados para as articulações umerorradial, umeroulnar e radioulnar proximal (b).

No nível radioulnar superior

A coesão dos dois ossos do antebraço se deve, muscularmente, às suas inserções comuns: FSD e pronador redondo na parte da frente, abdutor longo e extensor curto do polegar na parte de trás.

Posição funcional

É a posição que ocupa o setor médio das amplitudes do cotovelo: semiflexão e pronossupinação intermediária. É a posição escolhida para as imobilizações do cotovelo, ela permite o essencial dos movimentos funcionais.

Variações

Fisiológicas

• *A instabilidade em retidão* resulta geralmente de um recurvatum mal controlado.
• *O jogo do antebraço no plano frontal* resulta de uma frouxidão ligamentar. Ele se traduz por uma folga lateral ou medial do cotovelo, principalmente pelo exagero dinâmico do valgo (Morrey et al., 1981).

Patológicas

• *O aumento da estabilidade* é geralmente acompanhado de uma **rigidez** articular.[25]
• *As diminuições de estabilidade ou instabilidades* são passivas e/ou ativas. As mais frequentes são no plano frontal, uma vez que é um plano ausente das mobilidades normais. Elas

---

[25] Todavia não é automático: podemos ter um cotovelo pós-traumático rígido em flexão-extensão e apresentando, simultaneamente, uma instabilidade frontal.

podem ser explicadas pelas lesões ósseas,[26] ligamentares e/ou as insuficiências musculares. Poderíamos acrescentar as falsas estabilidades ativas, ligadas de fato à dor, principalmente no caso das epicondilites laterais, cuja manifestação pode resultar na soltura imediata do objeto, ou a impossibilidade de estabilizar uma carga com o braço estendido, causada pelo surgimento de uma dor brutal (Péninou e Dufour, 1986b).

• *A liberação traumática da cabeça do rádio para baixo.* A frouxidão que caracteriza a criança a expõe a essa desestabilização, durante uma tração brutal e unilateral no punho. Essa subluxação a impede de realizar a pronação e de flexionar seu cotovelo[27] (pronação dolorosa de Broca, ou *pulled-elbow syndrom*) (ver Fig. 10.32).

> **Para concluir**
> Deve-se saber que, por um lado, o cotovelo coloca em ação **grandes braços de alavanca**, por outro, ele é parte de uma tripla interlinha, de estabilidade variável de acordo com as zonas. Por essa razão, uma **proteção muscular é indispensável**, principalmente para a parte lateral da articulação.

TENSÕES

Tensões estáticas

Tração

Corresponde à **suspensão**, a situação mais comum, relacionando-se à atividade essencial do membro superior (Fig. 10.36 a). Trata-se geralmente de um porte de carga. Esta deve ser equilibrada pela contração muscular. Devemos ter $f = p$ (p = peso da carga levada, caso se negligencie o peso do segmento), daí $R = 0$. No caso, menos frequente, da suspensão do corpo pelo braço, ainda que por apenas um, o problema é o mesmo: $F = P$ (P = peso do corpo suspenso).

Compressão

Assim como para o ombro, a pressão transmitida pelo **apoio** das mãos, mesmo de uma única, é **negligenciável** em situação comum (apoio contra a parede, ou em uma mesa) (Fig. 10.36 b). O apoio pode se tornar mais **tensionador** por sua intensidade ou sua duração, como no caso da marcha com bengala(s). As pressões são, sobretudo, resultado da contração muscular. A força compressiva desenvolvida pelos músculos é quase sempre a fonte mais importante das tensões articulares (ação de coaptação, salvo em algumas situações extremas).

---

[26] Como a resecção da cabeça do rádio que provoca, em longo prazo, um risco de distensão medial, principalmente um estiramento do nervo ulnar (Fig. 10.30 c).

[27] É o resultado de uma tração brusca na mão, por exemplo, para puxar uma criança e fazê-la subir um degrau. O carpo, articulado com o rádio e não com o ulna, transmite a tração distal ao rádio cuja cabeça se insere então no ligamento anular, ainda maleável. A clínica se traduz por uma impossibilidade de flexionar o cotovelo e de realizar a pronação. A redução é simples: curto mecanismo em sentido inverso. Há pouco risco se a criança for segurada bilateralmente, se participar da ação (contração) e se o ato de segurar se estender ao antebraço.

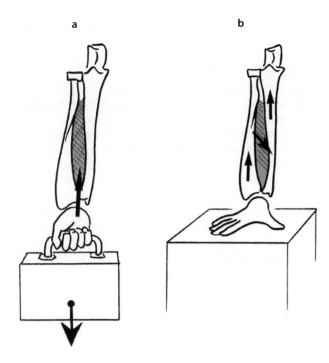

Figura 10.36 A tração, que em geral se deve ao transporte de uma carga, solicita os músculos coaptados (a), enquanto a compressão transmite as forças de apoio do rádio à membrana interóssea, depois à ulna e enfim ao úmero (b).

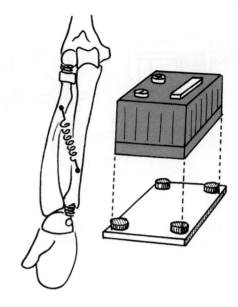

Figura 10.37 Os ossos do antebraço, em posição invertida, têm um contato imperfeito com sua respectiva cabeça, como um sistema montado sobre uma placa antivibratória, cujo papel amortecedor é completado pela membrana interóssea.

Deve-se notar que a posição invertida dos dois ossos do antebraço, o estado de contato imperfeito ou nulo de suas cabeças, e a ligação oblíqua da membrana interóssea contribuem para criar uma espécie de **amortecimento axial** (Figs. 10.36 b e 10.37).

Flexão

Diz respeito à parte distal do cotovelo, isto é, o segmento antebraquial, e se traduz pelo fenômeno da viga compósita (Fig. 10.38).

Torção

Diz respeito à parte proximal do cotovelo: o segmento braquial (acima da pronossupinação). Esse tipo de tensão é sempre **perigoso**. Quando envolve o cotovelo:
• *Ou a articulação gira* em pronação ou supinação, ou mesmo prolonga seu esforço no nível do ombro (Donkers et al., 1993).
• *Ou a articulação permanece fixa*, protegida pela musculatura, e é a paleta umeral que é solicitada em torção. Esse mecanismo deve ser vigiado por duas razões: nas posições flexionadas do cotovelo, ele fornece um braço de alavanca importante à torção, e é especialmente perigoso nas fraturas da extremidade inferior do úmero[28] (Fig. 10.39) (Bennet, 1993; Costantino et al., 2003).

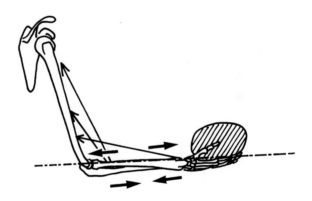

Figura 10.38 Os esforços em flexão do cotovelo solicitam a viga compósita do antebraço: os músculos, para a frente, absorvendo as tensões em tração, e os ossos, para trás, absorvendo as tensões em compressão.

Tensões dinâmicas

Em dinâmica, o valor depende da violência do gesto. Deve-se distinguir:
• *Os golpes dados*, principalmente em certos esportes, que partem de uma intenção e supõem, portanto, uma preparação musculoesquelética adaptada (Chowdary e Challis, 2001).
• *As quedas*, sobre o cotovelo ou a mão, que, por definição, são imprevistas (exceto em alguns esportes) e expõem assim

---

[28] Por isso o perigo de um jogo como o braço de ferro.

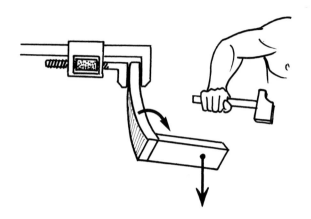

Figura 10.39 A torção relaciona-se frequentemente com a flexão do cotovelo, que cria um braço de alavanca que solicita a paleta umeral.

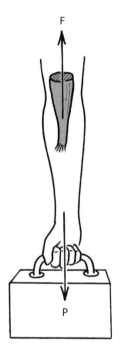

Figura 10.40 O transporte com o braço estendido solicita apenas moderadamente o cotovelo (F = p, por isso uma resultante nula sobe a interlinha articular).

ao choque um cotovelo não preparado, resultando, geralmente, em desgastes mais graves (Olsen et al., 1996a; Soubeyrand et al., 2004).

Adaptação em face às tensões

Centralização ideal das superfícies de contato

As posições funcionais sempre privilegiam o máximo contato das superfícies articulares, diminuindo assim a pressão unitária. Para o cotovelo, a posição semiflexão, semissupinação, é a de conforto máximo. Ela é encontrada em todos os esforços tensionantes (London, 1981).

Boa ergonomia dos gestos

Sendo o cotovelo uma articulação intermediária, ele deve estar em relação com as articulações sobre e subjacentes, para repartir as tensões no seio de uma maior cadeia cinética possível. O exemplo padrão é o **aparafusamento**: no começo do movimento, ele é fácil, e geralmente supõe um furo que facilita o encaixe do parafuso, é realizado entre o polegar e o indicador, até que o esforço exija a participação do punho. Em seguida intervém a supinação. Depois, no final do movimento, sendo o esforço importante, ele impõe a participação da adução do ombro a partir de uma posição do cotovelo afastado. Não respeitar isso provoca sobrecarga dos **epicôndilos** laterais e uma epicondilite (Duck et al., 2003a).

Transformação das tensões

É útil substituir algumas tensões dolorosas por outras mais toleráveis, principalmente mudando as zonas de tensão (Gomi e Kawato, 1997). Assim:
- *O porte de carga* com o cotovelo estendido é mais fácil do que com o cotovelo flexionado. O primeiro caso corresponde à atitude de carregar uma mala (Fig. 10.40), o segundo ao porte de uma carga leve (Fig. 10.38).
- *A pronossupinação* é vantajosamente substituída pelo ombro, ou mesmo pela utilização dos dois membros superiores e a do tronco nos esforços muito importantes.

Patologias das tensões

Elas estão ligadas aos defeitos **qualitativos** e aos fenômenos **quantitativos** que resultam da não consideração das adaptações evocadas acima. Nos aspectos quantitativos, deve-se mencionar as noções de **duração** e de **repetição**, que sobrecarregam as estruturas (Travell e Simons, 1993).

> **Para concluir**
> As tensões devem **transitar** pelo cotovelo e não se deterem ali. Elas são mais bem suportadas quando distribuídas sobre uma **cadeia musculoesquelética extensa**.

> **O que se deve saber**
> O cotovelo é uma articulação que suscita menos interesse do que as outras, por causa de um funcionamento aparentemente mais simples. Esta talvez seja uma das razões das **dificuldades de recuperação**, principalmente quando o treinamento traz a intervenção do ombro e do punho. Além disso, não se deve esquecer que entre o lado dominante e o outro pode existir um nível de exigência muito diferente.

REFERÊNCIAS BIBLIOGRÁFICAS

BECKETT KS, MCCONNELL P, LAGOPOULOS M, NEWMAN RJ. Variations in the normal anatomy of the collateral ligaments of the human elbow joint. J Anat. 2000, 197(3) : 507-511.

BENNETT DJ. Torques generated at the human elbow joint in response to constant position errors imposed during voluntary movements. Exp Brain Res. 1993, 95(3) : 488-498.

BERTHE A, LUSSIEZ B, PÉQUIGNOT J-P. Étude anatomique de la mobilité du nerf radial au bras et au coude. Ann Kinésithér. 1993, 20(7) : 337-343.

BERTHE A. Le tendon terminal du triceps brachial. Anatomie descriptive, incidences biomécaniques et kinésiologiques. Ann Kinésithér. 1977, 4 : 363-375.

BOUCHET A, CUILLERET J. Anatomie topographique, descriptive et fonctionnelle, Tome 3a : membre supérieur. Masson, Paris, 1995.

CAPTIER G, CANOVAS F, MERCIER N, THOMAS E, BONNEL F. Biometry of the radial head : biomechanical implications in pronation and supination. Surg Radiol Anat. 2002, 24(5) : 295-301.

CHANTELOT C, FONTAINE C, DIOP A, MIGAUD H, LAVASTE F, DUQUENNOY A. In vivo study of kinematics of the elbow using electromagnetic goniometer. Ann Chir Main Memb Super. 1998, 17(1) : 68-77.

CHOWDHARY AG, CHALLIS JH. The biomechanics of an overarm throwing task : a simulation model examination of optimal timing of muscle activations. J Theor Biol. 2001, 211(1) : 39-53.

COSTANTINO C, VAIENTI E, POGLIACOMI F. Evaluation of the peak torque, total work, average power of flexor-estensor and prono-supinator muscles of the elbow in baseball players. Acta Biomed Ateneo Parmense. 2003, 74(2) : 88-92.

CRONIER P, MOREAU P, MERCIER P, PILLET J. Functional anatomy of humero-radial articulation. Bull Assoc Anat (Nancy). 1983, 67(196) : 91-97.

DOLTO B. Le corps entre les mains. Hermann Ed., Paris, 1976.

DONKERS MJ, AN KN, CHAO EY, MORREY BF. Hand position affects elbow joint load during push-up exercise. J Biomech. 1993, 26(6) : 625-632

DUCK TR, DUNNING CE, ARMSTRONG AD, JOHNSON JA, KING GJ. Application of screw displacement axes to quantify elbow instability. Clin Biomech (Bristol, Avon). 2003a, 18(4) : 303-310.

DUCK TR, DUNNING CE, KING GJ, JOHNSON JA. Variability and repeatability of the flexion axis at the ulnohumeral joint. J Orthop Res. 2003b, 21(3) : 399-404.

DUFOUR M, NEUMAYER M, PILLU M. Recherche de mobilités en glissements sagittaux dans l'articulation radio-ulnaire supérieure. Journées de Médecine Physique et de Rééducation. Entretiens de Bichat, Paris, Expansion Scientifique Française. 2003 : 109-116.

DUPARC F, PUTZ R, MICHOT C, MULLER JM, FREGER P. The synovial fold of the humeroradial joint : anatomical and histological features, and clinical relevance in lateral epicondylalgia of the elbow. Surg Radiol Anat. 2002, 24(5) : 302-307.

ERICSON A, ARNDT A, STARK A, WRETENBERG P, LUNDBERG A. Variation in the position and orientation of the elbow flexion axis. J Bone and Joint Surg (Br). 2003, 85(4) : 538-544.

ESNAULT M, VIEL E. Systématisation des innervations capsulaires de l'articulation du coude. Ann Kinésithér. 1974, 4 : 377-381.

EYGENDAAL D, OLSEN BS, JENSEN SL, SEKI A, SOJBJERG JO. Kinematics of partial and total ruptures of the medial collateral ligament of the elbow. J Shoulder Elbow Surg. 1999, 8(6) : 612-616.

FLORIS S, OLSEN BS, DALSTRA M, SOJBJERG JO, SNEPPEN O. The medial collateral ligament of the elbow joint : anatomy and kinematics. J Shoulder Elbow Surg. 1998, 7(4) : 345-351.

FRANÇOIS V, REILLE E. Étude quantitative des activités EMG du « coude de force » et « coude de finesse ». Ann Kinésithér. 1991, 18(10): 526-527.

FUSS FK. The ulnar collateral ligament of the human elbow joint. Anatomy, function and biomechanics. J Anat. 1991, 175 : 203-212.

GALLOWAY JC, KOSHLAND GF. General coordination of shoulder, elbow and wrist dynamics during multijoint arm movements. Exp Brain Res. 2002, 142(2) : 163-180.

GOMI H, KAWATO M. Human arm stiffness and equilibriumpoint trajectory during multi-joint movement. Biol Cybern. 1997, 76(3) : 163-171.

GREEN JR JR, RAYAN GM. The cubital tunnel : anatomic, histologic, and biomechanical study. J Shoulder Elbow Surg. 1999, 8(5) : 466-470.

GRIBBLE PL, MULLIN LI, COTHROS N, MATTAR A. Role of cocontraction in arm movement accuracy. J Neurophysiol. 2003, 89(5): 2396-2405

GÜNAL I, KÖSE N, ERDOGAN O, GÖKTÜRK E, SEBER S. Normal range of motion of the joints of the upper extremity in male subjects with special reference to side. J Bone and Joint Surg (Am). 1996, 78(9): 1401-1404.

HAMASAKI J. Measurement study of anatomical shape and size in Japanese elbow joints. Nippon Seikeigeka Gakkai Zasshi. 1983, 57(1): 51-63.

HANNOUCHE D, BEGUE T. Functional anatomy of the lateral collateral ligament complex of the elbow. Surg Radiol Anat. 1999, 21(3) : 187-191.

IMATANI J, OGURA T, MORITO Y, HASHIZUME H, INOUE H. Anatomic and histologic studies of lateral collateral ligament complex of the elbow joint. J Shoulder Elbow Surg. 1999, 8(6) : 625-627.

KAPANDJI IA. Physiologie articulaire. Fascicule 1: Membre supérieur (5e édition). Maloine, Paris, 1980 : 82-107.

KASTEN P, KREFFT M, HESSELBACH J, WEINBERG AM. Kinematics of the ulna during pronation and supination in a cadaver study : implications for elbow arthroplasty. Clin Biomech. 2004, 19 : 31-35.

KIM YS, YEH LR, TRUDELL D, RESNICK D. MR imaging of the major nerves about the elbow : cadaveric study examining the effect of flexion and extension of the elbow and pronation and supination of the forearm. Skeletal Radiol. 1998, 27(8) : 419-426.

LAZENNEC J-Y, CABANAL J, BESNEHARD J, CORDESSE G. Contribution à l'étude biomécanique des mouvements de la tête radiale dans les mouvements de la flexion-extension du coude. Ann Kinésithér. 1991, 18(10) : 469-474.

LONDON JT. Kinematics of the elbow. J Bone Joint Surg (Am). 1981, 63(4) : 529-535

LOU S, LIN CJ, CHOU PJ, CHOU YL, SU FC. Elbow load during pushup at various forearm rotations. Clin Biomech (Bristol, Avon). 2001, 16(5) : 408-414.

MAHAISAVARIYA B, SAEKER B, SITTHISERIPRATIP K, ORIS P, TONGDEE T, BOHEZ EL, SLOTEN JV. Morphology of the radial head : a reverse engineering based evaluation using threedimensional anatomical data of radial bone. Enginnering in Médecine. 2004, 218(1) : 79-84.

MARTINEZ C. Le coude et l'avant-bras : anatomie fonctionnelle de la flexion-extension et de la prono-supination. Ann Kinésithér. 1985, 12(6) : 273-290.

MORREY BF, AN KN, STORMONT TJ. Force transmission through the radial head. J Bone and Joint Surg (Am). 1988, 70(2) : 250-256.

MORREY BF, ASKEW LJ, CHAO EY. A biomechanical study of normal functionnal elbow motion. J Bone and Joint Surg (Am). 1981, 63(6) : 872-877.

MORREY BF, CHAO EY. Passive motion of the elbow joint. J Bone Joint Surg (Am). 1976, 58(4) : 501-508

MORREY BF, TANAKA S, AN KN. Valgus stability of the elbow. A definition of primary and secondary constraints. Clin Orthop. 1991, 265 187-195.

MURRAY WM, DELP SL, BUCHANAN TS. Variation of muscle moment arms with elbow and forearm position. J Biomech. 1995, 28(5) : 513-525.

NORDIN M, FRANKEL V H. Basic Biomecanics of the Musculoskeletal System (3rd edition). Lippincott Williams and Wilkins, Baltimore (USA). 2001 : 341-349.

OLSEN BS, SOJBJERG JO, DALSTRA M, SNEPPEN O. Kinematics of the lateral ligamentous constraints of the elbow joint. J Shoulder Elbow Surg. 1996a, 5(5) : 333-341.

OLSEN BS, VAESEL MT, SOJBJERG JO, HELMIG P, SNEPPEN O. Lateral collateral ligament of the elbow joint : anatomy and kinematics. J Shoulder Elbow Surg. 1996b, 5(2) : 103-112.

PATURET G. Traité d'Anatomie Humaine, tome II. Masson, Paris, 1951 : 148-167.

PÉNINOU G, DUFOUR M. Les gestes fonctionnels du coude. Ann Kinésithér. 1986a, 13(5) : 225-228.

PÉNINOU G, DUFOUR M. Technologie en kinésithérapie : le coude. Ann Kinésithér. 1986b, 13(5) : 229-233.

PFAEFFLE HJ, FISCHER KJ, MANSON TT, TOMAINO MM, WOO SL, HERNDON JH. Rôle of the forearm interosseous ligaments : is it more than just longitudinal load transfer ? J Hand Surg (Am). 2000, 25(4) : 683-688.

POMIANOWSKI S, O'DRISCOLL SW, NEALE PG, PARK MJ, MORREY BF, AN KN. The effect of forearm rotation on laxity and stability of the elbow. Clin Biomech (Bristol, Avon). 2001, 16(5) : 401-407.

RAIKOVA R. A model of the flexion-extension motion in the elbow joint some problems concerning muscle forces modeling and computation. J Biomech. 1996, 29(6) : 763-772.

ROIDIS N, STEVANOVIC M, MARTIROSIAN A, ABBOTT DD, McPHERSON EJ, ITAMURA JM. A radiographic study of proximal radius anatomy with implication in radial head replacement. J Shoulder Elbow Surg. 2003, 12(4) : 380-384.

RONGIERES M, AKHAVAN H, MANSAT P, MANSAT M, VAYSSE P, BECUE J. Functional anatomy of the medial ligamentous complex of the elbow. Its role in anterior posterior instability. Surg Radiol Anat. 2001, 23(5) : 301-305.

ROUVIÈRE H, DELMAS A. Anatomie humaine, descriptive, topographique et fonctionnelle. Tome III. Masson, Paris, 1985.

SAMUEL J, PÉNINOU G. Anatomie et biomécanique du coude. Entretiens de Bichat – Médecine du sport. 1993 : 7-17.

SCHMIDT CC, KOHUT GN, GREENBERG JA, KANN SE, IDLER RS, KIEFHABER TR. The anconeus muscle flap : its anatomy and clinical application. J Hand Surg (Am). 1999, 24(2) : 359-369.

SCHUIND F. Biomechanics of the normal elbow and following total semi-constrained arthroplasty. Acta Orthop Belg. 1996, 62(1) : 28-33.

SEKI A, OLSEN BS, JENSEN SL, EYGENDAAL D, SOJBJERG JO. Functional anatomy of the lateral collateral ligament complex of the elbow : configuration of Y and its role. J Shoulder Elbow Surg. 2002, 11(1) : 53-59

SENUT B. Étude comparative des piliers de la palette humérale (1re partie). Cahiers d'Anthropologie. Paris. 1978a, n° 3, 1-8.

SENUT B. Étude comparative des piliers de la palette humérale (2e partie). Cahiers d'Anthropologie. Paris. 1978b, n° 4, 1-20.

SOUBEYRAND M, WELBY F, MAULAT I, OBERLIN C, TEBOUL F. Ligamentoplastie du ligament interosseux de l'avant-bras : étude anatomique, application clinique à propos d'un cas. Communication à la Société anatomique de Paris, 23 avril 2004.

SPINNER RJ, AN KN, KIM KJ, GOLDNER RD, O'DRISCOLL SW. Kinematics and biomechanics of the elbow joint. Orthopade. 2001a, 30(9) : 582-586.

SPINNER RJ, AN KN, KIM KJ, GOLDNER RD, O'DRISCOLL SW. Medial or lateral dislocation (snapping) of a portion of the distal triceps : a biomechanical, anatomic explanation. J Shoulder Elbow Surg. 2001b, 10(6) : 561-567.

STROYAN M, WILK KE. The functional anatomy of the elbow complex. J Orthop Sports Phys Ther. 1993, 17(6) : 279-288.

TESTUT L, JACOB O. Traité d'anatomie topographique, avec applications médico-chirurgicales. Tome II. Doin et fils, Paris, 1909.

THOMSEN M, LOEW M, NAGERL H. Kinematics and biomechanics of the elbow joint. Orthopade. 2001, 30(9) : 582-586.

TRAVELL JG, SIMONS DG. Douleurs et troubles fonctionnels myofasciaux. Traité des points-détente musculaires. Haug International (Bruxelles), 1993.

VAN HEEST AE, SATHY M, SCHUTTE L. Cadaveric modeling of the pronator teres rerouting tendon transfer. J Hand Surg [Am]. 1999, 24(3) : 614-618.

VAN RIET RP, VAN GLABBEEK F, NEALE PG, BORTIER H, AN KN, O'DRISCOLL SW. The noncircular shape of the radial head. J Hand Surg [Am]. 2003, 28(6) : 972-978.

VEEGER HE, YU B, AN KN, ROZENDAL RH. Parameters for modeling upper extremity. J Biomech. 1997, 30(6) : 647-652.

WEINBERG AM, PIETSCH IT, KREFFT M, PAPE HC, Van GRIENSVEN M, HELM MB, REILMANN H, TSCHERNE H. Pronation and supination of the forearm. With special reference to the humeroulnar articulation. Unfallchirurg. 2001, 104(5) : 404-409.

WERNER FW, AN KN. Biomechanics of the elbow and forearm. Hand Clin. 1994, 10(3) : 357-373.

YOUM Y, DRYER RF, THAMBYRAJAH K, FLATT AE, SPRAGUE B. Biomechanical analyses of forearm pronation-supination and elbow flexion-extension. J Biomech. 1979, 12, 245-255.

ZHANG L, BUTLER J, NISHIDA T, NUBER G, HUANG H, RYMER WZ. In vivo determination of the direction of rotation and moment-angle relationship of individual elbow muscles. J Biomech Eng. 1998, 120(5) : 625-663.

Punho 11

BASE DE REFLEXÃO COMUM AO PUNHO E À MÃO

Preensão e símbolo

A mão geralmente é apresentada como sendo o elemento específico da preensão, o que não é correto: todo animal desenvolveu uma **estratégia de captura** que lhe é própria (Fig. 11.1). Em relação ao homem, esse papel pertence à mão, não sendo, porém, o único papel desta: a mão é símbolo de **potência**[1] e suas deficiências são sinônimos de incapacidade (*handicap* em inglês).[2] A semântica vinculada à mão, e suas primeiras implicações culturais e funcionais, foi muito estudada por This (1969). Portanto, em relação ao homem, são muitos os aspectos que devem ser considerados.
- O aspecto **social**, encontrado nos simbolismos (Fig. 11.3) religiosos, políticos,[3] artísticos.
- O **funcional**. Os autores antigos já escreviam: "*As primeiras armas foram as mãos e as unhas*"; de fato, foi a primeira ferramenta do homem.
- O **histórico**, que permite traçar a evolução humana: desde 15000 a.C., com as primeiras representações de mãos sobre as paredes das cavernas, até as próteses mioelétricas da época atual.

Posicionamento da mão no membro superior

A mão é a **finalidade funcional** do membro superior. Este apresenta três partes (Fig. 11.4):
- *A raiz*, representada pelo ombro, destinada à **orientação** espacial.
- *A parte intermediária*, representada pelo cotovelo, gerencia o **afastamento-aproximação**.

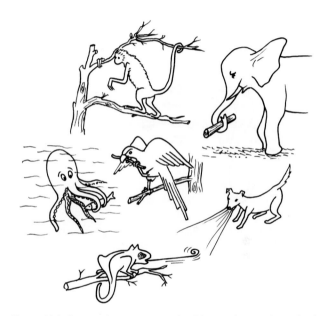

Figura 11.1 A preensão se apresenta de vários modos no reino animal.

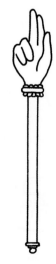

Figura 11.2 A mão é um símbolo de poder.

---

1 Kénési contava que quando Cortez desembarcou no México, em 1519, o imperador asteca enviou cinquenta espiões para vigiar suas ações. Cortez os descobriu e, para impressionar os astecas, cortou 99 mãos, a última levando sua mensagem.
2 A palavra *handicap* é de origem inglesa: *hand in cap* (mão no chapéu) era uma maneira, em alguns jogos, de provocar uma redução de eficácia no concorrente.
3 Por exemplo: o punho revolucionário, a saudação fascista, o V da vitória.

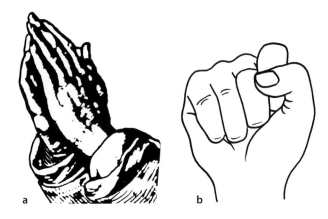

Figura 11.3 A mão muitas vezes tem um papel simbólico religioso (a) ou político (b).

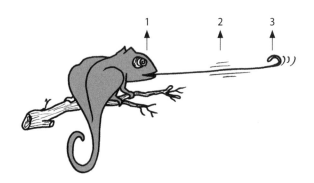

Figura 11.4 A mão é a extremidade preensora (3) do membro superior, que sua raiz orienta (1), e cuja parte média regula o comprimento (2).

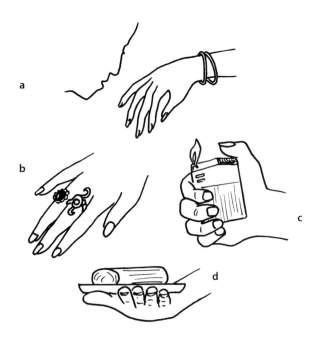

Figura 11.5 A face dorsal é a mão social (a, b); a face palmar é a mão laboriosa (c, d).

- *A extremidade*, representada pela mão, especializada na **preensão** (Galloway e Koshland, 2002).

Diferentes tipos de mão

Quantas mãos nós temos? A questão surpreende, mas tem inúmeras respostas:
- *Existem duas mãos: direita e esquerda*, que se correspondem uma à outra em várias preensões **bimanuais**. Um maneta, mesmo do lado não dominante, tem suas funções reduzidas.
- *Existem duas mãos: uma dominante, outra não*. A dominante geralmente é a **direita** (80% dos casos), ainda que os destros puros não sejam muito numerosos (25%) contra 20% de canhotos. Culturalmente, essa dominação impôs-se de forma rápida como sinônimo de normalidade benéfica para a direita (*dextra*: destreza) e de algo inadequado para a esquerda[4] (*sinistra*: sinistro). Alguns indivíduos são ambidestros.
- *Existem duas mãos: uma palmar e uma dorsal* (Fig. 11.5). A palmar é a mão **funcional**, ela garante os apoios, o transporte de objetos, as preensões. A expressão popular: "ter a mão furada" traduz a ideia de que basta pouca coisa nesse nível para não realizar bem um trabalho (Bugbee e Botte, 1993). A dorsal é a mão **social**, visível (a palma não é muito vista nas atitudes cotidianas).[5] É o lado das joias (parte enfeitada de anéis), do esmalte para unhas, do beija-mão. Um indivíduo com uma ferida na mão dorsal não sofre nenhum incômodo funcional,[6] mas pode sofrê-lo consideravelmente em sua estética.[7]
- *Existem duas mãos: uma ulnar e uma radial*. A primeira é a mão de **força**, é aquela dos golpes dados (o lado da mão) e das preensões de força no plano funcional (Fig. 11.6). A segunda é a mão de **precisão**, que garante as preensões mais finas.
- *Existem três mãos anatômicas transversais*. Kénési distingue a mão **carpal**, a **metacarpal** e a **falângica**. Efetivamente, cada uma delas tem particularidades morfológicas, osteológicas, artrológicas, miológicas e neurovasculares (Fig. 11.7).
- *Existem três mãos anatômicas longitudinais*. Tubiana distingue uma mão lateral (correspondente ao primeiro raio, própria à oposição), uma média (correspondente à deflexão sagital) e uma medial (correspondente ao pivô de pronossupinação).
- *Existe uma mão objetiva*. Ela é **polimorfa** e pode reunir quase trinta ferramentas diferentes (Fig. 11.8): pinça, suporte, garfo, colher, pente, broca, arranhador, copo, haste flexível, para-sol, pé (quando se está de quatro, ou se utiliza uma bengala), limpador de cachimbo, martelo, para-choque (quando se protege o rosto), termômetro, prensa, lápis, forcado, faca, rolo, batedor, raquete, vassoura, calculadora, catapulta,

---
4 Os canhotos eram considerados inoportunos (nas épocas em que as espadas eram usadas à esquerda, podemos entender por que, em um exército, aquele que a usava à direita representava um perigo para seus companheiros).
5 Quando isso ocorre, é um sinal de rendição (mãos ao alto).
6 A não ser que seja a perda eventual das reservas de pele, o que pode então repercutir na função dos dedos.
7 Vemos pessoas esconderem sua mão por causa de uma cicatriz dorsal, e subutilizá-la.

baqueta, nadadeira, instrumento de expressão, acústica, lobo (máscara). O aspecto proteiforme da mão é um recorde difícil de ser vencido.

- *Existe uma mão subjetiva.* Ela constitui a mão **expressiva**, aquela cujos movimentos traduzem algumas intenções:
  - Gestos **coverbais** (Fig. 11.9), que acompanham o discurso.[8]

---

[8] Isso ajuda o locutor a sustentar suas intenções com uma total coerência pessoal. Esses gestos não são exclusivamente destinados ao interlocutor, que pode estar fisicamente ausente (exemplo de uma conversa telefônica). Essa pressão expressiva é tão forte que é quase impossível manter um discurso fazendo voluntariamente gestos de expressão inadaptados (o leitor pode treinar).

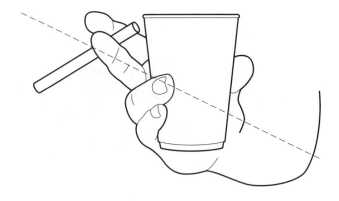

Figura 11.6 A mão radial é a mão de precisão; a ulnar, a mão de força.

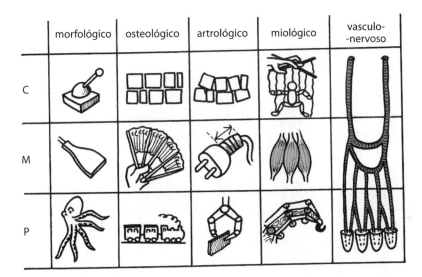

Figura 11.7 As três divisões da mão, carpal, metacarpal e falângica, são encontradas em todos os níveis: morfológico, osteológico, artrológico, miológico, vasculonervoso.

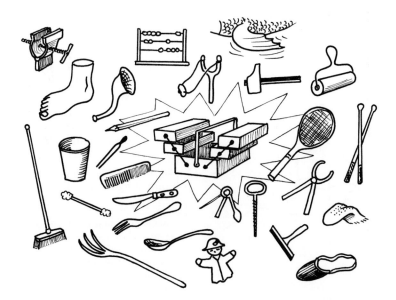

Figura 11.8 A mão é polimorfa, representando uma vasta caixa de ferramentas (ver texto).

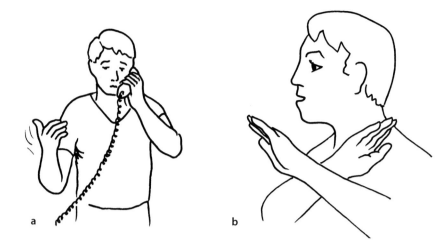

Figura 11.9 A comunicação coverbal vai além da emissão destinada ao interlocutor: ela confirma o locutor na significação de seu discurso, fato observável durante uma comunicação telefônica (a) ou de um discurso (b).

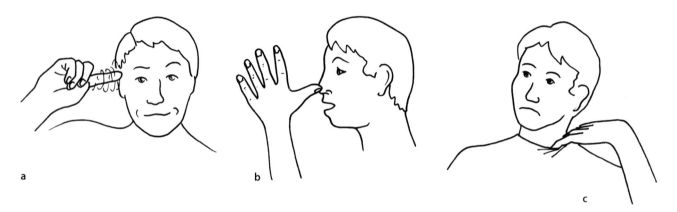

Figura 11.10 A comunicação não verbal dispensa explicações verbais (a), mas está sujeita às modas: o gesto de colocar o polegar sobre o nariz com a mão estendida para o alto e agitar os dedos (b) reflete uma época passada – e é variável de acordo com as regiões: o desconforto indicado pelo deslizamento de um dedo no decote da camisa é de origem italiana (c).

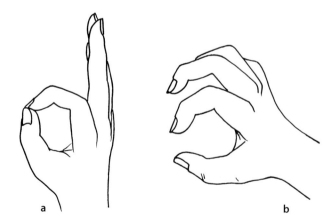

Figura 11.11 No mergulho em profundidade, os gestos permitem dizer, por exemplo, que tudo está bem (a). Para os deficientes auditivos, os gestos permitem codificar noções concretas ou abstratas, por exemplo a de espessura (b).

– Gestos **não verbais** (Fig. 11.10), que substituem o discurso: gesto de pedir carona, e aqueles que significam "ver", "ouvir", "comer", "beber", concordância, desaprovação.[9] Todavia, existem expressões ligadas a determinada cultura, portanto, diferentes no tempo e no espaço.

– Gestos **codificados** (Fig. 11.11), como os sinais dos nadadores em mergulho ou a língua dos deficientes auditivos.

• *Existe uma mão psicomotora*. De acordo com o nível psicomotor atingido (Levame, 1987), encontramos (Fig. 11.12):

---

[9] Esses gestos, quase universais, foram estudados por etnólogos que puderam estabelecer que podem ser compreendidos por um europeu, um inuíte ou um africano. Podemos notar a mesma força que liga o gesto e o verbo existente no âmbito da comunicação coverbal. De fato, podemos observar aqui um fenômeno análogo ao constatado para esta última, ou seja, mesmo em circunstâncias em que o interlocutor pode ver, mas não ouvir, a linguagem em voz baixa acompanha, muitas vezes de forma involuntária, o gesto feito em mímica.

– A mão "**meia**", ou "de um dedo": é aquela do recém-nascido que ainda não descobriu o polegar. Existem casos de sindactilia (esqueleto perfeitamente formado), nos quais a cirurgia de separação dos dedos às vezes encontra uma não utilização funcional por defeito psicomotor.

– A mão "**luva de bebê**" ou "mão de dois dedos". É o início da funcionalidade, pois autoriza a oposição polegar-dedos.

– A mão "**luva de mergulho**", ou mão de três dedos. É mais evoluída e permite diferenciar preensões finas e preensões de força, bem como a comunicação.

– A mão de "**quatro dedos**". É quase funcional, já que a liberdade do anular não tem grande importância.

– A mão de "**cinco dedos**" é a mão totalmente autônoma – além disso, distinguimos a mão dominante, mais habilidosa do que a outra.[10]

– Poderíamos acrescentar a mão de "dez dedos" nos ambidestros, que têm "duas mãos direitas", em oposição aos desajeitados, que são descritos, com certo humor, como tendo "duas mãos esquerdas".

> **O que se deve saber**
> A mão não é apenas uma entidade anatômica. Ela está fortemente integrada às mais **sofisticadas** atividades humanas e, por essa razão, compartilha sua complexidade funcional. Não se pode reeducar da mesma maneira as mãos de um indivíduo com paralisia cerebral e as de um pianista.

INTRODUÇÃO PRÓPRIA AO PUNHO

Aviso: este capítulo integra a articulação radiulnar distal (RUD), pois sua função está ligada à do punho – já que a rotação (pronossupinação) constitui seu terceiro grau de liberdade. (A radioulnar proximal [RUP] é abordada no capítulo Cotovelo.)

Localização

O punho é a junção do antebraço com a mão. Ele se estende da epífise inferior dos dois ossos do antebraço, no alto, à segunda fileira carpal, embaixo.

Características

• O punho é uma zona **apertada** entre o antebraço e a mão. Poderíamos falar de "pescoço da mão" em analogia ao "pescoço do pé".
• Ele está funcionalmente **montado** sobre o antebraço (com o qual divide a pronossupinação) e a mão (cuja base ele garante).
• No plano ósseo, ele constitui o **túnel do carpo**, túnel osteofibroso (TOF) anterior (Pierre-Jerome et al., 1997).

---

10 Um aprendizado, longo e trabalhoso, permite que as duas mãos tenham também um bom desempenho (digitador, pianista), o que é uma esperança para os amputados da mão dominante.

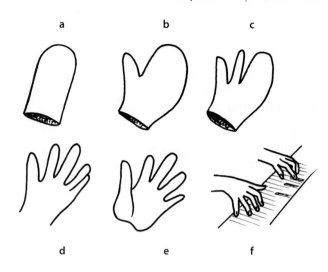

Figura 11.12 A mão psicomotora evolui da mão meia (a) para a mão de dez dedos ou ambidestra (f), passando pela mão luva de bebê (b), luva de mergulho (c), até quatro dedos (d), e cinco dedos (e).

Papel funcional

• A **estabilidade** da mão é, de longe, a coisa mais importante. Qualquer atividade dos dedos e da mão não poderia ser explorada com um punho móvel, mas instável (Garcia-Elias, 1997).
• A **mobilidade**, que dá a orientação tridimensional da mão, é uma vocação útil, de segundo plano.

Frequência das patologias

Traumatologia

Ela é representada pelos acidentes do punho: os entorses, depois as fraturas da extremidade inferior do rádio (tipo Pouteau-Colles). Também são encontradas as lesões dos ossos carpais: fratura do escafoide, luxação do semilunar (Kim e Ashton-Miller, 2003).

Reumatologia

São as afecções algoneurodistróficas, como a síndrome do túnel do carpo, e as degenerescências artróticas, principalmente de origem pós-traumática. Deve-se acrescentar as doenças reumáticas de tipo poliartrite reumatoide (PR).

Neurologia

São as lesões centrais, com espasticidade dos músculos flexores, e as lesões periféricas, predominantes na mão (ver Cap. 12).

NOÇÕES DE ANATOMIA

No plano morfológico

O punho, encurtado e achatado da frente para trás, revela a saliência dos processos **estiloides** dos dois ossos do antebraço e a dobra da flexão anterior. O processo estiloide da ulna é mais alto e mais posterior do que o rádio.[11] Os ossos carpais só são palpáveis na face dorsal, ou nas margens (lateral e medial) do **túnel do carpo**.

No plano ósseo

Rádio

É a mais volumosa das duas extremidades, e a única **relacionada ao carpo**. A epífise distal possui duas superfícies articulares: uma medial para a cabeça da ulna (incisura ulnar) e uma inferior, para o escafoide e para a metade lateral do semilunar (face articular do carpo).[12] Na epífise superior, o ângulo cervicodiafisário vai de 166° a 168° (Captier et al., 2002). O osso revela dois topos que correspondem aos **braços de alavanca** supinador (tuberosidade do rádio) e pronador (curvatura pronadora) (Fig.11.13).

Ulna

Sua cabeça é delgada. Seu limite está em relação anterolateral com a incisura ulnar do rádio. Distalmente, ela apresenta uma superfície plana em relação ao **disco articular** do punho (Garcia-Elias, 1998).

Fileira proximal

Ela determina o **côndilo carpal**: convexo de fora para dentro e, sobretudo, de frente para trás (com exclusão do pisiforme), que não faz parte da articulação radiocarpal).

Escafoide

Ele inicia a coluna do polegar: seu grande eixo é oblíquo embaixo, do lado de fora e na frente. A convexidade sagital de sua face superior é mais acentuada do que a do semilunar (Fig.11.14). A forma desse osso (casco de barco) o predispõe a fraturas em sua parte média. Ele penetra fortemente a fileira distal, ligado a três ossos: trapézio, trapezoide e capitato (o qual se incrusta em sua concavidade) (Moojen et al., 2002b).

Semilunar

É considerado um **menisco ósseo**. Ele se mexe, efetivamente, como um badalo de sino durante movimentos sagitais. Está mais ligado ao compartimento medial do punho, com o piramidal (Ritt et al., 1998), que ao escafoide, em lateral.

Piramidal

É o mais medial, não está em contato com a ulna, mas com o disco articular, e apenas no final do movimento de adução do punho. Ele suporta o **pisiforme**, osso que se apresenta como um sesamoide incluso na cadeia muscular "flexor ulnar do carpo-abdutor do dedo mínimo" (Moojen et al., 2001).

Fileira distal

Com a fileira proximal, esses quatro ossos constituem a articulação **mediocarpal**.

Trapézio e trapezoide

O **trapézio** é a prolongação do escafoide na coluna do polegar (Chèze et al., 2001). Com o trapezoide, ele forma uma interlinha situada em um plano ligeiramente oblíquo atrás e embaixo[13] (Fig. 11.18).

---

11 A linha biestiloide é um ponto de referência modificado nas fraturas da extremidade inferior do rádio. Na horizontal, ela é frontalmente oblíqua em 25° abertos na parte de dentro e, sagitalmente, oblíqua em 10° na parte da frente.

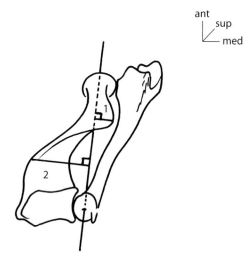

Figura 11.13 Os braços de alavanca dos músculos longos de pronossupinação são o resultado das curvaturas do rádio: bíceps braquial (1) e pronador redondo (2).

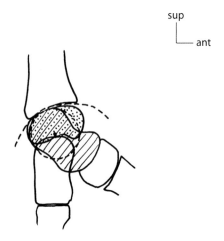

Figura 11.14 O raio da curvatura do escafoide é mais acentuado que o do semilunar.

12 Essa superfície está nitidamente separada em duas por uma crista sagital, o que evoca o caráter particular dessa articulação.
13 Ver Abdução e Adução, páginas 371-372.

Capitato

É central e volumoso, penetra inferiormente a fileira proximal sob a forma de uma cabeça, esferoide. É um ponto central de amarração ligamentar.

Hamato

Ele forma, com o piramidal, uma interlinha oblíqua na frente, embaixo e dentro (Fig.11.18). Caracteriza-se por seu hânulo (Patterson et al., 1995a).

No plano articular

O punho reagrupa funcionalmente três níveis articulares (Fig.11.15).

Radioulnar distal

É um **trocóidea** nem congruente, nem concordante,[14] ao contrário de seu homólogo superior, o que permite os deslizamentos (Fig.11.16).

Radiocarpal

Reúne a **cavidade** antebraquial (rádio e disco articular), cujo arco é de cerca de 75° frontalmente e 70° sagitalmente, ao **côndilo** carpal, cujo arco é superior: cerca de 110° frontalmente e 115° sagitalmente (Martinez, 1974). É uma **elipsóidea atípica**,[15] não concordante e particularmente frouxa. É a única articulação do corpo com geometria variável, tanto do lado antebraquial (variações resultantes da pronossupinação) quanto carpal (mobilidades interósseas da fileira proximal).

Mediocarpal

Trata-se de uma interlinha côncava no alto, em sua parte lateral; convexa no alto, em sua parte média; e oblíqua (em S itálico) embaixo e dentro, em sua parte medial. O conjunto forma um **encaixe recíproco**,[16] cuja forma geral pode lembrar vagamente a interlinha subtalar (Fig.11.17), o que evoca uma mobilidade restrita e complexa, mais fácil de praticar em descompressão (manipulação dos ossos) do que em coaptação (com a força muscular). Podemos representá-la como a **espiral do parafuso** (Landsmeer, 1962; Martinez, 1974): o plano da interlinha lateral é inclinado para trás, o da interlinha

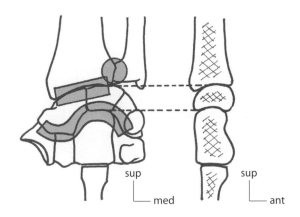

Figura 11.15 Os três níveis articulares do punho: RUD (círculo), radiocarpal (retângulo), mediocarpal (sinusoidal).

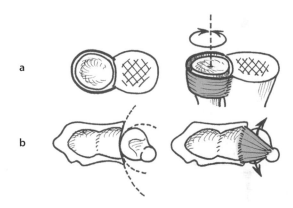

Figura 11.16 A articulação radiulnar proximal (RUP) é artrologicamente congruente e garante a rotação axial (a). A RUD, nem congruente, nem concordante, autoriza deslizamentos sagitais (b).

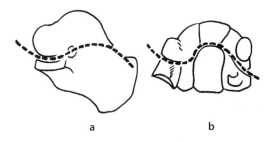

Figura 11.17 Como a subtalar (a), a mediocarpal (b) tem uma interlinha compósita e dissociada em duas curvaturas invertidas.

---

14 Não apenas os raios de curvatura das superfícies não são idênticos, mas, para cada superfície, eles diferem entre a parte central e a periférica.

15 Sua conformação é **heteróclita** – lado côncavo: o rádio com duas superfícies separadas por uma crista, em continuidade com uma fibrocartilagem; lado convexo: o escafoide mais convexo sagitalmente do que o semilunar, e o piramidal que está em contato apenas em adução. Destot comparava a fileira proximal a um "menisco móvel e maleável".

16 Muitos autores deram definições diferentes: a parte lateral seria uma elipsóidea para Poirier ou Charpy, e uma superfície plana para Cruveilhier ou Kapandji; a parte medial seria uma esferóidea para Cruveilhier ou Fick, uma "trocleartrose" para Henké, Cunéo ou Veau, uma "condilartrose" para Poirier, Charpy ou Kapandji, e uma sinovial multiaxial para Kaplan. Tantas opiniões acabam se anulando, com exceção de um ponto: trata-se de uma interlinha contraída, impossível de ser reduzida a um modelo simples conhecido, mas com funcionamento muito diferenciado de acordo com as posições de partida e o tipo de movimento.

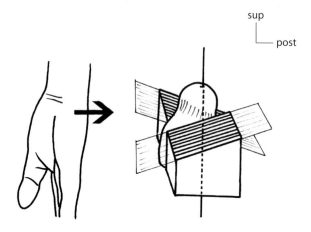

Figura 11.18 A mediocarpal apresenta três partes (vista medial): uma lateral inclinada para trás, uma medial inclinada para a frente e uma intermediária, esferóidea. Isso explica que a rotação das fileiras garanta um aparafusamento (apertar) ou um desaparafusamento (desapertar).

medial é inclinado para a frente, o eixo sendo o capitato (Fig. 11.18). Isso explica as mobilidades específicas ligadas aos movimentos analíticos[17] (Viegas et al., 1993).

No plano capsuloligamentar

Cápsulas e membranas sinoviais

Elas são três (ver Fig. 11.15).
• A *radioulnar distal (RUD) é frouxa*. Às vezes sua sinovial se comunica com a da radiocarpal, o que acentua a **intimidade** mecânica dessas duas junções.
• A *radiocarpal também é frouxa*, sobretudo na parte posterior, onde apresenta deiscências.[18]
• A *mediocarpal é mais apertada*. Integra as interlinhas adjacentes entre os ossos (Short et al., 2002).

Ligamentos

São divididos em três grupos.

Ligamentos radioulnares distais

No nível RUD, existem dois ligamentos fracos: o anterior e o posterior. A verdadeira conexão é feita pelo **disco articular** do punho, que às vezes é perfurado em seu centro (Garcia-Elias e Domenech-Mateu, 1987; Nakamura e Yabe, 2000). A membrana interóssea (MIO) é perpetuamente tensionada por centenas de fibras[19] principalmente em pronossupinação intermediária.

---

17 Justificando, uma vez mais, a manipulação fina dessas interlinhas nas recuperações de mobilidade do punho.
18 É possível que por essas deiscências se produzam protrusões sinoviais que originam quistos.
19 A parte mais potente da MIO é a média, chamada "limite central" por Soubeyrand et al. (2004). Em relação à vertical, suas fibras são oblíquas em 20° na parte proximal do limite central, e em 30° em sua parte inferior.

Ligamentos radiocarpais

No nível radiocarpal, os ligamentos formam dois sistemas:
• Um **colateral** com dois ligamentos, um radial e um ulnar, sendo que cada um possui dois feixes (anterior e posterior).
• Um **sagital**, mais ou menos simétrico, comos ligamentos anteriores muito mais fortes do que os posteriores (Viegas et al., 1999) e dispostos em radiocarpal palmar (RCP) e ulnocarpal palmar[20] (UCP). Cada um está em leque, e o feixe médio do RCP, que termina no piramidal, é particularmente forte: por seu papel, resultante de seu trajeto, é chamado **ligamento supinador**. Seu homólogo dorsal também termina no piramidal e, pela mesma razão, é chamado **ligamento pronador** (Schuind et al., 1991; Acosta et al., 1993). Os cirurgiões deram ao conjunto desses dois feixes de mão o apelido de **ligamento frondiforme** de Kuhlman (Fig. 11.19).

Ligamentos mediocarpais

No nível mediocarpal, além dos ligamentos de osso a osso, essencialmente **anteriores** (que garantem a concavidade do túnel do carpo), deve-se assinalar duas coisas:
• Não há junção ligamentar entre o semilunar e o capitato (o que explica a grande mobilidade sagital do semilunar), e para evitar, no entanto, os deslocamentos demasiado amplos, essa ligação é substituída por fibras **escafopiramidais** anteriores e posteriores (Sennwald et al., 1994).
• **Ligamento radial do carpo** é um *pool* ligamentar que irradia a partir do tubérculo do capitato para os ossos adjacentes.

Disco articular

Ele é ao mesmo tempo superfície articular e ligamento de união entre os dois ossos do antebraço (Acosta et al., 1993).

---

20 "Ulno-" designa o lado ulnar e não o osso, pois o ligamento se insere na borda do disco articular.

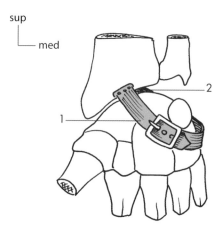

Figura 11.19 O feixe médio dos ligamentos radiocarpais anterior (1) e posterior (2) forma uma entidade funcional chamada frondiforme, que sustenta em bandoleira o carpo medial (que está sem contato ósseo com o antebraço).

Ligamentos a distância

Há o retináculo dos músculos flexores (RMF), que fecha o túnel do carpo (túnel osteofibroso). Em relação ao feixe vasculonervoso ulnar,[21] uma expansão medial e superficial do RMF delimita o canal ulnar (Mashoof et al., 2001; Theumann et al., 2003).

No plano muscular

Os músculos relativos ao punho[22] são divididos em dois grupos (Fig. 11.20).

Músculos próprios do punho

São os músculos do antebraço que terminam na base dos metacarpais (ou do carpo para o flexor ulnar do carpo), e não vão até os dedos.[23] Estão distribuídos em **quatro quadrantes**: na parte de dentro os flexores e extensores ulnares do carpo (FUC na frente, EUC atrás), do lado de fora, o flexor radial do carpo e os extensores radiais curto e longo do carpo (FRC na frente, ERLC-ERCC atrás). O abdutor longo do polegar é lateral, o palmar longo é anterior e mediano (Tang et al., 1999).

Músculos longos dos dedos

São os músculos cujos tendões têm uma ação no nível dos dedos e que transitam pelo punho, garantindo ali um papel **anexo**: flexor superficial e profundo dos dedos, flexor longo do polegar, extensor dos dedos e os do indicador e do dedo mínimo.

MOBILIDADES

Traz a intervenção de várias interlinhas, dificilmente dissociáveis no que se refere à funcionalidade.

Articulação radiulnar distal (RUD)

Está ligada à radioulnar proximal (RUP). De tipo articular **trocóidea**, não é nem congruente, nem concordante, o que explica a existência de mobilidades específicas (Pitagoras e Gilabert-Senart, 2003), ao contrário de seu homólogo superior.

Mobilidades analíticas

Pronação

Definição

Quando o cotovelo está flexionado em ângulo reto, é o movimento no qual a mão vira a palma para baixo.[24]

---
21 Por isso nunca está envolvido nas síndromes do túnel do carpo.
22 Excluem-se os músculos intrínsecos da mão, pois parte deles nasce no nível do carpo, mas não têm ali nenhuma atividade dinâmica. Contribuindo, no entanto, para sua coesão.
23 Não confundir com a noção de músculos intrínsecos e extrínsecos.
24 Etimologicamente, o latim *pronatus* quer dizer "que pende para a frente", o que corresponde à atitude natural da mão relaxada nessa posição.

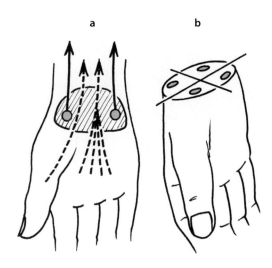

Figura 11.20 Os músculos que atuam sobre o punho compreendem os músculos próprios (linhas cheias) e músculos dos dedos (pontilhado) (a). Eles estão repartidos em quatro quadrantes (b).

Plano

É o horizontal (plano das rotações). Na realidade, como o eixo é oblíquo, o plano do movimento também o é (Fig.11.21).

Eixos

Temos duas referências de eixo.
• O eixo chamado **dobradiça**, o qual religa o centro das cabeças do rádio e da ulna. É independente e atua com a ulna fixa. Uma modificação de curvatura dos dois ossos, ou de um deles, pode romper esse eixo e tornar o movimento impossível, total ou parcialmente.
• Os eixos **funcionais** são as variantes que permitem centrar o movimento em torno de um dos cinco dedos da mão. Eles integram um fraco deslocamento da ulna. Os casos extremos são: um eixo centrado no dedo mínimo, e um centrado no polegar; entre os dois existe uma infinidade de possibilidades. A média se situa no eixo do dedo médio, o que conduz o eixo do antebraço ao do braço (Fig.11.22).

Movimento

No nível RUD, o movimento estrito de tipo dobradiça se traduz pela translação circunferencial da incisura ulnar do rádio no limite da cabeça da ulna. O movimento do rádio é transmitido integralmente do antebraço ao carpo graças ao **ligamento pronador**. As duas possibilidades funcionais evocadas mais acima se traduzem da seguinte maneira:
• *Eixo centrado no dedo mínimo* (gesto de girar seu dedo mínimo no buraco do ouvido): isso corresponde ao movimento de tipo dobradiça descrito acima.
• *Eixo centrado no polegar* (gesto de esmagar algo com a polpa do polegar). O processo estiloide do rádio é considerado o eixo, o rádio gira sobre ele mesmo e em seguida a ulna efetua uma translação circunferencial. Este movimento da ulna

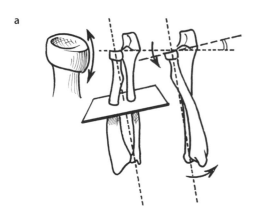 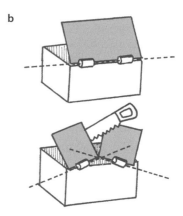

Figura 11.21 O eixo e o plano de pronossupinação são inclinados, o que provoca uma ligeira báscula do rádio, autorizada pelo aspecto ligeiramente convexo no sentido vertical do contorno da cabeça do rádio (a). O não alinhamento dos pivôs alto e baixo impede o movimento, como para a tampa de uma caixa (b).

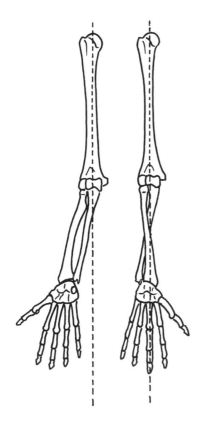

Figura 11.22 A pronação reconduz o eixo da mão ao do braço.

revela um duplo deslocamento: para trás (cerca de 1 cm), em decorrência de uma **extensão do cotovelo**; e um para fora de aproximadamente 7°, graças a uma **rotação lateral do ombro**, bem como a um leve movimento umeroulnar[25] (Castaing, 1960; Dbjay, *apud* Tubiana, 1980) (Fig. 11.23).

• Eixo centrado no dedo médio (gesto de parafusar com uma chave de fenda, no eixo do antebraço, punho em inclinação ulnar). O eixo está em posição intermediária (cabeça do rádio na faceta semilunar do rádio) e, da mesma forma, o movimento.

Amplitude

A partir da pronossupinação neutra (e não a partir da posição anatômica, que está em supinação completa), a amplitude é de cerca de **80°** (Fig. 11.24). Ela é um pouco inferior em extensão do cotovelo, por causa do bloqueio da extremidade superior do olécrano na fossa do olécrano.

Motores

Os músculos são os **pronadores redondo** e **quadrado**, ambos sob a dependência do nervo mediano.[26] O primeiro é um sistema **rotador**, o segundo é de **ação direta** (Fig. 11.25 a). O braquiorradial tem uma ação de pronação entre a supinação extrema e a posição intermediária. O flexor longo do polegar às vezes recebe algumas fibras do pronador redondo, o que concretiza uma sinergia funcional que associa a flexão de F2 do polegar à pronação (Fig. 11.26).

---

25 A pronação alia uma rotação da ulna de 3,2° (Kasten et al., 2004), com uma folga em valgo.
26 Um único nervo (mediano) expõe ao risco de paralisia simultânea dos dois músculos, mas a pronação é feita muito mais com o ombro (associação funcional).

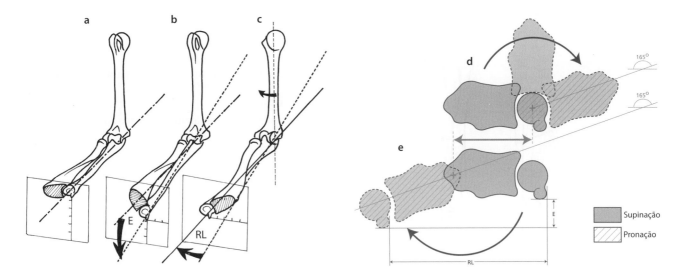

Figura 11.23 A pronação com mobilidade da ulna (a) é acompanhada de uma extensão (E) do cotovelo (b) e de uma rotação lateral (RL) do úmero (c). A posição relativa dos segmentos permanece a mesma independentemente de a ulna estar fixa (d) ou móvel (e).

Fatores limitantes

São os antagonistas, mas também a compressão das massas carnosas do compartimento anterior do antebraço (ver Fig. 11.24).

Observações

Devem ser mencionadas quatro coisas.
- O **setor útil** vai de 30° a 40°. Um déficit é facilmente suprido pela abdução do ombro.
- É bom observar a predisposição osteológica de alguns indivíduos à pronação, e de outros à supinação. Isso se deve à torção óssea constitucional dos ossos do antebraço, que coloca as superfícies articulares em uma posição de referência em antecipação de um movimento ou do outro. É o que Kapandji (1980a) chama "o **avanço**, ou o **atraso** da pronação" (Fig. 11.27).
- A face interior da cabeça da ulna efetua uma **varredura rotatória** sobre o disco articular. Esse movimento, quando repetido, pode estar na origem de uma síndrome inflamatória chamada "limpador de para-brisa".
- É importante observar a organização muscular original da pronossupinação: os músculos principais estão agrupados em pares, ou seja, um músculo **poliarticulado** que atua por tração sobre o ápice das duas curvaturas (pronador redondo e bíceps braquial), e um músculo **monoarticular** que atua por desenrolamento em torno do eixo do rádio (supinador[27] e pronador quadrado).

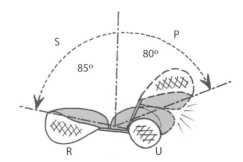

Figura 11.24 Amplitudes de supinação (S) e de pronação (P). A da pronação é restringida pelo encontro das massas carnosas dos músculos anteriores. Rádio (R), ulna (U).

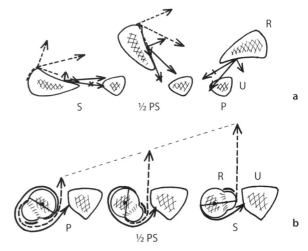

Figura 11.25 Em corte transversal: a pronação (a) recorre ao desenrolamento do pronador redondo (pontilhados) e ao sistema do pronador quadrado (linhas cheias), ambos mais ativos em curso médio. A supinação (b) recorre ao duplo sistema desenrolador que age em pares: bíceps braquial (pontilhados) e supinador (linha cheia). Pronação (P), supinação (S), rádio (R), ulna (U).

---

27 O supinador é biarticular pelo seu plano superficial, mas o braço de alavanca é tão fraco que seu componente de extensão umeroulnar é quase nulo.

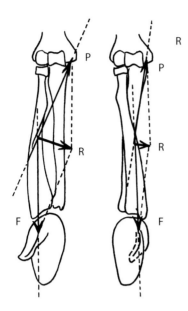

Figura 11.26 Resultante (R) da sinergia entre o flexor longo do polegar (F) com o pronador redondo (P).

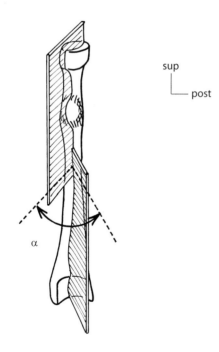

Figura 11.27 A noção de avanço ou de atraso na pronação está relacionada com a variável de torção entre as epífises do rádio.

Supinação

Definição

É o movimento no qual, com o cotovelo flexionado em ângulo reto, a mão se posiciona com a palma para cima.[28]

Plano e eixo

São idênticos ao movimento de pronação.

Movimento

O movimento é o inverso do precedente: esquematicamente o rádio executa uma translação circunferencial para fora. O movimento é transmitido integralmente do antebraço ao carpo por um **ligamento supinador**. A mesma observação deve ser feita em relação à mudança de ponto fixo.

Amplitude

A partir da posição neutra, a amplitude é de cerca de 85° (ver Fig. 11.24).

Motores

São os músculos **supinador** e **bíceps braquial**.[29] Eles atuam como **par de forças** provocando um "**desenrolamento**" do rádio (Fig. 11.25 b). O braquiorradial tem uma ação de supinação entre a pronação extrema e a posição intermediária (Martinez, 1971).

Fatores limitantes

São os antagonistas pronadores. A membrana interóssea está o tempo todo tensionada.

Observações

São as mesmas que para a pronação. O **setor útil** é de cerca de 45°, ele é pouco compensado pela adução do ombro, que é prejudicada pelo tórax.

Mobilidades específicas

Considerando-se a não congruência e a não concordância das superfícies, a RUD pode ser mobilizada sem dificuldade em deslizamentos sagitais (Haugstvedt et al., 2001). Verticalmente, o rádio sofre ínfimos movimentos, gerando o contato ocasional da fóvea do rádio contra o capítulo do úmero.[30] Essa mobilidade, fraca e não perceptível, exige um apoio axial sobre a extremidade inferior do rádio por intermédio de uma inclinação radial do punho.

---

28 *Supinare*, em latim, significa "deitado de costas"; efetivamente, se colocamos a mão sobre um suporte, ela está então deitada sobre a face dorsal.
29 O bíceps braquial não é supinador quando o cotovelo está em retidão (Basmadjian, 1979). Por outro lado, deve-se observar que dois nervos são responsáveis pelo movimento (radial e musculocutâneo), o que é bom, pois a compensação com o ombro é mais difícil do que para a pronação. Observando que o bíceps braquial se insere no ápice do ângulo entre o colo e o corpo do osso, 166° a 168° (Captier et al., 2002).
30 Com o tensionamento da MIO (transmissão das tensões da articulação radiocarpal à umeroulnar). A MIO permite assim dissipar algumas tensões, por isso a importância de sua tensão permanente.

Mobilidades funcionais

- Pronação e supinação estão associadas à flexão-extensão do cotovelo. Participando dessa forma dos movimentos de **força** ou de **precisão** (Youm et al., 1979; Weinberg et al., 2001) (ver Cap. 10).
- A pronação está funcionalmente associada à **abdução do ombro**, e a supinação à sua **adução** (ver Fig. 9.82).
- A pronação associa-se facilmente à **oposição do polegar** e a supinação à contraoposição.
- A prática esportiva que mais valoriza o punho é o **tênis de mesa** (pingue-pongue).

Mobilidades patológicas

Dizem respeito às restrições de mobilidade, relacionadas às rigidezes, com uma modificação de um raio de curvatura dos ossos do antebraço, ou mesmo com uma sinosteose. Em caso de **fratura do terço médio do rádio**, o fragmento superior tende a se posicionar em supinação, uma vez que é em seu nível que se inserem os dois músculos supinadores, e o fragmento inferior tende a se posicionar em pronação sob a influência dos músculos pronadores (Tang et al., 1997).

Articulações radiocarpais e mediocarpais

Os movimentos exigem duas observações:
- Estão divididos em **duas interlinhas** (Fig. 11.28), o que evita que os tendões que passam no nível carpal formem dobras demasiado acentuadas por causa da forte amplitude dos movimentos (Craigen e Stanley, 1995).
- Os ossos carpais têm movimentos **interdependentes**, mas ligeiramente dissociados, o que impede que se fale de um eixo de mobilidade único, salvo para simplificar a visão do quadro clínico (Moojen et al., 2003).

Mobilidades analíticas

Flexão

Definição

É o movimento no qual a palma da mão se aproxima da face anterior do antebraço.

Plano

O movimento se efetua teoricamente no plano sagital. Na realidade, o plano funcional é espiralado uma vez que associa alguns graus de inclinação ulnar.

Eixo

O eixo simplificado é a linha biestiloide do punho. Na realidade, tratam-se de centros instantâneos de rotação, em razão da inclinação ulnar do movimento (Fig. 11.29) e das mobilidades anexas das duas fileiras carpais. A noção de eixo único é uma simplificação prática.

Movimento

Mesmo a mão sendo geralmente considerada móvel, em relação ao antebraço fixo, o inverso é frequente. Quando analisamos o caso da mão móvel, observamos um duplo movimento carpal:

- O conjunto carpal bascula **para a frente**, calçando-se sobre a cavidade antebraquial, o que conduz a mão **para dentro** (Kobayashi et al., 1997b), mesmo sofrendo um **efeito de constrição**[31] de uma margem à outra (Fig. 11.30 a).
- As duas fileiras carpais se mexem uma em relação à outra: a proximal parte em **pronação**[32] (Fig. 11.30 a'), e a distal

---

31 O túnel osteofibroso se escava: seu diâmetro sagital aumenta, o frontal diminui (a superfície de secção permanece idêntica) (Garcia-Elias et al., 1992).

32 Para alguns autores (Kapandji, 1980), a fileira proximal parte igualmente em abdução e a distal em adução.

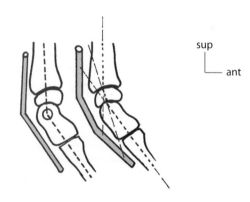

Figura 11.28 A repartição do movimento sobre duas interlinhas alonga o raio de curvatura e diminui a reflexão dos tendões antagonistas.

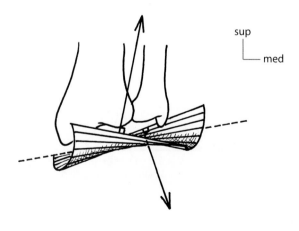

Figura 11.29 O posicionamento dos centros instantâneos de rotação (CIR) dos movimentos sagitais do punho facilita a inclinação ulnar da mão.

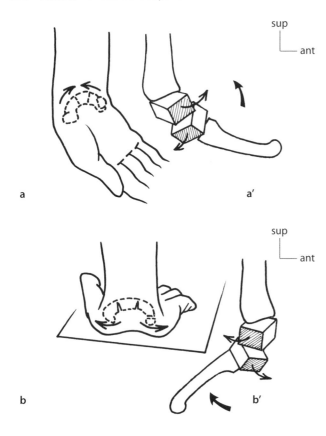

Figura 11.30 A flexão é acompanhada de uma constrição dos ossos carpais (a), bem como de um leve movimento de pronação para a fileira proximal e de supinação para a distal (a'). A extensão acompanha as tendências inversas (b, b').

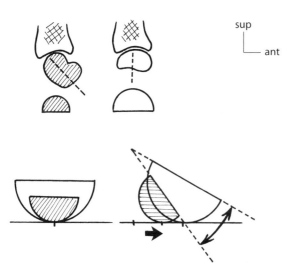

Figura 11.31 O raio de curvatura mais curto do escafoide provoca sua báscula mais rápida ao longo da flexão, o que facilita a oposição (comparação com o rolamento de dois hemicilindros de diâmetros diferentes).

em **supinação** (Feipel e Rooze, 1999; Moojen et al., 2002a). Por outro lado, a báscula escafóidea é mais rápida[33] (Fig. 11.31).

Amplitude

A média se situa em torno de **75°** de flexão repartidos à razão de 2/3 na fileira proximal e de 1/3 na distal (Günal et al., 1996) (Fig. 11.32 b).

Motores

São, de um lado, os músculos próprios do punho – **flexor radial do carpo, flexor ulnar do carpo** e **palmar longo** –, e, de outro, os músculos flexores dos dedos: flexores superficial e profundo dos dedos, bem como o flexor longo do polegar.

Fatores limitantes

É principalmente a tensão dos músculos extensores dos dedos, quando estes estão flexionados (efeito tenodese contraposto), e depois a tensão dos extensores do punho. No final do movimento, deve-se acrescentar a tensão dos elementos capsuloligamentares posteriores, e depois, eventualmente, o choque do grosso chifre do semilunar contra o **tubérculo semilunar** do rádio.

Observações

São três:
• O **setor útil** é de cerca de 20°, o que facilita a preparação e a soltura dos objetos.
• A associação a uma **inclinação ulnar** faz com que, se o médio está no prolongamento do eixo do antebraço em posição de referência, o que nunca é o caso em fim de movimento de flexão (Wolfe et al., 2000).
• O **efeito tenodese** associa a flexão do punho à extensão dos dedos, o que atenua a ação dos músculos que intervêm na flexão, dependendo se a nossa abordagem é anatômica (ação isolada de um músculo) ou funcional (ação conjunta dos outros músculos).

Extensão[34]

Definição

É o movimento no qual a face dorsal da mão se aproxima da face análoga do antebraço.

Plano e eixo

São os mesmo que para a flexão.

---

33 O escafoide e o semilunar têm um movimento ligeiramente dissociado, resultado de um raio de curvatura mais pronunciado para o escafoide, que tende a girar muito mais, facilitando a antepulsão do polegar. Escafoide e semilunar funcionam como dois cilindros, de tamanhos diferentes, empurrados lado a lado: a consequência é uma diferença de distância em suas trajetórias. Isso explica a presença estabilizadora de um ligamento escafosemilunar interósseo (Tang et al., 2002a) e a de um ligamento radioescafosemilunar de mesma utilidade (Loewen et al., 1998; Moojen et al., 2002b). Esses ligamentos interósseos sofrem uma torção, ao longo da flexão, o que acentua a constrição e a estabilidade.
34 Mais raramente denominada flexão dorsal (como no pé).

Movimento

Da mesma forma que para a flexão, assistimos a um duplo movimento do carpo:
• O conjunto do carpo bascula **para trás** (Ferris et al., 2000).
• As duas fileiras se mexem uma em relação à outra se completando nos movimentos: a proximal parte em **supinação**, a distal em pronação (ver Fig. 11.30 b') (Kobayashi et al., 1997a).
• As margens do túnel do carpo tendem a **se afastar**: o túnel se achata, com o risco de comprimir os elementos contidos (Garcia-Elias et al., 1992) (ver Fig. 11.30 b).

Amplitude

A média está por volta de **75°**, repartidos à razão de 1/3 na fileira proximal (a borda superior do rádio, mais baixa que a anterior, impede o movimento de ir mais longe) e 2/3 na fileira distal (Fig. 11.32 a).

Motores

São, de um lado, os músculos próprios do punho: os **extensores radiais longo** e **curto**, **extensor ulnar do carpo**, e, de outro, os músculos extensores dos dedos: extensor dos dedos propriamente dito, auxiliado pelos extensores do indicador e do mínimo, bem como pelos extensores curto e longo do polegar.

Fatores limitantes

É principalmente a tensão dos músculos flexores dos dedos quando estes estão estendidos (efeito tenodese contraposto), depois a tensão dos flexores do punho, e finalmente os potentes ligamentos anteriores. Em fim de movimento, pode haver contato entre o carpo e a **borda posterior** do rádio (que desce mais baixo).

Observações

Duas coisas devem ser guardadas:
• O **setor útil** é de cerca de 40°, sendo necessário ao efeito tenodese para garantir as preensões com fechamento dos dedos.
• A extensão está associada a uma **inclinação radial** (abdução).

Abdução (inclinação do rádio)[35]

Definição

É o movimento no qual o eixo longitudinal da mão se afasta do eixo do corpo (Fig. 11.33 a).

Plano

Em teoria, é o plano frontal. Na realidade, esse plano não é simples, há uma combinação tridimensional dos movimentos dos ossos carpais.

---

35 Às vezes esse termo é mais adequado, pois "abdução" poderia confundir com a posição de pronação. De fato, qualquer denominação se refere à posição anatômica.

Eixo

Distinguimos, para simplificar, um eixo anteroposterior (intersecção dos planos sagital e horizontal) que passa pelo centro da cabeça do capitato (Fig. 11.33 a).

Movimento

Não é plano, associando as mobilidades complexas e diferenciadas das duas fileiras (Fig. 11.33 b):
• A fileira proximal parte em **pronação-flexão**.
• A fileira distal parte em **supinação-extensão** (Moritomo et al., 2000).

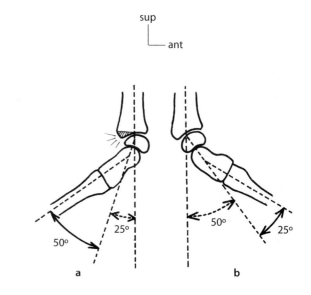

Figura 11.32 A extensão se reparte muito mais na fileira distal do que na proximal (a), e inversamente para a flexão (b).

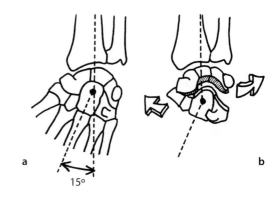

Figura 11.33 A abdução (a) é acompanhada de um duplo movimento (b) de pronação-flexão da fileira proximal, e do inverso para a distal.

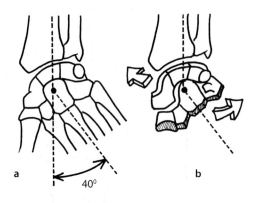

Figura 11.34 A adução (a) é acompanhada de um duplo movimento (b) de supinação-extensão da fileira proximal, e do inverso para a distal (b).

Amplitude

Ela é fraca, por volta de **15°**, repartidos em 40% na radiocarpal e a 60% na mediocarpal.

Motores

São o **flexor e o extensor radial longo do carpo**, auxiliados pelos **músculos laterais do polegar** (extensores longo e curto, abdutor longo).

Fatores limitantes

É a tensão dos músculos adutores, depois a do ligamento colateral ulnar do carpo, e por fim o contato do tubérculo do escafoide contra o estiloide radial.

Observações

• Nesse movimento, a fileira proximal parte em flexão-pronação, retardando o contato do tubérculo escafoide sobre o processo estiloide do rádio. Porém, a conformação da interlinha mediocarpal (ver Fig. 11.18) provoca um **aparafusamento das duas fileiras**. A distal anula esse desvio quando parte em extensão-supinação. A amplitude é fraca e perceptível apenas radiologicamente (Sun et al., 2000).
• A abdução está funcionalmente ligada à **extensão** do punho.

Adução (inclinação ulnar)[36]

Definição

É o movimento no qual o eixo longitudinal da mão se aproxima do eixo do corpo (Fig. 11.34 a).

Plano e eixo

São idênticos aos da abdução.

Movimento

Não é plano, associa as mobilidades complexas e diferenciadas das duas fileiras (Fig. 11.34 b):
• A fileira proximal parte em **supinação-extensão**.
• A distal parte em **pronação-flexão**.

Amplitude

É mais importante que a da abdução, vai de **35° a 45°**. Essa amplitude é repartida em 60% na radiocarpal e 40% na mediocarpal (inverso da abdução).

Motores

São os **flexores e extensores ulnares do carpo**, auxiliados pelos tendões mais mediais dos músculos dos dedos.

Fatores limitantes

É a tensão dos músculos abdutores, depois a do ligamento colateral radial do carpo, e enfim o contato do piramidal com o disco articular do punho.

Observações

• A adução se acompanha de um **desaparafusamento das duas fileiras**: a proximal parte em extensão-supinação (ver Fig. 11.18). A distal anula esse desvio partindo em flexão-pronação. A amplitude é fraca e só é perceptível radiologicamente (Patterson et al., 1998; Upal, 2003).
• A adução está funcionalmente ligada à **flexão** do punho.

Mobilidades específicas

Sua importância é grande sobre o plano funcional: toda busca de ganho de amplitude do punho exige uma manipulação fina dos ossos que o compõem. Tratam-se das folgas-deslizamentos tridimensionais entre cada um dos ossos. Elas são realizadas a partir da localização nos lados e em face posterior.

Mobilidades funcionais

Plano funcional único

A decomposição em flexão-extensão e abdução-adução responde ao recorte anatômico dos planos do espaço. A realidade funcional revela um **plano preferencial único**, oblíquo na frente, atrás e dentro, provocando a seguinte associação: flexão-adução (muitas vezes também associada a uma pronação),[37] ou extensão-abdução (muitas vezes associada também a uma supinação) com variantes espaciais próximas (Fig. 11.35). É o gesto de pegar com a mão as cartas do baralho que estão na sua outra mão, e distribuí-las. O setor útil é de cerca de **45° em flexão e 30° de em extensão**, em relação com o efeito tenodese.

Associação com a radioulnar proximal

Funcionalmente, o punho move-se como uma esfera que garante o deslocamento da mão nos três planos do espaço –

---

36 Mesma observação que para a denominação da abdução.

37 Podemos lembrar que o pronador redondo às vezes troca fibras musculares com o flexor longo do polegar.

circundução. Isso associa a pronossupinação aos movimentos radiocarpais e mediocarpais (Degoede et al., 2002).

Mobilidades patológicas

São as diminuições e os aumentos anormais de mobilidade.

Diminuições de mobilidade

As diminuições, ou **rigidezes**, acompanham os prolongamentos traumáticos e as imobilizações. Nos níveis RUP e RUD, o não respeito das curvaturas fisiológicas dos dois ossos do antebraço prejudica a pronossupinação: sinistose, recuperação da curvatura pronadora do rádio pós-fratura. No nível radiocarpal, elas são pouco incômodas, sendo a estabilidade uma dominante muito mais importante do que a mobilidade.[38]

Os aumentos de mobilidade

Situam-se geralmente em um contexto de hiperfrouxidão. Com frequência se traduzem pelas **instabilidades**, principalmente do semilunar. Esses movimentos podem ser acompanhados de ressaltos tendíneos, que podem provocar inflamações (tendinite de Kervon no nível do abdutor longo do polegar, e a do extensor ulnar do carpo no sulco posterior da cabeça da ulna).

> **Para concluir**
> A mobilidade do punho revela um **eixo de predileção** que vai da flexão-adução à extensão-adução. Os déficits são facilmente compensados pelo cotovelo e o ombro.

ESTABILIDADE

É preciso lembrar que estabilidade é a **palavra-chave** da fisiologia do punho, sem ela a mão não pode ser operacional.

Estabilidade passiva

No nível radioulnar distal

No plano ósseo

Não há **nenhuma estabilidade**. As superfícies não são nem congruentes, nem concordantes, e isso explica a facilidade com a qual os deslizamentos sagitais são realizados durante mobilizações dessa interlinha.

No plano capsuloligamentar

Existe apenas um elemento de ligação extremamente potente: o **disco articular** do punho (Fig. 11.36). A cápsula e os ligamentos são frouxos. A membrana interóssea exerce, à distância, um efeito poderoso[39] (Tolat et al., 1996; Pfaeffle et al., 2000; Soubeyrand et al., 2004).

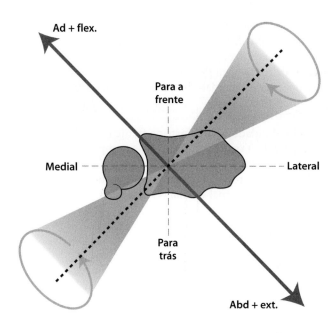

Figura 11.35 Os movimentos funcionais (seta dupla) se realizam preferencialmente em torno dos feixes de eixos (linha pontilhada) se entrecortando no centro da articulação, privilegiando duas associações: flexão-adução e extensão-abdução.

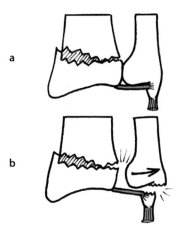

Figura 11.36 O disco articular garante a coesão das epífises (a). A fratura do processo estiloide da ulna, associada à do rádio, libera a cabeça do osso e provoca uma diástase (b).

No nível radiocarpal

No plano ósseo

Com exceção do **contato preferencial** entre o rádio e o carpo, não há nenhuma estabilidade:[40]
• No lado de fora: o **contato** está garantido com o limite de três saliências do rádio (processo estiloide, tubérculo semi-

---

38 Com a condição de que a posição enrijecida esteja em setor funcional.
39 Sua ruptura exige uma ligamentoplastia (transplante tendíneo, isométrico, estendido entre a cabeça da ulna e a parte alta da diáfise do rádio).

40 A posição funcional situa de imediato o carpo em ligeira inclinação ulnar, melhorando o contato com a cavidade antibraquial.

lunar, borda posterior do rádio) e as duas saliências do carpo (tubérculo do escafoide, corno anterior do semilunar).
• No lado de dentro: um espaço rapidamente traduz a **ausência de contato** em posição anatômica. O contato é apenas osteofibroso (piramidal-disco articular) em inclinação ulnar.

No plano ligamentar

A estabilidade é mais forte na frente do que do lado de fora. O déficit ósseo, lado medial, é compensado por um conjunto ligamentar com ponto de partida lateral de tipo "**fronda**",[41] que realiza uma espécie de "bandoleira" que sustenta o maciço carpal medial (Garcia-Elias et al., 1989a, b) (ver Fig. 11.19).

No nível do carpo

No plano ósseo

As duas fileiras carpais associam suas superfícies em um **encaixe recíproco**, organização arquitetural favorável à estabilidade.

No plano ligamentar

Trata-se de um sistema essencialmente **anterior** (ligamentos anteriores de cada interlinha, ligamento radiado e retináculo dos músculos flexores [RMF]). A particularidade é a liberdade da articulação semilunar-capitato, que faz do semilunar um osso particularmente móvel, e, portanto menos estável, no sentido sagital (Loewen et., 1998; Neu et al., 2001). A articulação escafoide-semilunar é estabilizada por seus ligamentos interósseos (Fig. 11.37).

Estabilidade ativa

Os tendões dos músculos que cruzam o punho compõem um sistema periarticular de tipo "**sistema marionete**" – como os fios utilizados por um titereiro para comandar sua marionete (ver Fig. 11.7). O equilíbrio de tensão entre todos os tendões periarticulares define a **balança muscular**; ela é a garantia de uma estabilidade que se adapta sutilmente às variações posicionais.

A coluna lateral do carpo (base do polegar) compõe um caso particular, com o entrecruzamento dos tendões da **tabaqueira anatômica** (extensores radiais longo e curto bem como o abdutor longo do polegar) e daqueles que cruzam em profundidade (ERLC e ERCC).

No nível radioulnar distal

Além do "sistema marionete", o músculo pronador quadrado está diretamente acima da interlinha, e intervém como estrutura contrátil de **coaptação** radioulnar distal (Spinner e Kaplan, 1970).

No nível radiocarpal

Os tendões, muito próximos do plano osteoarticular, são mantidos nas polias fibrosas que fecham os sulcos esculpidos na superfície óssea. Eles se dividem em dois tipos de músculos.

Músculos próprios do punho

Trata-se do abdutor longo do polegar,[42] dos extensores radiais do carpo curto e longo, do flexor radial do carpo, do palmar longo e dos extensores[43] e flexores ulnares do carpo, este último termina sobre o pisiforme (Moojen et al., 2001), mas envia expansões às bases de M4 e M5.

Músculos que agem indiretamente

São os músculos dos dedos, flexores e extensores. Eles têm uma ação indireta sobre o punho (a consideração do efeito tenodese atenua o desencadeamento de sua atividade).

Apenas no nível do carpo

Além dos músculos precedentes, os **tenares** e **hipotenares** têm um papel estabilizador no nível do carpo. Com efeito, eles se inserem nas margens do túnel do carpo, reforçando a coesão entre os ossos envolvidos, e sua inserção de origem recobre o retináculo dos flexores (RMF), o que constitui uma armadura anterior extremamente resistente.

Estabilidade funcional

Estática

Corresponde à **posição de função**, reunindo as melhores garantias de estabilidade e de atividades funcionais. Ela privilegia o setor médio de todas as amplitudes articulares e a posição de equilíbrio dos tendões periarticulares: os punhos de ferramenta levam em conta essa disposição (Fig. 11.38).

---

41 Formando a fronda de Kuhlman, associando os ligamentos radiocarpais anterior e posterior, ditos supinador e pronador.

42 No nível trapézio-metacarpal, esse músculo só é estabilizador em situação de abdução do polegar, se não ele facilita a liberação lateral subluxando a base de M1.

43 O EUC está localizado bem atrás do processo estiloide da ulna, solidamente embainhado, o que faz dele uma muralha medial essencial do carpo. Ele tem apenas um fraco componente de extensão, mas é permanentemente atraído para dentro por causa da inclinação da mão para o medial (Wayne et al., 1980).

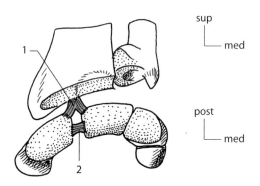

Figura 11.37 Os ligamentos interósseos entre escafoide, semilunar e rádio unem esses ossos ao longo das micromobilidades associadas aos movimentos do punho, radioescafossemilunar (1) e escafossemilunar (2).

Não há valores exatos, mas algumas tendências devem ser respeitadas: localização em pronossupinação intermediária,[44] leve extensão[45] e leve inclinação ulnar.[46]

Dinâmica

Dois elementos devem ser observados.
• A existência de um **eixo e de um plano de predileção** (flexão com inclinação ulnar e extensão com inclinação radial) limita as variações desestabilizantes.
• A sincronização das atividades leva em conta o **efeito tenodese**, que associa a extensão dos dedos e a flexão do punho, e vice-versa. A constrição dos dedos é ótima em 30° de extensão do punho (Fig. 11.39) (Neumann, 2002). Isso permite aos tendões poliarticulares antagonistas que conservem um comprimento médio e ofereçam, portanto, as melhores garantias de estabilidade ao longo dos movimentos em curso médio (Blackwell e Cole, 1994).

Variações da estabilidade

Variações fisiológicas

Ocorrem em função do setor articular do punho. Quanto mais este está em posição média, mais é estável; quanto mais se distancia, mais é instável.

Variações patológicas

Instabilidades

Instabilidades verdadeiras

São prejudiciais à função do punho. Podemos distinguir as instabilidades ativas e passivas.
• As instabilidades **passivas** geralmente decorrem de entorses (Fig. 11.40) ou de fraturas,[47] e podem ser mascaradas por um bom trabalho muscular, ou mesmo momentaneamente neutralizadas pelo uso de uma órtese ("punho de força"). O resultado da liberação da cabeça da ulna (ver Fig. 11.36) é uma **diástase** radioulnar, sobretudo depois de uma fratura da extremidade inferior do rádio complicada por uma fratura da base do processo estiloide da ulna[48] (inserção do disco articular).
• As instabilidades **ativas**, por falência do sistema muscular,[49] tratam-se de uma simples insuficiência, que pode ser reme-

---

44 Garante a maior superfície de contato entre as facetas articulares, e posiciona as mãos frente a frente.
45 Facilita a flexão dos dedos (ver Efeito tenodese, Fig. 12.41).
46 Permite um posicionamento do côndilo carpal em harmonia com a cavidade antibraquial, situando-se na bissetriz do ângulo entre as abdução e adução máximas.
47 Principalmente após fratura do escafoide (Watson et al., 1997).
48 Essa lesão se chama fratura de Gérard Marchand. Diante desse gênero de déficit, pode-se escolher entre o uso de um "punho de força", por ocasião dos esforços, e a cirurgia reparadora.
49 Fisiologicamente, os músculos flexores são mais potentes, mas com um braço de alavanca mais curto do que os extensores (menos potentes, porém com braço de alavanca mais favorável). Em resumo, o equilíbrio dos momentos motores é, portanto, conservado. A aparição de um desequilíbrio é patológica.

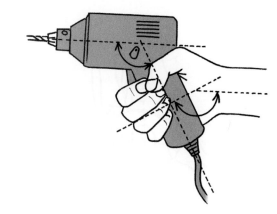

Figura 11.38 Os cabos de ferramentas levam em conta a obliquidade da goteira palmar, garantindo as preensões com toda a palma.

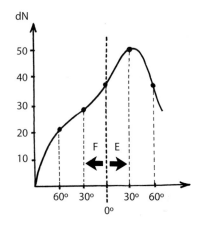

Figura 11.39 A força de constrição é a mais forte para uma extensão do punho em 30°. Ela diminui de um lado e de outro.

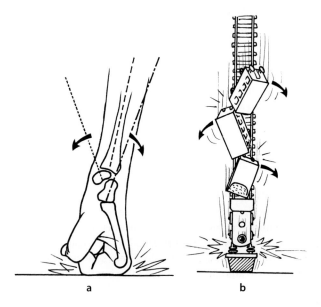

Figura 11.40 Os choques axiais podem provocar rupturas ligamentares (a), geradoras de instabilidade, os ossos tendem então a se moverem alternadamente de um lado para outro, como em um acidente em um trilho de trem (b).

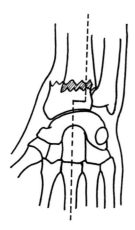

Figura 11.41 A fratura de Pouteau-Colles tira o punho do eixo.

diada pela cinesioterapia (Allieu e Garcia-Elias, 2000). Quando se trata de uma lesão estrutural – por exemplo, as luxações do flexor ulnar do carpo quando ele sai de sua bainha osteofibrosa (Loty et al., 1986) –, a cirurgia reparadora pode resolver o problema, se não há risco de perpetuar a instabilidade e o sofrimento (Chun e Palmer, 1987).

Instabilidades funcionais

Resultam geralmente de conflitos periféricos: desconforto tendíneo (tendinite) que desencadeia uma dor, susto que faz com que o objeto seja solto, ergonomia incorreta do gesto que coloca o punho em posição de fraqueza ou, ainda, defeito proprioceptivo que impede a atividade sincrônica dos músculos periarticulares (Ghazi e Rayan, 1983).

Mau alinhamento

O punho pode ser a sede de mau alinhamento, cujas consequências são **instabilidade** articular e aumento das **tensões** resultantes. Podemos distinguir:
- O mau alinhamento traumático, cujo exemplo típico é a fratura de Pouteau-Colles, que modifica a axialidade da mão em relação ao antebraço (Fig. 11.41).
- O mau alinhamento reumatológico, decorrente de desgastes ósseos[50] ou de destruições tendíneas. As doenças reumáticas como a poliartrite reumatoide geram graves destruições, sendo a instabilidade apenas um dos aspectos.

Rigidezes e anquiloses

Têm fraca repercussão. Há destaque maior à estabilidade de que o punho necessita; no entanto, uma rigidez se aproxima de um "excesso de estabilidade", o que explica por que uma **artrodese**[51] dessa articulação é bem suportada funcionalmente: isso aniquila o efeito tenodese e agrava ligeiramente as preensões em flexão pronunciada dos dedos, mas atrapalha muito pouco a função – apenas as posições extremas são impossíveis (Davenport et al., 1999). As outras são facilmente compensadas pela flexão-extensão do cotovelo e pela abdução-adução do ombro.

> **Para concluir**
> A estabilidade é a dominante funcional do punho. A **estabilidade passiva é moderada** (mais estável no nível mediocarpal do que radiocarpal). A estabilidade **ativa** do punho, em seu conjunto, é fruto, sobretudo, de uma **cocontração** de todos os músculos periarticulares, o que é realizado graças ao efeito **tenodese**, ao longo de todas as preensões da mão.

TENSÕES

O punho é a sede de tensões ligadas aos **contatos externos** da mão e à **atividade compressiva dos músculos**. Trata-se das tensões geradas durante contatos ou preensões com a mão. No membro superior, ao contrário das tensões internas, as tensões externas são sempre moduláveis – sempre podemos soltar o que temos na mão quando a necessidade o exige –, o que não é o caso do pé no membro inferior.

O par de forças empregado pelos flexores e os extensores do punho é relativamente equilibrado (2,9 daN/m), para os primeiros, contra 3,1 daN/m para os segundos (Tubiana e Thomina, 1990).

Em compressão

Estática

De um lado, trata-se de tensões **coaptadas** de origem muscular, que fornecem o essencial das tensões, de longe as mais importantes.

De outro, trata-se de tensões externas, por apoio, variáveis em posicionamento (com a mão espalmada, e depois fechada sobre a sua parte carnosa, em pronação ou em supinação, etc.) (Fig. 11.42). Estas são toleradas nos três casos (Patterson et al., 1995b):
- **Posição** articular favorável, isto é, em posição média. Oferece várias vantagens:
  – Máximo de **contato** das superfícies articulares (menos tensões por unidade de superfície).
  – **Equilíbrio** musculotendíneo entre antagonistas.
  – **Viga compósita** periarticular que se opõe à aparição de tensões perigosas.
  – **Travamento** do segmento articular (Kobayashi et al., 1997c) por cocontração dos grupos musculares opostos enrijecidos.
- **Intensidade** moderada (p. ex., um indivíduo em pé apoiando-se com a mão espalmada sobre uma mesa).
- **Duração** limitada no tempo, o que garante um repouso rápido das estruturas.

Dinâmica

São os golpes dados com a mão ou o punho fechado. Podemos distinguir três fatores que determinam a tolerância a

---
50 Pode acontecer de o escafoide se incrustar na cavidade do rádio, provocando um desequilíbrio tendíneo que agrava o problema.
51 Ela se faz em posição de função, isto é, em ligeira extensão, eventualmente em ligeira adução, e em pronossupinação neutra.

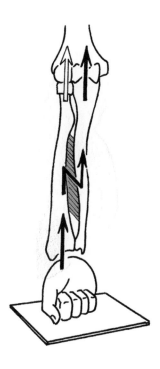

Figura 11.42 As tensões compressivas são transmitidas da mão ao rádio, depois à membrana interóssea, e então à ulna e ao úmero. Uma transmissão econômica é oferecida pela bengala radial sob o capítulo do úmero (ver Cap. 10 e Fig. 10.36 b).

esses choques: a intensidade, a brusquidão e a repetição (Tang et al., 2002a, b).

Intensidade

A violência do choque pode ser maior do que a absorção pelas partes moles e contráteis, colocando em perigo a estrutura óssea (Horii et al., 1991). É por isso que a queda sobre a parte carnosa da mão (colocando em ação, portanto, o peso do corpo e a energia cinética da queda) provoca uma fratura característica (fratura de Pouteau-Colles), principalmente em caso de massa óssea insuficiente (pessoas idosas) (ver Fig. 11.41).

Brusquidão

É perigosa, pois interrompe a adaptação da balança muscular. O resultado são ondas de choque não controladas, e um risco tanto para as partes moles[52] quanto para os ossos (deterioração das cartilagens, com a consequente evolução nefasta quando há repetição).

Repetição

Mesmo com intensidades fracas, a repetição provoca um fenômeno acumulativo que pode então ultrapassar o limite de tolerância das diferentes estruturas, inclusive ósseas. Falamos então de **microtraumatismos** e de **fraturas de fadiga**. Além disso, a repetição acaba alterando a vigilância dos sistemas proprioceptivos e pode ser acompanhada de uma adaptação menor que agrava as consequências.

A associação desses três fatores, em proporções variáveis, produz um quadro clínico em alguns trabalhadores manuais ou esportistas amadores. Como exemplo, citemos o manejo de machados, picaretas, ou, ainda pior, de uma britadeira pneumática, durante horas, com defeitos ergonômicos. E também, a manutenção de uma raquete de tênis com o cabo mal ajustado à pessoa, segurado com uma crispação demasiado forte e mal posicionada, com repetição frequente em um indivíduo de certa idade.

Em tração

Manutenção suspensa

- É **tolerável** quando parcial. É o caso do indivíduo em pé, nos transportes públicos, segurando-se em uma barra alta. A tração aumenta de maneira fraca e ocasional durante as perdas de equilíbrio.
- É **dificilmente tolerável** quando garante a suspensão do peso do corpo. É rara e reservada às situações de caráter esportivo. É o caso do ginasta que se suspende em uma barra fixa, ou de uma criança que se pendura nos galhos de uma árvore. A situação é onerosa quando a manutenção em tração é feita com uma só mão.

Carregar um objeto

- É **tolerável** quando a carga carregada é relativamente leve (bolsa, mala). O caso é extremamente frequente. Os músculos se contraem, fornecendo uma força (F) proporcional à intensidade do peso (p) em jogo. Daí F = p e a resultante R é nula (Fig. 11.43).
- É **dificilmente tolerável** se a carga é importante. A tração então pode ser mal equilibrada pela musculatura e somos conduzidos a carregar com as duas mãos (segurar uma mala com as duas mãos), a buscar um meio de substituição (carrinho, *caddy*, mala com rodinhas) ou, ainda, ser ajudado por uma terceira pessoa (manutenção a dois). Nos casos intermediários, a adaptação consiste em mudar o esforço da mão.

Em flexão

A flexão é um mecanismo oneroso, portanto **perigoso**, para o sistema musculoesquelético. É representado, no punho, pelo carregamento de carga com o braço estendido, cotovelo estendido ou flexionado. O punho está geralmente em posição articular intermediária, o que é o mais favorável. Dois exemplos são possíveis.

- *A carga é leve*. O esforço é então **bem tolerado** e pode durar certo tempo sem prejuízo. Pode ser o caso de segurar uma bolsa leve, uma pequena bandeja por um de seus lados (Fig. 11.44). O carregamento em extensão pronunciada é reservado às cargas leves (garçom de um restaurante que carrega uma bandeja por baixo); ele realiza uma etapa próxima da

---

[52] Um traumatismo em compressão pode produzir a síndrome de Essex-Lopresti, com ruptura da MIO, fratura das cabeça do rádio e deslocamento RUD.

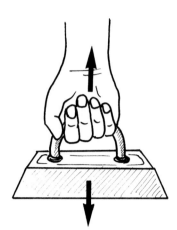

Figura 11.43 As tensões em tração são equilibradas pela coaptação muscular.

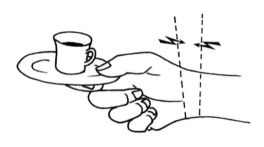

Figura 11.44 As tensões em flexão aceitam apenas os esforços moderados.

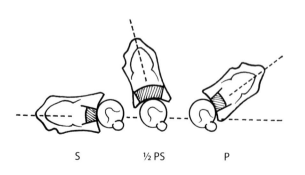

Figura 11.45 A maior superfície de contato corresponde à pronossupinação (PS) intermediária.

compressão, pois o apoio é transmitido quase diretamente ao eixo do antebraço.
• *A carga é pesada*. O esforço é então **mal tolerado** e não pode durar, precisa urgentemente de uma mudança de estratégia. Pode se tratar de uma mala cheia, de segurar uma grande bandeja por um de seus lados, principalmente se está cheia.

Em torção

Este caso é bastante frequente, pois ocorre sempre que se precisa utilizar uma chave, ou uma ferramenta cuja rotação exige certo esforço. A direção oblíqua dos principais ligamentos radiocarpais é essencial. Assim que a tensão se torna demasiado forte, apesar da coaptação muscular, há uma parada e uma mudança de estratégia em proveito das articulações subjacentes.

Na fadiga

Essas tensões reagrupam todas as outras, mas se destacam pela grande **repetição**. São encontradas durante as atividades longas e difíceis (períodos de trabalho manual intenso ou de esporte), com, ainda, uma noção frequente de microtraumatismos associados (Blackwell e Cole, 1994). Isso se observa de maneira agravada em presença de alterações reumáticas que minimizam as adaptações musculoesqueléticas e aceleram o processo degenerativo. O avanço da idade muitas vezes evidencia os desgastes que respondem a esse tipo de tensão. Podemos observar então um remanejamento da interlinha radiocarpal com uma osteocondensação que traduz o sofrimento ósseo. A doença de Kienböck é um exemplo do efeito das assimetrias de pressão repetidas.

Adaptação diante das tensões

A luta contra as tensões associa quatro fatores:
• *Produzir condições ótimas*. Como colocar o punho em **posição de função** e a mão em situação de respeito ao efeito tenodese.
• *Aumento das superfícies de contato*. É a escolha da pronossupinação intermediária e um posicionamento radiocarpal em leve adução (Fig. 11.45).
• *Diminuição das tensões*. Resultado de uma reflexão ergonômica prévia que leva ao desenvolvimento de estratégias de economia utilizando uma melhor **dosagem** da carga e das tensões musculares, e o uso de **braços de alavanca redutores** de esforço (cabos maiores para abrir latas de conserva, para manipular objetos cotidianos) por meio de uma gestão econômica diante das repetições, duração e energia cinética.
• *Transformação ou transferência das tensões*. É possível **substituir** um esforço em flexão do punho por outro em tração (carregar com o braço estendido em vez de ter o punho em um plano horizontal), ou substituir um esforço do punho por um esforço do cotovelo (carregar sobre o antebraço).

Patologias das tensões

Estão relacionadas a defeitos **qualitativos** e fenômenos **quantitativos**.

Um mau centramento das superfícies de contato

Resulta de um **posicionamento articular incorreto**, principalmente em posição extrema.[53] O caso é frequente, mas tal posicionamento é rapidamente abandonado por causa da sensação de desconforto provocada. Em contrapartida, um centramento incorreto resultante de um mau alinhamento osteoarticular, ou de distonias musculares (lesões neurológicas), é pouco modificável e, mal suportado, ele perturba a mecânica, aumenta as tensões e conduz à redução dos gestos tensionadores, ou mesmo à sua abstenção.

Ergonomia incorreta dos gestos

Traduz-se geralmente por um esforço **desproporcional** dos tendões para garantir o equilíbrio articular. Esses esforços provocam uma sobrecarga geradora de tendinites e de tenossinovites, que acentua a fadiga gerada por determinadas tarefas e, por isso, sente de forma mais intensa a resistência. Se as condições incorretas não são modificadas, o aumento das tensões leva às degenerescências tendíneas, aos desgastes e depois às destruições ósseas.

Ultrapassagem do limite de tolerância das estruturas

Os esforços intensos diminuem a tolerância. É o caso durante as **quedas** ou as recepções duras sobre a mão. Uma **má programação gestual** pode ser a causa (defeito de amortecimento), mas tal situação pode se revestir de um caráter puramente acidental, que a torna dificilmente previsível. O fato de o peso do corpo estar em jogo e de a recepção ser feita sem amortecimento aumenta as tensões de maneira considerável. Com posições articulares pouco favoráveis, isso pode provocar fraturas como a de Pouteau-Colles, a de Goyrand (também chamada de Pouteau-Colles invertida) ou a de Gérard Marchand (associação de um arrancamento do processo estiloide da ulna que separa a ulna do disco articular).

Duração ou repetição

Os esforços que duram muito tempo são geradores de fadiga e desgaste. A repetição de gestos profissionais ou esportivos torna-se fonte de tensões, sobretudo se a elas podemos vincular a noção de **microtraumatismos** (segurar uma britadeira pneumática, machado, machadinha, serra elétrica). Assim o movimento de rotação do punho solicita intensamente o tendão do extensor ulnar do carpo (aderência ao sulco posterior da cabeça da ulna e estiramento) e sua bainha (Wayne et al., 1981), o que pode gerar sofrimentos crônicos, principalmente nos esportistas que utilizam muito seus punhos (Ghazi e Rayan, 1983).

---

[53] Assim, certas pessoas não suportam a posição apoiada nos pés e nas mãos, pois o apoio sobre as mãos espalmadas provoca uma máxima manutenção em extensão dos punhos (Shaaban et al., 2004). A mesma situação é mais tolerada se o apoio é feito sobre uma barra.

> **Para concluir**
> As tensões que se exercem no nível da mão se refletem facilmente no nível do punho, e são ainda mais nefastas quando este não foi preparado para manter em duração ou em intensidade. **Microtraumatismos** e **esforços breves, mas intensos**, sobretudo em posição incorreta, são frequentes.

> **O que se deve saber**
> A importância do punho é muitas vezes negligenciada em relação à da mão. De fato, seu papel se resume a segurar bem, isto é, à **estabilidade**, da extremidade. A mobilidade adiciona conforto ao posicionamento espacial da mão, sem diminuir esse papel essencial.

REFERÊNCIAS BIBLIOGRÁFICAS

ACOSTA R, HNAT W, SCHEKER LR. Distal radio-ulnar ligament motion during supination and pronation. J Hand Surg [Br]. 1993, 18: 502-505.

ALLIEU Y, GARCIA-ELIAS M. Dynamic radial translation instability of the carpus. J Hand Surg [Br]. 2000, 25(1) : 33-37.

BASMAJIAN JV. Muscles Alive 4th Edition. The Willians and Wilkins Company, Baltimore, USA. 1979 : 257-278.

BLACKWELL JR, COLE KJ. Wrist kinematic differ in expert and novice tennis player performing the backhand stroke : implications for tennis elbow. J Biomech. 1994, 27(5) : 509-516.

BUGBEE WD, BOTTE MJ. Surface anatomy of the hand. The relationships between palmar skin creases and osseous anatomy. Clin Orthop. 1993, (296) : 122-126.

CAPTIER G, CANOVAS F, MERCIER N, THOMAS E, BONNEL F. Biometry of the radial head : biomechanical implications in pronation and supination. Surg Radiol Anat. 2002, 24(5) : 295-301.

CASTAING J. La prosupination. Anatomie Fonctionnelle de l'appareil locomoteur (2). Vigot, Paris. 1960

CHEZE L, DORIOT N, ECKERT M, RUMELHART C, COMTET JJ. Etude cinématique in vivo de l'articulation trapézométacarpienne. Chirurgie de la Main. 2001, 20 : 23-30.

CHUN S, PALMER AK. Chronic ulnar wrist pain secondary to partial rupture of the extensor carpi ulnaris tendon. J of Hand Sur. 1987, 12 A(6) : 1032-1034.

CRAIGEN MA, STANLEY JK. Wrist kinematics. Row, column or both? J Hand Surg [Br]. 1995, 20(2) : 165-170.

DAVENPORT WC, MILLER G, WRIGHT TW. Wrist ligament strain during external fixation : a cadaveric study. J Hand Surg [Am]. 1999, 24(1) : 102-107.

DEGOEDE KM, ASHTON-MILLER JA, SCHULTZ AB, ALEXANDER NB. Biomechanical factors affecting the peak hand reaction force during the bimanual arrest of a moving mass. J Biomech Eng. 2002, 124(1) : 107-112.

FEIPEL V, ROOZE M. Three-dimensional motion patterns of the carpal bones : an in vivo study using three-dimensional computed tomography and clinical applications. Surg Radiol Anat. 1999, 21(2) : 125-131.

FERRIS BD, STANTON J, ZAMORA J. Kinematics of the wrist. Evidence for two types of movement. J Bone Joint Surg (Br). 2000, 82(2): 242-245.

GALLOWAY JC, KOSHLAND GF. General coordination of shoulder, elbow and wrist dynamics during multijoint arm movements. Exp Brain Res. 2002, 142(2) : 163-180.

GARCIA-ELIAS M, AN KN, COONEY WP 3rd, LINSCHEID RL, CHAO EY. Stability of the transverse carpal arch : an experimental study. J Hand Surg [Am]. 1989a, 14(2) : 277-282.

GARCIA-ELIAS M, AN KN, COONEY WP, LINSCHEID RL, CHAO EY. Transverse stability of the carpus. An analytical study. J Orthop Res. 1989b, 7(5) : 738-743.

GARCIA-ELIAS M, DOMENECH-MATEU JM. The articular disc of the wrist. Limits and Relations. Acta Anat (Basel). 1987, 128(1) : 51-54.

GARCIA-ELIAS M, SANCHEZ-FREIJO JM, SALO JM, LLUCH AL. Dynamic changes of the transverse carpal arch during flexionextension of the wrist : effects of sectioning the transverse carpal ligament. J Hand Surg [Am]. 1992, 17(6) : 1017-1019.

GARCIA-ELIAS M. Kinetic analysis of carpal stability during grip. Hand Clin. 1997, 13(1) : 151-158.

GARCIA-ELIAS M. Soft-tissue anatomy and relationships about the distal ulna. Hand Clin. 1998, 14(2) : 165-176.

GHAZI M, RAYAN MD. Recurrent dislocation of the extensor carpi ulnaris in athletes. Am J of Sports Med. 1983, 11(3) : 183-184.

GÜNAL I, KÖSE N, ERDOGAN O, GÖKTÜRK E, SEBER S. Normal range of motion of the joints of the upper extremity in male subjects with special reference to side. J Bone and Joint Surg (Am). 1996, 78(9): 1401-1404.

HAUGSTVEDT JR, BERGLUND LJ, NEALE PG BERGER RA. A dynamic simulator to evaluate distal radio-ulnar joint kinematics. J Biomech. 2001, 34 : 335-339.

HORII E, GARCIA-ELIAS M, AN KN, BISHOP AT, COONEY WP, LINSCHEID RL, CHAO EY. A kinematic study of luno-triquetral dissociations. J Hand Surg (Am). 1991, 16(2): 355-362.

KAPANDJI IA. In : Tubiana R. Traité de chirurgie de la main. Tome 1 : anatomie, physiologie, biologie, méthodes d'examen. Masson, Paris, 1980a.

KAPANDJI IA. Physiologie articulaire. Fascicule 1: Membre supérieur (5e édition). Maloine, Paris, 1980b : 108-124.

KASTEN P, KREFFT M, HESSELBACH J, WEINBERG AM. Kinematics of the ulna during pronation and supination in a cadaver study : implications for elbow arthroplasty. Clin Biomech. 2004, 19 : 31-35.

KIM KJ, ASHTON-MILLER JA. Biomechanics of fall arrest using the upper extremity : age differences. Clin Biomech (Bristol, Avon). 2003, 18(4) : 311-318.

KOBAYASHI M, BERGER RA, LINSCHEID RL, AN KN. Intercarpal kinematics during wrist motion. Hand Clin. 1997a, 13(1) : 143-149.

KOBAYASHI M, BERGER RA, NAGY L, LINSCHEID RL, UCHIYAMA S, RITT M, AN KN. Normal kinematics of carpal bones : a three--dimensional analysis of carpal bone motion relative to the radius. J Biomech. 1997b, 30(8) : 787-793.

KOBAYASHI M, NAGY L, RITT MJ, AN KN, COONEY WP, LINSCHEID RL. Axial loading induces rotation of the proximal carpal row bones around unique screw-displacement axes. J Biomech. 1997c, 30(11-12) : 1165-1167.

LANDSMEER JMF. Atlas of anatomy of the hand. Churchill Livingstone, Edinburgh, 1976.

LEVAME JH, DURAFOURG MP. Rééducation des traumatisés de la main. Maloine, Paris. 1987 : 38-45.

LOEWEN JL, PIRELA-CRUZ MA, LUCAS GL. Kinematics of the capitolunate joint in the sagittal plane. A new method based on reference points and triangulation. J Hand Surg [Br]. 1998, 23(3) : 410-412.

LOTY B, MEUNIER B, MAZAS F. Luxation traumatique isolée du tendon du cubital postérieur. Rev Chir Orthop. 1986, 72 : 219-222.

MARTINEZ C. Traité d'anatomie vivante. La Prono-Supination. Laboratoire Cassenne, Paris, 1971.

MARTINEZ C. Traité d'anatomie vivante. Le Poignet. Laboratoire Cassenne, Paris, 1974.

MASHOOF AA, LEVY HJ, SOIFER TB, MILLER-SOIFER F, BRYK E, VIGORITA V. Neural anatomy of the transverse carpal ligament. Clin Orthop. 2001, 386 : 218-221.

MOOJEN TM, SNEL JG, RITT MJ, KAUER JM, VENEMA HW, BOS KE. Three-dimensional carpal kinematics in vivo. Clin Biomech (Bristol, Avon). 2002a, 17(7) : 506-514.

MOOJEN TM, SNEL JG, RITT MJ, VENEMA HW, DEN HEETEN GJ, BOS KE. Pisiform kinematics in vivo. J Hand Surg [Am]. 2001, 26(5) : 901-907.

MOOJEN TM, SNEL JG, RITT MJ, VENEMA HW, KAUER JM, BOS KE. In vivo analysis of carpal kinematics and comparative review of the literature. J Hand Surg. 2003, 28(1) : 81-87.

MOOJEN TM, SNEL JG, RITT MJ, VENEMA HW, KAUER JM, BOS KE. Scaphoid kinematics in vivo. J Hand Surg [Am]. 2002b, 27(6) : 1003-1010.

MORITOMO H, VIEGAS SF, ELDER K, NAKAMURA K, DASILVA MF, PATTERSON RM. The scaphotrapezio-trapezoidal joint. Part 2: A kinematic study. J Hand Surg [Am]. 2000, 25(5) : 911-920.

NAKAMURA T, YABE Y. Histological anatomy of the triangular fibrocartilage complex of the human wrist. Ann Anat. 2000, 182(6) : 567-572.

NEU CP, CRISCO JJ, WOLFE SW. In vivo kinematic behavior of the radio-capitate joint during wrist flexion-extension and radio-ulnar deviation. J Biomech. 2001, 34(11) : 1429-1438.

NEUMANN DA. Kinesiology of the musculoskeletal system. Foundations for Physical Rehabilitation. Mosby, St Louis, 2002.

NORDIN M, FRANKEL V H. Basic Biomecanics of the Musculoskeletal System. (3rd edition), Lippincott Williams and Wilkins, Baltimore (USA), 2001.

PATTERSON RM, ELDER KW, VIEGAS SF, BUFORD WL. Carpal bone anatomy measured by computer analysis of three-dimensional reconstruction of computed tomography images. J Hand Surg [Am]. 1995a, 20(6) : 923-929.

PATTERSON RM, NICODEMUS CL, VIEGAS SF, ELDER KW, ROSENBLATT J. High-speed, three-dimensional kinematic analysis of the normal wrist. J Hand Surg [Am]. 1998, 23(3) : 446-453.

PATTERSON RM, VIEGAS SF, ELDER K, BUFORD WL. Quantification of anatomic, geometric, and load transfer characteristics of the wrist joint. Semin Arthroplasty. 1995b, 6(1) : 13-19

PFAEFFLE HJ, FISCHER KJ, MANSON TT, TOMAINO MM, WOO SL, HERNDON JH. Rôle of the forearm interosseous ligaments : is it more than just longitudinal load transfer ? J Hand Surg(Am). 2000, 25(4) : 683-688.

PIERRE-JEROME C, BEKKELUND SI, NORDSTROM R. Quantitative MRI analysis of anatomic dimensions of the carpal tunnel in women. Surg Radiol Anat. 1997, 19(1) : 31-34.

PITAGORAS T, GILABERT-SENART A. Relationship between joint laxity and radio-ulno-carpal joint morphology. J Hand Surg [Br]. 2003, 28(2) : 158-162.

RITT MJ, LINSCHEID RL, COONEY WP 3RD, BERGER RA, AN KN. The lunotriquetral joint : kinematic effects of sequential ligament sectioning, ligament repair, and arthrodesis. J Hand Surg [Am]. 1998, 23(3) : 432-445.

SCHUIND F, AN KN, BERGLUND L, REY R, COONEY WP, LINSCHEID RL, CHAO EY. The distal radio-ulnar ligaments : a biomechanical study. J Hand Surg. 1991, 16A : 1106-1114.

SENNWALD GR, ZDRAVKOVIC V, OBERLIN C. The anatomy of the palmar scaphotriquetral ligament. J Bone Joint Surg Br. 1994, 76(1) : 147-149.

SHAABAN H, GIAKAS G, BOLTON M, WIALLIAMS R, SCHEKER LR, LEES VC. The distal radioulnar joint as a load-bearing mechanism – a biomechanical study (1). J Hand Surg (Am). 2004, 29(1) : 85-95.

SHORT WH, WERNER FW, GREEN JK, MASAOKA S. Biomechanical evaluation of ligamentous stabilizers of the scaphoid and lunate. J Hand Surg [Am]. 2002, 27(6) : 991-1002.

SPINNER M, KAPLAN E.B. Extensor carpi ulnaris. Its relationship to the stability of the distal radio-ulnar joint. Clin Orthop and Related Res. 1970, 68 : 125-129.

SUN JS, SHIH TT, KO CM, CHANG CH, HANG YS, HOU SM. In vivo kinematic study of normal wrist motion : an ultrafast computed tomographic study. Clin Biomech (Bristol, Avon). 2000, 15(3) : 212-216.

TANG JB, RYU J, KISH V, WEARDEN S. Effect of radial shortening on muscle length and moment arms of the wrist flexors and extensors. J Orthop Res. 1997, 15(3) : 324-330.

TANG JB, RYU J, OMOKAWA S, HAN J, KISH V. Biomechanical evaluation of wrist motor tendons after fractures of the distal radius. J Hand Surg [Am]. 1999, 24(1) : 121-132.

TANG JB, RYU J, OMOKAWA S, WEARDEN S. Wrist kinetics after scapholunate dissociation : the effect of scapholunate interosseous ligament injury and persistent scapholunate gaps. J Orthop Res. 2002a, 20(2) : 215-221.

TANG JB, XIE RG, YU XW, CHEN F. Wrist kinetics after lunotriquetral dissociation : the changes in moment arms of the flexor carpi ulnaris tendon. J Orthop Res. 2002b, 20(6) : 1327-1332.

THEUMANN NH, PFIRRMANN CW, ANTONIO GE, CHUNG CB, GILULA LA, TRUDELL DJ, RESNICK D. Extrinsic carpal ligaments: normal MR arthrographic appearance in cadavers. Radiology. 2003, 226(1) : 171-179.

THIS B. La main. Revue de Kinésithérapie. 1969, 106 : 20-27.

TOLAT AR, STANLEY JK, TRAIL IA. A cadaveric study of the anatomy and stability of the distal radioulnar joint in the coronal and transverse planes. J Hand Surg [Br]. 1996, 21(5) : 587-594.

TUBIANA R. Traité de chirurgie de la main. Tome 1 : anatomie, physiologie, biologie, méthodes d'examen. Masson, Paris, 1980.

TUBIANA R, THOMINE J-M. La main. Anatomie fonctionnelle et examen clinique. Masson, Paris, 1990.

UPAL MA. Carpal bone kinematics in combined wrist joint motions may differ from the bone kinematics during simple wrist motions. Biomed Sci Instrum. 2003, 39 : 272-277.

VIEGAS SF, PATTERSON RM, HOKANSON JA, DAVIS J. Wrist anatomy : incidence, distribution, and correlation of anatomic variations, tears, and arthrosis. J Hand Surg [Am]. 1993, 18(3) : 463-475.

VIEGAS SF, YAMAGUCHI S, BOYD NL, PATTERSON RM. The dorsal ligaments of the wrist : anatomy, mechanical properties, and function. J Hand Surg [Am]. 1999, 24(3) : 456-468.

WATSON HK, WEINZWEIG J, ZEPPIERI J. The natural progression of scaphoid instability. Hand Clin. 1997, 13(1) : 39-49.

WAYNE A, ECKHARDT MD, PALMER AK. Recurrent dislocation of extensor carpi ulnaris tendon. J Hand Sur. 1981, 6(6) : 629-631.

WEINBERG AM, PIETSCH IT, KREFFT M, PAPE HC, Van GRIENSVEN M, HELM MB, REILMANN H, TSCHERNE H. Pronation and supination of the forearm. With special reference to the humero-ulnar articulation. Unfallchirurg. 2001, 104(5) : 404-409.

WOLFE SW, NEU C, CRISCO JJ. In vivo scaphoid, lunate, and capitate kinematics in flexion and in extension. J Hand Surg [Am]. 2000, 25(5) : 860-869.

YOUM Y, DRYER R. F, THAMBYRAJAH K, FLATT A. E, SPRAGUE B. Biomechanical analyses of forearm pronation-supination and elbow flexion-extension. J. Biomech. 1979, 12 : 245-255.

Mão   12

INTRODUÇÃO À MÃO

Ver Base de reflexão comum ao punho e à mão (Cap. 11).

Localização

A mão metacarpal e falângica é a parte terminal do membro superior. Quando excluímos o punho, tratado à parte, a mão se estende da base dos metacarpais às falanges distais, grosseiramente, isto significa, da parte carnosa da mão (base das eminências tenar e hipotenar) à extremidade dos dedos (An et al., 1979).

Características anatômicas

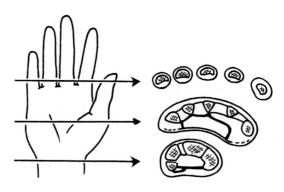

Figura 12.1 Os três setores da mão: carpal (a), metacarpal (b), falângico (c).

- O metacarpal inicia a **divergência** dos dedos e forma uma **paleta** cuja face palmar representa a palma. Esta é limitada pelos relevos musculares e possui tegumentos muito **aderentes** (qualidades das preensões). A parte central é ocupada por um **túnel fibroso** (compartimento palmar médio) que prolonga o túnel do carpo (Fig. 12.1).
- As falanges apresentam-se sob a forma de pequenos segmentos articulados.

Características morfológicas

- Os apêndices da mão são compostos de quatro dedos ditos "longos", e de um polegar, opositor.
- A **coluna do dedo** é uma cadeia articulada de comprimento segmentar decrescente, de acordo com a espiral descrita por Fibonacci em 1202 (Fig. 12.2). Ela produz um equilíbrio entre as atividades dos músculos intrínsecos e extrínsecos. Caracteriza-se pela presença da unha na parte dorsal e terminal. Enfim, possui uma relativa liberdade dos tegumentos e um colchão palmar.
- A **coluna do polegar** é uma formação articulada original, mais curta que a dos dedos longos e oponíveis[1] (Fig. 12.3).

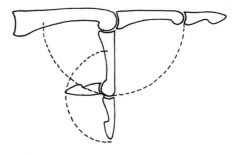

Figura 12.2 Coluna articulada do dedo (espiral de Fibonacci).

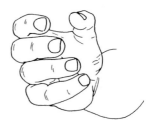

Figura 12.3 Posicionamento do polegar em preparação da preensão (posição de função).

---

[1] Deve-se observar que os macacos não têm verdadeiramente um polegar opositor (não possuem o músculo oponente do I), seu polegar é particularmente curto e desempenha muito mais uma função de pinça em relação aos outros dedos.

- As **relações** interdigitais gerenciam as diferentes preensões funcionais.
- Podemos estabelecer uma **hierarquia** entre os dedos:
  - O primeiro é o **polegar** (I): é o mais móvel, o único opositor, e apenas ele tem uma musculatura intrínseca mais forte que a musculatura extrínseca (Fahner, 1980).
  - O segundo é o **mínimo** (V), pois possui igualmente músculos próprios (quase tão fortes quanto os tenares), tem um papel importante nas preensões largas e nas de força (bloqueio pela flexão máxima da MF do mínimo).
  - O terceiro é o **médio** (III), pois é um dedo ambivalente, ora radial, ora ulnar de acordo com a necessidade (papel estático para seus vizinhos), é um ótimo apoio do indicador, ou mesmo um substituto (os amputados do indicador o fazem desempenhar esse papel). É o mais longo.
  - O quarto é o **indicador** (II); sendo essa uma de suas funções, ele desempenha um papel nas preensões de precisão. É específico na pronação.
  - O quinto é o **anular** (IV), tem poucos papéis (apenas as preensões dígito-palmares, e ainda acompanha o dedo mínimo). De forma irônica – mas com fundamento, pois de todo modo está na origem do nome do dedo –, poderíamos dizer que o anular – pelo menos o da mão esquerda (lado não dominante) – tem como principal função o uso de anéis (Bonola et al., 1988).

Papel funcional

Motriz

A mão tem duas finalidades funcionais.
- **Preensão**. É a capacidade de pegar várias coisas, e são duas as variantes que dominam: preensão de **força** e de **precisão** (Fig. 12.4). Ela utiliza geralmente a oposição.
- **Contato**. São de dois tipos: os **estáticos** (apoios), que são feitos sobre a crista carnosa da mão, com a mão espalmada ou sobre as cabeças metacarpais, ou ainda usando a mão toda (apoio sobre uma bengala) (Fig. 12.5). Os **dinâmicos** são os golpes dados com as primeiras falanges flexionadas (soco) ou com a borda ulnar – mão aberta, com sua lateral, ou mão fechada, com o punho (Fig. 12.6).

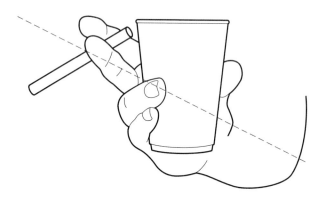

Figura 12.4 Subdivisão entre mão lateral (de precisão) e medial (de força).

Sensitiva

Pede cinco observações.

Riqueza da distribuição nervosa

A mão é quase equivalente a um nervo cutâneo lateral da coxa (que enerva um território de 600 cm² de pele) e a um nervo digital próprio (que inerva 15 cm² de pele).

Riqueza dos receptores

O número de receptores é superior ao das fibras nervosas, o que significa que há vários receptores por fibra (Augurelle et al., 2003).

Precisão discriminativa

É observável pelo teste de Weber (reconhecimento da distância entre dois pontos de um compasso) (Fig. 12.7). Apenas como ilustração, esse reconhecimento é feito a partir de 20 mm no antebraço, 12 mm sobre o dorso da mão, 11 mm sobre a palma, 6 a 9 mm no nível das eminências tenar e hipotenar, 5 a 9 mm sobre o dorso dos dedos, 4 a 6 mm sobre a polpa dos dedos, 3 a 5 mm no indicador e 2,5 a 5 mm no polegar (Tubiana, 1980).

Relação superfície cutânea/volume

A mão é a única parte do corpo que pode competir com o cérebro quanto à relação entre a superfície de tecido e seu volume. No antebraço, um volume de 1 cm³ corresponde a 0,5 cm² de superfície cutânea, na mão 1 cm³ de volume corresponde a uma superfície 5 vezes maior, ou seja, 2,5 cm² (Fig. 12.8)

Diversificação da sensibilidade

Podemos levantar seis tipos de sensibilidades encontradas no nível da mão: o tato e a rugosidade (roçar com a polpa da falange distal), o calor (com o dorso da mão), as formas geométricas (graças à mobilidade dos dedos), a maleabilidade de um material (graças à pressão pulpar), a espessura de um objeto (graças à oposição polegar-indicador), e até mesmo, o sabor (graças ao indicador levado à boca [Tubiana, 1980]).

Sensorial

Três aspectos devem ser ressaltados.

Integração

A conexão mão-cérebro funciona como um verdadeiro "alerta vermelho" altamente diferenciado. A representação cortical da mão[2] (homúnculo de Penfield e Rasmussen) ocupa quase a mesma superfície de todo o resto do corpo reunido (Fig. 12.9), pode-se imaginar a importância das informações que ela transmite (Hlustik et al., 2001; Simon, 2003).

Variabilidade

A qualidade **psicomotora** reflete as variáveis de um indivíduo ao outro. No plano cultural, a variável entre o mais in-

---

2 Essa representação estendida é igualmente verdadeira para o córtex motor, como podem mostrar as estimulações transcrânias (Danion et al., 2003).

Capítulo 12 | Mão 385

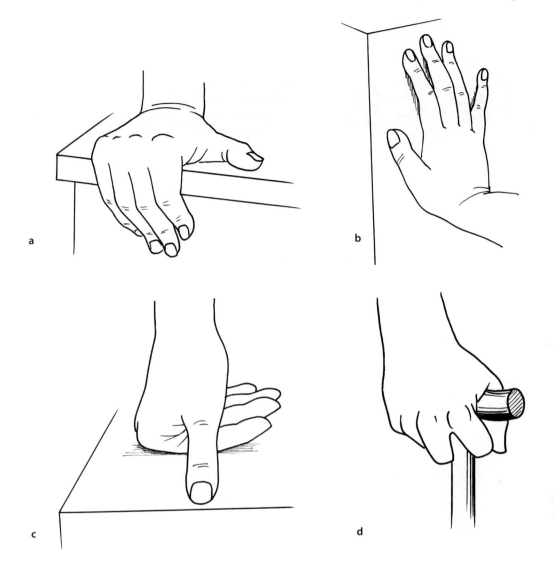

Figura 12.5 Apoios sobre a crista carnosa da mão (a), com mão espalmada (b), sobre as cabeças metacarpais (c), com a mão toda sobre o cabo de uma bengala (d).

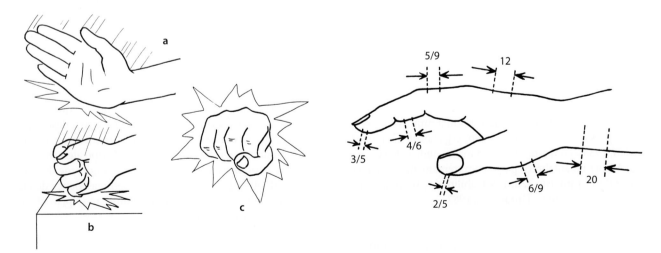

Figura 12.6 Golpes dados com a borda ulnar (a), a face medial do punho (b), as cabeças metatarsais (c).

Figura 12.7 Discriminação tátil da mão (em mm, com o compasso de Weber).

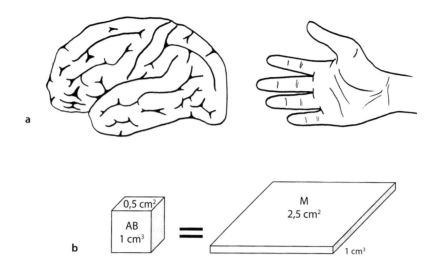

Figura 12.8 Relação superfície/volume: comparação entre a mão e o cérebro (a), e entre o antebraço (AB) e a mão (M) (b).

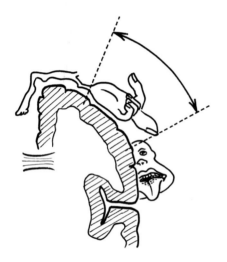

Figura 12.9 Representação cortical da mão: 50% da superfície corporal.

teligente e o menos inteligente se estende sobre uma escala de 1 a 40. No plano psicomotor, a variável (entre o mais hábil e o menos hábil) em relação à mão se estende sobre uma escala de 1 a 100.

Plasticidade

A influência **comportamental** modula muitas coisas. Assim, depois da operação de Krukenberg (Loosli-Guignard e Verdan, 1983), com amputação da mão, o índice do compasso de Weber no antebraço passa, com treinamento, de 20 para menos de 12 mm, isto é, uma sensibilidade próxima daquela da palma (Levame e Durafourg, 1987).

Expressiva

Ela adquire três aspectos (ver Base de reflexão comum ao punho e à mão):

- Gestos de comunicação **coverbal** (i. e., acompanhando o verbo) (Verbois, 1998) (ver Fig. 11.9).
- Gestos de comunicação **não verbal** (significação por mímica) (ver Fig. 11.10).
- Gestos em **modo codificado** ou **simbólico** (ver Fig. 11.11).

Frequência das patologias

Dadas a importância e a frequência dos contatos e das preensões da mão, suas patologias são extremamente numerosas e variadas, com ressonâncias muito típicas.

Traumatologia

A mão é **muito exposta**, muito utilizada no manejo dos objetos, estando, portanto, submetida a agressões físicas, térmicas, químicas e elétricas que provocam contusões, feridas, queimaduras, entorses, luxações de dedos, fraturas, esmagamentos e traumatismos complexos (Le Viet et al., 1998; Davis e Armstrong, 2003).

Reumatologia

A mão engloba muitas estruturas finamente ajustadas. Qualquer lesão, **inflamatória** (poliartrite reumatoide) ou **degenerativa** (artrose), provoca um desequilíbrio que entrava a função, retrai e/ou deforma as estruturas e gera destruições que agravam as tensões. Uma das mais frequentes é a artrose pós-traumática, bem como as lesões de tipo algoneurodistrofias (osteoporose de Südeck-Leriche, síndrome do túnel do carpo), ou os problemas retráteis como a doença de Dupuytren (retração da fáscia palmar, começando pelo último dedo) (Kuhlmann et al., 1999).

Neurologia

Podemos distinguir nitidamente dois tipos de lesões.

Lesões centrais

A mão **central** é principalmente representada pela mão flácida, ou ao contrário espástica, do hemiplégico, ou a mão do parkinsoniano (Fig. 12.10).

Lesões periféricas

A mão **periférica** é nitidamente diferente de acordo com a localização da lesão.
- *Lesão radial*: a mão é caída quando há paralisia dos extensores, o que é revelado pelo "sinal do juramento" (impossibilidade de levantar a mão) (Fig. 12.11 a).
- *Lesão ulnar*: quando há lesão da maioria de seus músculos, ela provoca uma paralisia da "mão intrínseca". O desequilíbrio com os extrínsecos conduz a uma atitude característica chamada "garra ulnar" (extensão das MF e flexão das IFP-IFD) (Fig. 12.11 b). Ela é observável pelo sinal de Froment, dito "do papel jornal": impossibilidade de prender um pedaço de papel entre as bordas adjacentes do polegar e do indicador pela adução pura (o doente tenta enganar fazendo uma oposição).
- *Lesão do mediano*: a paralisia afeta a oposição. Quando é conjunta à lesão ulnar, provoca o que se chama "mão de macaco", pois as eminências, atrofiadas, encontram-se então no mesmo plano que a palma, dando um aspecto globalmente achatado (ver Fig. 12.11 b).

Em todos os casos, seja a lesão central ou periférica, o nível de recuperação depende da extensão e da gravidade das lesões (às vezes das associações), do nível psicomotor, do uso profissional ou pessoal e da motivação do paciente, e se é do lado dominante ou não[3] (Don Griot et al., 2002).

---

[3] Uma lesão do lado dominante traz uma deficiência maior, mas está submetida à pressão da utilização cotidiana. Inversamente, uma lesão do lado não dominante é mais bem suportada, mas sua recuperação é menos rápida ou menos completa, em razão da menor utilização, às vezes até mesmo de uma não utilização por causa do incômodo provocado. Os amputados unilaterais do lado dominante compensam muito bem: eles aprendem facilmente a escrever do lado não dominante, e o fazem quase tão rápido quanto faziam antes, sua escrita é legível, mas seu grafismo muda.

NOÇÕES ANATÔMICAS

No plano morfofuncional

O estudo da evolução filogenética da mão exige múltiplas considerações. A conformação preênsil se dá em cinco raios, em uma construção mesaxônica (simetria anatômica em relação ao terceiro raio da mão, encontrada no posicionamen-

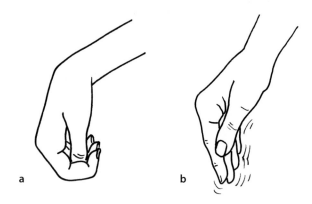

Figura 12.10 Atitudes características da mão com lesões neurológicas centrais: mão espástica do hemiplégico (a); a mão do parkinsoniano, que treme (b).

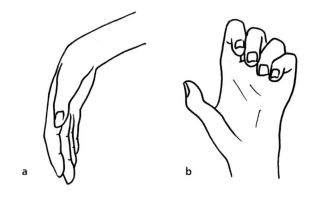

Figura 12.11 As lesões neurológicas periféricas traduzem-se pelas atitudes características da mão: mão caída da paralisia radial (a); mão dita de "macaco", por paralisia do mediano e da garra ulnar (b).

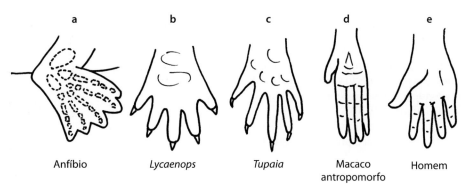

Figura 12.12 Origens da mão: nadadeira do anfíbio (a), pata do *lycaenops* (b), do tupaia (c), do macaco antropomorfo (d), mão do homem (e).

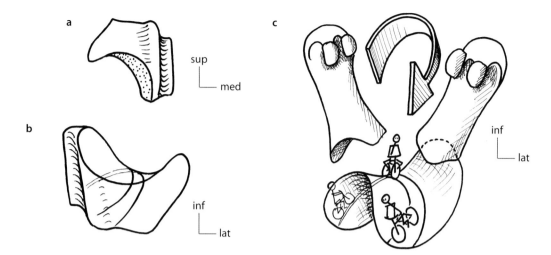

Figura 12.13 Encurvação da garganta da superfície trapezometacarpal que provoca uma rotação automática em pronação com a flexão. Trapézio direito visto de frente (a), o mesmo revertido (b), bem como a representação exagerada da encurvação da garganta (c), que explica a mudança de direção ligada à flexão.

to dos interósseos). A sucessão de tipos evoluindo desde a nadadeira do peixe até a mão humana, passando pela pata do animal e pela mão do macaco (Fig. 12.12) parece mais um subprograma do programa "homem" do que uma mutação própria a um órgão sujeito às mudanças do meio ambiente (Rabischong, 1980).

A mão humana é nitidamente dividida em três zonas (ver Base de reflexão comum ao punho e à mão).

A morfologia da mão sempre chamou a atenção e fez dela objeto de moldes e de estudo. A fronteira entre a quirologia[4] e a quiromancia[5] foi por muito tempo tênue. Na prática, podemos distinguir:

- As mãos **longilíneas**, que se caracterizam por sua fineza e seu comprimento. Elas evocam um tipo feminino.
- As mãos **quadradas**, de igual proporção entre comprimento e largura da palma.
- As mãos **brevilíneas**, robustas, de tipo masculino.

No plano ósseo

Carpo

A face inferior dos ossos da fileira distal apresenta diferentes formas ósseas.

- O **trapézio** tem uma superfície em sela, côncava de dentro para fora – ou, mais exatamente, segundo um eixo oblíquo do lado de fora e na parte da frente. Ela é convexa no sentido perpendicular. A garganta assim delimitada não está inscrita em um plano, descreve uma curva na concavidade medial (Fig. 12.13) (incidência sobre a rotação automática dessa interlinha (De la Caffinière, 1970).
- O **trapezoide** tem uma superfície em ângulo diedro na aresta inferior: o segundo metacarpal o prende "em gancho".

---
4 Arte do estudo morfológico da mão.
5 Arte adivinhatória baseada no estudo das linhas da mão.

- O **capitato** tem um contato predominante com M3, mas possui algumas facetas laterais para M2, do lado lateral, e para M4 do lado medial.
- O **hamato** tem dupla superfície para M4 e para M5.

Osso metacarpal

Esses ossos se diferenciam de seus homólogos do pé por uma extremidade distal mais volumosa que a proximal (inverso do pé). A cabeça, mais extensa e mais larga em palmar que em dorsal, é margeada por dois tubérculos laterais que estão mais próximos da face dorsal (incidência para os ligamentos colaterais). Ela desenvolve um arco de cerca de 180°.

Falanges

Sua base (elipsóidea para a falange proximal, gínglimo para as outras) desenvolve um arco de 40° aproximadamente, aumentado pela presença da **fibrocartilagem glenóidea**, inserida na borda inferior. Sua cabeça (gínglimo) tem um arco de cerca de 130°. Suas conformações gerais são próximas: cada uma possui inserções próprias para a extensão e a flexão (com algumas particularidades para o polegar) – ver o Quadro 12.1.

Quadro 12.1

Nível	Flexão	Extensão
Falange proximal	Interósseos	ED[a]
Falange média	FSD[b]	Interósseos (com a principal inserção do ED)
Falange distal	FPD[c]	Interósseos (expansões sobre o ED)

a. Extensor dos dedos.
b. Flexor superficial dos dedos.
c. Flexor profundo dos dedos.

No plano articular

Carpometacarpais

Junção com os dedos longos

É um conjunto de superfícies planas que realizam um **encaixe recíproco**, pouco móvel, sobretudo para os dedos indicador e médio, permitindo mobilidades ditas em "tecla de piano" entre os metacarpais. O afastamento não é possível por causa do ligamento metacarpal transverso profundo que religa a placa palmar dessas articulações (Bade et al., 1994). As interlinhas estão ligadas umas às outras (às vezes isoladas em duas quando há duas sinoviais: uma para o indicador e médio, uma para anular e mínimo).

Junção com o polegar (trapezometacarpal)

É a única articulação interessante, pois é independente, de tipo selar **não congruente**. Sua superfície é dita em "sela de cavalo escoliótico" (Kapandji, 1980b) em razão da encurvação de sua garganta. Essa encurvação e a frouxidão capsuloligamentar permitem que essa articulação independente tenha três graus de liberdade (ver Fig. 12.13), e não dois como seu tipo poderia sugerir. A interlinha está praticamente situada a **40°** dos três planos (Fig. 12.14) (Leroux et al., 1998).

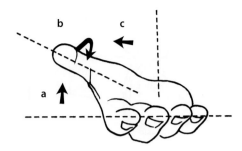

Figura 12.14 Situação do polegar: obliquamente para a frente do plano da mão (a), em pronação (b) e afastada (c).

Metacarpofalângicas (MF)

MF dos dedos

Como é uma **elipsóidea**, oferece dois graus de liberdade. Contudo, a frouxidão capsuloligamentar permite certo grau de rotação passiva, e a modulação do equilíbrio transversal dos interósseos adiciona um controle rotatório funcionalmente importante (*ver* Preensão esférica; Fig. 12.60). A superfície côncava é do lado distal – pois é desse lado que se encontram os braços de alavanca musculares mais curtos; ela oferece um arco de cerca de 40°, quando o da superfície metacarpal, convexa, é de 180°. A **fibrocartilagem**, que prolonga a cavidade falângica para a frente, apresenta um sulco em sua face profunda que lhe permite uma dobra no final da flexão, constituindo uma **dobradiça**[6] (Fig. 12.15). Isso faz com que a parte palmar da cápsula seja tensionada ao mesmo tempo em extensão (caso clássico) e em flexão (caso particular, pois geralmente uma porção anterior se descontrai com a flexão). Além disso, essa fibrocartilagem desempenha um papel de **proteção** nas preensões palmares (Masson et al., 1995).

MF do polegar

Apresenta as mesmas características da MF dos dedos longos, às quais se adiciona a presença dos **dois sesamoides** (medial e lateral), ao mesmo tempo estruturas antiatritos e braço de alavanca do aparelho sesamoide[7] (Cheze et al., 2001).

Interfalângicas proximais da mão (IFPM)

A IFPM é um **gínglimo** não congruente, ainda que a fibrocartilagem glenóidea aumente um pouco o contato. A superfície côncava está do lado distal, como para as MF, pelas mesmas razões. Seu eixo não é rigorosamente perpendicular ao corpo do osso, mais **ligeiramente oblíquo** do lado de fora e embaixo, principalmente em direção ao dedo mínimo, o que dá um **componente supinador** à flexão (facilitando a oposição com o polegar) (Fig. 12.16). A superfície côncava da falange média oferece um arco de cerca de 90°, e a cabeça da falange proximal é de cerca de 180°.

Caso do polegar

O polegar possui uma única interfalângica (IF), uma vez que existem apenas duas falanges. Seu eixo é ligeiramente oblíquo no sentido oposto ao dos outros dedos – dentro e embaixo – o que dá um **componente pronador** à flexão (facilitando a oposição com os dedos longos).

Interfalângica distal (IFD)

É um **gínglimo**, similar à IFP, mas bem menor. A superfície côncava se encontra igualmente do lado distal, pelas mesmas razões. Existe também uma inclinação da interlinha para baixo e para fora que dá um leve **componente supinador** à flexão (Fig. 12.16).

No plano capsuloligamentar

Carpometacarpal

Junção com os dedos longos

A cápsula é relativamente apertada, sobretudo para os dedos indicador e médio (Fig. 12.17). A sinovial às vezes se divide em duas partes, uma para os dedos indicador e médio, e outra para os dedos anular e mínimo. Os ligamentos engrossam cada porção da interlinha.

---

[6] Na indústria, muitas dobradiças pequenas feitas em material plástico são constituídas por uma simples ranhura que permite a dobra.
[7] Músculos abdutor curto e flexor curto do polegar sobre o sesamoide lateral, adutor e 1º IOP sobre o sesamoide medial.

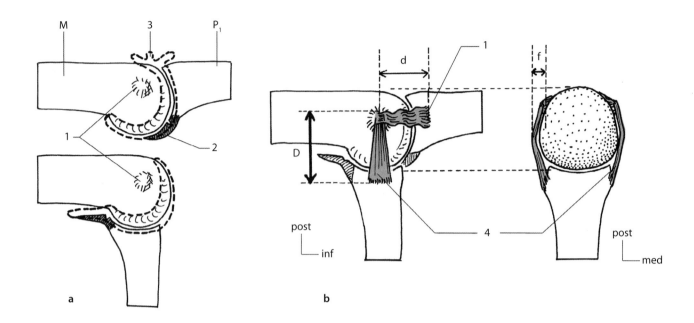

Figura 12.15 Articulação metacarpofalângica (a) e comportamentos dos ligamentos colaterais em extensão e em flexão (b): tubérculo da cabeça (1), fibrocartilagem e sua dobradura em fim de extensão (2), cápsula (3), ligamentos colaterais (4).

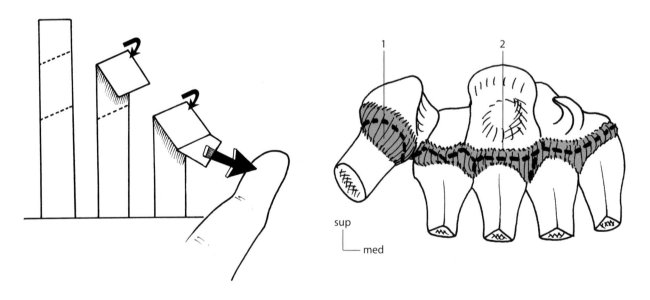

Figura 12.16 A obliquidade das interlinhas interfalângicas, embaixo e do lado de fora, induz uma aparente supinação, facilitando a oposição com o polegar.

Figura 12.17 Cápsulas carpometacarpais: uma para o polegar (1) e uma para os outros dedos (2).

Junção com o polegar (trapezometacarpal)

A cápsula é muito frouxa, o maior ligamento é posteromedial oblíquo, o lado lateral é protegido principalmente pela terminação do **abdutor longo do polegar** (Imaeda et al., 1993).

Metacarpofalângica (MF)

A cápsula é muito **frouxa**, o que justifica os componentes rotatórios. Sua face palmar é reforçada pela presença de uma **fibrocartilagem** potente, dita glenóidea ou placa palmar,[8] inserida em P1 (Gratzer et al., 2002). É consideravelmente reforçada pelo **núcleo fibroso** de Zancolli (1979), que lhe associa os diferentes elementos periféricos: fibrocartilagem, ligamentos colaterais, tendões interósseos, tiras sagitais do extensor dos dedos, ligamento metacarpal transverso profundo, polia dos flexores (A1) (Fig. 12.18).

Os ligamentos **colaterais** têm duas particularidades: de um lado, sua inserção cranial é mais dorsal que palmar, de outro, os ligamentos **laterais** são mais fortes que os mediais (eles têm de lutar contra a pressão do polegar). Sua tensão é máxima em flexão, o que impede então os movimentos de afastamento e estabiliza as preensões (Cheze et al., 2001) (ver Fig. 12.15).

Interfalângicas (IFPM-IPDM)

As cápsulas são frouxas sagitalmente e **tensionadas** nos lados. As **fibrocartilagens** estão presentes na face palmar e têm as mesmas características que as das MF. Os ligamentos colaterais têm uma inserção centrada na face lateral do metacarpal, o que os diferencia dos da MF, são permanentemente tensionados (Dzwierzynsky et al., 1996). A IFP possui um reforço palmar sob a forma do **quiasma tendíneo** do FSD, impedindo a hiperextensão (Fig. 12.19). Do ponto de vista capsuloligamentar, a IFD é idêntica à proximal, ainda que mais reduzida e, principalmente, desprovida de reforço palmar, o que permite a hiperextensão.

No plano muscular

Os tendões extrínsecos e intrínsecos da mão se encontram no seio de cada dedo, mais ou menos em ligação uns com os outros. Os cirurgiões da mão repartiram os tendões em cinco zonas para os dedos (três para o polegar) (classificação internacional),[9] hierarquia relacionada à gravidade que essas lesões adquirem em cada uma dessas zonas (Fig. 12.20):
- *Zona 1*, na região distal (falange distal e metade distal de falange média).
- *Zona 2*, na região da junção metacarpofalângica (dos colos metacarpais na metade proximal da falange média). É a zona chamada *no man's land* em inglês por causa de seus frequentes bloqueios tendíneos (Tang et al., 2003).
- *Zona 3*, na região da palma.
- *Zona 4*, na parte média da crista carnosa da mão.

---

[8] A base da fibrocartilagem possui uma ranhura que lhe permite se abaixar como uma válvula durante a flexão completa da articulação. É paralela à falange proximal em extensão e perpendicular em flexão.
[9] Pela Federação Internacional das Sociedades de Cirurgia da Mão (IFSSH).

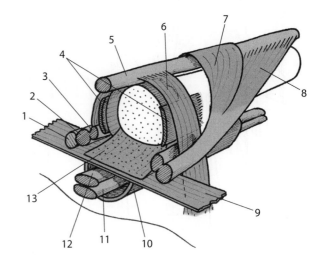

Figura 12.18 Nó fibroso da metacarpofalângica: lumbrical (1), tendão superficial do interósseo (IO) (2), tendão profundo do interósseo (3), ligamento colateral (4), tendão extensor dos dedos (ED) (5), tira sagital do ED (6), carapaça dos IO (7), expansões dos IO (8), ligamento metacarpal transverso profundo (9), polia dos flexores (A1) (10), FSD (11), FPD (12), fibrocartilagem glenóidea (13).

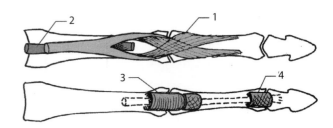

Figura 12.19 Reforço da IPP pelo quiasma do FSD, em relação com a polia A3: quiasma do FSD (1), FPD (2), polia A3 (3), polia C3 (4).

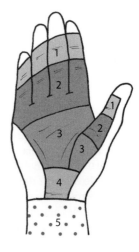

Figura 12.20 Zonas dos tendões flexores da mão, segundo a classificação internacional (ver texto).

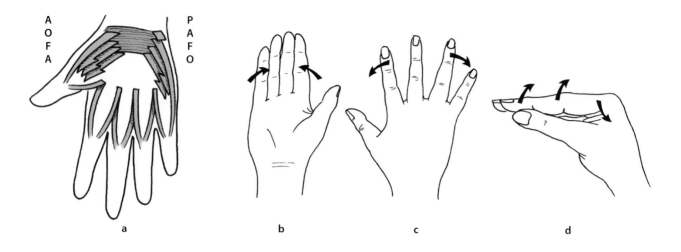

Figura 12.21 Intrínsecos da mão: músculos tenares (abdutor curto, oponente, flexor curto, adutor), músculos hipotenares (palmar curto, abdutor, flexor curto, oponente). Constituição das carapaças dos interósseos (a). Ação dos interósseos: palmares (b), dorsais (c), todos juntos (d).

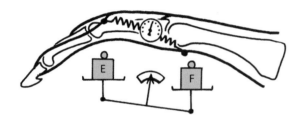

Figura 12.22 Papel dos lumbricais, equilibrando as tensões antagonistas do ED e do FPD.

- *Zona 5*, na região distal do antebraço.

A qualidade do deslizamento dos tendões se deve às suas **bainhas sinoviais** (ver Fig. 12.27) e à sua manutenção no **sistema fibroso** que a eles está ligado (ver Fig. 12.28).

Intrínsecos

Interósseos

Têm uma inserção direta sobre a falange proximal e atuam indiretamente sobre a falange média e a distal pelo intermédio de sua couraça (falange proximal) e de suas expansões sobre as linguetas laterais do extensor dos dedos (falange média e falange distal). Os interósseos, sejam dorsais (IOD), sejam palmares (IOP), têm ações agonistas (flexão das MF e extensão das IFP-IFD) e antagonistas (afastamento-aproximação dos dedos) (Fig. 12.21). O 1º IOP é reduzido, e ele se insere por uma arcada no trapézio e no trapezoide, e está muitas vezes adjunto ao adutor do polegar (Eladoumikdachi et al., 2002b).

Lumbricais

Sua importância é menor no plano mecânico, mas, em contrapartida, predominante no **plano proprioceptivo** (grande riqueza em fusos neuromusculares) – que é o campo privilegiado desses músculos, sem inserção óssea e inseridos nos dois músculos antagonistas (Fig. 12.22) (Schreuders e Stam, 1996; Lauer et al., 1999; Eladoumikdachi et al., 2002a).

Músculos tenares

Destinam-se ao polegar (Fig. 12.23). Três deles (i. e., sem oposição) formam, com o 1º IOP, o que se chama "**aparelho sesamoide**", potente motor da MF do polegar. O abdutor curto desempenha o papel de um IOD (Fig. 12.21 a) (Schreuders et al., 2000).

Músculos hipotenares

Destinam-se ao dedo mínimo e lhe conferem um papel importante nos contra-**apoio das preensões** (Fig. 12.24). O abdutor desempenha o papel de um IOD (ver Fig. 12.21 a) (Kozin et al., 1999).

Extrínsecos

Na mão, a presença dos músculos extrínsecos resulta de tendões, e não de corpos carnosos. Estão expostos às rupturas e secções traumáticas.

Sistema flexor

É composto de um conjunto duplo (tendões perfurante e perfurado) que contribui para a aderência **passiva** fornecida pelas polias. A perfuração (**botoeira**) do flexor superficial dos dedos (FSD) garante a aderência **ativa** do flexor profundo dos dedos (FPD, primeiro músculo da flexão) durante a flexão ativa em força (Fig. 12.25). Esses músculos terminam sobre a falange média (FSD) e a falange distal (FPD).

Duas observações devem ser acrescentadas:

- O FPD possui **faixas intertendíneas** no nível metacarpal. Estão dispostas de maneira convergente na direção do tendão do dedo anular (Fig. 12.26 a), o que faz com que este não possa ter extensão total isolada (quando os outros estão em flexão).
- O FLP (flexor longo do polegar) tem, às vezes, uma ligação tendínea com o FSD, o que liga muitas vezes sua ação (Danion et al., 2002).

Sistema extensor

Resulta de um único músculo, caso se excetuem os extensores próprios ao polegar e aqueles adicionados do indicador e do mínimo. Termina nas falanges proximal, média e distal com algumas particularidades (von Schroeder e Botte, 1995):

- Algumas faixas **intertendíneas** religam os tendões entre si (Fig. 12.26 b, c) no nível metacarpal (Binder et al., 2002).
- Algumas tiras **sagitais** amarram o tendão extensor no plano palmar profundo, bilateralmente, em relação às MF (base da falange proximal e derme profunda) (ver Fig. 12.18).
- Algumas linguetas **laterais** divergem a partir da falange proximal para se reunirem na terminação na falange distal (von Schroeder e Botte, 1993). Elas recebem o final das expansões dos interósseos e dos lumbricais, formando o que se chama o **losango de Stack** (ver Fig. 12.54 b, c).

No plano do esqueleto fibroso

Elementos presentes

Como são inúmeros e participam das destruições em patologias reumáticas, devem ser citados.

Fáscia palmar média[10]

Mais espessa que suas vizinhas tenar e hipotenar, ela prolonga perpendicularmente o retináculo dos músculos flexores (RMF) por meio das fibras do palmar longo. É um órgão de **proteção** e de **apoio** no centro da palma. É tramada, em leque na base inferior, e também traz fibras transversais em relação com as cabeças metacarpais.[11]

Bainhas

São órgãos de **deslizamento** (Fig. 12.27). Dividem-se em bainhas palmares e dorsais.
- Bainhas palmares: comportam a bainha do flexor longo do polegar e a dos flexores (que se prolonga no dedo mínimo), ambas remontam até a base do antebraço, bem como as três bainhas digitais – para os dedos indicador, médio e anular. Existem outras bainhas, inconstantes, principalmente para o tendão do FPD do indicador.
- Bainhas **dorsais**: existe uma para cada tendão ou grupo de tendões (extensores dos dedos, extensores curto e longo do polegar).

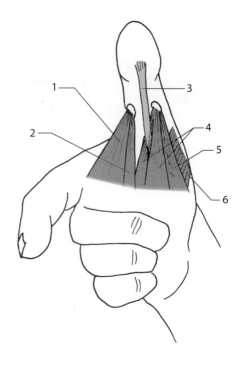

Figura 12.23 Músculos tenares: adutor do polegar (1), 1º IOP (2), flexor longo do polegar (3), flexor curto do polegar (4), abdutor curto do polegar (5), oponente do polegar (6).

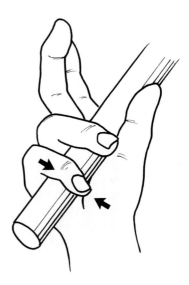

Figura 12.24 Músculos hipotenares. Ação na mão de força entre os dedos mediais e o contra-apoio tenar.

---

10 Sua retração patológica realiza uma garra predominante sobre os últimos dedos e leva o nome de doença de Dupuytren.
11 Constituindo o ligamento metacarpal transverso superficial.

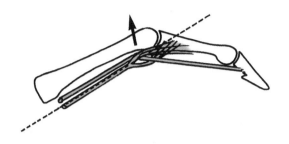

Figura 12.25 Efeito de aderência da botoeira do FSD sobre o tendão do FPD.

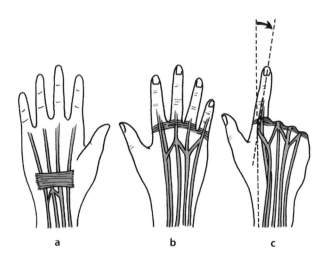

Figura 12.26 Conexões intertendíneas do FPD (a), do ED (b). Desvio do tendão do ED do dedo indicador (c), durante a flexão dos três últimos dedos (visível sob a pele) como resultado da união das linguetas dos tendões do indicador e do médio.

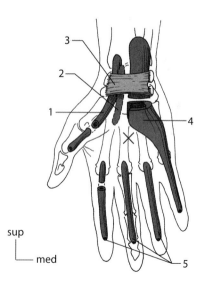

Figura 12.27 Bainhas sinoviais dos flexores: bainha do FLP (1), bainha inconstante do tendão do indicador do FSD (2), RMF (3), bainha dos flexores (4), bainhas digitais (5). A cruz corresponde à zona de inserção dos músculos lumbricais.

Polias dos flexores

São órgãos de **manutenção** que impedem o tendão de se comprimir ao longo da flexão (Fig. 12.28). As polias conservam, portanto, o comprimento útil do tendão. Elas serpenteiam ao longo da face palmar do esqueleto digital – sucessão de polias anulares (A), e cruciformes (C)[12] (Hauger et al., 2000; Bayat et al., 2002).

Carapaça dos interósseos (Fig. 12.29)

É um órgão, ao mesmo tempo, de **manutenção** do tendão extensor e de **ação mecânica** sobre a falange proximal ao longo da flexão. Sobrepõe-se à face dorsal da metacarpofalângica e da falange proximal.

Ligamento retinacular (Fig. 12.30)

Essa formação, descrita por Landsmeer (1976), se decompõe em dois feixes:
• **Feixe transverso:** reforça bilateralmente a IFP e amarra a lingueta lateral da ED à derme palmar, impedindo-a de se deslocar para a linha mediana dorsal durante a extensão.
• **Feixe oblíquo:** mais importante mecanicamente. Ele liga o aparelho flexor em relação a P1 ao aparelho extensor em relação a P3; é um sistema de **dependência** associado às articulações IFP e IFD. É paralelo, e mais distal, frente à expansão do interósseo sobre as linguetas laterais do extensor e do lumbrical (para o lado lateral) (El-Gammal et al., 1993).

Expansões tendíneas

As **expansões** tendíneas (tiras e linguetas) que são anexadas aos elementos tendíneos são órgãos de **manutenção** (ver Figs. 12.18 e 12.26).

Papéis do esqueleto fibroso

São dez os papéis do esqueleto fibroso, de acordo com as estruturas implicadas.

Estabilidade tegumentar

Os tegumentos estão amarrados ao plano profundo, ósseo, por meios dos conjuntos fibrosos chamados ligamentos de **Cleland** (ou tiras tendíneas do dedo), situados atrás do feixe vasculonervoso palmar, e ligamentos de **Grayson** (Milford, 1980), situados na frente. Localizados de um lado e do outro do dedo, eles correspondem à zona de pele estática do dedo (Fig. 12.31).

Estabilidade articular

Cada articulação possui pelo menos uma fibrocartilagem e dois ligamentos colaterais, e às vezes outros **reforços**, como o núcleo fibroso de Zancolli (1979) para as MF (ver Fig. 12.22). Isso faz com que apesar da ausência de encaixe ósseo e da grande solicitação dessas articulações, elas permaneçam **extremamente estáveis** e eficazes.

---

12 A1 e A2 no nível da MF (as mais importantes, pois posicionam o tendão no eixo do dedo), C1 no nível da falange proximal, A3, no nível distal da falange proximal, C2 no nível da base da falange média, A4 no nível da falange média, C3 no nível do IFD. A polia A1 é retrátil ao longo da flexão.

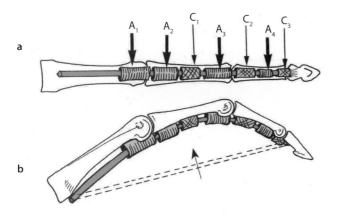

Figura 12.28 Polias fibrosas dos flexores do dedo anular (A) e cruciformes (C), em vista palmar (a) e lateral (b).

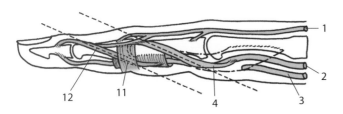

Figura 12.30 Paralelismo entre a expansão do interósseo (e do lumbrical) (a) e o ligamento retinacular oblíquo (b). Mesmas legendas que 12.29; ligamento retinacular transverso (11), ligamento retinacular oblíquo (12).

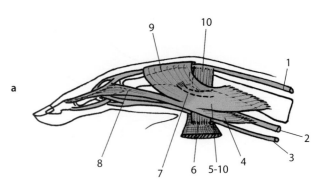

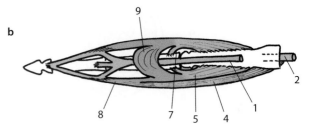

Figura 12.29 Carapaça dos interósseos em corte medial (a) e dorsal (b). No corte dorsal, a carapaça foi reduzida para que se possa ver a terminação do interósseo sobre a falange (normalmente recoberta pela carapaça): extensor dos dedos (1), FPD (2), FSD (3), lumbrical (4), interósseo (5), ligamento metacarpal transverso profundo (6), terminação do IO sobre a falange proximal (7), expansão sobre as linguetas do ED (8), carapaça (9), tira sagital do ED (10).

Estabilidade tendínea

Algumas estruturas fibrosas garantem as **reflexões** e impedem o **descarrilamento** dos tendões ao longo dos movimentos (o que acontece depois das destruições reumáticas). A estabilidade responde a duas lógicas diferentes: a das polias (para os flexores) e a das carapaças (para os extensores).
• As primeiras respondem a uma concepção **tunelar**, uma vez que os tendões estão propensos a se comprimir durante a flexão dos dedos (Fig. 12.32 a).
• As segundas respondem a uma concepção **de estaiação** lateral, uma vez que os tendões, situados sobre a crista das falanges, estão propensos a derrapar de um lado ou do outro (Fig. 12.32 b).

Deslizamento tendíneo

As bainhas sinoviais garantem um papel **antiatrito**, graças ao deslizamento de suas folhas parietal e visceral (Fig. 12.33).

Emparedamento

É o papel das fáscias, que separam e **isolam** os compartimentos palmares – lateral, médio e medial –, interósseos e dorsal (Fig. 12.34).

Conexão

Essa união entre articulações (ligamento metacarpal transverso profundo), ou entre tendões (faixas intertendíneas), contribui para uma **manutenção** de conjunto (ver Figs. 12.18 e 12.26).

Coordenação

É o o papel principal do feixe oblíquo do ligamento **retinacular** (Landsmeer, 1976). Ele coordena as IFP e IFD, sendo palmar no nível da primeira e dorsal no nível da segunda (ver Fig. 12.30).

Fatores limitantes

Trata-se de **limitar** o jogo articular (tensão das cápsulas) ou o deslizamento dos tendões (tiras sagitais do extensor dos dedos, ver Fig. 12.49).

Proteção

Este é o papel dos elementos palmares, que protegem a face preênsil da mão – principalmente as **fibrocartilagens**, no nível das articulações dos dedos, e a **fáscia palmar média** no nível do apoio palmar (Travell e Simons, 1993).

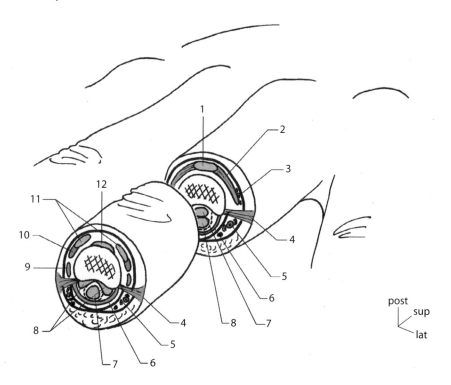

Figura 12.31 Estabilidade dos tegumentos graças às estruturas fibrosas transversais: extensor dos dedos (1), carapaça dos interósseos (2), PVN dorsal (3), ligamento de Cleland (4), PVN palmar (5), polia fibrosa dos flexores (6), FPD (7), FSD (8), ligamento retinacular oblíquo (9), expansão dos interósseos + lumbricais (10), linguetas laterais do extensor dos dedos (11), fim da lingueta medial do extensor dos dedos (12).

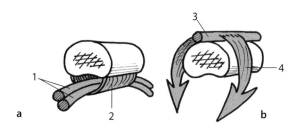

Figura 12.32 Concepção tunelar do sistema flexor (a) e de estaiação do sistema extensor (b): FPD e FSD (1), polia fibrosa (2), extensor (3), tiras sagitais ou interósseos, segundo o lugar (4).

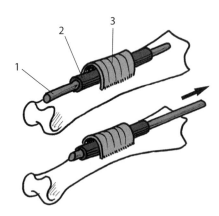

Figura 12.33 Papel antiatrito das bainhas sinoviais: tendão flexor (1), bainha sinovial (2), polia fibrosa (3).

Forração

É o conjunto do tecido celulogorduroso que, em palmar, oferece um **acolchoado** confortável às preensões (Fig. 12.35).

No plano vasculonervoso

No plano arterial

• Três arcadas **anastomosam** as redes arteriais ulnar e radial.[13] Uma pequena arcada dorsal e, sobretudo, duas palmares, superficial e profunda, compartilham a vascularização da mão e resultam em artérias digitais comuns, e depois próprias (Braga-Silva et al., 2002).

No plano nervoso

• Dois nervos compartilham a inervação **motriz** dos intrínsecos da mão: o nervo ulnar dentro e no meio (nervo da mão intrínseca), e o nervo mediano do lado de fora (nervo da oposição). O nervo radial (nervo dos extensores dos dedos) dá seus colaterais ao antebraço. A inervação **sensitiva** é dividida entre os três grandes nervos do membro superior: radial, mediano e ulnar (Fig. 12.36). Vale notar que é o mesmo nervo digital próprio que dá os filetes para as duas bordas adjacentes de um mesmo espaço,[14] o que explica por que a separação

---

[13] A rede venosa superficial distingue-se pelo relevo de sua arcada dorsal.
[14] A integração psicomotora segue essa disposição e, quando, com os olhos fechados, brincamos de cruzar dois dedos (mais facilmente com

dos territórios acontece sempre no eixo de um dedo e nunca entre dois dedos.

No plano dos tegumentos

Sua extensão e sua importância, tanto nas preensões quanto na sensibilidade a elas ligadas, justificam que apresentemos aqui alguns de seus aspectos.

Pele

A pele e o revestimento celulogorduroso subcutâneo têm um aspecto diferente segundo sua localização.

No metacarpal

Do lado dorsal, ela é fina e móvel. Permite facilmente a flexão do punho e dos dedos. Do lado palmar, é **aderente**, seja nos músculos tenares e hipotenares, seja à fáscia palmar média, o que permite uma boa aderência nas preensões.

Nos dedos

Aqui também é preciso diferenciar os lados dorsal e palmar.
• Do lado **palmar**: a pele possui pregas transversais em relação com as interlinhas (**pregas de flexão**);[15] o tecido celulogorduroso é muito desenvolvido entre essas pregas, e constitui **colchões** densos e resistentes, destinados a melhorar a qualidade dos contatos durante as preensões (Fig. 12.37 a e 12.38) (Johansson e Westling, 1984; Nowak e Hermsdorfer, 2003).
• Do lado **dorsal**: a pele é fina e dividida em dois setores, o dos corpos das falanges e o das interlinhas, onde forma pregas transversais que constituem uma **reserva de pele** para a flexão (Fig. 12.37 b).

Fâneros

Os mais importantes são as **unhas**. Situada na extremidade distal da face dorsal da falange distal, a unha é uma formação epidérmica que sofreu um processo de queratinização, dando-lhe uma estrutura fina e rígida, implantada por uma matriz em relação com o osso. A unha tem quatro papéis funcionais importantes:
• *Papel de proteção* graças à posição **distal** e **dorsal** sobre os dedos.

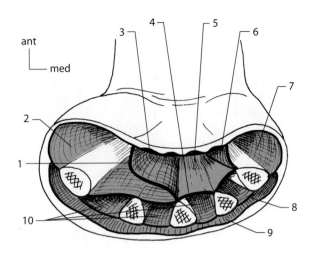

Figura 12.34 Emparedamento da mão pelas fáscias: septo lateral (1), compartimento tenar (2), fáscia superficial, palmar média (3), fáscia palmar profunda (4), compartimento médio (5), septo medial (6), compartimento hipotenar (7), fáscia dorsal profunda (8), compartimento e fáscia superficial dorsal (9), compartimentos interósseos (10).

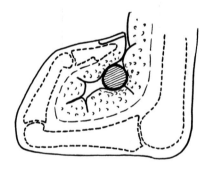

Figura 12.35 Papel da forração das almofadas celulogordurosas palmares e melhoria da qualidade das preensões.

---

o indicador-médio) e ao mesmo tempo manipulamos um pequeno objeto entre sua polpa, percebemos dois objetos. O espaço interdigital é uma entidade funcional para as preensões finas e imprecisas (ver preensões funcionais, p. 414).

15 Além das pregas digitais, existem quatro pregas palmares: a prega tenar, de oposição do polegar (chamada "linha da vida" pelos quiromantes), a prega longitudinal mediana que completa a precedente ("linha da sorte"), a prega palmar proximal, correspondendo à flexão dos MF do dedo indicador e do dedo médio ("linha da cabeça"), e a prega palmar distal, correspondendo à flexão do MF do dedo anular e do dedo mínimo ("linha do coração"). Existem duas pequenas pregas anexas, uma aparecendo na flexão conjunta das MF do dedo médio e do dedo anular ("montes de Saturno e de Apolo"), a outra ladeando a eminência hipotenar ("linha da saúde").

• *Papel de estabilização* da **polpa**, graças à aderência dorsal rígida oferecida.
• *Papel nas preensões de precisão*, graças à **precisão** de sua estrutura e ao fato de que **ultrapassa** ligeiramente a polpa, oferecendo um limite de contato duro (Fig. 12.39). Uma unha muito curta perde em eficácia preênsil, assim como uma unha demasiado longa (as unhas na China Antiga são um exemplo de incapacidade de preensão).[16]

---

16 Elas eram o apanágio dos nobres e dos letrados, era o signo de sua dispensa de trabalho manual.

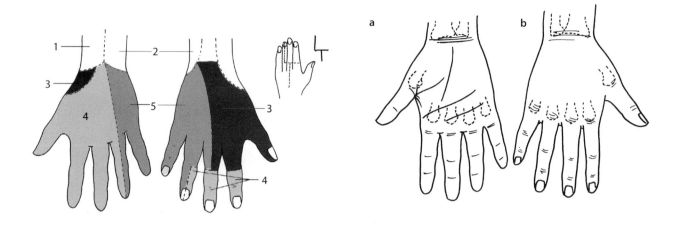

Figura 12.36 Territórios sensitivos da mão: musculocutâneo (1), cutâneo medial do antebraço (2), radial (3), mediano (4), ulnar (5).

Figura 12.37 Localização das dobras de flexão em face palmar (a) e das dobras de conforto em face dorsal (b).

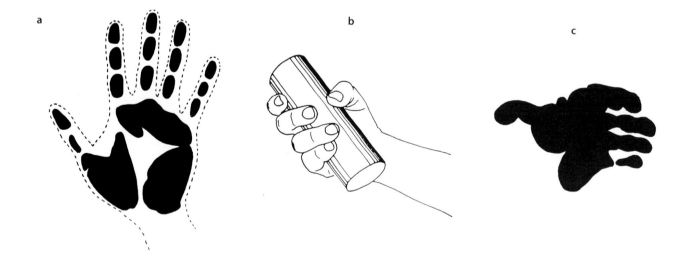

Figura 12.38 As forrações palmares deixam marcas características dependendo se a preensão é plana (a) ou cilíndrica (b e c).

• *Papel de refletor tátil* nos apoios pulpares. As mensagens de pressão pulpar só são claramente percebidas graças à **contrapressão** oferecida pelo osso e pela unha (Fig. 12.40). Em caso de perda da unha, a mensagem se perde na polpa, em vez de ser refletida, à maneira de um eco-radar, pela unha (Jansen et al., 2000).

MOBILIDADE ANALÍTICA DOS DEDOS LONGOS

Flexão dos dedos

Movimentos
Vários fenômenos devem ser mencionados.

Efeito tenodese

É a parte passiva da **flexão**, provocada pelo tensionamento dos flexores devido a uma **extensão** do punho (Fig. 12.41). Esse mecanismo econômico conhece formas ainda mais notáveis nos animais que vivem suspensos (p. ex., os morcegos quando estão de cabeça para baixo e pendurados pelas patas).

Flexão global e completa

Ela totaliza a ação de todos os músculos flexores:[17]
• O **FPD**, que atua na **falange distal**, funciona assim que há flexão. É o único que ultrapassa todas as interlinhas e, portanto, todas as polias.
• O **FSD**, que atua na **falange média**, intervém durante as flexões em força, ou quando o próprio punho está em flexão (para lutar contra o efeito tenodese). É mais ativo no indicador.
• *Os interósseos*, que atuam na **falange proximal**, prolongam sua ação por meio da carapaça, que abaixa a falange proximal em palmar.
• *Os lumbricais*, que se associam aos interósseos, não acrescentam nenhuma força, mas exercem um controle **proprioceptivo** arbitral (dinamométrico e longimétrico).
• *As ações complementares* são as que combinam a extensão do punho (ver anteriormente) e o papel frenador do extensor dos dedos (pelos lumbricais interpostos).

Flexão apenas das MF

Ela realiza o que chamamos o "gesto da mão intrínseca", que ocorre pela ação dos **interósseos**, inserindo-se na base de P1, e pela de suas fibras distais sobre a **carapaça**, auxiliadas pelos lumbricais. A carapaça, que desliza distalmente em flexão, aumenta assim consideravelmente seu braço de alavanca e a eficácia do movimento (Fig. 12.42).

Flexão de precisão

É quando o **FPD** entra imediatamente em atividade, e fornece uma força compressiva da polpa das falanges distais sobre o suporte ou a preensão em questão. O que se realiza com uma força mínima. A precisão vem da participação dos **interósseos** que adicionam um **controle rotatório**, e, sobretudo, dos **lumbricais** (órgãos proprioceptivos de dosagem entre sis-

---

[17] Podemos observar que cada falange tem seu músculo flexor. O mesmo não acontece para a extensão.

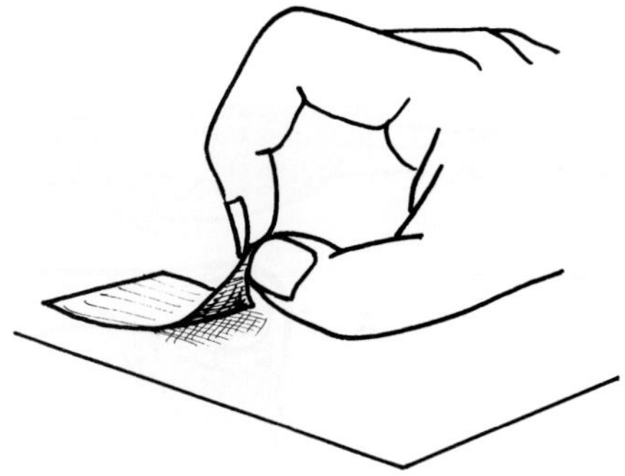

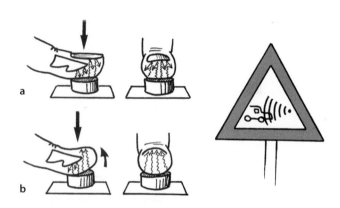

Figura 12.39 Papel das unhas nas preensões finas.

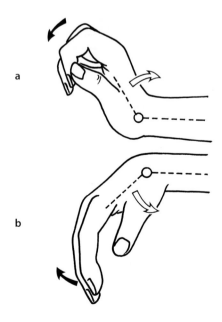

Figura 12.40 Papel de refletor tátil desempenhado pela unha nos contatos da polpa (a), e perda de qualidade pela diminuição do ecorradar na ausência da unha (b).

Figura 12.41 Efeito tenodese: extensão do punho com flexão dos dedos (a) e o inverso (b).

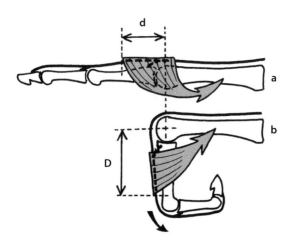

Figura 12.42 Aumento do braço de alavanca dos interósseos pela extensão da carapaça (a) e sobretudo por seu deslizamento distal (b).

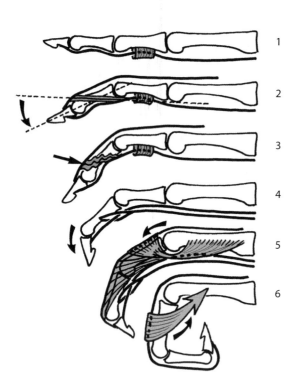

Figura 12.43 Ritmo de flexão do dedo: posição de partida em retidão (1), flexão da IFP pela ação do FPD sobre a falange média e tensão do ligamento retinacular oblíquo (2), relaxamento do ligamento retinacular pela flexão da IFP (3), flexão da IFD pela ação do FSD, estiramento dos interósseos e lumbricais pela flexão das IFP-IFD (5), flexão das MF pela ação dos interósseos e lumbricais (6).

tema flexor e sistema extensor), que adicionam um equilíbrio de tensão entre antagonistas (observe a diferença de gesto quando se pega um ovo fresco ou uma pedra em forma de ovo).

Flexão em força

A ação do FPD é constante e inevitável, mas a do **FSD** adiciona-se então para dar um ganho de potência. A ação dos dedos em gancho é facilitada pela boa amplitude de flexão das IFP e pela ação do FSD sobre essa interlinha (Dennerlein et al., 1998). Além disso, esse músculo adiciona uma **aderência** ativa do tendão do FPD no nível de sua perfuração (ver Fig. 12.25).

Ritmo de flexão

A flexão de um dedo, salvo se é contrariada, desenrola-se sempre segundo a mesma cronologia: primeiro as **IFP**, depois as **IFD** e por fim as **MF** (Holguin et al., 1999). A explicação é a seguinte (Fig. 12.43-1):

1) O FPD, flexor permanente, insere-se na falange distal mas sua ação é contraposta pela tensão do ligamento retinacular (feixe oblíquo) que nesse nível é dorsal. A tração sobre este provoca, portanto, uma ação, não sobre a IFD, mas sobre sua inserção proximal que é palmar no nível da falange proximal. A consequência é uma flexão da falange média sobre a falange proximal (IFP) (Fig. 12.43, número 2).

2) Nesse momento, a descontração desse ligamento autoriza a flexão da IFD (Fig. 12.43, números 3 e 4).

3) Por fim, a flexão pronunciada das IFP-IFD estica os interósseos e lumbricais, cujo tensionamento provoca a flexão das MF,[18] que se completa com o aumento do braço de alavanca da carapaça (Fig. 12.43, números 5 e 6).

Em resumo, a flexão associa a atividade de músculos próprios a cada segmento ósseo: os interósseos para a falange proximal, o FSD para falange média, o FPD para falange distal.

Amplitudes

O movimento é repartido no nível das três articulações do dedo.

No nível MF

A amplitude é crescente, do indicador ao mínimo (Fig. 12.44). Inicia-se em **ângulo reto** e aumenta esquematicamente de 5° em 5° indo na direção do mínimo. Além disso, o plano não é rigorosamente sagital, mas dirigido para a base da eminência tenar, com uma convergência que aumenta do indicador ao mínimo (o primeiro é sagital e o último muito oblíquo) (Fig. 12.45) (Hsieh et al., 2000).

---

[18] Quando os intrínsecos são paralisados (lesão do nervo ulnar), este último papel não é desempenhado e as MF permanecem em extensão, o que provoca a "garra ulnar".

No nível IFP

A obliquidade da interlinha provoca uma inclinação em supinação (ver Fig. 12.16). A amplitude é pouco superior ao ângulo reto, ou seja, **cerca de 100°**.

No nível IFD

Em relação à interlinha, observa-se o mesmo fenômeno que para a IFP. A amplitude é pouco inferior ao ângulo reto, **cerca de 85°** (Degeorges e Oberlin, 2003).

Deslocamentos aponeuróticos e cutâneos

Princípio

Dois deslocamentos estão associados ao movimento de flexão dos dedos: um deslizamento distal, e outro palmar.

Deslizamento distal (ou caudal)

É feito pelas estruturas situadas **no eixo**. Isso envolve tanto os tendões extensores quanto a pele dorsal. De fato, na flexão, o que é palmar é encurtado, dobrado, e o que é dorsal é esticado (o fenômeno inverso existe em extensão). O alongamento da pele foi objeto de um estudo[19] que permite a definição de suas necessidades na recuperação da flexão dos dedos (Fig. 12.46).

Deslizamento palmar

É feito pelas estruturas situadas **lateralmente ao eixo**. O que envolve, sobretudo, as linguetas laterais do extensor dos dedos. A tendência dessas estruturas móveis e laterais é se comprimirem ao longo do movimento de flexão (Fig. 12.47). Este fato ressalta a importância da manipulação na masso-cinesioterapia dos tecidos na recuperação dos jogos tendíneos.

Valores e consequências

No nível da IFP

Nesse nível há apenas um **deslizamento axial caudal** do extensor dos dedos (ED), da ordem de 3 mm. Ele gera uma tração sobre o tendão extensor que tem como efeito descontrair a lingueta de inserção sobre a falange média. Esse fenômeno é utilizado nas suturas cirúrgicas do tendão do ED sobre a falange média: imobiliza-se a falange distal em flexão, pelo tempo da cicatrização, antes de liberar a lingueta (Fig. 12.47 b).

No nível da IFD

As linguetas laterais têm duas razões para estarem descontraídas: às vezes existe um **deslizamento axial caudal**, da ordem de 7 a 8 mm, e um **deslizamento palmar** atingindo cerca de um quarto da face lateral, o que diminui, portanto, o valor precedente em quase 3 mm (e o reconduz então a 4 ou

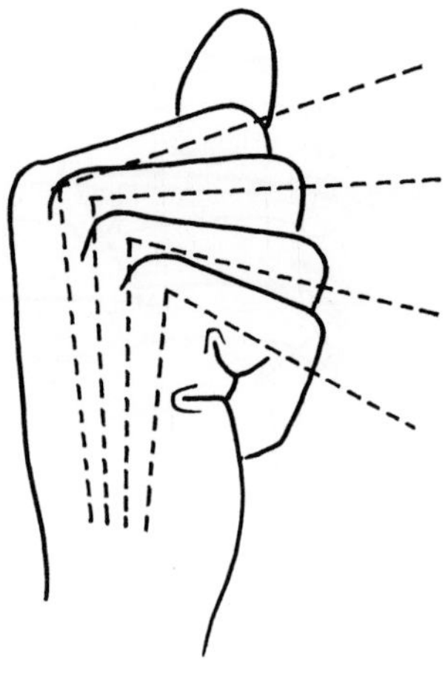

---

[19] Em extensão, o comprimento de pele em relação aos segmentos ósseos totaliza a das quatro diáfises (metacarpal + três falanges). Em flexão, é preciso retomar esse valor e a acrescentar-lhe os diâmetros das cabeças do metacarpal, da falange proximal e da falange média (Girbon e Oddou, 2000).

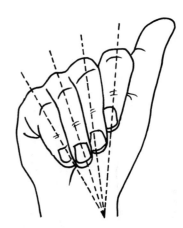

Figura 12.44 Amplitude de flexão das MF, crescente do indicador ao dedo mínimo.

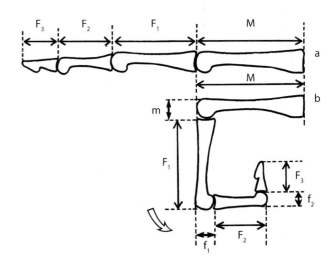

Figura 12.45 Convergência dos dedos durante a flexão das MF.

Figura 12.46 Deslizamento caudal das estruturas dorsais, durante a flexão dos dedos. Em retidão, o comprimento da pele é igual ao das diáfises (M, F_1, F_2, F_3) (a); em flexão adicionam-se também as das três cabeças (m, f_1, f_2) em jogo no movimento (b).

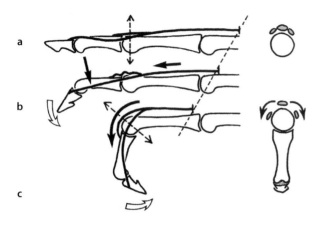

Figura 12.47 Em relação à retidão (a), deslizamento palmar das estruturas laterais (b) e deslizamento caudal das estruturas axiais (c).

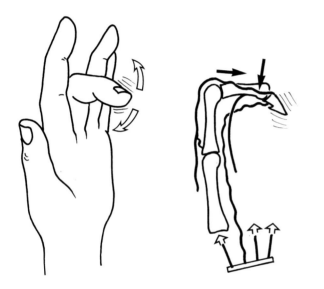

Figura 12.48 Fenômeno do dedo livre, ou quadriga de Verdan (a), com relaxamento do FPD do dedo em questão, pela extensão dos outros dedos, e relaxamento do ED pela flexão da IFP (b).

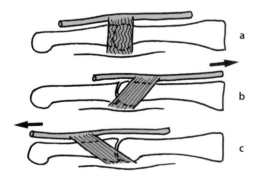

Figura 12.49 Papel amortecedor das tiras sagitais, em posição de repouso (a), durante a contração do ED (b), durante a flexão das IFP-IFD (c).

5 mm). Isso explica o que se chama a **quadriga de Verdan**[20] (Verdan, 1960) (algo facilmente realizado sobre o dedo médio): quando a IFP está em flexão (ativa ou passiva), ao passo que os outros dedos estão em flexão, o FPD é inibido pela extensão dos dedos[21] e o ED é inibido pela flexão da IFP.[22] O resultado é uma impossibilidade funcional de comandar ativamente a IFDM tanto em flexão quanto em extensão (Fig. 12.48) (Ham et al., 1993).

No nível da MF

Existe nesse nível um **deslizamento axial caudal** da ordem de 16 mm. A carapaça, em relação à MF em extensão, desliza em relação a falange proximal em flexão, cujo efeito é descontrair a lingueta de inserção do ED sobre a falange proximal. Além disso, as tiras sagitais do ED, que estabilizam o tendão bilateralmente, também o freiam, tanto no final de flexão quanto no final da extensão (Fig. 12.49), amortecendo o final do deslizamento axial (An et al., 1983; Brunelli et al., 2001).

Extensão dos dedos

Movimentos

O mecanismo é mais complexo que o da flexão. Sua análise é feita a partir de uma posição de flexão (Valentin, 1980; Garcia-Elias et al., 1991a, b).

No nível MF

Ela se deve a um mecanismo complexo que recorre a quatro fenômenos.

Sistema indireto

É o **primeiro** em questão. Em posição de flexão do dedo, a lingueta de inserção do ED sobre a falange proximal está descontraída, portanto ineficaz. A ação de extensão deve-se então à ação combinada do **ED** e do **FSD** sobre a **falange média**. A ação conjunta desses músculos comporta uma coaptação da MF, bem como de uma força resultante dirigida para trás e para o alto que empurra a cabeça da falange proximal para trás (Fig. 12.50 a), o que provoca então uma extensão da MF. Ao longo desse movimento, a resultante tende a se tornar paralela à falange proximal, perdendo, portanto, em eficácia, o que leva à seguinte sequência: a ação do sistema direto.

Sistema direto

Ele intervém em **segundo** lugar. A tração progressiva do ED alonga a sua lingueta de inserção sobre a falange proximal; o resultado é uma ação direta do **ED** sobre a falange proximal, completando a extensão da MF (Fig. 12.50 b).

Frenagem

É o resultado da ação dos **interósseos**. Em sua ausência a extensão permanece isolada à MF.

---

20 Ou fenômeno do "dedo livre", ou da "falange flutuante".
21 Pois os tendões do FPD são puxados distalmente (o que o torna ineficaz no dedo flexionado).
22 Pois a lingueta de inserção na falange média conduz o ED distalmente, o que descontrai as linguetas laterais que vão sobre a falange distal.

Equilíbrio

É, sobretudo, a ação dos **lumbricais**, cuja proprioceptividade garante a dosagem do movimento, em relação à atividade dos flexores.

No nível IFP

A extensão é o resultado da ação combinada de dois sistemas.

Sistema direto

Resultado da **ação do ED**. Com efeito, o braço de alavanca do ED é constante qualquer que seja a posição da IFP, ao passo que o dos flexores decresce com a extensão (Fig. 12.51). Em resumo, quanto mais a extensão da IFP aumenta, mais a relação entre os dois braços de alavanca é favorável ao ED.

Sistema complementar

Resulta da ação **dos interósseos e dos lumbricais**, cujas fibras se estendem sobre o tendão do ED, entre sua carapaça e as linguetas laterais, agindo assim por seu intermédio (Fig. 12.52).

No nível IFD

É o resultado de um duplo mecanismo.
- *Um passivo*, graças à ação associada do **ligamento retinacular** resultante da extensão da IFP (Fig. 12.53).
- *Um ativo*, resultado da ação sobre o **losango de Stack**. O ED é inibido pela atividade flexora dos interósseos sobre as MF (Fig. 12.54 a), e estes puxam as linguetas laterais do ED, auxiliados pelos lumbricais (Fig. 12.54 b, c) (Nakamura et al., 1998).

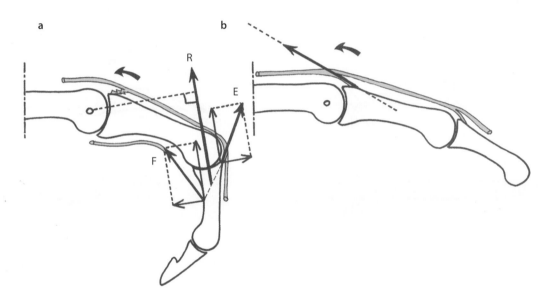

Figura 12.50 Extensão da MP sob a ação combinada do ED (E) e do FSD (F) sobre a IFP, pela resultante R das forças axiais, enquanto as forças tangenciais se anulam (a). Em fim de extensão a resultante R torna-se menos eficaz, pois se aproxima do centro articular da MF, enquanto a lingueta de inserção do ED, novamente tensionada, permite continuar a extensão (b).

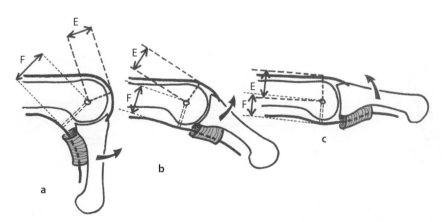

Figura 12.51 Ao longo da extensão da IFP (a, b, c), o ED conserva seu braço de alavanca (E), enquanto o dos flexores (F) diminui.

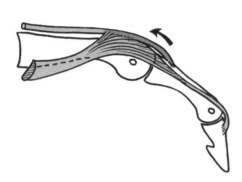

Figura 12.52 Expansão da IFP resultante da ação dos interósseos e lumbricais sobre ED (linguetas laterais).

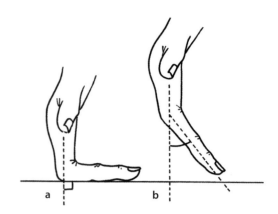

Figura 12.55 Extensão das MF: 20° a 40° (b), podendo chegar a 90° em alguns indivíduos (a).

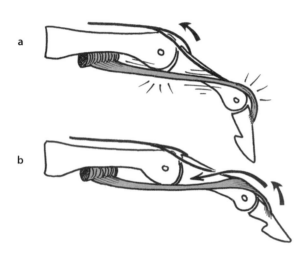

Figura 12.53 A extensão da IFD (b) é resultado do tensionamento do ligamento retinacular oblíquo pela extensão da IFP (a).

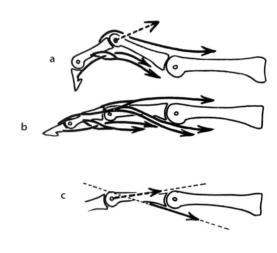

Figura 12.56 Os flexores e o ED sobre a falange média (extrínsecos) associam-se para retropulsar a cabeça da falange proximal (a) – o que, na ausência de controle pelos IO, provoca a garra ulnar. Os IO impedem a extensão das MF (b), ainda mais que o alinhamento das falanges atenua a ação de extensão dos extrínsecos (c).

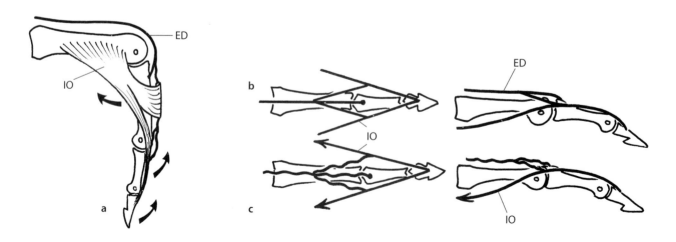

Figura 12.54 Os IO flexionam a MF (a), inibindo o ED. No seio do losango de Stack (b), eles tracionam as linguetas laterais, provocando a extensão da IFD (c).

Amplitudes

O movimento é repartido no nível das três articulações do dedo.
- *No nível MF*. A amplitude vai de **20º a 40º**, com variáveis importantes: algumas pessoas podem atingir 90º (Fig. 12.55).
- *No nível IFP*. Considerando-se o reforço anterior, o setor de extensão é **nulo (0°)**, o que é um elemento favorável aos apoios pulpares dos dedos (estabilidade).
- *No nível IFD*. A extensão é possível, vai de **0º a 5º** em ativo, e 30º em passivo – o que é preciso nas preensões de precisão, pois permite à polpa, maleável, engajar uma superfície de contato mais favorável (ver Fig. 12.81).

Motores

Papel do extensor dos dedos

Ele garante principalmente a extensão da **MF**. Sua ação sobre as IFP-IFD é limitada pela viscoelasticidade dos flexores e porque suas fitas laterais, deslizadas em palmar, limitam seu curso externo.

Papel dos interósseos

- *No osso*: a flexão da MF contrabalança[23] a ação conjunta do ED e do FSD que tende a provocar uma extensão (ver anteriormente) (Fig. 12.56).
- *Na carapaça*: a ação é mais ou menos pronunciada de acordo com a posição da MF (braço de alavanca mais acentuado em flexão devido ao seu deslizamento caudal).

Papel dos lumbricais

Eles realizam uma extensão das IFP e das IFD qualquer que seja a posição da MF. Em relação a esta, ele não desempenha nenhum papel (Tubiana, 1980). Eles lutam contra a viscoelasticidade do FPD e facilitam a ação do ED estendendo o losango de Stack e puxando sua inserção distal. Têm um **papel muito proprioceptivo**.

Papel do ligamento retinacular

O feixe oblíquo associa a IFP e a IFD (a extensão da primeira provocando a extensão da segunda).

Afastamento dos dedos

Movimento

O afastamento só existe **em extensão** (Fig. 12.57). Ele está ligado à preparação das preensões amplas e à soltura, a aproximação traduz o retorno à posição de referência. Os movimentos laterais solicitam os ligamentos colaterais das MF (oblíquas embaixo e na frente), cujo tensionamento induz a associação de um **componente rotatório** (Fig. 12.58), favorecido pelo interósseo correspondente (Fig. 12.59). Durante o afastamento, a rotação é medial para o indicador e lateral para os dedos mediais: um afastamento do indicador associa uma leve pronação do dedo, ao passo que o afastamento do dedo mínimo induz uma leve supinação. O resultado se traduz por uma tendência das polpas dos dedos a convergir para o centro da mão durante uma preensão esférica ampla (Fig. 12.60).

Caso particular

O indicador possui um extensor que lhe é próprio e cuja obliquidade provoca um componente de **adução**. Isso é particularmente nítido quando os outros dedos estão flexionados: o ED, levado distalmente, não é mais ativo sobre o indicador (ver Fig. 12.26 c) e apenas o extensor do dedo indicador é solicitado. Esse é o típico movimento de mostrar com o dedo apontado diante de si: em resumo, é a mão que está oblíqua (e o antebraço) e o indicador que está sagital.

---

23 Se não é o caso, surge uma atitude chamada "garra ulnar" (ver Fig. 12.56 a).

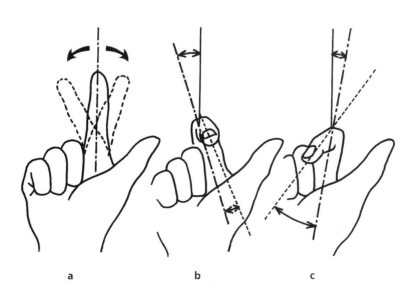

Figura 12.57 Movimentos de adução e abdução do indicador (a). A adução associa-se à supinação (rotação lateral) (b). A abdução associa-se à pronação (rotação medial) (c).

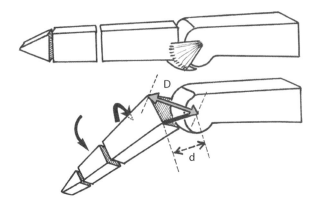

Figura 12.58 Durante a flexão da MF com inclinação (adução ou abdução), a tensão do ligamento colateral contralateral provoca uma báscula (rotação automática). O ligamento, mais palmar que dorsal, conserva a distância palmar (d), deixando bascular a falange lateral no sentido dorsal – a distância dorsal (D) pode aumentar sem tracionar o ligamento.

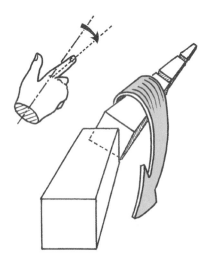

Figura 12.59 Afastamento dos dedos, com associação do componente rotatório, resultado do interósseo em questão.

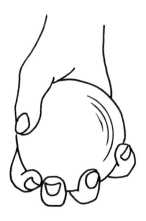

Figura 12.60 Preensão esférica. Compressão e controle antirrotatório são garantidos pelos interósseos.

Amplitudes

O afastamento dos dedos, e inversamente a aproximação deles, só são possíveis no nível das metacarpofalângicas e **em retidão** destas (graças à descontração dos ligamentos colaterais) (ver Fig. 12.18 b). A abdução (ou inclinação radial) e a adução (ou inclinação ulnar) vão de **20° a 30°** cada uma.

Motores

Os interósseos **dorsais** afastam, os **palmares** aproximam (ver Fig. 12.21 b). Em relação ao polegar e ao dedo mínimo, são o abdutor curto do dedo indicador e o abdutor do dedo mínimo que desempenham o papel de um interósseo dorsal, participando na formação de sua carapaça.

Rotação dos dedos

Movimento

Trata-se de um componente rotatório, não independente, ligado ao movimento de flexão com afastamento dos dedos, o que é indispensável para as preensões de tipo esférico. As rotações só podem se efetuar no nível das articulações **metacarpofalângicas** (elipsóideas).

Amplitude

• *Passivamente*, podemos provocar rotações, mediais ou laterais, em extensão ou em flexão, com uma amplitude total que vai de **20° a 30°** em cada sentido (Kapandji, 1980). Em relação ao indicador, a amplitude rotatória medial é mais forte do que a lateral (45° contra 15°), o que corresponde ao apoio mais confortável do polegar sobre a borda lateral do indicador e não sobre a borda medial,[24] o que é encontrado nas preensões subterminolaterais (Fig. 12.61).

• *Ativamente*, as rotações são impossíveis em extensão: elas estão ligadas às preensões esféricas, portanto, condicionadas pela flexão com afastamento (Breger-Lee et al., 1993).

Motores

O componente rotatório é garantido pelos músculos **interósseos** (palmares e dorsais). A rotação lateral é produzida pelos tendões laterais no eixo do dedo, e a medial pelos mediais (com reforço dos lumbricais).

Movimentos independentes dos dedos

Tipos de atividades

Existem dois tipos de atividade, matizadas pelo afastamento-aproximação:
• *Extensão*: é o modo de **preparação** à preensão, e a do **soltar** o objeto.
• *Flexão*: é o modo da **preensão**.

Modos diferenciados

Indicador (II)

• É um dedo **independente**.

---

24 O apoio sobre a borda medial não é realmente funcional.

- O FSD tem uma cabeça **separada** pelo dedo indicador (nervo separado).
- O **1º lumbrical** é o mais rico em fusos neuromusculares (50 FNM/3 g).
- O **1º IOD** é o mais potente dos interósseos.
- O tendão do ED recebe o do **extensor do dedo indicador**.

Médio (III)

- Independência **limitada**.
- **Auxilia o indicador** a contrapor o avanço ulnar do polegar durante uma preensão subterminoletaral.

Anular (IV)

- Não tem extensão isolada. Com efeito, as faixas intertendíneas do ED são **centrípetas** sobre o tendão do dedo anular. Portanto, a contração sempre arrasta os tendões vizinhos.

Mínimo (V)

Este dedo tem um importante aparelho muscular independente, porém:
- Sua **extensão isolada** é possível, porém pouco comum (exemplo: para alcançar o ouvido).
- Ele **não tem uma boa flexão isolada** (salvo aprendizado específico, como uma digitadora ou um pianista) (Li et al., 2001; Scholz et al., 2002).

MOBILIDADE ANALÍTICA DA COLUNA DO POLEGAR

A leitura completa deste capítulo é necessária para a compreensão das mobilidades do polegar. As denominações e as referências certamente tornam as coisas delicadas. Nosso objetivo segue uma progressão pedagógica, teórica, completada pela síntese funcional. É importante observar que as rotações não são levadas em consideração em nenhum sistema, porque elas existem apenas como componentes.

Referências

Falar sobre os movimentos do polegar gera frequentemente muitas dificuldades de compreensão, uma vez que esse dedo não está no plano dos outros e se comporta de forma diferente, por causa de sua vocação de oposição. O resultado são proposições de **referenciais diferentes**, mas que expressam a mesma realidade. O importante é fazer uma escolha que leve em conta os usos mais comuns, mesmo tendendo, na medida do possível, a uma maior simplicidade. Evocamos as três referências mais comuns.

Posição de referência

É a posição dita **neutra** ou "posição 0", aquela para a qual o eletromiograma traduz uma atividade nula por parte dos músculos do polegar. Este é então afastado dos outros dedos, levado para a frente, e virado em pronação (rotação medial), tudo isso muito próximo de 40º nos três planos do espaço (Fig. 12.62).

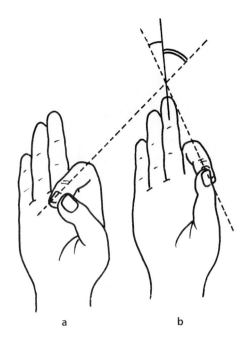

Figura 12.61 Para o indicador, a rotação medial (pronação) (a) é mais importante que a rotação lateral (supinação) (b).

Movimentos de referência

Escolhemos uma referência que tem o mérito de ser simples e de se alinhar sob a **denominação dos músculos que ultrapassam a articulação trapezometacarpal**.[25] Não podemos nos esquecer de que, no início, os planos dessa mobilidade não são os anatômicos, mas os funcionais, o que traz referências variáveis de acordo com os autores[26] (Fig. 12.63 e 12.64).

Flexão-extensão

A **flexão** é um movimento efetuado para dentro e um pouco para a frente. É assim chamado porque respeita a compreensão espontânea: a flexão aproxima a polpa do polegar de sua raiz, em um plano axial dorso-palmar. A **extensão** se efetua no sentido inverso.

---

25 A vantagem maior dessa referência é que a flexão da TM corresponde à flexão da MF e do IF, e que a abdução-adução reflete as ações respectivas do abdutor longo do polegar e do adutor.

26 O sistema dito polar (de Duparc e de la Caffinière) toma como referência um movimento "de afastamento e uma rotação espacial" (Fig. 12.64). O sistema dito retangular se refere às "abdução-adução e projeção-retrojeção".

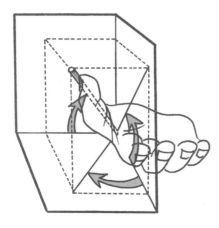

Figura 12.62 Posição neutra do polegar, oblíquo em cerca de 40° em cada um dos três planos do espaço.

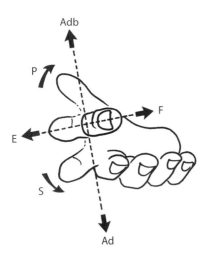

Figura 12.63 A flexão desloca no eixo pulpar, a extensão em sentido inverso. A abdução e a adução deslocam perpendicularmente no plano precedente (afastamento, aproximação). Pronação e supinação deslocam em rotações.

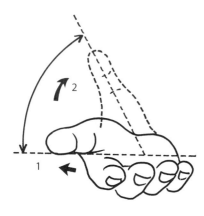

Figura 12.64 A referência em coordenadas polares associa um ângulo de afastamento (1) e um ângulo de rotação espacial (2).

Abdução-adução[27]

A **abdução** é um movimento efetuado para a frente do plano frontal do corpo e um pouco para dentro (para a frente do 2º metacarpal). Ele leva o polegar em anteposição, isto é, afastado sagitalmente para a frente do plano da mão. A **adução** leva em retroposição, isto é, em sentido inverso.

Pronação-supinação

A rotação axial do polegar é indispensável para a preensão dos objetos. Na oposição, ela se opera para dentro (pronação) e, no retorno à posição de referência, para fora (supinação).

Movimentos de cada articulação

Cada articulação é a sede de movimentos próprios, de importâncias diferentes e complementares.

Trapezometacarpal (TM)

É a **mais importante** das três articulações do polegar, pois ela o **orienta** nos três planos, dando-lhe sua maior amplitude rotatória – e determinando, portanto, sua localização em relação aos outros dedos.

Como toda articulação selar, apresenta dois graus de liberdade – aos quais se adiciona um terceiro, resultado da conformação encurvada da sela ("cavalo escoliótico"; ver Fig. 12.13), da grande frouxidão e da tensão do ligamento posteromedial oblíquo no final do movimento. Esse grau é chamado pronação ou rotação medial automática, durante a flexão[28] – e supinação durante a extensão.

As amplitudes são (Fig. 12.65) as seguintes:
- A *abdução* é de cerca de **30°**; a *adução* cerca de **20°**.
- A *flexão* é de cerca de **25°**; a *extensão* de cerca de **35°**.
- A *rotação medial*. Essa pronação é dita **automática**.[29] É simultânea à flexão e com de cerca de **90°**.

É importante observar que a adução se acompanha de um atraso da base metacarpal em relação ao trapézio, o que provoca uma saliência anterolateral palpável,[30] e que, ao contrário da abdução, calça bem a base na superfície trapezoide, oferecendo um melhor apoio diante das tensões e, portanto, um conforto posicional. A supinação conduz em posição anatômica.

Metacarpofalângica (MF)

É a **segunda** mais importante, pois **distribui** as preensões e garante seu **travamento** pelo fechamento do espaço polegar-dedos, antes mesmo da intervenção interfalângica. É uma elipsóidea, pois garante os deslocamentos da falange proxi-

---

[27] Alguns utilizam o termo de anteposição-retroposição. O vocábulo "posição" é mais sugestivo de estática do que de dinâmica. Outros (Kapandji, 1980b) falam de antepulsão-retropulsão.
[28] É o equivalente do paradoxo de Codman dos esferoides: a pronação (rotação) é produzida pela antepulsão e a flexão simultâneas (os músculos do polegar são dispostos de maneira a satisfazer essa tripla orientação).
[29] A rotação axial existe durante todo o curso de flexão-extensão (Pieron, *apud* Tubiana, 1980).
[30] Essa saliência é estabilizada pelo abdutor longo do polegar.

mal em flexão-extensão, com maior ou menor inclinação radial ou ulnar (segundo a inclinação da falange proximal sobre a rotundidade da cabeça metacarpal). A consequência dessa inclinação é que, em flexão e inclinação radial, existe em concomitância uma rotação em pronação, que favorece o posicionamento do polegar em relação aos outros dedos. Essa pronação é dita "**conjunta**" (Fig. 12.66). O conjunto está sob a dependência do **oponente do polegar** e do **aparelho sesamoide** (ação com um componente medial ou lateral).

- A *flexão* é de cerca de **80°**. A extensão é comumente nula (0°), alguns indivíduos têm uma hiperextensão de 20° a 30°. Existem exceções que atingem de 80° a 90° (subluxação).
- As *inclinações* são moderadas, da ordem de **20°** do lado radial e **10°** do lado ulnar.
- A *rotação* é da ordem de **20°**.

Interfalângica (IF)

Das três articulações do polegar, a IF é a **menos importante**. Garante a **preensão** ao reconduzir a extremidade do polegar contra a polpa de um dos dedos. Vale notar que o eixo articular desse gínglimo (um único grau de liberdade) não é perpendicular ao plano axial do polegar, mas é ligeiramente oblíquo embaixo e na parte de dentro, o que induz a um movimento oblíquo que realiza uma falsa rotação, dita **prona-**

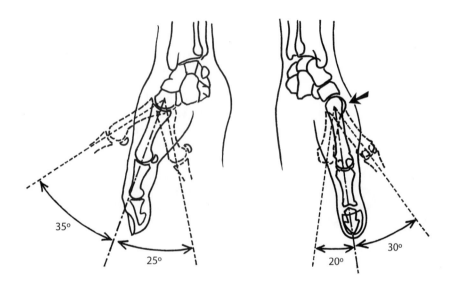

Figura 12.65 Amplitudes da articulação trapezometacarpal em flexão-extensão (a) e em abdução-adução (b). Em adução, a seta mostra a saliência anterolateral da base M1.

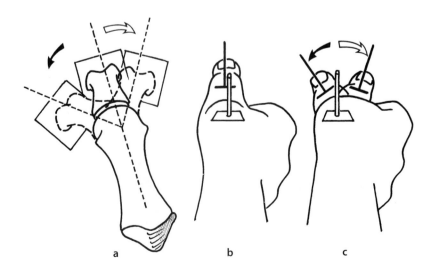

Figura 12.66 Inclinações (abduções-aduções) da MF (a), posição neutra (b) e rotação conjunta durante flexões-inclinações (c).

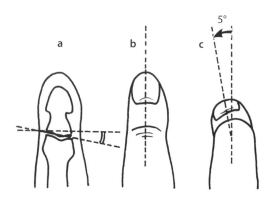

Figura 12.67 A obliquidade da interlinha da IF (a) do polegar provoca uma rotação aparente (falsa) (b, c) em pronação com a flexão.

ção aparente, que finaliza a pronação global do polegar (Fig. 12.67).
- A *flexão* é de cerca de **90°**. A extensão é geralmente de **0°**, e pode atingir **80°** em alguns indivíduos.
- A *pronação* aparente é da ordem **5°**.

Movimentos globais decompostos

Caso se considere a complementaridade das três interlinhas do polegar, obtemos três movimentos globais (com seus movimentos inversos).

Abdução global do polegar

Opera um movimento que leva o polegar até a **posição mais distante para a frente**. O inverso é a abdução (combinações inversas). No nível das três articulações, ela associa (Fig. 12.68 a):
- *TM*: abdução + flexão + pronação automática.
- *MF*: abdução ou inclinação digital radial (± leves flexão e pronação).
- *IF*: retidão.

Flexão global do polegar

Opera um movimento que leva o polegar na direção da cabeça do quinto metacarpal, isto é, até a **posição mais distante para dentro** (o inverso para a extensão) (Boatright et al., 1997). No nível das três articulações, ela associa (Fig. 12.68 b):
- *TM*: flexão (leva M1 no plano sagital de M2) + pronação automática.
- *MF*: flexão + inclinação radial (aproxima a falange proximal do polegar de M5) + pronação conjunta.
- *IF*: flexão (aproxima a extremidade do polegar da cabeça de M5) + pronação aparente.

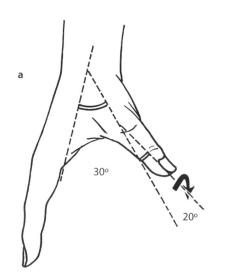

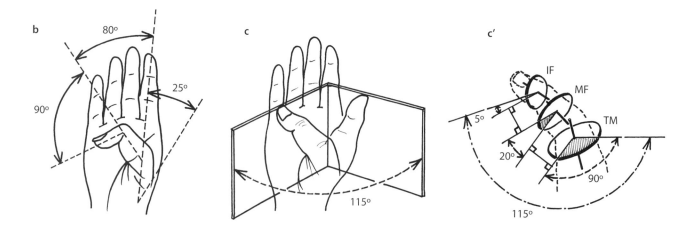

Figura 12.68 Movimentos globais do polegar: abdução global (a), flexão global (b), pronação global (c, c').

Pronação global do polegar

Opera um movimento giratório que leva a polpa do polegar em relação aos outros dedos, isto é, para a **posição mais em pronação** (rotação medial), associada à flexão e adução (o inverso para a supinação). No nível das três articulações, ela associa (Fig. 12.68 c):
- *TM*: pronação automática (± 90°).
- *MF*: pronação conjunta de 20°.
- *IF*: pronação aparente de 5°.

Movimentos globais compostos

As decomposições precedentes têm como finalidade o posicionamento do polegar em apoio diante do contra-apoio dos dedos, o que chamamos de oposição. O movimento inverso é a contraposição (Valero-Cuevas et al., 2003).

Oposição

É o gesto de segurar o objeto. Uma incapacidade nesse plano traduz-se por uma ineficiência no uso da mão. É o que ocorre durante a paralisia do nervo mediano, por exemplo.[31]

Esse movimento associa os três componentes: **flexão, adução** e **pronação** (Fig. 12.69). Quando é giratório pode ser efetuado com uma envergadura maior ou menor: Duparc e De la Caffinière (1970) descreveram dois extremos entre os quais existe uma variedade de intermediários (Fig. 12.70):
- O *grande curso*: o movimento começa por um afastamento do polegar, depois descreve um arco de círculo **máximo** aproximando-o do dedo mínimo.
- O *pequeno curso*: o movimento descreve um arco de círculo **mínimo** aproximando-se do dedo mínimo mesmo roçando nas cabeças metacarpais (Katarincic, 2001).

Os músculos da oposição são o abdutor longo do polegar (auxiliado pelo extensor curto do polegar), os músculos tenares (o oponente prepara a oposição, completada pelos flexores curtos e pelo adutor do polegar), bem como pelo flexor longo do polegar, finalizando a compressão da preensão (Lbath et al., 2001).

Contraposição

É o gesto de **preparação** à preensão, depois da **soltura** do objeto. Não levamos isso muito em consideração, mas uma incapacidade nesse plano também se traduz por uma ineficiência no uso da mão. É o caso quando um hemiplégico espástico não consegue largar o objeto que foi colocado em sua mão.

Esse movimento associa **extensão, abdução** e **supinação**.

O músculo específico da contraposição é o **extensor longo do polegar**, que ultrapassa as três interlinhas e reagrupa os três componentes desse movimento. Ele é completado pelo extensor curto e pelo abdutor do polegar (ver Fig. 12.70).

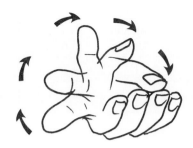

Figura 12.69 Oposição: abdução mais flexão + adução + pronação.

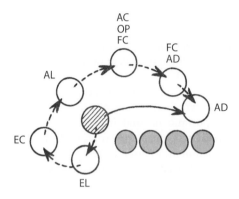

Figura 12.70 Oposição do polegar (círculos maiores) em relação aos dedos (círculos cinzas) (posição de partida hachurado): curso maior (pontilhados) e curso menor (linha cheia) (a contraoposição está em sentido inverso). Abdutor longo (AL), extensor longo (EL), extensor curto (EC), abdutor curto (AC), oponente (OP), flexor curto (FC), adutor (AD).

Músculos motores

Todos os músculos do polegar contribuem, por meio de sua ativação sucessiva e/ou sinérgica, para a elaboração de um movimento fluido e harmonioso. Eles só podem desempenhar seu papel em relação às atividades dos músculos dos dedos longos (ver Fig. 12.70).

Músculos extrínsecos

- O *abdutor longo do polegar* afasta o polegar em posição anatômica e dá início à oposição, estabilizando a base de M1.[32]
- O *flexor longo do polegar* (FLP) flexiona P2 do polegar, o que intervém em inúmeras preensões funcionais.
- O *extensor curto do polegar* estende a falange proximal do polegar.
- O *extensor longo do polegar* estende P2 do polegar, é "o" músculo da contraoposição (ver anteriormente) (Kaufman et al., 1999).

---

[31] Neste caso, a legislação da Segurança Social francesa reconhece uma deficiência de 80%.

[32] Apesar de seu nome, é um músculo importante do punho, o único que é lateral, é o antagonista frontal do EUC.

Quadro 12.2

Movimento	Abdutor longo	Extensor curto	Extensor longo	Flexor longo	Abdutor curto	Oponente	Flexor curto	Adutor
Oposição	++	+		+	+	+	+	+
Contraoposição		+	++		+	+		

Músculos intrínsecos

- *Abdutor curto do polegar*: afasta, depois opõe no grande curso, e é abdutor em todos os setores para além de 45°. Comporta-se como um primeiro interósseo dorsal (flexor e afastador).
- *Oponente do polegar*: faz girar M1 em pronação no grande e no pequeno curso para além de 45°. É levemente abdutor para além de 90°.
- *1º interósseo dorsal*: é o músculo do polegar por excelência (Boutan, 2000). Sua ação sincrônica com o oponente tem um papel importante na **estabilização** da articulação trapezometacarpal. Eles controlam a rotação do 1º metacarpal e garantem a manutenção posterolateral da articulação.
- *Flexor curto do polegar*: tem papel quase idêntico ao oponente, mas flexiona P1.
- *Adutor do polegar*: aproxima o polegar do eixo de M2 em todos os setores, sobretudo no curso pequeno (não se contrai se um afastamento é mantido ao longo do movimento). Ele garante a **compressão** em muitas preensões (Fig. 12.71).
- *1º interósseo palmar*. Ele é adjunto ao adutor e possui a mesma ação.

MOBILIDADES NÃO ANALÍTICAS

Mobilidades específicas

Caracterizam todas as interlinhas da mão, em proporções variáveis. Isso se deve, de maneira geral, à **não congruência** dessas articulações – e se encontra matizada pelas condições de **estabilidade** (estas mesclam estreitamente os elementos passivos e ativos). Como no carpo, isso ressalta a importância terapêutica das **manipulações** articulares, respeitando a fisiologia, **antes** de buscar ganhos de amplitudes globais que correm o risco de distender involuntariamente algumas estruturas. Elas se traduzem pelas capacidades de descompressão, folgas-deslizamentos, bem como de rotação para as MF.

- *No nível MF*. A articulação, ainda que reforçada pelo núcleo fibroso de Zancolli (1979), permite facilmente as decoaptações, deslizamentos, folgas.
- *No nível IFPM*. As mobilidades específicas são reduzidas a algumas descompressões. A estabilidade frontal do gínglimo interdita o movimento para os lados, salvo algumas folgas passivas, sobretudo nos indivíduos frouxos. Ela impede qualquer extensão graças à fibrocartilagem palmar reforçada pelas polias dos flexores (A3 e C2) e, principalmente, pelo **quiasma do FSD** (ver Figs. 12.19 e 12.81), o que é necessário aos apoios em relação às preensões de mão espalmada.
- *No nível IFDM*, as mobilidades específicas são reduzidas, fora algumas folgas mínimas passivas.

Mobilidades funcionais

Duas coisas devem ser mencionadas: de um lado, a importância dos deslizamentos tendíneos, de outro, as combinações em relação às diferentes formas de preensão.

Deslizamentos tendíneos

Ao longo dos movimentos da mão, os tendões sofrem modificações de seu **trajeto** e fenômenos de deslizamento, em relação ao encurtamento dos corpos carnosos. Isso evidencia a importância de uma reeducação precoce quando se trata de reparação tendínea – por isso o dilema é optar ou por um tratamento precoce, que prejudicaria a cicatrização, ou por uma intervenção mais tardia, que respeitaria a cicatrização, mas induziria algumas aderências.

Mobilidade transversal

Ao longo das inclinações, radiais ou ulnares, os tendões flexores vêm se calçar sobre a margem correspondente do túnel do carpo (por isso a presença das bainhas em relação a essas margens) (Fig. 12.72 a), o que modifica sua expansão: aumento do desvio dos tendões do lado da inclinação e realinhamento daqueles do lado oposto (Fig. 12.72 b). No nível metacarpal, os tendões dos músculos longos expandem-se em leque para alcançar o dedo em questão. O fenômeno é equivalente no nível da polia fibrosa A1 – sua ablação aumenta o desvio dos tendões e, portanto, os atritos (Fig. 12.72 c). O fenômeno é menos nítido para os tendões extensores em razão de sua expansão inicial (não há canal dorsal), mas é mais visível (pois esses tendões são subcutâneos). As lesões, geralmente degenerativas, dos sistemas passivos de manuten-

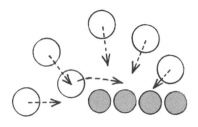

Figura 12.71 Papel do adutor do polegar e do 1º IOP.

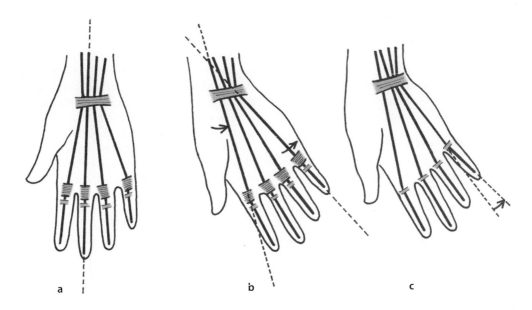

Figura 12.72 Trajeto dos tendões flexores em posição neutra (a). Modificação em adução do punho (b), com alinhamento do tendão do dedo indicador no nível carpometacarpal e do tendão do dedo mínimo no nível da MF. Idem a ablação das polias fibrosas da MF: aumento das angulações (c).

ção dos tendões são responsáveis pelos descarrilamentos, os quais geram deformações, as quais acentuam o **descarrilamento**, e assim por diante.

Mobilidade axial

Esse fenômeno de deslizamento, chamado atalho, é mais nítido para os flexores – em razão de sua axialidade, ao passo que para o sistema extensor ele é controlado pelo deslocamento palmar das linguetas laterais (ver Extensão dos dedos, p. 402) (Fig. 12.73). Isso varia de acordo com o dedo e, sobretudo, de acordo com o tendão em questão (o FPD se insere mais adiante) (An et al., 1983). O valor foi calculado por Bunnel (1964). Os resultados referentes ao dedo médio (o mais longo dos dedos, portanto com valores mais expressivos do que seus vizinhos) são dados no Quadro 12.3.

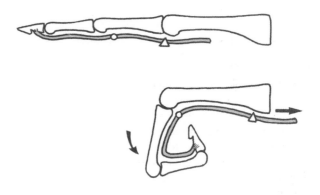

Figura 12.73 Atalho tendíneo: deslocamento das referências (círculo, triângulo) ao longo da flexão dos dedos.

Quadro 12.3

Redução dos tendões flexores do dedo médio em flexão mínima		
Nível	FPD (mm)	FSD (mm)
IFD	5	–
IPP	17	16
MF	23	26
Punho	38	46
Total	83	88

Preensões funcionais

Elas refletem os principais tipos de atividade da mão em preensão (Zatsiorsky et al., 2002a, b). São sete as principais, das quais cinco necessitam da participação do polegar. A coordenação dos dedos é essencial para atingir a precisão e a eficácia (Latash et al., 2002a, b; Li et al., 2002).

Preensão de oposição terminal

- Ela é **ungueal** ou de extremidade pulpar (Fig. 12.74 a).

- É a mais **fina** e a mais precisa. Na maioria das vezes envolve as preensões polegar-indicador ou polegar-médio.
- Destina-se à preensão dos objetos **finos** (fósforos, agulha, pegar um pelo etc.).
- Traz a intervenção de três elementos. Para o indicador, o FPD (flexão da falange distal); para o polegar, o FLP (flexão da falange média); para os dedos, a unha.

Preensão de oposição subterminal
- É **pulpar** (Fig. 12.74 b).
- É a mais comum e é **semifina**.
- Destina-se a pegar objetos **leves** (lápis, óculos etc.).
- Traz a intervenção de dois elementos. Para o indicador, ou uma extensão passiva de falange distal (a hiperextensão favorece o contato de toda a polpa com o objeto pego), ou uma flexão da IFD (o conjunto polegar-indicador forma então um anel). A ação do FSD mantém a falange média em flexão. Para o polegar: ação do flexor curto, abdutor curto e adutor do polegar, bem como do 1º IOP para a flexão da falange proximal. Ação do FLP para a flexão da falange média (Rearick e Santello, 2002).

Preensão de oposição subterminolateral
- Opõe o polegar à **face lateral** do indicador (Fig. 12.74 c).
- É **menos fina**, mas potente e sólida.
- Destina-se a segurar objetos bastante finos e leves (bilhetes, folha de jornal, carteiras etc.).
- Traz a intervenção de dois elementos. Para o indicador: o 1º IOD (que afasta o indicador na direção do polegar) e o apoio medial dos outros dedos em sustentação. Para o polegar: adutor e 1º IOP para a compressão contra o indicador, flexor curto e FLP para a flexão das falanges (o metacarpal é estabilizado pelo abdutor longo).

Preensão de oposição dígito-palmar
- É realizada **sem o polegar** (Fig. 12.74 d).
- É **grosseira**, mas potente.
- Destina-se às preensões **unidirecionais**: tração com as falanges (o movimento de retorno não é uma preensão, mas um impulso com a base tenar). As MF permanecem em extensão. É o tipo de ação sobre uma alavanca posicionada perpendicularmente ao eixo dos dedos (alavanca de velocidade de carro, ou quando se pega em gancho na alça de uma mala).
- Traz a intervenção de **todos os flexores** dos dedos, sem os interósseos (Niebuhr et al., 1993).

Preensão palmar com toda a mão
- Realiza-se com **todos os dedos**, inclusive o polegar. Apenas o indicador é pouco ou nada útil (Fig. 12.74 e).
- É a mais **potente** (mão de força).
- É usada para pegar objetos cilíndricos cujo tamanho está em relação com a mão (normalmente cabos de ferramentas, ou volumes como uma garrafa).[33] É importante observar que o objeto é colocado no eixo da **goteira palmar**, isto é, obliquamente, e não transversalmente, à mão. Foi por essa razão que os objetos começaram a ser fabricados com um cabo oblíquo e não perpendicular (ver Fig. 11.38). A força é máxima quando o polegar pode se fechar sobre o indicador (seguramos com mais firmeza o cabo de um martelo do que uma garrafa, mas melhor uma garrafa do que um cilindro de diâmetro maior) (Kinoshita et al., 1997).
- Traz a intervenção de dois elementos. Para os dedos: o conjunto FPD, FSD e interósseos. Para o polegar: todos os tenares para o travamento da MF e o FLP para a flexão da interfalângica.

Preensão com punho fechado
- Utiliza os **cinco dedos** (Fig. 12.74 f).
- É **potente**, sem precisão.
- É usada para segurar com força objetos de **pequeno volume** ou diâmetro.
- Traz a intervenção de todos os flexores.

Preensão interdigital laterolateral
- Coloca em uso principalmente o **indicador** e o **médio** (Fig. 12.74 g).
- É **fraca** e sem precisão.[34]
- Destina-se simplesmente a segurar objetos finos e leves (baqueta, cigarro etc.).
- Traz a intervenção de dois elementos. Para o indicador: o 2º IOP. Para o médio: o 2º IOD.

Preensões particulares
- Utilizam a mão lateral (Fig. 12.74 h), com ou sem a mão medial (Fig. 12.74 i).
- Elas são **precisas** por causa da participação da mão lateral, a medial podendo lhe acrescentar **força** (segurar um cabo) (Westling e Johansson, 1984; Bassey e Harries, 1993).
- Destinam-se simplesmente a segurar objetos leves, mas podem assumir preensões mais fortes.

Preensão esférica
- Realiza a convergência dos **cinco dedos** para a palma (ver Fig. 12.60) (Kinoshita et al., 1996).
- É a mais **global**.
- É uma preensão global, reunindo a totalidade das capacidades dos dedos em comprimento, em afastamento e em estabilidade rotatória, bem como a do polegar em oposição intermediária e a da palma em apoio centrado. Se o diâmetro da esfera assim obtida está em boa correlação com o tamanho da mão, a preensão é máxima (p. ex., uma bola de bocha). Se o diâmetro é grande demais (bola de basquete), a preensão é inoperante e provoca uma frouxidão; se é demasiado pequena (bola de gude): ou a preensão se restringe a uma das preensões precedentes, ou fecha o objeto no oco do punho fechado. Se ela não é simétrica (abertura de um vidro), a EMG dos músculos intrínsecos mostra uma assimetria de

---

[33] Por isso a importância da escolha do diâmetro do objeto: um cabo de raquete de tênis mal adaptado provoca um *tênis-elbow* por contratura dos flexores longos dos dedos.

[34] Os amputados do polegar desenvolvem mesmo assim a força e a precisão dessa preensão de maneira notável.

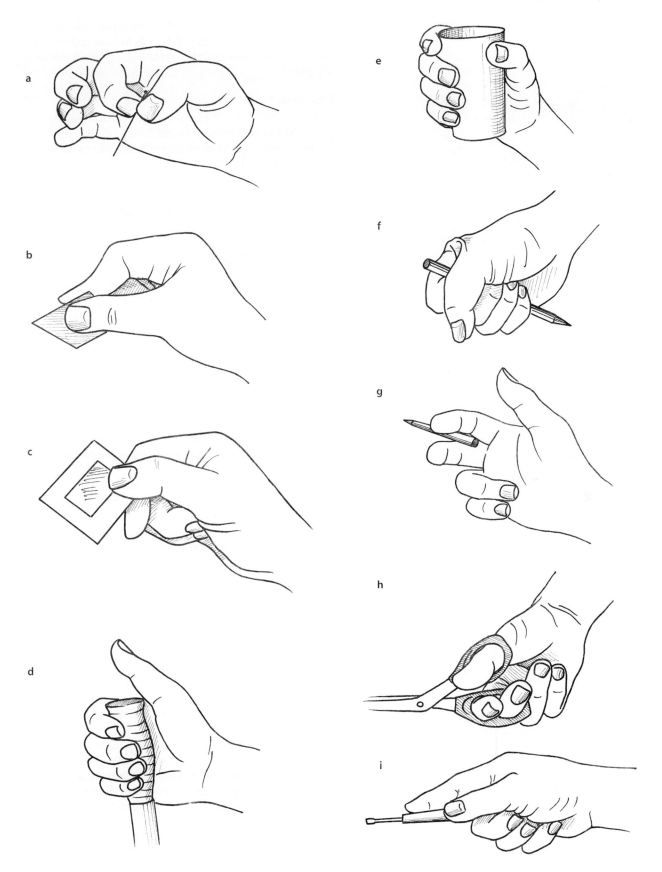

Figura 12.74 Preensões de oposição: terminal (a), subterminal (b), subterminolateral (c), dígito-palmar (d), com a mão toda (e), com punho fechado (f), interdigital laterolateral (g), de mão lateral (h), no eixo da goteira palmar.

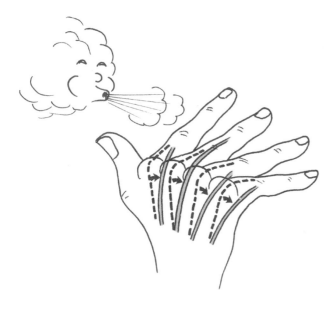

Figura 12.75 Golpe de vento ulnar (luxação dos tendões extensores).

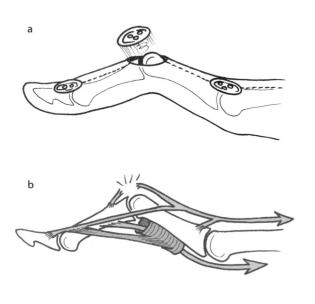

Figura 12.76 Dedo em botoeira: extensor dos dedos (1), FSD (2), ligamento retinacular oblíquo (3).

contração nos interósseos que favorece os do lado da compressão que garantem a estabilidade da MF dos dedos longos por um trabalho em excêntrico (Hall e Long, 1968; Baron et al., 2000).

Posição de função

É a posição de imobilização em caso de necessidade (ver Fig. 12.3). Ela posiciona a mão em situação de expectativa de preensão, isto é, em posição intermediária em todas as amplitudes (Walsh, 1997).[35]
- *Punho*: em ligeira extensão, eventualmente com uma leve inclinação ulnar, e em pronossupinação neutra.
- *Dedos*: em flexão média e em leve afastamento.
- *Polegar*: em semioposição.

Posições patológicas

Elas se expressam por meio de modificações articulares – que são designadas através de imagens bastante evidentes. Damos aqui as mais comuns.
- *Garra ulnar*: seu mecanismo foi exposto anteriormente. Essa garra (ver Fig. 12.56 a) resulta de uma lesão do nervo ulnar que provoca uma paralisia dos intrínsecos da mão. A flexão das MF não é mais possível – já que a extensão não é mais controlada – nem a extensão das IFP-IFD, e então a mão se posiciona em garra. Não pode haver garra ulnar se os flexores estão inativos (secção ou paralisia), se os interósseos estão ativos, se a lingueta de inserção do ED sobre a falange proximal é rompida, ou se provocamos passivamente uma flexão das MF.
- *Golpe de vento ulnar*: é um desvio progressivo dos dedos para dentro (Fig. 12.75), aparece quando há poliartrite reumatoide, doença reumática que pode provocar, entre outras, uma destruição das tiras sagitais do ED, provocando assim o descarrilamento dos tendões para dentro (tendência natural da mão).
- *Dedo em botoeira*: é uma deformação da IFP (Fig. 12.76) resultante da ruptura da lingueta de inserção do ED sobre a falange média. A flexão da IFP é provocada pelo desequilíbrio que favorece o FSD, que não é mais contrabalanceado pelo ED.
- *Pescoço de cisne*: é produzido por uma insuficiência do FSD associada a uma frouxidão do ligamento retinacular (oblíquo) e a uma contratura do ED. O resultado é uma flexão da falange distal pelo FPD e uma hiperextensão da falange média pela ação conjunta do ED e do FPD (ação sobre a cabeça da falange média) (Fig. 12.77).
- *Dedo em martelo*: chama-se assim porque a retidão do dedo contrasta com a flexão isolada da falange distal, resultante de uma ruptura do ED sobre a falange distal, fazendo pender a balança muscular em favor da flexão (FPD) (Fig. 12.78).

---
[35] A rotação do antebraço (Richard et al., 1996; Johansson et al., 1998, 1999) e os movimentos do punho (Werremwyer e Cole, 1997; Lastayo e Hartzem, 1999) influem sobre a força de preensão. Essa rotação aumenta a atividade muscular do ombro para melhorar a estabilidade do membro superior (Sporrong et al., 1996).

- *Polegar em Z*: trata-se de uma hiperextensão da falange distal do polegar que corresponde à destruição dorsal da MF (principalmente do tendão do extensor curto), que provoca sua flexão, e à hiperatividade do extensor longo, que geralmente se luxa na parte de dentro (Fig. 12.79).
- *Outras deformações*. São por exemplo:
  - A mão em **corcova de camelo**: esse aspecto é provocado pelos espessamentos inflamatórios relacionados a uma sinovite do punho (com subluxação da cabeça da ulna) e das MF (Fig. 12.80 a) (Schmidt et al., 2000).
  - Dedos em **fuso**: esse aspecto é o resultado de uma tumefação relacionada a uma sinovite das articulações interfalângicas (Fig. 12.80 b).
  - Dedos em **luneta**: tratam-se de dedos encurtados pela destruição reumática das interlinhas (osteólise), o que permite um alongamento durante a tração passiva no eixo, como para uma luneta (Fig. 12.80 c).
  - Dedos **nodosos**: tratam-se de nódulos que deixam espessas a periferia das articulações interfalângicas pela proliferação artrótica (Fig. 12.80 d).
  - Dedos em **mola** ou gatilho: os nódulos ficam sobre os tendões dos músculos flexores e passam em força alternativamente por cada extremidade das bainhas e polias.

> **Para concluir**
> A mobilidade dos diferentes componentes da mão responde pela qualidade adaptativa das preensões e pelos usos **polimorfos** desse órgão. Na mão, os déficits traduzem-se rapidamente pelas incapacidades.

ESTABILIDADE

O grande número de ossos e de articulações que constituem a mão supõe uma organização estável e em perpétua adaptação. Não podemos nos esquecer de que a mão deve sua eficácia à estabilidade do punho, sem o qual ela não é utilizável. Em relação à estabilidade, dois casos bem diferentes devem ser considerados dependendo se há preensão ou não.

Mão sem preensão

Quando a mão está livre, as especificações são reduzidas. Temos dois exemplos típicos:
- Ou a mão está **preparando uma preensão**, e basta-lhe apenas poder prepará-la por meio de uma apresentação de contraposição. O equilíbrio tendíneo dirige a função, o que é relativamente simples, a não ser que exista um desequilíbrio nítido: espasticidade que impede a abertura (como no hemiplégico nessa fase), ou flacidez que corresponde a uma paralisia flácida.
- Ou a atividade da mão é de **ordem expressiva**, os raios dos dedos executando um balé gestual mais ou menos evoluído. A grande diversidade das capacidades expressivas, o complemento de outras zonas com forte impregnação expressiva, bem como a palavra, possibilitam que as alterações da mão passem facilmente despercebidas nesse campo.

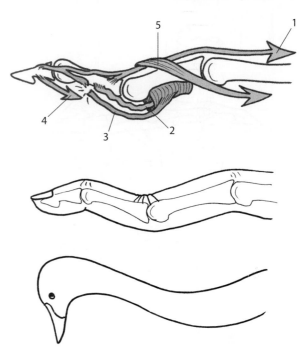

Figura 12.77 Dedo em pescoço de cisne: extensor dos dedos (1), FSD (2), ligamento retinacular oblíquo (3), FPD (4), carapaça dos interósseos (5).

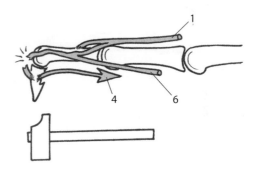

Figura 12.78 Dedo em martelo: extensor dos dedos (1), FPD (4), interósseos (6).

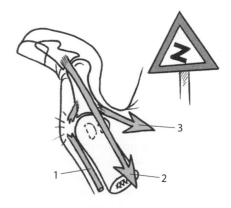

Figura 12.79 Polegar em Z: extensor curto do polegar (1), extensor do polegar (2), flexor curto do polegar (3).

418 Parte III | Membro superior

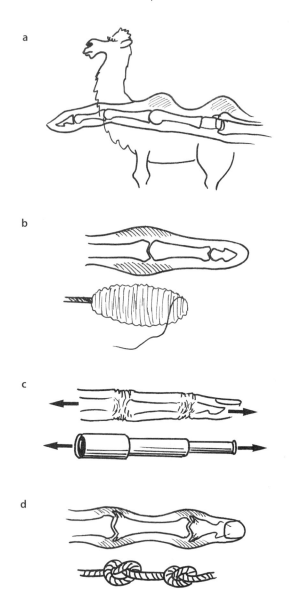

Figura 12.80 Deformação em corcova de camelo (a), dedo em fuso (b), em luneta (c), dedos nodosos (d).

Mão garantindo uma preensão

A estabilidade é então um elemento essencial da função manual. Sem ela, nenhuma preensão pode ser mantida. Mas, se algumas oferecem posicionamentos relativamente centrados e simétricos, outras apresentam braços de alavanca, transferência de cargas, e até mesmo impõem posicionamentos em situação crítica. Cada nível articular possui suas características (Augurelle et al., 2003).

Estabilidade metacarpofalângica

Elementos em jogo

Os diferentes graus de liberdade dessa zona necessitam de uma forte amarração ao mesmo tempo móvel e estável. As superfícies articulares são concordantes, mas não congruentes, as cápsulas são frouxas, o que facilita a mobilidade. Em contrapartida, os elementos fibrosos capsuloligamentares, inclusive a fibrocartilagem palmar, bem como aquele do meio tendíneo, são ali numerosos e potentes, formando o **núcleo fibroso** de Zancolli (1979). A pele palmar, com sua espessa camada de colchão gorduroso, participa do meio estabilizador. Seria necessário acrescentar as qualidades secretórias cutâneas, estimuladas nas atividades manuais, que contribuem para a estabilidade da manutenção das preensões e portanto, indiretamente, para o alívio das estruturas.

Variações

Dependem dos setores de mobilidade

Extensão

É uma posição na qual as preensões não estão em jogo. As articulações são muito livres, graças à descontração do sistema ligamentar. Isso permite a preparação das preensões.

Flexão

Em contrapartida, está ligada à preensão, o que supõe uma potente capacidade de fixação. As cápsulas são tensionadas, o que impede as descompressões (Vigouroux et al., 2002).

• O **sistema passivo**: as cápsulas são tensionadas em setor dorsal, por causa da flexão, e tensionadas em setor palmar, por causa do impulso cranial da fibrocartilagem sobre a cápsula (ver Fig. 12.15 a). A ela se adiciona a tensão dos ligamentos colaterais: sua inserção metacarpal é mais dorsal (27 mm de comprimento em extensão e 34 mm em flexão) e o diâmetro transversal da cabeça maior do lado palmar (ver Fig. 12.15 b).

• O **sistema ativo** vem reforçar o sistema passivo. Ele compreende as expansões dos tendões dos músculos longos, bem como aqueles do aparelho intrínseco – principalmente os interósseos, que em grande parte se terminam nas bases das primeiras falanges. Os interósseos têm um papel capital: **mantêm a flexão**, mas também **estabilizam o afastamento** e modulam seu **controle rotatório** em função da preensão (Boutan, 2000).

• O polegar e o dedo mínimo beneficiam-se do mesmo sistema, aumentado pela presença de potentes músculos intrínsecos próprios.[36]

Estabilidade interfalângica

Localiza-se em dois níveis: proximal (IFP) e distal (IFD). As articulações em gínglimo, com sua fibrocartilagem palmar

---
[36] A relação entre a força e a habilidade é um bom indicador do desempenho global da mão (Valero-Cuevas et al., 2003).

e seus ligamentos colaterais sempre tensionados, oferecem uma manutenção axial passiva de boa qualidade apesar de seu tamanho pequeno. A IFP oferece uma estabilidade sagital aumentada ao impedir a hiperextensão diante dos apoios pulpares (presença do **quiasma** tendíneo do FSD que reforça a cápsula) e do feixe que atravessa o ligamento retinacular (Fig. 12.81). A IFD, apesar da **hiperextensão** possível, é robusta por causa das expansões capsulares dos tendões extensores e flexores, da associação retinacular que a liga à IFP.

O envelopamento fibroso, que protege os tendões (polias A e C) e amarra solidamente os tegumentos (fitas tendíneas do dedo, ligamento de Grayson), participa da estabilidade das falanges média e distal.

Em relação à estabilidade da coluna do dedo, esta é ainda mais importante porque, se seu comprimento representa uma vantagem para o envelopamento das preensões, seu braço de alavanca excentrado representa também um perigo diante de eventuais choques desviantes (Radwin et al., 1992). Podemos constatar a extraordinária resistência do conjunto, diante dos múltiplos acidentes, cuja maioria deixa pouca ou nenhuma sequela.

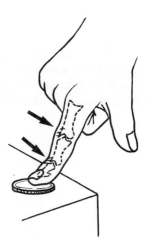

Figura 12.81 Estabilidade da IFP durante os apoios pulpares.

Caso do polegar

A posição particular da coluna do polegar mostra que no nível trapezometacarpal, o tendão do **abdutor longo do polegar** é o único elemento importante capaz de fornecer uma estabilização eficaz. No entanto, essa ação só é operante em abdução. Em adução, a base metacarpal está em situação subluxante sendo que esse risco é aumentando pelo abdutor longo.

Patologias da estabilidade

Fala-se menos das **instabilidades** da mão do que as das outras articulações. Com efeito, as falhas funcionais são principalmente perturbações (ou envelhecimentos) do sistema proprioceptivo, ou uma insuficiência inicial, ou mesmo um traumatismo. Elas se traduzem por desajeitos, que fazem com que o paciente tome mais precauções, ou renuncie. Uma ressonância anatomofisiológica só é considerada quando a dor acompanha esses fenômenos, ou quando a importância tona-se muito grande (Sunnerhagen et al., 2000; Shinohara et al., 2003a e b).

As patologias da estabilidade são então visíveis, apesar dos sistemas de equilíbrio fisiológico. Como a mão é permanentemente usada, ela se torna um órgão onde as perturbações importantes e as degenerescências devidas à idade traduzem-se de múltiplas maneiras. O **mau uso** e/ou a **sobrecarga** repetidos, bem como as doenças reumáticas, como a poliartrite reumatoide, conduzem às seguintes associações:
- *Deformações* osteoarticulares.
- *Degenerescências* das estruturas fibrosas de manutenção (ver Figs. 12.75 e 12.79).
- *Mau alinhamento* tendíneo (ver Figs. 12.75 e 12.79).
- *Desequilíbrios* das balanças musculares (ver Figs. 12.10 a, 12.11 b, 12.76 e 12.77).

Todos esses aspectos convergem e dão um quadro de mãos disformes, muitas vezes exageradas nas representações das pessoas idosas ou dos personagens maléficos dos contos infantis. O cuidado precoce dessas agressões, a profilaxia e uma melhor gestão terapêutica multidisciplinar (medicamentosa, cinesioterapêutica, ergoterapia e ortética, e mesmo cirúrgica), melhoram o futuro dos pacientes envolvidos.

> **Para concluir**
> A estabilidade das articulações e a dos **sistemas periarticulares e tendíneos** garantem as qualidades adaptativas da mão. Sua conservação precisa de uma reeducação vigilante, e mesmo o emprego de órteses.

TENSÕES

Dados do problema

A mão está exposta às tensões, por causa de sua própria finalidade, que é o contato com o meio externo e, mais precisamente, com as ferramentas e materiais (Necking et al., 2002).[37] Isso explica por que a mão laboriosa muitas vezes está protegida por uma luva[38] (Milerad e Ericson, 1994). Normalmente o pé está calçado, nos países industrializados, mas a mão só usa luvas em casos muito precisos: ou no campo da elegância – mas usar luvas, fora de períodos de muito frio, não é mais costume hoje em dia –, ou no campo do trabalho

---

[37] Pode se tratar também de um contato brutal com o solo (queda). Robinovitch e Chiu (1998) estudaram a importância da qualidade do solo sobre os traumatismos da mão, e isso permitiu algumas recomendações sobre a qualidade dos solos em casas para idosos.
[38] Atenção ao ajuste da luva: muito pequena, atrapalha o bem-estar; demasiado grande, é perigosa (risco de ser pego por uma roda ou a espiral de um parafuso sem fim de uma máquina, provocando a amputação do antebraço).

(Palmer et al., 2001). Este último antes era reservado às pessoas de condição baixa e por isso não exigia nenhuma precaução, com exceção dos guerreiros (Fig. 12.82a). O mundo industrializado atual relega uma boa arte das tarefas ingratas à máquina, e a atividade torna-se mais obra dos profissionais (bem equipados), ou dos amadores (mal equipados). É nesse nível que se situa a prevenção (Cederlund et al., 2001).

Avaliação

A mão é um órgão poliarticulado, acionado por múltiplos tendões, segundo eixos e superfícies de difícil avaliação, e que conhecem uma quantidade de variáveis posicionais (Li ZM et al., 1998, 2001b). O que significa dizer que a avaliação das tensões é quase impossível. Os momentos tangenciais, responsáveis pelas tensões em torção dos dedos e em cisalhamento em comparação com as superfícies de contato, foram muito estudados (Am et al., 1985; Hiroshi et al., 1997; Kinoshita et al., 1997; Zatsiorsky et al., 2002a, b). Os principais resultados mostram que:

- As forças de **cisalhamento** representam a metade do torque exercido sobre o objeto (Li et al., 2000).
- As forças geradas pelo mínimo e o indicador dependem de **torques**, ao passo que as forças sobre os dedos centrais (médio e anular) dependem tanto do torque quanto da força de constrição.
- O cisalhamento na interface polegar-objeto aumenta em supinação e **diminui em pronação**.

Alguns valores foram propostos, mas os autores permanecem prudentes na formulação de seus resultados.

Para a eminência tenar e o polegar

O flexor curto exerce uma força de 13 daN, o oponente de 19,2 daN, o flexor curto de 11,8 daN, e o adutor de 37, 3 daN (Faher, 1980). Tubiana e Thomine (1990) avaliam que uma força de constrição de 1 daN no nível da polpa do polegar produz uma pressão de 3 daN no nível interfalângico, de 5,4 daN no nível metacarpofalângico e de 20 daN no nível trapezometacarpal – podendo chegar a 120 daN em situação de força.

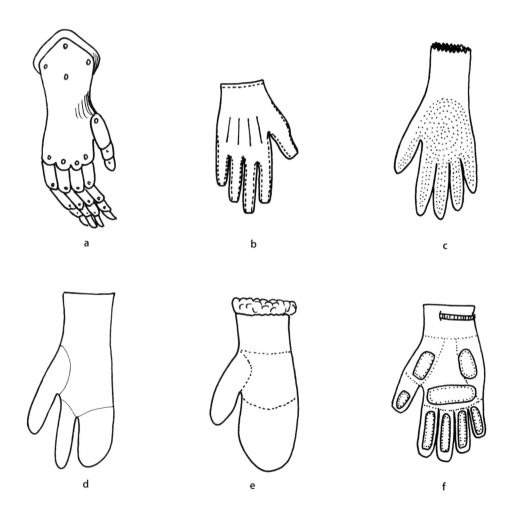

Figura 12.82 Proteções para a mão: luva de armadura medieval (a), de cidade (b), para lavar louça (c), luva de mergulho (d), sem dedos (e), para jardinagem (f).

Para os dedos

Na maioria das vezes há uma diferença bem grande entre os protocolos para que possam ser comparados (Gao et al., 2003). Mas algumas ideias se destacam:

• O par de força (momento) gasto pelos flexores é mais importante do que os dos extensores (9,3 daN/m contra 2,5 daN/m).

• A mobilização passiva dos dedos gera uma força nos tendões dos flexores do indicador que vai de 0,1 a 0,6 daN; essa força é de 3,5 daN para uma flexão sem resistência (Schuind et al., 1992), e aquela gerada por uma força de compressão de 3,5 daN é de mais 12 daN.

• A utilização de uma posição enrolada do dedo, com flexão MF importante e IFP fraca, reduz a força desenvolvida pelos tendões flexores e diminui as tensões articulares (Harding et al., 1993).

• As forças desenvolvidas pelo indicador em palmar e em lateral são quase idênticas, enquanto que a força dirigida em dorsal é quatro vezes menor (Valero-Cuevas et al., 1998).

• A força de flexão depende do ponto de aplicação da resistência (Li et al., 2001a); quando este está situado em relação à IFP, o FSD representa 70% da força de flexão, inclusive para a MF.

• Podemos acrescentar três noções (Zatsiorsky et al., 1998, 2000, 2003a, b): a da **força compartilhada** (os dedos compartilham entre si de maneira específica a força total produzida por todos os dedos), a de **déficit de força** (a força produzida por um dedo durante um exercício em que todos os dedos são mobilizados é menor do que aquela produzida pelo mesmo dedo durante um exercício em que ele está só), e a do **enrolamento forçado** (os dedos que impedimos, voluntariamente, de participar de determinada tarefa, entram apesar de tudo em ação, empregando então entre 11 e 54% da força máxima).[39]

Patologias das tensões

Estão ligadas às falhas **qualitativas** e **quantitativas**. Como os músculos da mão podem sofrer fenômenos de fadiga, a precisão do gesto pode diminuir (Danion et al., 2000, 2001). A idade é um fator depreciativo (Lowe, 2001). Alguns esportes podem gerar fortes tensões sobre a mão (Quaine et al., 2003; Schwizer, 2003). As tensões são sistematicamente agravadas ao longo das patologias de ruptura da balança muscular (paralisias), das retrações e mau alinhamento do aparelho fibroso, das destruições osteoarticulares e das deformações ortopédicas (Tanaka et al., 2004). Elas são em grande parte consequências das falhas de estabilidade. A prevenção é o melhor meio de limitar os aumentos incontrolados, o que pode exigir o uso de órteses para amenizar as más condições ortopédicas.

---

[39] Não é possível explicar esse enrolamento forçado exclusivamente pelas conexões anatômicas, há a participação dos centros nervosos superiores.

Quadro 12.4

Músculo	Abreviação	Torque (momento) (daN/m)
Flexor radial do carpo	FRC	0,8
Extensor radial longo do carpo	ERLC	0,9
Extensor radial curto do carpo	ERCC	1,1
Flexor ulnar do carpo	FUC	2
Extensor ulnar do carpo	EUC	1,1
Abdutor longo do polegar	AL	0,1/0,4[a]
Flexor superficial dos dedos	FSD	4,8
Flexor profundo dos dedos	FPD	1,7
Extensor dos dedos	ED	1,7
Extensor longo do polegar	LEP	1,2
Extensor curto do polegar	EC	0,1
Intrínsecos do polegar	IP[b]	2,9

[a] 0,1 enquanto flexor do punho e 0,4 enquanto abdutor.
[b] Abdutor curto, oponente, flexor curto, adutor.

Soluções propostas

Proteção

Além da substituição da mão pela **máquina** e da utilização de proteções **específicas** (p. ex., uma barra de recuo que age simultaneamente ao movimento perigoso de uma máquina), trata-se principalmente do uso de **luvas** (Fig. 12.82 b-f). Encontramos luvas específicas para jardinagem, manejo dos produtos tóxicos (desinfetantes), proteção mecânica (instrumentos cortantes), química (ácidos), elétrica ou térmica, trabalhos que sujam (pintura), trabalhos de precisão (cirurgia), etc. Contudo, é bom mencionar o constante aumento dos acidentes em relação aos trabalhos domésticos e à bricolagem, que são feitos por pessoas que, com frequência, ignoram as recomendações de proteção e manejo dos instrumentos perigosos.

Economia

É a solução do repouso relativo: com o risco de trabalhar, desde que em boas condições. Trata-se de utilizar ferramen-

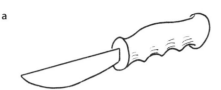
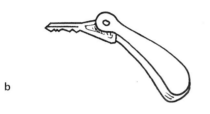

Figura 12.83 Cabo ergonômico em diâmetro e morfologia (a), cabo com um grande braço de alavanca para o manejo de uma chave (b).

tas, quando estas podem substituir a mão, **cabos adaptados** às preensões fisiológicas (Fig. 12.83a), **braços de alavanca** favoráveis em matéria de ferramentas (Fig. 12.83b). A necessidade de se reservar alguns períodos de repouso não deve ser esquecida, pois, sem estes, o trabalho pode conduzir a inflamações, desequilíbrio resultante da fadiga, sobrecarga das estruturas, enfim, resultando em um aumento das tensões e um desgaste precoce do sistema osteomuscular.

> **Para concluir**
> As tensões sofridas pela mão são **inúmeras e significativas**. Todavia, os aparelhos capsuloligamentares e musculares, por sua importância e diversidade, permitem absorver e difundir essas tensões. A adaptação da forma da mão em torno do objeto permite modular os dados e tornar as tensões aceitáveis.

> **O que se deve saber**
> A mão é um conjunto extremamente complexo que mescla motricidade, sensibilidade e psiquismo. Kant a chamava "**o cérebro exterior**". A cinesioterapia é, portanto, extremamente rica e variada, e deve considerar esses diferentes elementos, assim como o **lado dominante**, e estar centrada nas funções prioritárias: **oposição**, preensões da vida cotidiana ou profissional.
> Nos casos graves, a ergoterapia é um complemento indispensável, tanto para treinar as funções deficitárias quanto para reduzir a deficiência ao adaptar as condições de trabalhos às incapacidades.

REFERÊNCIAS BIBLIOGRÁFICAS

AN KN, CHAO EY, COONEY WP, LINSCHEID RL. Forces in the normal and abnormal hand. J Orthop Res, 1985, 3(2) : 202-211.

AN KN, CHAO EY, COONEY WP, LINSCHEID RL. Normative model of human hand for biomechanical analysis. J Biomech. 1979, 12(10): 775-788.

AN KN, UEBA Y, CHAO EY, COONEY WP, LINSCHEID RL. Tendon excursion and moment arm of index finger muscles. J Biomech. 1983, 16(6) : 419-425.

AUGURELLE AS, SMITH AM, LEJEUNE T, THONNARD JL. Importance of cutaneous feedback in maintaining a secure grip during manipulation of hand-held objects. J Neurophysiol. 2003, 89(2) : 665-671.

BADE H, SCHUBERT M, KOEBKE J. Functional morphology of the deep transverse metacarpal ligament. Anat Anz. 1994, 176(5) : 443-450.

BARON S, GORCE P, DIDI N, PRADAT-DIEHL P, SIRIGU A. Comment exploiter une analyse de la fonction préhension dans le cadre de l'aide aux personnes handicapées. J Eur Syst Autom. 2000, 34(6-7) : 835-844.

BASSEY EJ, HARRIES UJ. Normal values for hand grip strength in 920 men and women aged 65 years, and longitudinal changes over 4 years in 620 survivors. Clin Sci (London). 1993, 84(3) : 331-337.

BAYAT A, SHAABAN H, GIAKAS G, LEES VC. The pulley system of the thumb : anatomic and biomechanical study. J Hand Surg (Am). 2002 : 27(4) : 628-635.

BINDER JP, REVOL M, CORMERAIS A, LAFFONT I, PEDELUCQ JP, DIZIEN O, SERVANT JM. Ténodèse des extenseurs sur le retinaculum extensorum : étude anatomique et biomécanique. Chir Main. 2002, 21(5) : 282-287.

BOATRIGHT JR, KIEBZAK GM, O'NEIL DM, PEINDL RD. Measurement of thumb abduction strength : normative data and a comparison with grip and pinch strength. J Hand Surg (Am). 1997, 22(5) : 843-848.

BONOLA A, CAROLI A, CELLI L. La main. Éditions Médicales Internationales. Paris. 1988.

BOUTAN M. Rôle du couple opposant-1er interosseux dorsal dans la stabilité de l'articulation trapézo-métacarpienne. Ann. Kinésithér. 2000, 27(7) : 316-324.

BRAGA-SILVA J, KUYVEN CR, FALLOPA F, ALBERTONI W. An anatomical study of the dorsal cutaneous branches of the digital arteries. J Hand Surg (Br). 2002, 27(6) : 577-579.

BREGER-LEE D, VOELKER ET, GIURINTANO D, NOVICK A, BROWDER L. Reliability of torque range of motion : a preliminary study. J Hand Ther. 1993, 6(1) : 29-34.

BRUNELLI F, DE BELLIS U, SANGUINA M, PAPALIA I, SERRA MP. An anatomical study of the relationship between excursion of the flexor tendons and digital mobility : proposition of an intraoperative test for flexor tendon tenolysis. Surg Radiol Anat. 2001, 23(4) : 243-248.

CEDERLUND R, NORDENSKIOLD U, LUNDBORG G. Hand-arm vibration exposure influence performance of daily activities. Disabil Rehabil. 2001, 23(10) : 570-577.

CHEZE L, DORIOT N, ECKERT M, RUMELHART C, COMTET JJ. Etude cinématique in vivo de l'articulation trapézométacarpienne. Chirurgie de la Main. 2001, 20 : 23-30.

DANION F, LATASH ML, LI S. Finger interactions studied with transcranial magnetic stimulation during multi-finger force production tasks. Clin Neurophysiol. 2003, 114(8) : 1445-1455.

DANION F, LATASH ML, LI ZM, ZATSIORSKY VM. The effect of a fatiguing exercise by the index finger on single- and multifinger force production tasks. Exp Brain Res. 2001, 138(3) : 322-329.

DANION F, LATASH ML, LI ZM, ZATSIORSKY VM. The effect of fatigue on multifinger co-ordination in force production tasks in humans. J Physiol. 2000, 523(Pt 2) : 523-532.

DANION F, LI S, ZIATSIORSKY VM, LATASH ML. Relations between surface EMG of extrinsic flexors and individual finger forces support the notion of muscle compartments. Eur J Appl Physiol. 2002, 88(1-2) : 185-188.

DAVIS C, ARMSTRONG J. Spontaneous flexor tendon rupture in the palm : the role of a variation of tendon anatomy. J Hand Surg (Am). 2003, 28(1) 149-152.

DE LA CAFFINIÈRE J-Y. L'articulation trapézo-métacarpienne, approche biomécanique et appareil ligamentaire. Arch. Anat. Path., 1970, 18(4) : 277-284.

DEGEORGES R, OBERLIN C. Measurement of three-joint-finger motions : reality or fancy ? A three-dimensional anatomical approach. Surg Radiol. Anat. 2003, 25(2) : 105-112.

DENNERLEIN JT, DIAO E, MOTE CD, REMPEL DM. Tensions of the flexor digitorum superficialis are higher than a current model predicts. J Biomech. 1998, 31(4) : 295-301.

DON GRIOT JP, VAN KOOTEN EO, ZUIDAM JM, PROSE LP, HAGE JJ. Internal anatomy of the communicating branch between the ulnar and median nerves in the hand and its relevance to volar digital sensibility. J Hand Surg (Am). 2002, 27(1) : 143-146.

DZWIERZYNSKI WW, PINTAR F, MATLOUB HS, YOGANANDAN N. Biomechanics of the intact and surgically repaired proximal interphalangeal collateral ligaments. J Hand Surg (Am). 1996, 21(4) : 679-683.

ELADOUMIKDACHI F, VALKOV PL, THOMAS J, NETSCHER DT. Anatomy of the intrinsic hand muscles revisited : part II. Lumbricals. Plast Reconstr Surg. 2002a, 110(5) : 1225-1231.

ELADOUMIKDACHI F, VALKOV PL, THOMAS J, NETSCHER DT. Anatomy of the intrinsic hand muscles revisited : part I. Interosei. Plast Reconstr Surg. 2002b, 110(5) : 1211-1224.

EL-GAMMAL TA, STEYERS CM, BLAIR WF, MAYNARD JA. Anatomy of the oblique retinacular ligament of the index finger. J Hand Surg (Am). 1993, 18(4) : 717-721.

FAHRER M. L'éminence thénar. In : Traité de Chirurgie de la Main. Tubiana R. Ed. Masson, Paris, 1980 : 290-294.

GAO F, LI ZM, LATASH ML, ZATSIORSKY VM. Matrix analyses of interaction among fingers in static force production tasks. Biol Cybern. 2003, 89(6) : 407-414.

GARCIA-ELIAS M, AN KN, BERGLUND LJ, LINSCHEID RL, COONEY WP, CHAO EY. Extensor mechanism of the fingers. I. A quantitative geometric study. J Hand Surg [Am]. 1991a, 16(6) : 1130-1136.

GARCIA-ELIAS M, AN KN, BERGLUND LJ, LINSCHEID RL, COONEY WP, CHAO EY. Extensor mechanism of the fingers. II. Tensile properties of components. J Hand Surg [Am]. 1991b, 16(6) : 1136-1140.

GIRBON JP, ODDOU L. La mobilité cutanée du dos de la main lors de la flexion. Enroulement des doigts longs. Ann Kinésithér. 2000, 27(8) : 348-352.

GRATZER J, VOKT CA, BRENNER P. Morphological and functional interface between palmar plates of metacarpophalangial joints and intrinsic muscles. Handchir Mikrochir Plast Chir. 2002, 35(5) : 299-309.

HALL EA, LONG C 2nd. Intrinsic hand muscles in power grip. An electromyographic study. Electromyography. 1968, 8(4) : 397-421.

HAM SJ, KONINGS JG, WOLF RF, MOOYAART EL. Functional anatomy of the soft tissues of the hand and wrist : in vivo excursion measurement of the flexor pollicis longus-tendon using MRI. Magn Reson Imaging. 1993, 11(2) : 163-167.

HARDING DC, BRANDT KD, HILLBERRY BM. Finger joint force minimization in pianists using optimization techniques. J Biomech. 1993, 26(12) : 1403-1412.

HAUGER O, CHUNG CB, LEKTRAKUL N, BOTTE MJ, TRUDELL D, BOUTIN RD, RESNICK D. Pulley system in the fingers : normal anatomy and simulated lesions in cadavers at MR imaging, CT, and US with and without contrast material distention of the tendon sheath. Radiology. 2000, 217(1) : 201-212.

HIROSHI H, BÄCKSTRÖM L, FLANAGAN JR, JOHANSSON RS. Tangential torque effects on the control of grip forces when holding objects with a precision grip. J. Neurophysiol. 1997, 78 : 1619-1630.

HLUSTIK P, SOLODKIN A, GULLAPALLI RP, NOLL DC, SMALL SL. Somatotopy in human primary motor and somatosensory hand representations revisited. Cereb Cortex. 2001, 11(4) : 312-321.

HOLGUIN PH, RICO AA, GOMEZ LP, MUNUERA LM. The coordinate movement of the interphalangeal joints : a cinematic study. Clin Orthop. 1999, 362 : 117-124.

HSIEH YF, DRAGANICH LF, PIOTROWSKI GA, MASS DP. Effects of reconstructed radial collateral ligament on index finger mechanics. Clin Orthop. 2000, 379 : 270-282.

IMAEDA T, AN KN, COONEY XP 3rd, LINSCHEID R. Anatomy of trapezometacarpal ligaments. J Hand Surg (Am). 1993, 18(2) : 226-231.

JANSEN CW, PATTERSON R, VIEGAS SF. Effects of fingernail length on finger and hand performance. J Hand Ther. 2000, 13(3) : 211-217.

JOHANSON ME, JAMES MA, SKINNER SR. Forearm muscle activity during power grip and release. J Hand Surg (Am). 1998, 23(5) : 938-944.

JOHANSSON RS, BACKLIN JL, BURSTEDT MK. Control of grasp stability during pronation and supination movements. Exp Brain Res. 1999, 128(1-2) : 20-30.

JOHANSSON RS, WESTLING G. Roles of glabrous skin receptors and sensorimotor memory in automatic control of precision grip when lifting rougher or more slippery objects. Exp Brain Res. 1984, 56(3) : 550-564.

KAPANDJI IA. Physiologie articulaire. Fascicule 1: Membre supérieur (4e édition). Maloine, Paris, 1980a.

KAPANDJI IA. Biomécanique du pouce. In: Traité de Chirurgie de la Main. Tubiana R. Ed. Masson, Paris, 1980b : 425-444.

KATARINCIC JA. Thumb kinematics and their relevance to function. Hand Clin. 2001, 17(2) : 169-174.

KAUFMAN KR, AN KN, LITCHY WJ, COONEY WP 3rd, CHAO EY. In-vivo function of the thumb muscles. Clin Biomech (Bristol, Avon). 1999, 14(2) : 141-150.

KINOSHITA H, MURASE T, BANDOU T. Grip posture and forces during holding cylindrical objects with circular grips. Ergonomics. 1996, 39(9) : 1163-1176.

KINOSHITA H, BÄCKSTRÖM L, FLANAGAN JR, JOHANSSON RS. Tangential torque effects on the control of grip forces when holding objects with a precision grip. J Neurophysiol. 1997, 78 : 1619-1630.

KOZIN SH, PORTER S, CLARK P, THODER JJ. The contribution of the intrinsic muscles to grip and pinch strength. J Hand Surg (Am). 1999, 24(1) : 64-72.

KUHLMANN JN, LUBOINSKI J, BOABIGHI A, MIMOUN M. Etude anatomique et mécanique de l'aponévrose palmaire moyenne : prédisposition à la maladie de Dupuytren ? Main (Paris). 1999, 4(1) : 1-13.

LANDSMEER JMF. Atlas of Anatomy of the hand. Churchill Livingstone. Edinburg. 1976.

LASTAYO P, HARTZEL J. Dynamic versus static grip strength : how grip strength changes when the wrist is moved, and why dynamic grip strength may be a more functional measurement. J Hand Ther. 1999, 12(3) : 212-218.

LATASH ML, LI S, DANION F, ZATSIORSKY VM. Central mechanisms of finger interaction during one- and two-handed force production at distal and proximal phalanges. Brain Res. 2002a, 924(2) : 198-208.

LATASH ML, SCHOLZ JF, DANION F, SCHONER G. Finger coordination during discrete and oscillatory force production tasks. Exp Brain Res. 2002b, 146(4) : 419-432.

LAUER RT, KILGORE KL, PECKAM PH, BHADRA N, KEITH MW. The function of the finger intrinsic muscles in response to electrical stimulation. IEEE Trans Rehabil Eng. 1999, 7(1) : 19-26.

LEVAME JH, DURAFOURG MP. Rééducation des traumatisés de la main. Maloine Ed. Paris. 1987 : 38-45.

LBATH F, RUMELHART C, COMTET JJ. Variabilité des forces musculaires et articulaires de la colonne du pouce. Résultats comparés de trois études lors d'un geste de pince latérale. Chir. Main. 2001, 20(1) : 11-22.

LE VIET D, SAMSON P, HARDEGUIGY D, DE BELLIS U. Entorses de la plaque palmaire du pouce. J Traumatol Sport. 1998, 15(2) : 107-112.

LEROUX M, HARRIS P, FOWLES JV, BOUDREAULT F, YAHIA L. Evaluation biomécanique et corrélation clinique de trois méthodes de fixation interne dans l'arthrodèse métacarpophalangienne du pouce. Ann Chir (Paris). 1998, 52(8) : 727-735.

LI S, DANION F, LATASH ML, LI ZM, ZATSIORSKY VM. Bilateral deficit and symmetry in finger production during two-hand multi-finger tasks. Exp Brain Res. 2001, 141(4) : 530-540.

LI S, DANION F, ZATSIORSKY VM, LATASH ML. Coupling phenomena during asynchronous subaximal two-hand, multi-finger force production tasks in humans. Neurosci Lett. 2002, 331(2) : 75-78.

LI S, LATASH ML, ZATSIORSKY VM. Finger interaction during multi-finger tasks involving finger addition and removal. Exp Brain Res. 2003, 150(2) : 230-236.

LI ZM, LATASH ML, ZATSIORSKY VM. Force sharing among fingers as a model of a redundancy problem. Exp Brain Res. 1998, 119(3) : 276-286.

LI ZM, ZATSIORSKY VM, LATASH ML. Contribution of the extrinsic and intrinsic hand muscles to the moments in finger joints. Clin Biomech (Bristol, Avon). 2000 : 15(3) : 203-211.

LI ZM, ZATSIORSKY VM, LATASH ML. The effect of finger extensor mechanism on the flexor force during isometric tasks. J Biomech. 2001a, 34(8) : 1097-1102.

LI ZM, ZATSIORSKY VM, LI S, DANION F, LATASH ML. Bilateral multifinger deficits in symmetric key-pressing tasks. Exp Brain Res. 2001b, 140(1) : 86-94.

LOOSLI-GUIGNARD RM, VERDAN C. Krukenberg's operation. Indications and limitations. Ann Chir Main. 1983, 2(2) : 154-159.

LOWE BD. Precision grip force control of older and younger adults, revisited. J Occup Rehabil. 2001, 11(4) : 267-279.

MASSON JA, GOLIMBU CN, GROSSMAN JA. MR imaging of the metacarpophalangeal joints. Magn Reson Imaging Clin N Am. 1995, 3(2) : 313-325.

MILERAD E, ERICSON MO. Effects of precision and force demands, grip diameter, and arm support during manual work : an electromyographic study. Ergonomics. 1994, 37(2) : 255-264.

MILFORD L. Les ligaments rétinaculaires et les amarres cutanées des doigts. In : Traité de Chirurgie de la Main. Tubiana R. Ed. Masson, Paris, 1980 : 267-271.

NAKAMURA M, MIYAWAKI C, MATSUSHITA N, YAGI R, HANDA Y. Analysis of voluntary finger movements during hand tasks by a motion analysis. J Electromyogr Kinesiol. 1998, 8(5) : 295-303.

NECKING LE, LUNDBORG G, FRIDEN J. Hand muscle weakness in long-term vibration exposure. J Hand Surg (Br). 2002, 27(6) : 520-525.

NIEBUHR BR, MARION R, HASSON SM. Electromyographic analysis of effort in grip strength assessment. Electromyogr Clin Neurophysiol. 1993, 33(3) : 149-156.

NORDIN M, FRANKEL V H. Basic Biomechanics of the Musculoskeletal System. (3rd edition), Lippincott Williams and Wilkins, Baltimore (USA), 2001.

NOWAK DA, HERMSDORFER J. Selective deficits of grip force control during object manipulation in patient with reduced sensibility of the grasping digits. Neurosci Res. 2003, 47(1) : 65-72.

PALMER KT, GRIFFIN MJ, SYDALL H, PANNETT B, COOPER C, COGGON D. Risk of hand-arm vibration syndrome according to occupation and sources of exposure to hand-transmitted vibration : a national survey. Am J Ind Med. 2001, 39(4) : 389-396.

QUAINE F, VIGOUROUX L, TERMOZ N, PORTERO P. Effect of the finger position on maximal fingertip force and fatigue of the extrinsic muscles of the hand during a simulated rock-climbing gripping exercise. 2003. XIXth ISB Congress.

RABISHONG P. Phylogénie de la main. In : Traité de Chirurgie de la Main. Tubiana R. Ed. Masson, Paris, 1980 : 37-42.

RADWIN RG, OH S, JENSEN TR, WEBSTER JG. External finger forces in submaximal five-finger static pinch prehension. Ergonomics. 1992, 35(3) : 275-288.

REARICK MP, SANTELLO M. Force synergies for multifingered grasping : effect of predictability in object center of mass and handedness. Exp Brain Res. 2002, 144(1) : 38-49.

RICHARDS LG, OLSON B, PALMITER-THOMAS P. How forearm position affects grip strength. Am J Occup Ther. 1996, 50(2) : 133-138.

ROBINOVITCH SN, CHIU J. Surface stiffness affects impact force during a fall on the outstretched hand. J Orthop Res. 1998, 16(3) : 309-313.

SCHMIDT P, GUERO S, BRUNELLE F. Main miroir : Données de l'imagerie et implications thérapeutiques. J Radiol. 2000, 81(3) : 219-222.

SCHOLZ JP, DANION F, LATASH ML, SCHONER G. Understanding finger coordination through analysis of the structure of force variability. Biol Cybern. 2002, 86(1) : 29-39.

SCHREUDERS TA, ROEBROECK M, VAN DER KAR TJ, SOETERS JN, HOVIUS SE, STAM HJ. Strength of the intrinsic muscles of the hand measured with a hand-held dynamometer : reliability in patients with ulnar and median nerve paralysis. J Hand Surg (Br). 2000, 25(6) : 560-565.

SCHREUDERS TA, STAM HJ. Strength measurements of the lumbrical muscles. J Hand Ther. 1996, 9(4) : 303-305.

SCHUIND F, GARCIA-ELIAS M, COONEY WP 3rd, AN KN. Flexor tendon forces : in vivo measurements. J Hand Surg [Am]. 1992, 17(2) : 291-298.

SCHWEIZER A. Lumbrical tears in rock climbers. J Hand Surg (Br). 2003, 28(2) : 187-189.

SHIM JK, The human central nervous system needs time to organize task-specific covariation of finger forces. Neurosci Lett. 2003, 353(1) : 72-74.

SHINOHARA M, LATASH ML, ZATSIORSKY VM. Age effects on force produced by intrinsic and extrinsic muscles and finger interaction during MVC tasks. J Appl Physiol. 2003a, 95(4) : 1361-1369.

SHINOHARA M, LI S, ZIATSIORSKY VM, LATASH ML. Effects of age and gender on finger coordination in MVC and submaximal force-matching tasks. J Appl Physiol. 2003b, 94(1) : 259-270.

SPORRONG H, PALMERUND G, HERBERTS P. Hand grip increases shoulder muscle activity, an EMG analysis with static hand contractions in 9 subjects. Acta Orthop Scand. 1996, 67(5) : 485-490.

SUNNERHAGEN KS, HEDBERG M, HENNING GB, CIDER A, SVANTESSON U. Muscle performance in an urban population sample of 40- to 79-year-old men and women. Scand J Rehabil Med. 2000, 32(4) : 159-167.

TANAKA T, AMADIO PC, ZHAO C, ZOLITZ ME, YANG C, AN KN. Gliding characteristics and gap formation for locking and grasping tendon repairs : A biomechanical study in a human cadaver model. J Hand Surg (Am). 2004, 29(1) : 6-14.

TANG JB, XU Y, CHEN F. Impact of flexor digitorum superficialis on gliding function of the flexor digitorum profundus according to regions in zone II. J Hand Surg (Am). 2003, 28(5) : 838-844.

TRAVELL JG, SIMONS DG. Douleurs et troubles fonctionnels myofasciaux. Traité des points-détente musculaires. Haug International (Bruxelles), 1993.

TUBIANA R. Traité de chirurgie de la main. Tome 1 : anatomie, physiologie, biologie, méthodes d'examen. Masson, Paris, 1980.

TUBIANA R, THOMINE J-M. La main. Anatomie fonctionnelle et examen clinique. Masson, Paris, 1990.

VALENTIN P. Physiologie de l'extension des doigts. In : Traité de Chirurgie de la Main. Tubiana R. Ed. Masson, Paris, 1980 : 411-421.

VALERO-CUEVAS FJ, JOHANSON ME, TOWLES JD. Towards a realistic biomechanical model of the thumb : the choice of kinematic description may be more critical than the solution method or the variability/uncertainty of musculoskeletal prameters. J Biomech. 2003, 36(7) : 1019-1030.

VALERO-CUEVAS FJ, SMABY N, VENKADESAN M, PETERSON M, WRIGHT T. The strength-dexterity test as a measure of dynamic pinch performance. J Biomech. 2003, 36(2) : 265-270.

VALERO-CUEVAS FJ, ZAJAC FE, BURGAR CG. Large index-fingertip forces are produced by subject-independant patterns of muscle excitation. J Biomech. 1998, 31(8) : 693-703.

VERBOIS JM. Physiologie de la main habile. In : Main et Médecine Orthopédique. Simon L, Revel M, Rodineau J Ed. Masson, Paris, 1998 : 26-31.

VERDAN C. Syndrome of the Quadriga. Surg. Clin. North Amer. 1960, 40 : 425-426.

VIGOUROUX L, QUAINE F, MARTIN L. Comparison of finger muscles involvement in two finger postures. Arch Physio and Biochem. 2002, 110 (supplement) : 112.

VON SCHROEDER HP, BOTTE MJ. Anatomy of the extensor tendons of the fingers : variations and multiplicity. J Hand Surg (Am). 1995, 20(1) : 27-34.

VON SCHROEDER HP, BOTTE MJ. The functional significance of the long extensors and juncturae tendinum in finger extension. J Hand Surg (Am). 1993 : 18(4) : 641-647.

WALSH EG. Synchronization of human finger movements : delays and sex differences with isotonic 'antiphase' motion. Exp Physiol. 1997, 82(3) : 559-565.

WERREMEYER MM, COLE KJ. Wrist action affects precision grip force. J Neurophysiol. 1997, 78(1) : 271-280.

WESTLING G, JOHANSSON RS. Factors influencing the force control during precision grip. Exp Brain Res. 1984, 53(2) : 277-284.

ZANCOLLI EA. Structural and Dynamic Basis of Hand Surgery. Lippincott. Philadelphia, 1979

ZATSIORSKY VM, GAO F, LATASH ML. Prehension synergies : effects of object geometry and prescribed torques. Exp Brain Res. 2003a, 148(1) : 77-87.

ZATSIORSKY VM, GREGORY RW, LATASH ML. Force and torque production in static multifinger prehension : biomechanics and control. I. Biomechanics. Biol. Cybern. 2002a, 87(1) : 50-57.

ZATSIORSKY VM, GREGORY RW, LATASH ML. Force and torque production in static multifinger prehension : biomechanics and control. II. Control. Biol Cybern. 2002b, 87(1) : 40-49.

ZATSIORSKY VM, LATASH ML, GAO F. Finger force vectors in multi-finger prehension. J Biomech. 2003b, 36(11) : 1745-1749.

ZATSIORSKY VM, LI ZM, LATASH ML. Coordinated force production in multi-finger tasks : finger interaction and neural network modeling. Biol Cybern. 1998, 79(2) : 139-150.

ZATSIORSKY VM, LI ZM, LATASH ML. Enslaving effects in multi-finger force production. Exp Brain Res. 2000, 131(2) : 187-195.

COLUNA VERTEBRAL E CABEÇA   IV

Coluna vertebral | 13

BASE DE REFLEXÃO

A coluna vertebral é muitas vezes considerada uma região à parte, pouco acessível ao entendimento em razão de sua complexidade. Em contrapartida, às vezes são propostas imagens simplistas que não correspondem à realidade. Este capítulo apresenta as grandes linhas de sua abordagem. As zonas particulares da coluna (pescoço, tórax e lombar, bem como as zonas limites) são tratadas à parte.

Localização

A coluna vertebral situa-se sobre toda a altura **dorsal**[1] do tronco. Ela é mediana e se estende da base do crânio ao cíngulo do membro inferior.

Características essenciais

A coluna vertebral tem várias características:
- Sua posição como **eixo** geométrico do corpo.
- É um conjunto **poliarticulado** que reúne os **dois cíngulos** e **a cabeça**.
- Tem relação com a **caixa torácica** e a **caixa abdominal** (em uma relação continente-conteúdo) (Fig. 13.1).
- É constituída pelo alinhamento de um **grande número de ossos** de tamanhos pequenos.
- Relativa **constância** do número dos ossos nos mamíferos (com exceção da cauda).

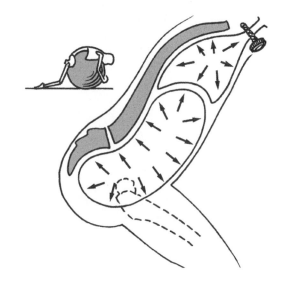

Figura 13.1 A coluna vertebral é apenas um componente da mecânica do tronco, que inclui as caixas torácica e abdominal, com pressão e geometria variáveis.

Papel funcional

Estática

A mais importante de suas vocações é a **estabilidade**. O próprio termo "coluna" evoca uma peça de arquitetura capaz de sustentar uma carga (Fig. 13.2). Um indivíduo preso em um colete certamente é prejudicado em seus movimentos, mas pode se levantar, andar, fazer suas atividades. Um indi-

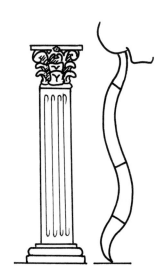

Figura 13.2 O termo "coluna" evoca imediatamente a noção de estática.

---
[1] Por isso que todas as vértebras são dorsais, enquanto apenas doze são torácicas.

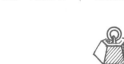
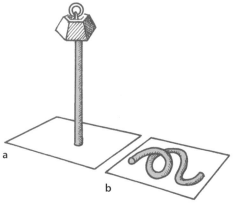

Figura 13.3 O dilema: a rigidez para transmitir uma carga é realizável (a), a maleabilidade para se mexer também (b), mas a associação entre a + b é impossível. No entanto, é isso o que a coluna vertebral consegue.

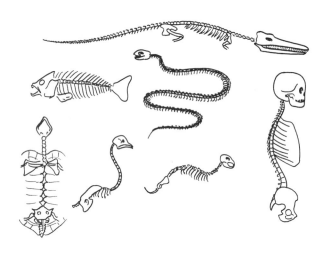

Figura 13.4 O esqueleto da coluna vertebral conheceu destinos diversos, de acordo com o tipo de animal (crocodilo, peixe, réptil, tartaruga, galináceo, coelho, homem).

víduo com uma coluna móvel e sem estabilidade poderá apenas permanecer deitado.

Dinâmica

A **mobilidade** é um recurso útil à dissociação de mobilidade dos cíngulos, em relação aos membros, e à orientação da cabeça.

Aspecto estático-dinâmico

A alternativa entre estabilidade e mobilidade é um dilema, e a síntese desses dois aspectos é, aparentemente, impossível: Dolto (1976) dizia ser possível conceber uma haste de 50 cm de comprimento e de fraca secção, muito resistente, e conceber outra perfeitamente maleável, mas não a reunião das duas ao mesmo tempo (Fig. 13.3). Mas a natureza transgride essa impossibilidade, e a coluna é ao mesmo tempo **uma e outra**, o que representa um desafio. É a prova de que a coluna vertebral não está sozinha e deve contar com as caixas abdominal e torácica.

Proteção do sistema nervoso

A proteção do sistema nervoso é uma função importante. Uma lesão grave da coluna vertebral pode pôr em risco a medula espinal.

Do ponto de vista da evolução

A **evolução** da coluna vertebral destaca as vocações próprias ao homem (Fig. 13.4): no réptil, a coluna vertebral tem um papel essencialmente locomotor, uma vez que o suporte é diretamente o solo (Fig. 13.5a). Com a aparição de membros portadores, a mobilidade permanece prioritária, com uma sustentação repartida sobre um número mais ou menos importante de elementos (Fig. 13.5b). Quando a sustentação conta com apenas um eixo dianteiro e um traseiro, aparece um momento flexor que exige uma atividade "subventral" dos músculos da parede abdominal (Fig. 13.5c). Essa cinta é completada, assim como na arquitetura de uma ponte, pela intervenção de pilares de amarração (Fig.13.5d). No macaco, o eixo de sustentação é fornecido principalmente pelas patas traseiras, as anteriores compartilham esse papel com o da preensão; isso se traduz por um torque de inversão anterior (Fig. 13.5e), com conservação do papel de apoio das patas anteriores. No homem, a coluna vertebral sofreu uma verticalização total, ainda que progressiva (Fig. 13.5f), ao mesmo tempo pelo número de curvaturas (de uma a três com a idade) e pela passagem da horizontal à vertical.

Frequência das patologias

A variedade das patologias é grande, as quais se repartem entre as reclamações mínimas, inúmeras, e as lesões graves com repercussão à distância.

Traumatologia

Por sua extensão, a coluna vertebral está exposta aos traumatismos, que podem ser classificados em três categorias: os **menores** (entorses, choques sem lesão arquitetural observável), os **graves** sem sinais neurológicos (fraturas e empilhamentos que colocam em risco a estabilidade do edifício), os graves **com repercussões neurológicas** (paraplegias pós-traumáticas).

Reumatologia

Como a coluna vertebral é o eixo sustentador da metade do corpo, são vários os fenômenos de desgaste (artrose), agravados pela sobrecarga articular, a fadiga e o desgaste das estruturas e disfunções diversas, doenças reumáticas como a pelviespondilite reumática (PSR).

Capítulo 13 | Coluna vertebral 431

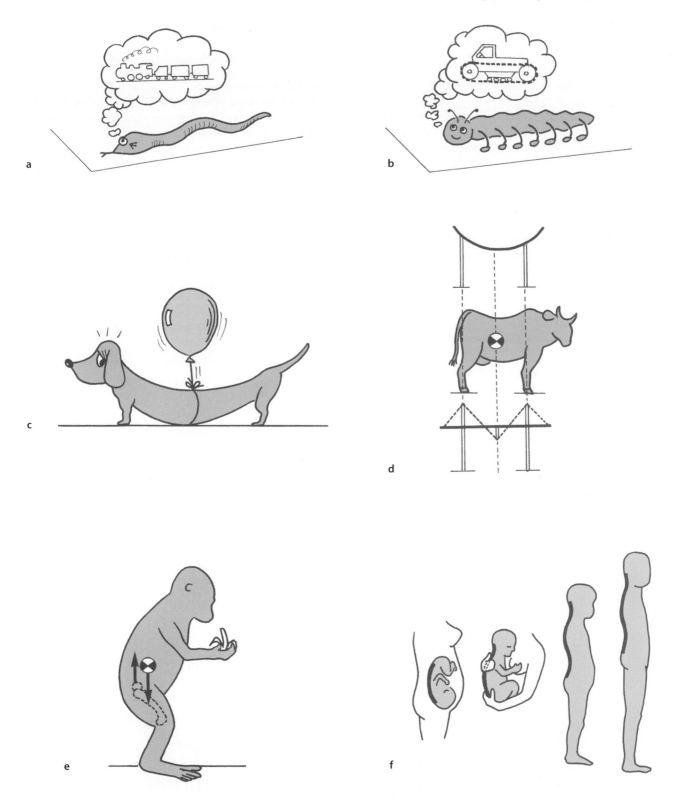

Figura 13.5 A coluna vertebral do réptil é locomotora (a), a sustentação por vários eixos de sustentação dá apenas um papel estático à coluna vertebral (b), diferentemente do quadrúpede (c), em quem o abdome deve oferecer uma subventral de manutenção bem como um arrimo nas extremidades, como se fosse uma ponte suspensa (d). No macaco, a verticalização é incompleta e o eixo dianteiro ainda é obrigado a amenizar o desequilíbrio do centro de gravidade, a manutenção bípede é ocasional (e). No homem, a aparição das curvaturas é progressiva (f): monocurvatura no nascimento, bicurvatura quando a criança sustenta sua cabeça, aparição do arco lombar com a marcha, e depois o ajuste da maturidade adulta.

Neurologia

Além das lesões graves do eixo medular, encontramos as radiculalgias (nevralgias cervicobraquiais, intercostais, ciáticas, femoralgias).[2]

Ortopedia

A coluna vertebral é a sede de deformações: cifoses, lordose, com repercussão postural sobre o tórax. A ortopedia infantil é preocupante, por causa da potência evolutiva ligada ao crescimento: escolioses, epifisites (doença de Scheuerman).

Pneumologia

A repercussão das afecções respiratórias sobre a caixa torácica pode provocar um fechamento costal, uma postura modificada nos indivíduos operados do tórax, ou qualquer outra atitude que acompanhe uma mobilidade mínima.

NOÇÕES ANATÔMICAS

No plano morfofuncional

Eixo da coluna vertebral

O eixo da coluna vertebral é mediano, no plano frontal, e vertical.[3] Está em posição neutra no plano horizontal. No plano sagital, a retidão é um exagero, ou mais exatamente, uma atitude corrigida de forma não natural. Por muito tempo a vertical foi proposta, incorretamente, como referência funcional (Fig. 13.6). Na realidade, a posição de repouso mostra uma linha quebrada, conhecida sob o nome de **eixo do trago** (ver Fig. 4.5) (Péninou, 1982).

Curvaturas

As curvaturas móveis da coluna vertebral (concavidade cervical, convexidade torácica, concavidade lombar) inscrevem-se em uma **axialidade de conjunto**. O erro consiste em

---

2 Ainda são chamadas cruralgias (o nervo femoral chamava-se, antigamente, nervo crural).

3 Às vezes se menciona uma ínfima encurvação destro-convexa, em relação com a situação médio-esquerda do coração, que explicaria a maior frequência das escolioses torácicas à direita em relação à esquerda.

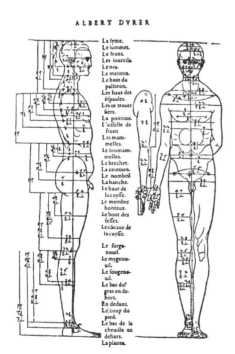 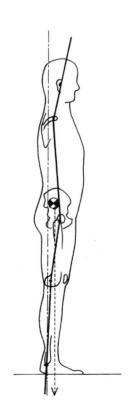

Figura 13.6 A representação vertical da postura em pé é antiga, como mostra esta gravura de Dürer (a), enquanto a postura em pé descreve, na realidade, uma linha quebrada (b).

confundir as noções de verticalidade e de axialidade (Panjabi e White, 1980). Este erro é responsável pelos fracassos pedagógicos envolvendo a reeducação da coluna vertebral, principalmente das crianças[4] (Fig. 13.7). Em relação ao prumo, as curvaturas vertebrais revelam flechas, cujos valores médios (Charrière e Roy, 1975), encontram-se no Quadro 13.1 (uma flecha é uma perpendicular baixada do ápice de um arco de círculo sobre a corda que o apoia).

Quadro 13.1

Flechas vertebrais	
Nível	Valor médio (mm)
C7	25 a 40
T8 (entre 7 e 9)	0 (contato)
T12	20
L3	25 a 40
S2	0 (contato)

Índice raquidiano

O *índice raquidiano de Delmas* avalia a importância das curvaturas por meio da relação entre a altura da coluna vertebral e seu comprimento (Fig. 13.8). O índice médio é de 95% (Vanneuville et al., 1980), e estima-se que abaixo de 94% a coluna vertebral tem curvaturas acentuadas, que lhe dão um tipo funcional mais **dinâmico**, e que acima de 96% as curvaturas são reeducadas e o tipo funcional é mais **estático**.

Variáveis morfológicas

Elas envolvem, mais do que em outra parte, as sobrecargas ponderais (Fig. 13.9). São de tipo androide (acentuadas na superior) ou ginoide (acentuadas na parte inferior). Essas modificações, muitas vezes relacionadas à idade, influenciam os dados relativos à mobilidade, à estabilidade e às tensões (Nachemson et al., 1979; Ferguson e Steffen, 2003).

Variáveis comportamentais

Afetam a estática de uma maneira bem importante, e ignorar o comportamento leva a fracassos terapêuticos que, com grande facilidade, são atribuídos a uma desistência do paciente, à falta de movimentação, à não cooperação, ou qualquer outra desculpa que impeça o terapeuta de questionar seu próprio trabalho.

No plano osteoarticular

No plano ósseo

Mais de cinquenta ossos (33 vértebras, 24 costelas, o esterno) e cerca de quarenta fibrocartilagens (23 discos e 14 cartilagens costais) formam um conjunto poliarticulado de 120

---

[4] O "fique reto" é interpretado como "fique na vertical", e os pais são tentados a prender a criança entre a mesa e o encosto de sua cadeira. O que é o início para colocá-la em uma situação corporal errada.

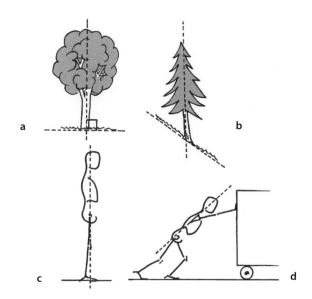

Figura 13.7 Na maioria das vezes a vertical tem como referência a relação com a horizontalidade do solo (a), mas nem sempre esse é o caso (b). A axialidade de um indivíduo também pode ter como referência a vertical (c), mas pode ser oblíqua (d).

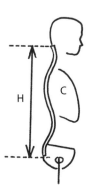

Figura 13.8 O índice de Delmas faz a relação entre a altura H da coluna vertebral e seu comprimento C.

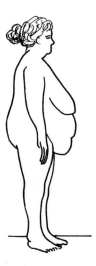

Figura 13.9 A obesidade modifica os dados arquiteturais e mecânicos do tronco.

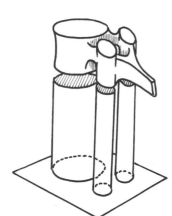

Figura 13.10 A coluna vertebral divide-se em três colunas ósseas que formam um sólido trípodo que enquadra o forame vertical.

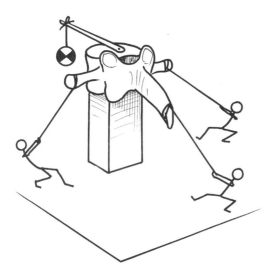

Figura 13.11 Os processos espinhosos e transversos oferecem braços de alavanca aos esteios musculares.

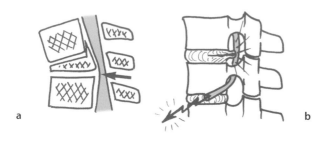

Figura 13.12 Um desabamento vertebral (a) é acompanhado de um cavalete ósseo (seta) que provoca uma estricção medular. Uma hérnia de disco pode comprimir a raiz espinal que sai pelo forame intervertebral subjacente (b).

articulações (72 vertebrais e 48 costovertebrais). Isso equivale a dizer que a estrutura do tronco forma um **conjunto complexo**, que ocupa cerca de 2/5 da altura do indivíduo em pé. Vale mencionar os elementos relacionados, como o crânio, a pelve, o cíngulo do membro superior.

Vértebras

Morfologia

Sua morfologia associa **três colunas ósseas** (Louis, 1982) que envolvem o forame vertebral (canal medular). Essas três colunas são formadas pelo empilhamento dos corpos e dos processos articulares posteriores (PAP); estão religadas por **três pontos**: os dois pedículos e o arco das lâminas. A homologia vertebral (Fig. 13.10) é a de um anel composto de um corpo, anterior, e de um arco neural, posterior. O corpo tem a forma de um cilindro ligeiramente encurtado em sua parte média em forma de **diábolo** (melhor resistência à compressão).

Volume

O volume das vértebras aumenta à medida que se desce pela coluna vertebral.

Processos

Os processos transverso e espinhoso servem de amarração muscular (**estaiação**); os verticais suportam superfícies articulares (Van Schaik et al., 1985) (Fig. 13.11).

Forames

A morfologia do forame vertical pode interferir com eventuais **compressões medulares** ou da cauda de cavalo (canal dito "estreito")[5] (Fig. 13.12a), a dos forames intervertebrais com síndromes radiculálgicas (Fig. 13.12 b).

Ossificação

Sua ossificação (fechamento do arco posterior) pode ser incompleta (espinha bífida, espinha bífida oculta).

Osso compacto e osso esponjoso

- O *osso compacto* é periférico, mais denso em **torno do forame vertebral** (Fig. 13.13).
- O *osso esponjoso* situa-se principalmente na parte central do corpo. Esta pode ser afundada pelo núcleo, que deixa então sua impressão (radiológica) conhecida sob o nome de hérnia de Schmorl. Esta parte, relativamente homogênea no jovem, torna-se heterogênea e lacunar com a idade, por isso sua **maior fragilidade**.

Traves ósseas

As traves ósseas, ou linhas de força resultantes da estrutura óssea, são compostas de trabeculações verticais, de uma densificação no nível dos platôs vertebrais, pedículos e PAP, e de um sistema em duplo leque que revela uma **zona densa**

---

[5] Essa denominação é comum, pois era definida tendo como referência um valor normal. Às vezes ela é criticada na medida em que um canal não é estreito em si: ele é eventualmente em relação com seu conteúdo. Portanto, trata-se mais exatamente de uma relação continente-conteúdo.

em relação com o arco neural e um **ponto fraco** na parte anterior do corpo (zonas dos empilhamentos, com tendência à cuneiformização) (Figs. 13.14 e 13.12 a).

Aspecto particular de certas vértebras

Trata-se de vértebras do **ápice** de curvatura (características típicas do segmento considerado e situadas no plano horizontal) e vértebras de **transição** (características grosseiramente intermediárias entre os segmentos considerados e situados em um **plano oblíquo** embaixo e na frente ou atrás). Duas são totalmente diferentes (atlas, áxis). Essas vértebras particulares são tratadas nas seções dedicadas aos segmentos raquidianos onde elas se encontram (ver Cap. 15).

Costelas

São ossos com **tripla curvatura** (melhoria da restituição de energia após deformação). Os dois últimos pares são flutuantes: eles correspondem a uma parte limite da coluna e conferem certa liberdade a essa zona (Yoganandan e Pintar, 1998).

Esterno

Forma um **escudo** ósseo na face anterior do tórax (apoio ocasional). Articulado com os sete primeiros pares de cartilagens costais e a clavícula, ele solidariza anteriormente com o tórax e sofre o movimento ascendente das costelas na inspiração (ver Fig. 14.25).

Cíngulo do membro superior

Ele está preso à região torácica superior, eventualmente pelo viés de uma musculatura de apoio (ver Articulação cervicotorácica, p. 515, e Fig. 15.22).

Pelve

A pelve humana sofreu uma evolução que ainda a deixa inclinada para a frente. Enquanto a bipedia fez com que o tronco passasse da horizontal para a vertical, o ângulo do quadril manteve seu fechamento anterior (Fig. 13.15). Portanto, a coluna vertebral repousa sobre uma base inclinada. A pelve é geralmente considerada apenas em sua vocação estática (ver Fig. 14.34), ao passo que ela tem um papel de rótula no centro do complexo lombopelvicofemoral. Dolto (1976) considerava-o como um "escafoide", isto é, um casco de barco com proa púbica, sede de movimentos de balanço, oscilação, torção (Fig. 13.16). Essa maneira de ver não deve ser esquecida quando se fala de estabilidade ou de mobilidade da coluna.

Crânio

Ele interessa a coluna vertebral pela articulação do **cardã crânio-cervical**, subjacente ao forame magno, e pela tripla zona de inserção muscular – para os músculos profundos, intermediários e superficiais da nuca.

No plano articular

Articulações corporais

São as **sínfises**. Sua espessura aumenta à medida que se desce pela coluna vertebral. Cada uma associa um **disco in-**

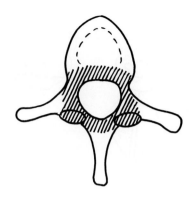

Figura 13.13 O osso é mais duro no contorno do forame vertebral.

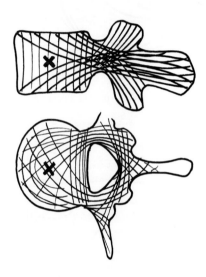

Figura 13.14 As traves ósseas são densas em relação ao contorno do forame vertebral, elas são orientadas no sentido das tensões discais, articulares posteriores e musculares (processo espinhoso). Elas deixam uma zona fraca (cruz), sede dos achatamentos traumáticos.

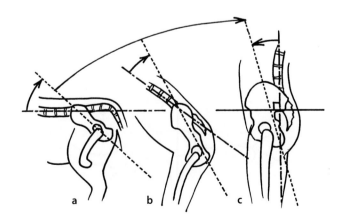

Figura 13.15 O ângulo do quadril evoluiu pouco com a bipedia, enquanto a coluna passou da horizontal à vertical: quadrúpede (a), macaco (b), homem (c). Pontilhados: linha que encontra o ápice da crista ilíaca na tuberosidade isquiática.

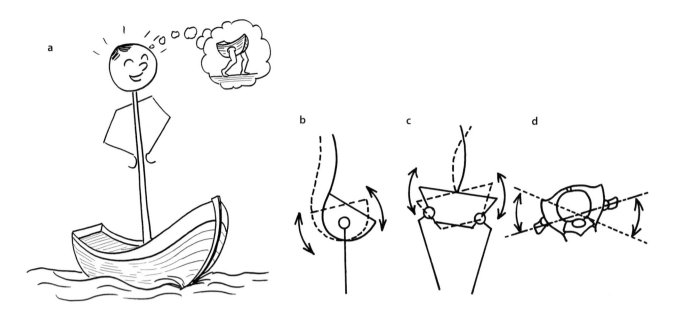

Figura 13.16 A pelve é uma base dinâmica para a coluna vertebral (a): ela balança (anterretroversão) (b), oscila (básculas laterais) (c) e vira (giro pélvico) (d).

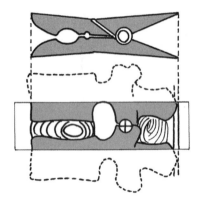

Figura 13.17 A articulação vertebral é a unidade móvel da coluna vertebral (ou unidade funcional da coluna vertebral). Sobre o pivô dos PAP (cruz), ele forma um "pregador".

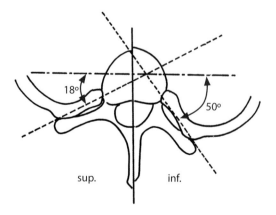

Figura 13.18 O eixo das articulações da cabeça da costela e costotransversária é oblíquo, em relação ao plano frontal, em cerca de 50° na parte inferior do tórax, e de 18° na parte superior.

tervertebral (DIV) a cada duas vértebras consecutivas[6] (Fig. 13.17).

Articulações posteriores

As PAP são superfícies **planas**, menos no nível lombar onde são **trocóideas**. A particularidade dessas interlinhas é de nunca serem perfeitamente concordantes, integrando às vezes **inclusões meniscoides** (Fig. 13.18). Estas reforçam o contato, mas podem, quando ocorrem certos movimentos bruscos, ser mortificadas pelas bordas cartilagíneas e provocar dores localizadas. Com as articulações do corpo, ela forma um pregador (ver Fig. 13.17).

Articulações costais

Elas existem apenas no nível torácico e se decompõem em articulações da **cabeça da costela** e **costotransversárias**. O eixo que as reúne é mais frontalizado na parte superior do tórax (18° no plano frontal, o que dá uma respiração peitoral) e mais sagitalizado na parte inferior (50° no plano frontal, o que dá uma respiração dos flancos) (Fig. 13.18).

Relações dos ossos entre si

A coluna vertebral desenha curvaturas cuja apreciação é muitas vezes radiológica (indispensável nas patologias ortopédicas), mas pode ser vista clinicamente graças a um pantógrafo (Fig. 13.20). Sua importância varia em função de sexo, idade, tipo morfológico e atitude comportamental, consciente ou não. A norma absoluta é difícil de ser estabelecida. Vale observar que:

---

[6] É o que define a unidade móvel da coluna (muitas vezes chamada de unidade funcional raquidiana [UFR]), compreende a parte inferior de uma vértebra, a parte superior da seguinte e a junção disco-articular que as une.

- *As flechas vertebrais*, escolhendo a vértebra que no contato do plano de referência está como índice "zero".
- *A extensão e a forma das curvaturas*. Elas definem o valor das curvaturas, que permite avaliar a participação de cada articulação (uma curvatura pode não se estender sobre todo o comprimento do segmento em questão) (Fig. 13.21).
- O *eixo do trago*, que revelara a postura própria de um indivíduo e é diferente da vertical teórica (ver Fig. 13.6).

No plano capsuloligamentar

Cápsulas

Com exceção da atlantoccipital, cada articulação se caracteriza por duas cápsulas posteriores (e sinoviais), bastante frouxas, cada uma apresentando dois **recessos**: um anterossuperior (mais resistente) e um posteroinferior (menos resistente), que permite folgas-deslizamentos facetários (Fig. 13.19).

Disco

Ele é **protendido**. Sua estrutura, em lamelas concêntricas (*annulus fibrosus*) posicionadas em torno de um núcleo mais denso [7] (*nucleus pulposus*), possui uma forte inibição aquosa,[8] e varia com a duração da ação compressiva entre as vértebras. A **obliquidade invertida** das fibras lamelares freia os movimentos rotatórios e aumenta a resistência às tensões.

Cartilagens costais

Dizem respeito às dez primeiras costelas, sendo que as sete primeiras têm uma cartilagem própria. O comprimento delas é crescente, e a obliquidade mais importante, à medida que se desce ao longo da coluna vertebral. Fixadas na extremidade anterior da costela, elas se articulam com o esterno por meio de uma interlinha em forma de diedro, o que impede sua rotação axial. A plasticidade condral, maior que a da costela, aumenta a capacidade de deformação torcional ao longo da inspiração, para restituí-la na expiração (ver Fig. 14.25).

Sistema ligamentar

Apresenta-se sob a forma de um duplo sistema: um longitudinal, comum e **contínuo** (LLA, LLP,[9] ligamento supraespinhal) e um **descontínuo** (ligamentos interespinais, intertransversários, amarelos). Esses ligamentos apresentam características notáveis nos planos anatômico, neurológico e mecânico.

Características anatômicas

Ligamentos intertransversários

São encontrados principalmente na zona torácica, onde sua presença parece compensar a ausência de músculos intertransversários.

---

7 Ele está próximo da cartilagem articular: seu principal constituinte, o proteoglicano, é vizinho do agrecano da cartilagem articular (Goupille e Freemon, 1997).
8 O núcleo é fortemente hidratado (80 a 90%), o anel um pouco menos (60 a 70%) (Goupille e Freemont, 1997).
9 LLA, LLP: ligamentos longitudinais anterior e posterior.

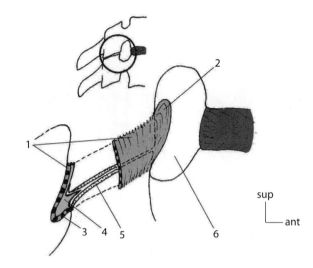

Figura 13.19 Articulação dos processos articulares posteriores: cápsula (1), recesso anterossuperior (2), recesso posteroinferior (3), inclusão meniscoide (4), cartilagem (5), forame intervertebral (6).

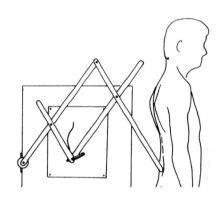

Figura 13.20 O pantógrafo retraça as curvaturas da coluna vertebral.

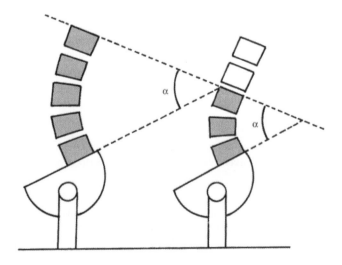

Figura 13.21 A medida de uma curvatura vertebral só tem valor quando se leva em conta o número de articulações em questão.

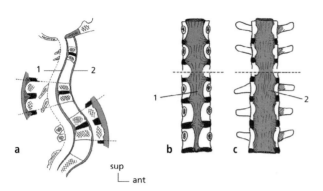

Figura 13.22 LLP (1) e LLA (2) em corte sagital (a), em vista superior dos corpos (b), em vista anterior (c).

LLA

Forma uma larga faixa fibrosa que molda a parte anterior e mediana dos corpos vertebrais. Compõem-se de fibras longas e curtas (de uma vértebra para a outra).

LLP

Serpenteia na face posterior dos corpos e dos discos, com expansões até o forame intervertebral. Também é composto de fibras longas, verticais, e de curtas, oblíquas. Seu comprimento diminui acima de L2 (extremidade caudal da medula espinal) (Fig. 13.22).

Interespinal e supraespinal

São estruturas de colágeno em zigue-zague[10] revestidas de fibras elásticas.[11] O primeiro é descontínuo, em leque com ápice anterior no nível torácico,[12] o segundo é contínuo. Seu tensionamento limita a flexão. São inconstantes no nível cervical e substituídos pelo **ligamento nucal** (Awazu Pereira da Silva, 1990). O supraespinhal é inexistente em L5-S1.

Ligamentos amarelos

São pares, mas no nível cervical estão bem unidos de um lado e de outro, em relação à consistência, ela é variável e até mesmo ausente (Vanneuville et al., 1980). Sua forte proporção de fibras elásticas faz com que sejam considerados **sindesmoses elásticas** que articulam cada estágio vertebral (Morris, 1973). No indivíduo idoso e em extensão da coluna vertebral, os ligamentos amarelos encurvam e **encolhem** ligeiramente o canal raquidiano. Para Bourges (Vanneuville et al., 1980), isso desempenha um papel nos traumatismos medulares.

Características neurológicas

As formações anteriores são inervadas pelo sistema **simpático**,[13] as posteriores pelas **raízes espinais** do nível (Clergeau, 2002).

---

10 Para Bourges (Vanneuville et al., 1980), essas sinuosidades conferem a esses elementos, pouco extensíveis, a equivalência de uma elasticidade.
11 Este ponto, ressaltado por Bourges (Vanneuville et al., 1980), difere da descrição clássica (formação quase exclusiva de colágeno).
12 Assim ele parece limitar o afastamento dos processos espinhosos.
13 O que explica, em caso de sofrimento, algumas difusões de dores mais ou menos precisas.

Características mecânicas

A resistência dos ligamentos varia em função de sua situação espacial em torno do forame vertebral (ver Fig. 13.67).

Outros elementos fibrosos

São ao mesmo tempo órgãos de **ligação** entre estruturas, de **isolamento** entre diferentes planos, e de **deslizamento**, garantindo além disso uma **aderência** muito importante sobre a musculatura profunda. São eles:
• O *ligamento nucal*, formando um **septo** que substitui o ligamento supraespinal no nível cervical (Dean e Michel, 2002).
• As *fáscias e membranas* que envolvem as vísceras (pleura, peritônio etc.).
• As *aponeuroses musculares*, como a dos serráteis posteriores, as partes aponeuróticas dos trapézios e a grande aponeurose lombossacral dos latíssimos do dorso (ver adiante).

No plano muscular

Organização

Organização local

Músculos relacionados à coluna (inserções)

São os eretores da espinha, o quadrado do lombo, o psoas, os oblíquos e transversos do abdome, o latíssimo do dorso, o trapézio.

Músculos relacionados ao posicionamento pélvico

São os pelvitrocantéricos, os glúteos, os ilíacos.

Organização sistêmica

Sistema axial

Integra as fibras verticais de todos os músculos do tronco. Encontramos tanto músculos grossos (retos do abdome, psoas) (Aaron e Gillot, 1982), quanto porções de músculos largos (fibras verticais dos oblíquos), e associações de feixes musculares (eretores da espinha, longuíssimo da cabeça e do pescoço).

Sistema oblíquo

Compreende:
• *As fibras oblíquas dos músculos largos*: oblíquos do abdome, latíssimos do dorso, trapézios, serrátil anterior, quadrados do lombo.
• *Os músculos diretamente oblíquos*: serrátil posterior, romboides (Bertelli at al., 1990).
• *Os pequenos feixes oblíquos dos eretores*: oblíquos da cabeça, esplênio da cabeça e do pescoço, multífidos (Bojadsen et al., 2000).

Sistema transversal

Compreende as fibras mais oblíquas na horizontal, quer sejam músculos longos (transverso), partes de músculos largos (oblíquos, trapézios, latíssimos do dorso), ou pequenos feixes (rotadores do transverso espinal).

Organização morfológica

Músculos largos

São grandes **lençóis** musculares achatados, poliarticulares, com fibras repartidas em várias direções. Eles integram as largas zonas aponeuróticas.

Músculos estreitos

Ao contrário, eles são formados de múltiplos pequenos **feixes** estreitos, reagrupados no interior de pequenos grupos mono, bi, tri, quadri ou poliarticulares (Vital et al., 1998).

Organização posicional espacial

Músculos superficiais

Formados pelos músculos **longos** e largos, são subcutâneos ou imediatamente abaixo da primeira camada.

Músculos profundos

São músculos **curtos**, repartidos em grupos de múltiplos feixes, com composições muitas vezes variáveis (Sanuel et al., 1977). Formam uma trama que cobre os níveis da coluna vertebral e permitem ajustes locais aos quais os grandes músculos superficiais não podem aspirar. Todavia, há duas exceções: uma no nível cervical, com os longuíssimos do pescoço, na frente; outra no nível lombar, com a presença de grossos músculos anteriores (pilares do diafragma e psoas). Estes últimos, associados aos eretores da espinha, formam o que Dolto (1973) chamava de as **quatro regiões da coluna vertebral**, pois embainham as vértebras lombares nos quatro cantos e participam de sua estabilidade (Fig. 13.23).

Organização funcional

Músculos de ginástica

São aqueles com funcionamento **ocasional**, que dependem da vontade, pouco automatizados e onerosos no plano energético.

Músculos de manutenção

Estes ao contrário, são músculos com funcionamento **permanente**, estáticos, muito automatizados e pouco onerosos no plano energético.

Ações

No eixo ósseo

Todos esses músculos funcionam em cadeias e suas atividades são muito intricadas.

Eretores da espinha

São atuantes em todas as atividades da coluna vertebral (extensão, ereção, rotações), na anteversão da pelve, e mesmo na retroversão (Iida et al., 1978). Seu nível de maior atividade eletromiográfica situa-se **em T6**,[14] isto é, no ápice da

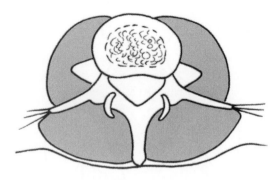

Figura 13.23 As quatro regiões da coluna vertebral, na região lombar: os dois psoas e os eretores da espinha (segundo Dolto).

curvatura torácica. O tipo de resposta desses músculos mostra que têm um papel essencialmente **estabilizador** da coluna vertebral, deixando a atividade dinâmica em força aos músculos superficiais (Peach et al., 1998; Stokes e Gardner-Morse, 1999).

Psoas maior

Anatomicamente dividido entre o quadril e a coluna vertebral, ele parece ter um papel preponderante como estabilizador do quadril,[15] e ser menos ativo no nível da coluna. Suas fibras médias aumentam a lordose da região lombar, sobretudo em decúbito dorsal; suas fibras altas devem ser comparadas com as do psoas menor. Sua posição anterolateral sobre a coluna vertebral lhe dá um papel de inclinação homolateral e de rotador neutro.[16] Ele intervém na **estabilidade** lombar ao embainhar as vértebras com os eretores.

Psoas menor

Quando existe (50% dos casos [Neidhardt, 1994]), ele impede o recuo da região lombar superior, ou eleva o ramo superior do púbis (retroversão). Por isso, ele **diminui** a lordose da região lombar.[17]

Quadrado do lombo

Ele tem um papel de **esteio** lateral. Em inversão de ponto fixo, ele eleva a hemipelve homolateral.

Abdominais

Músculos largos, eles atuam sobre a coluna vertebral. Reagrupam as diferentes direções espaciais (verticais, transversais, oblíquas).

Nas caixas

Duas ações são complementares:
- *Um papel estático* na manutenção da coluna vertebral (viga rígida pré-vertebral) e na das caixas – o entrecruzamento das

---

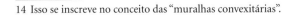

14 Isso se inscreve no conceito das "muralhas convexitárias".

15 O flexor dinâmico do quadril é o ilíaco.
16 O EMG revela que seu plano transversário é rotador contralateral e o plano do corpo é rotador homolateral (Aaron e Gillot, 1982). Para outros autores (Kapandji, 1980; Martinez, 1982), o psoas é rotador contralateral.
17 Ele é maior que o psoas maior no canguru, cuja progressão se faz por meio de saltos (Paturet, 1951).

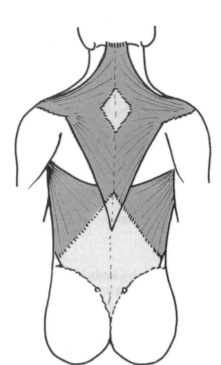

Figura 13.24 Os losangos aponeuróticos menor e maior dos músculos posteriores superficiais (papel de aderência).

fibras musculares (intercostais, abdominais, quadrado do lombo) forma uma espécie de **treliça** como a de uma cadeira de palha.
• *Um papel dinâmico* em relação ao tórax (respiração), e um papel abdominal: de um lado nos movimentos do tórax sobra a pelve (ou o inverso), de outro, nas expulsões (micção, evacuação, parto).

Caixa torácica

Quanto a ela, os músculos são os posteriores, os intercostais, os pequenos músculos anexados (peitoral menor, transverso do tórax, subcostais) e o diafragma.

Caixa abdominal

Para os músculos abdominais, devemos guardar duas concepções complementares:
• A concepção de Rabischong e Avril (1965), que falavam de **viga rígida pré-vertebral**, isto é, de contraforte anterior que atua em impulsão posterior, por meios das vísceras interpostas, sobre a região lombar.
• A concepção de Dolto (1977), que falava, incorretamente, de **três diafragmas** do abdome.[18]

Elementos anexos

Elementos aponeuróticos

Losango menor

O losango menor aponeurótico está situado no nível da **articulação cervicotorácica** (Fig. 13.24). Ele é tensionado pelo trapézio, e forma uma zona densa de **reforço passivo** que se apoia nos espinais salientes dessa articulação (C7-T1). Este setor é revestido por um espesso tecido celulogorduroso, apelidado "corcunda de bisão" quando é muito desenvolvido[19] – sendo, aliás, a zona de amarração inferior do ligamento nucal.[20]

Losango maior

O losango maior aponeurótico está situado no nível **lombar** (Fig. 13.24). Ele pertence ao latíssimo do dorso, que regula sua tensão para garantir a **forte aderência** da parte posterior da cintura. Este reforço posterior é limitado lateralmente de uma maneira muito forte pela **articulação aponeurótica lombar** (ligação fibrosa entre o plano aponeurótico profundo do transverso e este, superficial, do latíssimo do dorso) (ver Fig. 14.41). O conjunto embainha a região lombar e seus músculos eretores, repartindo sua tensão sobre a coluna vertebral produzindo sua aderência.[21]

Elementos tegumentares

A pele e o tecido subcutâneo celulogorduroso têm uma importância variável segundo os indivíduos (sexo, idade, tipo morfológico) e segundo as regiões. De um lado, as consequências mecânicas são que o colchão, **mais espesso e aderente** nos setores de menor mobilidade articular,[21] participa das características de mobilidade do segmento e, de outro, que sua importância forma um envelopamento protetor no plano da **estabilidade**.[22]

Elementos nervosos

Medula espinal

É o eixo nervoso, envolvido pela dura-máter e suas diferentes folhas e espaços, que se estende até a zona L1-L2. Sua presença explica a gravidade potencial das fraturas e luxações da coluna vertebral.[23]

---

18 O diafragma e o assoalho pélvico são verdadeiros diafragmas, ao passo que a parede abdominal forma uma cinta e não um diafragma. O conjunto das três forma as seis paredes da caixa abdominal. Com isso, Dolto desejava ressaltar principalmente a coerência desses três conjuntos compressivos.

19 Encontramos essa configuração nesse tipo de animais, em relação ao equilíbrio do peso da cabeça graças ao braço de alavanca dos processos espinais cervicotorácicos.
20 Esse ligamento, muito desenvolvido em alguns mamíferos, diminuiu ao longo da evolução, até o homem onde, curiosamente, ele volta a ser importante.
21 Existe uma similitude de qualidades mecânicas entre os diferentes tecidos de determinada região. Quando uma zona é pouco móvel no plano articular, ela é servida por músculos fortemente aponeuróticos nesse nível e recoberta de tecido cutâneo e subcutâneo espesso e aderente. Deve-se refletir sobre isso antes de praticar gestos ditos "de descolamentos e de atenuação" dessas zonas.
22 Os indivíduos cujo pescoço é gordo e arredondado (queixo triplo) estão menos expostos aos traumatismos de tipo "golpe do coelho" (*whiplash*).
23 Riscos de compressão medulares (por cavalete ósseo nos grandes achatamentos vertebrais ou nas luxações) e de compressões radiculares (nas hérnias discais) (ver Fig. 13.12).

A **dura-máter** está fixada:
- *No alto*: ao crânio, muito especialmente em sua base e no forame magno.
- *No meio*: na parte anterior do canal medular (no LLP) e na periferia dos forames intervertebrais.
- *Em sua parte bem terminal*, ela circunscreve o filum terminal e se confunde com o ligamento coccigiano.

Raízes espinais

Elas saem da medula espinal e emergem da coluna vertebral sob a forma dos nervos espinais pelos forames intervertebrais, **deslocados** em relação ao nível medular (Fig. 13.25). A partir de L2, elas formam o "**rabo de cavalo**". Vale notar a **fixação** da raiz no contorno do forame intervertebral (De Peretti et al., 1990; Roy-Camille, 1990) (Fig. 13.26), o que explica a existência de dois compartimentos: um intrarraquidiano e um extrarradiquiano.

Elementos vasculares

Rede arterial

Podemos distinguir dois sistemas:
- Um ***axial***, que garante a propagação sanguínea entre todos os estágios. Em extrarraquidiano, é representado pela aorta e, acima do arco aórtico, pelas artérias vertebrais[24] (Fig. 13.27a) e as carótidas. Em intrarraquidiano, ele está representado pelo prolongamento das artérias radiculares. A mais importante artéria desse tipo é a protuberância lombar (Adamkiewicz), que é objeto de uma arteriografia nas suspeitas de compressão medular.
- Um *sistema **transversal***, que garante a vascularização em níveis. Ele é anastomótico, extra e intrarraquidiano, religado ao sistema axial. Cabe a ele fornecer as artérias que alimentam os ossos (Fig. 13.27).

Rede venosa

Para ela, podemos distinguir dois conjuntos (Fig. 13.27b):
- Um *conjunto **axial** e **transversal***, equivalente da rede arterial.
- Um *conjunto de **plexo***: um extrarraquidiano (anterior e posterior) e um intrarraquidiano, formando um anel venoso epidural e se prolongando nos forames intervertebrais. A parte extrarraquidiana se despeja nas veias lombares (depois na veia cava inferior), no sistema ázigo (nível torácico) e nas veias cervicais.

MOBILIDADES

Mobilidades analíticas

São as mobilidades nos três planos do espaço, dissociadas em três regiões: cervical, torácica e lombar.[25] Fora de contex-

---

24 Elas podem ser mal conduzidas nos movimentos forçados da região cervical. Por seu viés, as artérias radiculares penetram no canal raquidiano entre C2 e C3 vascularizam o dente do áxis. O nível menos vascularizado do dente parece ser o colo (zonas de fraturas).
25 Estes dois últimos são relativamente difíceis de separar. O movimento é rapidamente confundido entre esses dois níveis. Estima-se que a di-

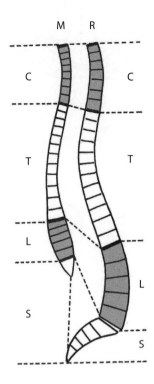

Figura 13.25 Existe uma diferença (crescente à medida que se desce pela coluna vertebral) entre o eixo medular (M) e o nível raquidiano (R) de emergência dos nervos espinais. C = cervical; T = torácica; L = lombar; S = sacral.

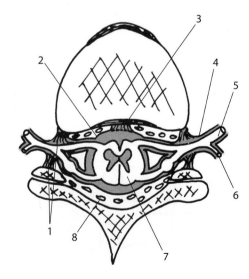

Figura 13.26 Corte transversal da coluna vertebral. As raízes espinais estão amarradas no contorno do forame intervertebral (1): a dura-máter (2) envolve a medula espinal (7), insere-se sobre o LLP (3) e prolonga-se pelo perinervo (4), cercando as raízes anterior (5) e posterior (6). A medula espinal está envolvida pelo plexo venoso (8) e pela gordura.

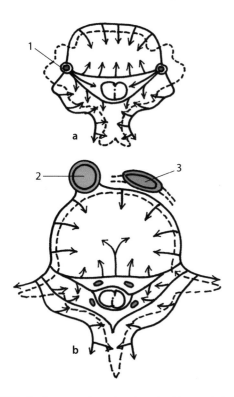

Figura 13.27 Os eixos vasculares da coluna (artérias e veias) são longitudinais e transversais. Eles diferem entre o nível cervical (a), com as artérias vertebrais (1), e o nível toracolombar (b), com a aorta (2) e a veia cava inferior (3).

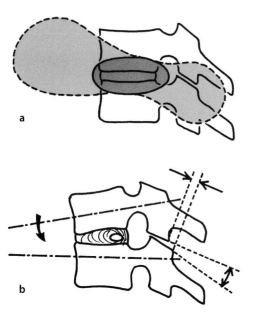

Figura 13.28 Os CIR de flexão-extensão (a) localizam-se no nível discal (linha cheia) e dele se distanciam nas patologias (linha pontilhada). A mobilidade (b) provoca um descobrimento das superfícies dos PAP e uma folga.

to não fundamental (ver Quadro 13.2, p. 446), falar de amplitudes goniométricas em prática corrente não é muito útil e preciso:

• *Não muito útil*, pois na prática ninguém mede as amplitudes em graus (teoricamente possível, mas complexo). Praticam-se muito mais as medidas **lineares**: Schöber (1937), e a distância dedos-solo.[26]

• *Não muito preciso*, pois os valores angulares são **normalmente muito variáveis**: entre os indivíduos jovens e velhos, frouxos e rígidos (Pearcy e Hindle, 1989). A avaliação funcional é nitidamente preferível, pois é mais realista e mais fácil de executar (Jorge de Marco, 1993).

Flexão-extensão

Apresentação

Para as regiões cervical e lombar, nos países latinos, a flexão é o movimento que desloca a extremidade superior do segmento para a frente. Nos países de língua inglesa, há um risco de confusão, pois os seguimentos às vezes são considerados como porções de curva; assim a flexão cervical, que corrige a curvatura desse setor, é chamada extensão, e inversamente (Mangione e Sénégas, 1997).

O movimento é sagital e se estende sobre uma larga zona, sem eixo propriamente dito. Em contrapartida, alguns autores calcularam, radiologicamente, os centros instantâneos de rotação (CIR) de cada interlinha. Grosseiramente, os CIR localizam-se no **nível dos discos intervertebrais** (Fig. 13.28 a). Quanto mais se distanciam, mais isso traduz uma disfunção mecânica do nível, mesmo que o indivíduo não tenha feito ainda nenhuma reclamação. Esse distanciamento representa componentes anormais de "**derrapagem**" discal, isto é, uma instabilidade de tipo deslizamento. De fato, um movimento de translação de uma vértebra sobre outra equivale a um centro de mobilidade levado ao infinito.

Movimentos e amplitudes

Esse tipo de deslocamento equivale a um deslizamento-folga sagital dos processos articulares posteriores (PAP) que acompanham a compressão eletiva de uma parte do disco (para a frente em flexão, e para trás em extensão) (Fig. 13.28 b). Este jogo se traduz por uma **redução da superfície de contato** das superfícies dos PAP, que pode chegar até 50%.[27]

Região cervical inferior[28]

Ela totaliza uma amplitude sagital aproximativa da ordem de 100° a 110°. As amplitudes predominam de C4 a C6.

---

ferença resida, sobretudo, no desencadeamento do movimento: se a mobilidade começa no nível pélvico, a região lombar é a primeira a ser solicitada; se é desencadeado no nível escapular, é antes a região torácica.
26 A esse respeito, é preciso logo alertar contra o aspecto fragilizante desse movimento. Ele é praticado justamente nas pessoas cuja patologia contraindica esse gesto. Além disso, esse movimento mede mais a extensibilidade dos isquiotibiais do que a flexão da coluna toracolombar (Kippers e Parker, 1987; Gajdosik et al., 1994).
27 Deve-se levar em conta em razão do aumento consecutivo das tensões.
28 Isto é, sem a articulação atlantoccipital que forma a região cervical superior.

Região torácica

O valor por articulação é fraco, compensado pelo seu número maior. Ela é mais marcada na parte inferior. A deflexão sagital tem uma amplitude de 60° a 70°.

Região lombar

O movimento predomina sobre as duas últimas articulações (ver Articulação lombossacral, p. 525), ou seja, 50% da deflexão sagital (Konig e Vitzthum, 2001). A deflexão sagital tem uma amplitude que vai de 70° a 80°.

No nível nervoso

Muitas vezes esquecido, este componente do movimento representa a capacidade, maior ou menor, do sistema nervoso se adaptar aos **movimentos** do compartimento intrarraquidiano[29] ou extrarraquidiano[30] (Fig. 13.29).

Motores

Na postura em pé, a flexão está sob controle do trabalho excêntrico dos extensores. Senão, ela é produzida pela atividade concêntrica de todos os músculos situados na frente do plano frontal de referência. A extensão é o resultado dos eretores da coluna vertebral e dos músculos posteriores.

Fatores limitantes

São os elementos posteriores (músculos e aponeuroses) para a flexão, e os anteriores para a extensão. Uma limitação maior é a tração das fibras convexitárias[31] do anel fibroso, alongadas pelo apoio do núcleo pulposo, que migra para trás em flexão, e para a frente em extensão. O disco intervertebral (DIV) é um importante amortecedor limitante passivo da flexão-extensão, sobretudo na parte toracolombar. Músculos e aponeuroses intervêm de forma diferente de acordo com o segmento: enquanto uma flambagem da curvatura aumenta pouco a pouco a convexidade torácica, a concavidade lombar tende mais a se fixar em retidão.

Inclinações ou flexões laterais

Apresentação

São movimentos efetuados no plano frontal: a coluna vertebral revela uma curvatura lateral designada por sua concavidade. Eles exigem as mesmas observações que para a flexão-extensão: o movimento também se estende sobre uma larga zona, sem eixo propriamente dito, desigualmente repartido entre as diferentes articulações. A homologia se estende ao cálculo dos CIR (Fig. 13.30a), que, também aqui, ficam no

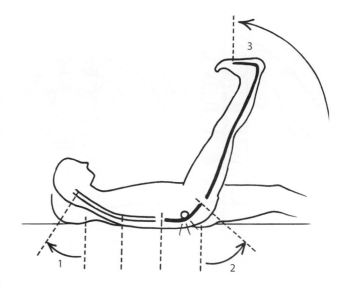

Figura 13.29 O alongamento do sistema nervoso pode revelar sinais da dura-máter, pela flexão cranial (1); radiculares, pela aderência da raiz contra uma protrusão discal (2); tronculares, pelo alongamento do nervo (3).

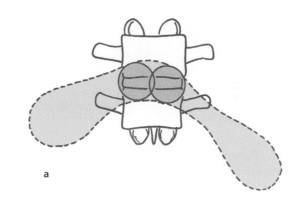

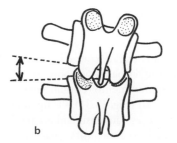

Figura 13.30 Os CIR de inclinação lateral (a) localizam-se no nível discal (linha cheia), mais de um lado do que do outro. Eles se afastam dele nas patologias (linha pontilhada). A mobilidade (b) provoca um hiperapoio dos PAP do lado da inclinação e uma abertura do outro lado.

---

[29] Assim, o signo de Lasègue evidencia, não um alongamento do nervo, mas uma dor da raiz por aderência contra a protrusão hernial, por causa da retroversão da pelve (flexão do quadril com extensão do joelho). Os sinais da dura-máter são evidenciados por um alongamento cranial (flexão da cabeça e do pescoço).

[30] Em contrapartida, quando a retroversão da pelve é parada no limite do surgimento da dor, ela é desencadeada pela associação de uma flexão dorsal do pé (sinal de Pierre Marie e Foy), que traduz a dor do nervo (o que diferencia essa situação de uma dor de tensão dos isquiotibiais).

[31] N. T.: Situada nas convexidades dos planos sagitais.

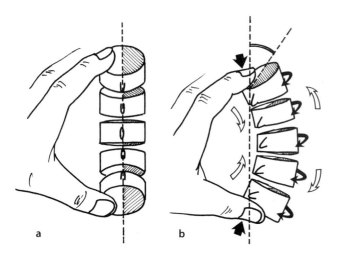

Figura 13.31 Considerando-se o aspecto cuneiforme dos discos na curvatura lombar (a), uma inclinação lateral faz com que sua parte alta corra pela convexidade, provocando assim uma rotação conjunta, contralateral à inclinação (b).

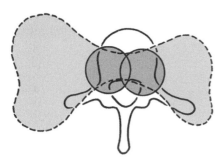

Figura 13.32 Os CIR das rotações localizam-se no nível discal (linha cheia), mais de um lado do que do outro. Eles se distanciam dele nas patologias (linha pontilhada).

nível dos discos intervertebrais, com um mesmo risco de derrapagem discal, patológica.

Movimentos e amplitudes

O deslocamento equivale a um movimento de pistão invertido no nível dos PAP: hiperapoio do lado côncavo e abertura do lado convexo (Fig. 13.30 b). O disco sofre igualmente uma assimetria de pressão entre suas partes direita e esquerda. As inclinações **não são movimentos puros**: por causa das curvaturas sagitais da coluna vertebral, a inclinação é feita com um pivô sobre os PAP concavitários, e um deslizamento-patinagem com decoaptação sobre os PAP convexitários. O disco segue o movimento (empilhamento concavitário e alívio convexitário) (Fig. 13.31). Os **ligamentos** convexitários, mais posteriores, são tensionados e tendem a se aproximar do eixo mediano para limitar suas tensões. Eles contribuem assim para acentuar o efeito rotatório.

- *Região cervical*: ela marca uma mobilidade preferencial em sua parte média (C3 a C5).
- *Região torácica*: suas amplitudes são sensivelmente iguais nos diferentes níveis, um pouco aumentadas nas duas últimas (costelas mais curtas e flutuantes).
- *Região lombar*: ela tem amplitudes um pouco mais fortes na parte média (L3-L4) e nitidamente menores em L5-S1 (encaixadas entre as asas ilíacas).

Motores

São todos os músculos concavitários. Na postura em pé, é a atividade excêntrica dos músculos convexitários que controla a inclinação lateral.

Fatores limitantes

É a tensão antagonista periférica do conjunto das aponeuroses e músculos largos, depois dos mais profundos e, enfim, dos elementos capsuloligamentares locais. De acordo com a extensão dos movimentos, as estruturas em questão são mais poli ou monoarticulares (Jiang et al., 1994).

Rotações

Apresentação

São movimentos giratórios, dirigidos para a direita ou para a esquerda. O movimento se desenvolve no plano horizontal, seu eixo propriamente dito, desigualmente repartido entre as diferentes articulações; o comportamento dos CIR é análogo ao descrito para os movimentos anteriores: eles situam-se no nível dos discos intervertebrais (Fig. 13.32).

Movimentos e amplitudes

No nível dos corpos

As curvaturas vertebrais tendem a **associar inclinação lateral e rotação**, portanto o movimento não é puro: os **discos** são comprimidos do lado concavitário. Eles não têm seus platôs paralelos (são ligeiramente cuneiformes, uma vez que se inscrevem nas curvaturas), consequentemente a parte mais alta tende a fugir da compressão virando-se do lado oposto (Kapandji, 1980). O valor angular é calculado em uma radiografia de frente graças à visão do deslocamento de um pedículo, que, da lateral, desloca-se para o lado oposto à rotação (ver Fig. 13.42).

No nível dos PAP

O deslocamento equivale a um hiperapoio dos PAP de um lado e de uma abertura descoaptada do outro, acompanhando-se de um deslizamento em patinagem de um PAP sobre o outro (inclinação). As amplitudes variam de acordo com os níveis:

- *Região cervical inferior*: como para as inclinações laterais, ela é mais móvel na parte média (C3 a C5).
- *Região torácica*: ela totaliza de 30° a 40° por lado, diminuindo de cima para baixo (de 9° a 2° por articulação).
- *Região lombar*: as amplitudes são fracas (de 5° a 10° para cada lado). Vanneuville et al. (1980) mostraram que a mobilidade situa-se mais na parte baixa do que na alta, ao passo que por muito tempo se considerou que as rotações eram mais fortes na junção toracolombar (i. e., o inverso).

Motores

A rotação da coluna vertebral é o produto da ação de um grande número de músculos, cuja lista não é possível guardar, e da direção das fibras oblíquas, de acordo com os sentidos da rotação. Alguns são monoarticulares, como o rotador curto dos transversos espinais, outros cobrem vários níveis. Os músculos largos são mais fáceis de repertoriar no interior de uma cadeia de rotação. Tomemos o exemplo de uma rotação à esquerda desde a extremidade cranial até a pelve. Ela associa: oblíquo superior direito e oblíquo inferior esquerdo, esternocleidomastóideo direito, esplênio esquerdo da cabeça e do pescoço, trapézio parte descendente direita, serrátil posterior superior e romboide direitos, serrátil anterior direito, oblíquo externo direito, oblíquo interno esquerdo do abdome (Fig. 13.33).

Fatores limitantes

São as diferentes camadas do anel do disco (cujas fibras têm obliquidades inversas). Esse cisalhamento é, por outro lado, controlado no nível cervical pelo **unco**, no nível torácico pela presença das **costelas**, e no nível lombar pela obliquidade dos **PAP**, que se situam perpendicularmente no movimento e assim contrapõem um poderoso freio (Fig. 13.34). Os freios musculares são formados pelas cadeias rotatórias antagonistas. Existem freios patológicos relacionados à contratura de alguns músculos, por exemplo, a do esternocleidomastóideo, que provoca um torcicolo.

Recapitulação das amplitudes

As amplitudes médias são transferidas para a estrela de Maigne[32] (Fig. 13.35) e para um quadro regional, dado aqui (Quadro 13.2) (flexão lateral e rotação são unilaterais).

O total de todas as amplitudes da coluna vertebral é da ordem de 250° a 270° para a flexão-extensão, de 80° a 90° para a inclinação lateral, e de 90° a 95° para a rotação.

Mobilidades específicas e funcionais

Mobilidades específicas dos níveis

Elas dizem respeito às pequenas **folgas-deslizamentos** dos níveis cuja adição se traduz por um movimento segmentário. Essas mobilidades são difíceis de produzir. As técnicas

---

32 Modo de retranscrição, proposto por R. Maigne (1972), baseado em uma cruz cuja vertical representa a flexão-extensão; a horizontal, as rotações; e as oblíquas, as inclinações laterais (uma versão modificada por J. Y. Maigne em seguida inverteu esses dois últimos movimentos).

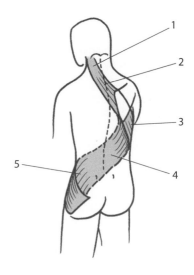

Figura 13.33 As cadeias espiraladas do músculo do tronco: por exemplo, o esplênio da cabeça esquerdo (1), o romboide direito (2), o serrátil anterior direito (3), o oblíquo externo direito do abdome (4) e oblíquo interno esquerdo do abdome (5).

passivas se chocam com um conjunto tão poliarticulado que necessitam das preensões curtas para a precisão, e das longas para a força, por menor que seja (Lee e Evans, 1997). Além do disso, deve-se escolher uma posição que permita travar os níveis sobre e subjacentes.[33] Cada componente permite isolar mínimos deslocamentos[34] em cada um dos três planos do espaço.

---

33 A versão forçada dessas manobras se nomeia manipulação vertebral.
34 Esses deslocamentos podem ser perturbados por sofrimentos periarticulares (provocando dores na divergência da interlinha), ou articulares (mais sensíveis aos movimentos de convergência, como no caso de um pinçamento de inclusão meniscoide). Algumas perturbações discais também intervêm, e podem explicar ou um sofrimento através de uma posição antálgica (direta ou cruzada, em caso de protrusão, de acordo com a localização desta em relação à raiz), ou uma dificuldade no reposicionamento a partir de um movimento dado e não no "reposicionamento" de uma vértebra.

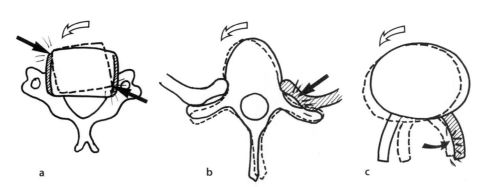

Figura 13.34 As rotações são freadas pelos uncus (nível cervical) (a), as costelas (nível torácico) (b) e os PAP (nível lombar) (c).

Quadro 13.2

Amplitudes médias da coluna vertebral (± 15 a 20%)											
	Cervical global				Torácica				Lombar			
Autores[a]	Van.	Cast.	Kapj.	Louis	Van.	Cast.	Kapj.	Louis	Van.	Cast.	Kapj.	Louis
Flexão	65°	55°	65°	45°	65°	30°	45°	30°	70°	45°	40°	55°
Extensão	55°	65°	55°	75°	(F/E)	35°	25°	20°	(F/E)	35°	30°	30°
Flexão lateral ou inclinação[c]	30°	20°	45°	35°	35°	30°	20°	20°	20°	20°	25°	20°
Rotação[c]	55°	50°	50°	70°	30°[b]	30°	40°	35°	8°	10°	5°	8°

a. Van.: Vanneuville et al., (1980), Cast.: Castaing e Santini (1960), Kapj.: Kapandji (1980), Louis (1982).
b. Valor de White e Panjabi (1978), *apud* Vanneuville et al. (1980).
C. Valor unilateral.

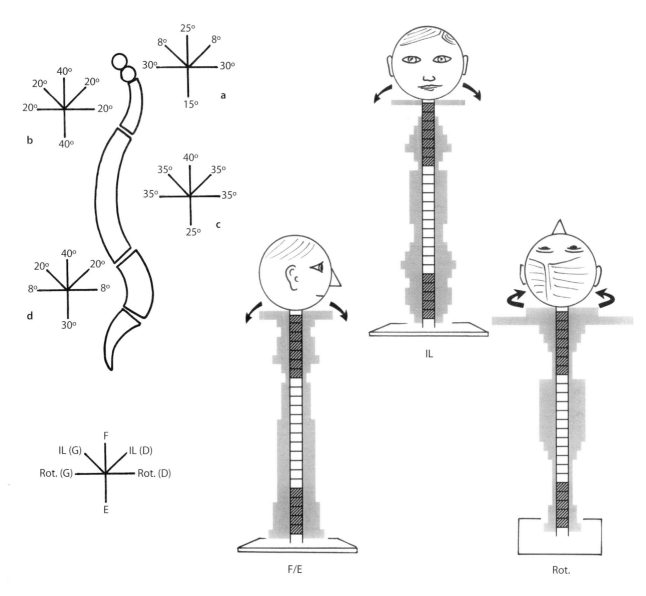

Figura 13.35 Amplitudes médias dadas pela literatura, para a coluna vertebral. Transferidas sobre as estrelas de Maigne: cervical superior (a) e inferior (b), torácica (c), lombar (d). Transferidas esquematicamente sobre um diafragma: flexão-extensão (F/E), inclinações laterais (IL), rotações (Rot.).

Mobilidades funcionais

Estendendo-se às largas zonas, esses movimentos são mais visíveis, e mesmo espetaculares. Os pontos que devem ser lembrados são os seguintes.[35]

- A *frouxidão da coluna vertebral não é sinal de qualidade*. Esta confusão é comum: as contorções são muitas vezes admiradas, mas são antifuncionais (termo equívoco de "maleabilidade"). Os rígidos podem ter uma coluna tão funcional quanto, e até mais, considerando-se o interesse da estabilidade.
- *Esses movimentos são muitas vezes tridimensionais*. Essas associações são adequadas para atuar no sentido da eficácia (finalidade), da economia (melhor repartição do movimento sobre um grande número de interlinhas no seio da cadeia articulada), e da estética (ou fluidez) do movimento (habilidade no equilíbrio gestual).
- *Os eixos de mobilidade são em diagonal*, ao contrário do eixo estático do corpo (ver Fig. 1.50).
- *A inclinação lateral associa uma rotação diferente de acordo com o nível alto ou baixo da coluna vertebral*[36] (Le Roux e Desmarets, 1994).
- *A associação* envolve o conjunto da **cadeia articulada** raquidiana. A não participação de um segmento sobrecarrega seus vizinhos. Vale notar que a mobilidade se desencadeia em uma ou outra das extremidades: por exemplo, no plano rotatório (Figs. 13.36 e 1.31).
- *Existe uma divisão dos papéis*, principalmente entre a força (papel pélvico) e precisão (papel da coluna).
- *As relações privilegiadas* entre as extremidades da coluna vertebral (cabeça e pelve) induzem determinados comportamentos da coluna, seja em mobilidade (crescimento-achatamento, ou abertura-fechamento), seja em modo travado (monolítico). Quando essas relações são perturbadas, há uma disfunção, o que está na base das dores na coluna.

Mobilidade torácica

O tórax adiciona a mobilidade das costelas à das vértebras, o que às vezes é subavaliado: reumatologia e pneumologia se ignoram às vezes mutuamente, mas trata-se de uma **relação continente-conteúdo**, que necessita de uma avaliação associada. Três níveis devem ser considerados.

Mobilidade costovertebral

Ela associa as articulações costovertebrais e costotransversárias: a expansão é mais anterior na parte superior do tórax, e mais lateral na parte inferior (por causa da orientação diferente do eixo articular) (ver Fig. 13.18).

Mobilidade costocondroesternal

Essa mobilidade traz a intervenção do segmento **semimaleável** das cartilagens costais. Eles são curtos na parte superior, portanto menos deformáveis, provocando rapidamente o esterno, e mais longos, mais maleáveis, na parte inferior, permitindo uma ação mobilizadora mais ampla para o diafragma que ali se insere. É a parte que suporta certa distensão em uma mulher no final da gravidez.

Mobilidade intercostal

Ela resulta das precedentes e se expressa pelo afastamento-aproximação das costelas. Estas formam, com os músculos intercostais, um **colete osteomuscular**, suficientemente homogêneo para estabilizar o tórax e seu conteúdo, e suficientemente maleável para se adaptar às variações de forma relacionadas à respiração e as posições do corpo.

Mobilidade pélvica

Constatação

A pelve tem um papel preponderante na estática vertebral e na dinâmica do complexo lombopelvicofemoral. Mas está mal integrado no plano psicomotor, e muitas vezes esquecido (Coquillou e Viel, 1984). A pelve tem um papel **ditatorial**:

- *Para com o que é sobrejacente*. As modificações de posicionamento pélvico provocam modificações de curvaturas da coluna vertebral (Kanayama et al., 1996). A pelve exerce assim um papel de impulsão, comparável ao de um **cabo de chicote** quando se faz estalar suas fitas (ver Região lombar, p. 487).
- *Para com o que subjacente*. A pelve é o lugar de posicionamento do **centro de massa** do corpo (em relação a S2): todo movimento nesse nível influencia todo o equilíbrio corporal. Na marcha, para que um pé se desloque em apoio para a frente, é preciso que o centro de massa do corpo o arraste. É esse

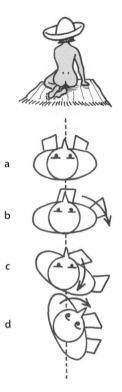

Figura 13.36 A cadeia rotatória pode se iniciar caudalmente e terminar pelo movimento dos olhos (comparar com a Figura 1.31).

---

35 Ver também sobre mobilidades no Capítulo 4.
36 O que modifica a lei osteopática de Fryette, segundo a qual a rotação deveria ser feita do mesmo lado.

avanço que condiciona o do membro inferior, ou então se corre o risco de cair para a frente.[37]

Atividades da pelve

Básculas

Elas reagrupam os movimentos de ante e de retroversão, as básculas laterais e os giros pélvicos. Elas dão a **impulsão** postural à coluna, e comandam assim toda adaptação da coluna vertebral (ver Fig. 13.16). A mobilidade é cibernética e imediata.

Marcha

A marcha[38] é uma atividade automática que coloca em jogo a mecânica lombopelvicofemoral. Se a vontade é um elemento inicial no plano analítico (ciclos de marcha), o treinamento funcional leva em conta, não as diretivas intelectuais, mas sua expressão gestual: não se anda de qualquer maneira (contextos de objetivos, de terreno, de situação psicológica).

Atividade sexual

É um aspecto íntimo para o qual a implicação cinesioterapêutica pode parecer uma ingerência. Consequentemente, paciente e clínico "esquecem" de se referir a ela. Este erro se explica por um desconhecimento, dentro do campo da mecânica, da relação terapêutica, do domínio psicopedagógico. Trata-se de uma dimensão que o paciente deve gerenciar ou se reapropriar.[39]

Variações das mobilidades

Variações fisiológicas

No nível da coluna vertebral

Elas traduzem as variações quantitativas entre indivíduos **frouxos e rígidos**.[40] Mas existem rigidezes ou frouxidões **por zona**. É útil descobrir essas variações, pois se uma zona rígida por si só não provoca sofrimento, em contrapartida, ela pode provocá-lo nas zonas vizinhas, supersolicitadas (Russel et al., 1993).

No nível da caixa torácica

A variação fisiológica é a da respiração, modulada pelas variações morfológicas (mais ou menos alta ou larga, fechada ou aberta) e a idade.

---

37 Quando se corre em uma descida, podemos parar detendo o movimento dos membros superiores: paramos somente quando conseguimos recuperar o prumo gravitacional.
38 Ver Marcha, página 94.
39 No plano da expertise judiciária, estima-se que a invocação de uma lombalgia para justificar uma abstenção de sexualidade não passa de um pretexto.
40 Como mostrado pela dispersão das cifras no quadro recapitulativo das amplitudes de acordo com os autores (ver anteriormente). Essa variação dos resultados, para além das diferenças metodológicas, mostra como é arriscado definir uma norma.

Variações patológicas

Hipermobilidades

As hipermobilidades, locais ou globais, são consequências das hipersolicitações, e podem conduzir à sobrecarga e às instabilidades.

Hipomobilidades

As hipomobilidades ou rigidezes são consequências principalmente de traumatismos, seja em razão de um calo, ósseo ou fibroso, seja por causa da imobilização. Podemos notar os dois seguintes pontos:
• A *"falsa rigidez"*, que Dolto (1976) chamava **imobilismo disfarçado**, e que muitas vezes se deve a um esquema corporal perturbado, depois de imobilização (incômodo persistente, ou apreensão). Ela constitui uma boa indicação para a cinesioterapia.
• A *rigidez é* **menos prejudicial** do que a hiperelasticidade. A utilização cotidiana necessita pouca amplitude da coluna, mas sempre exige estabilidade. Assim, os indivíduos que sofrem de lombalgias sofremcada vez menos com o avanço da idade (sua coluna vertebral se enrijece, podem ter alívio usando uma cinta lombar ou de um lombostato).

Deformações da coluna vertebral ou costais

Essas deformações perturbam a mobilidade: cifoses, lordoses, escolioses, deformações torácicas em funil, em carena, em ampulheta.

> **Para concluir**
> As peças vertebrais têm **mobilidades espalhadas**, complexas, às vezes qualificadas como anárquicas, pois elas escapam a qualquer padronização. Seu estudo deve diferenciar as medidas regionais, ou mesmo globais, da avaliação mais subjetiva das diferentes articulações. A mobilidade da coluna vertebral integra a da **caixa torácica** e o jogo da caixa torácica.

ESTABILIDADES

A estabilidade da coluna vertebral corresponde à sua aptidão em conservar suas curvaturas, seja de referência, seja adaptada a esta ou àquela postura, com um mínimo de energia.

Em descarga

Trata-se das posições com apoio: deitada ou sentada apoiada em um encosto. *A priori*, elas não representam nenhum problema uma vez que o indivíduo é mantido passivamente por um suporte, e às vezes em um plano perpendicular à gravidade. Devem-se assinalar os dois seguintes pontos:

Fadiga e alternância posicional

Nenhuma posição, mesmo a menos restritiva, pode ser conservada por muito tempo. Depois de um período, as estruturas se cansam de serem mantidas em um mesmo setor articular e em um mesmo curso muscular.[41] Além disso, as zonas submetidas aos apoios, mesmo mínimas, têm uma tolerância que diminui com o tempo e exigem uma adaptação sob a forma de mudanças de pontos de apoio. A regra é, portanto, a **alternância posicional**. É evidente que uma posição deitada tem melhores chances de ser suportada por mais tempo quando respeita o conforto articular e muscular: axialidade do tronco e das curvaturas vertebrais.

Posição deitada

As posições com manutenção passiva necessitam de esforço apenas para a manutenção. A posição deitada, principalmente de costas ou de lado, impõe o alinhamento da coluna sobre o suporte. Isso coloca três problemas (Fig. 13.37):
• O da **maleabilidade** do material de contato (colchão, travesseiros, traversins), que deve ter a capacidade de se deformar sob o peso do indivíduo e garantir o conforto.
• O da **rigidez do suporte** (cama), que deve garantir o respeito das curvaturas quando há o enfraquecimento dos apoios mais acentuados.
• O dos **relevos do indivíduo**, que podem modificar o alinhamento (em dorsal, ventral, lateral).

Em carga

Em relação à gravidade

Constatação

Fala-se de posição deitada e de manutenção na **postura** em pé (ver Cap. 4). De fato, esta última impõe uma atividade muscular mínima, antigravitacional, para garantir a retidão, o que define uma postura em relação a uma posição.[42]

Evolução

A bipedia humana é a concretização de uma longa evolução. A coluna vertebral dos macacos é mais próxima da dos quadrúpedes, com exceção da postura sentada. Nosso equilíbrio bípede é, tecnicamente falando, dos mais **precários**, a postura sobre dois apoios sendo quase uma proeza (Duval-Beaupère e Robain, 1989). Todo ciclista que se aproxima da parada pode dar seu testemunho. O eixo vertical responde à luta antigravitacional, pela economia do braço de alavanca (Fig. 13.38): em todos os países pouco industrializados, o transporte das cargas se efetua muitas vezes sobre a cabeça (Fig. 13.39). O eixo da coluna não é sinônimo de ausência de curvaturas, e o equilíbrio deve ser considerado nos três planos do espaço.

Meios em ação

A estabilidade diante da luta antigravitacional traz a intervenção de dois elementos:
• Os **esteios musculares** sem os quais a coluna vertebral desabaria (Fig. 13.40a): quando se dorme há a abolição dessa

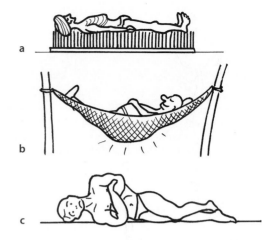

Figura 13.37 A qualidade da posição deitada depende da maleabilidade do suporte (a), de sua manutenção (b) e dos relevos do indivíduo (c).

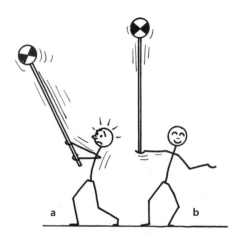

Figura 13.38 A estabilidade depende dos braços de alavanca em ação (a). O que tem menor custo corresponde a um prumo vertical (b).

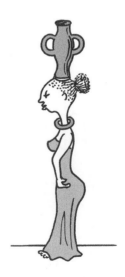

Figura 13.39 O transporte de cargas sobre o crânio é acompanhado de uma posição da cabeça notável e vertical.

---
41 Quando formos totalmente imóveis, estaremos mortos.
42 Sendo assim, a confusão é frequente na linguagem do dia a dia, mas em sentido único: nunca se fala de postura deitada, mas se fala em postura em pé.

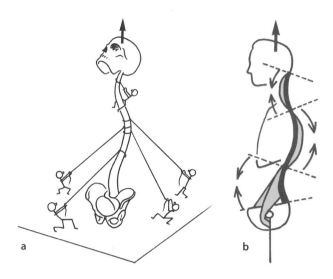

Figura 13.40 A estabilidade ativa depende dos esteios musculares (a) e das "muralhas convexitárias" (b). O psoas tem um papel mais sutil; antes dele: o psoas menor.

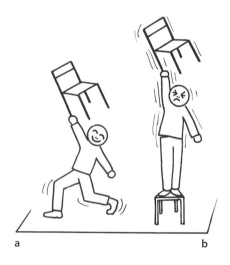

Figura 13.41 Uma estabilidade dinâmica (a) permite limitar o esforço imposto por uma estabilidade (b).

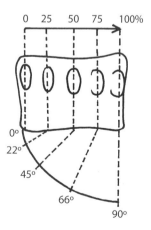

Figura 13.42 A medida radiológica das rotações baseia-se na projeção de um pedículo sobre o corpo vertebral.

luta, em proveito da passagem da postura ereta a uma postura encolhida.
• As *muralhas convexitárias*, que provocam uma correção da convexidade das curvaturas (Fig. 13.40 b).

Estabilidade dinâmica

A manutenção sobre uma base móvel é fácil, pois adapta constantemente a base de sustentação; a manutenção sobre uma base fixa é difícil, pois impede qualquer adaptação (Fig. 13.41).

Plano frontal

Esse plano não apresenta nenhuma curvatura. Quando existem desvios laterais, são patológicos e chamados escolioses[43] (De Mauroy, 1985). As variáveis insignificantes[44] não devem ser interpretadas como patológicas. O exame clínico no plano frontal refere-se às extremidades e aos elementos relatados:
• *A pelve* representa a base da coluna. Sua horizontalidade pode ser imperfeita, por assimetria ou diferença de comprimento dos membros inferiores (comparação com a posição sentada). Vale verificar se o prumo oriundo de C7 está equilibrado (i. e., projeta-se sobre a base do sacro, ou na fenda interglútea) ou não.
• *A cabeça* também está envolvida, com a horizontalidade do olhar e dos canais semicirculares.
• *O tórax*, com eventuais deformações (intervenções nos pulmões, com a atitude característica dos pacientes do tórax, que projetam o lado lesionado lateralmente).
• *O cíngulo do membro superior* e suas eventuais assimetrias posturais.

Plano horizontal

As curvaturas da coluna são sagitais. A aparição de uma rotação é uma anomalia que se inscreve nas deformações da coluna (a escoliose se define pelo componente rotatório que se adiciona a ela no plano frontal: essa deformação tem um caráter tridimensional). As radiografias permitem a apreciação da projeção dos pedículos sobre o corpo vertebral (Fig. 13.42). O exame clínico dá apenas uma indicação, quando aparece uma rotação sobre vários níveis.[45]

A rotação torna-se rapidamente restritiva para as articulações: ela se acompanha de um cisalhamento mais ou menos acentuado de acordo com os níveis. A solução é diferenciada de acordo com os níveis (ver Fig. 13.34):
• *No nível cervical alto*, a rotação está localizada entre C1 e C2 (ver Cap. 15).
• *No nível cervical baixo*, as rotações são mínimas, mesmo permanecendo superiores ao resto da coluna. Os uncos, posicionados lateralmente, freiam o cisalhamento discal da rotação.
• *No nível torácico*, a presença das costelas limita a rotação.

---

43 Do grego *skolios*, que significa tortuoso.
44 Por exemplo, o pequeno desvio destro-convexo, já mencionado, que parece ter uma impregnação do posicionamento cardíaco no feto.
45 A percepção de um processo espinhoso desviado lateralmente não é fiável: existem processos encurvados.

- *No nível lombar*, o disco é mais largo e, sobretudo, os PAP são trocóideas e dispostos perpendicularmente ao sentido das rotações,[46] limitando-as de maneira eficaz.

Plano sagital

No plano da observação

Curvaturas vertebrais

É o plano no qual se inscrevem as três curvaturas móveis da coluna (a curvatura sacral é fixa). Chamam-se concavidade, arco ou desvio – e em sentido inverso: convexidade ou abóbada. Na prática corrente, fala-se de lordose fisiológica e de cifose fisiológica. Esses termos, que se tornaram comuns, deveriam normalmente designar acentuações de curvatura patológicas.[47] Podemos observar que:

- *Na ausência de situações inclinadas*, as curvaturas se orientam naturalmente para a **verticalidade** que oferece uma reação satisfatória à força gravitacional[48] (Fig. 13.43). As curvaturas da coluna vertebral são mantidas em certos valores fisiológicos, para além dos quais a cedência das curvaturas se manifesta[49] (camptocormia).
- *Nas situações inclinadas*, há a necessidade de oferecer uma **resposta axial** às solicitações. Toda quebra da linha de reação esquelética rompe o equilíbrio econômico e obriga a manter uma angulação prejudicial. Quando a coluna vertebral é encurvada, essa angulação repete-se na mesma proporção de seu número de vértebras, portanto é um combate perdido de antemão (Fig. 13.44). A conscientização dessa axialidade não é evidente: para muitos indivíduos, "reto" é sinônimo de "vertical". Esses termos não são sinônimos, e dissipar essa confusão representa uma dificuldade pedagógica. Esta aparece, por exemplo, quando se pede a uma pessoa para que se mantenha em pé, com os membros inferiores ligeiramente flexionados e afastados (de modo a liberar a mobilidade pélvica), e mantenha a axialidade vertebral e ao mesmo tempo descreva um pequeno círculo com a ponta de seu cóccix. Isso deve se traduzir, na outra extremidade, por um círculo simétrico[50] (Fig. 13.45). A estabilidade do eixo da coluna vertebral assemelha-se à de uma mola de tração com ganchos, cujas espirais não podem desempenhar seu papel caso esta esteja recurvado (Fig. 13.46).

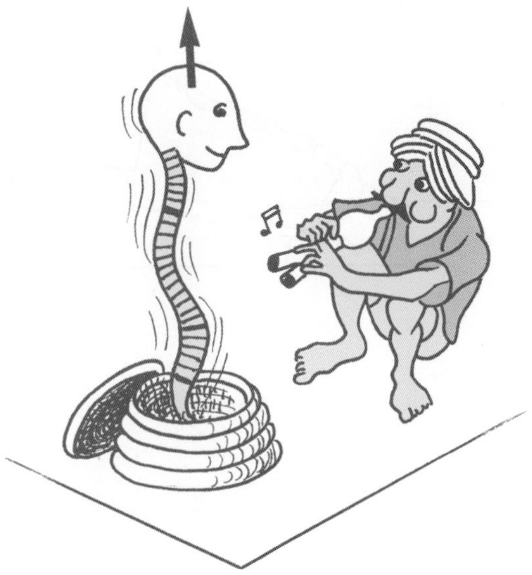

Figura 13.43 A vertical orienta a reação antigravitacional do sistema musculoesquelético.

Báscula pélvica

O assentamento da coluna vertebral sobre a pelve implica uma responsabilidade desta no desencadeamento da curvatura lombar. O posicionamento pélvico ligeiramente antevertido induz a curva lombar (ver Fig. 4.43). Vale apreciar sua importância, bem como os fatores que podem fazê-la variar.

Posicionamento escapular

A tendência natural das escápulas é o enrolamento (impedido pela presença das clavículas e pelo tônus dos músculos periescapulares). Qualquer aumento do enrolamento tende a acentuar o fechamento anterior do tórax e, portanto, provocar uma cifose torácica. É indispensável avaliá-lo, o que é uma coisa, e determinar sua causa, o que é outra coisa.

No plano reeducativo

Curvaturas vertebrais

Nas reeducações da coluna vertebral é importante ter em mente as observações que precedem, caso contrário, corre-se o risco de ver desabar esforços baseados em boas resoluções, na musculação, etc. Quatro observações destacam as possíveis dificuldades.

- Quando um paciente, ao longo dos anos, modelou sua imagem corporal em uma atitude viciada, ela lhe é familiar; ele a julga "normal", e quando o endireitamos ele não se sente "reto". A boa vontade não basta: todas as tensões capsuloligamentares e musculares se adaptaram a esse *modus vivendi*, estruturaram-se, os ajustes proprioceptivos também. Há portanto, um trabalho paciente de "embaralhamento das cartas", e depois de **recomposição** dos dados. Esse trabalho deve ser muito estruturante, pois é perigoso romper um equilíbrio, mesmo precário, estabelecido ao longo dos anos, sem poder substituí-lo por outra coisa. Isso exige consciência e tempo. É o papel de uma **massoterapia manipulativa e propriocep-**

---

46 Os CIR da rotação lombar são relativamente posteriores.
47 Os termos hiperlordose ou hipercifose sendo reservados às acentuações monstruosas.
48 O melhor meio de aprender a lutar contra a gravidade é agravá-la (no sentido próprio e figurado ao mesmo tempo: o termo latino *gravis* significa "o peso"), isto é, levando uma pequena carga sobre a cabeça.
49 Esse fenômeno torna-se inevitável com o tempo: as pessoas idosas diminuem (os "velhos pequenos") ao mesmo tempo por causa da involução das estruturas biológicas e do aumento de suas curvaturas, principalmente a abóbada torácica, a mais comprida.
50 Obtém-se, geralmente, uma ondulação descontrolada da coluna vertebral, ou um movimento de uma extremidade e não da outra. O treinamento é necessário.

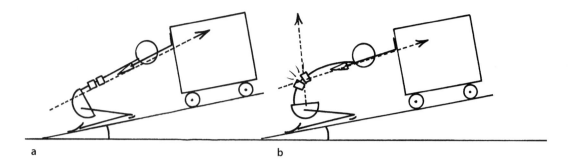

Figura 13.44 Em um caso (a), o eixo da pelve se confunde com o da impulsão: a coluna vertebral permanece estável, travada em posição neutra (retidão axial). Em outro (b), o eixo da pelve e o da impulsão estão dissociados: a coluna vertebral sofre uma flexão que nenhuma articulação pode suportar.

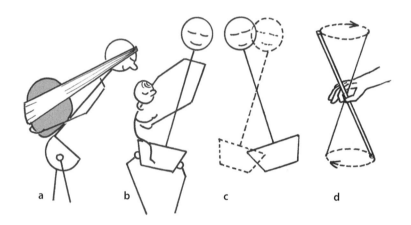

Figura 13.45 A manutenção axial, inclinada para a frente, é frequente no transporte de uma carga posterior (a). A inclinação lateral também é frequente; ela é solicitada, por exemplo, quando se carrega uma criança pequena sobre um quadril (b). A sincronização do conjunto exige um treinamento (c); uma representação esquemática e uma imagem desse exercício pode ser dada segurando uma baqueta no meio e usando-a para descrever um círculo com suas extremidades (c').

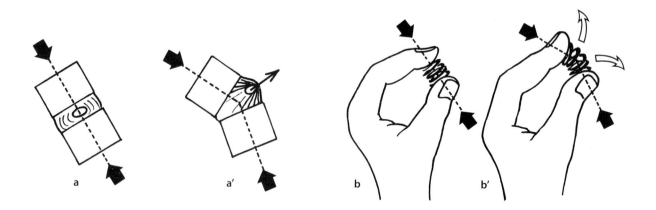

Figura 13.46 Os discos reagem bem a uma pressão axial sem componente de flexão (a), mas mal em uma pressão associada a uma flexão (a'). Uma mola se achata em uma compressão axial (b), mas as espirais se desfazem quando lhe é associada uma flexão (b').

tiva, que exige uma atenção intensa por parte dos dois protagonistas, paciente e clínico.
- Isso é ainda mais enganador quando um indivíduo se acredita, incorretamente, muito reto: exagero da postura militar. Alguns pacientes desejam ser "**mais retos do que os retos**" e, para isso, quebram suas curvaturas: extensão cervical (o olhar mais alto do que o horizonte), ombros jogados para trás, pelve em anteversão para arquear o dorso (de fato: muito mais o abdome), membros inferiores inclinados embaixo e atrás, ou mesmo cotovelo ligeiramente flexionado e em supinação (Fig. 13.47). Esses pacientes olham o fio de prumo e suspeitam de um complô médico. Mais uma vez, há um trabalho de reestruturação paciente que deve considerar a personalidade do paciente. A axialidade vertebral não se decreta: ela se descobre como um elemento incontornável para o conforto e a eficácia.
- Há também o caso do indivíduo mais **alto** do que a média (e sobretudo se está em um período crítico como a puberdade), que é complexado e procura se encolher um pouco para não se diferenciar muitas das outras pessoas. A timidez também deve ser colocada nesse mesmo perfil de atitude psicológica de encolhimento, assim como as moças que acham que devem ter peito largo. Antes de considerar as abordagens de estilo psicoterapêutico, os indivíduos devem se beneficiar de uma cinesioterapia inteligente que usa o suporte dos gestos e das atitudes para acentuar seu desenvolvimento pessoal, se necessário encorajando um certo narcisismo.
- A noção de **autocrescimento**, ou **alongamento axial ativo** (AAA), muitas vezes é abordada como se garantisse uma luta melhor contra as acentuações de curvatura. Esse trabalho de cinesioterapia é interessante no plano de fundo (brincar com o fato de que o aumento da altura pode ser gerador de comportamentos ricos no plano reeducativo), mas é preciso saber que ele é muito pouco operante no plano das curvaturas (Graf et al., 2001). De fato, a eficácia aparente integra principalmente aspectos extrarraquidianos como a báscula da pelve, a contração dos glúteos e a forma do crânio (observar o reflexo do posicionamento da cabeça para ressaltar a extensão de alguns milímetros, durante uma medição de altura).

Báscula pélvica

Vale notar que o posicionamento é apreciado estaticamente e que é necessário avaliar sua dinâmica. O posicionamento em anteversão depende de certo número de fatores, entre os quais podemos mencionar:
- A influência **gravitacional**. Dependendo se o indivíduo está na postura em pé ou sentada, a gravidade tende ao relaxamento em anteversão, no primeiro caso, ou ao contrário, à cedência em retroversão, no segundo (Fig. 13.48).
- *O desequilíbrio* dos músculos sagitais, principalmente a perda da **cintura** abdominal.
- *O sexo*. A posição pélvica de uma mulher é mais antevertida do que a do homem. O ângulo entre o eixo da sínfise púbica e a horizontal é de cerca de 30° em uma mulher e 45° em um homem (Fig. 13.49). A consequência é uma curvatura lombar mais forte na mulher (o que talvez aumente no final da gravidez se não houver uma boa adaptação estática).
- *O aspecto **comportamental***. Não deve ser negligenciado, ainda que esse aspecto escape à análise "científica". Podemos

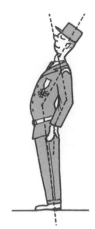

Figura 13.47 O exagero da postura militar do "mais reto do que o reto" se traduz pelas linhas quebradas em todos os segmentos.

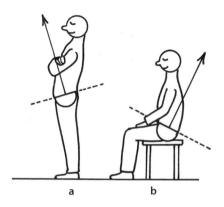

Figura 13.48 A posição em pé (a) predispõe à anteversão da pelve, a posição sentada (b), à retroversão.

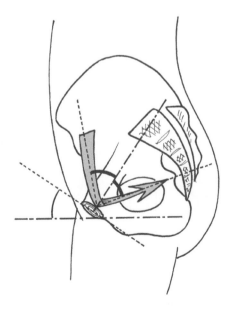

Figura 13.49 A obliquidade a 30° da sínfise pubiana feminina (contra 45° no homem) favorece a reflexão da impulsão abdominal na direção do sacro, economizando o assoalho perineal. Isso provoca uma curvatura mais acentuada.

propor uma imagem: a de um homem, na postura em pé, que tem uma atitude de intimidação para com outra pessoa. Isso se traduz pela anteversão da pelve, o avanço do ventre (Fig. 13.50) e, eventualmente, um andar para a frente muito lento e que exagera o giro pélvico (punho sobre o quadril, ou polegares inseridos no cinto da calça). A atitude inversa, de submissão, provoca uma retroversão, uma diminuição da lordose lombar com encolhimento do corpo.

Posicionamento escapular

O aumento da báscula anterior é bastante frequente; podemos considerar alguns exemplos.
• *As retrações anteriores*, principalmente dos peitorais e, sobretudo, do peitoral menor.
• *As afecções pulmonares*, como a bronquite crônica, que levam o tórax a se fechar com um enrolamento dos ombros.
• *O busto muito grande* de algumas mulheres. Isso pode atuar de duas maneiras:
– Ou de maneira objetiva, pelo peso mamário que provoca o abaixamento anterior dos ombros, e ao mesmo tempo retropulsa o tórax, por razões de equilíbrio gravitacional.
– Ou de maneira subjetiva (e essa situação se encontra mesmo na ausência de busto grande), pelo simples fato psicológico de uma mulher querer, conscientemente ou não, disfarçar o volume dos seios (ver Fig. 14.19b). Talvez este seja o caso de uma garota cuja puberdade é levemente mais precoce do que a de suas colegas e que por isso se sente incomodada, ou é zombada por elas.

No plano das referências

Curvaturas vertebrais

A estática corporal (ver eixo do trago, pp. 82 e 432) permite observar que as curvaturas vertebrais inscrevem-se em um eixo, mas que os diferentes pontos de referência inscrevem-se em uma linha quebrada ou eixo do trago. A confusão entre axialidade e vertical (ver Fig.13.7) está na origem de uma pedagogia incorreta, tanto na educação da estática da criança ("fique reto") interpretado como "seja vertical", quanto nos preceitos ergonômicos simplistas (agachar-se para manter as costas na vertical).

Báscula pélvica

A posição de repouso normal é uma leve anteversão. Isso é verificado pelo teste de Huc, com uma ressalva: ele não se aplica às grandes variações (Péninou et al., 1987).

Posicionamento escapular

O alto da escápula é inclinado para a frente. Esta importante inclinação foi medida (Péninou e Dufour, 1985): é de quase 48°. A distância padrão dessa medida é de 7°, o que é considerável sem diferença significa entre os dois sexos.

No plano das caixas

A caixa torácica

É um volume **pneumático**, com geometria e pressão **variáveis**. Além de seu estudo mecânico, é preciso fazer referência à experiência vivida de seu conteúdo e de seu continente.

O conteúdo

Ele é a sede da "respiração", que tem a mesma etimologia de "espírito". O vínculo entre o ar respirado e o espírito, o caráter, a alma (vínculo bem manifestado na reanimação de alguém, por exemplo) é um elemento comportamental inconscientemente sempre presente. Existem várias expressões que ilustram isso: um indivíduo que não tem iniciativa é um "saco vazio" e, inversamente, aquele que ousa, sem hesitar, é "cheio de si". Entregar a alma, ou o último suspiro, é sinônimo de morrer. É preciso levar em consideração que o uso do tórax reflete o orgulho (tronco proeminente sobre o qual se prende uma decoração [ver Fig.13.47]) ou, inversamente, um sentimento que faz dobrar.

O continente

Refere-se, essencialmente, à face anterior: o volume muscular, no homem, e o dos seios, na mulher. O homem cultiva, muitas vezes inconscientemente, o culto dos peitorais, símbolos de força viril (Tarzan). Já a mulher dedica-se ao culto de um belo busto (belo no sentido de bastante volumoso,[51] ver Fig. 14.19). Isso faz com que adote poses orgulhosas (como se vê nas fotos consideradas atraentes), compre sutiãs avantajados, ou mesmo falsos, ou recorra a próteses mamárias. Dois aspectos devem ser mencionados:
• *A importância do olhar* dos outros (valorizador ou não).

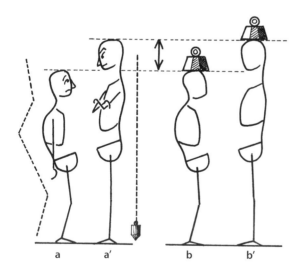

Figura 13.50 A manutenção da coluna vertical pode demonstrar: uma atitude de dominação, exagerando a anteversão e a ereção da coluna (a'); inversamente, uma atitude de submissão, exagerando a flexão das curvaturas e a retroversão da pelve (a); uma vitoriosa luta contra a gravidade (b'); ou, ao contrário, seu abandono (b).

---

51 Os modos influenciam essa atitude. Existe uma variação cíclica onde se veem períodos de valorização dos relevos femininos (moda da década de 1900, *pin-up* depois da Segunda Guerra mundial, geração do silicone), entrecortados por períodos inversos, de apagamento dos relevos [(*garçonne* (corpo de adolescente sem muitas formas)] da década de 1925, período *hippie*).

- *A hipertrofia mamária*, sobretudo se está associada a uma experiência de vida negativa. O problema é que o aumento do peso mamário pode provocar uma equilibração vertebral pela translação posterior das vértebras, e que se traduz por um aumento da cifose torácica. Com a idade, a ptose mamária se agrava, a flambagem da curva da coluna vertebral também, e o efeito conjugado dos dois pode ser prejudicial.

Podemos adicionar outro aspecto do continente, o da face posterior: é a região vertebral. Nela encontramos os dois aspectos, masculino e feminino.

- *No homem*, o aspecto viril pode explicar duas atitudes opostas. A mais simples é a repercussão posterior do tronco arqueado para a frente: a consequência é um endireitamento da convexidade torácica (ver Fig. 14.18). Existe também o inverso; aquele que faz de conta que é durão, com o ar blasé do "poderoso sem querer", tende a curvar as costas, valorizando assim indiretamente seu volume torácico (ver Fig. 14.17).
- *Na mulher*, a vontade de atrair a atenção sobre o busto se traduz ou colocando-o para a frente, o que provoca uma translação anterior da coluna vertebral e um encolhimento do ventre (visível nas fotos de *pin-up* da década de 1950), ou uma atitude falsamente pudica que finge ocultar os seios, e a mulher acaba arredondando as costas e enrolando um pouco os ombros (ver Fig. 14.19).

Homem ou mulher, não se deve nem brincar, nem negligenciar esses aspectos. Seu desconhecimento pode provocar fracassos parciais da reeducação. A justa valorização desses comportamentos, ao contrário, potencializa os esforços feitos pelo próprio paciente no recondicionamento de sua postura. Deve-se saber utilizá-los, sem deixar de lado o olhar técnico do terapeuta.

Caixa abdominal

É um volume **hidropneumático**, com geometria e pressão **variáveis**. O conteúdo é visceral, o continente é musculoaponeurótico (ver Região lombar da coluna, p. 487). A abordagem do ventre é complexa: alguns aspectos não mecânicos ressoam em seu comportamento, principalmente o investimento psicológico dessa zona. Não ter isso em mente leva a erros pedagógicos e fracassos terapêuticos. O ventre pode ser considerado de várias maneiras.

Centro geométrico do corpo

Por essa razão, é uma zona que atrai a atenção para o centro do ser. O umbigo é o "centro do centro", relicário do cordão umbilical, de onde emerge a vida. Os desenhos das crianças às vezes valorizam esse redondo que tem uma cabeça por cima e quatro membros espetados.

O centro da alma

Os antigos a colocavam nesse nível. Hoje essa referência não existe mais, e colocamos o centro nobre do indivíduo preferencialmente na cabeça (os augúrios antigos liam nas entranhas dos animais, hoje se prefere ler no eletroencefalograma). Na civilização do extremo-oriente, o culto ao ventre é o da consciência do ser: a tradição japonesa prescrevia o *se-pukku*[52] como um modo honrado de se deixar este mundo quando a honra o exigia. Existe, contudo, uma sobrevivência dessa experiência em duas expressões francesas: quando uma coisa atinge profundamente alguém, dizemos que isso o pegou "nas tripas". Da mesma forma, quando experimentamos um sentimento irrepreensível, dizemos que "é visceral". Esses dois exemplos ressaltam a potência inconsciente veiculada pelo conteúdo abdominal. Isso se observa, em patologia, nas disfunções neurovegetativas de tipo psicossomáticos, que se traduzem por crises de fígado, constipações, diarreias, cólicas, úlceras de estômago etc.

Centro de gravidade

Está situado no baixo ventre, que assim detém e orienta a força física do indivíduo (Grandjean et al., 1985).

Centro da força

O ventre representa o centro da força, no sentido da experiência comportamental: o indivíduo que se sente forte[53] coloca seu ventre para a frente em um sinal de conquista ou de autossatisfação (inversamente, o fraco encolhe o ventre, dobrando ligeiramente, ou mesmo, andando sem nenhuma vontade).

"Armário"

O ventre representa a zona da digestão, com sua implicação narcísica. É uma região rica em trocas, principalmente por causa da presença do sistema porta hepático. A conotação social torna o arredondado do ventre ao mesmo tempo simpático (característica do "*bon vivant*"), e suspeito (aspecto inestético negativo).

Proximidade da zona sexual

Ela confere ao ventre uma experiência íntima, o que faz com que não toquemos inocentemente o ventre de alguém.

Zona de fecundidade

O ventre apresenta então um arredondado promissor de vida, e por isso inspira respeito. Uma mulher geralmente se orgulha dela e a carrega de uma maneira que vai da secreta satisfação à apresentação ostensiva.

O tamanho

Dolto chamava esse estreitamento morfológico o "**pescoço da pelve**". Por isso ela é uma zona decorada (correntinhas, cintos, etc.). Esse encolhimento é particularmente valorizado na mulher, mas no homem também (em quem ele contrasta com o tamanho dos ombros, o que acaba valorizando-os). Na mulher, ele ressalta o que está acima (o busto) e o que está embaixo (os quadris e o "traseiro"). Ele entra nas sacrossantas medidas femininas: o sonho do 90-60-90. Na *Belle Époque* (década de 1900), a "cintura de vespa" era quase uma obrigação social e as moças de boa família usavam os corseletes des-

---

52 Suicídio pela abertura do ventre, para liberar a alma, mais conhecido sob o termo de *haraquiri*.
53 Diferente do fanfarrão que representa os fortes arqueando o tronco, que é encontrada nas imagens populares de Tarzan.

de a mais tenra idade.[54] Uma pequena anedota: uma célebre bailarina, cujo nome artístico era Mademoiselle Polaire (Fig. 13.51), tinha uma cintura de 12 cm e era conhecida por usar colares (curtos) como se fossem cintos.

---

[54] Esse fenômeno quase sempre existiu e as debilidades das senhoras da Corte, que tornavam necessário a respiração dos "sais", eram provocadas pela estricção dos corseletes que bloqueava completamente o jogo víscero-diafragmático.

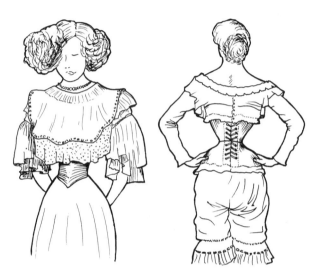

Figura 13.51 Na *Belle Époque*, a medida da cintura da senhorita Polaire era de 12 cm, um recorde.

Variações da estabilidade

No plano fisiológico

As variações estão relacionadas às as situações espaciais.

Segundo o nível vertebral

Se a articulação estiver em posição de declive anterior, posterior ou neutro, as forças de apoio revelam uma decomposição com **cisalhamento**, anterior ou posterior, ou ainda uma simples compressão (Fig. 13.52).

Segundo a posição espacial

A posição inclinada para a frente revela um momento flexor, ainda mais importante caso se transporte uma carga com o braço estendido. O elemento dominante é a atividade das caixas torácicas e abdominal. No passado, às vezes esse papel era exercido pelas cintas ou coletes (Fig. 13.53). Em caso de insuficiência de manutenção, a pressão pode romper a estabilidade das paredes, provocando **hérnias** (umbilical, inguinal, ou mesmo hiatal), bem como solicitações excessivas sobre o **períneo** (emissão intempestiva de flatulência ou algumas gotas de urina com algum esforço), e posteriormente, sobre os **discos intervertebrais** (hérnias discais).

Superfícies de contato

A estabilidade relaciona-se também às superfícies de contato (Fig. 13.54). Em posição de referência, a pressão é principalmente anterior, no nível discal, pois os PAP são muito mais solicitados em deslizamento. Em **posição inclinada** para a frente, são sobretudo, os PAP que sofrem a pressão, com os discos sendo muito mais solicitadas em deslizamento.

Deitado de costas

Aparentemente é uma posição sem problemas. As variações dependem dos esforços, principalmente o levantamento dos membros inferiores. Trata-se do papel lordosante do psoas, que, levando-se em conta o momento desequilibrante dos membros inferiores, atrai a região lombar, flexível, para

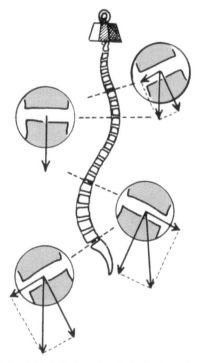

Figura 13.52 A estabilidade de cada articulação depende da posição e do declive (anterior e posterior) ou não do segmento em questão.

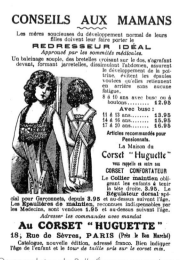

Figura 13.53 Os corseletes da *Belle Époque* garantiam uma manutenção (passiva) de qualidade.

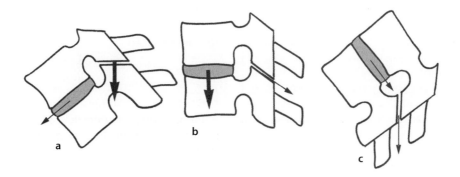

Figura 13.54 A posição espacial da articulação modifica a repartição dos componentes de compressão e de cisalhamento no interior do trípodo: em flexão, a compressão envolve mais os PAP (a), em posição intermediária ela envolve mais o disco (b), em extensão os PAP são solicitados em deslizamento puro (c).

a frente (Penning, 2000, 2002) (Fig. 13.55). Essa tendência é, normalmente, equilibrada pela ação que aumenta a cifose dos abdominais.

No plano patológico

São as instabilidades e elas são de origens diferentes.

Instabilidades de origem ortopédica

São as **anomalias osteoarticulares**, por exemplo:
- As anomalias ósseas, como uma hemivértebra suplementar, uma anomalia transicional entre duas curvaturas, uma espondilolisteses.
- As consequências dos **problemas ortopédicos**, como as escolioses (Fig. 13.56), principalmente quando a projeção axial é descentrada, o que é uma circunstância agravante.
- Os **posicionamentos articulares incorretos** em relação com algumas atitudes: lordose cervical nas miopias, lordose lombar com desaparelhamento abdominal.[55]

Instabilidades de origem traumática

Envolvem os **diferentes graus** de lesão da coluna vertebral em função do valor que é dado a cada variedade de luxação ou de fratura. Um leve achatamento que não modifica as curvaturas, ou uma fratura de processo espinhoso, tem um valor menor do que um achatamento que revela um cavalete ósseo, ou uma fratura bilateral do arco posterior.

Instabilidades de origem degenerativa

São as lesões **artróticas**: de acordo com a importância da remodelagem, a estabilidade da coluna vertebral pode ser afetada ou não. Por exemplo, o hiperapoio posterior de um lado pode induzir uma báscula da articulação modificando a balança muscular do nível e sua estabilidade.

Instabilidades de origem neurológica

As lesões neuromusculares modificam o equilíbrio da **balança dos músculos** que garantem a manutenção regional. As

[55] Sem deixar de lado a não adequação do mobiliário escolar ao crescimento e à má adaptação do local de trabalho (Peyranne e d'Ivernois, 1998).

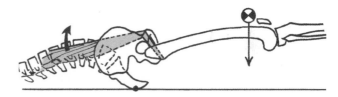

Figura 13.55 Em decúbito dorsal, o psoas provoca lordose durante a elevação dos membros inferiores.

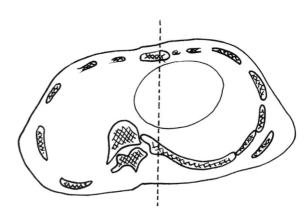

Figura 13.56 As perturbações ortopédicas, como a escoliose, modificam os dados da estabilidade.

consequências são uma modificação da estática e, dependendo dos casos, a instabilidade de algumas zonas. Por exemplo, a paralisia dos músculos de um lado da coluna vertebral provoca a suspensão nos do outro lado.

Instabilidades de origem músculo-postural

Elas consistem no aparecimento de instabilidades locais em relação com as **distonias** que afetam a estática, quaisquer que sejam suas causas. Elas podem ser a consequência de posturas comportamentais que modificam o equilíbrio perfeito do indivíduo (fechamento torácico que provoca a antepulsão do pescoço e o deslizamento para a frente da coluna vertebral sobrejacente).

> **Para concluir**
> Submetida à gravidade, a coluna vertebral possui:
> • Um *sistema axial* composto das quatro colunas de Dolto (no nível torácico, as duas colunas anterolaterais são substituídas pela presença das costelas).
> • Um *sistema de níveis* composto de quatro elementos em linha, ou seja, de trás para a frente (Fig. 13.57):
> – **Freios** musculoligamentares que associam os ligamentos supra e interespinais, e os músculos eretores da espinha.
> – Um elemento **direcional** formado pelos dois PAP.
> – Um elemento **amortecedor** representado pelo disco intervertebral.
> – Um sistema "**para-choques**" sob a forma dos elementos musculares anteriores (psoas ou cadeia anterior, com as caixas torácica e abdominal interpostas).

Tensões

Tensões em ação

Compressão

Propriedades das estruturas diante da compressão

O apoio atua verticalmente, de cima para baixo, e se decompõe em duas forças: uma normal (perpendicular à face intervertebral) e uma tangencial (paralela a ele). A transmissão, **perpendicular à face intervertebral**, tende ao esmagamento por compressão. Quando as tensões são usuais, lentas e pouco repetitivas, ela é absorvida pelas estruturas. Esse equilíbrio pode ser rompido durante aplicações violentas (queda sobre as nádegas), quando os valores ultrapassam a resistência óssea ou discal, e nos casos em que a repetição gera uma fadiga dos materiais (Dennis e Barret, 2002). Vários elementos estão em jogo.

• O *osso*, que é **protendido**. Sua dureza, expressa em unidade Vickers, é diferente de acordo com as zonas: o arco neural é mais duro, perto de 40%, do que o resto do osso. A dureza do corpo cresce da frente para trás: o mínimo é representado pelo compartimento esponjoso do corpo, o máximo é atingido no nível da parede posterior do corpo, dos pedículos, dos PAP, das lâminas e de sua articulação com os espinais (ver Fig. 13.13). O módulo de Young do osso esponjoso vertebral é de 80 N/mm², qualquer que seja a idade do indivíduo[56] (Vanneuville et al., 1980). Ele revela uma grande aptidão para se deformar em início de tensão, e depois uma certa rigidez para além da qual ele se deteriora progressivamente. Seu retorno de tensão é caracterizado por uma ausência de histereses. O osso compacto é mais rígido, mais frágil isoladamente. Alguns autores pensam que o papel sustentador do osso deve ser atribuído muito mais ao osso esponjoso, e outros mais ao osso compacto. De fato, parece que o conjunto osso compacto-osso esponjoso é mais resistente do que cada um dos componentes considerados isoladamente (Vanneuville et al., 1980). Por outro lado, a arquitetura óssea é formada de traves ósseas, que traduzem as linhas de força (*cf* Fig. 13.14). A forma em diábolo do corpo (Fig. 13.58) melhora sua resistência à compressão. Uma parte das tensões é transmitida pelos PAP (ver adiante). A resistência óssea aumenta, globalmente, de cima para baixo (Fig. 13.59), com uma exceção notável para T12 (ver Cap. 15).

• O *disco* **protendido** a 70 N, resiste bem aos esforços lentos. De um lado, as forças compressivas tendem a diminuir a altura do disco e a aumentar seus diâmetros transversais (Fig. 13.60). Por outro, as solicitações perpendiculares na face intervertebral, ou axial (ver Fig. 13.46), são bem suportadas (como uma mola), ao passo que as oblíquas são um pouco menos (tendência ao estouro das espirais da mola). O disco reage quatro vezes melhor às tensões em compressão do que às em tração[57] (Fig. 13.61). O núcleo é cada vez mais impor-

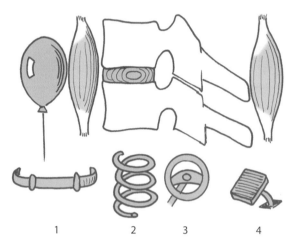

Figura 13.57 O sistema em linha da articulação, de frente para trás: um sistema para-choque (caixa hidropneumática de acordo com os casos) e músculos anteriores (1), um sistema amortecedor (2), um sistema direcional ou guia (3), um sistema de retenção ou frenagem (4).

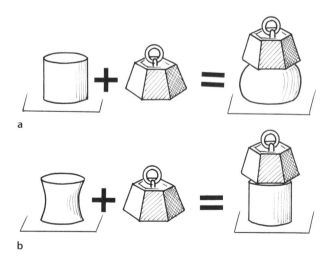

Figura 13.58 Um cilindro maleável se achata e se alarga com a compressão (a). O corpo vertebral em forma de diábolo está predestinado a sofrer a compressão (b).

---
[56] Apenas como comparação: uma amostragem de esponjosos tomada da cabeça do fêmur tem um módulo de Young de 200 a 400 N/mm².
[57] Por isso a prudência recomendada durante eventuais trações vertebrais sobre mesa mecânica ou elétrica.

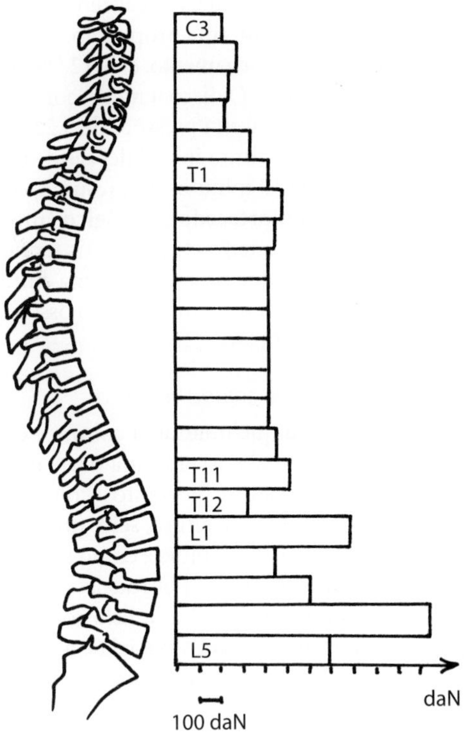

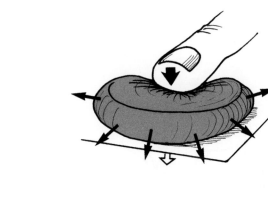

Figura 13.59 A resistência à compressão aumenta de alto para baixo (dada aqui em daN). A vértebra T12 é menos resistente do que suas vizinhas, o que lhe confere um papel de "elo fraco" em caso de achatamento vertebral.

Figura 13.60 A carga sobre o disco tende ao achatamento vertical e ao aumento dos diâmetros transversais.

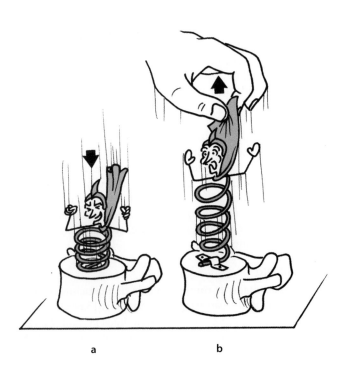

Figura 13.61 O disco reage bem à compressão (a), mas quatro vezes menos à tração (b).

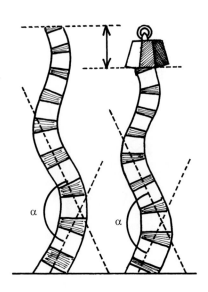

Figura 13.62 A diminuição da altura gerada pela carga vertebral não modifica as curvaturas, graças à ação dos músculos.

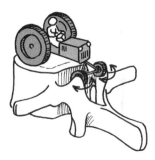

Figura 13.63 A teoria clássica dá ao corpo vertebral um papel de apoio, e aos PAP um papel direcional.

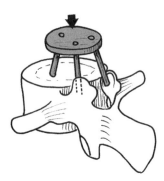

Figura 13.64 A teoria do trípodo dá a cada um de seus constituintes (corpo e PAP) um papel de apoio.

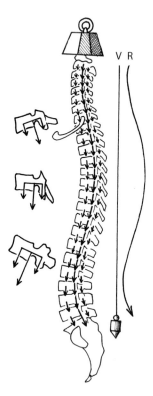

Figura 13.65 As partes de apoio do corpo e de apoio facetário (PAP) dão uma resultante localizada à parede posterior do corpo vertebral, e uma direção que lhe é paralela. Em resumo, as resultantes se inscrevem em uma linha sinuosa, de acordo com as curvaturas da coluna vertebral (V: vertical, R: resultante dos apoios).

tante à medida que se desce pela coluna vertebral. Quanto mais a pressão é importante, mais a resistência do disco ao esmagamento aumenta na mesma proporção. Sua altura diminui 4% para 600 N de carregamento, e de 12,5% para 3.200 N (Vanneuville et al., 1980). O disco tem um comportamento perfeitamente elástico e aceita pressões de 5.250 N sem se deteriorar. Ele retoma sua altura inicial depois de um tempo de inércia inferior a 5 ou 10 minutos. Em resumo, o disco representa um papel de **amortecedor biológico** (modulando seu teor em água). Os diâmetros transversais tendem a aumentar (ver Fig. 13.60), o que necessita de uma cintura periférica, representada pelas traves circulares do osso e pelas fibras periféricas do anel fibroso.

Comportamento global da coluna vertebral

A observação mostra que quando a coluna é carregada verticalmente,[58] os discos absorvem uma parte da tensão e perdem um pouco de sua altura. Portanto a coluna vertebral diminui muito ligeiramente de altura, sem, no entanto, aumentar suas curvaturas. Tudo acontece como se empilhássemos pequenos cilindros separados por rodelas de espuma em um tubo rígido e sinuoso (Fig. 13.62). Esta constatação explica o papel da musculatura convexitária e a de estaiação, que dessa maneira controlam as curvaturas (ver Fig. 13.40).

Repartição da compressão sobre os elementos da coluna vertebral

A teoria clássica diz que a junção corpo-discal transmite a pressão e que os PAP têm um papel direcional (Fig. 13.63). A realidade é mais matizada (Louis, 1982; Sohier, 1986). De um lado, os PAP parecem ter menos um papel direcional do que um papel de fator que limita o movimento aleatório do disco (Viel e Desmarets, 1994). Por outro, as pressões se transmitem sobre três colunas ósseas: os corpos e os PAP, o que forma um **trípodo** (Fig. 13.64). A repartição das pressões é variável de acordo com o nível (Vanneuville et al., 1980): no nível L3-L4, ela é de 50% no nível corpo-discal e de 50% para os PAP (25% cada um). Globalmente, o corpo sempre suporta mais do que os PAP (*infra*: A avaliação das tensões). Quando se quer calcular a posição da resultante, nota-se que ela está no centro desse trípodo, mais exatamente no nível da **face dorsal dos corpos vertebrais**, e isso para todos esses níveis (Vanneuville et al., 1980) (Fig. 13.65). Este fato, facilmente compreensível quando se raciocina sobre uma articulação, espanta quando se considera o conjunto da coluna vertebral: a noção de verticalidade, ligada à gravidade, nos é familiar, e não nos deixa ver essa linha ondulante, que caracteriza a posição da resultante.

Cisalhamento

Ele é o resultado da componente de cisalhamento tangencial à qual a articulação está submetida (Fig. 13.66a). A ação da gravidade **P**, sempre vertical, é equilibrada pela força **F** dos músculos eretores, mais ou menos oblíquos. A resultante **R**

---

[58] Bourges, Vanneuville et al., (1980) radiografaram indivíduos que carregavam cada um uma mala com 10 kg, depois 20 kg, e por último com 30 kg.

é, portanto, oblíqua, posto que o segmento vertebral considerado raramente é horizontal. Ela se decompõe em uma força compressiva **Fco**, citada mais acima, e uma força de cisalhamento **Fci** (Fig. 13.66 b). O cisalhamento é variável de acordo com os níveis: pouco importa no nível das vértebras de ápice de curvatura, inclinado para a frente nos níveis cervicotorácico e lombossacral, inclinado para trás no nível toracolombar (ver Fig. 13.52).

Tração

O osso se revela capaz de reagir diante das tensões de tração, mas não tão bem em relação às de compressão. A tração parece muito mais garantida pelas estruturas ligamentares[59] e musculares (Anderson et al., 1983), como mostram os valores dados no Quadro 13.3 (segundo Vanneuville et al., 1980).

Quadro 13.3

Resistências dos ligamentos		
Nome do ligamento (nível L3-L4)	Resistência no nível da ruptura (N)	Capacidade de alongamento Δl (%)
LLA (longitudinal anterior)	500	45%
LLP (longitudinal posterior)	370	35%
LIT (intertransversário)	(a)	15%
LIE/LSE (inter e supraespinal)	300	50%
Li (amarelo)	340	25%

a. Vanneuville et al., (1980) não fornecem nenhum valor para o nível L3-L4. Em contrapartida eles são dados para o nível torácico, indicando que esse ligamento é particularmente resistente.

Esses valores mostram que os ligamentos sagitais são menos resistentes e mais extensíveis, os frontais são mais resistentes e mais rígidos, os ligamentos amarelos são intermediários (pouco resistentes e pouco extensíveis) (Fig. 13.67).

Flexão

A tendência à flexão resulta de uma mudança de equilíbrio entre sistemas antagonistas: músculos esquerdos em relação aos direitos, músculos posteriores em relação à ação gravitacional anterior. Por causa desse desequilíbrio, essas tensões não podem ser suportadas por muito tempo. Seu valor tensivo é extremamente variável, por causa da intervenção de inúmeros parâmetros (projeção em relação ao sacro, braço de alavanca em ação, raio de curvatura da flexão, forças em presença, pontos de aplicação, duração da tensão)[60] (Nelson et al., 1995).

---
[59] Podemos observar que as mais resistentes estão situadas no plano frontal.
[60] É, entre outros, o fenômeno encontrado nas escolioses.

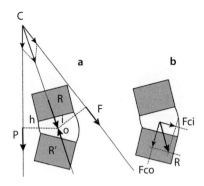

Figura 13.66 Resultante (R) de apoio entre o peso do corpo em carga (P) e a força dos músculos eretores da espinha (F), no nível do disco, bem como sua decomposição em força tangencial de cisalhamento (Fci) e de força normal de compressão (Fco).

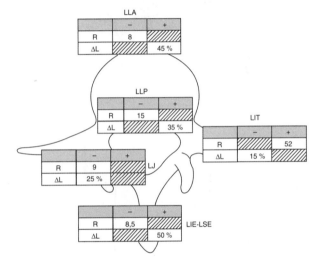

Figura 13.67 Os ligamentos frontais são resistentes e pouco extensíveis, os sagitais são menos (-) resistentes e mais (+) extensíveis, os ligamentos amarelos são intermediários (pouco resistentes e extensíveis). R em N/mm² e ΔL em %.

Torção

Essa tensão está normalmente ausente. Ela existe de maneira temporária ao longo dos movimentos e só pode ser bem suportada se as forças em ação são fracas (Shirazi-Adl, 1994). No caso contrário, o cisalhamento rotatório produzido no nível dos discos, e a fadiga muscular, geram rapidamente um incômodo, as contraturas de defesa, e eventualmente, uma carência do sistema estabilizador (fibras oblíquas dos discos, dos ligamentos, dos músculos profundos e superficiais) (Ng et al., 2002).

Globalmente

A tendência compressiva não traz nenhuma mudança de curvatura, nem de achatamento (no final do dia: fraco achatamento depois da duração da manutenção vertical diurna; nos astronautas, que vivem em estado de não gravidade, observa-se o contrário). Essa não variabilidade é o resultado da qualidade da **estaiação muscular**, que contrapõe os efeitos nefastos da gravidade, uma vez que as tendências à flexão são

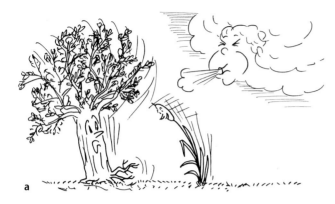

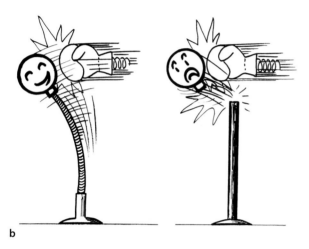

Figura 13.68 Uma estrutura maleável amortece melhor as tensões dinâmicas do que uma estrutura rígida (a), o que é particularmente importante nos choques (b).

transformadas em compressão suplementar. Todavia, em longo prazo, vemos uma acentuação das curvaturas. Isso se deve muito mais à vigilância e à capacidade reduzida dos órgãos de manutenção do que à involução das estruturas ósseas e discais.

Adaptações das estruturas

Osso

Forma dos corpos vertebrais

A forma em diábolo dos corpos vertebrais traduz o **protendido** ósseo (ver Fig. 13.58). Por essa razão, a compressão axial dificilmente pode provocar a cedência com alargamento dos diâmetros transversais.

Partes resistentes

As partes resistentes (osso compacto) circunscrevem o **forame vertebral** (ver Fig. 13.13): parede posterior do corpo, PAP, pedículos.[61]

---

[61] É o índice de dureza (Vickers) dessas partes que serve de referência para a escolha dos materiais de osteossínteses.

Traves ósseas

Elas envolvem o forame vertebral, no plano horizontal, e, no plano frontal, cruzam-se no nível da parede posterior com um **ponto fraco** anterior (ver Fig. 13.14).

Curvaturas

A lei de Euler (ver Fig. 13.3.3) diz que coluna vertebral, com suas três curvaturas móveis, é mais resistente do que seria uma coluna vertebral mantida em retidão (ilustrada pela fábula do *Carvalho e do junco*). Por outro lado, a flexibilidade permite um melhor amortecimento dos choques do que uma manutenção axial rígida (Fig. 13.68).

Sistema discoligamentar

Ele garante o amortecimento, a repartição e a estaiação passiva indispensável à economia antigravitacional. Vale lembrar que, durante a carga, a coluna vertebral sofre um leve achatamento, mas não uma modificação de suas curvaturas, pelo menos enquanto as estruturas estão em estado fisiológico (ver Fig. 13.62) (Bathier e Roddier, 1980).

Sistema musculoaponeurótico

Diante das tensões, a coluna vertebral dispõe de esteios ativos, de muralhas convexitárias, às vezes de um embainhamento muscular. Tudo é completado por uma aderência aponeurótica que é mais forte quanto mais se desce pela coluna.

Análise do sistema vertebral

É o equivalente da **balança de Pauwels** no quadril. O princípio é representar: o peso P da parte do corpo em carga, seu braço de alavanca, a, a força equilibradora dos músculos eretores, F, seu braço de alavanca, b. A resultante R é a soma dos momentos: P × a + F × b (Fig. 13.69a). O problema é que o resultado desse **raciocínio é falso**. A coluna vertebral não pode ser comparada a um guindaste (Fig. 13.69b), as forças calculadas dessa forma são muito mais fortes e seriam desestabilizadoras e destruidoras para a coluna vertebral. De fato, o peso em carga é difícil de ser avaliado, mas é possível fazê-lo usando uma foto: colocando os centros de massa segmentários e adicionando a eventual carga levantada pelo indivíduo. Muito esquematicamente, deduz-se dessa análise tanto o braço de alavanca como o dos músculos. O ponto de aplicação, das forças musculares está aproximativamente situado sobre a coluna vertebral, sem que se possa localizar seu nível. A aplicação da resultante é falsa, pois esse não é um ponto, mas uma superfície que se estende em largura e, sobretudo, em comprimento ao longo das caixas torácicas e abdominais (Fig. 13.69 c).

O argumento de **tipo "guindaste"** é útil, sobretudo, para explicar, sumariamente, os desafios da profilaxia nas pessoas com risco profissional (Shirazi-Adl e Parnianpour, 1999).

Avaliação das tensões

É difícil de ser feita, por razões técnicas. (Drevet et al., 1990; Wilke et al., 1998). A avaliação é sobre a pressão interdiscal (PID) (Nachemson e Elfstrom, 1970) (Fig. 13.70 e Quadro 13.4), a correlação entre o esforço discal e a pressão in-

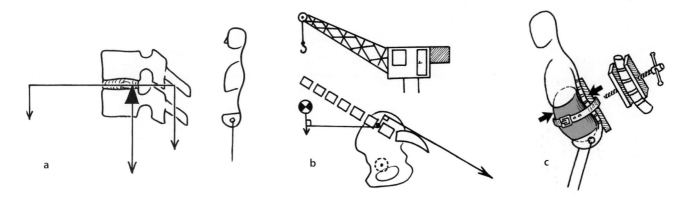

Figura 13.69 O sistema "balança" aplicado à coluna vertebral (a) revela valores incompatíveis com a estabilidade e a resistência das estruturas (b). A realidade coloca em ação a caixa abdominal e a solidariedade das estruturas (c), o que modifica completamente os dados e torna os resultados da análise aceitáveis.

tra-abdominal[62] (Bartelink, 1957; Anderssom et al., 1977; Ortengrem et al., 1980; Pospiech et al., 1999). O posicionamento do extensômetro sobre uma peça anatômica de coluna vertebral fresca (Bathier e Roddier, 1980) mostrou uma carga importante sobre a junção disco-corpo e um mínimo sobre os PAP. Os resultados encontram-se no Quadro 13.4.

O que se sobressai é que a carga se reparte mais no nível discal do que no nível dos PAP em relação à região torácica, e mais igual no nível lombar.

Variações fisiológicas

As tensões da coluna vertebral variam de acordo com as atividades. As principais variações estão ligadas às mudanças de posição (deitada, sentada ou em pé) e ao eventual transporte de carga. Elas foram avaliadas por Nachemson e Elfstrom (1970) (Fig. 13.71), Bartelink (1957) (Fig. 13.72), Anderson e Örtengren (1974). Seus resultados estão apresentados sucintamente no Quadro 13.4.

Posição deitada

Ela provoca fracas contrações, o que não é uma surpresa: o plano é perpendicular à ação da gravidade. A única necessidade é o respeito das curvaturas (dificuldade de algumas pessoas de encontrar uma cama adaptada). Em decúbito lateral, a pressão intradiscal aumenta de 10 a 15% (Nachemson e Elfstrom, 1970; Allison et al., 1998).

Posição sentada

Ela deve ser considerada, pois é muito frequente na vida do homem moderno, bem mais do que na do homem antigo. Ela é tensiva por uma razão dupla:
• **Bloqueia a pelve**, que não pode mais intervir nem como contrapeso, nem como base de mobilidade adaptativa.

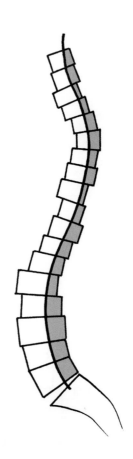

Figura 13.70 A repartição das tensões mostra uma preponderância da compressão anterior dos corpos (branco) em relação à posterior dos PAP (cinza). (Segundo Nachemson).

---

[62] A pressão intra-abdominal é medida graças a um pequeno balão colocado no estômago.

Quadro 13.4

Repartições das tensões sobre a coluna					
Nível	Força (daN)	Tensão suportada pelo disco		Tensão suportada pelos PAP	
		Valor absoluto (daN)	Valor relativo (em %)	Valor absoluto para cada PAP (daN)	Valor relativo (em %) para o conjunto dos dois PAP
C6-C7	550	310	70%	110	30%
C7-T1	600	400	75%	100	25%
T1-T2	600	450	85%	80	15%
T2-T3	675	490	83%	90	17%
T3-T4	675	440	75%	120	25%
T4-T5	750	480	72%	130	28%
T5-T6	750	490	75%	130	25%
T6-T7	800	560	80%	110	20%
T7-T8	800	600	84%	100	16%
T8-T9	850	580	75%	140	25%
T9-T10	850	550	68%	150	32%
T10-T11	950	630	76%	150	24%
T11-T12	950	650	78%	130	22%
T12-L1	1000	700	85%	130	15%
L1-L2	1000	590	67%	200	33%
L2-L3	1100	570	55%	240	45%
L3-L4	1100	520	50%	260	50%
L4-L5	1100	590	55%	240	45%
L5-S1	1100	570	55%	230	45%

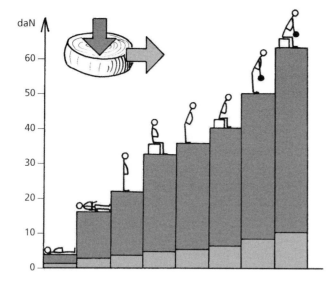

Figura 13.71 Variações dos componentes verticais, ou normais (cinza), e transversais, ou tangenciais (vermelho), nas diferentes posições, no nível de L3-L4 (segundo Nachemson).

- **Provoca o enrolamento** do complexo lombopelvicofemoral e coloca a região lombar em flexão, isto é, em situação de fraqueza diante das tensões.[63]

Postura em pé

A postura em pé é menos tensiva do que a posição sentada, o que, em uma sala de aula, sempre espanta "as pessoas sentadas a quem falamos". De fato, é a posição na qual os componentes do cisalhamento dos discos são os mais fracos (Fig. 13.71).

Inclinações do tronco

Essas inclinações são variáveis

Inclinação com o dorso arredondado

Ela não traz nenhum problema durante a inclinação propriamente dita (ação da gravidade), mas durante o endirei-

[63] Por isso a importância do mobiliário e da maneira de se sentar: encurvada como "cocheiro de carruagem" ou ereto, com ou sem apoio lombar (ver Cap. 4).

tamento[64] (Fig. 13.73). É nessa circunstância que se desencadeiam as lombalgias agudas, lumbagos, lombociáticas, hérnias discais, etc., bem como hérnias inguinais ou da linha alba, ou mesmo problemas perineais (urina solta, flatulência). De fato, é muitas vezes em situação de relaxamento abdominal que os músculos eretores da espinha vertebral atuam, sobre um disco que apresenta uma folga em sua parte posterior (na qual o núcleo está engajado). A consequência é uma supressão tanto abdominal, que está na origem de hérnias, quanto no disco (Figs. 13.74 e 13.75), com um fenômeno discal de ejeção do núcleo, de tipo "caroço de cereja entre o dedão e o indicador". Esse tipo de inclinação atinge seu máximo de nocividade quando se adiciona a um movimento de rotação que provoca um cisalhamento das fibras do disco.

Inclinação do tronco em retidão[65]

Ela é relativamente onerosa, pois necessita da cocontração dos músculos anteriores e posteriores do tronco, formando uma espécie de "**reflexo em morsa**" que protege o eixo vertical. Ela exige duas observações:

- *De um lado*, é o meio normal de **conservar seu tônus** abdominal. De fato, esses músculos (de característica mais estática do que dinâmica) só são solicitados pelos fluxos tônicos suscitados por esse tipo de movimento, que normalmente é realizado uma vez por dia. Na ausência dessas solicitações, esses músculos são mantidos em uma inevitável passividade "ventripotente" – e não é uma série de abdominais em dinâmica, feita, na melhor das hipóteses, na idade em que menos se precisa, que vai mudar alguma coisa.[66]
- *De outro*, o movimento deve ser menos um avanço dos ombros do que um **recuo das nádegas** (Coquillou e Viel, 1984; Viel, 1989) (Fig. 13.76). A primeira atitude, fundada em um deslocamento dos ombros, exigiria uma atividade demasiado forte dos músculos posteriores. Infelizmente, muitas vezes é assim que os pacientes compreendem esse movimento, o que acaba desencadeando espasmos musculares compreensíveis. A segunda, é a pelve que efetua o impulso posterior, os om-

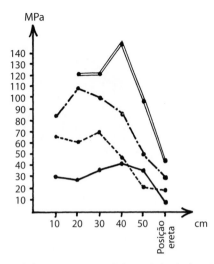

Figura 13.72 Relação entre a pressão intra-abdominal e a inclinação anterior: sem carga (linha cheia), com uma carga de 20 daN (pontilhado), de 70 daN (linha-pontos), de 90 daN (linha dupla) (segundo Bartelink). A pressão é calculada em mm Hg (a inclinação avaliada pela distância dedos-solo em cm: 10, 20, 30, 40 e depois 50 cm e em posição ereta). As curvas correspondem aos valores inspiratórios, os valores expiratórios são mínimos.

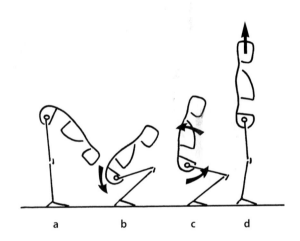

Figura 13.73 O endireitamento é possível a partir de uma posição com o tronco flexionado para a frente (a). O movimento consiste em primeiro abaixar a pelve retrovertendo-a (b), depois fazer um par de força entre a retroversão e o endireitamento do busto (c), e por fim proceder ao alongamento (d).

bros fazem o contrapeso e a linha gravitacional passa pelo polígono de sustentação: o esforço é então mínimo.

O transporte de cargas

É sempre um elemento agravante, qualquer que seja a posição (Davis et al., 1998).

Variações diversas

Variações como velocidade, repetição dos movimentos, frio, estresse, pejoram as capacidades de resposta do sistema musculoesquelético.

---

[64] Deve-se notar que a nocividade é o resultado não do dorso arredondado (é possível dormir em "posição fetal"), mas a associação "dorso redondo + esforço". O esforço mínimo é o simples endireitamento do tronco e dos membros superiores. Uma retificação é, todavia, possível se a carga é fraca, e com a condição de operar uma rápida flexão dos joelhos abaixando as nádegas e permitindo então uma ereção da coluna vertebral em condições aceitáveis.

[65] O dilema dos pacientes é: "como se inclinar mesmo mantendo o dorso na vertical?" Esse absurdo nasce da confusão, já assinalada, entre vertical e retidão (ver *Homo erectus*, p. 80). É absurdo querer que alguém que deve executar uma tarefa que exige inclinação mantenha o dorso vertical, com a desculpa de prevenir lombalgias. Quando um lombálgico, em fase aguda, quer pegar um simples lenço, basta olhá-lo para observar o irrealismo gestual: ele se agacha, com a coluna vertical, braços e dedos desesperadamente estendidos para atingir lateralmente o objeto desejado. Adivinhamos que, assim que não sentir mais dor, ele logo esquecerá esse movimento não funcional, apesar da recomendação de dobrar os joelhos e não as costas.

[66] Podemos propor uma comparação, pensando no paciente, entre o tônus muscular e uma bateria de carro: ela se carrega quando o carro anda, e se descarrega quando ele para.

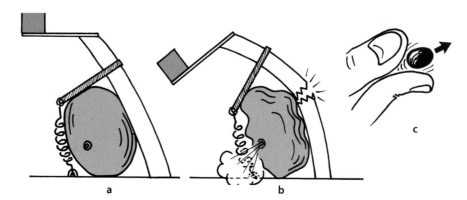

Figura 13.74 Uma caixa abdominal sob tensão permite esforços (a). Seu relaxamento expõe à frouxidão das estruturas (b), sejam elas anteriores (hérnias abdominais) ou posteriores (hérnias discais, como se fosse um caroço de cereja pressionado entre o polegar e o indicador) (c).

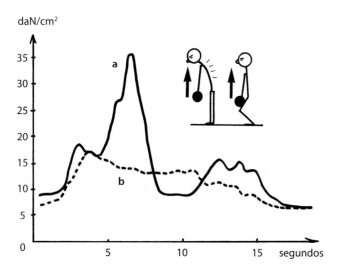

Figura 13.75 Nachemson mediu, em L3-L4, a diferença de PID entre o levantamento de uma carga de 20 kg por um indivíduo com as costas arredondadas e as pernas esticadas (a) e um com as costas retas e com a utilização dos joelhos (b).

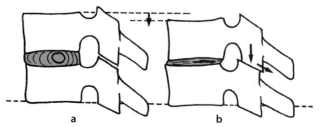

Figura 13.77 Com um disco normal, as relações articulares posteriores também o são (a). Com um disco degenerado (achatamento), os PAP estão em hiperpressão e em cisalhamento (b).

Variações patológicas

Elas são variadas e o seu ponto em comum é que sempre agravam as tensões (INSERM, 1995), o que fecha o círculo vicioso: patologia → agravamento das tensões → agravamento da patologia. Podemos citar, por exemplo:

- *A cedência discal*, que com a diminuição da altura intervertebral, **sobrecarrega** o apoio sobre os PAP (Fig. 13.77). Ela resulta do envelhecimento ou, mais rapidamente, das consequências de uma lesão discal.
- *As disfunções diversas*, relacionadas aos esforços, o **mau uso** e a **sobrecarga**, solicitam sempre em demasia as estruturas e agravam o desgaste.
- *Os remanejamentos da coluna vertebral*, principalmente pós-traumáticos, que perturbam as capacidades de adaptação fisiológicas.
- *Os problemas ortopédicos graves*, como:
  – As espondilolisteses, com uma tendência ao deslizamento anterior que provoca o cisalhamento do disco.
  – As cifoses, com um hiperapoio anterior.
  – As lordoses, com uma hiperpressão dos PAP.
  – As escolioses, com um aumento geral das tensões.

> **Para concluir**
> A zona de tensão serpenteia ao longo da coluna vertebral, o que realiza uma repartição negociada **em cada articulação vertebral**. Além disso, a coluna vertebral não está sozinha: ela repousa sobre as **caixas torácica e abdominal**, que se responsabilizam por uma boa parte das tensões.

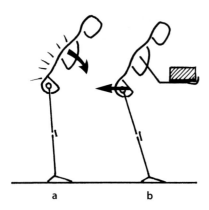

Figura 13.76 A inclinação do tronco em retidão pelo avanço do busto é onerosa, muscularmente falando, ou mesmo impossível (a). O recuo da pelve torna o esforço econômico, mesmo com uma carga leve (b).

> **O que se deve saber**
>
> A patomecânica da coluna vertebral deve situar seu contexto **ortopédico** (durante ou após o crescimento), seu contexto **patológico** (patologia evolutiva ou não), seu contexto **psicomotor** (disfunção, sobrecarga, etc.) e o grau de **pretensão** do paciente (nível de *performance*).
>
> As pesadas **implicações** com outras zonas do sistema locomotor, e as outras repercussões sobre o indivíduo (esfera visceral, psicomotora, ou mesmo psicoemocional, etc.), tornam a abordagem da coluna vertebral e do tronco extremamente delicada, e consequentemente, são responsabilidades particularmente interessantes para um terapeuta.

REFERÊNCIAS BIBLIOGRÁFICAS

AARON C, GILLOT C. Muscles psoas et courbures lombaires. Ann Kinésithér. 1982, 9 : 1-6.

ALLISON GT, EDMONDSTON SJ, ROE CP, REID SE, TOY DA, LUNDGREN HE. Influence of load orientation on the posteroanterior stiffness of the lumbar spine. J Manipulative Physiol Ther. 1998, 21 (8) : 534-538.

ANDERSSON GB, ORTENGEN R, NACHEMSON A. Intradiscal pressure, intra-abdominal pressure and myoelectric back muscles activity related to posture and loading. Clin Orthop. 1977, 129 : 156-164.

ANDERSSON GB, SCHULTZ AB, NACHEMSON AL. Intervertebral disc pressures during traction. Scan J Rehabil Med Suppl. 1983, 9 : 88-91.

AWAZU PEREIRA DA SILVA M. Le ligament nuchal. Son étude sur crânes secs. Bull Soc Anat Paris. 1990, 14 : 49-56.

BARTELINK DL. The role of abdominal pressure in relieving the pressure on the lumbar intervertebral discs. J. Bone Jt Surg. 1957, 39 B (4) : 718-725.

BATHIER M, RODDIER P. in : VANNEUVILLE G, ESCANDE G, GUILLOT M, CHAZAL J, TANGUY A, BOURGES M, VERGE-GARRET J, DEUBELLE A. Éléments de biomécanique du rachis. 63e Congrès de l'Association des Anatomistes. Édit. Bloc-Santé, Clermont-Ferrand, 1980.

BERTELLI J, KHOURY Z, SAHAKIAN A, GILBERT A. Vascularisation et innervation du muscle Rhomboïde. Base anatomique d'un lambeau libre. Bull Soc Anat Paris. 1990, 14 : 57-66.

BOJADSEN TW, SILVA ES, RODRIGUES AJ, AMADIO AC. Comparative study of Mm. Multifidi in lumbar and thoracic spine. J Electromyogr Kinesiol. 2000, 10 (3) : 143-149.

CASTAING J, SANTINI JJ. Le Rachis. Anatomie Fonctionnelle de l'Appareil Locomoteur. Vigot, Paris, 1960.

CHARRIERE L, ROY J. Kinésithérapie des déviations antéro-postérieures du rachis. Masson, Paris, 3e édition, 1975.

CLERGEAU M-R. Bases anatomiques des dorsalgies interscapulaires. Société d'Anatomie de Paris, communication du 22 mars 2002.

COQUILLOU P, VIEL E. Mesure photographique du déport postérieur du bassin lors de la flexion antérieure du tronc. Ann Kinésithér. 1984, 11 (1-2) : 9-13.

DAVIS KG, MARRAS WS, WATERS TR. Reduction of spinal loading through the use of handles. Ergonomics. 1998, 41 (8) : 1155-1168.

DE MAUROY J.C. Torsion vertébrale des scolioses lombaires : mensurations, pronostic, incidence thérapeutique. Journée de Médecine Physique et de Rééducation. Expansion Scientifique Française, Paris. 1985 : 392-397.

DE PERETTI F, MICALEF J-P, BOURGEON A, ARGENSON C, RABISCHONG P. Biomécanique des racines spinales lombaires et de la première racine sacrée à l'intérieur du foramen intervertébral. Ann Kinésithér. 1990, 17 (3) : 79-85.

DEAN NA, MITCHELL BS. Anatomic relation between the nuchal ligament (ligamentum nuchae) and the spinal dura mater in the craniocervical region. Clin Ant. 2002, 15 (3) : 182-185.

DENNIS GJ, BARRETT RS. Spinal loads during individual and team lifting. Ergonomics. 2002, 45 (10) : 671-681.

DOLTO B. La notion de la « poutre composite » dans le traitement des lombalgies (par la médecine manuelle). Ann Méd Phys. 1973, 16 (1) : 77-94.

DOLTO B. Le corps entre les mains. Herman, Paris, 1976.

DOLTO B. Traitement manuel du ventre. Entretiens de Bichat. Journée de Rééducation. Expansion Scientifique, Paris, 1977.

DREVET JG, LELONG C, AUBERGE TH. Les pressions intradiscales lombaires in vivo. Ann Kinésithér. 1990, 17 (10) : 509-512.

DUVAL-BEAUPERE G, ROBAIN G. Les rapports anatomiques du point d'application de la masse du segment corporel supporté par chaque étage vertébral. Ann Kinésithér. 1989, 16 (1-2) : 1-7.

FERGUSSON SJ, STEFFEN T. Biomechanics of the aging spine. Eur Spine J. 2003, 12 (Suppl 2) : 97-103.

GAJDOSIK RL, ALBERT CR, MITMAN JJ. Influence of hamstring length on the standing position and flexion range of motion of the pelvic angle, lumbar angle, and thoracic angle. J Orthop Sports Phys The. 1994, 20 (4) : 213-219.

GOUPILLE P, FREEMONT A.J., Aspects nouveaux de la biochimie du disque intervertébral. Rev Méd Orthop. 1997, 49 : 5-8.

GRAF S, NISAND M, CALLENS Ch, JESEL M. L'autograndissement rachidien existe-t-il ? Étude biométrique portant sur 19 cas. Ann Kinésithér. 2001, 28 (1) : 38-46.

GRANDJEAN JL, PAPAREMBORDE M, BARON JB. Etude des déplacements du centre de gravité en flexion antérieure du tronc et lors du soulèvement de charges. Ann Kinésithér. 1985, 12 (3) : 65-72.

HINDLE RJ, PEARCY MJ, CROSS AT, MILLER DHT. Three-dimensional kinematics of the human back. Clin Biomech. 1990, 5 : 218-228.

IIDA M, VIEL E, IWASAKI T, ITO H, YAZAKI K. Activité electromyographique des muscles superficiels et profonds du dos. Ann Kinésithér. 1978, 5 : 283-296.

JIANG H, RASO JV, MOREAU MJ, RUSSELL G, HILL DL, BAGNALL KM. Quantitative morphology of the lateral ligaments of the spine. Assesment of their importance in maintaining lateral stability. Spine. 1994, 19 (23) : 2676-2682.

JORGE DO MARCO N, d'après NEWTON M, WADDELL G. Mesurer la souplesse lombaire. Kinésithérapie Scientifique 1993, 321 : 52-53.

KANAYAMA M, ABUMI K, KANEDA K, TADANO S, UKAI T, Phase lag of the intersegmental motion in flexion-extension of the lumbar and lumbosacral spine. Spine. 1996, 21 (12) : 1416-1422.

KAPANDJI IA. Physiologie Articulaire. Tronc et Rachis (5e édition). Maloine, Paris, 1980.

KIPPERS V, PARKER AW. Toe-Touch test : A measure of its validity. Phys Ther. 1987, 67 (11) : 1680-1684.

KONIG A, VITZTHUM HE. Functional MRI of the spine : different patterns of position of the forward flexed lumbar spine in healthy subjects. Eur Spine J. 2001, 10 (5) : 437-442.

INSERM. Rachialgies en milieu professionnel. Quelles voies de prévention ? (expertise collective). INSERM éditeur, Paris, 1995.

LE ROUX P, DESMARETS JJ. Réflexion sur les lois ostéopathiques de Fryette. Ann Kinesithér. 1994, 21 (5) : 235-238.

LEE R, EVANS J. An in vivo study of the intervertebral movements produced by posteroanterior mobilization. Clin Biomech (Bristol, Avon). 1997, 12 (6) : 400-408.

LOUIS R. Chirurgie du rachis. Springer Verlag, Berlin, 1982.

MAIGNE R. Douleurs d'origine vertébrale et traitements par manipulations. Médecine orthopédique des dérangements intervertébraux mineurs. Expansion Scientifique, Paris, 1972.

MANGIONE P, SENEGAS J. L'équilibre rachidien dans le plan sagittal. Rev Chir Orthop. 1997, 83 : 22-32.

MARTINEZ C. Le Rachis. Cahiers d'Anatomie Vivante. Monographie Bois-Larris. Masson, Paris, 1982.

MORRIS JM. Biomechanics of the spine. Arch Surg. 1973, 107 : 418-423.

NACHEMSON A, ELFSTROM G. Intravital dynamic pressure measurements in lumbar discs. A study of common movements, maneuvers and exercises. Scand J Rehabil Med Suppl. 1970, 1 : 1-40.

NACHEMSON A. The load on lumbar disks in different positions on the body. Clin Orthop. 1966, 45 : 107-122.

NACHEMSON AL, SCHULTZ AB, BERKSON MH. Mechanical properties of human lumbar spine motion segments. Influence of age, sex, disc level, and degeneration. Spine. 1979, 4 (1) : 1-8.

NEIDHARDT JPH. In : Anatomie clinique : Le tronc. Chevrel et coll. éds. Springer-Verlag, Paris, 1994.

NELSON JM, WALMSLEY RP, STEVENSON JM. Relative lumbar and pelvic motion during loaded spinal flexion/extension. Spine. 1995, 20 (2) : 199-204.

NG JKF, RICHARDSON CA, PARNIANPOUR M, KIPPERS V. Fatiguerelated changes in torque output and electromyographic parameters of trunk muscles during isometric axial rotation exertion. Spine. 2002, 27 (6) : 637-646.

NORDIN M, FRANKEL V H. Basic Biomecanics of the Musculoskeletal System (3rd edition), Lippincott Williams et Wilkins, Baltimore (USA), 2001.

ORTENGEN R, ANDERSSON GB, NACHEMSON AL. Studies of relationships between lumbar disc pressure, myoelectric back muscle activity, and intra-abdominal (intragastric) pressure. Spine. 1981, 6 (1) : 98-103.

PANJABI MM, WHITE III AA. Basic biomechanics of the spine. Neurosurgery. 1980, 7 (1) : 76-93.

PARK HK, RUDRAPPA S, DUJOVNY M, DIAZ FG. Intervertebral foramen ligaments of the lumbar spine : anatomy and biomechanics. Childs Nerve Syst. 2001, 17 (4-5) : 275-282.

PATURET G. Traité d'anatomie humaine. Ostéologie, arthrologie, myologie. Tome 1. Masson, Paris, 1951.

PEACH JP, SUTARNO CG, McGILL SM. Three-dimensional kinematics and trunk muscle myoelectric activity in the young lumbar spine : a database. Arch Phys Med Rehabil. 1998, 79 (6) : 663-669.

PEARCY MJ, HINDLE RJ. New method for the non-invasive three-dimensional measurement of human back movement. Clin Biomech. 1989, 4 : 73-79.

PÉNINOU G, DUFOUR M. Mesure de la position spontanée de l'omoplate dans le plan sagittal et frontal. Ann. Kinsithér. 1985, 12 (7-8) : 365-369.

PENINOU G, LAROUDIE F, MEMETEAU B. Le test de « Huc » : vrai ou faux ? Ann Kinésithér. 1987, 14 (7-8) : 373-375.

PÉNINOU G. Examen de la posture érigée. Position relative de la ligne de gravité et de l'axe tragien. Ann Kinésithér. 1982, 9 : 389-402.

PENNING L. Psoas muscle and lumbar spine stability : a concept uniting existing controversies. Critical review and hypothesis. Eur Spine J. 2000, 9 : 577-585.

PENNING L. Spine stabilization by psoas muscle during walking and running. Eur Spine J. 2002, 11 (1) : 89-90.

PEYRANNE J, D'IVERNOIS JF, Pratiques corporelles et évolution du mobilier scolaire du XIXe siècle à nos jours. Ann Kinésithér. 1998, 13 (5) : 235-23.

POSPIECH J, STOLKE D, WILKE HJ, CLAES LE. Intradiscal pressure recordings in the cervical spine. Neurosurgery. 1999, 44 (2) : 379-384.

RABISCHONG P, AVRIL J. Rôle biomécanique des poutres composites os-muscles. Rev Chir Orthop. 1965, 51 (5) : 437-458.

ROY-CAMILLE R. Rachis dorsal et lombaire. Masson, Paris, 1990.

RUNGE M. Le rachis : aspect scannographique normal. Ann Kinésithér. 1987, 14 (7-8) : 363-365.

RUSSELL P, PEARCY MJ, UNSWORTH A. Measurement of the range and coupled movements observed in the lumbar spine. Br J Rheumatol. 1993, 32 : 490-497.

SAMUEL J, ANDRES JC, JUSSERAND J. Electromyographie différentielle des muscles spinaux profonds et superficiels. Entretiens de Bichat. Journée de Rééducation. Expansion Scientifique. Paris. 1977.

SCHOBER P. Lendenwirbelsaüle und Kreuzschmerzen. Münchenen Medizinische Wochenschrift. 1937, 84 (9) : 336-338.

SHIRAZI-ADL A, PARNIANPOUR M. Effect of changes in lordosis on mechanics of the lumbar spine-lumbar curvature in lifting. J Spinal Disord. 1999, 12 (5) : 436-447.

SHIRAZI-ADL A. Nonlinear stress analysis of the whole lumbar spine in torsion-mechanics of facet articulation. J Biomech. 1994, 27 (3) : 289-299.

SOHIER R, HAYE M, GROSS M. La dynamique du vivant, du rachis et des sacro-iliaques. Kiné-sciences, 1995.

SOHIER R. Kinésithérapie Analytique de la colonne vertébrale. Tomes 1 et 2. Kiné-sciences, 1986.

STOKES IA, GARDNER-MORSE M. Quantitative anatomy of the lumbar musculature. J Biomech. 1999, 32 (3) : 311-316.

VAN SCHAIK JP, VERBIEST H, VAN SCHAIK FD. The orientation of laminae and facet joints in the lower lumbar spine. Spine. 1985, 10 (1) : 59-63.

VANNEUVILLE G, ESCANDE G, GUILLOT M, CHAZAL J, TANGUY A, BOURGES M, VERGE-GARRET J, DEUBELLE A. Éléments de biomécanique du rachis. 63e Congrès de l'Association des Anatomistes. Édit. Bloc-Santé, Clermont-Ferrand, 1980.

VIEL E. Biomécanique de la colonne lombaire. Ann Kinésithér. 1989, 16 (1-2) : 59-68.

VITAL JM, COQUET M, CERNIER A, SENEGAS J. Les muscles paravertébraux et leur rôle dans certaines affections du rachis. Résonances Européennes du Rachis. 1998, 6 (20) : 851-859.

WHITE AA 3rd, PANJABI MM. The basic kinematics of the human spine. A review of past and current knowledge. Spine. 1978, 3 (1) : 12-20.

WILKE HJ, NEEF P, CAIMI M, HOOGLAND T, CLAES L. Mesures in vivo des pressions intradiscales au cours des activités quotidiennes. Rev Med Orthop. 1998, 54 : 8-9.

YOGANANDAN N, PINTAR FA. Biomechanics of human thoracic ribs. J Biomech Eng. 1998, 120 (1) : 100-104.

Regiões da coluna | 14

REGIÃO CERVICAL INFERIOR[1]

Base de reflexão

Localização
A região cervical inferior corresponde ao pescoço, de C2 a C7.

Características essenciais
- O pescoço garante a **junção** entre a cabeça e o tórax (Fig. 14.1).
- Forma uma **concavidade** posterior.
- É uma zona de **compressão**.
- É uma zona **vital**,[2] que contém um número bem maior de tipos de estruturas do que qualquer outra região do corpo – inclusive estruturas nobres, como medula alongada, grossos troncos nervosos, artérias carótidas e vertebrais, veias jugulares, traqueia, esôfago, inúmeros músculos e fáscias (Viel e Clarisj, 1984).

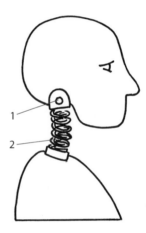

Figura 14.1 A junção cabeça-tórax, garantida pelo pescoço, compreende uma região alta, curta (1), e uma baixa, mais extensa (2).

Papel funcional
- O pescoço garante a **sustentação da cabeça** (estabilidade), ou mesmo a de cargas adicionais.
- Está submetido à pilotagem **direcional** dos órgãos dos sentidos e da mímica (mobilidade).
- Tem um papel importante na **expressividade** corporal.
- É uma zona valorizada e que recebe **ornamentos** em todas as culturas (Fig. 14.2) (colares, decotes etc.).

Frequência das patologias

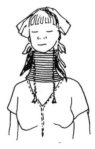

Figura 14.2 A sustentação da cabeça é objeto de ornamentos (anéis de uma "mulher girafa").

Reumatologia
É uma zona frequentemente envolvida pela reumatologia, por três razões: pela carga suportada, está sujeita à artrose; pela estática e pela grande mobilidade, está sujeita às sobrecargas e maus tratos responsáveis pelas cervicalgias e problemas posturais.

Traumatologia
Sua mobilidade facilita os movimentos incorretos, os choques em "chicotada" – com entorse, ou mesmo fraturas e luxações vertebrais.

Neurologia
Encontramos as consequências do que foi dito acima: radiculalgias (nevralgias cervicobraquiais), ou perturbações graves depois de grandes traumatismos (tetraplegias).

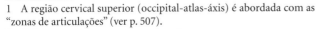

---

1 A região cervical superior (occipital-atlas-áxis) é abordada com as "zonas de articulações" (ver p. 507).
2 Pode-se amputar uma perna, mas não o pescoço.

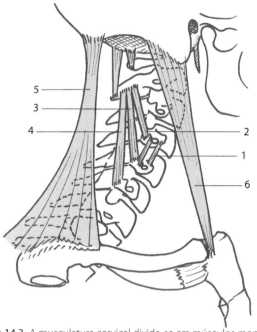

Figura 14.3 A musculatura cervical divide-se em músculos mono (1), bi (2), tri (3), quadri (4) e poliarticulados (5 e 6).

Noções anatômicas

No plano osteoarticular

As vértebras são bastante largas a achatadas, separadas por discos intervertebrais (DIV) relativamente espessos em relação à altura dos corpos[3] (o que favorece a mobilidade), mas envolvidas lateralmente pelos **uncos** (o que favorece a estabilidade). As cápsulas dos processos articulares posteriores (PAP) são frouxas, o que autoriza movimentos em amplitude (Teo e Ng, 2001). O sistema ligamentar é idêntico ao dos outros níveis – mas o ligamento supraespinal é substituído pelo **ligamento nucal** (Yoganandan et al., 2000). Este forma um septo sagital que amarra solidamente os espinais vertebrais entre si, freia a flexão anterior e oferece uma faixa de inserção alargada para todos os músculos superficiais da região. Esse ligamento, muito potente no topo da escala animal, diminui à medida que nos aproximamos do homem, no qual, curiosamente, readquire uma importância maior (Barros et al., 2002).

No plano muscular

Extensão

Os músculos são numerosos, colocados em planos sucessivos com dimensões cada vez maiores da profundidade à superfície. Temos então músculos (Fig. 14.3):
- *Monoarticulares*, como os pequenos músculos intertransversários, interespinais.
- *Biarticulares*, como os rotadores do transversoespinal.
- *Triarticulares*, como o multífido curto do transversoespinal.
- *Quadriarticulares*, como o multífido longo do transversoespinal.
- *Poliarticulares*, como os grandes músculos: trapézio, esternocleidomastóideo, esplênio.

Muralha convexitária

A região lombar possui uma muralha[4] muscular anterior que tem como vocação se **opor à acentuação** da curvatura: o músculo longo do pescoço.

Outros elementos

Partes moles

Além dos tegumentos, são representadas pelas inúmeras fáscias que, além de isolarem as estruturas umas das outras, às vezes se duplicam quando entram em contato com algumas delas. As fáscias formam planos de clivagem e de manutenção (Fig. 14.4).

Eixos de passagem

São formações que fazem parte da topografia cervical e que são influenciadas pelos seus movimentos.

Eixo nervoso

É a região superior da medula espinal (incidência grave no plano neurológico). A medula cervical sofre uma modificação de comprimento da ordem de 3 cm ao longo dos movimentos sagitais: passando de 9 cm em extensão a 12 cm em flexão (Castaing e Santini, 1960). Outros elementos nervosos atravessam a região cervical: as cadeias **simpáticas**, os nervos vagos (Tanaka et al., 2000).

Eixos vasculares

São compostos das artérias **carótidas** (comuns, e depois internas e externas), das veias **jugulares** (anteriores, internas externas), e das artérias e veias **vertebrais** (nos forames transversários). Estas últimas conferem **uma fragilidade particular** a essa zona, por causa do trajeto intraósseo, de suas variantes imprevisíveis, de suas modificações ligadas aos movimentos, e das possíveis patologias – por isso os riscos ligados às manipulações intempestivas.

Esôfago

Está situado na frente da coluna vertebral. A passagem do bolo alimentar necessita de uma posição média, classicamente vertical.

Traqueia

Está posicionada na frente do esôfago e atrás da grande tireoide e de sua cartilagem. Assim como para o esôfago, a posição intermediária é a mais funcional.

Mobilidades

Mobilidades analíticas

As faces articulares são bastante oblíquas, as cápsulas são frouxas, o que oferece uma boa liberdade rotatória. Como se pode ver no Quadro 14.1, as mobilidades se repartem de

---

3 A altura dos DIV cervicais representa 2/5 da dos corpos vertebrais.

4 O termo muralha convexitária, criado por Dolto (1973) e retomado por Samuel, é criticado por alguns porque, ao contrário de um músculo, uma muralha não puxa, mas sim rejeita, por isso é preciso aplicar o termo no sentido funcional e não no sentido mecânico.

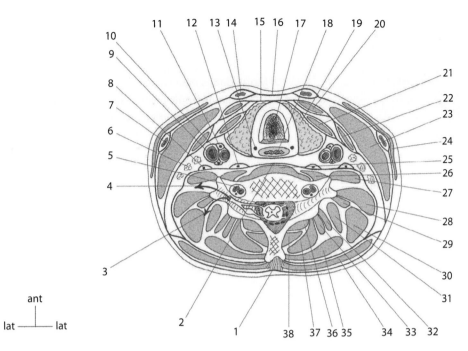

Figura 14.4 As fáscias do pescoço são numerosas e garantem a proteção, o emparedamento e o deslizamento dos músculos e dos eixos nervosos, vasculares, digestivos e respiratórios (corte em C6). Ligamento nucal (1), lâmina pré-vertebral (2), ramo posterior da raiz C6 (3); ramo anterior da raiz C6 (4), artéria e veia vertebrais (5), nós linfáticos (6); veia jugular externa (7), nervo frênico (8), nervo X (9), artéria carótida comum e veia jugular interior (10), nervo XII (11), simpático (12), nervo laríngeo interno (13), veia jugular anterior (14), lâmina paratraqueal (15), fáscia cervical superficial (16), traqueia (17), esôfago (18), glândula tireóidea (19), esterno-hióideo (20), esternotireóideo (21), omo-hióideo (22), SCM (23), platisma (24), longo do pescoço (25), longo da cabeça (26), escaleno anterior (27), escaleno médio (28), escaleno posterior (29), levantador da escápula (30), esplênio do pescoço (31), iliocostal (32), longuíssimo (33), trapézio (34), esplênio da cabeça (35), transversário espinal (multífido) (36), semiespinal (37), transverso espinal multífido (38).

forma desigual, elas são mais acentuadas em C5-C6 para os movimentos sagitais e as inclinações e em C2-C4 para as rotações (Holmes et al., 1994). Os valores abaixo excluem a articulação suboccipital. Eles variam de acordo com os autores, mas é possível observar certa similitude (Christensen e Nilsson, 1998); Mannion et al., 2000; Descarreaux et al., 2003).

Esses valores variam em função da idade: perto de 40% de desvio entre 23 e 87 anos (Poisnet et al., 1981; Sforza et al., 2002). Por outro lado, o desvio-padrão é ainda maior à me-

Quadro 14.1

Amplitudes médias das articulações cervicais			
Nível	Flexão-extensão	Inclinação	Rotação
C2-C3	11°	2,5°	8°
C3-C4	15°	4°	6°
C4-C5	18°	4,5°	3,5°
C5-C6	20°	5,5°	2,5°
C6-C7	16°	4,5°	Negligenciável
Total: Cerca de:	80° (flex/ext: 40°/40°) 80°	21° 20°	20° 20°
Castaing e Santini (1960)	120°	30°	25°
Kapandji (1980)	100° a 110°	37°	28°
Martinez (1982)	76°	45°	45°

Obs.: Inclinação lateral e rotação são calculadas unilateralmente.

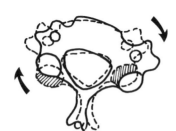

Figura 14.5 As mobilidades cervicais provocam um redução da superfície de contato dos PAP que pode chegar a 50%.

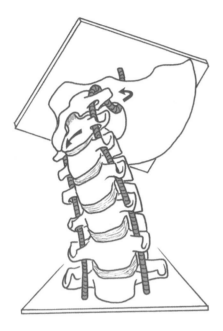

Figura 14.6 As mobilidades cervicais mobilizam a artéria vertebral – principalmente a associação de uma extensão, de uma inclinação de um lado e de uma rotação homolateral (teste de Klein para a artéria contralateral, que é alongada e fixada).

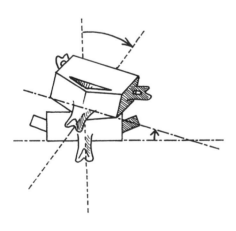

Figura 14.7 A inclinação lateral é acompanhada de uma rotação homolateral e de uma ligeira extensão.

dida que se avança em idade (Castro et al., 2000). A diminuição de amplitude com a idade é mais precoce na região cervical inferior (Poisnel, 1981).

Mobilidades específicas

Os movimentos profundos das vértebras se tornam mais perceptíveis por causa da existência de uma cadeia poliarticulada. Cada superfície dos PAP desliza uma sobre a outra, reduzindo-se em até 50% (Fig. 14.5) e produzindo uma folga. Essas micromobilidades podem ser solicitadas manualmente, de forma suave, passiva, e mais ou menos ativamente.

É preciso incluir a ação das mobilidades cervicais sobre a artéria vertebral (Fig. 14.6). Suas curvaturas no nível da região cervical superior a tornam apta a seguir os movimentos, mas quando estes atingem valores extremos, ou quando vários movimentos se associam, há um tensionamento que pode gerar insuficiências vertebrobasilares ou lesões – raras, mas graves (compressão, espasmo, bloqueio circulatório) (Piganiol, 1990; Le Roux e Le Nechet, 1994; Thiel et al., 1994). O máximo de solicitação é exercido no nível do segmento V3 dessa artéria (ou seja, no nível C1-C2), e durante movimentos de rotação e de inclinação homolateral,[5] provocando alongamentos da ordem de 7 mm.

Mobilidades funcionais

Com exceção dos sagitais, os movimentos não são puros.

Inclinações laterais

Elas se acompanham de um achatamento homolateral do disco e de uma abertura contralateral. No nível dos PAP, a obliquidade obriga a faceta superior, que se abaixa, a recuar simultaneamente, e a contralateral, que se eleva, a avançar. O resultado é uma **rotação automática** homolateral à inclinação (Fig. 14.7), geralmente associada a uma leve extensão (Harrison et al., 2000). É o gesto de levar a bochecha ao ombro.

Rotações

Elas se acompanham do fenômeno equivalente, pelas mesmas razões.

Combinações

São os jogos condicionados pelos deslocamentos da cabeça. Eles se traduzem pelas múltiplas combinações (diferentes das tendências evocadas mais acima), que atuam sobre as grandes capacidades dinâmicas desse segmento (Feipel et al., 1999). Essas associações devem igualmente envolver as zonas vizinhas, pois sem isso há risco de sobrecarga articular. Sendo importante então integrar essas zonas, começando pela **mecânica pélvica**, que orienta a base da coluna vertebral e normalmente se responsabiliza pelos componentes mais penosos.

---

5 Isso explica a prudência que se deve ter quando nos aproximamos do valor extremo dos movimentos, ou nas associações, bem como a utilidade de testar previamente o indivíduo (teste de Klein em extensão, inclinação homolateral e rotação homolateral).

Variações

Variações fisiológicas

Elas são condicionadas pela orientação da cabeça, relacionando-se aos órgãos dos sentidos e aqueles da mímica (Ferrario et al., 2002). Alguns animais têm disponibilidades particulares (por causa, por exemplo, da conformação de seus olhos, que oferece um campo de visão mais amplo, ou ainda da possibilidade de orientar suas orelhas); além disso, estão muitas vezes submetidos à necessidade de garantir preensões com a boca. São dois aspectos que se destacam.

Subordinação ocular

O pescoço é obrigado a seguir as impulsões que partem dos olhos (automatismo oculocefalógiro). Esse mecanismo deve ser solicitado (ver Fig. 1.31). Proposto por Dolto (1976), retomado por Samuel, desenvolvido por Revel et al. (1993), ele possui múltiplas variantes, mas muitas vezes é concebido como o simples gesto de olhar com uma luneta:

- O **comprimento da cadeia** articulada subjacente é um elemento de graduação que pode ultrapassar o segmento cervical, mas este é o mais envolvido.[6]
- A **inversão do ponto fixo** é uma possibilidade frequentemente benéfica, que às vezes consegue capturar contraturas reflexas de defesa. É a situação de alguém que fixa um alvo diante dele e anda fazendo um meio giro (ver Fig. 13.36). O mesmo fenômeno é transferível ao plano sagital. Essas situações, que nos parecem banais, são em realidade complexas e foram necessárias proezas mecânicas, associadas à mais sofisticada eletrônica para obter um resultado análogo na indústria.[7] Essa proeza técnica, inimaginável há alguns anos, é feita por nós cotidianamente sem que nos demos conta.
- A **síntese** é a capacidade de modular simultaneamente as mobilidades com ponto de partida cranial e aquelas com ponto de partida pélvico. Isso representa um programa de retreinamento cinesioterápico sofisticado e funcional (Fig. 14.8).

Mímica

É o outro aspecto das variações de mobilidade. Para isso, sempre pensamos nos músculos do rosto, mas nos esquecemos com muita frequência do trabalho importante dos músculos suboccipitais e cervicais. Podemos citar a associação privilegiada de alguns movimentos (esses gestos associam a articulação suboccipital):

- *Flexão-extensão superior*. Esses movimentos expressam a aquiescência ("Sim, sim").
- *Flexão-extensão inferior*. Enquanto o mesmo movimento, localizado no alto, demonstra a aquiescência, o balanço ante-

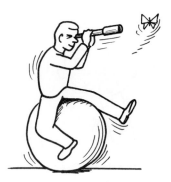

Figura 14.8 A busca ocular de longo alcance, associada a um plano móvel sob a pelve, constitui um completo treinamento de mobilidade proprioceptiva.

roposterior baixo evoca uma atitude dubitativa (Fig. 14.9a), que traduz a **consternação** ("Que história! Não acredito...").[8]

- *Flexão inferior com extensão superior*. Esse gesto translada o rosto para a frente. A mímica expressa o desejo de "**ir em direção a...**" (Fig. 14.9b). Isso pode traduzir um espanto, exigindo um complemento de informações ("Como?! Explique-se!"), ou constituir um gesto afetuoso (avançar a cabeça para melhor compreender o outro, ou mesmo para beijar), ou, ao contrário, agressivo ("Não gostou?"). Também pode ser o simples fato de levar a boca um pouco para a frente quando se morde algo que pode escorrer.
- *Extensão inferior com flexão superior*. É o inverso do movimento precedente. Trata-se de **recuar**, no sentido próprio ou figurado (Fig. 14.9c). O espanto é, aqui, uma recusa em admitir, isto é, uma tomada de distância ("Que modos são esses!"). É também o gesto de recusar um contato, ou um alimento (gesto da criança que não quer comer).
- *Flexões superior e inferior*: constituem uma **pinça funcional** que aproxima o queixo do esterno. Essa pinça é muito usada quando nossas mãos estão ocupadas; uma insuficiência de amplitude é amenizada pela abertura da boca (Fig. 14.9e). Esse gesto é o de dobrar um tecido, segurar folhas de papel com o queixo enquanto separamos as outras.[9]
- *Extensão superior e inferior*: a associação está ligada à necessidade de olhar para o céu. Ela é pouco confortável e não pode ser mantida por muito tempo (Fig. 14.9f).[10]
- *Flexões laterais inferiores*. Sugerem uma necessidade de **olhar** diante de si, quando um obstáculo atrapalha a visão no eixo (Fig. 14.9g).

---

6 Basta ver a extrema dificuldade sofrida pelas pessoas que têm o pescoço "bloqueado" (ou por uma minerva, um torcicolo, ou qualquer outra razão) para perceber as repercussões da abolição dessa cadeia articulada.
7 Assim, alguns veículos de combate modernos fazem essa demonstração: uma vez que a mira do canhão está programada sobre determinado objeto, o carro pode acelerar, se dirigir para trás, ir para a frente, girar simultaneamente em todos os sentidos, avançar, recuar, virar... o canhão permanece focado em seu objetivo, com uma fixidez muito impressionante.
8 Esses gestos devem ser utilizados em cinesioterapia. Em um paciente bloqueado pela apreensão da dor, a desprogramação do gesto e o recurso a esses atalhos pode ser espetacular. Assim, um paciente a quem se pedia que expressasse a consternação com seu pescoço, decepcionado por não conseguir, balançou duas ou três vezes seu pescoço dizendo: "Não estou vendo", o que era a solução, mas ela não estava corticalizada.
9 Essa pinça torna-se capital nas pessoas paralisadas de um braço ou amputadas. Portanto, uma rigidez cervical tem grandes repercussões nesse tipo de paciente.
10 O mau hábito de algumas pessoas é o de deslocar o pescoço, achatado para a frente, com uma extensão apenas da cabeça, o que é ainda menos suportável.

474 Parte IV | Coluna vertebral e cabeça

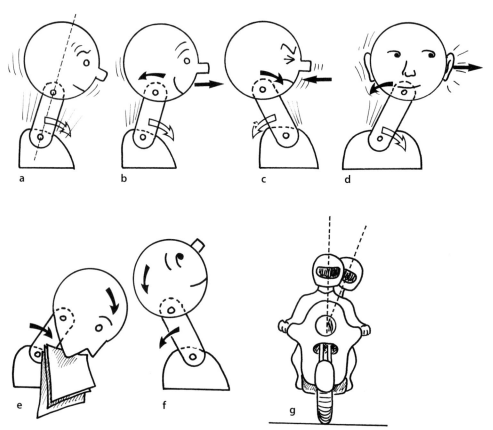

Figura 14.9 As mobilidades cervicais altas e baixas se inscrevem nos gestos funcionais e/ou expressivos. As sucessões de flexões-extensões baixas expressam a consternação (a). A flexão baixa com extensão alta expressa a sedução (b). A flexão alta com extensão baixa expressa a rejeição (c). A inclinação alta em um sentido e baixa no outro traduz o fato de esticar a orelha (d). A flexão simultaneamente alta e baixa é uma pinça funcional para prender objetos pequenos (papéis) entre o queixo e o esterno (e). A extensão simultaneamente alta e baixa constitui o gesto de erguer os olhos ao céu (f). A inclinação baixa traduz a necessidade de livrar a cabeça do plano sagital mediano (ou mesmo evitar um obstáculo situado na frente) (g).

• *Flexões laterais superiores.* Expressam a **aproximação**, da mesma maneira que o vai e vem em pronossupinação.
• *Flexões laterais superiores e inferiores associadas.* No mesmo sentido, elas levam simplesmente a orelha ao ombro; em sentido contrário, traduzem o gesto de "**esticar a orelha**" (Fig. 14.9 d).
• *Rotações*: se as superiores podem ser dissociadas das inferiores, o inverso não é verdadeiro. O movimento é, portanto, global e traduz a necessidade de olhar lateralmente, ou mesmo para trás.

Variações patológicas

São as hipomobilidades ou rigidezes. Elas são muito incômodas. Um paciente suporta muito melhor uma cinta de manutenção lombar do que um colar de manutenção cervical. Inversamente, as hipermobilidades existem, mas, às vezes, conduzem às instabilidades. Portanto, não devem ser procuradas.

> **Para concluir**
> A grande mobilidade do pescoço deve ser educada de maneira funcional, isto é, muito **mais em qualidade** do que em quantidade (propriocepção), mas esta última é muito mais procurada.

Estabilidade

Ela deve contrabalançar a forte aptidão do pescoço à mobilidade.

No plano sagital

A curvatura cervical está submetida a dois efeitos da gravidade: a carga sobrejacente e a linha gravitacional da cabeça.

Carga sobrejacente

Ela tende naturalmente a aumentar a curvatura, isto é, a aumentá-la achatando o segmento poliarticulado. Por isso, o pescoço tende a se dobrar **para trás** (Fig. 14.10a). Existem, portanto, músculos anteriores especialmente destinados a se oporem a esse aumento. São o músculo longo do pescoço e, à distância, o aparelho muscular supra e infra-hióideo.

Linha gravitacional da cabeça

Ela passa ligeiramente na frente, o que tende a fazer com que a cabeça e o pescoço se flexionem **para a frente** (atitude de uma pessoa que adormece em posição sentada) (Fig. 14.10b). Isso solicita os músculos posteriores (músculos profundos essencialmente) (Voo et al., 1998).

Em resumo, os dois mecanismos se anulam mais ou menos, e o equilíbrio do maciço cranial é realizado com um ajustamento fino e econômico, pelo menos em posição vertical.[11] A adição de uma carga sobre a cabeça valoriza essa manutenção, e o belo porte de cabeça dos povos que carregam dessa maneira suas cargas é bem conhecido (ver Fig. 13.39).

No plano frontal

O equilíbrio é definido em relação à simetria do mastro raquidiano. Todo desvio só pode ser suportado momentaneamente, a estabilidade sendo onerosa em situação não simétrica.

No plano osteoarticular

As duas colunas dos processos articulares posteriores estão bem afastadas. É a única resposta do esqueleto, por isso ela é bastante fraca.

No plano muscular

Os esteio[12] são numerosos e entrecruzados entre si (Fig. 14.11), o que aumenta a estabilidade da trama em torno do pescoço. Os principais músculos são os intertransversários, escalenos, esplênio, levantadores das escápulas, trapézios, e esternocleidomastóideo.

No plano horizontal

Assim como para o plano frontal, a melhor posição para a estabilidade é a rotação "zero".

No plano osteoarticular

Os corpos vertebrais integram os pequenos contatos laterais dos **uncos**. É um plano de grande liberdade.

---

11 A posição inclinada é rapidamente cansativa e exige soluções de apoio (mão sob o queixo, ou mãos cruzadas atrás da cabeça). Os ergônomos têm muito trabalho em relação a isso (ver Fig. 15.20).
12 Para a noção de estaiação, ver página 42.

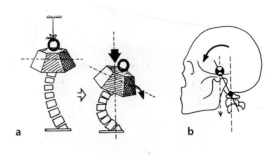

Figura 14.10 A lordose fisiológica tende a se acentuar com o peso da cabeça (a). A situação levemente anterior da linha gravitacional da cabeça tende a provocar a flexão do pescoço (b). Esses dois mecanismos se combinam e se equilibram.

No plano muscular

Os pequenos músculos profundos têm componentes às vezes muito oblíquos, o que lhes confere uma ação **antirrotatória** (p. ex., o rotador maior[13] do músculo transverso-espinal). Eles podem ser reforçados momentaneamente pelos músculos periféricos mais potentes (trapézios, esternocleidomastóideo), mas a fadiga destes músculos limita sua ação. É comum constatar os efeitos quando ao assistir a um espetáculo estamos posicionados muito de lado, e devemos manter então uma rotação vertical (às vezes o preço é o torcicolo); da mesma forma com uma duração mais curta, mas uma amplitude maior (constatamos uma dificuldade idêntica para esterçar um automóvel, na hora de estacionar).[14]

---

13 Não existe feixe curto rotador no nível cervical.
14 A solução é sempre repartir a dificuldade sobre uma cadeia articulada a mais longa possível, daí a solução de se descolar um pouco do en-

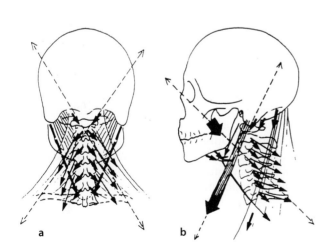

Figura 14.11 Aspecto entrecruzado das cadeias musculares no plano frontal (a) e no plano sagital (b).

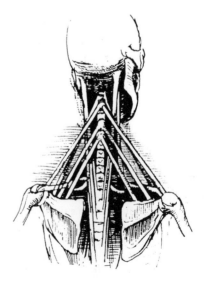

Figura 14.12 Leonardo da Vinci já havia imaginado o sistema de esteios estabilizando a parte cervical.

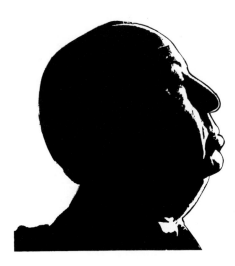

Figura 14.13 A sustentação da cabeça de Hitchcock é reveladora de seu temperamento, e traduz também uma forte estabilidade regional.

Variações de estabilidade

Variações fisiológicas

Variações posicionais

Em retidão, o pescoço está estabilizado pela estaiação dos músculos perirraquidianos, como Leonardo da Vinci já havia demonstrado (Fig. 14.12). A região cervical está sob a dependência da posição dos **canais semicirculares** no espaço (sistema vestibular que comanda o posicionamento equilibrado que permite a parada do sinal), e sob a do sistema **ocular** (que sempre tende à horizontalidade do olhar). Além disso, a **propriocepção cervical** desempenha um importante papel na estática geral (Vaillant, 1996). O pescoço é, portanto, uma região cuja estabilização dinâmica é funcionalmente capital.

Expressividade da manutenção cervical

No plano terapêutico este é um fator que deve ser trabalhado (ver Fig. 14.9). Entre a manutenção rígida e altaneira (Fig. 14.13) e o abandono de qualquer manutenção, existe uma infinidade de situações, próprias ao contexto **circundante** e **psicoafetivo** do paciente.

Predisposição morfológica

Rigidez e frouxidão têm repercussões sobre a estabilidade. A primeira envolve os indivíduos brevilíneos com um pescoço robusto, curto e largo, às vezes com um "queixo duplo" (ou triplo). Esses indivíduos têm, por assim dizer, uma minerva natural em forma de boias em torno do pescoço, têm mobilidades restritas e estão pouco sujeitos às desestabilizações traumáticas. A frouxidão envolve mais as mulheres jovens, com pescoço longo e magro. Elas estão mais expostas às consequências dos choques, ainda que leves.

---

costo, de se retornar a partir das nádegas e de se agarrar no encosto com uma mão, enquanto a outra manobra o volante.

Transporte de carga sobre a cabeça

Essa situação, que se tornou raríssima nos países industrializados, é ainda frequente em outras regiões. Um testemunho disso é a excelente maneira de sustentar a cabeça dos indivíduos que carregam assim as cargas (ver Fig. 13.39). O abandono dessa função provoca uma diminuição da **qualidade estabilizadora** do pescoço.

Variações patológicas

Encontramos as duas tendências opostas que são os excessos e as insuficiências de estabilidade.

Excessos de estabilidade

Estão ligados à rigidez articular, localizada ou estendida a toda região.[15] Ainda que o excesso de estabilidade tranquilize localmente, ele tem duas consequências nefastas:
- Uma **sobrecarga** dos níveis limítrofes, por fenômeno compensatório.
- Uma **menor desenvoltura** do comportamento geral do pescoço.

Faltas de estabilidade ou instabilidades

São consequências de uma **hiperfrouxidão**. Quando é constitucional e envolve uma pessoa treinada ela é mais bem suportada (p. ex., uma bailarina). Mas representa um risco quando é consequência de um traumatismo, ou das hipersolicitações frequentes (manipulações repetidas). A exigência é um retreinamento rápido da **propriocepção** local e da musculatura profunda por meio de solicitações tônicas.

> **Para concluir**
> O pescoço é destinado à mobilidade, mas, sempre que esta repousa sobre uma armadura óssea frágil, qualquer grau de ganho de mobilidade deve ser buscado com a **estabilização simultânea** por meio da musculatura automatizada, profunda.

Tensões

Elementos em ação

A compressão relacioanada à sustentação da cabeça é o elemento exterior dominante. Em relação ao aparelho cervical, não existe "arcabouço", como para o resto da coluna vertebral, e a noção de "**sistema balança**" é, aqui, muito próximo da realidade.

A linha gravitacional da cabeça passa bem na frente da região cervical,[16] o que se traduz por um **fraco braço de alavanca** em relação à coluna vertebral, portanto fácil de ser equilibrado com uma força mínima (Fig. 14.14). O braço de alavanca aumenta na região cervical inferior, o peso em carga também, e encontramos, do lado equilibrador, um processo espinhoso nitidamente maior sobre C7.

---

15 Pode estar em relação com uma fusão vertebral, ou uma artrodese em um nível.
16 O centro de massa da cabeça encontra-se relacionado à sela túrca do esfenoide, no meio da base do crânio.

Quadro 14.2

Descoberta das facetas articulares		
Nível	Diminuição da superfície	Diferença entre as bordas da interlinha
C2-C3	24%	3 mm
C3-C4	27%	3,5 mm
C4-C5	41%	5 mm
C5-C6	53%	6,5 mm
C6-C7	44%	5,5 mm

Variações fisiológicas

Durante a flexão cervical inferior, as tensões aumentam, em razão de dois fenômenos.

Descobrimento das faces articulares

Ele minimiza a superfície de repartição da carga. Seus efeitos foram calculados (Onan et al., 1998); os valores, em função das vértebras consideradas, estão no Quadro 14.2.

Aumento do braço de alavanca gravitacional

Algumas posições, ligadas ao exercício de determinada profissão (dentista que desvia sua cabeça em função do trabalho, mecânico trabalhando sob o automóvel), são particularmente tensivas, pois solicitam de maneira estática e prolongada uma musculatura periférica com vocação mais dinâmica (Harrison et al., 2001). O resultado são mudanças repetidas de postura, que visam atenuar o incômodo suscitado, mas que apenas disseminam o problema para toda a região, com aparição de contraturas musculares que repercutem no nível cervicotorácico, ou mesmo interescapular[17] (Pintar et al., 1995; Jager et al., 1997).

Variações patológicas

As variações de tensões evoluem sempre para o **aumento**. São resultados de uma ruptura no equilíbrio muscular (contraturas, retrações), de sobrecargas e maus tratos articulares, de supersolicitações musculares, choques repetidos (quedas sobre a cabeça, o pescoço, o cíngulo do membro superior, nos esportes violentos ou nos acidentes da vida cotidiana), ou seja, da idade (diminuição das qualidades de manutenção, desgaste, desorganização dos esquemas motores) (Yoganandan et al., 1996).

Soluções funcionais

O equilíbrio vertical impõe pouco esforço e suporta até mesmo, sem problema, cargas importantes (Heglund et al., 1995). Quando a sustentação de carga não é vertical, ela deve permanecer sempre axial – como, por exemplo, os xerpas, que para carregar fardos recorrem a um sistema de faixa frontal (Bastien et al., 2001) (ver Fig. 13.45a).

---

17 A zona intercapsular recebe influxos simpáticos com ponto de partida cervical, principalmente no nível de C5.

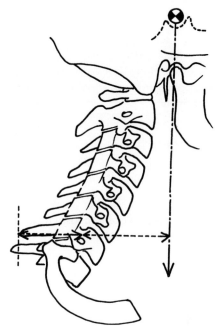

Figura 14.14 A linha gravitacional da cabeça passa ligeiramente na frente da parte cervical superior (braço de alavanca fraco). Na parte inferior, a coluna vertebral se afasta, aumentando o braço de alavanca gravitacional, o que é compensado por um braço de alavanca muscular importante (processo espinhoso mais longo).

Em contrapartida, a fadiga dos músculos posteriores aparece rapidamente com as inclinações, frequentes na vida cotidiana. A solução é a utilização de suportes.

Inclinação anterior

Ela exige a ajuda de uma ou das duas mãos, sustentando o queixo e aliviando assim a musculatura (ver Fig. 15.20 a). Um trabalho prolongado para a frente, em determinados aparelhos, pode exigir um suporte para o rosto ou para o queixo.

Inclinação lateral

Utilizamos o apoio sobre uma mão, sobre o ângulo da mandíbula ou próximo à têmpora (ver Fig. 15.20 b). Existem igualmente suportes laterais para cabeça, principalmente nas cadeiras de salão, de trem ou de avião.

Inclinação posterior

É a utilização de um suporte para cabeça, como no automóvel, que é o reflexo habitual; na falta, o apoio posterior das mãos é, mais uma vez, utilizado (ver Fig. 15.20 c).

Essas soluções supõem, todavia, o **respeito da axialidade**, isto é, da curvatura cervical fisiológica, ou com uma variação muito fraca. Toda fratura ou torção da coluna vertical mostra-se intolerável, pois faz com que cada articulação sofra integralmente as tensões, em vez de repartir sobre o conjunto.

> **Para concluir**
> As tensões são facilmente suportadas em **posição neutra** e vertical. As variações se traduzem por um aumento mal suportado e que exigem uma ajuda externa.

> **O que se deve saber**
> O pescoço é uma região **nobre** (órgãos vitais), muito solicitada mecanicamente e com forte implicação psicocomportamental. Sua reeducação deve utilizar essa riqueza por meio dos exercícios focados em cada um desses aspectos e privilegiar o controle sensório-motor, seja na educação cinética ou na manutenção postural.

REGIÃO TORÁCICA

Base de reflexão

Localização
Situada entre o pescoço e os lombos, a região torácica integra a caixa torácica e seu conteúdo.

Características essenciais
- É a porção mais **longa** da coluna vertebral (12 vértebras).
- Cada articulação é **pouco móvel**, por causa da presença das costelas, mas isso é compensado pelo número maior das vértebras torácicas.
- Ela está ligada ao **arcabouço torácico** (Fig. 14.15).
- Ela é morfologicamente **convexa** atrás.
- É a **primeira curvatura** da coluna vertebral.[18]

Papel funcional
- A mecânica costovertebral participa da **respiração**.[19]
- O tórax constitui uma zona **larga e estável** para a inserção dos músculos do tronco.
- Sua curvatura está relacioanada às concavidades sobre e subjacentes, que são secundárias.

---

18 Ela aparece no feto, em razão do desenvolvimento mais rápido do sistema nervoso medular, que é posterior aos corpos vertebrais e se alonga mais rápido do que o osso, provocando assim uma convexidade óssea posterior.
19 Seu enrijecimento sempre traz uma redução da função respiratória, como, por exemplo, nas pelviespondilites reumáticas (PSR).

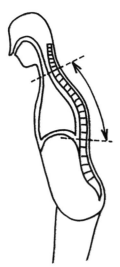

Figura 14.15 A região torácica associa a coluna vertical e um arcabouço pneumático.

Frequência das patologias

Reumatologia
São as artroses, as nevralgias intercostais.

Ortopedia
Sobretudo na infantil: são os desvios de tipo cifose, escoliose,[20] às vezes os endireitamentos de curvatura (dorso chato), as epifisites de crescimento (Scheuermann).

Traumatologia
Às vezes, são ospequenos incidentes (entorses) e os grandes acidentes (fraturas e achatamentos, principalmente na parte baixa).

Neurologia
São geralmente as consequências dos traumatismos (paraplegias).

Noções anatômicas

No plano morfofuncional
É importante relembrar algumas ideias-chave.

Abóbada fisiológica
Ela tende à cifose torácica, pelo **simples fenômeno** da exageração da curvatura. Isso pode **traduzir um abando**no da mobilidade em proveito de uma **fixidez protetora** por meio de um enrolamento de tipo hábito astênico (Fig. 14.16): o indivíduo se aproxima da posição **fetal**, "tensiona as costas" e protege a zona anterior,[21] imobilizando-se na espera de um bem-estar hipotético.

Noção de arcabouço
Quando pensamos torácico, pensamos dorsal,[22] isto é, posterior. Esquecemo-nos da espessura do tórax e de seu conteúdo com dominante **pneumático**, portanto, com geometria e pressão variáveis.

Respiração
Ela é específica dessa parte do corpo. Vale notar que a noção de "respiração" contém a ideia de **espírito** (do latim spiritus, "o sopro"). A inspiração é tanto um termo físico quanto mental (ter ou não inspiração). A alma (anima, aquilo que "reanimamos" em alguém de inanimado) também está envolvida por essa zona: dar o último suspiro é a própria expressão desse dado.

Ligação com o ventre é estreita
Este remonta sob as costelas, a separação diafragmática é comum, bem como o jogo respiratório decorrente. Aliás, é quase impossível isolar o funcionamento vertebral torácico do lombar.

---

20 Geralmente desviada à direita – em razão, ao que parece, da presença do coração à esquerda.
21 Inclusive cruzando os membros superiores sobre o peito.
22 Este era o nome antigo para essa zona.

A experiência do tórax posterior

O tórax é ambivalente: "ter as costas largas" é uma expressão que quer dizer que aguentamos o golpe de tudo aquilo de que nos encarregam, o que pode conduzir à saturação ("ter as costas duras" ou "curvar a espinha" sob o peso das preocupações, tanto quanto sob um fardo). Inversamente, encontramos a atitude de "força guardada", que é a do "durão indiferente", que não precisa colocar seu peito para a frente, e cujo busto é tão poderoso que arredonda suas costas posteriormente (Fig. 14.17). Às vezes essa imagem é inconscientemente cultivada por alguns pacientes. Esses exemplos traduzem a relação estreita entre o somático e a experiência dessa zona.

A experiência do tórax anterior

A parte da frente é a parte que **enfrenta** e se exibe. Isso diz respeito às pessoas extrovertidas, que têm audácia, as que são "cheias de si", ou aquelas cuja função é estar a serviço de tal comportamento (Fig. 14.18). Tudo isso é bem observado pelo mímico.[23]

A presença dos seios na mulher

Em relação ao que acaba de ser dito, o busto pode ser vivido como um trunfo ou um freio à sua manutenção, de acordo com a idade (antes, durante ou após a puberdade), com a conotação de **sedução** (Fig. 14.19a) ou de **desconforto** sentido, sem falar das atitudes falsamente desconfortáveis (Fig. 14.19b). Por outro lado, se o peso do busto for importante, ele pode influenciar na postura, sobretudo com a idade e com uma menor defesa postural (Fig. 14.20).

No plano osteoligamentar

Conjunto osteoarticular

Os ossos são variados: 12 vértebras (e seus discos), 24 costelas e sua ligação cartilagínea com o esterno. O conjunto forma uma caixa **deformável**, mas **semirrígida** em comparação com as mobilidades vizinhas. Às vezes essa mínima mobilidade faz com que se fale, incorretamente, de uma coluna vertebral estática. Por outro lado, a curvatura convexa não é forçosamente regular: existe às vezes um "dorso achatado", prolongando-se embaixo por uma cifose toracolombar.

Costelas

Elas merecem uma menção à parte, contrariamente às vértebras e ao esterno, elas são muito deformáveis. Sua tripla curvatura lhes permite absorver as tensões inspiratórias, e depois restituir a energia durante a expiração, o que ilustra a noção de "material com memória".

Articulação costovertebral

O eixo do colo da costela (grosseiramente semelhante ao eixo entre as duas articulações: da cabeça da costela e costotransversária) é frontalizado na parte superior (18° em relação ao plano frontal), intermediário na parte média (40°) e mais sagitalizado embaixo (50°) (Laredo et al., 1985) (ver Fig. 13.19).

---

[23] É um excelente exercício de pedagogia terapêutica (quando nos apegamos a esse aspecto da questão e não ao aspecto "espetáculo").

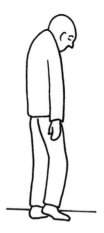

Figura 14.16 A aparência astênica, ou a atitude de desencorajamento, traduzem-se por uma tendência à cifose torácica.

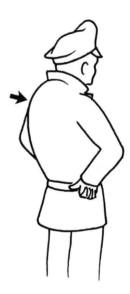

Figura 14.17 O dorso arredondado, largo e potente, traduz uma atitude de força indiferente.

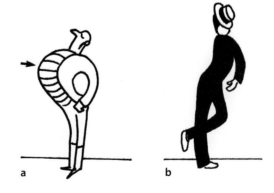

Figura 14.18 Uma história em quadrinhos da década de 1940 mostra a atitude orgulhosa associada ao peito inchado (a); um cartaz representando Maurice Chevalier mostra a mesma atitude (b).

Por outro lado, as articulações costotransversárias superiores são de tipo trocóideas (costelas de 1 a 6) e olham para baixo; as inferiores são superfícies planas (costelas de 6 a 12) e olham para o alto (Felix, 1928; Meyer, 1972) (Fig. 14.21).

No plano capsuloligamentar

Em relação a esse plano, a região torácica é globalmente semelhante ao resto da coluna vertebral. No entanto, ela se destaca por sua riqueza ligamentar, devida às junções da cabeça da costela e costotransversárias.

No plano muscular

Em comparação com a superfície da caixa torácica, os músculos são estendidos. Eles exigem algumas observações.
- Participam do **continente** da caixa torácica. São repartidos em eretores da espinha, em geral, e em músculos das paredes do **arcabouço** torácico – sob a forma de largas faixas musculares, ou de múltiplos pequenos feixes presos ao mastro vertebral.
- Agem em função de sua **situação**, periférica ou não (mais de ajustamento estático e automatizado para os profundos, mais de força dinâmica e voluntária para os superficiais).
- Os **intercostais** formam, com as costelas, um conjunto comparável a um guarda-chuva – cujos músculos representariam o revestimento, estendido entre as varetas, rígidas, que são as costelas (Fig. 14.22).
- O **diafragma** é um caso original: parede móvel entre os arcabouços torácico e abdominal, ele tem uma ação sobre cada um deles. Além de sua mecânica de tipo "pistão", sua característica essencial reside em sua inervação **alta** (C4, para os nervos periféricos).

Outros elementos

Vísceras

As vísceras reagrupam os pulmões e os órgãos do mediastino, e formam o conteúdo da caixa torácica (Fig. 14.23). A **relação continente-conteúdo** torna indissociável o trabalho desses dois componentes: seria mecanicamente ilógico reeducá-los isoladamente. Como o fenômeno respiratório modula o volume e a pressão torácicos, podendo falar de **arcabouço pneumático, com geometria e pressão variáveis**. O plano vascular é representado pelo coração e os vasos coronários e pulmonares, a aorta torácica e seus ramos, o encontro das veias cavas e o do sistema ázigo, bem como do canal torácico (linfático).

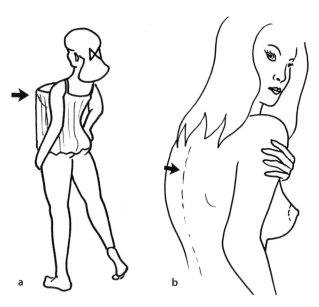

Figura 14.19 Uma história em quadrinhos da década de 1950 representa a atitude de desafio expressada pelo posicionamento do busto para a frente e o recuo da cabeça (a). Uma postura bastante comum consiste em arredondar as costas, fingindo esconder o busto para chamar mais a atenção sobre ele (b).

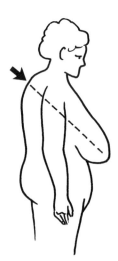

Figura 14.20 Um busto muito grande, em uma mulher que não luta mais para manter sua estática, pode causar uma cifose torácica.

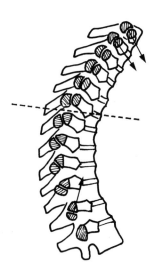

Figura 14.21 As articulações costotransversárias superiores são trocóideas, olham mais para baixo; as inferiores são superfícies planas, olham mais para o alto (segundo Meyer).

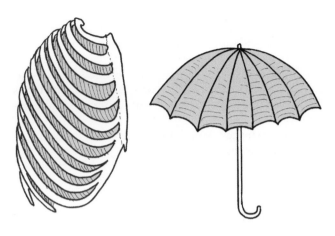

Figura 14.22 A viga compósita osteomuscular torácica forma um conjunto sob tensão, como se fosse um guarda-chuva com seu revestimento e suas varetas.

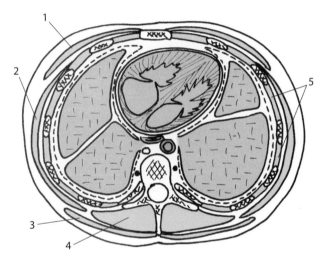

Figura 14.23 O corte de T8 mostra o continente (em vermelho) e o conteúdo (em cinza) torácicos: peitoral maior (1), serrátil anterior (2), trapézio (3), eretores da espinha (4), intercostais (5).

Plano nervoso

O plano nervoso é representado pela medula espinal. Ela sofre, em seu saco dural, **movimentos** em função das curvaturas vertebrais.

Mobilidades

Mobilidades analíticas

Mobilidades vertebrais

Como pode ser observado no Quadro 14.3, as amplitudes sagitais são ligeiramente mais fortes **embaixo**, as frontais são sensivelmente iguais em toda parte, as rotações são mais fortes no **alto** (NB: inclinação e rotação são calculadas unilateralmente).

Mobilidades costovertebrais

Cada costela é móvel, em relação à coluna vertebral, em dois níveis (da cabeça da costela e costotransversário), que determinam um eixo de mobilidade. Este é **mais frontal na parte superior** e um pouco **mais sagital na parte inferior** (ver Fig. 13.19). O movimento costal é, portanto, muito mais posteroanterior na parte alta, e mais dirigido para os lados na parte baixa. A ampliação é quantificável pela tomada das circunferências torácicas nos níveis axilar e xifóideo.[24]

Mobilidades costoesternais

Estruturas móveis

Três estruturas são **móveis**, sob a ação do diafragma e dos inspiradores acessórios:
- As costelas, com sua tripla curvatura,[25] formam um notável **material com memória**, restituindo a energia acumulada um tempo a cada dois (Fig. 14.24).
- As cartilagens, ainda mais deformáveis do que as costelas, são bloqueadas nas incisuras do esterno; elas amplificam o jogo costal.
- O esterno não é móvel em si mesmo, mas, como segue os movimentos respiratórios das costelas, ele é erguido durante a inspiração (Fig. 14.25). A fixidez dessa união anterior é importante, ela permite que a deformação das costelas e, sobretudo, a torção das cartilagens costais sejam detidas no nível esternal, e restituam então essa energia, como se fosse o elástico de um aviãozinho, cuja hélice é girada e largada apenas no momento do voo (Fig. 14.26).

Deformabilidade da caixa torácica

A metade inferior da caixa torácica é **muito mais deformável** em razão das costelas mais longas e menos encurvadas, das cartilagens mais longas, das falsas costelas, e também das costelas flutuantes,[26] e da abertura, na frente, do ângulo infraesternal (Fig. 14.27) (Poirier e Charpy, 1899).

Mobilidades específicas

Existem em diferentes pontos em cada setor (intervertebral, costovertebral, condroesternal, intercostal). Esse jogo deve ser buscado de maneira suave, não agressiva, para amenizar a tendência ao enrolamento e à rigidez que aparecem ao longo da vida. A manutenção dessas micromobilidades é o que garante o valor **proprioceptivo** dos sistemas ligamentares e musculares, bem como da **qualidade** da ampliação. Ela deve ser associada aos movimentos de massoterapia do tórax e o paciente pode executá-la sozinho sob a forma de exercícios simples.[27]

---

24 Às vezes se fala do nível mamelonar, o que é pouco judicioso na mulher.
25 Curvaturas de enrolamento (segundo as faces), de cisalhamento (segundo as bordas), de torção (segundo o eixo).
26 Podemos observar a morfologia dessa zona na mulher no final da gravidez: toda a parte anterior é projetada para a frente.
27 Por exemplo, a automassagem localizada (deitado de costas, intercalando uma bola de tênis sobre a zona desejada).

Quadro 14.3

Amplitudes médias das articulações torácicas			
Nível	Flexão-extensão	Inclinação	Rotação
T1-T2	4°	3°	4,5°
T2-T3	4°	3°	4°
T3-T4	4°	3°	4°
T4-T5	4°	3°	4°
T5-T6	4°	3°	4°
T6-T7	5°	3°	4°
T7-T8	6°	3°	4°
T8-T9	6°	3°	3,5°
T9-T10	6°	3°	2°
T10-T11	9°	4°	1°
T11-T12	12°	4,5°	1°
Total: Cerca de:	63° 65°	35,5° 35°	36° 35°
Castaing e Santini (1960)	70°	30°	30°
Louis (1982)	50°	20°	35°
Martinez[a] (1982)	35°	25°	37°
Kapandji (1980)	70°	Não calculado	37°

a. Os valores citados por Martinez (1982) são extraídos de White (1969) para a flexão-extensão e inclinação, e de Gregersen e Lucas (1967) para a rotação.

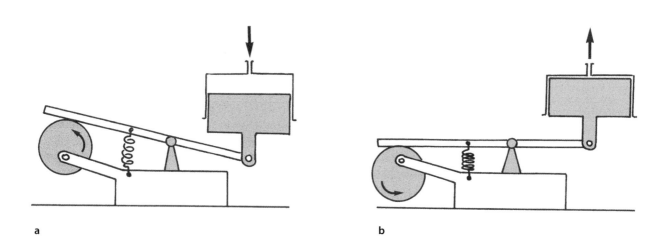

Figura 14.24 A inspiração (a) traz a intervenção do motor muscular (roda excêntrica). A expiração não forçada (b) é um retorno passivo (mola). O curso fraco do pistão diafragmático é compensado pela superfície de sua secção.

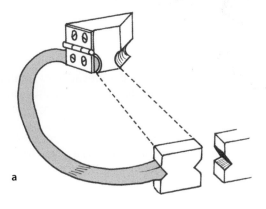
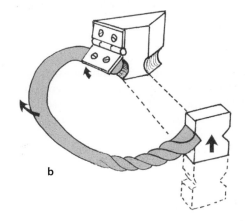

Figura 14.25 Ao fim da expiração não forçada (a), o esterno está em posição baixa; na inspiração (b), ele se ergue graças à elevação das costelas, e as cartilagens costais sofrem uma torção.

Mobilidades funcionais

Respiração

É a mais espontânea das mobilidades. Reduzida, mas permanente, e só se torna quantitativamente importante durante os movimentos de inspiração forçada e de retorno expiratório forçado.

Inspiração

Leva em conta o fato de que a caixa torácica tem uma tendência natural a se abrir, aumentada pela ação dos músculos inspiradores.

• O *diafragma* é um músculo original, sobre o qual Dolto (1977) dizia: "*Entre o primeiro grito e o último suspiro, toda uma mitologia foi elaborada em torno desse músculo singular, tecido como um tapete voador para orquestrar alternadamente a ventilação aérea ou se tornar uma cúpula rígida*". Sua anatomia explica seu papel de **inspirador principal**: ao se contrair, ele abaixa principalmente o centro frênico e aumenta assim o **diâmetro vertical**. O diafragma contribui também para aumentar os dois outros diâmetros periféricos (anteroposterior e transversal), quando se apoia no centro frênico, já que este está estabilizado pela massa visceral, e quando tracionando as costelas inferiores. Existem duas razões para isso: de um lado a forte obliquidade de suas fibras periféricas (forte **componente ascensional**), de outro, o movimento de mobilização das costelas é feito **obrigatoriamente** em elevação e afastamento[28] em razão do eixo das articulações costovertebrais (Fig. 14.28).

• Os *inspiradores acessórios* intervêm durante uma inspiração mais forte ou em caso de insuficiência respiratória. São todos os músculos que se apoiam no eixo vertebral, o crânio, o cíngulo do membro superior ou o úmero (levantadores das

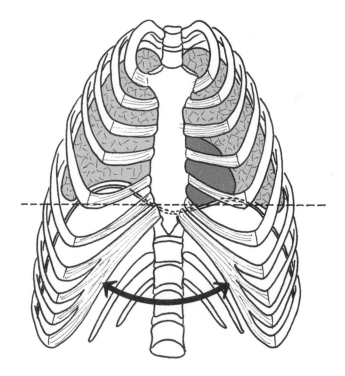

Figura 14.26 A torção das cartilagens costais acumula a energia inspiratória para restituí-la na expiração, como se fosse o elástico de um avião de brinquedo.

Figura 14.27 A parte inferior do tórax é muito mais deformável do que a parte superior (afastamento das costelas, cartilagens longas, costelas flutuantes).

---

[28] O esquecimento da dependência do movimento das costelas pela presença de suas articulações posteriores conduz a uma impossibilidade de compreensão do mecanismo do diafragma. Com efeito, um músculo que pode puxar, mas não pode empurrar, seria então impossível ao diafragma afastar as costelas.

costelas, escalenos, esternocleidomastóideo, peitorais, serrátil anterior) e acabam no conjunto esternocostal.

Expiração

Na respiração comum, o mecanismo é **passivo**, portanto **econômico**. O primeiro mecanismo é o do parênquima pulmonar, cuja tendência natural é a retração[29]. O segundo está ligado aos arcos costais,[30] que estocaram energia durante a inspiração graças à sua deformação, e a restituem em seguida. Durante uma expiração forçada, músculos complementares entram em ação: os abdominais (que enviam o diafragma em posição alta), os músculos abaixadores das costelas (serrátil posteroinferior, quadrado do lombo).

Mobilidade global

A região torácica participa dos movimentos combinados dos cíngulos. A distância média entre estas se situa grosseiramente no nível de T7-T8. Ao longo da marcha, é o nível das mudanças de rotação entre o movimento de giro pélvico, em relação com o deslocamento dos membros inferiores, e o do cíngulo do membro superior, em relação com o balanço dos braços (Fig. 14.29). A rotação em T1 é de cerca de 5° de um lado, mesmo sendo de 8° do lado oposto, no nível de L5 (Viel, 1989).

Variações

Variações fisiológicas

São, sobretudo, as que têm relação com a **morfologia** e a **respiração ampla**. A vida cotidiana exige pouca ventilação (jogo diafragmático apenas). A mobilidade das costelas exige uma supersolicitação, que deve ser favorecida principalmente durante o crescimento da criança (sobretudo na garota que começa a usar sutiã).[31] Em seguida, essa mobilidade deve ser mantida por meio de alongamentos mínimos. Vale notar que o máximo de ventilação é obtido pela mobilidade do tórax inferior (Crépon et al., 1997), a parte mais maleável, mais móvel e mais larga.

Variações patológicas

Elas se expressam principalmente por meio das restrições, ou seja, **rigidezes**. São consequências inexoráveis da idade, mas agravadas pelas insuficiências respiratórias e pelos desvios ortopédicos da coluna vertebral. Isso ressalta a importância de unir exercício respiratório ao da reanimação do jogo torácico, ao longo de um trabalho manual chamado "modelagem".

As lesões do **continente** e as do **conteúdo** são diversas. Em relação ao primeiro, são os problemas ortopédicos, que cedo ou tarde, reduzem a ampliação: cifoses, escolioses, tórax em carena. Em relação ao segundo, são as patologias pulmonares (sobretudo as ligadas ao tabaco), que provocam uma diminuição progressiva das mobilidades do parênquima, e depois de seu envelope musculoesquelético. Pode haver uma hipersolicitação costal (deformação respiratória) nos indivíduos com insuficiência respiratória, que compensam a dimi-

---

29 Pode ser observado nos pneumotórax (traumáticos ou terapêuticos), onde o pulmão se encolhe no nível de sua hila.

30 A porção cartilagínea é ainda mais deformável do que a costela. Além disso, a extremidade anterior das cartilagens é talhada como duplo bisel, respondendo ao ângulo diedro das incisuras costais do esterno, o que impede totalmente a rotação axial nesse nível. A consequência é uma elevação do esterno com a inspiração, bem como uma torção aumentada do arco cartilagíneo. O conjunto facilita o retorno passivo.

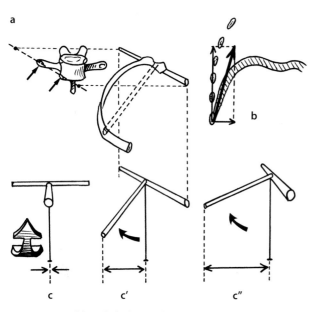

Figura 14.28 A obliquidade do eixo de mobilidade costovertebral (a) e a forte obliquidade das fibras laterais do diafragma (b) fazem com que as costelas se afastem ao mesmo tempo em que se elevam (c: parte alta, c': parte média, c'': parte baixa).

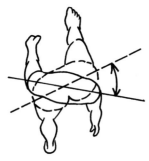

Figura 14.29 A dissociação das cintas acontece em torno de uma zona neutra situada em relação a T7 ou T8.

---

31 O uso de sutiã deve ser vigiado na garota: ela pode desejar essa peça por mimetismo materno, mas, por causa do pouco volume de seu busto, pode apertá-lo demais. As roupas íntimas modernas, elásticas, têm o grande inconveniente de colar na pele e de submeter o tórax jovem a uma pressão leve, mas permanente, o que é prejudicial. Portanto é bom garantir uma boa adequação entre as necessidades e seus efeitos secundários eventuais. Na mulher, uma marca na pele no final do dia é sinal de que o sutiã está muito apertado. Da mesma forma, deve-se observar o uso de armações que bloqueiam demais os tecidos e vigiar o fenômeno dos bustos grandes, que podem modificar a estática torácica e prejudicar o equilíbrio tanto da coluna vertebral quanto pulmonar. Os vários tipos de lingerie permitem soluções (principalmente a variação dos sistemas de alças e de fecho).

nuição do jogo diafragmático pela ação dos músculos inspiradores acessórios.

Por fim, o aspecto comportamental pode desempenhar um papel importante: algumas pessoas tendem a manter o tórax fixo, seja pela vontade de exibir certa atitude (torso estufado, ou, inversamente, torso encolhido), seja por uma pobreza gestual que as faz agir de maneira monolítica no nível do tronco.

É interessante perceber que, assim como uma mola que é comprimida, a mobilidade torácica ganha ao ser trabalhada a partir de solicitações em expiração, já que esta exige a inspiração reacional, fácil de ser valorizada em seguida graças às posições e as preensões adequadas.

> **Para concluir**
> A região torácica é considerada **pouco móvel**. A manutenção funcional de todas as mobilidades (qualitativa) e os alongamentos em amplitude (quantitativo) são elementos importantes da reeducação dessa região e devem integrar a respiração.

Estabilidade

Nos três planos do espaço

No plano osteoarticular, ela já é inerente pela presença das **costelas**. No plano muscular, a região torácica é estabilizada pela **difusão** posterior dos eretores da espinha, pelo **entrecruzamento** das grandes direções de fibras musculares: seja no nível dos intercostais (obliquidades inversas) ou nos músculos mais largos, como o trapézio e o romboide (oblíquos inversos) (Oda et al., 1996).

No plano do arcabouço torácico

A estabilidade está ligada à **inspiração**, que alonga a parede torácica.

Esterno

Ele é um ponto forte da estabilidade costal, pois une a convergência das cartilagens costais. Apresenta-se como um "**escudo**" que é erguido durante a inspiração. Esse papel é utilizado nos apoios anteriores, principalmente por algumas ferramentas.[32]

Variações da estabilidade

Variações fisiológicas

A variação constante é a da **respiração**. As posições de trabalho também desempenham um papel na medida em que a axialidade do segmento torácico é mais apropriada para uma boa estabilidade, monolítica, enquanto uma posição diferente (em flexão, rotação ou inclinação) pode apenas recorrer a uma manutenção muscular mais onerosa.

Variações patológicas

São as **instabilidades**, e elas são de diferentes ordens:

- A ausência de luta antigravitacional se traduz por um deslizamento inverso dos compartimentos torácico e lombar, aumentando as curvaturas (Fig. 14.30).
- Os **traumatismos** afetam a estabilidade em função de sua localização (corpo vertebral, extremidade de um processo, costela – um único nível ou em dois),[33] de sua importância (achatamento mínimo, ou desabamento de uma vértebra), da associação de outras desordens (pneumotórax, lesões musculares etc.).
- Os **desvios** ortopédicos desorganizam o edifício torácico, considerado estável. Eles criam um círculo vicioso que produz a ruptura do equilíbrio de estabilidade, e isso conduz às deformações, que agravam a desestabilização, e assim por diante.
- As **hipersolicitações** articulares fatigam as estruturas de controle, que se tornam então cada vez menos operacionais, tanto pelo excesso de jogo articular quanto pela desorganização proprioceptiva.

---

33 O que realiza uma "cortina costal", com respiração paradoxal: o segmento compreendido entre os dois traços de fratura é independente: ele é aspirado pela inspiração, e expulso pela expiração – ele se mexe, portanto, em sentido inverso da fisiologia das costelas.

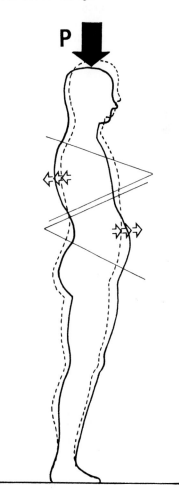

Figura 14.30 A gravidade tende a fazer com que o tórax deslize para trás e o abdome para a frente, como dois triângulos.

---

32 Existem furadeiras profissionais que utilizam o apoio sobre o esterno.

> **Para concluir**
> A estabilidade é a característica dominante da região torácica. A idade pode conduzir a uma **imobilidade** crescente e a um aumento de curvatura. Esses efeitos devem ser retardados o máximo possível: o primeiro, por meio da valorização da função respiratória, e o segundo, trabalhando a manutenção postural.

Tensões

Elementos em ação

No plano local

O grau de dureza Vickers das vértebras torácicas é inferior ao das outras vértebras, o que sugere que as costelas desempenham um papel de repartidor das tensões.

No plano regional

O eixo vertebral se desloca para trás, revelando um braço de alavanca maior para a linha gravitacional, e isso ainda mais à medida que a situação inclinada é frequente. Por isso, às vezes, a balança vertebral é representada comparando a coluna vertebral a um guindaste (Fig. 14.39). Essa imagem, ainda que aceitável no contexto de uma representação vulgarizada dos fenômenos destinada ao grande público, não corresponde, entretanto, à realidade mecânica. De fato, ela oculta a presença do **arcabouço torácico** e o fato de que os esforços são muitas vezes efetuados em posição inclinada (mais ou menos em apneia).

Variações fisiológicas

São as modificações de relações ósseas ao longo dos movimentos ou posições. No nível torácico médio, observam-se as seguintes repartições.

Em retidão da coluna vertebral

Esta repartição é feita, esquematicamente, de 80% (essencialmente em pressão) sobre o corpo, e de 10% sobre cada PAP[34] (com um componente de deslizamento posterior).

---
34 Valores de Vanneuville et al. (1980) no nível de T6-T7.

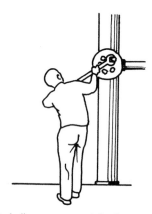

Figura 14.31 O trabalho em uma posição distante da posição neutra é rapidamente mal suportado e exige o restabelecimento da axialidade da coluna vertebral.

Em caso de flexão

A transmissão corporal revela um componente de deslizamento anterior, o que solicita uma participação equilibradora do arcabouço torácico. A transmissão no nível dos PAP tende a se reduzir a uma compressão pura (ver Fig. 13.54).

Variações patológicas

Estão ligadas a todas as situações que se distanciam das normas fisiológicas.

Variações de curvatura

São principalmente o endireitamento e, sobretudo, o aumento de curvatura. Esta é inexorável com a idade (**camptocormia**). Mas também devem ser mencionados os esforços nas posições não favoráveis (Fig. 14.31), que submetem a coluna vertebral às tensões anormais.

Mau alinhamento ortopédico

Tem graves consequências dependendo do tipo de deformação. Nas escolioses, o mau alinhamento rompe o equilíbrio raquidiano e cria zonas de fraqueza diante das tensões: por bloqueio em fechamento do lado concavitário, por distensão do lado convexitário, e por perda da elasticidade costal de maneira geral.

Distonias

Elas associam contraturas e hipoextensibilidade, ou mesmo fibrose de certas fibras musculares, provocando uma **desadaptação muscular**.

Repercussões da esfera respiratória

São as atitudes ligadas às patologias: tórax em carena do enfisematoso, tórax encolhido do asmático, tórax fixo do bronquítico crônico, tórax expandido do lado lesionado, etc. Todas essas atitudes petrificam o comportamento vertebrocostal, privando-o do papel amortecedor e de alívio do arcabouço torácico, neutralizam as adaptações musculares e **aumentam as tensões** no nível da coluna vertebral.

> **Para concluir**
> A fixidez torácica não é sinônimo de invulnerabilidade: as costelas são frágeis, e as capacidades vertebrais, limitadas.
> O **arcabouço pneumático** torácico está fortemente envolvido na absorção das tensões. Sua ação está condicionada pelo respeito da **qualidade da manutenção** e das **sincronizações** com as regiões vizinhas.

> **O que se deve saber**
> A região torácica é considerada pouco móvel, prisioneira da dependência costal. Ela deve permanecer em harmonia de mobilidade com a função respiratória, e é necessário trabalhá-la pelo **continente** e pelo **conteúdo** simultaneamente. Por isso, não se deve abordar apenas a região posterior, usando-se o pretexto de que é a localização da coluna vertebral. Por causa de uma anatomia de superfície bastante despojada no homem e em parte ocupada pelos seios na mulher, a região anterior, relativamente simples, não tem uma abordagem muito fácil.

REGIÃO LOMBAR

Base de reflexão

A porção lombar da coluna vertebral ocupa um lugar importante nas preocupações terapêuticas, pois as lombalgias representam uma parte considerável das reclamações reumatológicas.

Localização e limites

A região lombar é a mais inferior da coluna vertebral móvel. Ela corresponde à região que o grande público chama "os rins".

Características essenciais

- É uma região bastante **curta**.
- É uma **junção móvel** entre duas partes menos móveis (tórax e bloco pélvico).
- Ela é **livre**, mas encaixada entre as últimas costelas, no alto, e as asas do ílio, embaixo.
- É uma zona **maciça** (grossas vértebras, massas musculares compactas) (Runge, 1987).
- Está relacionada ao **ventre**, ou mais exatamente, com as duas partes do ventre. De fato, a região lombar ocupa uma posição bastante central no nível da cintura. Existe um ventre anterolateral esquerdo e um anterolateral direito. A coluna vertebral é, portanto, bem cercada (Fig. 14.32).
- Representa um investimento **psicológico** que lhe é próprio, com duas características aparentemente opostas:
  - A **cintura**, sugestiva de elegância,[35] de flexibilidade.[36] Esse estreitamento também é indicador de manutenção: antigamente, este era o papel dos corseletes (ver Fig. 13.53). É o papel da viga compósita raquidiana auxiliada pela aderência aponeurótica, em nenhuma outra parte é tão potente quanto nesse nível.
  - A **força**: esse aspecto decorre do que acaba de ser dito. A linguagem popular traduz isso: pisar nos pés ou puxar as orelhas de alguém não é tão ruim, mas lhe "quebrar sua espinha" é mais do que cruel: é a vontade de reduzi-lo à impotência. Os psicanalistas aproximam esse sentimento de impotência da impossibilidade, em caso de dores lombares, de poder assumir os movimentos do coito.

Papel funcional

Ainda que muitas vezes a visão popular privilegie a mobilidade ("dança do ventre"), a dominante é principalmente a **estabilidade**.[37] As faixas de manutenção sempre foram usadas para auxiliar essa região diante das vicissitudes dos esforços, ou mesmo para aliviá-la em caso de dores (Thoumie, 1997; Thoumie et al., 1998).

---

[35] A palavra latina *talea* designa uma estaca, a pequena parte de uma planta, que cortamos.
[36] Por isso a perigosa vontade de "maleabilidade" dessa zona, tentando, por exemplo, se forçar até tocar o solo com as mãos.
[37] A mobilidade é, sobretudo, explorada pelos quadris, que colocam em ação o maciço pélvico, a região lombar apenas amortece essa mobilidade na base da coluna vertebral.

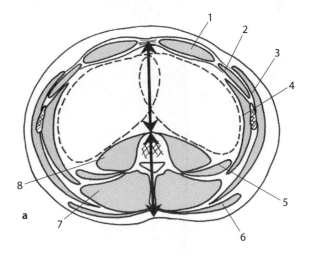

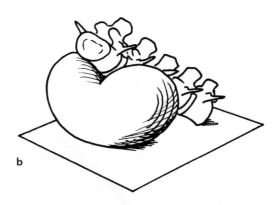

Figura 14.32 A parte lombar (em L3) é enquadrada pelas massas musculares e pelas vísceras anterolaterais direitas e anterolaterais esquerdas (a). Vale notar que a parte anterior da coluna vertebral está no meio da região lomboabdominal. Músculo reto (1), oblíquo interior (2), oblíquo exterior (3), transverso (4), quadrado do lombo (5), latíssimo do dorso (6), eretores da espinha (7), psoas (8). Desenho que mostra uma parte lombar estabilizada por uma bolsa bilobulada (b).

Frequência das patologias

O espectro das patologias é extenso, tanto pelo número quanto pela diversidade, e pelos possíveis graus de gravidade (entre as reclamações mínimas e as lesões graves com repercussões neurológicas).

Reumatologia

O professor de Sèze dizia: "Todo mundo teve, tem, ou terá dores nos rins um dia". Basta citar a frequência considerável das lombalgias, geradas pela sobrecarga e, sobretudo, pelos maus tratos dessa zona (essa é a razão dos esforços de profilaxia). Nessa região, mais particularmente, se desenvolvem algumas doenças reumáticas, como a pelviespondilite reumática (PSR).

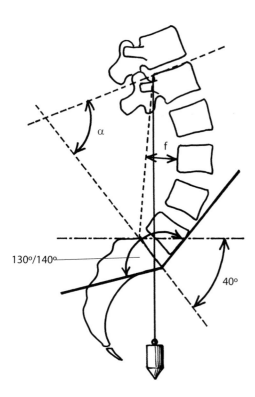

Figura 14.33 A radiografia da parte lombar permite observar o ângulo da lordose (α), o ângulo lombossacral (de 130° a 140°), a inclinação do promontório da base do sacro (40°), a flecha lombar (f), que é cerca de 1/5 do arco entre L1 e L5, e o índice do prumo de L1 (projetando-se, normalmente, sobre o promontório da base do sacro).

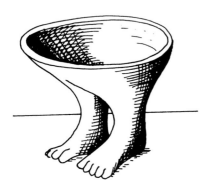

Figura 14.34 Uma pelve com vocação de vaso, na arte hitita (Museu Britânico).

Neurologia

As repercussões neurológicas do tipo **radiculalgias** são frequentes. Como, por exemplo, as ciáticas,[38] as femoralgias (cruralgias), as meralgias (nervo cutâneo lateral da coxa), ou a síndrome da cauda de cavalo. As lesões podem ser graves e provocar problemas paralíticos.

---

[38] Impropriamente chamada "nevralgia" no caso de uma patologia disco-radicular.

Ortopedia

Os problemas mais frequentes são os exageros da concavidade fisiológica (lordose). Os endireitamentos de curvatura são mais raros; a coexistência de uma fratura baixa e de uma cifose toracolombar é bastante comum.[39]

Traumatologia

Os achatamentos vertebrais são mais frequentes no nível toracolombar (ver Articulação toracolombar, p. 520).

Noções anatômicas

No plano morfoestático

Arqueamento

O arqueamento[40] é representado por sua **flecha** e sua **extensão** e está equilibrado se a projeção de L1 é feita em relação ao promontório da base do sacro (caso se projete para trás, falamos de índice de reviramento de L1) (Roussouly et al., 2003) (Fig. 14.33).

Relação lomboabdominal

É inevitável. Associa a mecânica de um **segmento poliarticulado** à de um **arcabouço hidropneumático**. O desconhecimento dessa realidade leva a posicionamentos lamentáveis sobre as condutas a serem mantidas.[41] Quando nos interessamos por um ou por outro desses dois aspectos, nos esquecemos de que são as duas faces de uma mesma "moeda" que repousam sobre uma base móvel: a **pelve**. É por esse nível que a análise deve começar (Schultz et al., 1982). Muitas vezes a vocação estática da pelve, como receptáculo do ventre (Fig. 14.34), é a única que é levada em conta: isso significa deixar de lado sua **função dinâmica** (ver Fig. 13.16).

Ressonância visceral

A ressonância visceral dessa região deve ser mencionada. Para os antigos (e para a tradição japonesa), elas encerravam a **alma do ventre**; antigamente os augúrios eram lidos nas entranhas.[42] Em contrapartida, as patologias renais, digestivas ou ovarianas têm repercussões que se parecem com lombalgias.

---

[39] As anomalias transicionais da articulação lombossacral e as espondilolisteses remetem a essa articulação (ver Articulação lombossacral p. 525).

[40] O termo "arqueamento" é de ordem morfológica. O de "lordose" é, teoricamente, reservado à patologia (a hiperlordose sendo uma monstruosidade). Os hábitos consagram, contudo, o termo de "lordose fisiológica" para designar o arqueamento lombar, mas devemos evitar os excessos e reservar o termo de hiperlordose aos casos monstruosos.

[41] Para alguns a lordose é resultado de um ventre muito para a frente, pois é desmusculado; para outros o relaxamento dos abdominais é resultado de uma lordose muito pronunciada.

[42] Quanto ao mundo moderno, ele valoriza o cerebral, a cabeça: mesmo entre os japoneses, o suicídio com uma bala na cabeça tornou-se mais comum do que o *sepukku* (*haraquiri*).

Representação mental

A representação mental do arqueamento tem relação com a noção de "**cintura**", que valoriza os relevos sobre e subjacentes, o busto e os quadris, e forma o tríptico inevitável das medidas femininas. A expressão "cintura de vespa"[43] é, justamente por isso, reveladora (Fig. 14.35). O arqueamento é então percebido como uma característica sexual acessória: todo exagero desviriliza um homem, e, ao contrário, torna uma mulher mais atraente, o que é sempre ressaltado pelas imagens de posturas femininas[44] (Fig. 14.36). Já a ausência de arqueamento aproxima muito mais de uma aparência simiesca ou pesada, mais pronunciada nas caricaturas masculinas (Fig. 14.37).

Cinto

É uma imagem próxima da cintura. Esse estreitamento, que Dolto chamava "**o pescoço da pelve**", é uma zona embelezada por cintos, correntes, e com muita variedade tanto no homem quanto na mulher. É uma zona que reflete um pouco a potência do indivíduo: "Apertar o cinto" é uma privação que custa; o "cinto dourado" é sinônimo de riqueza; e "cinturar" alguém é reduzi-lo à impotência.

Meio do corpo

É quase um paradoxo (Fig. 14.38). Tomemos um grande segmento como, por exemplo, a coxa: sua secção mostra o maior osso do corpo, o fêmur. No nível lomboabdominal, um corte que efetivamente passasse pelo disco L2-L3 cortaria apenas vísceras, faixas musculares e **nenhum osso**. Isso mostra como a coluna vertebral não é um simples guindaste, e que o abdome é uma zona mecanicamente primordial (Fig. 14.39).

No plano osteoarticular

- *As vértebras* são as mais **maciças** (Semaan et al., 2001).
- *Os PAP* são **trocóideos**, com uma grande variabilidade de morfologia: as superfícies concordam raramente[45] (Viel, 1989; Sharma et al., 1995; Van Schaik et al., 1999).
- *Os discos intervertebrais* (DIV) são mais altos[46] (**índice discal elevado**: relação de altura DIV/corpo = 1/5), o que favorece a mobilidade (Dhenin, 1990; Mayoux-Benhamou e Revel, 1994).
- *O istmo* do arco posterior é visível em uma radiografia de três quartos (imagem chamada "**cãozinho**") (Fig. 14.40). Uma ruptura (lise ístmica) provoca uma liberação do arco posterior que leva à instabilidade e à espondilolistese.

---

43 O estrangulamento das vísceras e a compressão do diafragma por causa do uso do corselete, explica porque em determinadas épocas os mal-estares eram frequentes nas mulheres da alta sociedade, e também a necessidade de fazê-las respirar "sais" para que voltassem a si.
44 O poeta e cantor Georges Brassens celebrava o arqueamento nesses termos: "Seu dorso perde seu nome com tanta graça, que é impossível não lhe dar razão".
45 Elas são variáveis de um nível ao outro, mas também entre os lados esquerdo e direito, e até no interior de uma mesma interlinha: as superfícies são curvilíneas, angulosas ou planas. Fick (1911) já dizia que eram "articulações frágeis imprevisíveis, nas quais a imprecisão de sua constituição era erigida como princípio".
46 Sua inervação foi estudada por McMarthy (1998).

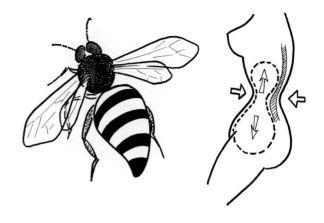

Figura 14.35 A "cintura de vespa" e suas repercussões sobre as vísceras.

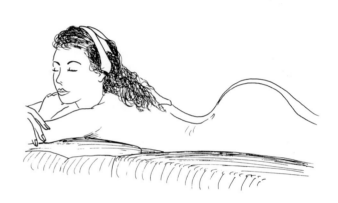

Figura 14.36 As fotos eróticas sempre procuram acentuar o arqueamento feminino, revelador do volume subjacente.

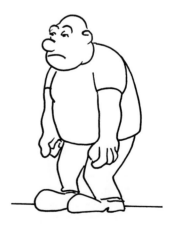

Figura 14.37 Extraído de uma história em quadrinhos da década de 1970, esse desenho revela o aspecto simiesco conferido pela ausência de arqueamento lombar, impressão aqui acentuada pela pequenez do crânio em relação à face e a atitude flexionada dos membros inferiores.

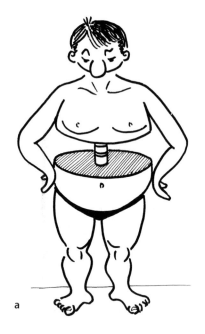
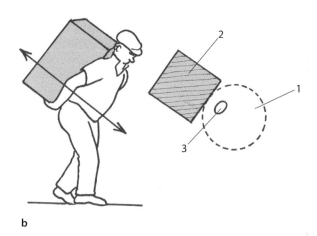

Figura 14.38 O paradoxo: uma secção do tronco passando, por exemplo, pelo disco L2-L3 (3), não corta nenhum osso: toda a secção é formada de partes moles (a). Quando se carrega uma carga (b), é o mole (1) que carrega o duro (2).

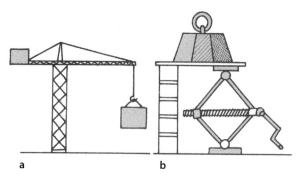

Figura 14.39 A parte lombar não pode ser comparada com um guindaste (a), pois compartilha suas tensões com o abdome (b), que forma um arcabouço pouco compressível.

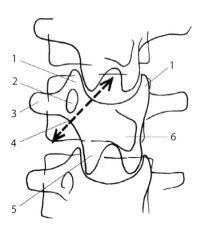

Figura 14.40 Imagem radiológica do "cãozinho". PAP superior (1), pedículo (2), processo transverso (3), istmo (coleira do cão) (4), PAP inferior (5), processo espinhoso (6).

Relação entre os ossos

Ângulo de lordose

É delimitado pelo prolongamento das superfícies articulares vertebrais mais inclinadas.[47] Como o arqueamento pode não estar repartido sobre o conjunto das cinco vértebras, deve-se deixar clara sua localização (Shirazi-Adl, 1994). Com ângulo igual, uma repartição mais fraca traduz um maior pinçamento dos discos envolvidos (ver Figs. 13.21 e 14.33).

Flecha lombar

É a distância entre o ponto mais côncavo da curvatura e a corda que a apoia (geralmente, é igual a 1/5 da corda) (ver Fig. 14.33).

Índice de reviramento

É representado pela vertical baixada do ângulo posterossuperior de L1. Essa linha passa normalmente pelo promontório da base do sacro (corpo de S1). Fala-se de índice de reviramento quando ela para por trás.

Ângulo lombossacral

É formado pela intersecção do eixo de L5 com o de S1 (prolongando a face anterior dos corpos vertebrais), de um valor médio de 130° a 140°.

No plano muscular

- Os músculos são repartidos em **profundos e superficiais** (faixa).
- Os músculos profundos estão fixados em torno da coluna vertebral; são os dois psoas, e a parte caudal dos eretores.

---

[47] Geralmente superfícies superior de L1 e superior de S1.

- Os eretores da espinha são pouco diferenciados. Sua parte caudal forma o que também conhecemos como **massa comum**.
- Os músculos posteriores têm uma forte dominante **aponeurótica**, o que é uma garantia de estabilidade potente e econômica.
- Eles são fortemente **embainhados**: situados entre a concavidade óssea,[48] a forte aponeurose lombossacral e a **articulação aponeurótica** do latíssimo do dorso com os abdominais (Paturet, 1951; Kaigle et al., 1998) (Fig. 14.41).
- Eles apresentam um **entrecruzamento** de fibras, prolongando assim o trançado abdominal para trás[49] (Stokes e Gradner-Morse, 1999).

Tecidos de recobrimento

O espesso estofo celulogorduroso dessa região e a pele espessa e aderente que a recobre têm duas incidências práticas.

No plano palpatório

Esta espessura, de cerca de 4 cm, é variável segundo os indivíduos, o que coloca em questão algumas convicções palpatórias quanto aos elementos profundos (Rausch, 1990).

No plano da estabilidade regional

Isso acentua a coerência entre as capacidades osteoarticulares relativamente limitadas, a densidade e a estruturação do arsenal aponeurótico, e a relativa fixidez dos tegumentos[50] (Lee e Liversidge, 1994).

Elementos de passagem

Diz respeito principalmente aos elementos intrarraquidianos, idênticos aos dos outros níveis, a única exceção sendo que a medula para em L2, prolongada em seguida pela cauda de cavalo (De Perretti et al., 1989; Revel, 1989).

Mobilidades

Mobilidades analíticas

Flexão-extensão

Movimento

É um jogo muito solicitado pelos movimentos de ante e de retroversão da pelve. Os valores se repartem sobre as cinco articulações (Pearcy e Hindle, 1989), as duas últimas interlinhas são mais móveis, ainda que durante muito tempo se tenha acreditado ser o contrário. Estas últimas totalizam 50% da mobilidade lombar (Gonon et al., 1984; Neiger et al., 1987; Kanyama et al., 1996). A última interlinha é a mais móvel

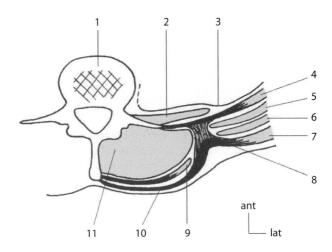

Figura 14.41 Articulação aponeurótica lombar. Vértebra lombar (1), quadrado do lombo (2), fáscia transversal (3), transverso (4), oblíquo interior (5), oblíquo exterior (6), latíssimo do dorso (7), articulação aponeurótica (8), DPI (9), aponeurose do latíssimo do dorso (10), eretores da espinha (11).

(Harada et al., 2000). O que evidencia o controle do **ligamento iliolombar** (Le Roux e Desmarets, 1992), que impede o deslizamento anterior de L5, sem atrapalhar seu giro sagital (Mette et Demiautte, 1996). Por outro lado, nas discopatias L5-S1 e nas sacralizações de L5, deve-se pensar que é uma peça importante da mobilidade que faz então falta, e que isso deve incitar a não sobrecarregar o trabalho das outras articulações (Burton, 1986). Por outro lado, Van Herp et al. (2000) mencionam que as mulheres têm muito mais extensão lombar (80% a mais). Vale notar que flexão se inicia cranialmente, ao passo que a extensão se inicia caudalmente.

Motores

- **Flexão.** Em postura ereta é a gravidade que atua e os músculos extensores que freiam o movimento. Em postura deitada dorsal, são os abdominais que atuam.
- **Extensão.** Qualquer que seja a posição de partida, ereta[51] ou deitada de barriga para baixo, os motores são os eretores da espinha. O estado desses músculos difere entre o indivíduo saudável e o lombálgico, neste vemos as fibras de tipo I se atrofiarem e as de tipo IIb e IIc aumentarem (Kerkour, 2001), com uma perda de força e uma atividade elétrica de proteção (contratura) (Trudelle, 2001), que se traduz pelo sinal do arrastamento.[52]

Inclinações ou flexões laterais

Movimento

Integram uma **rotação automática** (visível em uma radiografia de frente), feita do lado da convexidade (ver Fig. 13.31).

---

[48] Processo transverso, espinhoso e lâmina.
[49] Os eretores têm várias obliquidades, os quadrados do lombo associam três direções de fibras, a parte posterior dos oblíquos e do transverso associa essas diferentes direções.
[50] Isso relativiza o interesse das técnicas das dobras esticadas, reflexos do mito do reganho de maleabilidade a qualquer preço, mas não corresponde a nenhum fundamento. Não deve ser confundida com as manobras específicas em algumas retrações cicatriciais ou às indurações patológicas, nem com as manobras que privilegiam o efeito reflexoterapêutico (Linha esticada).

[51] Provocando um aumento de arqueamento. O transporte do busto para trás solicita o trabalho excêntrico dos músculos anteriores (entre os quais as fibras posteriores do psoas).
[52] Quando um indivíduo saudável anda no lugar, seus músculos eretores se contraem e se descontraem alternadamente de um lado e do outro. No lombálgico, eles permanecem em contração durante todo o teste.

Isso foi controlado experimentalmente, *in vivo* (Le Roux e Desmarets, 1994),[53] e contradiz as leis osteopáticas de Fryette (1954). As inclinações laterais são bastante modestas, e, considerando-se a relativa compressão das partes superior e inferior, é, sobretudo, a parte média que oferece a maior amplitude (Russel et al., 1993; Okawa et al., 1998).

Motores

Quando se está em postura ereta é a gravidade que atua, sob o controle excêntrico dos antagonistas. Em outros casos, são todos os músculos homolaterais, começando pelo quadrado do lombo.

Rotações

Movimento

As rotações são avaliadas globalmente entre 15° e 20° entre os extremos (Vanneuville et al. 1980); elas são mais fortes na parte inferior (Pearcy e Tibrewal, 1984). Essa constatação é surpreendente uma vez que a rotação foi por muito tempo considerada o apanágio da articulação toracolombar, ao passo que nesse nível ela é, ao contrário, muito mais fraca do que no nível lombar baixo (Barthes et al., 1999; Lee et al., 2002). As rotações não são puras, por duas razões (Rice et al., 2002):

- Integram uma **inclinação lateral** simultânea em razão da conformação cuneiforme dos discos: sua parte anterior, mais alta, escapa contralateralmente na rotação, para ser menos comprimida.

- Criam um **cisalhamento** no nível discal, e são, por isso, contraindicadas em amplitude extrema, principalmente sobre discos frágeis, por causa da localização posterior do eixo do movimento, o qual, dependendo dos autores, é posicionado de forma diferente: Dolto o posicionava no centro de um círculo que engloba os PAP, o que não é exato. Kapandji situava um no centro de um círculo próprio a cada PAP, o que é mais exato, mas permanece muito teórico, uma vez que a morfologia dessas facetas é muito variável (Putz, 1985). Vaunneuville et al. (1980) evidenciaram um duplo conjunto de CIR, completando a representação de Kapandji (1980), confirmada por Yoshioka et al. (1990) (ver Fig. 13.32).

Motores

São as fibras oblíquas da musculatura circundante, principalmente dos oblíquos do abdome (Quint et al., 1998). O papel do psoas foi muitas vezes evocado: para alguns ele seria ligeiramente rotador contralateral, para outros, ele é rotador neutro[54] (Aaron e Gillot, 1962). Parece que, em uma coluna vertebral normal, o psoas não tem um papel dinâmico muito importante nesse sentido.[55] Com efeito, seus dois planos, transverso e corporal, têm ações inversas, que se equilibram. O músculo teria assim muito mais um **papel amortecedor estabilizador** (Santaguida e McGill, 1995).

Recapitulação

Ver Quadro 14.4

(Obs.: inclinação e rotação são calculadas unilateralmente.)

---

53 Normal e radiologicamente, os pedículos se projetam de modo simétrico de um lado e de outro da linha mediana. A rotação é visível pelo deslocamento do pedículo homolateral para o eixo mediano. O eventual desvio é mensurável.

54 O plano corporal seria ligeiramente rotador homolateral e o plano transverso rotador contralateral, ou seja, um conjunto neutro de estabilidade.

55 O problema permanece o mesmo para uma coluna vertebral escoliótica.

Quadro 14.4

| \multicolumn{4}{c}{Amplitudes médias das articulações lombares} |
Nível	Flexão-extensão	Inclinação	Rotação
L1-L2	10°	3°	1°
L2-L3	12°	4°	1°
L3-L4	12°	5°	1,5°
L4-L5	15°	3,5°	1,5°
L5-S1	20°	2°	3°
Total: Cerca de:	69° 70°	17,5° 15°-20°	8° 5°-10°
Castaing e Santini (1960)	90°	20°	10°
Louis (1982)	80°	20°	8°
Martinez (1982)	83°	20° a 30°	9°
Kapandji[a] (1980)	70°	25°	5°

a. Os valores de Martinez e de Kapandji para a flexão-extensão foram retirados de Tanz (1953).

Mobilidades específicas

São utilizadas, em tecnologia, para agir no plano angular e/ou de deslizamento,[56] principalmente quando uma articulação não é mais funcional e quando seus vizinhos são supersolicitados (Kulig et al., 2004). A mobilização específica tende a harmonizar a participação de cada nível.

Mobilidade funcional

Ela constitui uma **mobilidade de absorção** dos quadris. É isso o que determina o **complexo lombo-pélvico-femoral**.[57] Em contrapartida, devemos nos lembrar de que alguns qualificam essa mobilidade de "anárquica", pois, às vezes, ela reserva algumas surpresas (Takayanagi et al., 2001). De um lado, pode existir um nível rígido ao lado de um frouxo, sem que seja questão de patologia. De outro, a lógica às vezes é destruída: Neiger (1987) mostrou a partir de radiografias que uma retroversão da pelve, efetuada por indivíduos saudáveis em posição sentada, abria normalmente os discos na parte posterior, mas que em certos indivíduos o movimento provocaria, simultaneamente, um pinçamento posterior de um disco, o que é surpreendente.

Por fim, deve-se reservar um lugar privilegiado à **entidade pélvica**. Dolto desejava nomear a pelve como "escafo", em razão de seu comportamento "rebolador" nos três planos do espaço, que a faz balançar, oscilar e virar como um barco (e isso melhor do que a articulação talocalcânea para a qual classicamente esses termos são utilizados) (Chansirinukor et al., 2001).

Isso pode ser observado ao longo da **marcha** (ver Marcha, p. 94, Figs. 4.40 a 4.44) (Perret et al., 2001):
- *Frontalmente*. É o movimento mais visível. O apoio unipedal transitório impõe uma leve translação homolateral da pelve,[58] que é acompanhado de uma queda da hemipelve contralateral, movimento ainda mais visível quando a marcha é lenta.
- *Horizontalmente*. As rotações estão ligadas ao **giro pélvico**, provocado pelo avanço do membro inferior homolateral. Ele é compensado por um movimento inverso do cíngulo do membro superior, visível apenas nos movimentos em amplitude[59] (Lee et al., 1994).
- *Sagitalmente*. É um movimento menos visível, pouco importante com passos normais. A deflexão está ligada à **anteversão** e à **retroversão** da pelve: a primeira com a extensão dos lombos, a segunda com a flexão.

Variações das mobilidades

Variações fisiológicas

Posicionamento pélvico

A mobilidade depende, por um lado, do **posicionamento pélvico** inicial (Figs. 14.42 e 13.48). A postura em pé coloca a coluna vertebral em arqueamento fisiológico (o ângulo entre a linha que religa as incisuras ciáticas e a horizontal é de 95°), a posição sentada o coloca em flexão (o ângulo precedente passa para 55°), o que significa que com uma flexão em ângulo reto quase a metade da amplitude seja lombar.[60]

Idade e morfologia

A mobilidade é, por outro lado, influenciada pela **idade** e a **morfologia** (Nachemson et al., 1979). As amplitudes acusam uma diminuição da ordem de 30% depois dos 50 anos (Sullivan et al., 1994). O tipo morfológico mostra que um brevilíneo ventripotente é menos móvel do que um indivíduo de mesma idade e longilíneo, magro e frouxo (Hindle et al., 1990).

Variações patológicas

Rigidezes

São variações **quantitativas** e as mais **frequentes** entre estas. Elas podem estar ligadas a uma **restrição** genética (sacralização de L5) ou adquirida (abolição das qualidades dinâmicas de uma articulação depois de cedência discal, ou simplesmente uso de um lombostato ou de uma cinta de manutenção) (Miyamoto et al., 1999), ser resultante de uma patologia traumática (calo exuberante) ou reumática (pelviespondilite reumática [PSR]), ou, ainda, ser consequência de uma cirurgia (artrodese). As rigidezes são **bem suportadas**, até certo ponto, se a função de estabilidade está bem protegida (Pearcy et

---

56 Tomando como medida a borda anterior dos corpos, o deslizamento é inferior a 0,6 mm em L3-L4, e da ordem de 1,5 mm em L5-S1.
57 É o que permite camuflar de forma bastante fácil uma rigidez de quadril ou um ligeiro bloqueio. É o que explica, igualmente, que a flexão de quadril (posição sentada) seja proibida entre os operados lombares durante certo tempo (eles devem comer em pé).
58 Para transferir o centro de gravidade ao prumo do apoio do pé.
59 O exagero é fácil: imitação de alguém que faz grandes passos para não colocar os pés nas poças de água ou que anda com grandes passos porque está apressado (Feipel et al., 2001).

60 Isso explica a capacidade de substituição em caso de artrodese de quadril.

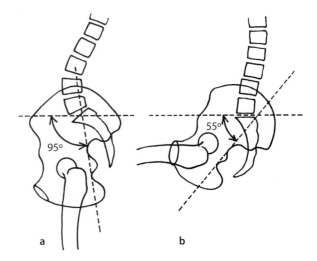

Figura 14.42 Entre a postura em pé (a) e a posição sentada (b), 40° da amplitude do movimento são atribuíveis à parte lombar.

al., 1985; Peach et al., 1998). Neste caso, e se a rigidez é global, a mobilidade é transferida para os quadris (complexo lombo-pélvico-femoral) (Porter e Wilkinson, 1997). Se ela está localizada em uma articulação, a sobrecarga passa para sua vizinhança, o que pode provocar uma hiperlordose local (Legaye, 1997), com contrações musculares em fibrilações, geradoras de ineficácia e de contraturas dolorosas.

A fuga dos CIR

Evidencia o aspecto **qualitativo** da mobilidade (Legaye, 1997). Os centros instantâneos de rotação (CIR), fisiologicamente centrados na interface das duas vértebras (ver Fig. 13.30 e 13.32), afastam-se cada vez mais delas, na mesma medida que a patologia cinética, o que traduz componentes de deslizamento que perturbam o jogo fisiológico (à maneira da mecânica de uma máquina que começa a ter jogo). Essa modificação dos CIR antecipa muitas vezes os primeiros sinais clínicos e ressalta o interesse nas radiografias dinâmicas.

> Para concluir
> O movimento não é o elemento dominante no nível lombar. Um déficit é, portanto, bem suportado. A reeducação deve buscar imperativamente tornar uma mobilidade muito **mais qualitativa do que quantitativa** e deve buscar um jogo funcional que inclui os **quadris**.

Estabilidade

Esta é a **palavra-chave** da região lombar. Mais vale uma zona lombar estável e não móvel do que uma zona móvel e instável. De fato, tudo contribui para sua estabilidade: as vértebras **pouco numerosas**, a limitação dos movimentos pelo **encaixamento** entre as costelas e a pelve, o **potente** aparelho ligamentar, os músculos profundos que formam uma **massa comum** e as superfícies essencialmente **aponeuróticas**, os elementos tendíneos anteriores que **cruzam** os corpos vertebrais (diafragma e arcadas do psoas), e enfim, os tegumentos **espessos e aderentes**.

No plano frontal

No plano passivo

Os corpos vertebrais são largos, auxiliados pelo sistema ligamentar lateral.

No plano ativo

A parte **aponeurótica** do sistema muscular é forte e divide seu papel com o sistema passivo (fibras aponeuróticas posteriores do transverso, dos oblíquos, do latíssimo do dorso). Os feixes musculares intertransversários reforçam os ligamentos de mesmo nome (Weiler et al., 1990). Eles são auxiliados de maneira potente pelo que Dolto chamava "**as quatro regiões da coluna vertebral**", isto é, os dois psoas e as duas partes caudais dos eretores da espinha (Fig. 14.43), bem como pelos planos musculares laterais dos quadrados do lombo e da obliquidade inversa do serrátil posterior inferior (Callens et al., 1982). Em resumo, o plano frontal está bem defendido.

No plano horizontal

No plano passivo

O calço dos PAP[61] e a estrutura discal, com obliquidade de fibras invertidas, são fatores de controle dos movimentos giratórios das vértebras.

No plano ativo

O psoas parece ter, em posição de referência, uma ação autoequilibradora em razão de seus dois feixes. A cabeça do corpo teria uma ação rotatória homolateral, e a cabeça transversária uma ação rotatória contralateral (Sohier, 1979; Simon et al., 2001). De maneira geral, a ação bilateral e o enredamento dos componentes oblíquos dos diferentes músculos da região administram um equilíbrio rotatório de manutenção em posição neutra.

No plano anterossuperior

No plano passivo

Os PAP, trocóideos, têm a parte anterior de sua superfície que limita a flexão.[62] Os ligamentos axiais controlam os mo-

---

[61] Mais especialmente da parte posterior das superfícies, o que é a mais sagital e limita assim a rotação (Viel, 1989) (ver Fig. 13.34 c).
[62] Mais especialmente a parte anterior, que é próxima do plano frontal (Viel, 1989).

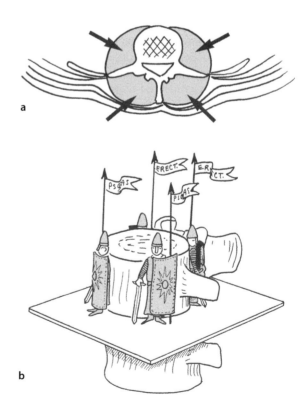

Figura 14.43 As quatro colunas musculares da coluna vertebral (a) protegem a região lombar de qualquer desestabilização (b).

vimentos sagitais (LLA, LLP, ligamentos inter e supraespinal), auxiliados pela forte aderência aponeurótica dos latíssimos do dorso.

No plano ativo

Os músculos posteriores, misturados e compactos, garantem um trabalho de **manutenção** eficaz. Com a cocontração dos músculos anteriores (Fig. 14.44), eles desempenham um **papel de morsa**,[63] que **trava a estabilidade lombar** (ver Fig. 13.69 c). A noção de **travamento lombar** não deve ser interpretada como um bloqueio estrito, cujo corolário seria uma falta de destreza exagerada. Trata-se de um ajustamento permanente da manutenção lombar em torno da curvatura fisiológica, e o todo estimulado pelo ângulo de **equilíbrio pélvico**.[64] É um trabalho próximo da atividade estática, com uma busca das mobilidades dos dois cíngulos. Trata-se de um treinamento **qualitativo**, que libera a coluna vertebral da preocupação quantitativa destinada ao maciço pélvico. A prática revela a **dificuldade proprioceptiva** dos pacientes.[65] A diferença entre os diversos posicionamentos deve ser bem sentida, integrada, variando os exercícios de mesmo objetivo, a fim de colocar o paciente em situações aleatórias cada vez mais difíceis (planos instáveis, p. ex.). Deve-se evitar a repetição da lista das posições proibidas e das posições obrigatórias, esta pode até orientar o terapeuta, mas não serve absolutamente para nada (aliás, em fase aguda, o paciente sente de forma bem espontânea o que deve fazer para evitar a dor; simplesmente suas escolhas são rígidas, pouco ergonômicas, e ele as abandona rapidamente assim que a dor desaparece).

A viga compósita

Ela difere da noção precedente de cocontração, uma vez que ressalta a associação **osso-músculo**, neste caso, vértebras e psoas convexitário[66] (Simon et al., 2001). Para Dolto (1973),

---

[63] Os músculos são "colados" sobre as vértebras: estamos em uma configuração de viga compósita quase perfeita.
[64] No sentido utilizado na marinha, na aviação e na equitação: gestão das modificações de equilíbrio.
[65] Um exercício curiosamente difícil de ser realizado consiste em se manter em pé, membros inferiores ligeiramente afastados e flexionados, e em provocar um movimento circular de fraca amplitude com o cóccix, sendo que a coluna vertebral deve permanecer globalmente axial. A extremidade da cabeça deve então descrever um movimento circular simétrico. A maioria dos pacientes não consegue deixar de girar sobre si mesmo, flexionar, ondular, ou descrever um movimento em cilindro, incapazes de manter a estabilidade axial. É um problema de ajustamento postural e não de força. No entanto, trata-se aqui apenas de utilizar **reflexos correntes**: quando se carrega uma criança sobre o quadril, ela é projetada lateralmente inclinando-se em bloco para o lado oposto, para carregar uma carga sobre a parte baixa das costas, projeta-se as nádegas inclinando-se em bloco para a frente, e para carregá-la à sua frente, é espontâneo que se avance o púbis basculando o tronco para trás (Coquillou e Viel, 1984) (ver Fig. 13.45). Para o mesmo resultado, a tendência é geralmente deixar a pelve em anteversão e curvar fortemente os quadris. O equilíbrio gravitacional é obtido da mesma forma, mas com o custo de um **deslocamento lombar** que é prejudicial e não pode ser mantido por muito tempo.
[66] Os anatomistas se interessaram mais no papel dinâmico do psoas raquidiano, que às vezes se acaba concluindo que seu papel é negligenciável (Vanneuville et al., 1980).

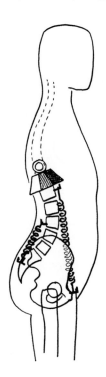

Figura 14.44 Os músculos anteriores e posteriores se associam na manutenção da curvatura lombar.

além de ela ser uma necessidade absoluta, também deveria ser "elaborada e **memorializada**".[67] Esse funcionamento solidário é um elemento dominante da estabilidade lombar.

Aponeurose do latíssimo do dorso

A aponeurose do latíssimo do dorso, ou lombossacral, desempenha um papel de **aderência** muito importante na estabilidade dessa zona. Permite que a coluna vertebral se enrijeça sob o efeito da contenção por ela exercida sobre o aumento de volume dos músculos durante a contração deles, provocando um **efeito "salsicha inflável"** sob tensão, acentuado ainda mais por uma eventual flexão (Fig. 14.45).

Muralha convexitária

Ainda que se possa ter reservas quanto à escolha do termo "muralha" para designá-lo (ver nota 4, p. 470), o fenômeno existe; ele envolve, por exemplo, o longo do pescoço no nível cervical. Aqui, é o psoas que desempenha esse papel: sua morfologia é bastante variável, e seu corpo carnoso tende a se comprimir em toda curvatura – sagitalizando-se nas lordoses e frontalizando-se nas escolioses (Aaron et Gillot, 1962). A existência do **psoas menor** (presente em 50% dos casos) é característica da região superior; ele impede a queda posterior de L1 e tende a diminuir a distância L1-púbis, o que resulta em uma deslordose e em uma retroversão (Fig. 14.46).

---

[67] Esse termo, muito forte, foi preferido ao de "memorizada", pois ele evidencia o aspecto iniciático e valorizado desse trabalho, baseado em esquemas fundamentais.

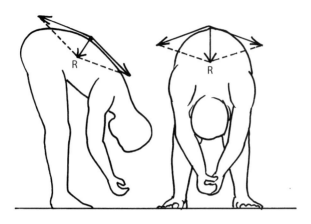

Figura 14.45 A aponeurose do latíssimo do dorso tem uma resultante (R) de aderência que estabiliza passivamente a parte lombar e seus eretores.

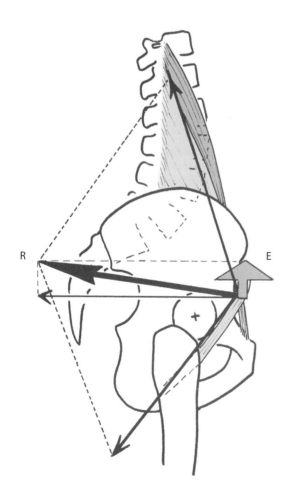

Figura 14.46 O psoas (cinza-claro) tem uma ação de retropulsão (R) sobre a pelve; esta também tem um componente de elevação (E), o que é totalmente o caso do psoas menor (cinza-escuro).

Massa abdominal

Pelas vísceras interpostas, os abdominais formam a "**viga rígida pré-vertebral**" de Rabischong e Avril (1965), exercendo uma impulsão na face anterior da região lombar (Fig. 14.47). Dolto se referia, incorretamente, aos "**três diafragmas**" do abdome para evocar as paredes compressivas do arcabouço abdominal.[68] Essa manutenção periférica pode ser artificialmente reforçada pelo uso de faixas (Fig. 14.48).

Suporte pélvico

É um **suporte móvel** (ver Fig. 13.16). Dolto o comparava a um cabo de chicote, e dizia: "Não é agitando a extremidade de um chicote que conseguimos fazê-lo estalar, mas dando a impulsão a partir do cabo". O comportamento lombo-abdominal é o primeiro elemento colocado em ação pelas **impulsões pélvicas**, e é a partir delas que se deve trabalhar a estática lombar.

O problema do levantamento

Os lumbagos não se produzem quando nos inclinamos para a frente, mas quando nos levantamos. Por isso a orientação habitual é a de proscrever qualquer arredondamento das costas, e em vez disso flexionar sistematicamente os joelhos. Essas duas recomendações são inapropriadas:
- O problema não está no fato de arredondar a coluna vertebral, mas no de associar a ele um esforço (dormir de lado e em posição fetal não é prejudicial). A **manutenção da axialidade** (e não da verticalidade) é a resposta adaptada a um esforço.[69] Isso supõe uma boa mobilidade pélvica.
- Por outro lado, os joelhos, quando flexionados, tensionam-se rapidamente: o agachamento não é necessariamente desejável, e a **genuflexão** é muitas vezes preferível. Além disso, e dependendo do contexto, há muitas maneiras de se levar a mão ao chão.

Observação

A posição inclinada para a frente pode ser mantida sem problema quando o sujeito se suspende em seus isquiotibiais e deixa a aponeurose toracolombar bloquear sua coluna vertebral livremente inclinada para a frente (como fazem, por exemplo, os asiáticos quando trabalham nos arrozais [Fig. 14.45 e 14.49]). O levantamento é possível quando se realiza não um endireitamento progressivo das costas, mas uma rápida flexão dos joelhos destinada a substituir os membros in-

---

68 Isto é, o diafragma (a "tampa") e o assoalho pélvico (o "fundo"), que são verdadeiros diafragmas, e a cintura abdominal – que é, em contra-partida, impróprio designar por esse termo. Podemos, contudo, aceitar a expressão como conceito funcional.

69 O melhor meio que a coluna vertebral tem à sua disposição, diante de um esforço, é se economizar transferindo o problema para o nível pélvico. Exercício: o indivíduo está de joelhos no chão, nádegas sobre os calcanhares e braços estendidos para baixo. Ou o paciente utiliza uma contraimpulsão pélvica mantendo suas curvaturas de coluna (axialidade), e a resistência é adquirida sem fadiga (no pior dos casos, se o impulso é forte demais, ele provoca uma derrapagem para trás, mas não desiste), ou ele retroversa sua pelve, que não é, portanto, mais eficaz, e tenta então suportar o esforço no nível de cada articulação, o que é impossível: a única saída é a partir de então romper a luta dobrando o braço para salvar as costas (ver Fig. 13.44).

Capítulo 14 | Regiões da coluna 497

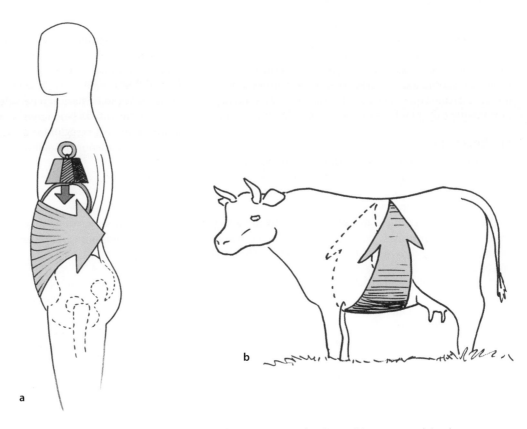

Figura 14.47 A viga rígida pré-vertebral de Rabischong e Avril adiciona seu papel na manutenção das vísceras (a), mas no quadrúpede trata-se apenas de uma subventral.

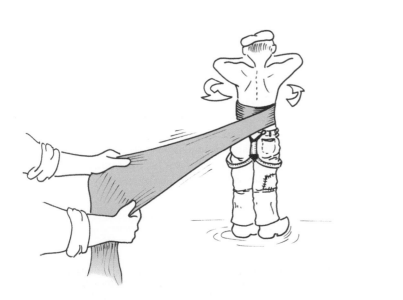

Figura 14.48 As faixas às vezes são utilizadas nos trabalhos de força. Antigamente, a faixa de flanela usada pelos trabalhadores também servia para absorver a transpiração e proteger do frio.

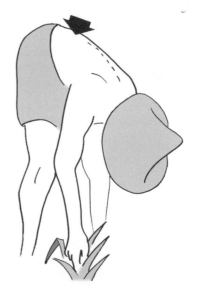

Figura 14.49 A flexão pronunciada dos asiáticos, nos arrozais, coloca em ação a aderência da aponeurose do latíssimo do dorso.

feriores sob o tronco e em seguida a propulsioná-lo para o alto (ver Fig. 13.73), o que é a mesma coisa que se levantar de uma posição agachada. Isso exclui, todavia, um esforço com carga. Com uma carga, a solução consiste em dividir os deslocamentos sobre todas as articulações, e as tensões sobre todos os músculos que os cruzam (a coluna é mais tensiva estaticamente e os membros inferiores mais dinamicamente).

Arcabouço abdominal

Ele tem **geometria e pressão variáveis**. A vantagem da geometria é que o abdome vem se moldar sobre a coluna vertebral e adota seus contornos, quaisquer que sejam suas variações espaciais (Gardner-Morse e Stokes, 1998). A vantagem da pressão variável é que o abdome (massa visceral hidrogasosa pouco compressível) pode oferecer à coluna um apoio estabilizador, que deve ser educado no paciente[70] (Nachemson et al., 1986).

O arcabouço abdominal possui seis faces.

Face anterior e faces laterais

Como estão situadas em continuidade, elas evocam por si sós a noção de ventre. São constituídas de um entrecruzamento largo e complexo, com forte dominante aponeurótica, isto é, utilizando um máximo de forças passivas para uma fraca participação de manutenção tônica (Neidhardt, 1994). A vocação dessas paredes é **mais estática do que dinâmica**. Esta é a vantagem da bainha dos retos, infraumbilical, que envolve transversalmente essa região, à maneira como uma mulher no final da gravidez usa, às vezes, uma faixa em subventral (André-Vert, 2003) (Fig. 14.50). As zonas de junção constituem pontos fracos: linha alba, regiões umbilical e inguinal, linha semilunar, e, mais acessoriamente, trígono lombar inferior (J.-L. Petit) e trígono lombar superior (Grynfeltt).

Face posterior

Também tem vocação **mais estática do que dinâmica**, é ocupada pelo eixo vertebral e seus reforços próximos (ligamentos, músculos de contato, embainhamento aponeurótico).

---

[70] Dolto (1977) dizia: "É preciso cibernetizar a bola de rúgbi abdominal".

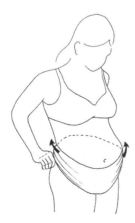

Figura 14.50 Comparação funcional do papel mecânico da porção inferior da bainha dos retos.

Face superior

Sua vocação é **dinâmica**, constituída pelo duplo domo móvel do diafragma.

Face inferior

Sua vocação é **estática**, repartida sobre dois planos: o primeiro representado pelo largo suporte da pelve maior e seu limite peritoneal, o segundo constituído pelo diafragma pélvico da pelve menor (assoalho perineal).

Variações

Variações fisiológicas

As tendências ao aumento ou à diminuição da estabilidade têm relação com vários fatores.

Idade

A sua influência é antes muito mais favorável: se não há deterioração particular ou dismorfia, o avanço em idade sempre se acompanha de uma rigidez, que é providencial se for feita em boa posição. Vemos lombálgicos crônicos evoluir para uma estabilização benéfica e terminar sua vida sem problemas.

Morfologia

Os indivíduos longilíneos, magros e frouxos têm muito mais inclinação às desestabilizações, sobretudo se existe um contexto ortopédico desvantajoso. Ao contrário, os indivíduos com leve sobrecarga ponderal, se não existe nenhuma alteração ortopédica, são naturalmente mais estáveis.

Uso de saltos

Muitas vezes o uso de **saltos altos** é acusado de provocar lombalgias, pelo exagero do arqueamento. Isso é ao mesmo tempo verdadeiro e falso. O uso de saltos positivos (erguendo os calcanhares) e negativos (erguendo a ponta dos pés) e sua repercussão no arqueamento já foram analisados (Valembois e Viel, 1984). Os resultados são surpreendentes, na medida em que se vê de tudo. Em relação aos saltos positivos há mulheres que não corrigem e exageram em seu arqueamento, e outras que sobrecorrigem e tendem à deslordose; as duas mesmas tendências existem em relação aos saltos negativos. Conclui-se que, de um lado, os saltos altos[71] são mais destinados aos salões e aos sofás do que andar a pé, e por outro, que é a mulher que o utiliza que está em causa, mais do que os saltos.[72]

Variações patológicas

Três aspectos devem ser mencionados

Hiperestabilidades ou rigidezes

São **bem suportadas** uma vez que acentuam a vocação essencial da zona lomboabdominal. Elas transferem a mo-

---

[71] São acessórios muito mais femininos. Um homem baixo coloca-se rapidamente em dificuldade postural caso o use.
[72] Basta ver uma garotinha pegar os sapatos de salto de sua mãe, para compreender que a ausência de domínio explica os comportamentos desviantes. Ao contrário, o hábito e a técnica permitem que se neutralize as tendências prejudiciais, total ou parcialmente.

bilidade para os segmentos vizinhos (mais especialmente para os quadris).

Instabilidades

Podem ter **graves** consequências, uma vez que essa zona perde sua dominante essencial. São o resultado de um excesso de busca de mobilidade, de acompanhamentos manipulativos excessivos (desprogramação sensório-motora), de modificações de curvatura mal controladas, de insuficiências musculares (tanto qualitativas quanto quantitativas), ou de desdobramentos ortopédicos (ablação de toda ou parte de um arco posterior vertebral).

Fraquezas musculares

As fraquezas musculares do arcabouço abdominal, principalmente as dos pontos mais fracos (riscos de hérnias), minimizam as capacidades da região lombar (Baum e Esselfeld, 1999). A cinesioterapia dos abdominais deve privilegiar as solicitações do **tônus**, depois o trabalho de **reforço** em curso interno e em **estático**.

> **Para concluir**
> A região lombar deve ser funcionalmente **estável**. Todas as estruturas regionais vão nesse sentido, principalmente o **arcabouço abdominal** e seu colete muscular. Apenas uma má utilização pode acabar contrariando essa tendência e criar conflitos.

Tensões

Elementos em ação

Tudo se define entre as solicitações e a adaptação das respostas fornecidas pelas estruturas.

Solicitações

Tensões

São essencialmente pressões excentradas (esforços em situação inclinada), e às vezes torções (Cholewicki et al., 1991). A pressão axial centrada não representa um problema, pelo menos sobre a coluna saudável: esta funciona como uma mola protendida comprimida axialmente, o centro de gravidade do segmento em carga situa-se ligeiramente acima e à frente de T12 (Fig. 14.51). Mas o mesmo não acontece se a mola estiver encurvada: ela não pode mais desempenhar seu papel e as espirais se abrem (ver Fig. 13.46). Essa é a razão do interesse em educar pacientes a **mobilizar com a pelve** e a **manter a coluna vertebral estável**.[73]

Localização das tensões

Para a coluna vertebral, ela se refere à junção disco-corporal (sobretudo na parte posterior) e aos PAP, o que corresponde à periferia do forame vertebral (Haffray e Lairloup, 1982). Para o abdome, as tensões são repartidas sobre o con-

---

[73] E melhorando ao mesmo tempo a ergonomia de seus gestos, de modo que as tensões sejam o mais centradas possível.

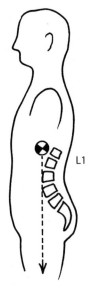

Figura 14.51 O centro de gravidade do segmento em carga se situa um pouco na frente de T12.

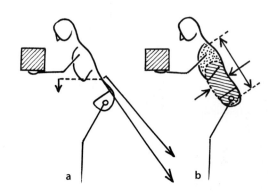

Figura 14.52 Na ausência de arcabouço abdominal (a), o momento gravitacional torna-se rapidamente importante em relação ao da musculatura. Com o arcabouço (b), o pivô ao mesmo tempo avança e se estende sobre uma larga zona.

junto da massa visceral. Assim como os movimentos, elas são úteis para a mescla e o trânsito das matérias. Tudo isso faz com que seja impossível calcular a partir de um ponto, uma vez que a repartição é particularmente extensa (Fig. 14.52).

Valores das tensões

Foram medidas ou pelo intermédio da pressão intra-abdominal (Bartelink, 1957), ou pela pressão intradiscal (PID) (Nachemson e Morris, 1964; Nachemson, 1996; Nachemson e Elfstrom, 1970). Os valores (em daN) estão no quadro 14.5.

Globalmente, isso significa que:

- As tensões são **mais fracas na posição em pé** (1/3) do que na posição sentada (ver Fig. 13.71). Isso explica por que as tensões são mais bem suportadas em situação axial, e por que, na flexão do quadril, que diminui a lordose a região lombar no interior do complexo lombopélvicofemoral, seja proscrita na fase pós-operatória de uma cirurgia discal ou após achatamento vertebral (Lelong et al., 1989).

Quadro 14.5

Pressão intradiscal (valor absoluto em daN)				
Nível discal	Em pé[a]	Inclinado 45°	Inclinado 90° com arcabouço	Inclinado 90° sem arcabouço
L1-L2	75	390	475	565
L2-L3	79	430	530	625
L3-L4	70	445	545	656
L4-L5	65	440	540	670
L5-S1	67	460	550	703

a. Experimentação feita em um indivíduo de 70 daN, erguendo uma carga de 45 daN.

- O arcabouço abdominal absorve cerca de 30% das tensões; constatamos que a pressão suportada cresce com a inclinação do tronco e é modulada pela ação do diafragma (respiração) (Ortengren et al., 1981) (ver Fig. 13.72).

Todavia, mais recentemente, Wilke et al. (1996) estabeleceram um valor diferente no nível L4-L5, para um homem de 45 anos, pesando 70 daN. Seus valores (pressão intradiscal [PID]) estão no Quadro 14.6.

Quadro 14.6

Pressão intradiscal (valor unitário)	
Posição	PID (em MPa)
Deitado de costas	0,10
Lateral	0,12
Em pé descontraído	0,50
Flexionado (sem precisão)	1,10
Sentado sem encosto	0,46[a]
Flexionado ao máximo	0,83
Levantar uma carga de 200 N; joelhos tensionados	2,3
Joelhos flexionados	1,7
Joelhos flexionados, carga colada ao tronco	1,1

a. O de Wilke et al. (**em MPa**, isto é, reduzido a um valor por unidade de superfície) difere daquele de Nachemson et al. (da **em daN**, isto é, em valor absoluto, independente da superfície) principalmente quando estes obtêm valores de pressão em posição sentada superiores às registradas na postura em pé. A diferença poderia ser explicada pelo fraco número de indivíduos (um único para Wilke, três para Nachemson), e pelas variáveis ou imprecisões experimentais (como a posição da pelve).

Esses autores mencionam que:
- O trabalho muscular aumenta a PID.
- As mudanças de posição mobilizam o disco e são favoráveis à sua manutenção.
- Durante a noite, a PID aumenta de 0,10 a 0,24 MPa.

Tipos de tensão

A **tensão de apoio** é decomposta, em cada nível, em uma força tangencial (de **cisalhamento**), paralela aos discos e uma força normal (de **compressão**), perpendicularmente a eles. Os discos lombares são mais resistentes na compressão em sua parte anterior (20 N/mm²) do que na parte posterior (15 N/mm²).
- A **compressão** é bem suportada, porque o disco é predisposto a assumi-los.
- O **cisalhamento** é perigoso, pois enfraquece a amarração das fibras discais sobre as superfícies vertebrais. Esse efeito é aumentado para as vértebras mais inclinadas (L1 e L2, para trás, L4 e L5, para a frente).
- A **rotação** é mal suportada pelos discos; ela é tensiva, e o **ângulo crítico de torção é de aproximadamente 2°** por nível, o que é rapidamente atingido (Martinez, 1982). Isso se deve ao fato de que, durante a rotação de uma articulação, com os CIR estando posteriores ao corpo vertebral, há um componente de cisalhamento das fibras do anel, sendo, ao que parece, o principal mecanismo que está na origem da degenerescência do disco (Farfan et al., 1970).

Adaptações das respostas

Trata-se, sobretudo, da utilização do arcabouço abdominal como **almofada hidropneumática**, na **deslastragem** das pressões raquidianas, o que supõe um tensionamento de todas as paredes musculares. Além disso, a participação do arcabouço permite **deslocar o ponto pivô** da balança gravitacional para a frente, o que reduz seu braço de alavanca, mesmo espalhando-o sobre uma zona mais larga. Isso também é verdadeiro nas posições inclinadas (ver Fig. 14.52).

Isso quer dizer que um esforço envolvendo a coluna vertebral só pode ser iniciado a partir de um ventre com paredes sob tensão.[74] Uma insuficiência ou uma fraqueza nesse nível expõe a rupturas por parte das zonas submetidas à pressão – na frente: hérnias abdominais (inguinais, linha alba e outros pontos fracos); no alto: hérnias hiatais; embaixo: impulsos desestabilizantes sobre o períneo; atrás: hérnias discais no nível vertebral.

Variações fisiológicas

Posições

Elas variam nos três planos do espaço.

---

[74] É ali que está a base do retreinamento do tônus abdominal, e não nos exercícios de musculação dinâmica (Péninou et al., 1984). Vale notar que os halterofilistas usam faixas que aumentam a pressão intra-abdominal (Miyamoto et al., 1999) (ver Fig. 4.31).

No plano sagital

Encontramos nesse plano as variações mais comuns, ligadas ao trabalho em posição baixa ou à coleta de objetos (Wisleider et al., 2001).
- Na postura **axial, ereta**. É a posição menos tensiva (Figs. 14.54 a e 13.71).
- Na postura em pé **com retroversão da pelve**. Este exemplo não é fisiológico.[75] Devem ser feitas três observações. De um lado, o uso de saltos altos não influencia a região lombar da coluna de maneira significativa. De outro, foi demonstrado radiologicamente, em indivíduos saudáveis, que se a cifose é a consequência comum de uma retroversão pélvica, existem certos indivíduos nos quais esse movimento também provoca o leve pinçamento de um disco atrás, o que é surpreendente (Vaise et al., 1987). Enfim, a flexão de quadril provoca uma flexão lombar, o que deve ser levado em conta durante as manutenções (Fig. 14.53).
- Em postura **inclinada para a frente, costas arredondadas**. Se o indivíduo está em flexão máxima, ele se suspende em seu aparelho fibroso passivo, que realiza um fortíssimo embainhamento sob a tensão dos músculos paravertebrais e da coluna vertebral, pelo viés da aponeurose lombossacral (Mueller et al., 1998) (Fig. 14.54b). A atividade EMG[76] dos músculos eretores é moderada ao longo do movimento de ir (atividade frenadora), nula no final do curso e nula na fase de imobilidade.[77] Em contrapartida, ela triplica ao longo do movimento de retorno. O problema reside, portanto, no erguimento[78] e na posição intermediária. O risco é ver o núcleo (que foi expulso na

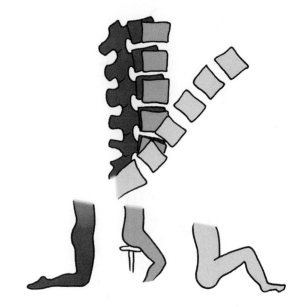

Figura 14.53 Quanto mais o quadril está flexionado, mais a cifose lombar aumenta (o desenho considera o sacro fixo).

parte posterior do disco pela flexão) ejetado para trás sob a potente ação dos eretores da espinha[79] (Figs. 14.54 c e 13.46).
- Em posição **inclinada para a frente, axial** (coluna vertebral em posição neutra) (Fig. 14.54d). É isso o que garante o mínimo de cisalhamento, pela ação da viga compósita vertebral. Em contrapartida, ela é onerosa no plano muscular (Zander et al., 2001). Ela é muito eficaz, com duas ressalvas: de um lado, que a inclinação seja moderada, de outro, que não esteja programada pelo paciente uma inclinação anterior do tronco, mas um recuo das nádegas (Coquillou e Viel, 1984;

---

75 É, no entanto, o que às vezes é recomendado aos lombálgicos para aliviar a parte posterior de seu disco. Essa atitude, herdada da ginástica em cifose, confunde a fase de repouso da coluna vertebral com a de retorno à posição neutra, fisiológica, a única compatível com a vida cotidiana.
76 Eletromiográfico.
77 No entanto as tensões transmitidas são muito fortes, o que mostra que músculos não contraídos podem transmitir forças consideráveis.
78 Se ele for efetuado sem carga, é a flexão dos membros inferiores que deve provocar a báscula posterior da pelve e reconduzir a coluna vertebral para a posição vertical, como quando um jogador de bilboquê reconduz o bastão sob a bola e não o inverso. Em caso de carga, esse tipo de movimento é impossível e é preciso escolher outra estratégia.

---

79 É o mecanismo dos lombálgicos agudos, bem como das patologias decorrentes: lumbagos, depois lombociáticas, e enfim hérnias discais. Isso deve atrair a atenção para o fato de que o cuidado não deve se limitar à dor (resultado), mas focar o que a provocou (causa). Este é o objetivo de toda reeducação consequente.

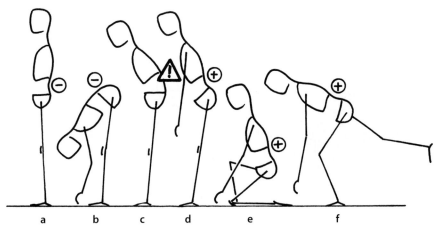

Figura 14.54 Solicitações musculares em função da postura: em pé (a), hiperflexionada (b), com leve cifose (c), inclinada com as costas retas (d), ajoelhado (e) ou pêndulo (f).

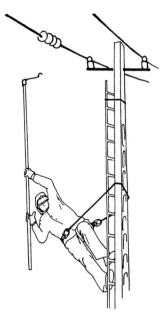

Figura 14.55 Algumas posições de trabalho são difíceis e supõem contra-apoios judiciosos.

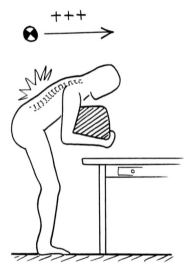

Figura 14.56 A inclinação com carga transfere forte e perigosamente o centro de gravidade para a frente.

Daggfeldt, 1996) (ver Fig. 13.76) Poderíamos acrescentar que esse tipo de atividade raramente é sagital puro, mas muitas vezes induz movimentos sobre o lado, o que deve ser assegurado pelo jogo assimétrico, em um pé só, dos quadris (p. ex., para lavar as mãos: pegar o sabão de um lado, a toalha de outro). Para descer mais baixo, deve-se recorrer à genuflexão (Fig. 14.54 e), ou ao contrapeso do outro membro inferior (Fig. 14.54 f).

No plano frontal

O movimento é moderado. De fato, nunca é puro: de um lado, ele associa sempre um componente rotatório e, de outro, essa rotação é geralmente aumentada pela busca de amplitude sobre o lado.

No plano horizontal

Encontramos as preensões de objeto em setor lateral, o que impõe uma rotação. As tensões geradas (torções) são ainda menos suportadas porque muitas vezes associam a flexão e o levantamento de um objeto. É um dos mecanismos dos acidentes discais.[80]

As variações nos plano frontal e horizontal são sempre mal suportadas, pois são desequilibradas por definição. Elas devem imediatamente solicitar o **posicionamento pélvico adaptado** a fim de serem repartidas, ou mesmo neutralizadas.

Tipos de tensões

Segundo o posicionamento, compressão e cisalhamento dividem os papéis diferentemente, e as soluções consistem em neutralizá-las (Fig. 14.55).

Carga adicionada

Nas inclinações geralmente se acrescenta o transporte ou o **levantamento** de uma carga, o que aumenta consideravelmente o braço de alavanca do centro de gravidade[81] (Fig. 14.56). Isso justifica a busca de um posicionamento da carga carregada em contato com o corpo (Fig. 14.57) e mesmo no prumo da zona de apoio, graças a uma ligeira inclinação posterior (Cordesse, 1990).

---

80 Basta observar os operadores de caixas de supermercado, apesar de sua cadeiras giratória, durante as horas de mais afluência.
81 Por isso o interesse do ensino da "manutenção dos pacientes".

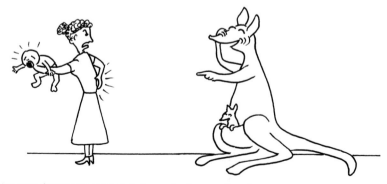

Figura 14.57 A economia exige uma diminuição máxima do braço de alavanca do esforço.

Superfícies de apoio

Elas variam com o jogo das articulações. É em **posição neutra** que os contatos são os mais largos (valor mínimo das tensões por unidade de superfície).

Vibrações

Elas têm poucas repercussões sobre as tensões em posição sentada (El-Khatib e Guillon, 2001). Em contrapartida, nas situações mais físicas, elas perturbam a propriocepção e acentuam a fadiga sofrida. Este é o caso nos canteiros de obras: portanto é útil reduzi-las usando ocasionalmente uma faixa (que convém retirar ao mesmo tempo que o capacete) (Fig. 14.58).

Variações patológicas

O não respeito da axialidade da coluna vertebral

Além do esforço em **flexão**, que já é nefasto (Fig. 14.59), se a inclinação é feita com a adjunção de uma **rotação**, esses dois mecanismos simultâneos distendem ao máximo as fibras dos discos, liberando seus núcleos posterolateralmente. Mesmo sem esforço adicionado (o peso sobrejacente é suficiente), isso expõe às dilacerações e, portanto, aos lumbagos, ou hérnias discais (Lorenz et al., 2002). Essa situação envolve com mais frequência uma pessoa sentada em um escritório, sem cadeira giratória, que pega uma pasta em uma gaveta situada lateralmente e embaixo (Lelong et al., 1989), do que uma pessoa que faz um esforço importante, e consequentemente antes de fazê-lo já toma boas precauções.

A não sincronização muscular

A não sincronização muscular (defeito proprioceptivo) rompe o equilíbrio fisiológico: a coluna vertebral se encontra sozinha diante do esforço, que se torna então vulnerável.

Sobrecarga ponderal

Quando é importante (obesidade), ela modifica as forças em presença, tanto pela adjunção de peso quanto pela deterioração das qualidades estruturais, principalmente musculares.

Deterioração disco-facetária

O envelhecimento discal, às vezes precoce depois de maus tratos e sobrecarga, se traduz por um achatamento, e tem início na parte posterior, retronuclear. Além da diminuição das qualidades de absorção das tensões, isso pode criar fissuras propícias às passagens herniais do núcleo. As facetas dos PAP podem ser a sede de **hiperpressões** dolorosas, geradoras de **artrose**. O conjunto destrói as capacidades de resistência às tensões do trípodo vertebral.

> **Para concluir**
> As tensões lombares são bem suportadas, pois são repartidas sobre o **arcabouço abdominal**, e graças à boa utilização segmentar, à economia, à valorização da mobilidade pélvica, e à regeneração dos apoios no nível do trípodo ósseo (evitando os superapoios).

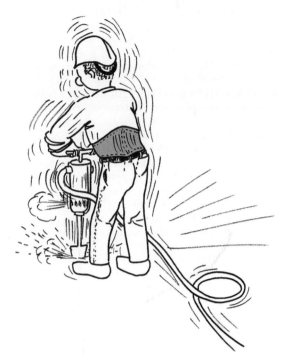

Figura 14.58 As vibrações são comuns em algumas profissões e podem exigir o uso de uma faixa.

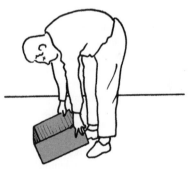

Figura 14.59 O esforço em flexão lombar e membros inferiores tensionados é a causa mais frequente das lombalgias agudas.

> **O que se deve saber**
> A região lombar é conhecida como sendo a vítima dos esforços imprudentes, e ser a sede das raquialgias mais banais (acidentes de trabalho), mas que também são as mais facilmente crônicas. As **implicações** particulares e inconscientes da esfera abdômino-lombar exigem um trabalho de excelente qualidade pedagógica, baseado em noções mecânicas simples e **concretas**. Ele está centrado na necessária **estabilidade** dessa zona e deve abolir as veleidades de maleabilidade ou as normas protocolares.

REFERÊNCIAS BIBLIOGRÁFICAS

AARON C, GILLOT C. Muscle psoas et courbures lombaires. Bull de l'Association des Anatomistes. XLVIIIe réunion, avril 1962.

ANDRE-VERT J. L'hyperlordose de la femme enceinte : mythe ou réalité ? Kinésithérapie, les cahiers. 2003, 14-15 : 77-80.

BARROS EM, RODRIGUES CJ, RODRIGUES NR, OLIVEIRA RP, BARROS TE, RODRIGUES AJ Jr. Aging of the elastic and collagen fibers in the human cervical interspinous ligaments. Spine, 2002, 27 (1) : 57-62.

BARTELINK DL. The role of abdominal pressure in relieving the pressure of the intervertebral discs. J Bone Jt Surg. 1957, 39B (4) : 718- 725.

BARTHES X, WALTER B, ZELLER R, DUBOUSSET JF. Biomechanical behaviour in vitro of the spine and lumbosacral junction. Surg Radiol Anat. 1999, 21 (6) : 377-381.

BASTIEN G, WILLEMS PA, SCHEPENS B, HEGLUND NC. No free load for porters in nepal. Arch Physiol and Biochem. 2001, 109 : 121.

BAUM K, ESSFELD D. Origin of back pain during bedrest : a new hypothesis. Eur J Med Res. 1999, 4 (9) : 389-393.

BURTON AK. Regional lumbar sagittal mobility measurement by flexicurves. Clin Biomech. 1986, 1 : 20-26.

CALLENS Ch, DUBAA J, CHERRAS D. Exercices permettant une sollicitation intense du muscle psoas major. Ann Kinésithér. 1982, 9: 41-44.

CASTAING J, SANTINI J-J. Anatomie fonctionnelle de l'appareil locomoteur. Tome 7 : Le rachis. Vigot, Paris, 1960.

CASTRO WH, SAUTMANN A, SCHILGEN M, SAUTMANN M. Noninvasive three-dimensional analysis of cervical spine motion in normal subjects in relation to age and sex. An experimental examination. Spine. 2000, 25 (4) : 443-449.

CHANSIRINUKOR W, LEE M, LATIMER J. Contribution of pelvic rotation to lumbar posteroanterior movement. Man Ther. 2001, 6 : 242-249.

CHOLEWICKI J, McGILL SM, NORMAN RW. Lumbar spine loads during the lifting of extremely heavy weights. Med Sci Sports Exerc. 1991, 23 (10) : 1179-1186.

CHRISTENSEN HW, NILSSON N. Natural variation of cervical range of motion : a one-way repeated-measures design. J Manipulative Physiol Ther. 1998, 21 (6) : 383-387.

COQUILLOU P, VIEL E. Mesure photographique du déport postérieur du bassin lors de la flexion antérieure du tronc. Ann Kinésithér. 1984, 11 (1-2) : 9-13.

CORDESSE G. Influence de la flexion des genoux sur l'activité des muscles du rachis lombaire lors du ramassage d'un objet au sol. Etude électromyographique de surface. Ann Kinésithér. 1990, 17 (4) : 157-161.

CREPON F, PIERRON G, CREPON B, MAJER L, CHEKROUN M.R. Influence des mobilités thoracique et abdominale sur les volumes ventilatoires. Journée de Médecine Physique et de Rééducation, Expansion Scientifique Française, Paris, 1997 : 145-149.

DAGGFELDT K. La mise en lordose de la colonne vertébrale soulaget- elle le dos lors du lever d'un fardeau ? Ann Kinésithér. 1996, 23 (3) : 113-115.

DE PERRETTI F, MICALEF JP, BOURGEON A, ARGENSON C, RABISHONG P. Biomechanics of the lumbar spinal nerve roots and the first sacral root within the intervertebral foramina. Surg Radiol Anat. 1989, 11 (3) : 221-225.

DESCARREAUX M, BLOUIN JS, TEASDALE N. A non-invasive technique for measurement of cervical vertebral angle : report of a preliminary study. Eur Spine J. 2003, 12 (3) : 314-319.

DHENIN T. A propos du disque intervertébral. Ann Kinésithér. 1990, 17 (10) : 513-517.

DOLTO B. La notion de la « poutre composite » dans le traitement des lombalgies (par la médecine manuelle). Ann Méd Phys. 1973, 16 (1) : 77-94.

DOLTO B. Le corps entre les mains. Herman, Paris, 1976.

DOLTO B. Traitement manuel du ventre. Journée de Rééducation, Expansion Scientifique, Paris, 1977.

EL-KHATIB A, GUILLON F. Lumbar intradiscal pressure and whole-body vibration – first results. Clin Biomech (Bristol, Avon). 2001, 16 (Suppl 1) : S127-134.

FARFAN HF, COSSETTE JW, ROBERTSON GH, WELLS R., KRAUS M. The effects of torsion on the lumbar intervertebral joints : the role of torsion in the production of disc degeneration. J Bone Jt Surg. 1970, 52A : 468-497.

FEIPEL V, DE MESMAEKER T, KLEIN P, ROOZE M. Three-dimensional kinematics of the lumbar spine during treadmill walking at different speeds. Eur Spine J. 2001, 1 : 16-22.

FEIPEL V, RONDELET B, LE PALLEC J, ROOZE M. Normal global motion of the cervical spine : an electrogoniometric study. Clin Biomech (Bristol, Avon). 1999, 14 (7) : 462-470.

FELIX W. Topographische Lunge Anatomie des Brustkorbes, der Lunge und der Pleura. In : Sauerbruch's chirurgie der Brustorgane, Bd., Berlin, 1928.

FERRARIO V, SFORZA C, SERRAO G, GRASSI G, MOSSI E. Active range of motion of the head and cervical spine : a three-dimensional investigation in healthy young adults. J Orthop Res. 2002, 20 (1) : 122-129.

FRYETTE HH. Principles of osteopathic technic. Colorado Springs : The Academy of Applied Osteopathy. 1954.

GARDNER-MORSE MG, STOKES IA. The effects of abdominal muscle coactivation on lumbar spine stability. Spine. 1998, 23 (1) : 86-91.

GONON GP, DIMNET J, GARRET JP, DE MAUROY JC, FISCHER LP, DE MOURGUES G. Utilité de l'analyse cinématique de radiographies dynamiques dans le diagnostic de certaines affections de la colonne lombaire. Ann Kinésithér. 1984, 11 (6) : 229-247.

GREGERSEN GG, LUCAS DB. An in vivo study of the axial rotation of the human thoracolumbar spine. J Bone Joint Surg (Am). 1967, 49 (2) : 247-62.

HAFFRAY H, LAIRLOUP D. Relation entre contraintes en compression et ligne de gravité pour l'unité fonctionnelle L3-L4 (considérée en statique et en station debout). Kiné Scientifique. 1982, 107 : 23-38.

HARADA M, ABUMI K, ITO M, KANEDA K. Cineradiographic motion analysis of normal lumbar spine during forward and backward flexion. Spine. 2000, 25 (15) : 1932-1937.

HARRISON DE, HARRISON DD, CAILLIET R, JANIK TJ, TROYANOVICH SJ. Cervical coupling during lateral head translations creates an Sconfiguration. Clin Biomech (Bristol, Avon). 2000, 15 (6) : 436-440.

HARRISON DE, HARRISON DD, JANIK TJ, WILLIAM-JONES E, CAILLIET R, NORMAND M. Comparison of axial and flexural stresses in lordosis and three buckled configurations of the cervical spine. Clin Biomech (Bristol, Avon). 2001, 16 (4) : 276-284.

HEGLUND NC, WILLEMS PA, PENTA M, CAVAGNA GA. Energy-saving gait mechanics with head-supported loads. Nature. 1995, 375 (6526) : 52-54.

HINDLE RJ, PEARCY MJ, CROSS AT, MILLER DHT. Three-dimensional kinematics of the human back. Clin Biomech. 1990, 5 : 218-228.

HOLMES A, WANG C, HAN ZH, DANG GT. The range and nature of flexion-extension motion in the cervical spine. Spine. 1994, 19 (22) : 2505-2510.

JAGER HJ, GORDON-HARRIS L, MEHRING UM, GOETZ GF, MATHIAS KD. Degenerative change in the cervical spine and load-carrying on the head. Skeletal Radiol. 1997, 26 (8) : 475-481.

KAIGLE AM, WESSBERG P, HANSSON TH. Muscular and kinematic behavior of the lumbar spine during flexion-extension. J Spinal Disord. 1998, 11 (2) : 163-174.

KANAYAMA M, ABUMI K, KANEDA K, TADANO S, UKAI T. Phase lag of the intersegmental motion in flexion-extension of the lumbar and lumbosacral spine. An in vivo study. Spine. 1996, 21 (12) : 1416-1422.

KAPANDJI IA Physiologie Articulaire. Tronc et Rachis (5e édition). Maloine, Paris, 1980.

KERKOUR K. Les muscles paravertébraux chez le lombalgique. Quelles sont les principales modifications ? Kinésithérapie, les annales. nov-déc. 2001 : 16-19. Chap_14_vrac_BIOMECANIQUE Page 504 Lundi, 2. octobre 2006 10:25 10.

KULIG K, LANDEL R, POWERS CM. Assessment of lumbar spine kinematics using dynamic MRI : a proposed mechanism of sagittal plane motion induced by manual posterior-to-anterior mobilization. J Orthop Sports Phys Ther. 2004, 34 (2) : 57-64.

LAREDO JD, BARD M, LEBLANC G, FOLINAIS D, CYWINER-GOLENZER C. Technic and results of radioguided transcutaneous puncturebiopsy of the dorsal spine. Rev Rhum Mal Osteoartic. 1985 ; 52 (4) : 283-287.

LE ROUX P, DESMARETS J-J. Incidences masso-kinésithérapiques de l'anatomie et du rôle mécanique dans le plan sagittal du ligament ilio-lombal. Ann Kinésithér. 1992, 19 (8) : 401-409.

LE ROUX P, DESMARETS J-J. Réflexion sur les lois ostéopathiques de Fryette. Ann Kinésihér. 1994, 21 (5) : 235-238.

LE ROUX P, LE NECHET A. Étude dynamique de l'artère vertébrale lors de la mobilisation du rachis cervical. Ann Kinésithér. 1994, (7) : 359-364.

LEE M, LAU H, LAU T. Sagital plane rotation of the pelvis during lumbar posteroanterior loading. J Manipulative Physiol Ther. 1994, 17 (3) : 149-155.

LEE M, LIVERSIDGE K. Posteroanterior stiffness at three locations in the lumbar spine. Manipul Physiol Ther. 1994, 17 (8) : 511-516.

LEE SW, WONG KW, CHAN MK, YEUNG HM, CHIU JL, LEONG JC. Development and validation of a new technique for assessing lumbar spine motion. Spine. 2002, 27 (8) : 215-220.

LEGAYE J., Mobilité lombaire sagittale : étude radio-clinique des axes de mouvements intervertébraux chez le sujet lombalgique et normal. Rev Méd Orthop. 1997, 49 : 10-12.

LELONG C, DREVET JC, CHEVALLIER R, PHELIP X. Biomécanique des disques lombaires et station assise de travail. Ann Kinésithér. 1989, 16 (1-2) : 33-40.

LORENZ EP, LAVENDER SA, ANDERSSON GBJ. Determining what should be taught during lift-training instruction. Physiotherapy Theory and Practice. 2002, 18 : 175-191.

LOUIS R. Chirurgie du rachis. Springer Verlag, Berlin, 1982.

MANNION AF, KLEIN GN, DVORAK J, LANZ C. Range of global motion of the cervical spine : intraindividual reliability and the influence of measurement device. Eur Spine J. 2000, 9 (5) : 379-385.

MARTINEZ C. Les rachis. Monographies de Bois-Larris. Masson, Paris, 1982.

MAYOUX-BENHAMOU M-A, REVEL M. Disque intervertébral et structures voisines de la colonne lombaire : anatomie, physiologie, biomécanique. Éditions Techniques. Encycl Méd Chir (Paris-France), Appareil locomoteur. 15-840-A-10, 1994.

McCARTHY PW. Innervation of lumbar intervertebral disks – a review. J Peripher Nerv Syst. 1998, 3 (4) : 233-242.

METTE F, DEMIAUTTE S. Etude de la mobilité du rachis lombaire dans le plan sagittal : comparaison et corrélation entre les mesures cliniques et radiologiques. Ann Kinésithér. 1996, 23 (6) : 270-273.

MEYER PR. Contribution à l'étude des cavités articulaires costo-vertébrales. Arch Anat Histol et Embryol. 1972, 55 : 283-360.

MIYAMOTO K, IINUMA M, MAEDA M, WADA E, SHIMIZU K. Effects of abdominal belts on intra-abdominal pressure, inta-muscular pressure in the erector spinae muscles and myoelectrical activities of trunk muscles. Clin Biomech (Bristol, Avon). 1999, 14 (2) : 79-87.

MUELLER G, MORLOCK MM, VOLLMER M, HONL M, HILLE E, SCHNEIDER E. Intramuscular pressure in the erector spinae and intra-abdominal pressure related to posture and load. Spine. 1998, 23 (23) : 2580-2590.

NACHEMSON A, ELFSTROM G. Intravital dynamic pressure measurements in lumbar discs. A study of common movements, maneuvers and exercises. Scand J Rehabil Med Suppl. 1970, 1 : 1-40.

NACHEMSON A. The load on lumbar disks in different positions on the body. Clin Orthop. 1966, 45 : 107-122.

NACHEMSON A. L, MORRIS J.M. In vivo measurements of intradiscal pressure. J. Bone Jt Surg. 1964, 46A : 1077-1092.

NACHEMSON AL, ANDERSSON BJ, SCHULTZ AB. Valsalva maneuver biomechanics. Effects on lumbar trunk loads of elevated intraabdominal pressures. Spine. 1986, 11 (5) : 476-479.

NACHEMSON AL, SCHULTZ AB, BERKSON MH. Mechanical properties of human lumbar spine motion segments. Influence of age, sex, disc level, and degeneration. Spine. 1979, 4 (1) : 1-8.

NEIGER H, VAYSSE C, BRUANDET JM, DUPRE JM. Influence de la rétroversion active du bassin sur la cinétique lombo-pelvienne, étude radiologique en station érigée. Journées de Rééducation, Entretiens de Bichat. Expansion Scientifique, Paris, 1987.

NEIDHARDT JPH. In : CHEVREL et coll. Anatomie clinique. Le tronc. Springer-Verlag, Paris, 1994.

ODA I, ABUMI K, LÜ D, SHONO Y, KANEDA K, Biomechanical role of the posterior elements, costovertebral joints, and rib cage in the stability of the thoracic spine. Spine. 1996, 21, 327-333.

OKAWA A, SHINOMIYA K, KOMORI H, MUNETA T, ARAI Y, NAKAI O. Dynamic motion study of the whole lumbar spine by videofluoroscopy. Spine. 1998, 23 (16) : 1743-1749.

ONAN OA, HEGGENESS MH, HIPP JA. A motion analysis of the cervical facet joint. Spine. 1998, 23 (4) : 430-439.

ORTENGREN R, ANDERSSON GB, NACHEMSON AL. Studies of relationships between lumbar disc pressure, myoelectric back muscle activity, and inra-abdominal (intragastric) pressure. Spine. 1981, 6 (1) : 98-103.

PATURET G. Traité d'anatomie humaine, T III, Le tronc. Masson, Paris, 1951.

PEACH JP, SUTARNE CG, McGILL SM. Three-dimensional kinematics and trunk muscle myoelectric activity in the young lumbar spine : a database. Arch Phys Med Rehabil. 1998, 79 (6) : 663-669.

PEARCY MJ, HINDLE RJ. New method for the non-invasive threedimensional measurement of human back movement. Clin Biomech. 1989, 4 : 73-79.

PEARCY MJ, PORTEK I, SHEPHERD J. The effect of low back pain on lumbar spinal movements measured by three-dimensional analysis. Spine. 1985, 10 : 150-153.

PEARCY MJ, TIBREWAL SB. Axial rotation and lateral bending in the normal lumbar spine measured by three-dimensional radiography. Spine. 1984, 9 (6) : 582-587.

PÉNINOU G, DUFOUR M, PIERRON G. Propositions technologiques pour l'entraînement des muscles abdominaux. Ann Kinésithér. 1984, 11 (5) : 205-216.

PERRET C, POIRAUDEAU S, FERMANIAN J, REVEL M. Pelvic mobility when bending forward in standing position : validity and reliability of 2 motion analysis devices. Arch Phys Med Rehabil. 2001, 82 : 221- 226.

PIGANIOL G. La pratique des manipulations vertébrales : risques et accidents. Aspects médico-légaux. Rev Franç Dommage Corp. 1990, 16 (2) : 345-350.

PINTAR FA, YOGANANDAN N, PESIGNAN M, REINARTZ J, SANCES A Jr, CUSICK JF. Cervical vertebral strain measurements under axial and eccentric loading. J Biomech Eng. 1995, 117 (4) : 474-478.

POIRIER P, CHARPY A. Traité d'Anatomie Humaine (t. 1). Masson, Paris, 1899.

POISNEL J-L, DAVID J-Ph, VIEL E. Évaluation des rotations cervicales sur une population de 230 sujets non consultants. Ann Kinésithér. 1981, 8 : 53-55.

POISNEL J-L. Épidémiologie des limitations d'amplitude du rachis cervical chez 230 sujets non consultants. Ann Kinésithér. 1981, 8 : 57-63.

PORTER JL, WILKINSON A. Lumbar-hip flexion motion. A comparative study between asymptomatic and chronic low back pain in 18- to 36-year-old men. Spine. 1997, 22 (13) : 1508-1513.

PUTZ R. Action conjuguée des ligaments et des articulations des apophyses articulaires au niveau de la colonne lombaire dans la limitation des mouvements. Ann Kinésithér. 1985, 12 (1-2) : 1-4.

QUINT U, WILKE HJ, SHIRAZI-ADL A, PARNIANPOUR M, LOER F, CLAES LE. Importance of the intersegmental trunk muscles for the stability of the lumbar spine. A biomechanical study in vitro. Spine. 1998, 23 (18) : 1937-1945.

RABISCHONG P, AVRIL J. Rôle biomécanique des poutres composites os-muscles. Rev Chir Orthop. 1965, 51 (5) : 437-458.

REVEL M, APSIT E, AUGE R. La cervicalgie commune, technique de reeducation. Laboratoires Pfizer, Orsay (France), 1983.

RICE J, WALSH M, JENKINSON A, O'BRIEN TM. Measuring movement at the low back. Clin Anat. 2002, 15 (2) : 88-92.

ROUSSOULY P, BERTHONNAUD E, DIMNET J. Analyse géométrique et mécanique de la lordose lombaire dans une population de 160 adultes asymptomatiques : essai de classification. Rev Chir Orthop. 2003, 89 : 632-639.

RUNGE M. Radio-anatomie du rachis lombaire. Ann Kinésithér. 1987, 14 (7-8) : 355-361.

RUSSELL P, PEARCY MJ, UNSWORTH A. Measurement of the range and coupled movements observed in the lumbar spine. Br J Rheumatol. 1993, 32 : 490-497.

SAMUEL J, REVEL M, ANDRES JC, JUSSERAND J. Apport de l'électromyographie des muscles périvertébraux (spinaux et psoas) à la compréhension de la physiologie et à la kinésithérapie de la colonne lombaire. Kiné Scientifique. 1985, 233 : 31-57.

SANTAGUIDA PL, McGILL SM. The psoas major muscle : a threedimensional geometric study. J Biomech. 1995, 28 : 339-345.

SCHULTZ A, ANDERSSON G, ORTENGEN R, HADERSPECK K, NACHEMSON A. Loads on the lumbar spine. Validations of a biomechanical analysis by measurements of intradiscal pressures and myoelectric signals. J Bone Joint Surg (Am). 1982, 64 (5) : 713-720.

SEMAAN I, SKALLI W, VERON S, TEMPLIER A, LASSAU JP, LAVASTE F. Quantitative 3D anatomy of the lumbar spine. Rev Chir Orthop Reparatrice Appar Mot. 2001, 87 (4) : 340-353.

SFORZA C, GRASSI G, FRAGNITO N, TURCI M, FERRARIO V. Threedimensional analysis of active head and cervical spine range of motion : effect of age in healthy male subjects. Clin Biomech (Bristol, Avon). 2002, 17 (8) : 611-614.

SHARMA M, LANGRANA NA, RODRIGUEZ J. Role of ligaments and facets in lumbar spine stability. Spine. 1995, 20 (8) : 887-900.

SHIRAZI-ADL A. Biomechanics of the lumbar spine in sagittal/lateral moments. Spine. 1994, 19 (21) : 2407-2414.

SIMON B, GOUILLY P, PEVERELLY G. Le psoas. Kinésithérapie, les cahiers. nov-déc. 2001 : 73-78.

SOHIER R. Aubade à un muscle, le psoas-iliaque. Kinésithérapie Scientifique. 1979, 165 : 19-22.

STOKES IA, GARDNER-MORSE M. Quantitative anatomy of the lumbar musculature. J Biomech. 1999, 32 (3) : 311-316.

SULLIVAN MS, DICKINSON CE, TROUP JD. The influence of age and gender on lumbar spine sagittal plane range of motion. A study of 1126 healthy subjects. Spine. 1994, 19 (6) : 682-686.

TAKAYANAGI K, TAKAHASHI K, YAMAGATA M, MORIYA H, KITAHARA H, TAMAKI T. Using cineradiography for continuous dynamic-motion analysis of the lumbar spine. Spine. 2001, 26 (1) : 1858-1865.

TANAKA N, FUJIMOTO Y, AN HS, IKUTA Y, YASUDA M. The anatomic relation among the nerve roots, intervertebral foramina, and intervertebral discs of the cervical spine. Spine. 2000, 25 (3) : 286-291.

TANZ SS. Motion of the lumbar spine. A roentgenologic study. Am J Roentgenol Radium Ther Nucl Med. 1953, 69 (3) : 399-412.

TEO EC, NG HW. Evaluation of the role of ligaments, facets and disc nucleus in lower cervical spine under compression and sagittal moments using finite element method. Med Eng Phys. 2001, 23 (3) : 155-164.

THIEL H, WALLACE K, DONAT J, YONG-HING K. Effect of variuous head and neck positions on vertebral artery blood flow. Clin Biomech. 1994, 9 : 195-110.

THOUMIE P, DRAPE JL, AYMARD C, BEDOISEAU M. Effects of a lumbar support on spine posture and motion assessed by electrogoniometer and continuous recording. Clin Biomech (Bristol, Avon). 1998, 13 (1) : 18-26.

THOUMIE P. Mobilité du rachis lombaire et ceintures de contention. Rev Méd Orthop. 1997, 47 : 13-16.

TRUDELLE P. Évaluation des muscles paravertébraux chez le lombalgique. Le test de Sørensen et les autres tests usuels. Kinésithérapie, les annales. nov-déc. 2001 : 19-23.

VAILLANT J. Renforcement musculaire et rééducation sensorimotrice chez le cervicalgique. Pourquoi, pour qui et comment ? Kinésithér. Scient. 1996 ; 352 : 6-12.

VALEMBOIS B, VIEL E. Influence du talon positif et du talon négatif sur la lordose lombaire. Ann Kinésithér. 1984, 11 (4) : 137-140.

VAN HERP G, ROWE P, SALTER P, PAUL JP. Three-dimensional lumbar spinal kinematics : a study of range of movement in 100 healthy subjects aged 20 to 60 + years. Rheumatol. 2000, 39 : 1337-1340.

VAN SCHAIK JP, VAN PINXTEREN B. Curvature of the lower lumbar facet joints : variations at different levels and relationship with orientation. J Spinal Disord. 1999, 12 (4) : 341-347.

VANNEUVILLE G, ESCANDE G, GUILLOT M, CHAZAL J, TANGUY A, BOURGES M, VERGE-GARRET J, DEUBELLE A. Éléments de biomécanique du rachis. 63e Congrès de l'Association des Anatomistes. Bloc-Santé, Clermont-Ferrand (France), 1980.

VAYSSE C, NEIGER H, BRUAUDET JM. Cinétique du segment lombopelvien lors de la rétroversion active du bassin en station érigée. Ann Kinésithér. 1987, 14 (4) : 143-151.

VIEL E, CLARISJ JP. Biomécanique du rachis cervical et implications en rééducation. Ann Kinésither. 1984, 11 (3) : 57-67.

VIEL E. Biomécanique de la colonne lombaire. Ann Kinésithér. 1989, 16 (1-2) : 59-68.

VOO LM, PINTAR FA, YOGANANDAN N, LIU YK. Static and dynamic bending responses of the human cervical spine. J Biomech Eng. 1998, 120 (6) : 693-696.

WEILER PJ, KING GJ, GERTZBEIN SD. Analysis of sagittal plane instability of the lumbar spine in vivo. Spine. 1990, 15 (12) : 1300-1306.

WHITE AA 3rd. Analysis of the mechanics of the thoracic spine in man. An experimental study of autopsy specimens. Acta Orthop Scand Suppl. 1969, 127 : 1-105.

WILKE HJ, NEEF P, CAIMI M, HOOGLAND T, CLAES LE. New in vivo measurements of pressures in the intervertebral disc in daily life. Spine. 1999, 24 (8) : 755-762.

WISLEIDER D, SMITH MB, MOSHER TJ, ZATSIORSKY V. Lumbar spine mechanical response to axial compression load in vivo. Spine. 2001, 26 (18) : E403-409.

YOGANANDAN N, KUMARESAN S, PINTAR FA. Biomechanics of the cervical spine. Part 2 : Cervical spine soft tissue responses and biomechanical modling. Clin Biomech (Bristol, Avon). 2001, 16 (1) : 1-27.

YOGANANDAN N, KUMARESAN S, PINTAR FA. Geometric and mechanical properties of the human cervical spine ligaments. J Biomech Eng. 2000, 122 (6) : 623-629.

YOGANANDAN N, PINTAR FA, MAIMAN DJ, CUSICK JF, SANCES A Jr, WALLSH PR. Human head-neck biomechanics under axial tension. Med Eng Phys. 1996, 18 (4) : 289-294.

YOSHIOKA T, TSUJI H, HIRANO N, SAINOH S. Motion characteristic of the normal lumbar spine in young adults : instantaneous axis of rotation and vertebral center motion analyses. J Spinal Disord. 1990, 3 (2) : 103-113.

ZANDER T, ROHLMANN A, CALISSE J, BERGMANN G. Estimation of muscles forces in the lumbar spine during upper-body inclination. Clin Biomech (Bristol, Avon). 2001, 16 (Suppl 1) : S73-80. Chap_14_vrac_BIOMECANIQUE Page 506 Lundi, 2. octobre 2006 10:25 10.

Articulações da coluna vertebral | 15

ARTICULAÇÃO ATLANTOCCIPITAL

Base de reflexão

Características essenciais

É a junção entre o crânio e a coluna vertebral (Fig. 15.1). Suporta **verticalmente** a cabeça (bipedia), diferentemente da obliquidade no animal (suspensão em flexão) (Fig. 15.2). É uma articulação **sem disco** (caso único na coluna vertebral) intermediária entre um bloco rígido (crânio) e um segmento poliarticulado (coluna vertebral), composta de **duas interlinhas** (atlantoccipital e atlantoaxial).

Papel funcional

Orientar o "grande computador central" representado pela cabeça (sistema-suporte dos telerreceptores, da mímica e da esfera bucal) (Fig. 15.3), tendo, na base, um funcionamento de tipo **cardã**, capaz de ajustamentos multidirecionais incessantes, principalmente relacionados à visão (Fig. 15.4).

Frequência das patologias

Bem resistente no plano traumático, essa região pode, no entanto, ser lesionada quando se cai sobre a cabeça ou sobre a nuca (fratura do dente do áxis). Em neurologia, a patologia reagrupa lesões menos graves (nevralgias ditas de Arnold, segunda raiz cervical), e muito graves (tetraplegia). Como a carga da cabeça é fraca e o braço de alavanca favorável, encontramos poucos fenômenos artróticos.

Noções anatômicas

No plano osteoarticular

A articulação atlantoccipital é a mais **atípica** de todas as articulações vertebrais (An et al., 1999).
• **Mesmo desprovida de disco**, ela se cansa pouco na repetição dos movimentos, mas é condicionada pela morfologia osteocartilagínea (ver Fig. 15.4b).
• Suas duas interlinhas são oblíquas, **em diagonal**, e se cruzam na linha mediana (Fig. 15.5).
• Essas interlinhas são **compósitas**. São formadas por uma bicondilar, superfícies planas com morfologia particular, por uma trocóidea (dente do áxis) e por uma sindesmose com a

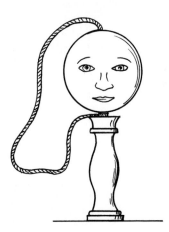

Figura 15.1 A articulação atlantoccipital relaciona-se diretamente com o suporte da cabeça.

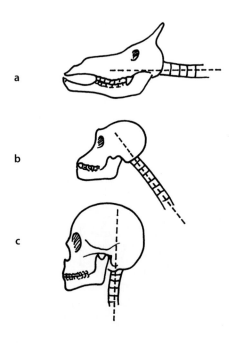

Figura 15.2 A articulação atlantoccipital é horizontal no quadrúpede (a), oblíqua no macaco (b) e vertical no homem (c).

508 Parte IV | Coluna vertebral e cabeça

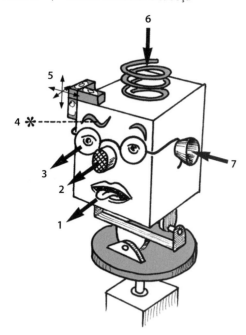

Figura 15.3 A mecânica da articulação cervical superior está a serviço da orientação e da sustentação da cabeça: a expressão oral (1), o olfato (2), a visão (3), a mímica (4), os canais semicirculares (5), o carregamento de carga (6), a audição (7).

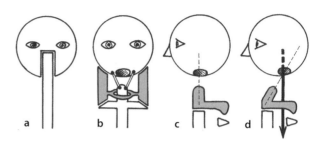

Figura 15.6 A passagem do sistema nervoso central (SNC) não permite um encaixamento craniovertebral (a). A cabeça deve, portanto, ser mantida à distância (b). Um dente do áxis no eixo de passagem do SNC o atrapalharia (c), por isso a exigência de seu avanço (d).

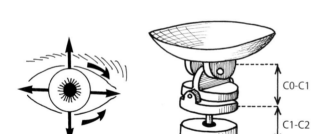

Figura 15.4 A orientação dos olhos (a) é um elemento de sincronismo motor muito importante para o cardã atlantoccipital (b).

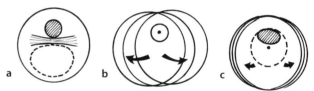

Figura 15.7 O dente do áxis está na frente do ligamento transverso do atlas (a). Se sua secção fosse circular, o resultado seria um cisalhamento entre C1 e C2, prejudicial para a passagem medular (b). Uma secção ovalada (c) faz com que o centro de rotação recue e reduza muito o cisalhamento.

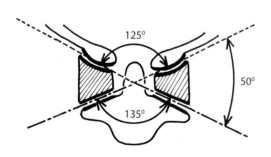

Figura 15.5 A dupla diagonal das interlinhas C0-C1 e C1-C2, sem disco, é um fator de estabilidade óssea muito importante (atenção: os pontilhados e as linhas-pontos não estão alinhados).

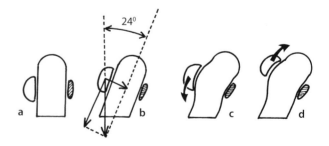

Figura 15.8 O dente do áxis está preso entre o arco interior do atlas e o ligamento transverso (hachurado) (a). Seu grande eixo tem uma inclinação de 24° (b) e sua superfície anterior é ligeiramente convexa verticalmente, o que permite um jogo em flexão (c) e extensão (d).

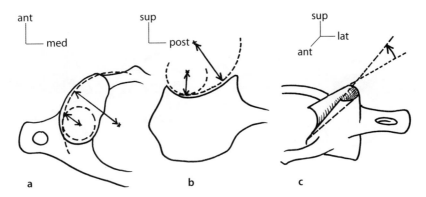

Figura 15.9 No plano horizontal (a), o processo articular superior do atlas é ovalado: seu raio de curvatura anterior é maior do que o posterior. No plano sagital (b), é o raio de curvatura anterior que é menor. No plano frontal (c), observa-se que a parte anterior é mais verticalizada do que a posterior.

fibrocartilagem do ligamento transverso do atlas (porção do ligamento cruciforme).
• O **cardã** de conjunto permite orientar a cabeça em todos os sentidos, de maneira incessante, sob uma amplitude moderada (salvo a importante flexão entre C0-C1 e a rotação entre C1 e C2).
• O atlas está intercalado como **menisco ósseo** entre o crânio e o áxis (Fig. 15.6) – de fato, não há encaixe em razão da passagem do sistema nervoso central, que necessita de uma diferença entre o forame magno e o eixo ósseo (por isso ocorre uma inclinação do dente do áxis).

Dente do áxis

É grosseiramente cilíndrico e exige algumas observações:
• Sua secção é ligeiramente **ovalada**, o que faz com que o centro de rotação dos movimentos recue entre C1 e C2 (Fig. 15.7), evitando assim o cisalhamento do eixo nervoso.
• Seu grande eixo é ligeiramente **oblíquo no alto e atrás**, e sua superfície anterior é convexa, não apenas na transversal, mas também ligeiramente na vertical (Fig. 15.8) (Maestro e Argenson, 1985). Essas duas características, e a leve deformabilidade do ligamento transverso (cruciforme), permitem os fracos movimentos de flexão-extensão entre C1 e C2.
• Sua superfície posterior possui uma faceta para a cartilagem do ligamento transverso, que forma uma contenção maleável.
• Seu ápice não penetra no forame magno.

Superfícies articulares atloides

• A articulação **atlantoccipital** (C0-C1) relaciona as superfícies convexas do occipital e as côncavas do atlas. A articulação não é nem congruente, nem concordante: na parte posterior, o raio de curvatura é mais curto para C0 e mais longo para C1 (Maestro e Berthe, 1985) (Fig. 15.9).
• A articulação **atlantoaxial** (C1-C2) relaciona as superfícies planas, lado C1, e ligeiramente convexas sagitalmente, lado C2. Como a espessura de cartilagem é mais acentuada na parte média, o resultado é uma relação biconvexa que permite uma ligeira flexão-extensão (Fig. 15.10). Em contrapar-

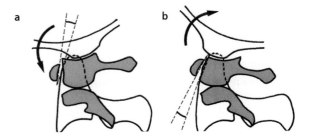

Figura 15.10 A associação do jogo C0-C1 e C1-C2 na flexão (a) e na extensão (b).

tida, no plano frontal, a retidão torna impossíveis as inclinações laterais (ver Fig. 15.5) (Ross et al., 1999).

No plano capsuloligamentar

Cápsulas

Elas são cinco;[1] e são frouxas.

Ligamentos

Além daqueles comuns a toda a coluna vertebral, podemos distinguir esquematicamente:
• Um *sistema original* religando os arcos anteriores (ou os posteriores) entre eles (membranas).
• Um *sistema suspensor* do dente do áxis: ligamentos do ápice do dente e ligamentos alares (cada um deles possui dois feixes torçados e freia cada sentido de rotação) (Fig. 15.11).
• Um *sistema cruciforme* retro-dente do áxis.[2]
• Um *plano ligamentar*, que guarnece o precedente (C0-C2).
• Um *ligamento nucal*, bem atrás, formando um septo de inserção para os músculos (Mitchell et al., 1998).

---

[1] Duas para C0-C1, duas para C1-C2, e uma atlantodontoide. A articulação posterior do dente do áxis é chamada sindesmodontóidea: em relação a ela, Rouvière menciona uma cápsula e uma sinovial, Paturet apenas uma sinovial.
[2] Composto do ligamento transverso e do feixe longitudinal que lhe é perpendicular.

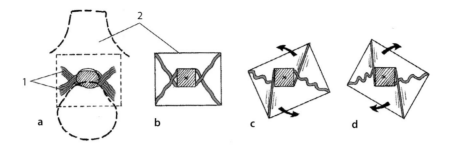

Figura 15.11 Os dois feixes entrecruzados dos ligamentos alares (1) freiam as rotações do occipital (2) sobre a região cervical superior, nos dois sentidos. a. Em pontilhado mais grosso: o occipital; em pontilhado mais fino: a moldura que serve para a esquematização; em hachurado no centro: o dente do áxis. b. Mesma visão, exagerada (retângulo maior: occipital; quadrado menor: dente do áxis). c. Rotação da cabeça à esquerda (a cruz no centro do dente do áxis não corresponde ao verdadeiro centro de rotação, que é mais posterior, evitando o cisalhamento do eixo nervoso). d. Rotação da cabeça à direita.

No plano muscular

Os músculos são divididos em dois grupos: os comuns a todo o pescoço, e os pequenos músculos suboccipitais, fortemente **cibernetizados**, ajustando permanentemente o posicionamento cranial (Portéro, 1998).

Outros elementos

As fáscias e feixes vasculonervosos prolongam os da região cervical. As **duas artérias vertebrais** apresentam uma particularidade (Li et al., 1999); cada uma forma quatro alças[3] antes de penetrar no forame magno, contribuindo assim para a formação do polígono da base do cérebro (Willis) (ver Fig. 14.6). Por outro lado, os dois primeiros nervos espinhais (raízes) remontam para trás, o segundo (nervo de Arnold) passa através do trapézio antes de fazer um trajeto em hemicírculo sobre o crânio.

Mobilidades

Mobilidades analíticas

Elas gerenciam os movimentos tridimensionais da cabeça (Arlen et al., 1990a, b).

Flexão-extensão

Quanto à **flexão-extensão**, os centros instantâneos de rotação (CIR) passam em oposição aos côndilos occipitais para C0-C1,[4] e no nível do ligamento transverso para C1-C2. As curvaturas sagitais inversas entre o occipital e o atlas têm como resultado o fato de a extensão partir mais rapidamente do que a flexão – mas ela é freada,[5] tanto pela verticalidade mais acentuada da parte anterior de C1 (Fig. 15.12), quanto pela convergência das superfícies direita e esquerda (Orsini, 1981; Schloten e Veldhuisen, 1985) (ver Fig. 15.9).

---

3 Principalmente o segmento V3 da artéria vertebral. É a mais alongada durante os movimentos extremos, principalmente aqueles que associam rotação, inclinação homolateral e extensão (teste de Klein). A consequência é um risco de insuficiência vertebrobasilar, que justifica ser prudente em fim de amplitude, e durante a associação de movimentos (Le Roux e Le Nechet, 1994).
4 O movimento angular integra deslizamentos lineares.
5 De fato, é importante que o forame magno não parta para a frente em demasia, por causa da presença das artérias vertebrais e da medula alongada.

Inclinações laterais

Para as **inclinações laterais**, o eixo anteroposterior está situado em oposição ao dente do áxis (Vanneuville et al., 1980).

Rotações

Para as **rotações**, o eixo anteroposterior passa atrás do dente do áxis. Com efeito, uma secção circular do dente do áxis resultaria em um cisalhamento do eixo nervoso que está atrás (ver Fig. 15.8), ao passo que a secção ovalada faz recuar o centro de rotação e minimiza o cisalhamento (Rude e Stoff, 1989). O movimento se acompanha de uma ligeira aproximação entre o bloco atlantoccipital e o áxis em razão do contato biconvexo das superfícies de C1-C2 (Le Roux et al., 1998) (Fig. 15.13). A amplitude rotatória é permitida pelo afastamento das inserções dos ligamentos alares sobre o occipital (Fig. 15.14), mas esses mesmo ligamentos freiam o fim da amplitude por seu tensionamento (ver Fig. 15.11).

Amplitudes

Os resultados das medidas realizadas por Vanneuville et al. (1980) estão no Quadro 15.1. (NB: inclinações e rotação são calculadas unilateralmente).

Quadro 15.1

Amplitudes da região cervical superior			
Nível	Flexão-extensão	Inclinação	Rotação
C0-C1	25°	8°	8°
C1-C2	15°	Negligenciável	24°
Total: Cerca de:	40° 40°	8° 5°-10°	32° 30°
Castaing e Santini (1960)	30°	0°	25°
Louis (1982)	20°[a]	3°	35°
Martinez (1981)	55°	10°	45°
Kapandji (1980)	20° a 30°	8°	25°

a. Para este autor, não há flexão-extensão no nível C1-C2.

Capítulo 15 | Articulações da coluna vertebral 511

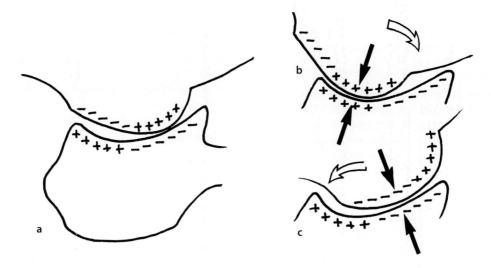

Figura 15.12 Em posição neutra, as superfícies de C0 e de C1 não coincidem (a). Em extensão, os raios de curvatura curtos coincidem (b). Em flexão, são os raios maiores de curvatura que coincidem (c).

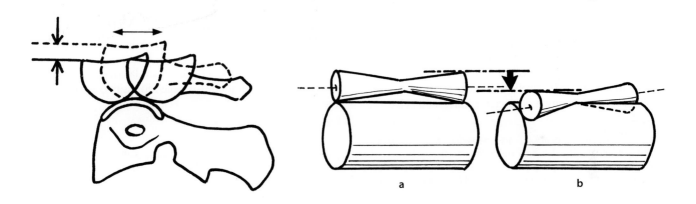

Figura 15.13 Nas rotações, as massas laterais do atlas vêm se posicionar na porção baixa da superfície convexa do áxis (a); há então um ligeiro abaixamento (b), como se fizéssemos girar um cilindro estreito em seu meio sobre outro cilindro.

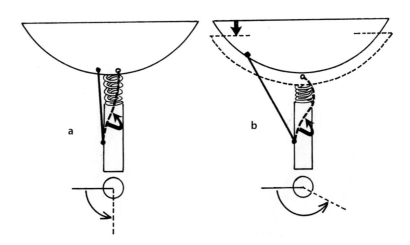

Figura 15.14 Os ligamentos alares não são verticais (a), mas oblíquos: suas inserções occipitais são afastadas (b), o que retarda seu enrolamento e permite uma amplitude rotatória maior.

Mobilidades específicas

São mínimas e poderiam explicar a existência de alguns graus de desvio entre os cálculos dos diferentes autores.[6]

Mobilidades funcionais

Associam a **região cervical inferior**, seja no mesmo sentido, seja em sentido inverso. Essa associação é fácil de ser treinada graças a alguns exercícios de mímica terapêutica (ver Fig. 14.9). O sistema cardã da região cervical superior, pouco sujeita à fadiga, é o executante privilegiado da orientação dos **órgãos dos sentidos**, e dos da expressão, vocal (boca) e não vocal (conjunto do rosto). Assim, os movimentos dos olhos provocam, de maneira incessante, a associação altamente cibernetizada dos movimentos craniocervicais. O mesmo acontece com pequenos movimentos instintivos de concordância ("sim, sim"), de negação ("não, não"), ou de aproximação (pequenas inclinações laterais, equivalentes da pronossupinação) em uma conversação. O uso de uma minerva bloqueia esses automatismos e torna dolorosas as atividades mais simples (Hollands et al., 2001).

Vale notar que ao descer pela coluna vertebral, a articulação sinovial mais próxima que mexe em amplitude, é a articulação do **quadril**, que é especializada na potência. Este fato é importante: o jogo **craniopélvico** é um elemento determinante do posicionamento vertebral intercalado (Fig. 15.15). A junção com a cabeça e a com os membros inferiores são complementares.[7] Isso significa que uma reeducação dessa região deve, para surpresa do paciente, integrar a pelve.[8]

> **Para concluir**
> A mobilidade em C0-C1 e em C1-C2 está a serviço dos **automatismos** com ponto de partida facial (sentido e expressão). O comando é fortemente cibernetizado, ligado às atividades incessantes sob fraca amplitude.

Estabilidades

Toda opinião de vocação mobilizadora deve encontrar uma solução de estabilidade adaptada. É este o caso aqui.

Estabilidade passiva

No nível C0-C1

Os dados são **favoráveis**: empilhamento bem centrado da cabeça sob o occipital, encaixamento relativo das estruturas de tipo bicondilar dando um bom apoio atlantoccipital (ver Fig. 15.5).

No nível C1-C2

Os dados são mais matizados.

No plano frontal

A conformação da interlinha cruzada em dupla diagonal traz uma **boa estabilidade**, protegendo assim o dente do áxis (ver Fig. 15.5).

---

6 Esses desvios são também explicáveis pelas diferenças entre os protocolos, o material utilizado e o tamanho das amostras.
7 Isso justifica a abordagem pélvica nos cervicálgicos e a necessidade de que o paciente esteja sem roupa nesse nível (com cueca e não com calça ou com saia).
8 Assim, um cabeleireiro que se inclina para pentear um cliente deve bascular sua pelve (anteversão), garantir uma manutenção próxima da posição neutra da coluna vertebral, e abaixar o olhar por meio do jogo atlantoccipital. Ele faz geralmente o inverso: avança o púbis, arredonda as costas e projeta seu pescoço fortemente para a frente. As consequências são dores cervicais, torácicas e lombares, a perda do tônus abdominal, e uma pior propensão para mobilizar seus membros inferiores (para o retorno venoso, em uma profissão com pouca mobilidade).

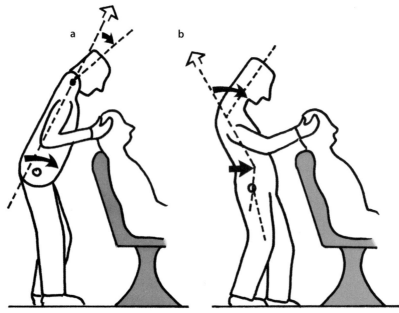

Figura 15.15 A flexão baseada no jogo de articulações sinoviais (região cervical superior e quadris) é econômica (a). Na prática, observa-se muitas vezes o inverso (b), o que sobrecarrega tanto a articulação cervicotorácica quanto a região lombar.

No plano sagital

O contato das superfícies é plano/convexo, ou mesmo convexo/convexo, o que não traz nenhuma estabilidade. Além disso, existe um atraso no empilhamento das duas vértebras, o que induz uma tendência à **báscula posterior de C1** (Fig. 15.16). Esse par de reviramento é particularmente equilibrado pelo sistema ligamentar.

No plano horizontal

A predisposição rotatória dessa articulação se deve à conformação das superfícies articulares. A estabilidade passiva é de ordem **capsuloligamentar** (ligamentos alares) (ver Fig. 15.11).

Para o conjunto C0-C1-C2

A **ausência de disco** e a forte rede ligamentar circundante fazem com que, mesmo com uma carga sobreadicionada (carregada sobre a cabeça), o equilíbrio se realize com um fraco braço de alavanca gravitacional e sem dificuldade.

Em variações posicionais

Em posição oblíqua, o braço de alavanca aumenta menos do que para o resto da região cervical, e o recurso à estabilização ativa, em reforço, permanece moderado. Em extensão, o braço de alavanca gravitacional diminui e pode até mesmo passar para trás (Fig. 15.17).

Estabilidade ativa

Em situação estática

A participação dos pequenos músculos suboccipitais, fracos, permanece suficiente, qualquer que seja o plano em questão.[9] Em contrapartida, o acréscimo de uma força desequilibrante[10] necessita de um **travamento** de toda a musculatura cervical como reforço. Isso deve ser objeto de um treinamento específico (Fig. 15.18). Como para o resto da região cervical, as cadeias musculares curtas são diretas e cruzadas, cobrindo assim os riscos em todos os setores.

Em situação dinâmica

Os mesmos elementos intervêm, com a convergência da mais longa **cadeia muscular** possível, isto é, somando a força nas regiões distantes, mais potentes. A articulação atlantoccipital tem apenas a responsabilidade do desencadeamento do processo.[11] A experiência evidencia a **importância direcional do olhar**[12] e o **equilíbrio pelos órgãos vestibulares**.

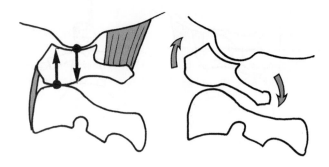

Figura 15.16 Existe uma diferença entre o prumo de C0-C1 e o de C1-C2, o que tende a fazer com que C1 bascule em extensão.

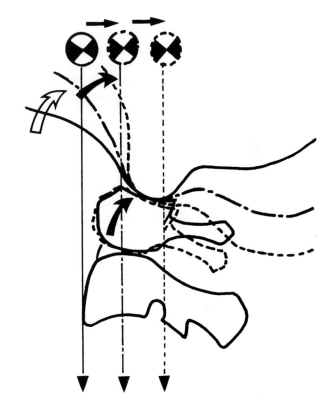

Figura 15.17 Em posição neutra (linha cheia) o centro de gravidade da cabeça (G) é ligeiramente anterior. Em extensão de C0-C1 (ponto-traço), ele recua um pouco. Com a extensão de C1-C2 (pontilhado), ele recua ainda mais.

---

9 Um bloqueio do sistema ativo (torcicolo) torna a manutenção muito difícil.
10 Dessa forma, é impossível reerguer a cabeça ao conduzir uma moto em plena velocidade, por causa da força de apoio anterior demasiado importante para essa articulação (e mesmo o pescoço em seu conjunto): a cabeça deve permanecer no eixo raquidiano (ver Fig. 4.17).
11 A queda de um gato, de certa altura, mostra o reequilíbrio progressivo com ponto de partida cranial (órgãos vestibulares).
12 Em uma bicicleta, o fato de olhar à esquerda mesmo virando à direita pode provocar a queda.

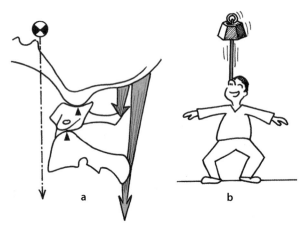

Figura 15.18 A linha gravitacional, muito próxima da articulação cervicotorácica (a), forma um sistema de equilíbrio econômico (b), sendo suficiente a atividade dos pequenos músculos suboccipitais.

Patologias

A instabilidade passiva

Ela é mais rara do que para o resto do pescoço (principalmente por causa da ausência de disco). Ela pode ser de origem constitucional, degenerativa, ou mais geralmente, de ordem **traumática**. O fenômeno mais comum é o de *whiplash*, ou "golpe do coelho".[13] Parece que ele afeta principalmente a articulação atlantoccipital, sobretudo o segmento crânio-atlas (C0-C1), lesionando os ligamentos dessa zona articulatória, e não os da articulação C1-C2 (Patjin et al., 2001). A fratura do dente do áxis é grave principalmente por causa dos riscos neurológicos expostos.

A instabilidade ativa

Ela se relaciona com uma insuficiência de programação **proprioceptiva**. É muitas vezes consequência de uma imobilização. E exige soluções nesse plano (solicitações breves e rápidas, aleatórias).

> **Para concluir**
> A estabilidade atlantoccipital é boa nas condições usuais. Ela fracassa rapidamente pelas fortes intensidades desestabilizantes, principalmente nos choques.

Tensões

Tensões em jogo

Tensões estáticas

Compressão

Esta é a tensão mais comum. O peso da cabeça e seu fraquíssimo braço de alavanca tornam a situação confortável, mesmo em longa duração. Uma carga sobreadicionada (o que é praticado em certos países) não representa **nenhum problema** maior (ver Fig. 13.39). Da mesma forma, quando alguém se apoia sobre a cabeça traz mais sofrimentos para a região cervical do que para a articulação atlantoccipital.

Flexão e rotação

As tensões em flexão e em rotação desviam da posição de segurança em axialidade e são, portanto, desfavoráveis: descobertura das superfícies articulares, braços de alavanca aumentados. Mesmo mínimas nesse nível, essas modificações são geradoras de aumento das tensões. São suportáveis quando a duração é breve, em caso contrário elas comandam uma mudança de estratégia posicional, a fim de encontrar um alinhamento econômico.

Tensões dinâmicas

Compressão

Resulta de um movimento vertical brusco, ou de um choque sobre a cabeça. A ausência de estruturas de absorção (com exceção do fraco papel dos cabelos e da calvária do crânio) conduz ao traumatismo, que rapidamente se torna grave se o golpe é violento e/ou intenso. Os elementos ligamentares são os primeiros a sofrer, e em seguida, vem o osso (risco de fratura do dente do áxis).

Flexão e rotação

Elas agravam as coisas, tanto induzindo um posicionamento distanciado em relação à posição privilegiada de estabilidade, quanto por curto-circuito da propriocepção muscular (relacionado à velocidade). Ora, os músculos são os únicos elementos que poderiam proteger as estruturas. As posições inclinadas prolongadas, em estática, e o *whiplash*, ou o "golpe do coelho", em dinâmica, são exemplos disso. Nas situações de risco, o indivíduo é levado a manter um estado de tensão muscular rapidamente desconfortável (conduzir uma motocicleta rápida durante uma longa distância).

Transmissão das tensões

Considerava-se, classicamente (Schneider et al., 1965) que as tensões eram transmitidas do occipital às massas laterais do atlas e, dali, se repartiam entre os corpos do áxis e seus processos articulares. Mas as traves ósseas do dente do áxis, e sua vascularização, indicam que se trata não de um simples pivô, mas de um osso sustentador. A concepção atual é de que parte das tensões que ele recebe passam pelo arco anterior do atlas, bloqueado contra ele (Maestro, 1986) (Fig. 15.19).

Alívio das tensões

As tensões aumentam com as inclinações, em todos os sentidos, a solução mais simples, no plano estático, consiste na adjunção de um contra-apoio (White e Panjabi, 1978). Assim, a inclinação anterior muitas vezes usa o apoio das mãos sob o queixo, a inclinação lateral utiliza o apoio temporal ou mandibular de um lado, a inclinação posterior utiliza o entrecruzamento dos dedos atrás do occipital (Fig. 15.20).

---

13 Mais exatamente, é o mecanismo do "flagelo cervical": trata-se de um brusco e violento vai e vem da cabeça, sobre um pescoço não protegido (caso de choque frontal, anterior ou posterior, no carro; as soluções são os encostos para cabeça, atrás, e airbag, na frente).

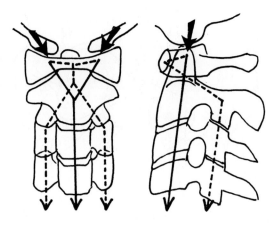

Figura 15.19 Transmissão atlantoccipital das tensões (segundo Maestro): o dente do áxis não é um simples eixo, mas também um osso sustentador.

> **Para concluir**
> As tensões **estáticas** são bem toleradas em posição axial. As **dinâmicas** tornam-se rapidamente perigosas.

> **O que se deve saber**
> A articulação atlantoccipital está **bem equipada** para responder às suas especificações: a orientação dos órgãos dos sentidos da cabeça. Ela reage bem às desestabilizações e tensões em posição axial, mas no caso das variações intensas essa **capacidade diminui**.

ARTICULAÇÃO CERVICOTORÁCICA

Base de reflexão

Características essenciais

É uma zona intermediária **entre duas curvaturas** inversas, bem como **entre duas mobilidades**, uma zona muito móvel (cervical) e um pouco móvel (tórax) (Boyle et al., 2002). Ela fica entre C7 e T1 (prolongando-se mais ou menos até T2 ou T3). Está situada em um plano oblíquo **embaixo e na frente** (Fig. 15.21). Por outro lado, o cíngulo do membro superior[14] está apensa à zona torácica superior (Fig. 15.22), criando um aumento de carga nessa articulação oblíqua.

Papel funcional

É uma **zona de frenagem** da cinética cervical, amarrada à relativa fixidez torácica.

Frequências patológicas

A necessidade de amarração sobrecarrega rapidamente os músculos estabilizadores: **contraturas** de caráter crônico dos romboides menores e das partes transversas do trapézio, e, mais amplamente, "síndrome do levantador da escápula".[15]

Noções anatômicas

No plano osteoarticular

A articulação coloca em presença C7 e C11. Ela se caracteriza por:
- Uma posição **oblíqua embaixo e na frente** (declive anterior), tendo como corolário uma **diferença de prumo** (Fig. 15.23) entre os corpos vertebrais.
- Os **PAP têm uma obliquidade muito fraca**: 10° (podendo se anular durante um exagero de curvaturas, o engajamento posterior tornando-se então nulo) (Fig. 15.24).
- Um **impulso de T1** para trás (ação da 1ª costela) e uma **tração de C7** para a frente (peso da cabeça, ação dos músculos anteriores como o esternocleidomastóideo) (Fig. 15.25).
- Às vezes existe uma costela cervical.[16]

No plano muscular

A organização muscular local apresenta quatro características:
- O **entrecruzamento** de músculos nasce bem abaixo da articulação e se dirige para o alto (p. ex., o SCOM, o esplênio da cabeça e o do pescoço, o semiespinal, e a parte inferior do longo do pescoço) (Fig. 15.26 a).
- O **entrecruzamento** de músculos vem de baixo e termina logo acima (como a região cervical do iliocostal ou do longo do pescoço) (Fig. 15.26 b).
- A existência de **músculos localizados** (romboide menor, serrátil posterior superior).
- A **aderência aponeurótica** do losango menor do trapézio (Fig. 15.27).

Mobilidades

Por causa do contexto mecânico delicado, a mobilidade é pouco importante nesse nível.[17] Os valores disponíveis estão no Quadro 15.2.

As mobilidades específicas são mínimas (Ohlen et al., 1989). As funcionais associam largamente os segmentos adjacentes.

> **Para concluir**
> O movimento está **pouco representado** nesse nível: ele entra no âmbito das mobilidades de transição entre um segmento móvel e um segmento rígido.

---

14 Vale notar a influência muito nítida dessa articulação sobre a posição da escápula e sobre os movimentos do ombro (Kebaetse et al., 1999).

15 Antigamente, "síndrome angular".
16 Ela pode ser responsável por problemas locais (compressões) como a síndrome do desfiladeiro toracobraquial (Prost, 1990).
17 É tão pouco importante que a literatura é muito pobre em relação ao seu cálculo (nem Castaing e Santini, nem Martinez, nem Kapandji, nem Vanneuville et al., dão valores).

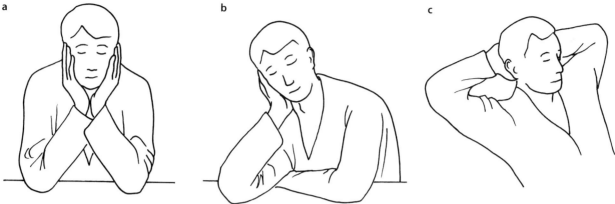

Figura 15.20 Os apoios complementares repartem de forma diferente e ampla as tensões, para a frente (a), para o lado (b), para trás (c).

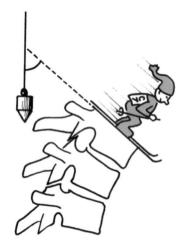

Figura 15.21 A vértebra C7 está em situação de declive anterior e tende a deslizar.

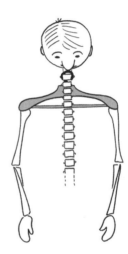

Figura 15.22 O cíngulo do membro superior e os membros superiores, que ali estão apensos, pesam sobre a articulação cervicotorácica.

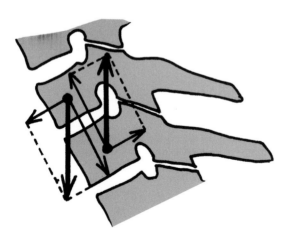

Figura 15.23 C7 e T1 formam um par de reviramento (ação-reação) que precisa ser estabilizado.

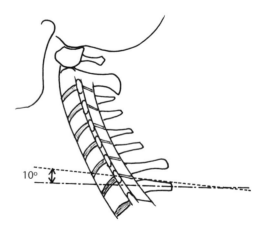

Figura 15.24 O engajamento posterior de C7 é inexistente (oblíquo de 10°) e nulo a partir da mínima flexão.

Capítulo 15 | Articulações da coluna vertebral 517

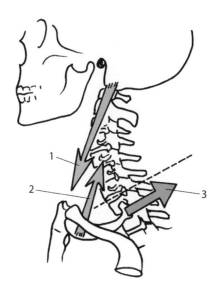

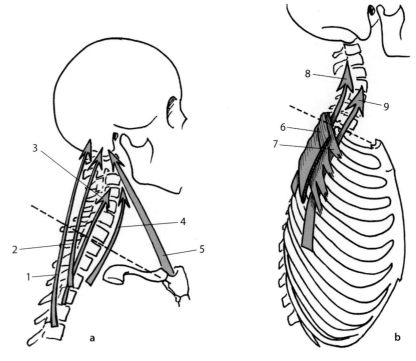

Figura 15.25 Os músculos anteriores, como o SCOM (1), puxam a região cervical para baixo e para a frente. Os músculos que se inserem na primeira costela (como o escaleno anterior) (2) tendem a fazer com que T1 recue (como um aríete). O conjunto cria um cisalhamento (linha hachurada) (3).

Figura 15.26 Músculos que cruzam C7-T1. a. Da região torácica superior para o alto da região cervical: semiespinal (1), esplênio da cabeça (2) e do pescoço (3), longo do pescoço (4), SCOM (5). b. Específicos dessa articulação: romboide menor (6), serrátil posterior superior (7). Da parte baixa: longuíssimo (8), iliocostal (9).

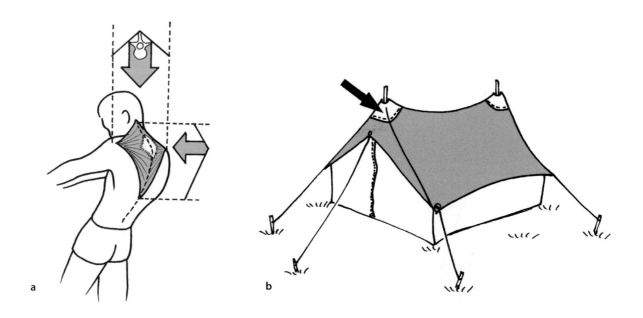

Figura 15.27 O losango aponeurótico do trapézio garante uma aderência da articulação C7-T1 (a), à maneira dos reforços de tecidos (seta) no topo das varetas de uma barraca de acampamento (b).

Quadro 15.2

Amplitudes da articulação cervicotorácica			
Nível (C7-T1)	Flexão-extensão	Inclinação	Rotação
Cerca de:	10°	5°	5°
Louis (1982)	10°	5°	6°
Norlander et al. (1995)	10°	5°	6°

Inclinação e rotação são calculadas unilateralmente.

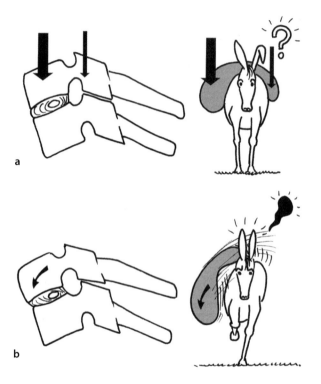

Figura 15.28 A declividade mais forte no nível corporal do que no nível dos PAP (a) favorece o desequilíbrio (b).

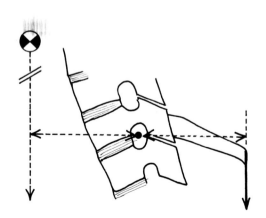

Figura 15.29 O afastamento maior de C7 em relação à linha gravitacional é compensado por um braço de alavanca mais importante atrás.

Estabilidades

Estabilidade posicional

Em situação vertical

A estabilização passiva é adquirida com pouco custo, mas é precária (Fig. 15.28a). A estabilização ativa é favorecida pelo comprimento do processo espinhoso (Fig. 15.29) e pelos entrecruzamentos musculares (Fig. 15.30), pelo tensionamento das diferentes fáscias e da aderência aponeurótica do trapézio (ver Fig. 15.27).

Em situação flexionada

O braço de alavanca gravitacional aumenta (não o dos músculos), os PAP não oferecem mais engajamento posterior (Fig. 15.28b), a tensão posterior aumenta e não pode ser mantida por muito tempo sem risco de fadiga.

Em situação axial oblíqua

A manutenção raquidiana monobloco suporta a inclinação enquanto esta permanecer moderada (Kreshak et al., 2002). Se a posição for demasiado inclinada, e acompanhada de uma carga adicional, ou ainda se for mantida por longo tempo, ela necessitará de um contra-apoio anterior de substituição: como, por exemplo, apoio de uma mão sob o queixo (ver Fig. 15.20).

Estabilidade dinâmica

O segmento atlantoccipital apresenta uma **mobilidade desestabilizante** para a articulação C7-T1, vinculada à fixidez torácica. Isso é agravado pela inércia dos movimentos rápidos e pela massa da cabeça. O conjunto é comparável a uma clava, cuja parte mais solicitada é aquela que garante a transição com o cabo (Fig. 15.31). A solução reside no equilíbrio das cadeias musculares que transitam por essa articulação, que devem garantir um posicionamento em **torno da posição de equilíbrio** neutro, isto é, evitando a ruptura entre as curvaturas.

Patologias

Fixação segmentar

A fixação segmentar (hiperestabilidade) não ocasiona nenhum problema quando a postura segmentar está correta.

No caso contrário, ela expõe ao sofrimento crônico os elementos estabilizadores (contraturas musculares). É o caso das junções cervicotorácicas em posição de "quebra" pela antepulsão da cabeça (nos míopes) (Fig. 15.32), ou consequência de uma cifose torácica (o posicionamento cranial permanece condicionado pelo olhar e pelos canais semicirculares), ou ainda, por retração muscular anterior, ou por insuficiência muscular posterior.

Instabilidades

São raras, mas têm repercussões desagradáveis ao hipersolicitar a musculatura de manutenção.

> **Para concluir**
> A estabilidade é **importante**, e deve ser realizada em **torno da posição neutra**. Qualquer desvio é imediatamente mal suportado.

Tensões

Tensões estáticas

Estão relacionadas à sustentação da cabeça e ao grau de inclinação do pescoço. A carga tende a fazer com que C7 bascule para a frente de T1. Elas se aplicam sobre um plano oblíquo, e se decompõem em **pressão axial** sobre T1 e em força de **cisalhamento anterior**. A primeira não traz nenhum problema particular, mas a segunda é perigosa para o disco, pois é pouco contida pelos PAP.[18] Essa é a importância do aparelho ligamentar (LLA, LLP) e dos músculos que recobrem essa articulação em cada uma de suas faces. Enquanto a ergonomia posicional não for revista, as más posições de trabalho são geradoras de contraturas tenazes e sem solução (Fig. 15.33).

Tensões dinâmicas

Os movimentos do pescoço, com o peso da cabeça em sua extremidade, criam uma aceleração que exige uma **frenagem** no nível da articulação C7-T1. Enquanto a mobilidade e a aceleração permanecem modestas, a estabilidade do nível não é percebida. Em caso de exagero (movimento em "chicotada"), as tensões rompem o equilíbrio e provocam tensões (ver Fig. 15.31).

> **Para concluir**
> As tensões são função do equilíbrio estático. Em caso de ruptura de equilíbrio ou de aceleração cinética, existe um risco de lesão.

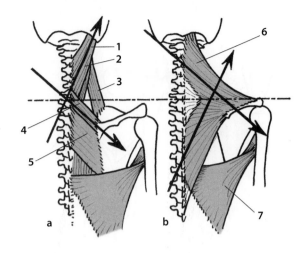

Figura 15.30 Entrecruzamento das fibras dos músculos profundos (a) e superficiais (b). Esplênio da cabeça (1) e do pescoço (2), levantador da escápula (3), romboide menor (4) e maior (5), trapézio (6), latíssimo do dorso (7).

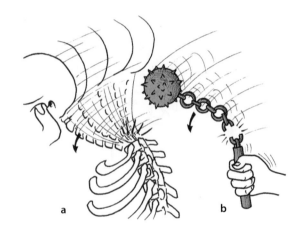

Figura 15.31 Frenagem cervicotorácica da energia cinética atlantoccipital (a), com risco de maus tratos da zona articular (b).

> **O que se deve saber**
> A articulação cervicotorácica está em situação de declive anterior, portanto em equilíbrio precário. Sua grande estabilidade é função da manutenção desse **equilíbrio** – se ele é rompido, há sobrecarga das estruturas de manutenção, ou mesmo lesão em caso de movimento intenso.

---

18 Por oposição à outra articulação em declive anterior: a articulação lombossacral.

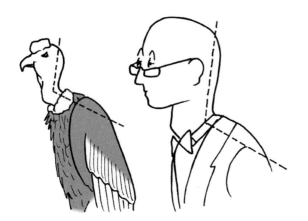

Figura 15.32 Quebra característica em alguns indivíduos no nível cervicotorácico.

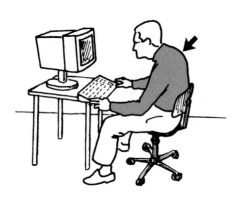

Figura 15.33 Ergonomia incorreta à mesa de trabalho.

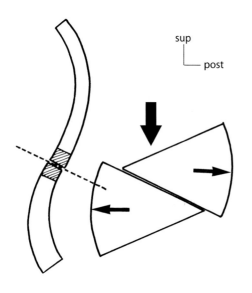

Figura 15.34 Situação de declive posterior da articulação T12-L1, com risco de deslizamento das zonas torácica e lombar.

ARTICULAÇÃO TORACOLOMBAR

Base de reflexão

Características essenciais

É um segmento que se escalona entre T11 e L1, englobando as costelas flutuantes. A articulação T12-L1 situa-se em **declive posterior** (plano oblíquo atrás e embaixo) (Fig. 15.34).

Papel funcional

É uma **zona de transição** entre dois segmentos dificilmente dissociáveis no plano dinâmico. Ela se posiciona em "**rótula funcional**" no meio do tronco (Fig. 15.35).

Frequências patológicas

A resistência mais fraca de T12 expõe às **fraturas-achatamento**. A frequência das "costas retas", acima do arqueamento lombar, expõe esta articulação à **cifose baixa**.

Noções anatômicas

No plano osteoarticular

No plano ósseo

T12[19] caracteriza-se por sua forma maciça, praticamente sem processo transverso (a 12ª costela é flutuante), por seus PAP inferiores **trocóideas** e por sua **ausência de contenção óssea** em razão de sua posição em declive para trás (Panjabi et al., 1997). A vértebra T12 é menos resistente do que as vértebras sobrejacentes e do que L1: isso a transforma em um **elo fraco** no interior da parte toracolombar (Singer et al., 1989; Singer, 1989) (ver Fig. 13.59).

No plano ligamentar

Deve-se assinalar o ligamento lombocostal de Henle (Rausch, 1990), que, mesmo inconstante, traduz a ligação fibrosa entre a 12ª costela e a coluna vertebral, como as fibras mais altas do quadrado do lombo.

No plano muscular

Além dos músculos axiais longos, essa articulação é uma zona de **entrecruzamento** dos músculos regionais.

Na frente

São as fibras altas do psoas que descem, e os pilares do diafragma que sobem (Simon et al., 2001) (Fig. 15.36). À distância, pelo abdome interposto, é o entrecruzamento dos abdominais.

Atrás

São as fibras dos transversários espinais, em profundidade em um sentido, e as do serrátil posterior inferior e do latíssimo do dorso, mais superficiais e em outro sentido (Fig. 15.37). Um caso particular é representado pelo músculo espinal, cujas fibras formam parênteses concêntricos que en-

---

19 T12, apelidada "falsa vértebra torácica de Broca" ou "vértebra anticlinal de Burmeister".

quadram essa articulação (Fig. 15.38) e ambos os lados de T10 (Bogduck e MacIntosh, 1984).

Nos lados

Encontramos aqui a porção de transição maleável entre os intercostais e o quadrado do lombo (fibras oblíquas para cada um).

Outros elementos

É a zona de **interação dos dois arcabouços** (torácico e abdominal). Sua plasticidade adota a coluna vertebral e seu enrijecimento lhe oferece um **contraforte resistente** (Fig. 15.39).

Mobilidades

Sua análise difere das considerações habitualmente admitidas. Os resultados das medidas realizadas estão no Quadro 15.3. Inclinações e rotações são calculadas unilateralmente.[20]

---

20 É o caso de Castaing e Santini (1960) e de Kapandji (1980).

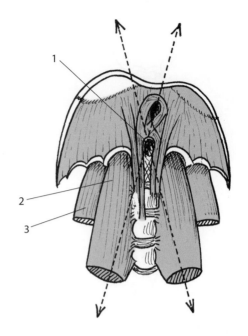

Figura 15.36 Entrecruzamento tendíneo anterior à articulação: pilares do diafragma (1), psoas (2) e quadrado do lombo (3).

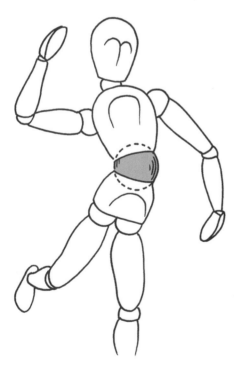

Figura 15.35 A articulação toracolombar desempenha um papel de rótula entre o tórax e a região lomboabdominal.

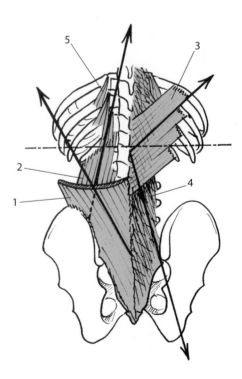

Figura 15.37 Entrecruzamento muscular posterior à articulação (traço-ponto): latíssimo do dorso (1), quadrado do lombo (2), serrátil posterior inferior (3), diferentes feixes do transverso-espinal (4) levantador das costelas (5).

522 Parte IV | Coluna vertebral e cabeça

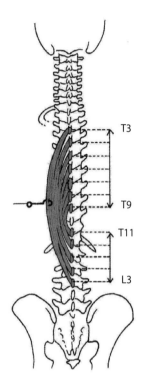

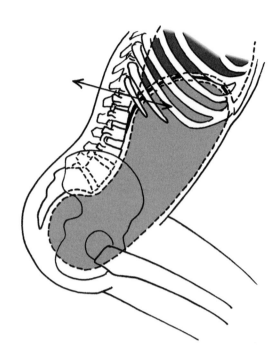

Figura 15.38 O espinal enquadra a articulação toracolombar, se estende de T3 a L3 e deixa livre a vértebra T10.

Figura 15.39 A interpenetração dos arcabouços torácico e abdominal é um elemento importante da estabilidade dessa articulação.

Quadro 15.3

Amplitudes da articulação toracolombar			
Nível	Flexão-extensão	Inclinação	Rotação
T11-T12	7º (de 3º a 8º)	8º (de 5º a 20º)	6º
T12-L1	11º (de 5º a 15º)	10º (de 8º a 25º)	1º
Total: Cerca de:	18º 20º	18º 20º	7º 10º
Martinez (1982)	NC	NC	10º
Louis (1982)	NC	NC	14º

Inclinação e rotações são calculadas unilateralmente; NC = não calculado.

As mobilidades específicas são mínimas (Maigne et al., 1988). As funcionais fazem com que os dois segmentos vizinhos participem de maneira indissociável[21] (Lewit, 1997).

---
21 Tawackoli et al. (2004) mostraram a importância do protendido sobre as mobilidades da articulação toracolombar.

Para concluir
A mobilidade da articulação toracolombar é pouco importante. Ela representa, sobretudo, uma zona neutra correspondente à inversão das mobilidades entre os segmentos torácico e lombar, sobretudo nas rotações.

Estabilidades

Estabilidade posicional

Em situação vertical

A posição em declive de T12 faz com que ela tenda a deslizar para trás; além disso, ela não pode ser estabilizada no plano ósseo, uma vez que não existe **nenhuma contenção dos PAP**.[22]

Em situação inclinada para a frente

Encontramos um desequilíbrio anterior, com um deslizamento importante no nível discal e um apoio parcial no nível dos PAP. O risco de cisalhamento é contraposto pela atuação da resistência dos arcabouços (De Peretti e Argenson, 1986). Isso coloca em ação as **paredes**[23] **do arcabouço** abdominal, com regulagem do arcabouço torácico sobrejacente (Fig. 15.40).

Estabilidade dinâmica

Em torno da situação axial fisiológica, essa zona permanece estável quando a cadeia de mobilidade é largamente repartida (Resnick et al., 1997). No caso contrário, ela sofre uma flexão, rapidamente traumatizante (Thomas et al., 1998).

Patologias

Rigidez

A rigidez, que provoca hiperestabilidade, é frequente depois de fratura-achatamento de T12. A consequência é uma transferência de mobilidade para o segmento lombar (risco de sobrecarga) (Bastian et al., 2001).

Instabilidade

Mais frequente, a instabilidade coloca em risco a convergência dos arcabouços (sincronismo, insuficiência de manutenção) e a do equilíbrio muscular periférico (Lee et al., 1998).

> **Para concluir**
> A estabilidade é condicionada pelo equilíbrio dos **arcabouços torácico e abdominal** e pela sinergia de seus elementos de manutenção.

Tensões

Tensões posicionais

A linha gravitacional é próxima do segmento ósseo (Fig. 15.41), o que é favorável para uma articulação pouco resistente: os momentos se equilibram e o jogo das tensões musculares pode ser mínimo (Fig. 15.42). A pressão sobrejacente se decompõe em um componente axial de compressão, sobre L1, e um componente tangencial de **cisalhamento pos-**

---

[22] Por isso a importância essencial do aparelho ligamentar e da estabilidade ativa local.
[23] Começando pela mais próxima da coluna vertebral: o entrecruzamento dos pilares do diafragma-psoas.

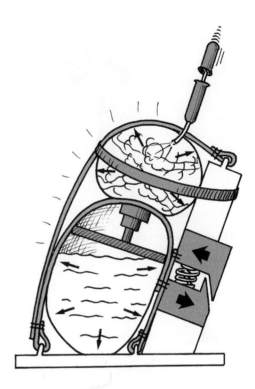

Figura 15.40 Os arcabouços, com pressão e geometria variáveis, e suas paredes permitem uma boa amarração de T12 sobre L1.

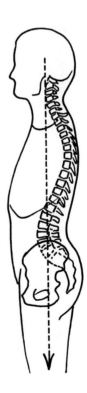

Figura 15.41 No nível dessa articulação, a coluna vertebral se aproxima da linha gravitacional, o que minimiza os braços de alavanca em ação.

524 Parte IV | Coluna vertebral e cabeça

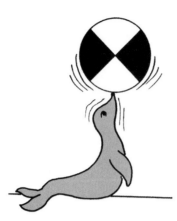

Figura 15.42 Em postura ereta, a gestão da estabilidade se faz por meio de um jogo de ajustamentos que não exige força.

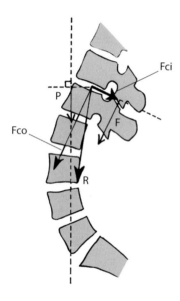

Figura 15.43 A resultante *R* das forças em ação (*P* e *F*) revela um componente de cisalhamento posterior (*Fci*) ou força tangencial e uma de compressão (*Fco*).

terior (Edmonston et al., 1997) (Fig. 15.43). Este último é absorvido pelo disco intervertebral e pelo aparelho ligamentar e muscular (Triano e Schultz, 1997), principalmente pela cinta posterior do latíssimo do dorso (Fig. 15.44). Portanto, em posição curta, é útil um reforço dos músculos da articulação. Vale notar que a postura sentada, tão frequente em nossas civilizações, coloca a articulação toracolombar em tensão[24] (principalmente se existe um setor rígido sobrejacente, como nas "costas retas"; ela é muitas vezes geradora de reclamações[25] (Frei et al., 2002).

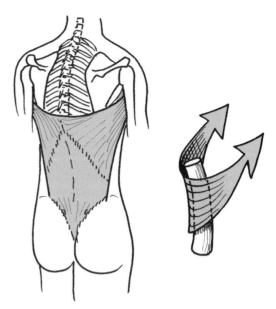

Figura 15.44 Os dois latíssimos do dorso envolvem a articulação toracolombar como uma echarpe posterior, garantindo-lhe um apoio.

Tensões dinâmicas

São geralmente o resultado de compressões causadas por um choque indireto de **achatamento**,[26] isto é, provocam uma flexão (queda sobre as nádegas). O imprevisto interrompe os elementos de defesa e o risco de fratura é ainda maior quando T12 tem uma resistência mais fraca. As tensões em cisalhamento são em geral bem absorvidas pela elasticidade ligamentar e muscular; os casos das espondilolisteses são raros.

> **Para concluir**
> Há duas condições para que as tensões da vida cotidiana sejam globalmente bem suportadas pela articulação toracolombar: não se distanciar demais da posição média, e não permanecer imóvel por muito tempo. Isso demonstra a importância do mobiliário e da mudança de posição, particularmente no ambiente de trabalho.

> **O que se deve saber**
> A articulação toracolombar é uma zona de transição particularmente **pouco resistente**. Por isso, está sujeita aos traumatismos e à sobrecarga musculoligamentar, e essa é a razão das frequentes queixas.

---

24 Mais particularmente nos assentos baixos e moles (as pessoas idosas, ou que sofrem nessa região, preferem as cadeiras).
25 As pessoas se levantam muitas vezes de uma posição sentada mal ajustada aderindo suas mãos na parte baixa das costas, mesmo se arqueando.

26 Esse achatamento, frequente na pessoa idosa, osteoporótica, e sem choque maior, não afeta a "parede superior" do corpo vertebral, protegendo os elementos nervosos.

ARTICULAÇÃO LOMBOSSACRAL

Base de reflexão

Características essenciais

É a articulação situada entre a última parte móvel da coluna vertebral e o bloco pélvico. Do ponto de vista funcional, integra igualmente a interlinha L4-L5.

Papel funcional

É uma **zona de cruzamento** entre a axialidade raquidiana e a bipolaridade dos membros inferiores (Badelon, 1992) (Fig. 15.45a). Situa-se em um plano **oblíquo na frente e embaixo**, o que lhe confere uma propensão ao deslizamento anterior (Fig. 15.45 b).

Frequência das patologias

Essa articulação é atingida por patologias do **deslizamento** (espondilolisteses) (Meyerding, 1956; Vidal e Marnay, 1983; Steib e Ohlmann, 1989), **problemas estáticos** (quebra da curvatura inferior) e **anomalias** transicionais (sacralização ou lombalização, uni ou bilateral).

Noções anatômicas

No plano osteoarticular

A última vértebra lombar é maciça, **cuneiforme**, inclinada de 30° a 35° na horizontal, embaixo e na frente, com um espinal pouco desenvolvido, horizontal, transversos robustos, curtos, encastoados entre as asas ilíacas (Vanneuville et al., 1975). Seus PAP inferiores são **desviados e frontalizados**[27] (Nemeth e Ohlsen, 1989) (Fig. 15.46). O último disco é cuneiforme[28] (muito mais protendido em sua parte posterior) (Snijders et al., 2004). O promontório da base do sacro é inclinado de 40° a 45° embaixo e na frente[29] (ver Fig. 14.33).

O ângulo lombossacral evoluiu com o crescimento: o recém-nascido tem um ângulo aberto na frente, que pouco a pouco se abre e depois se inverte. O ângulo do quadril também se abre (Lin et al., 2001) (Fig. 15.47).

No plano fibroligamentar

Entre os ligamentos compartilhados com o resto da coluna vertebral, o supraespinal é fraco ou ausente, o ligamento amarelo também é mais fraco. Em contrapartida, existe uma formação lateral específica nesse nível: o **ligamento iliolombar**,[30] representando a fibrose das fibras baixas do quadrado do lombo[31] (Fujiwara et al., 2000) (Fig. 15.48). Existe outro ligamento específico, corpotransversário, relíquia da

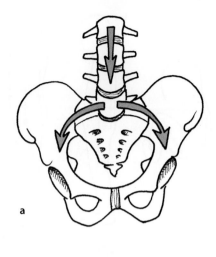

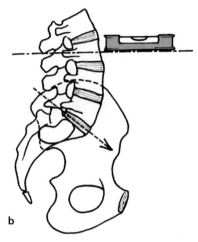

Figura 15.45 A articulação lombossacral é um cruzamento entre a axialidade sobrejacente e a bilateralidade assimétrica subjacente (a). É fortemente oblíqua na frente e embaixo (b).

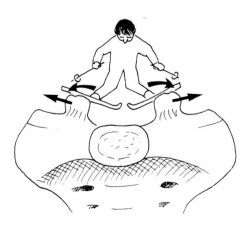

Figura 15.46 Posição afastada e frontalizada dos PAP inferiores de L5 sobre S1 (melhor contenção).

---

27 O que oferece uma melhor amarração sobre S1, para resistir à tendência ao deslizamento anterior.
28 Ele mede 11 mm na frente contra 5 mm atrás, é o mais inclinado na horizontal: 30° em sua borda superior (D'Hondt et al., 1986).
29 Esses valores são médios: há fortes disparidades para a inclinação do promontório da base do sacro e uma obliquidade de 45° ± 10° é considerada normal.
30 Ele se inicia no nível de L4 de maneira inconstante e fraca, é forte e constante em L5.
31 Fenômeno que aparece por volta dos 7 anos.

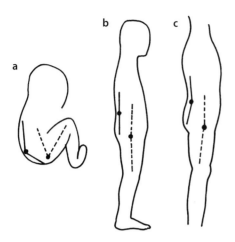

Figura 15.47 Evolução dos ângulos lombossacral (linha cheia) e quadril (pontilhado) no recém-nascido (a), na criança (b), no adulto (c).

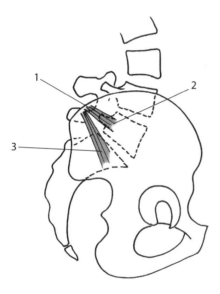

Figura 15.48 O ligamento iliolombar em L5 impede o deslizamento anterior dessa vértebra. Inserção do quadril (1), inserção L5 (2), expansão na cápsula sacroilíaca (3).

arcada do psoas, que pode ser fonte de conflitos com o tronco lombossacral (anastomose entre as raízes L5 e S1, caminhando lateralmente ao último disco) (Mayoux-Benhamou e Revel, 1994).

No plano muscular

Os músculos locais são **pouco diferenciados** e em grande parte **aponeuróticos**, o que confere um elemento de estabilidade a essa zona (Nemeth e Ohlsen, 1986). O psoas passa na frente, mas não tem mais inserção nesse nível (Wilke et al., 1995).

Outros elementos em ação

Deve-se mencionar a proximidade do feixe vascular ilíaco comum e a junção dos plexo lombar e sacral (Atlihan et al., 2000). Por outro lado, as variáveis morfológicas dizem respeito aos L5 (megatransversos),[32] às sacralizações ou lombalizações (completas ou não) (Fig. 15.49), e aos casos do sacro hiperbasal ou hipobasal[33] (Fig. 15.50).

Mobilidades

Flexão-extensão

Os movimentos sagitais representam **50% da mobilidade** de toda a região lombar (Neiger et al., 1987). É uma mobilidade que tem como motor, na postura em pé, a gravidade, sendo eventualmente auxiliada pela contração dos abdominais (Lin et al., 1993; 1994). Os freios são o grosso aparelho fibroso posterior e, mais ligeiramente, o ligamento iliolombar (Le Roux e Desmarets, 1992).

---

32 Em caso de megatransverso, aproximamo-nos de uma situação de sacralização.
33 Isto é, com uma base cuja proeminência sobre as costelas é excessiva (sacro hiperbasal) ou ao contrário anormalmente reduzida (hipobasal).

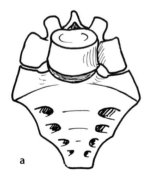 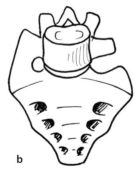 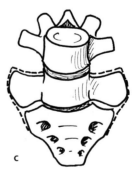

Figura 15.49 Megatransversos de L5 (a), sacralização unilateral de L5 (b), lombalização de S1 (c).

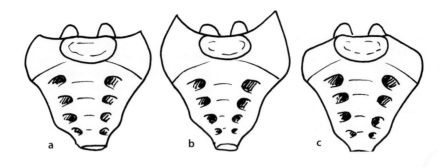

Figura 15.50 Diferentes tipos de sacro: médio (a), hiperbasal (b), hipobasal (c).

Inclinações

Estão presentes, mas são fracas (10° em cada lado).

Rotações

Ainda mais fracas, elas são avaliadas entre 5° e 10° de cada lado (Nitschke et al., 1999).

Outras mobilidades

As mobilidades específicas não exigem nenhuma observação. As funcionais são o resultado da **anteversão** e da **retroversão** da pelve (Yamamoto et al., 1989).

Quadro recapitulativo (Quadro 15.4)

As mobilidades específicas são mínimas. Mais do que em outra parte, as funcionais associam o complexo lombopélvico-femoral.

> **Para concluir**
> A mobilidade é essencialmente **anteroposterior**. Ela ocupa o pivô do complexo lombo-pélvico-femoral. As anomalias transicionais, ou patologias, devem fazer com que se vigie o comportamento das articulações vizinhas.

Estabilidades

Estabilidade funcional

É ao ponto **dominante** dessa zona. Em posição vertical, a situação oblíqua da articulação é naturalmente equilibrada pela arquitetura das estruturas (Panjabi et al., 1994). Em situação oblíqua para a frente, o braço de alavanca gravitacional aumenta, mas a situação permanece estável se a axialidade é preservada. Qualquer desvio pode provocar o rompimento desse equilíbrio e gerar tensões não controláveis em um prazo mais ou menos breve (Cheng et al., 1998).

Quadro 15.4

Amplitude da articulação lombossacral			
Nível	Flexão-extensão	Inclinação	Rotação
L4-L5	17°	6°	2°
L5-S1	20°	3°	5°
Total: Cerca de:	37° 35°-40°	9° 10°	7° 5°-10°
Castaing e Santini (1960)	NC (ext. > flex.)	Quase nula	NC
Louis (1982)	42°	NC	4°
Kapandji[a] (1980)	L4-L5: 24° L5-S1: 18° Ou um total de 42°	L4-L5: 8° L5-S1: 2° Ou um total de 10°	NC

a. Os valores dados por Kapandji são retirados de Tanz (1953) e de Gregersen e Lucas (1967). Martinez não dá nenhum valor (apenas uma rotação de 1,5° na marcha, para L5-S1). (Inclinação e rotação são calculadas unilateralmente. NC = não calculado).

Até certo ponto, as anomalias estruturais são bem toleradas. Se a importância delas é maior, ou se o uso fisiológico não é respeitado,[34] a reação não é tão boa e rapidamente conduzem à patologia (Willems et al., 1997).

Patologias

Excesso de estabilidade (rigidez)

É função do tipo de morfologia. Pode ser residual de uma patologia (cedência), ou simplesmente estar ligado à idade: às vezes o enrijecimento é providencial, se acontecer em posição neutra equilibrada[35] (Viner e Lee, 1995).

Falta de estabilidade (instabilidade)

Instabilidade passiva

Resulta da **frouxidão das estruturas passivas**: lise degenerativa do arco posterior de L5, traduzindo-se por uma tendência ao cisalhamento anterior: espondilolisteses (Gurghegian e D'Hondt, 1991) (Fig. 15.51), **anomalias transicionais** (traduzindo-se por uma perturbação ortopédica, sobretudo quando são assimétricas), e por **problemas posturais** (hiperlordose baixa, desigualdade de comprimento dos membros inferiores) (D'Hondt et al., 1986).

Instabilidade ativa

É pouco envolvida no plano quantitativo, por causa da resistência dos elementos passivos em ação. Em contrapartida, no plano qualitativo, uma **disfunção proprioceptiva** pode ser a origem de posições adaptativas incorretas, e depois de sofrimentos ligados a uma instabilidade de ordem funcional.

> **Para concluir**
> Estabilidade é uma **palavra-chave** dessa articulação, a mais solicitada da região lombar. As instabilidades devem ser tratadas rapidamente, ou mesmo prevenidas, pois, caso contrário, pode haver o desenvolvimento de todo um conjunto de patologias da disfunção.

Tensões

Tensões em ação

Tensões estáticas

Em postura em pé

Essa posição, delicada por causa do declive, é contrabalançada pela proximidade da linha gravitacional (Fig. 15.52) que tende a equilibrar os momentos das forças presentes. A carga vertical se decompõe em uma força tangencial ao promontório da base do sacro, representando um componente de **cisalhamento** que deve ser neutralizado, e uma força axial ao sacro, representando um componente de **compressão**.

Em flexão

As tensões são objeto de uma equilibração muscular (viga compósita) que remete ao caso precedente. As tensões em torção são perigosas, e são neutralizadas tanto pelas estruturas fibromusculares quanto pelos freios representados pelos PAP. Para uma carga de 1.100 N, a repartição é de 55% para o disco (570 N) e de 45% para os PAP (230 N cada um).[36]

---

[34] Podemos dizer que o mesmo acontece na mecânica industrial: em caso de não respeito do manual de instrução, a garantia não é mais aplicável. É o papel específico do cinesioterapeuta promover pedagogicamente (e não intelectualmente) a conscientização desse "manual de instrução".

[35] Os lombálgicos crônicos da idade adulta muitas vezes se tornam assintomáticos durante a velhice (evolução igualmente favorecida pela ausência das tensões profissionais).

[36] Cálculos de Vanneuville et al. (1980).

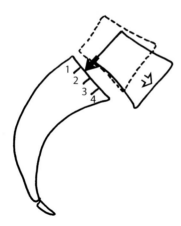

Figura 15.51 Os estágios de espondilolisteses são graduados, em gravidade crescente, de 1 a 4 (Meyerding).

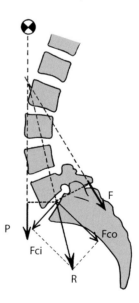

Figura 15.52 Em postura em pé, os braços de alavanca gravitacional (F) e muscular (P) são relativamente equilibrados, o que garante uma manutenção econômica. A resultante R dos momentos se decompõe em uma força Fco de compressão e em uma tangencial Fci de cisalhamento.

O papel do **arcabouço abdominal** e suas **seis paredes** é primordial (ver Cap. 13 e Região lombar, p. 487): Kapandji (1980) indica uma **diminuição de 30%** para a pressão axial sobre L5-S1 e **de 55%** para a tensão dos músculos eretores. Contudo, se a posição neutra é bem suportada, as dificuldades surgem assim que nos desviamos dela. Elas são secundariamente agravas pela repetição, pelas cargas adicionais, pelas associações de movimentos, pelas tensões dinâmicas (De Looze et al., 1993; Khoo et al., 1994, 1995).

Tensões dinâmicas

Compressão

É o resultado de um **choque em achatamento**, mecanismo indireto que produz uma flexão raquidiana (cair sobre as nádegas, tropeçar em um degrau). Como ocorre em um acidente, a compressão se produz necessariamente sobre uma coluna vertebral não preparada; portanto é duplamente perigosa. Os choques violentos repercutem sobre esse nível tanto quanto nos sobrejacentes. A consequência é uma não absorção das tensões seguida imediatamente por lesões das estruturas passivas (de acordo com a intensidade do mecanismo).

Microtraumatismos

Mais insidiosos, podem desenvolver **fadiga** das estruturas e **dessincronização** proprioceptiva que exigem retreinamento e a elaboração de uma estratégia de proteção.

Tensões tridimensionais

São mal suportadas e exigem uma **antecipação do posicionamento** pélvico, em pivô livre sobre as cabeças dos fêmures (o que lembra o problema do posicionamento escapular prévio para a articulação do ombro), com o objetivo de reencontrar as condições de axialidade.

Patologias das tensões

Mecanismo

Os sintomas (ver adiante) refletem o mecanismo de desequilíbrio no nível discal: fuga posterior do núcleo, fragilizando as fibras, com gradativa ruptura degenerativa de algumas delas, evolução para recaídas, ou mesmo o agravamento (crise aguda, bloqueio, radiculalgia, hérnia) (Mellin, 1987). Trata-se de aspectos diferentes de um mesmo problema: o **não respeito do funcionamento local**, o que exige um tratamento reeducativo equivalente (tratamento etiológico),[37] não proporcional à sintomatologia dolorosa (tratamento sintomático).[38]

Sintomas

São **consequência** das disfunções. As mais comuns são lombalgias, agudas ou não, ocasionais ou crônicas, os lumbagos, lombociáticas, ciáticas, ciáticas paralisantes, hérnias discais e femoralgias (cruralgias).[39]

Estruturas

O disco é o primeiro atingido, e quanto mais o acidente é grave ou repetido, tanto mais rápida é a degeneração. Ulteriormente, seu achatamento transfere um excesso de pressão para os PAP (ver Fig. 13.77), perenizando sob outra forma a cronicidade dos sofrimentos.

Vale notar que, quando o nível L5-S1 é deficiente (rigidez, anquilose, sacralização, artrodese), tudo repousa sobre o nível sobrejacente (L4-L5), que é então sobressolicitado mesmo estando menos adaptado (menos estabilizado do que L5). Isso deve impor ergonomia e higiene **crescentes**.

> **Para concluir**
> As tensões são bem toleradas quando a estabilidade local e o funcionamento são corretos. Inversamente, os acidentes disco-radiculares são o preço da disfunção, sobretudo nas estruturas hipersolicitadas.

> **O que se deve saber**
> A articulação lombossacral é a mais frequentemente envolvida nas patologias discais. É essencial respeitar sua **estabilidade em boa posição**. A mobilidade deve vir inicialmente do **platô pélvico** no interior do complexo lombopélvicofemoral (essa é a razão da importância do trabalho proprioceptivo nesse nível).

ARTICULAÇÃO SACROILÍACA[40]

Base de reflexão

Localização

A sacroilíaca se situa no meio do complexo lombo-pélvico-femoral (LFP) (Fig. 15.53).

Características essenciais

O sacro é um osso **ambíguo**, ao mesmo tempo raquidiano (vértebras soldadas) e pélvico (Fig. 15.54) (Marty et al., 1997a, 1997b). Seu tipo articular original a transforma em uma zona **muito pouco móvel**. A sacroilíaca está relacionada ao **centro de gravidade** (diante de S2) e com um **cruzamento neurovascular** para os membros inferiores (plexo lombar e sacral, artéria ilíaca comum) (Ebraheim et al., 1997; Atlihan et al., 2000).

Papel funcional

As sacroilíacos representam duas das três articulações de **absorção de mobilidade** do anel pélvico (Fig. 15.55). Sua obli-

---

37 Boa ocasião para relembrar a interpretação feita por Dolto da palavra "cinesioterapia", o autor dizia que se tratava menos de um tratamento pelo movimento do que de um tratamento do movimento.
38 Daí a importância do ensino da manutenção dos pacientes (licenças de trabalho frequentes para lombalgias no meio hospitalar). A causa habitual é erguer o paciente de forma incorreta: com medo de que ele caia, o cuidador faz um esforço tridimensional em má posição, geradora de tensões não equilibradas.

39 Ou mesmo deformações à distância, como o *halux valgus*, mostrando que todo exame da coluna vertebral deve compreender os pés e os membros inferiores (Incel et al., 2002).
40 O termo "junção" empregado aqui ressalta a anatomia muito particular dessa articulação, cuja característica mecânica é menos o movimento (próprio de uma articulação clássica) do que a absorção das tensões.

530 Parte IV | Coluna vertebral e cabeça

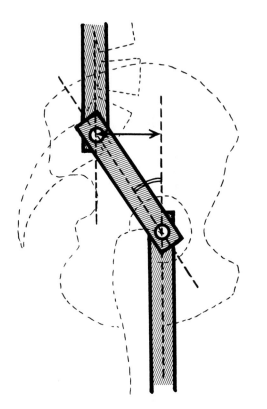

Figura 15.53 O complexo lombopélvicofemoral intercala a obliquidade pélvica entre a coluna vertebral e o(s) membro(s) inferior(es).

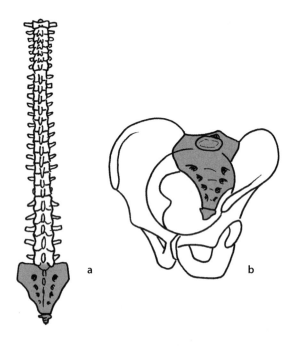

Figura 15.54 A ambiguidade do sacro vem de seu duplo pertencimento, raquidiano (a) e pélvico (b).

quidade lhe permite **fragmentar uma boa parte da carga** sobrejacente, vertical, em transmissão horizontal.

Frequência das patologias

Como são muito robustas, na maioria das vezes as sacroilíacas são acusadas injustamente de estarem envolvidas nas patologias. Estas são as dificuldades ligadas ao final da gravidez, as fraturas do cíngulo do membro inferior, os choques assimétricos violentos (p. ex., acidentes de paraquedismo).

Noções anatômicas

No plano osteoarticular

As superfícies auriculares têm um **relevo acidentado**, irregular,[41] o que não sugere deslizamento (Fig. 15.56) (Runge, 1987; Paillex, 1996). O tipo articular é original: das articulações sinoviais, a sacroilíaca possui a cápsula e a sinovial, mas das sínfises ela possui uma parte fibrosa que penetra na articulação (Atlihan et al., 2000). É classificada como "**meio sinovial, meio sínfise**", com variáveis.[42]

No plano ligamentar

Possui **ligamentos posteriores muito fortes** repartidos em três planos (ligamentos interósseos, sacroilíacos posteriores e ilioarticulares) (Fig. 15.57), com poderosos ligamentos à distância (sacrotuberal e sacroespinal) e iliolombares (expansões sobre a cápsula) (Fig. 15.58) (Rucco et al., 1996; Pool-Goudzwaard et al., 2001). Essas formações são reforçadas pelos músculos profundos que se inserem sobre elas (glúteo máximo profundo e coccígeo). Essa densidade fibrosa de manutenção confirma a extraordinária estabilidade do conjunto (Fig. 15.59). Os ligamentos anteriores são mecanicamente negligenciáveis.

No plano muscular

Essa articulação não possui **nenhum músculo motor**, o que mais uma vez confirma que ela não tem vocação de mobilidade. O piriforme encosta na articulação e, às vezes, tem até mesmo uma inserção na parte vizinha do osso do quadril, o que faz dele um músculo **coaptado** (Samuel, 1989). Da mesma forma, o ilíaco se insere na fossa de mesmo nome e transborda sobre a asa do sacro, trazendo um contato **coercitivo** suplementar (ver Fig. 15.59). Atrás, o **nó aponeurótico** dos eretores e da aponeurose lombossacral reforça ainda mais a fixidez regional.

No plano vasculonervoso

Encontramos a passagem anterior próxima das raízes espinais,[43] do tronco lombossacral (TLS) e dos vasos ilíacos comuns (Fig. 15.60).

---

41 Mais irregular do que deixariam supor as antigas denominações de "trilho maciço" e "trilho oco de Farabeuf".
42 Ao mesmo tempo de zona (ela é mais sinovial na frente e mais sinfisária atrás) e de idade (mais sinovial na criança, mais sinfisária no idoso).
43 Em contrapartida, deve-se notar que as emergências cutâneas posteriores em oposição à crista ilíaca, que somos tentados a comparar a um sofrimento sacroilíaco, são ramos muito oblíquos dos nervos T12, L1, L2.

Capítulo 15 | Articulações da coluna vertebral 531

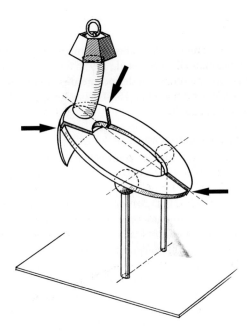

Figura 15.55 A homogeneidade do anel pélvico seria perigosa para sua integridade. Três juntas de mobilidade (uma para cada ponto de apoio) permitem absorver as solicitações sem prejuízo (setas).

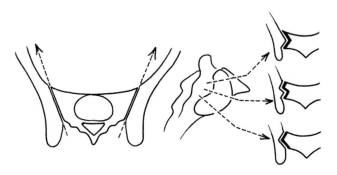

Figura 15.56 A visão superior, esquemática, de uma interlinha sacroilíaca plana e oblíqua na frente e do lado de fora é uma simplificação. Ela é irregular e variável segundo o nível do corte transversal.

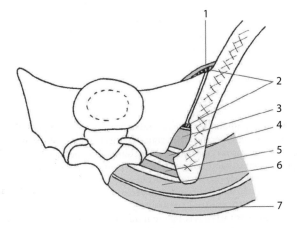

Figura 15.57 Os ligamentos sacroilíacos vistos em corte transversal. Ligamento anterior (1), cápsula (2), ligamento interósseo (3), ligamentos sacroilíacos posteriores (4), ligamento ilioarticular (5), glúteo máximo profundo (6), glúteo máximo superficial (7).

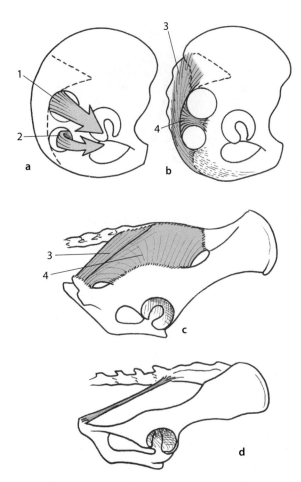

Figura 15.58 Os ligamentos sacroespinais (LSE) e sacrotuberais (LST) humanos transformam em passagens osteofibrosas as aberturas de saída dos músculos ou feixes vasculonervosos profundos (a, b). Eles têm um poderoso braço de alavanca, e cada um é forrado por um músculo que lhe adere (LSE: coccígeo; LST: glúteo máximo). Em um animal pesado, como o porco (c), os ligamentos são maciços; em um animal rápido, como o cão (d), eles são reduzidos a um simples filete sacrotuberal. Piriforme (1), obturador interno (2), LST (3), LSE (4).

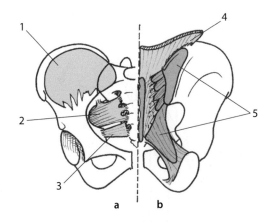

Figura 15.59 O sistema muscular local constitui não um conjunto motor, mas sim potentes elementos coercitivos. Em vista anterior (a): músculos ilíacos (1), piriforme (2) e coccígeo (3). Em vista posterior (b): músculo latíssimo do dorso (4) e glúteo máximo (5).

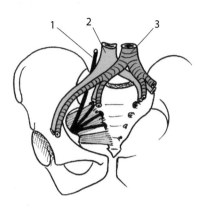

Figura 15.60 Os elementos de passagem vasculonervosos são importantes na parte anterior da sacroilíaca: TLS (1), veia cava inferior (2), artéria aorta (3).

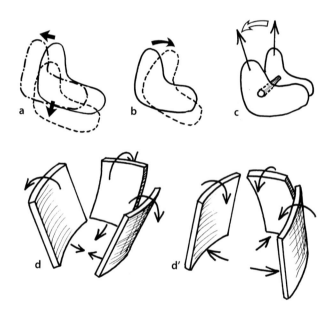

Figura 15.61 Os deslocamentos, mínimos, podem ser efetuados em movimentos lineares, verticais ou horizontais (a), em movimentos angulares (b), de maneira simétrica ou não (c) (o eixo é uma representação). Eles fazem parte de uma mobilidade tridimensional (d, d').

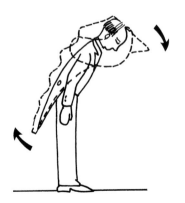

Figura 15.62 A nutação é o movimento de "saudação" do promontório do sacro.

Mobilidades

São excessivamente **reduzidas** (geralmente imperceptíveis) e **tridimensionais** (Brunner et al., 1991). É possível esquematizar seus movimentos[44] em deslocamentos angulares e lineares, simétricos ou não (Fig. 15.61) (Lavignolle et al., 1983; Sturesson et al., 2000).

Nutação e contranutação

Levam em conta um sacro móvel entre duas peças fixas dos quadris (Sohier, 1991). O sacro opera uma báscula de seu promontório para a frente (nutação)[45] ou para trás (contranutação) (Fig. 15.62) (Delamer e Peter, 1994). Os eixos de mobilidade já foram colocados no centro da tuberosidade ilíaca (Farabeuf), na intersecção dos dois segmentos da superfície auricular (Bonnaire), um pouco embaixo e na frente dela (Weisel), e multiplicados pelos osteopatas (no alto, embaixo, no meio e na frente ou atrás, oblíquos cruzados em diagonal, e em vertical) (Fig. 15.63). Algumas análises recentes (Viel, 1989) mostraram que todos esses centros eram incorretos: os **centros instantâneos de rotação** (CIR – noção biomecânica moderna, cuja realidade hoje está estabelecida), estão situados um pouco acima e atrás da sínfise púbica, o que é um resultado inesperado. O valor angular do deslocamento vai **de 0 a 12°** (Fig. 15.64)[46], ele é **correlato a um único elemento: o diâmetro pélvico pubo-promontório**.[47] O deslizamento linear das superfícies foi medido: situa-se **entre 4 e 8 mm** (Smidt et al., 1997).

Anteriorização e posteriorização

Supondo que o sacro é fixo, um osso do quadril pode operar uma báscula para a frente (anteriorização)[48] ou atrás (posteriorização) (Fig. 15.65).

Mobilidade funcional

Esses movimentos se combinam. O **parto** é uma ocasião de se observar o jogo dessas articulações. Ao longo do encaixamento da criança, a mulher aumenta os diâmetros de seu canal superior graças a uma contranutação e a uma abertura das asas ilíacas no alto e do lado de fora. Inversamente, no momento da expulsão, ela aumenta os diâmetros do canal inferior graças a uma nutação com afastamento dos ramos isquiopúbicos (fechamento das asas ilíacas) (Fig. 15.61d, e d', bem como 15.66).

---

44 Além das manipulações cinesioterapêuticas, suaves, mas potentes, no decorrer da massoterapia dessa zona, o paciente pode executar algumas automobilizações (seja em postura sobre um só pé, seja no chão, em apoio dinâmico sobre seu sacro). Esse treinamento pode ser proposto como ginástica de pré-parto, ou depois.
45 O verbo nutar significa "saudar inclinando-se para a frente", como se fosse um maestro saudando o público.
46 Imaginamos as variáveis entre um homem rígido que já passou dos cinquenta anos, e uma mulher jovem, frouxa e que acabou de dar a luz.
47 Com um valor médio de 11,10 cm (Viel, 1989).
48 O termo foi escolhido para evitar a confusão com uma anteversão ou uma antepulsão da pelve (e inversamente para a posteriorização). A anteriorização é uma hemianteversão.

> **Para concluir**
> A mobilidade é ínfima, reduzida a movimentos tridimensionais que modulam os canais da pelve no adulto jovem, e às **mobilidades de absorção** do anel pélvico.

Estabilidade

É a **dominante** dessa articulação. Tudo contribui para essa função.

Estabilidade estática

No plano ósseo

Nota-se um **encastoamento** do sacro entre os dois ossos dos quadris, bem como uma **irregularidade** das interlinhas.

No plano ligamentar

Essa articulação é a sede de uma forte densidade ligamentar. Os ligamentos são essencialmente **posteriores** e dispostos **em leque**, o que corresponde à decomposição das tensões de apoio sobre o promontório da base do sacro (Fig. 15.67). A tendência do sacro em penetrar como se fosse uma cunha entre os dois ossos dos quadris tensiona o grosso aparelho fibroso sacroilíaco, e garante uma estabilidade proporcional à carga.

No plano muscular

Além da presença de importantes reforços musculares, que têm a fixação como única vocação a fixação, há também uma forte rede **aponeurótica** com direções de fibras entrelaçadas (Fig. 15.68).

Estabilidade dinâmica

A sacroilíaca trabalha em **cisalhamento** nos três planos do espaço (Fig. 15.69). Isso permite uma melhor absorção das solicitações (Fig. 15.70) e uma melhor resistência às tensões, realizando uma **junta de absorção** de mobilidade a exemplo daqueles situadas na entrada e na saída do tabuleiro de uma ponte (Fig. 15.71), o que não tem nada em comum com a mobilidade de uma ponte-levadiça ou de uma ponte giratória. Esse funcionamento é matizado pelo tipo anatomomorfológico (Fig. 15.72), pela idade e pelo sexo.

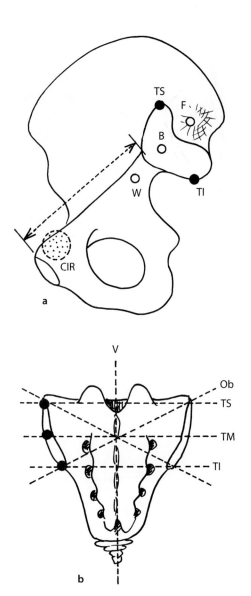

Figura 15.63 Os eixos clássicos (círculos brancos): o de Farabeuf (F), de Bonnaire (B), de Weisel (W). Os dos osteopatas (círculos pretos): transversos superior (TS), médio (TM), inferior (TI), oblíquos (Ob), vertical (V). Na realidade, os centros instantâneos de rotação (CIR) estão em outra parte: acima e atrás da sínfise púbica.

> **Para concluir**
> Tudo o que acaba de ser dito mostra a que ponto essa articulação é **formidavelmente estável**.

Tensões

O sacro recebe a **carga axial** do peso do tronco, da cabeça e dos membros superiores, com uma eventual carga adicional (Wood et al., 1996). E por isso exige três observações:
• A mobilidade reduzida se explica pela necessidade de absorver as tensões desiguais sofridas pelo anel pélvico (ver Fig. 15.55).
• Essa carga, transmitida pelo promontório da base do sacro, é repartida **desigualmente** entre os lados direito e esquerdo

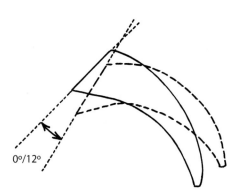

Figura 15.64 Valor angular do movimento sacroilíaco: de 0 a 12° entre extremos.

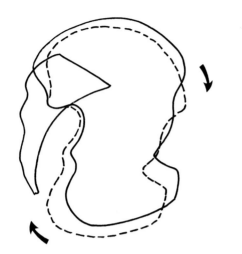

Figura 15.65 A anteriorização do osso do quadril (pontilhado) é sua rotação sagital para a frente, sobre um sacro considerado fixo.

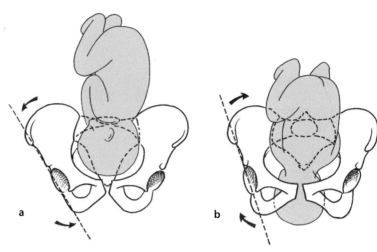

Figura 15.66 No parto, a passagem da cabeça da criança pelo canal superior faz com que este aumente seus diâmetros graças a uma contranutação do sacro e a um afastamento das asas ilíacas (a). Quando a cabeça da criança passa pelo canal inferior, os movimentos são inversos (b).

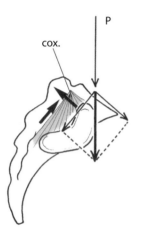

Figura 15.67 A disposição ligamentar em leque permite uma luta eficaz contra as forças em ação, por causa da decomposição da carga que pesa sobre o sacro. A origem dos ligamentos é no osso do quadril (cox.).

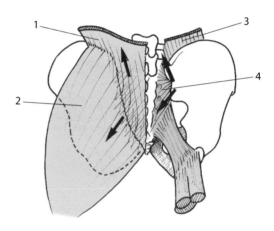

Figura 15.68 Entrecruzamento estabilizador dos elementos aponeuróticos regionais: latíssimo do dorso (1) e glúteo máximo (2), quadrado do lombo e ligamentos iliolombares (3) e ligamentos sacroilíacos.

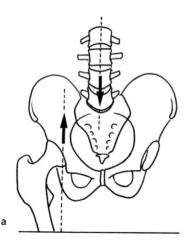
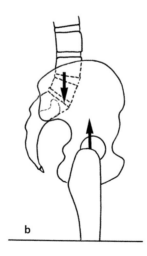
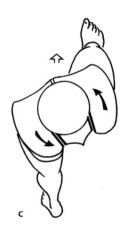

Figura 15.69 Cisalhamento no plano frontal (a), sagital (b), transversal (c).

(ou porque o apoio é unipedal, ou porque, se for bipedal, ele raramente será simétrico).

- Quando uma carga é colocada sobre um apoio horizontal, a força à qual está submetida se transmite ao suporte sem modificação, isto é, segundo um componente único, vertical (Fig. 15.73). A mesma carga, colocada em apoio sobre os dois lados de um ângulo diedro de 120°, transmite a cada um desses dois apoios uma força que se dissocia em um componente vertical e um componente horizontal, cada um representando 50% da intensidade global da carga. Quando o ângulo frontal formado pelos planos de apoio é de cerca de 12° (caso das superfícies auriculares), **80% da carga** é transmitida horizontalmente, e apenas 20% verticalmente (Grieve, 1983) como se fosse uma cunha que se coloca na fenda de um grosso pedaço de madeira para quebrá-la.

A fisiologia da sacroilíaca é, portanto, **fragmentar a gravidade** transmitindo-a, em grande parte, transversalmente, à linha arqueada do osso do quadril, até o acetábulo e à cabeça do fêmur (uma pequena parte continua na direção da sínfise púbica, para desempenhar um papel coaptado com a do lado oposto) (Hodge e Bessette, 1999).

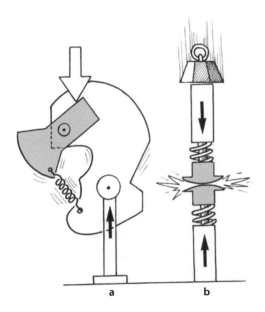

Figura 15.70 Os ligamentos LST e LSE desempenham o papel de uma retenção elástica e resistente diante da diferença das forças em presença (a). Forças colineares gerariam um choque que necessita de amortecedores extraordinariamente potentes (b).

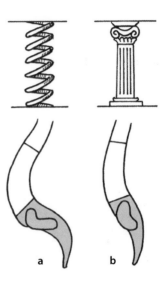

Figura 15.72 A morfologia auricular depende do tipo anatômico do sacro e de seu contexto: o tipo dinâmico tem curvaturas mais acentuadas (a), o tipo estático é mais axial (b).

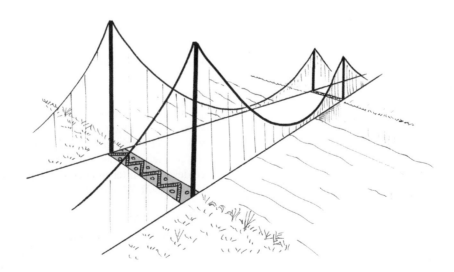

Figura 15.71 Nas duas extremidades de uma ponte existem juntas de absorção de mobilidade, para evitar as fraturas do piso por causa das vibrações e dos microbalanços do tabuleiro da ponte.

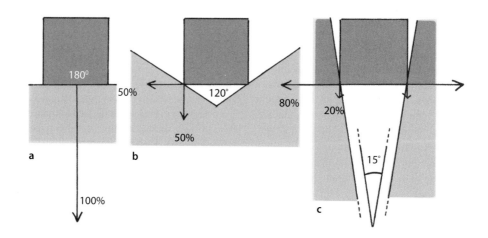

Figura 15.73 Uma carga colocada no plano transmite 100% de seu peso de acordo com a vertical (a). Colocada em um ângulo de 120°, transmite 50% verticalmente e 50% sobre os lados (b). Em um ângulo de 15°, ela transmite apenas 20% verticalmente e 80% sobre os lados: este é o papel da sacroilíaca (c).

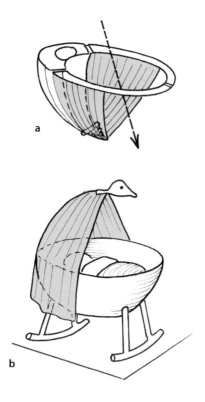

Figura 15.74 O ápice sacral e o cóccix estão dispostos para a frente no canal inferior, o que dá uma amarração centrada nas paredes do períneo (principalmente o levantador do ânus) (a), como se fosse um berço com "bico" invertido (b).

> **Para concluir**
> O sacro se comporta como uma cunha: quanto mais pressão ele sofre por parte da coluna vertebral, mais ele tende a afastar as asas ilíacas, o que tensiona o poderoso sistema ligamentar. Essa estabilidade permite ao sacro receber a **importante carga** de todo o edifício sobrejacente. Ele a transmite de forma **desigual** a ambos os lados, com um máximo de **transmissão horizontal** para o acetábulo.

> **O que se deve saber**
> As sacroilíacas são articulações muito **pouco móveis** (mobilidade de absorção), **muito estáveis**, fragmentando as tensões para **transmiti-las transversalmente** aos fêmures.

Dados complementares

São necessários para compreender o conjunto pélvico.

Articulação sacrococcígea e estática perineal

Variações

A articulação sacrococcígea é **particular** na medida em que às vezes ela é soldada, às vezes subdividida em dois níveis: entre o sacro e a primeira peça cocígea, de um lado, e entre as duas primeiras peças cocígeas de outro, com variáveis que não devem ser interpretadas como patológicas (não simetria) (Martin, 1971; Maigne e Guedj, 1993).

Equipamento fibroso

Essa articulação é cercada por um **forte arsenal fibroso**: ligamentos sacrococcígeos, sacrotuberal, sacroespinal e anococcígeo. Os reforços musculares ligados a esses ligamentos fazem dele uma zona totalmente **estável**, apesar de seu pequeno tamanho. Sua mobilidade é negligenciável[49] (salvo durante o parto por impregnação hormonal) (Death et al., 1982).

Localização e características

A **localização quase central** do cóccix, que avança para o centro do canal inferior, faz dele um ponto-chave da estática do **assoalho pélvico**, à maneira dos berços com um "bico" para a instalação de mosquiteiros[50] (Fig. 15.74). O bico coccígeo é a peça rígida em torno da qual se organiza a tensão dos músculos e fáscias do **diafragma** pélvico.[51] Este tem um **papel estático mais próprio na mulher**,[52] por causa das eventuais gravidezes. É fortemente distendido ao longo do parto e é o primeiro elemento que deve ser recuperado, e depois reeducado, antes de se pensar na musculação abdominal.[53]

Zona urogenital

A zona **urogenital** depende da estática da pelve menor e de seus eventuais problemas (ptoses e prolapso). Ela também sofre os imprevistos da esfera digestiva baixa, que se traduzem por pesos, estases venosas. Ao longo da gravidez, os problemas vasculares são o resultado da compressão exercida pelo útero grávido. Os repetidos partos podem originar problemas transitórios (incontinência em razão de estiramento da zona da uretra), que são recuperados espontaneamente (salvo se houver gravidez).

Sínfise púbica

- É uma das **três articulações de absorção** das tensões do anel pélvico (as duas outras sendo as articulações sacroilíacas, ver anteriormente). Sofre um leve afastamento ao longo da gravidez (Gilleard et al., 2002).
- É uma articulação **extremamente estável**,[54] com uma grossa fibrocartilagem e vínculos ligamentares essencialmente anteriores e inferiores, bem como reforços musculoaponeuróticos (retos, pilares do oblíquo externo, piramidal, adutor longo) que se entrecruzam em seu nível[55] (Haye, 1991).

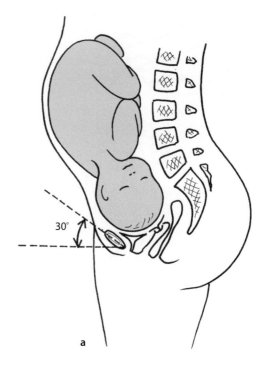

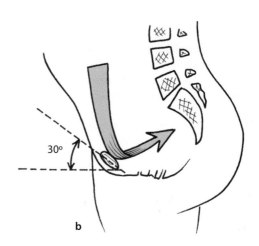

Figura 15.75 A obliquidade a 30° da sínfise púbica feminina (em vez de 45° no homem) permite fornecer um apoio à criança (a) e reorientar a pressão abdominal para o sacro, a fim de economizar o assoalho perineal (b).

---

49 A mobilidade sacrococcígea média, no plano sagital, é de cerca de 7° ± 5° (Maigne e Guedj, 1993).
50 O "bico" ficava acima do berço e servia para que se colocasse um véu de proteção em torno do bebê. É a imagem do assoalho pélvico, imaginando-se tal berço virado ao contrário.
51 Essa rede fibromuscular sustenta os órgãos da pelve menor e seus fundos de bolsa: o vesicouterino, estável e pouco móvel, o retovaginal (Douglas) está sempre livre (podendo mesmo dar lugar às elitroceles) salvo aderências cirúrgicas ou infecciosas, cuja solução só pode ser cirúrgica.
52 O animal fêmea, em posição quadrupédica, não solicita seu períneo.
53 Qualquer solicitação abdominal antes da recuperação do períneo é perigosa: ela repercute diretamente na zona fragilizada e a grava sua deficiência.
54 Walhein et al. (1984) calcularam a mobilidade da sínfise púbica: deslocamentos de 2 mm verticalmente, 1 mm nos planos sagital e transversal, e uma rotação de 1,5°. O protocolo compreendia duas tarefas: erguer os membros inferiores desde a horizontal, e permanecer em pé em posição unipodal. Walheim e Selvik (1984) confirmaram esses valores, e mostraram que uma mulher multípara tem uma mobilidade superior a uma nulípara.
55 Daí a frequência das pubalgias em certos esportistas como os tenistas ou os futebolistas.

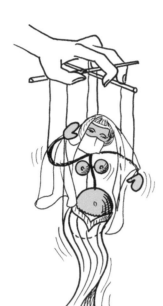

Figura 15.76 Marionete projetada sem os membros inferiores, evidenciando a entidade pélvica.

• Sua posição espacial é inclinada a 45° no homem, e **30° na mulher**, nesta ela recebe bem melhor a pressão abdominal (gravidez), e a repercute muito mais para o sacro, economizando assim o assoalho pélvico (Fig. 15.75) (Meissnet et al., 1996).
• Sofre uma pequena parte das **tensões**, transmitidas pela linha arqueada, que são coaptadas.

Entidade pélvica

A porção pélvica é habitualmente **dividida** em diferentes setores, abordados isoladamente uns dos outros: quadris, sacroilíacos, as regiões sacrococcígeas, perineal ou urogenital, sinfisária, inguinal e glútea. Na mentalidade popular ela também é dividida em: baixo ventre, quadris, fundamento, e regiões nomeadas de forma vulgar como bunda, ou "traseiro". É útil considerar a **unidade** desse complexo morfológico e mecânico, fazendo algumas observações:
• A entidade pélvica evoca um sistema de **continente-conteúdo**, em relação externa com o sistema locomotor, à maneira de uma **pelve estática** (ver Fig. 14.34), e em relação interna com as vísceras (Dolto, 1967a, 1967b).
• A dominante estática envolve, de um lado, a manutenção das vísceras da pelve maior (esfera digestiva) e da pelve menor (esfera urogenital) e, de outro, a estática corporal graças à localização do **centro de gravidade** do corpo, que rege a **força econômica**[56] do indivíduo.

• A dinâmica dominante representa um **móvel excêntrico** entre o tronco e os membros inferiores, elemento-chave e central do complexo lombo-pélvico-femoral (Péninou et al., 1987). A pelve representa uma base para a ereção da coluna vertebral, sob a influência de um **duplo sistema muscular**: um sistema profundo de precisão (com os músculos cibernéticos pelvitrocantéricos) (Poirier, 1985), o que vai ao encontro do equilíbrio estático, e um superficial de força (com o par isquiotibial e glúteo máximo, atrás, e abdominais, na frente).
• A forte impregnação **psíquica** do ventre se estende de maneira particular ao baixo ventre (ver Região lombar, p. 487) principalmente no plano da sexualidade.

Para terminar com uma espécie de nota generalista e divertida, mas exata, descrevemos uma marionete fabricada por um titereiro alemão.[57] É uma bailarina oriental com pouca vestimenta, tem um volume ovoide como rosto, com os traços pintados, duas pequenas esferas como seios, um grande ovoide como **entidade pélvica** (baixo ventre, nádegas, fundamento, quadris, etc.: não existe palavra para designar todo esse conjunto), o todo é religado por um cordão raquidiano, outros dois cordões representam os membros superiores. Não há membros inferiores, mas uma longa saia maleável envolvendo o ovoide pélvico, sugerindo com perfeição os movimentos das pernas que, por essa razão, são obrigatoriamente "perfeitos", pois são apenas sugeridos pelas ondulações da saia (Fig. 15.76). Toda a sutileza dos gestos eróticos dessa bailarina reside na discrição e na força sugestiva do sincronismo entre as duas pequenas esferas e o ovoide pélvico, da dança lasciva ao mais discreto piscar de olhos!

> **Para concluir**
> Esses dados complementares, próprios à esfera pélvica, devem chamar a atenção sobre a **complexidade** de um compromisso reeducativo integrando essa região. Um erro de avaliação das causas e/ou das repercussões possíveis prejudica a qualidade do tratamento. A tecnologia apropriada é, à imagem da região, difícil de perceber, e delicada de colocar em ação.

REFERÊNCIAS BIBLIOGRÁFICAS

AN HS, WISE JJ, XU R. Anatomy of the cervicothoracic junction : a study of cadaveric dissection, cryomicrotomy, and magnetic resonance imaging. J Spinal Disord. 1999, 12 (6) : 519-525.

ARLEN A, KRAEMER M, PATRIS A. L'analyse radiofonctionnelle du rachis cervical. 1re partie : méthodologie. Ann Réadaptation Méd Phys. 1990a, 33 : 573-590.

ARLEN A, KRAEMER M, PATRIS A. L'analyse radiofonctionnelle du rachis cervical. 2e partie : la bascule paradoxale de l'atlas. Ann Réadaptation Méd Phys. 1990b, 33 : 591-601.

ATLIHAN D, TEKDEMIR I, ATES Y, ELHAN A. Anatomy of the anterior sacroiliac joint with reference to lumbosacral nerves. Clin Orthop. 2000, 376 : 236-241.

BADELON BF. Le complexe lombo-pelvi-fémoral : évaluation assistée par ordinateur. Cas cliniques : les dysfonctionnements. Ann Réadapt Méd Phys. 1992, 35 : 175-196.

---

56 Isto é, não muscular.

57 Mede por volta de 80 cm e é acionada com as duas mãos.

BASTIAN L, LANGE U, KNOP C, TUSCH G, BLAUTH M. Evaluation of the mobility of adjacent segments after posterior thoracolumbar fixation : a biomechanical study. Eur Spine J. 2001, 10 (4) : 295-300.

BOGDUK N, MACINTOSH JE. The applied anatomy of the thoracolumbar fascia. Spine. 1984, 9 (2) : 164-170.

BOYLE JJ, MILNE N, SINGER KP. Influence of age on cervicothoracic spinal curvature : an ex-vivo radiographic survey. Clin Biomech (Bristol, Avon). 2002, 17 (5) : 361-367.

BRUNNER C, KISSLING R, JACOB HA. The effects of morphology and histopathologic findings on the mobility of the sacroiliac joint. Spine. 1991, 16 (9) : 1111-1117.

CASTAING J, SANTINI JJ. Le rachis. Anatomie fonctionnelle de l'appareil locomoteur. Vigot, Paris, 1960.

CHENG CK, CHEN HH, CHEN CS, LEE SJ. Influences of walking speed change on the lumbosacral joint force distribution. Biomed Mater Eng. 1998, 8 (3-4) : 155-165.

D'HONDT D, FRAIN Ph, ARGENSON C. Biomécanique de la charnière lombo-sacrée et du spondylolisthésis. Rachis lombaire et Médecine de Rééducation. Masson, Paris, 1986 : 455-463.

DE LOOZE MP, TOUSSAINT HM, VAN DIEEN JH, KEMPER HC. Joint moments and muscle activity in the lower extremities and lower back in lifting and lowering tasks. J Biomech. 1993, 26 (9) : 1067-1076.

DE PERETTI F, ARGENSON C. Biomécanique de la jonction thoracolombaire. Rachis lombaire et Médecine de Rééducation. Masson, Paris, 1986 : 449-455.

DEATH AB, KIRBY RL, MacMILLAN CL. Pelvic ring mobility : assessed by stress radiography. Arch Phys Med Rehabil. 1982, 63 (5) : 204-206.

DELAMER B, PETER J. Prise en considération de la nutation et de la contre-nutation en gymnastique prépartum. Ann Kinésithér. 1994, 21 (4) : 217-222.

DOLTO B. Pelvis plaque tournante entre le tronc et les jambes (1re partie). Annales de Médecine Physique. 1967a, X (3) : 337-345.

DOLTO B. Pelvis plaque tournante entre le tronc et les jambes (2e partie). Annales de Médecine Physique. 1967b, XI (4) : 406-415.

EBRAHEIM NA, LU J, BIYANI A, HUNTOON M, YEASTING RA. The relationship of lumbosacral plexus to the sacrum and the sacroiliac joint. Am J Orthop. 1997, 26 (2) : 105-110.

EDMONDSTON SJ, SINGER KP, DAY RE, PRICE RI, BREIDAHL PD. Ex vivo estimation of thoracolumbar vertebral body compressive strength : the relative contributions of bone densitometry and vertebral morphometry. Osteoporos Int. 1997, 7 (2) : 142-148.

FREI H, OXLAND TR, NOLTE LP. Thoracolumbar spine mechanics contrasted under compression and shear loading. J Orthop Res. 2002, 20 (6) : 1333-1338.

FUJIWARA A, TAMAI K, YOSHIDA H, KURIHASHI A, SAOTOME K. AN HS, LIM TH. Anatomy of the iliolumbar ligament. Clin Orthop. 2000, 380 : 167-172.

GILLEARD WL, CROSBIE J, SMITH R. Static trunk posture in sitting and standing during pregnancy and early postpartum. Arch Phys Med Rehabil. 2002, 83 (12) : 1739-1744.

GREGERSEN GG, LUCAS DB. An in vivo study of axial rotation of the human thoracolumbar spine. J Bone Joint Surg (Am). 1967 ; 49 (2) : 247-262.

GRIEVE E. Dysfonctionnement mécanique de l'articulation sacroiliaque. Ann Kinésithér. 1983, 10 (7-8) : 259-262.

GURGHEGIAN B, D'HONDT D. Etude biomécanique du spondylolisthésis. Kiné Scientifique. 1988, 268 : 4-6.

HAYE M. Dyscordances sacro-iliaques et pubiennes. Kiné Scientifique. 1991, 298 : 28-35.

HODGE JC, BESSETTE B. The incidence of sacroiliac joint disease in patients with low-back pain. Can Assoc Radiol J. 1999, 50 (5) : 321-323.

HOLLANDS MA, SORENSEN KL, PATLA AE. Effects of head immobilization on the coordination and control of head and body reorientation and translation during steering. Exp Brain Res. 2001, 140 (2) : 222-233.

INCEL NA, GENC H, YORGANCIOGLU ZR, ERDEM HR. Relation between hallux valgus deformity and lumbar and lower extremity biomechanics. Kaohsiung J Med Sci. 2002, 18 (7) : 329-333.

KAPANDJI IA. Physiologie articulaire. Tronc et rachis. Maloine, Paris, 5e édition, 1980.

KEBAETSE M, McCLURE P, PRATT NA. Thoracic position effect on shoulder range of motion, strength, and three-dimensional scapular kinematics. Arch Phys Med Rehabil. 1999, 80 (8) : 945-950.

KHOO BC, GOH JC, BOSE K. A biomechanical model to determine lumbosacral loads during single stance phase in normal gait. Med Eng Phys. 1995, 17 (1) : 27-35.

KHOO BC, GOH JC, LEE JM, BOSE K. A comparison of lumbosacral loads during static and dynamic activities. Australas Phys Eng Sci Med. 1994, 17 (2) : 55-63.

KRESHAK JL, KIM DH, LINDSEY DP, KAM AC, PANJABI MM, YERBY SA. Posterior stabilization at the cervicothoracic junction : a biomechanical study. Spine. 2002, 27 (4) : 2763-2770.

LAVIGNOLLE B, VITAL M, SENEGAS J, DESTANDAU J, TOSON B, BOUYX P, MORLIER P, DELORME G, CALABET A. An approach to the functional anatomy of the sacroiliac joints in vivo. Anat Clin. 1983, 5 (3) : 169-176.

LE ROUX P, DESMARETS J-J. Incidences kinésithérapiques de l'anatomie et du rôle mécanique dans le plan sagittal du ligament iliolombal. Ann Kinésihér. 1992, 19 (8) : 401-409.

LE ROUX P, LE NECHET A. Étude dynamique de l'artère vertébrale lors de la mobilisation du rachis cervical. Ann. Kinésithér. 1994 ; (7) : 359-364.

LE ROUX P, DUPAS B, SALAUD M. Mobilité rotatoire de l'articulation atlanto-occipitale. Ann Kinésithér. 1998, 25 (4) : 169-171.

LEE M, STEVEN GP, CROSBIE J, HIGGS RJ. Variations in posteroanterior stiffness in the thoracolumbar spine : preliminary observations and proposed mechanisms. Phys Ther. 1998, 78 (12) : 1277-1287.

LEWIT K. X-ray of trunk rotation. J Manipulative Physiol Ther. 1997, 20 (7) : 454-458.

LI YK, ZHANG YK, LU CM, ZHONG SZ. Changes and implications of blood flow velocity of the vertebral artery during rotation and extension of the head. J Manipulative Physiol Ther. 1999, 22 (2) : 91-95.

LIN RM, CHANG CJ, SU FC, YU CY. Lumbosacral kinematics in the sagittal plane : a radiographic study in vivo. J Formos Med Assoc. 1993, 92 (7) : 638-642.

LIN RM, YU CY, CHANG ZJ, LEE CC, SU FC. Flexion-extension rhythm in the lumbosacral spine. Spine. 1994, 19 (19) : 2204-2209.

LIN YH, CHEN CS, CHENG CK, CHEN YH, LEE CL, CHEN WJ. Geometric parameters of the in vivo tissues at the lumbosacral joint of young Asian adults. Spine. 2001, 26 (21) : 2362-2367.

LOUIS R. Chirurgie du rachis. Springer Verlag, Berlin, 1982.

MAESTRO M, ARGENSON C. Nouvelle approche de la jonction cranio- rachidienne. Rachis Cervical et Médecine de Rééducation. Masson, Paris, 1985 : 439-448.

MAESTRO M, BERTHE A. Biomécanique de la jonction crânio-rachidienne. Ann Kinésithér. 1985, 12 (9) : 401-416.

MAESTRO M. Nouvelle approche biomécanique de la jonction cranio- rachidienne. Journées Médecine Physique, Entretiens de Bichat. Expansion Scientifique, Paris, 1986 : 135-145.

MAIGNE JY, BUY JN, THOMAS M, MAIGNE R. Rotation de la charnière thoraco-lombaire. Etude tomodensitométrique chez 20 sujets normaux. Ann Rédapt Méd Phys. 1988, 31 : 239-243.

MAIGNE JY, GUEDJ S. Coccygodynies et clichés dynamiques du coccyx : mobilités comparées du coccyx norma et du coccyx douloureux. Analyse d'une série témoin. Rev Méd Orthop. 1993, 32 : 25-28.

MARTIN JJ. La coccygodynie. Thèse Médecine. Lyon. 1971.

MARTINEZ C. Le rachis. Cahiers d'anatomie vivante. Monographie Bois-Larris. Masson, Paris, 1982.

MARTY C, COMMARE-NORDMANN MC, DESCAMPS H, LEGAYE J, HECQUET J, DUVAL-BEAUPERE G. Sacrum et incidence : quelles relations. Rachis. 1997a, 9 (3) : 109-114.

MARTY C, LEGAYE J, DUVAL-BEAUPERE G. Equilibre rachidien sagittal normal : ses relations avec les paramètres perviens, ses dysfonctionnements : cause de lombalgies. Résonances Européennes du Rachis. 1997b, 15 : 21-26.

MAYOUX-BENHAMOU M-A, REVEL M. Disque intervertébral et structures voisines de la colonne lombaire : anatomie, physiologie, biomécanique. Editions Techniques. Encycl Méd Chir (Paris, France), Appareil locomoteur, 1994, 15-840-A-10.

MEISSNER A, FELL M, WILK R, BOENICK U, RAHMANZADEH R. Biomechanics of the pubic symphysis. Which forces lead to mobility of the symphysis in physiological conditions ? Unfallchirurg. 1996, 99 (6) : 415-421.

MELLIN G. Correlations of spinal mobility with degree of chronic low-back pain after correction for age and anthropometric factors. Spine. 1987, 12 (5) : 464-468.

MEYERDING HW. Spondylolisthesis ; surgical fusion of lumbosacral portion of spinal column and interarticular facets ; use of autogenous bone grafts for relief of disabling backache. J Int Coll Surg. 1956, 26 (5) : 566-591.

MITCHELL BS, HUMPHREYS BK, O'SULLIVAN E. Attachments of the ligamentoum nuchae to cervical posterior spinal dura and the lateral part of the occipital bone. J Manipulative Physiol Ther. 1998, 21 (3) : 145-148.

NEIGER H, VAYSSE C, BRUANDET JM, DUPRE JM. Influence de la rétroversion active du bassin sur la cinétique lombo-pelvienne, étude de radiologique en station érigée. Journées de Rééducation, Entretiens de Bichat. Expansion Scientifique, Paris, 1987.

NEMETH G, OHLSEN H. 3D-location of the L5-S1 fulcrum in relation to the hip. Spine. 1989, 14 (6) : 604-605.

NEMETH G, OHLSEN H. Moment arm lengths of trunk muscles to the lumbosacral joint obtained in vivo with computed tomography. Spine. 1986, 11 (2) : 158-160.

NITSCHKE JE, NATTRASS CL, DISLER PB, CHOU MJ, OOI KT. Reliability of the American Medical Association guides' model for measuring spinal range of motion. Its implication for whole-person impairment rating. Spine. 1999, 24 (3) : 262-268.

NORLANDER S, ASTE-NORLANDER U, NORDGREN B, SAHLSTEDT B. A clinical method for measuring segmental flexion mobility in the cervico-thoracic spine and a model for classification. Scand J Rehabil Med. 1995, 27 (2) : 89-98.

OHLEN G, SPANGFORT E, TINGVALL C. Measurement of spinal sagittal configuration and mobility with Debrunner's kyphometer. Spine. 1989, 14 (6) : 580-583.

ORSINI A. Mobilités et pièges de l'articulation cranio-cervicale. J Réadapt Med. 1981, 1 (3) : 83-89.

PAILLEX R. Analyse biomécanique de l'articulation sacro-iliaque. Ann Kinésithér. 1996, 23 (5) : 231-240.

PANJABI MM, O'HOLLERAN JD, CRISCO JJ3rd, KOTHE R. Complexity of the thoracic spine pedicle anatomy. Eur Spine J. 1997, 6 (1) : 19-24.

PANJABI MM, OXLAND TR, YAMAMOTO I, CRISCO JJ. Mechanical behavior of the human lumbar and lumbosacral spine as shown by three-dimensional load-displacement curves. J Bone Joint Sug (Am). 1994, 76 (3) : 413-424.

PENINOU G, BARETTE G, SIERADZSKI M-L. Appréciation de la position sagittale du bassin. Ann. Kinésithér. 1987, 7-8 : 377-380.

POIRIER J-P. Étude morpho-anatomique de l'obturator internus et des gemelli. Réflexions concernant leurs rôles dynamiques. Ann Kinésithér. 1985, 3 : 3-79.

POOL-GOUDZWAARD AL, KLEINRENSINK GJ, SNIDJERS CJ, ENTIUS C, STOECKART R. The sacroiliac part of the iliolumbar ligament. J Anat. 2001, 199 (4) : 457-463.

PORTERO P. Adaptation de la musculature cervicale au pilotage automobile de compétition. Rev Méd Orthop. 1998, 53 : 33-38.

PROST A. Place de la kinésithérapie dans le traitement du syndrome de la traversée thoraco-brachiale. Kinésithérapie Scietifique. 1990, 288 : 5-23.

RAUSCH M. Ligament lombo-costal de Henle (recherche anatomique). Ann Kinésihér. 1990, 17 (8) : 145-150.

RESNICK DK, WELLER SJ, BENZEL EC. Biomechanics of the thoracolumbar spine. Neurosurg Clin N Am. 1997, 8 (4) : 455-469.

ROSS JK, BEREZNICK DE, McGILL SM. Atlas-axis facet asymmetry. An implication in manual palpation. Spine. 1999, 24 (12) : 1203-1209.

RUCCO V, BASADONNA PT, GASPARINI D. Anatomy of the iliolumbar ligament : a review of its anatomy and a magnetic resonance study. Am J Phys Med Rehabil. 1996, 75 (6) : 451-455.

RUDE J, STOFFT E. Le degré de mouvement de l'articulation atlantooccipitale (A.A.O.). Ann Kinésithér. 1989, 16 (1-2) : 9-14.

RUNGE M. Aspects radiologiques des articulations sacro-iliaques de l'adulte. Ann Kinésithér. 1987, 14 (9) : 439-442.

SAMUEL J. L'action du muscle pyramidal du bassin dans le plan sagittal. Kinésithérapie Scientifique. 1989, 282 : 5-9.

SCHLOTEN PJM. VELDHUISEN AG. Mobilité de la colonne vertébrale. Ann Kinésithér. 1985, 12 (7-8) : 353-358.

SCHNEIDER RC, LIVINGSTONE KE, CAVE AJE, HAMILTON G. Hangman's fractures of the cervical spine. J Neuro Surg. 1965 ; 22 : 141-154.

SIMON B, GOUILLY P, PEVERELLY G. Le psoas. synthèse de 12 actions musculaires. Kinésithérapie, les cahiers. 2001 : 73-78.

SINGER KP, WILLEN J, BREIDAHL PD, DAY RE. Radiologic study of the influence of zygapophyseal joint orientation on spinal injuries at the thoracolumbar junction. Surg Radiol Anat. 1989, 11 (3) : 233-239.

SINGER KP. Mode de transition dans l'orientation des surfaces articulaires à la jonction thoraco-lombaire. Ann Kinésithér. 1989, 16 (1-2) : 15-19.

SMIDT GL, WEI SH, McQUADE K, BARAKATT E, SUN T, STANFORD W. Sacroiliac motion for extreme hip positions. A fresh cadaver study. Spine. 1997, 22 (18) : 2073-2082.

SNIJDERS CJ, HERMANS PF, NIESING R, SPOOR CW, STOECKART R. The influence of slouching and lumbar support on iliolumbar ligaments, intervertebral discs ans sacroiliac joints. Clin Biomech (Bristol, Avon). 2004, 19 (4) : 323-329.

SOHIER R. Les rythmes biomécaniques et pathoméchaniques de l'articulation sacro-iliaque. Kiné Scientifique. 1991, 298 : 23-27.

STEIB JP, OHLMANN AM. Biomécanique du spondylolisthésis L5-S1. Ann Kinésithér. 1989, 16 (1-2) : 21-31.

STURESSON B, UDEN A, VLEEMING A. A radiostereometric analysis of movements of the sacroiliac joints during the standing hip flexion test. Spine. 2000, 25 (3) : 364-368.

TANZ SS. Motion of the lumbar spine. A roentgenologic study. Am J Roentgenol Radium Ther Nucl Med. 1953 ; 69 (3) : 399-412.

TAWACKOLI W, MARCO R, LIEBSCHNER MA. The effect of compressive axial preload on the flexibility of the thoracolumbar spine. Spine. 2004, 29 (9) : 988-993.

THOMAS JS, LAVANDER SA, CORCOS DM, ANDERSSON GB. Trunk kinematics and trunk muscle activity during a rapidly applied load. J Electromyogr Kinesiol. 1998, 8 (4) : 215-225.

TRIANO J, SCHULTZ AB. Loads transmitted during lumbosacral spinal manipulative therapy. Spine. 1997, 22 (17) : 1955-1964.

VANNEUVILLE G, JOSUE JJ, GUILLOT M, ESCANDE G. Anatomie de la charnière lombo-sacré. Cahiers de Kinésithérapie. 1975, 56 : 5-26.

VANNEUVILLE G, ESCANDE G, GUILLOT M, CHAZAL J, TANGUY A, BOURGES M, VERGE-GARRET J, DEUBELLE A. Éléments de biomécanique du rachis. 63e Congrès de l'Association des anatomistes. Édit. Bloc-santé, Clermont-Ferrand, 1980.

VIDAL J, MARNAY T. La morphologie et l'équilibre corporel antéropostérieur dans le spondylolisthésis L5-S1. Rev Chir Orthop. 1983, 69 : 17-28.

VIEL E. Biomécanique des articulations sacro-iliaques. Ann Kinésithér. 1989, 16 (9) : 423-430.

VINER A, LEE M. Direction of manual force applied during assessment of stiffness in the lumbosacral spine. J Manipulative Physiol Ther. 1995, 18 (7) : 441-447.

WALHEIM G, OLERUD S, RIBBE T. Mobility of the pubic symphysis. Measurements by an electromechanical method. Acta Orthop Scand. 1984, 55 (2) : 203-208.

WALHEIM GG, SELVIK G. Mobility of the pubic symphysis. in vivo measurements with an electromechanic method and a roentgen stereophotogrammetric method. Clin Orthop. 1984, 191 : 129-135.

WHITE AA 3rd, PANJABI MM. The clinical biomechanics of the occipitoatlantoaxial complex. Orthop Clin North Am. 1978, 9 (4) : 867-878.

WILKE HJ, WOLF S, CLAES LE, ARAND M, WIESEND A. Stability increase of the lumbar spine with different muscle groups. A biomechanical in vitro study. Spine. 1995, 20 (2) : 192-198.

WILLEMS PC, NIENHUIS B, SIETSMA M, Van Der SCHAAF DB, PAVLOV PW. The effect of a plaster cast on lumbosacral joint motion. An in vivo assessment with precision motion analysis system. Spine. 1997, 22 (11) : 1229-1234.

WOOD KB, SCHENDEL MJ, OGILVIE JW, BRAUN J, MAJOR MC, MALCOLM JR. Effect of sacral and iliac instrumentation on strains on the pelvis. A biomechanical study. Spine. 1996, 21 (10) : 1185-1191.

YAMAMOTO I, PANJABI MM, CRISCO T, OXLAND T. Three-dimensional movements of the whole lumbar spine and lumbosacral joint. Spine. 1989, 14 (11) : 1256-1260.

Cabeça (crânio e face) | 16

BASE DE REFLEXÃO

Localização

A cabeça ocupa o topo do edifício humano, dominando a região cervical.

Características

A cabeça é formada por duas partes que são separadas pelas bordas do ângulo esfenoidal (Fig. 16.1).
• O **neurocrânio**, na parte posterossuperior, é muito desenvolvido no humano, formado por uma calota e uma base.
• O **viscerocrânio** (ou esplancnocrânio), na parte inferoanterior, é muito menos desenvolvido no homem do que nos animais.

Papel funcional

Neurocrânio

Tem uma vocação de **continente**, isto é, uma caixa de proteção (caixa craniana) para um **conteúdo**: os centros superiores do sistema nervoso (córtex e cerebelo).

Viscerocrânio

Sua vocação é tripla:
• *Conter as **cavidades***: ou das partes nobres (órbitas para os olhos, fossas nasais para o aparelho respiratório externo, cavidade oral ou bucal), ou dos seios, que formam zonas de alívio do esqueleto.
• *Oferecer **armaduras*** arquiteturais para a ossatura, cujos arcos são reunidos pelo osso papiráceo.[1]
• *Gerenciar o aparelho **mastigador*** (ou manducador).[2]

Frequência das patologias

Traumatologia

A principal causa das lesões traumáticas da cabeça são os acidentes em via pública (AVP) – sejam as vítimas pedestres,

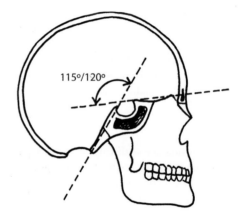

Figura 16.1 O ângulo esfenoidal, vale de 115° a 120°.

motociclistas ou motoristas – que resultam em traumatismos cranianos (repercussões neurovasculares), fraturas do crânio e feridas na face. As consequências podem ser graves, tanto no plano neuropsíquico quanto no plano social (estético).

Neurologia

Encontramos os dois grupos habituais da neurologia.

Neurologia central
• São as consequências dos traumatismos cranianos, que vão desde o mais benigno até o coma profundo com perturbações psíquicas irreversíveis, passando por problemas localizados (visão, audição, equilíbrio etc.).

---
1 De "papiro", por causa de sua pouca espessura.
2 Manducador (de mandíbula), sinônimo de mastigador.

Neurologia periférica

- São as nevralgias faciais (trigêmeos) e as paralisias faciais (independentemente da origem).

Neonatalogia

São consequências das malformações genéticas de maior ou menor importância, que às vezes são acompanhadas por problemas neuropsicológicos. Os mais conhecidos são os defeitos de fechamento da abóbada do palato (lábio leporino), os maus posicionamentos dentários e as anomalias de desenvolvimento (p. ex., hidrocefalia).

NOÇÕES ANATÔMICAS

No plano morfológico

A cabeça humana é uma extremidade osteomuscular, com uma forma esférica bastante grosseira. Sua morfologia é variável, mas é possível reconhecer alguns "tipos", principalmente o dolicocéfalo (crânio alongado) e o braquicéfalo (crânio curto). O desenvolvimento do cérebro humano foi acompanhado de um aumento do volume da caixa craniana (800 cm³ no chimpanzé vs. 1.500 cm³ no homem) (Fig. 16.2) e de uma regressão do maciço facial. A aparência dessas duas regiões, cranial e facial, é diferente.

Parte cranial

É mais arredondada e se distingue por uma calota óssea, forrada por uma extensa camada musculoaponeurótica, depois por um espesso colchão celulogorduroso subcutâneo, que é recoberto pela pele (couro cabeludo) e pela massa dos cabelos (se não houver calvície).

Parte facial

É mais achatada frontalmente, e se distingue pela presença dos orifícios para olhos, nariz, boca e condutores auditivos, e tudo é envolvido por uma musculatura que abre, fecha ou modula esses orifícios.

No plano ósseo

Composição

Os ossos da cabeça se apresentam sob dois aspectos, dependendo se são espessos ou finos.

Partes potentes

As partes potentes, vigorosas, representam zonas de tensão. São bases do crânio: eixo frontoccipital com suas projeções laterais (asas do esfenoide e pirâmides petrosas), bem como espessamentos de superfície, mandíbula, bordas dos orifícios (Fig. 16.3). De modo geral, essas zonas se destacam por sua espessura: a abóbada é mais espessa atrás do que na frente, a base é globalmente muito espessa: ela atinge de 2 a 3 cm no nível da pirâmide petrosa (Paturet, 1951).

Partes finas

Realizam uma ligação entre as zonas potentes de armação, formando superfícies de invólucro. São elas:

- As paredes ósseas que envolvem os seios ósseos (p. ex., as paredes ósseas dos labirintos etmoidais).
- Os ossos ou partes de ossos escamosos (parietais, escamas do frontal, do temporal, do occipital).

Ossificação

Ainda que o crânio tenha uma unidade funcional, existe uma diferença embriológica em relação aos ossos que o constituem (Fig. 16.4).

Ossos da abóbada

Têm uma ossificação de tipo **membranoso** e conduzem às suturas (articulações fibrosas), que se ossificam mais ou menos ao longo da vida.

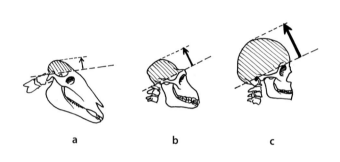

Figura 16.2 Evolução do neurocrânio em detrimento do maciço facial: bovídeo (a), macaco (b), homem (c).

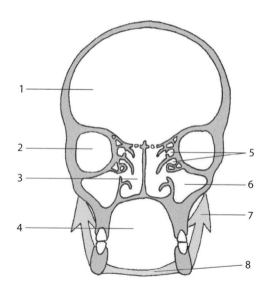

Figura 16.3 Corte frontal da cabeça: cavidade do crânio (1), cavidade orbital (2), cavidade nasal (3), cavidade oral (4), células etmoidais (5), seio maxilar (6), masseter (7), milo-hióideo (8).

Capítulo 16 | Cabeça (crânio e face) 545

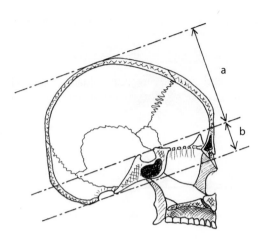

Figura 16.4 Constituição da caixa craniana: parte escamosa (a), parte basilar (b).

Ossos da base

Têm ossificação de tipo **cartilagíneo** e conduzem às sincondroses (articulações cartilagíneas), exatamente como nos casos das cartilagens metafisárias dos ossos longos.[3] Sua fusão acontece entre os 3 e 8 anos de idade.[4]

Zona temporomandibular

No plano da mecânica funcional, a zona temporomandibular é particularmente importante. Suas características são as que seguem.

No nível da têmpora

Situada entre o arco zigomático, na frente, e o poro acústico externo, atrás, ela apresenta duas partes. São elas: da frente para trás, o **tubérculo articular** do temporal, que é convexo sagitalmente e côncavo horizontalmente (apenas sua metade posterior é recoberta de cartilagem),[5] e depois a metade anterior e articular da **fossa mandibular**, côncava em todos os sentidos, que é separada da metade posterior pela fissura timpanoescamosa (Fig. 16.5 a).

No nível da mandíbula

A parte superior do ramo apresenta duas saliências separadas por uma incisura – isto é, da frente para trás: o processo coronoide, a incisura da mandíbula e o **côndilo mandibular**. Este último comporta um colo encimado por uma cabeça oblonga, de forma ovoide com um grande eixo oblíquo na parte de dentro e ligeiramente para trás. Apenas sua metade anterior é recoberta de cartilagem (Fig. 16.5b). De um lado ao outro da cabeça se encontra um tubérculo, que dá inserção aos ligamentos colaterais.

---

3 Ditos de conjugação.
4 Três anos para as asas maiores do esfenoide com o corpo, 7 a 8 anos para as sincondroses entre o frontal, o etmoide, o esfenoidal, e aquela entre o esfenoide e o occipital (Ferré e Salagnac, 1996).

5 Trata-se de uma cartilagem articular não hialina, próxima de uma fibrocartilagem.

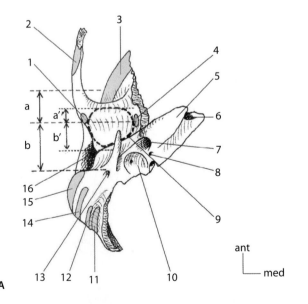
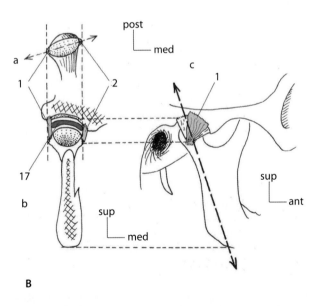

Figura 16.5 A. Lado temporal (em vista inferior). a: côndilo (a': parte articular), b: fossa mandibular (b': parte articular). Ligamento colateral lateral (1), masseter (2), temporal (3), ligamento colateral medial (4), pirâmide petrosa (5), óstio interno do canal carótico (6), óstio externo do canal carótico (7), timpânico (8), fissura tímpano-escamosa (9), fossa jugular (10), digástrico (11), longuíssimo da cabeça (12), forame estilomastóideo (13), esplênio da cabeça (14), SCM (15), poro acústico externo (16). B. Lado mandibular: ligamentos colaterais da ATM em vista superior (a), corte frontal (b), vista lateral (c), disco articular (17).

No plano articular

Todos os ossos do conjunto do crânio são separados por articulações. E dois casos especiais podem ser destacados: de um lado, o contato vômer-esfenoide, que é um contato direto de osso com osso (trilho maciço no trilho oco), e que por isso constitui a única **esquindilese** do corpo humano (Fig. 16.6), e de outro, a implantação dos dentes, que forma **gonfoses** (Fig. 16.7). É fácil compreender porque essas articulações não são móveis. As outras estão esquematicamente repartidas em três tipos.

Suturas

São articulações fibrosas, mais ou menos bem delimitadas ou ossificadas, no nível da calvária (como a sutura sagital) (Fig. 16.8). São muito sinuosas, realizando uma sobreposição coercitiva.

Sincondrose da base

Elas são mais retilíneas e geralmente são as junções ossificadas da base do crânio (como a sincondrose esfenopetrosa) (Fig. 16.9).

Articulação temporomandibular

Uma das finalidades da **articulação temporomandibular** (ATM) é de fato o uso dos dentes. A qualidade do articulado dentário influencia o comportamento da ATM. É a única articulação da cabeça com mobilidade visível e importante (as únicas outras articulações móveis da região são os ossinhos da caixa do tímpano). Seu tipo articular é, anatomicamente falando, uma bicondilar[6] (Fig. 16.10). Cada côndilo mandibular é um ovoide cujo grande eixo forma um ângulo de 160° com seu homólogo contralateral (Itoh et al., 1996; Javaux et al., 1999).

Superfícies articulares

Caracterizam-se pela existência de duas articulações, uma direita e uma esquerda, sendo esta separação física e não de ordem funcional.[7] Além disso, a delimitação de cada uma não corresponde exatamente à morfologia côncavo-convexa observada no esqueleto: ela se estende sobre a **metade anterior** de cada uma das duas superfícies temporal e mandibular (Chevrel e Fontaine, 1996; Javaux et al., 1999; Dufour, 2002) (Fig. 16.11). Mesmo a parte temporal é original, uma vez que se constitui de uma parte posterior côncava (fossa mandibular, na frente da fissura timpanoescamosa) e de uma parte anterior convexa (tubérculo articular).

---

[6] Contudo, alguns especialistas (Coudy, 1981) estimam que seria melhor falar de "suturas membranáceas temporomandibulares" (ou seja, suturas móveis), por causa da natureza particular de sua cartilagem e de sua sinovial (Couly e Dautrey, 1982).

[7] No feto, enquanto a mandíbula ainda está separada em duas hemimandíbulas, os primeiros movimentos de sucção *in utero* são perfeitamente sincronizados.

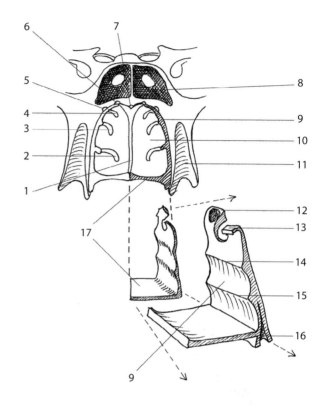

Figura 16.6 Palatino em corte frontal. Vômer (1), concha nasal (2), concha nasal média (3), concha nasal superior (4), arco palatoglosso (5), canal vomerovaginal (6), canal vomerorrostral (7), seio esfenoidal (8), lâmina perpendicular do palatino (9), fossa nasal (10), processo pterigóideo (11), processo orbital (12), processo esfenoidal do palatino (13), crista etmoidal (14), cristal conchal (15), processo piramidal (16), lâmina horizontal do palatino (17).

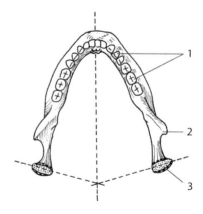

Figura 16.7 Borda superior da mandíbula: dentes (1), processo coronoide (2), côndilo mandibular (3).

Capítulo 16 | Cabeça (crânio e face) 547

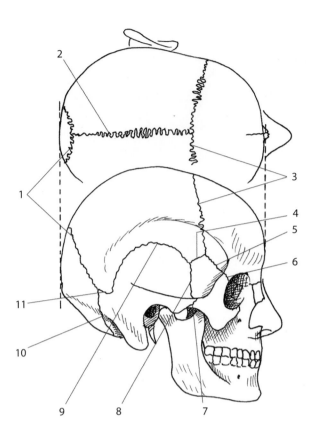

Figura 16.8 Suturas do crânio: lambdóidea (1), sagital (2), coronal (3), esfenoparietal (4), esfenofrontal (5), frontozigomática (6), temporozigomática (7), esfenoescamosa (8), escamosa (9), occipitomastóidea (10), parietomastóidea (11).

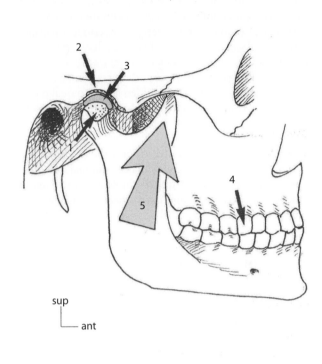

Figura 16.10 Articulação temporomandibular (ATM) e dentária. Côndilo mandibular (1), temporal (2), disco articular (3), articulado dentário (4), masseter (5).

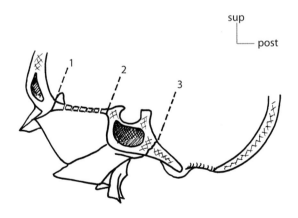

Figura 16.9 Articulações da base do crânio: frontoetmoidal (1), esfenoetmoidal (2), esfenoccipital (3).

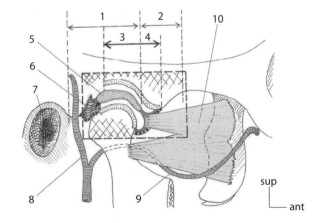

Figura 16.11 Corte sagital da ATM: fossa mandibular (1), côndilo temporal (2), parte anterior (articular) da fossa (3), parte posterior (articular) do côndilo (4), disco articular (5), freio do disco (6), poro acústico externo (7), artéria temporal superficial (8), artéria maxilar (9), pterigóideo lateral (10).

548 Parte IV | Coluna vertebral e cabeça

Disco articular

Forma um menisco móvel, que recobre o côndilo mandibular como se fosse uma "boina basca" (Javaux et al., 1999). O disco articular adquire seu aspecto definitivo com a aparição da dentição adulta (Couly, 1981). É coberto de cartilagem em suas duas faces e separa a cavidade em duas partes, superior e inferior (Chin et al., 1996; Naeije et al., 1999). É fixado por um **freio** fibroso em sua parte posterior e mantido na frente pelas fibras do músculo pterigóideo lateral, o qual o puxa para a frente ao longo da abertura da boca (OB) (Bade, 1999).

Cápsula e sua sinovial

A cápsula é frouxa e se insere no contorno das superfícies cartilagíneas e sobre o disco articular. A sinovial não é gordurosa, como em uma articulação sinovial clássica, mas **fibrosa**. Este fato sustenta a opinião daqueles que não a consideram parte do grupo "sinovial" clássico.

Meios de união

São representados por um par de **ligamentos colaterais**, um medial e um lateral, de cada lado. Um elemento ativo, original, é constituído por um feixe oriundo do músculo **pterigóideo lateral** (Hiraba et al., 2000).

No plano muscular

Os músculos relativos à cabeça se repartem em dois grupos: mastigadores e músculos da face.

Músculos mastigadores

São músculos **potentes**, ainda que bem menos potentes do que nos animais. Devem ser classificados de acordo com sua **função**: podem ser levantadores ou abaixadores, propulsores ou retropropulsores da mandíbula. Os principais são o masseter, o temporal, e os pterigóideos medial e lateral (Fig. 16.12). É preciso acrescentar os diferentes músculos da língua, que participam da mastigação. Eles são todos inervados pelo **trigêmeo** (nervo mandibular, V3).

Músculos da face

São músculos pequenos, pouco potentes, mas numerosos, que estão repartidos em torno dos orifícios do rosto e cuja função é garantir o fechamento destes, sua abertura ou sua deformação (Fig. 16.13). Todos são considerados **músculos de substituição** para a mastigação, em caso de lesão motora dos músculos mastigadores. De fato, todos são inervados por outro nervo: o **nervo facial** (VII).

Dois músculos devem ser especialmente citados: o epicrânio, e suas duas cabeças separadas pela **aponeurose epicrânica**, e o plastima, que pertence muito mais ao segmento cervical, mas começa no contorno inferior da boca e também é inervado pelo nervo facial.

Esses músculos são objeto de um trabalho baseado nas expressões e na participação da atividade mastigadora. As máscaras do teatro Nô japonês são um bom exemplo dessas expressões (Fig. 16.14).

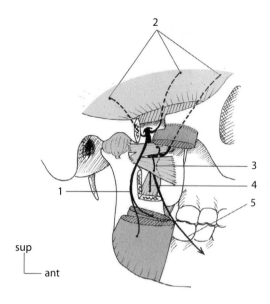

Figura 16.12 Nervo mandibular (V3): nervo massetérico (1), nervos temporais profundos (2), nervo pterigóideo lateral (3), nervo pterigóideo medial (4), nervo bucal (5).

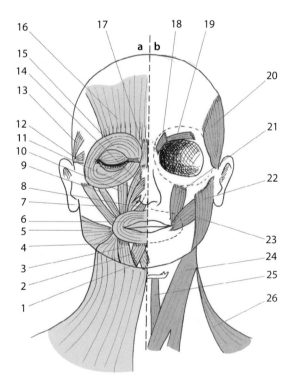

Figura 16.13 Vista anterior dos músculos da face: superficiais (a), profundos (b). Mentual (1), abaixador do lábio inferior (2), abaixador do ângulo da boca (3), platisma (4), risório (5), orbicular da boca (6), zigomático maior (7), abaixador do septo nasal (8), zigomático menor (9), levantador do lábio superior (10), levantador do lábio superior (11), auricular anterior (12), temporoparietal (13), nasal (14), orbicular do olho (15), cabeça frontal do epicrânio (16), prócero (17), abaixador do supercílio (18), corrugador do supercílio (19), temporal (20), levantador do ângulo da boca (21), masseter (22), bucinador (23), SCM (24), esterno-hióideo (25), parte descendente do trapézio (26).

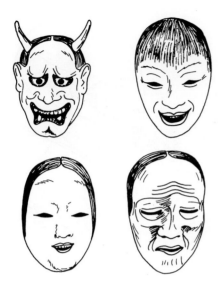

Figura 16.14 As máscaras do teatro Nô evocam a relação entre a face e o caráter.

Tecidos fibrosos

O tecido fibroso está fortemente representado no nível do crânio (Chevrel e Fontaine, 1996; Dufour, 2002):
- Seja como plano de **separação** e de **manutenção** das estruturas internas (Fig. 16.15), como a foice do cérebro, o tentório do cerebelo, os seios venosos etc.
- Seja como pistas de **ligação** e de **inserção**, misturadas aos feixes musculares do revestimento facial, como o núcleo fibromuscular da comissura da boca.

No plano tegumentar

A pele também está repartida em duas zonas (Fig. 16.16).

Crânio

A pele do crânio propriamente dita é o couro cabeludo. Ela é espessa, aderente e forrada de um tecido celulogorduroso **alveolado**, com forte resistência mecânica. Assemelha-se ao plástico bolha utilizado no processo de embalagem para a proteção dos objetos frágeis. Normalmente, tudo está recoberto pelos **cabelos**, que também constituem um colchão de proteção **mecânico** e **térmico** mais ou menos espesso. Essa parte cutânea é ricamente vascularizada, como demonstram os abundantes sangramentos das feridas no couro cabeludo.[8]

Rosto

A pele do rosto é mais fina, modelada ao longo da vida pela atividade dos músculos da mímica.[9] Está em contato direto com o mundo exterior, o que explica seu envelhecimento às vezes precoce (rosto burilado das pessoas expostas por muito tempo ao sol). O sistema piloso se desenvolve para formar as sobrancelhas, os cílios e, nos homens, a barba e o bigode, de importância e de implantação variáveis de acordo com a impregnação hormonal e o tipo morfológico.

Aspecto vestuário

A cabeça apresenta uma particularidade no plano vestuário, que é o uso ocasional de uma roupa especial: o chapéu. Da mesma forma que o uso das roupas, ele responde às preocupações de ordem estética, funções da moda, ou a uma necessidade de proteção (ainda mais importante nos calvos) (Fig. 16.17).

Capacetes de proteção contra choques

De acordo com a atividade, o capacete protege contra os choques verticais (capacetes de obras), laterais (de bicicleta)

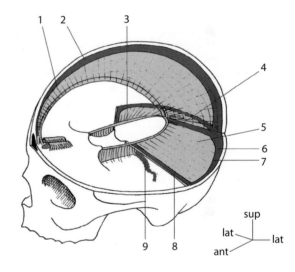

Figura 16.15 Fáscias profundas da cabeça: foice do cérebro (1), seio sagital superior (2), circunferência menor do tentório do cerebelo (3), seio direito (4), tentório do cerebelo (5), seio transverso (6), circunferência maior do tentório do cerebelo (7), seio petroso superior (8), seio petroso inferior (9).

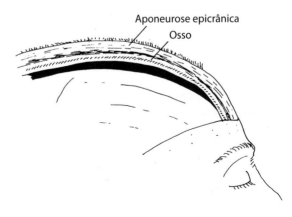

Figura 16.16 A aponeurose epicrânica dupla do osso e a espessura da parede protetora do cérebro.

---

8 Essa é a razão de um papel importante na termorregulação.
9 Um dos tratamentos utilizados contra as rugas consiste em injetar uma toxina nos músculos responsáveis por essas pregas, para neutralizá-los e livrar a pele dos efeitos da tensão que eles exercem.

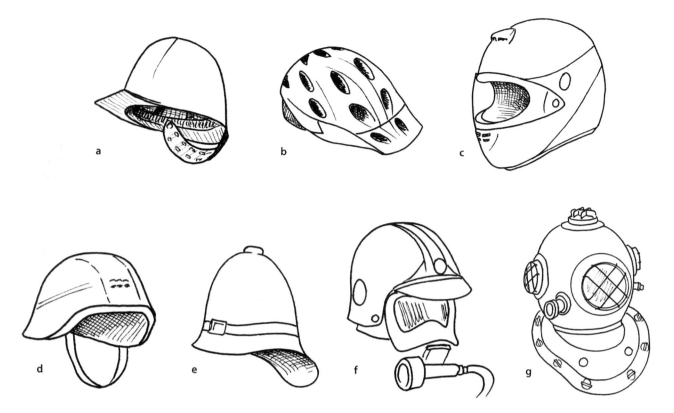

Figura 16.17 Cada capacete tem uma função específica: capacete de obra (a), de ciclista (b), de motociclista (c), militar (d), "militar colonial" (e), de bombeiro (f) e de escafandrista (g).

ou em todas as direções (de motocicleta), ou ainda contra os projéteis (capacete militar, simples ou pesado segundo o nível de proteção), etc. Eles não são intercambiáveis, e quando há confusão na finalidade podem ocorrer acidentes.

Capacete de proteção térmica

Eles comportam um espaço de ar livre entre a cabeça e o capacete para facilitar a aeração. Também possuem uma viseira para a proteção dos olhos e um prolongamento posterior para a nuca (capacete "colonial"). Podem associar uma proteção contra os choques (capacete de bombeiros). Como para o caso anterior, dois elementos devem ser levados em conta no plano físico: o peso e a duração do uso. O primeiro cansa a região cervical, o segundo pode, ao longo do tempo, alterar a qualidade dos cabelos, que precisam ser mantidos curtos e limpos, para evitar uma eventual maceração.

Outros capacetes de proteção

Podem ser para o meio aquático (escafandrista) ou espacial (astronauta).

Chapéus e penteados

São puramente **decorativos**. A história é cheia de exemplos que vão dos mais simples ao mais complicados, dos mais comuns aos mais excepcionais (coroas, elmos, chapéus com penachos, perucas, penteados incrustados, bonés, quepes, cartolas, cartolas dobráveis, bibis, chapéus moles, boinas etc.).

MOBILIDADES

A mobilidade dos ossos[10] da cabeça se situa no nível da **articulação temporomandibular** – com exceção da mobilidade dos pequenos ossos da caixa do tímpano e da plasticidade das articulações ainda não sinostosadas na criança, antes dos 7 ou 8 anos (Ferré e Salagnac, 1996). Falar da mobilidade dos ossos do crânio é um abuso de linguagem. De fato, os ossos que constituem a abóbada craniana só são móveis antes do nascimento e durante certo período posterior. Isso permite à criança que nasce transpor os canais pélvicos maternais sem dificuldade.

---

10 Não podemos evitar o fato de que alguns falam de uma mobilidade do líquido cerebroespinal (LCS), perceptível sob a forma de pulsações. Ferré e Salagnac (1996) mostraram que não era bem assim: o movimento liquidiano visível durante uma cirurgia tem relação com o batimento arterial, e com a respiração, que ressoa sobre a volumetria das veias jugulares. A pulsatilidade perceptível sobre o escalpo só pode ser a dos pequenos vasos extracranianos (muito ricos), ou mesmo a dos capilares dos próprios dedos do operador. Além disso, o LCS, incompressível, tem uma pressão muito fraca (400 g/m²), e esta é controlada pelos órgãos de regulação, que agem via modulações da secreção-reabsorção: de um lado os plexos coroides, que o secretam, de outro, as cisternas subaracnoides, a cisterna cerebelo-medular e as granulações aracnoides, que funcionam como válvulas de segurança. Alguns anatomistas, fisiologistas e engenheiros demonstram que essas teorias são claramente falsas (Ferré et al., 1990).

Não devemos nos esquecer de que, antes do nascimento, o sistema nervoso desenvolveu-se de forma considerável em relação ao maciço facial, e mesmo em relação ao resto do corpo, por isso sua forte relação volumétrica. Esta é a razão de ser das fontanelas e das cartilagens, que estão na origem das suturas: elas permitem a dobra durante o parto. Em seguida, seu posicionamento definitivo acontece naturalmente sem a necessidade de uma intervenção externa, assim como para todo desenvolvimento fisiológico, e isso mesmo depois de partos difíceis. Os casos patológicos são que aqueles oriundos de anomalias severas, geralmente conjuntas às malformações nervosas graves, o que está fora de nosso propósito. Assim que a ossificação está feita, o engrenamento dos ossos adicionado às aderências internas da dura-máter[11] e ao bloqueio aponeurótico da aponeurose epicrânica fazem com que seja necessário aplicar uma tração de mais de 200 daN para que uma sutura se mexa, salvo aquelas que estão pura e simplesmente ossificadas (como, sobretudo, a esfenoccipital).

Articulação temporomandibular

Os movimentos da articulação temporomandibular (ATM) respondem a três funções: **mastigação**, **fonação** e **deglutição**. Sua reeducação recorre à cinesioterapia, à ortofonia e à ortodontia.

Mobilidades analíticas

Abaixamento-elevação

Definição

A mandíbula é a parte móvel da articulação, abaixamento e elevação, que como o nome indica, são movimentos nos quais a ponta do queixo se abaixa ou se eleva.

Plano e eixo

O movimento é sagital, e se opera em torno de um eixo transversal que passa pelo centro das cabeças condilares da mandíbula (Catic e Naeije, 1999).

A leve obliquidade do eixo de um côndilo mandibular, em relação à linha bicondilar, faz com que a passagem dos movimentos angular e linear seja fácil e suave, o que em mecânica industrial é conhecido pelo nome de engrenagem helicoidal. O risco de desvio resultante dessa disposição oblíqua é neutralizado pela obliquidade inversa dos eixos dos dois côndilos mandibulares, o que realiza um tipo de engrenagem sofisticado chamado engrenagem espinha de peixe.

Movimento

É um movimento **angular** (aquele que é visível quando se aciona um esqueleto montado, movimento que difere, portanto da abertura da boca normal do ser humano) (Beck et al., 2000). Sua amplitude não é calculada isoladamente (Fig. 16.18 a).

Motores e freios

Como os músculos têm vários componentes, devem ser analisados juntos (Quadro 16.1). O freio no abaixamento é o contanto mandibular com os órgãos anteriores do pescoço (músculos, traqueia, etc.), já na elevação é o contato com os dentes (ou do objeto intercalado entre eles).

Propulsão-retropulsão

Definição

São movimentos nos quais a mandíbula desliza para a frente e depois para trás.

Plano

Esse tipo de deslocamento se faz em um plano horizontal, sem eixo já que é um deslizamento.

Amplitude

A propulsão normal é da ordem de 6 a 8 mm (medida entre os incisivos superiores e inferiores); a retropulsão apresenta a mesma amplitude, em sentido inverso.

Movimento

É um movimento **linear**: o côndilo mandibular deixa a fossa de mesmo nome para sobrepor o tubérculo articular do temporal (Fig. 16.18 b). Ocorre uma translação para a frente, acompanhada de uma ligeira descida dos côndilos mandibulares, por causa do relevo dos tubérculos articulares (abaixamento + propulsão). A retropulsão é o movimento inverso, de retorno (elevação + retropulsão).

Motores e freios

Como dito anteriormente, os músculos devem ser analisados juntos (Fig. 16.19 e Quadro 16.1). O freio na propulsão é a tensão dos freios dos discos articulares; o da retropulsão é o choque posterior do côndilo mandibular contra a parede posterior da fosse de mesmo nome (Schmolke e Hugger, 1999).

Mobilidade específica

Podemos aplicar esse termo aos movimentos de **didução**, fisiológicos, possíveis tanto passiva quanto ativamente, mas

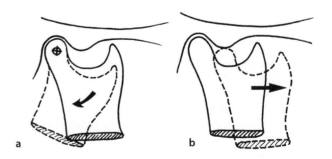

Figura 16.18 Os movimentos analíticos compreendem um deslocamento angular (a) e um movimento linear (b).

---

11 Ao contrário do que se passa no nível da coluna vertebral, no nível da cabeça não existe espaço peridural, a dura-máter está diretamente ligada ao periósteo. Ela é particularmente sólida na base do crânio e ao longo das suturas, é mais frágil nas partes posterolaterais da abóbada, constituindo "a zona descolável de Gérard Marchand", onde os hematomas podem se desenvolver.

552 Parte IV | Coluna vertebral e cabeça

Quadro 16.1

Músculos motores temporomandibulares				
Músculos	Abaixamento	Elevação	Propulsão	Retropulsão
Masseter	-	E (+++)	P	-
Temporal	-	E (+++)	-	R
Pterigóideo lateral	-	-	P (+++)	-
Pterigóideo medial	-	E	P	-
Milo-hióideo	A	-	-	R
Digástrico	A	-	-	R
Gênio-hióideo	A	-	-	R
Músculos da língua	Eles têm um papel em todos os componentes (ver Fig. 16.19b)			
Músculos da face	São músculos de substituição[a] (ver Fig. 16.13).			

a. Isto é, em caso de lesão dos músculos mastigadores, eles podem substituir parcialmente agindo sobre os movimentos mandibulares. Além disso, eles podem funcionar em sinergia ao longo dos esforços de mastigação.

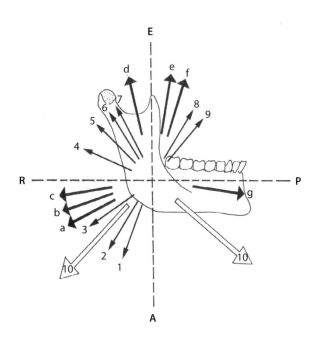

Figura 16.19a Grupo funcional dos músculos mastigadores (em letras) e músculos da face (em números) em relação aos movimentos mandibulares de elevação (E) e abaixamento (A), de propulsão (P) e de retropulsão (R). As setas não representam a posição anatômica dos músculos, mas sim seu componente de ação funcional. Gênio-hióideo (a), milo-hióideo (b), digástrico (c), temporal (d), masseter (e), pterigóideo medial (f), pterigóideo lateral (g), abaixador do lábio inferior (1), platisma (2), abaixador do ângulo da boca (3), bucinador (4), levantador do ângulo da boca (5), zigomático maior (6), zigomático menor (7), mentual (8), orbicular da boca (9), língua (10) móvel tanto para a frente quanto para trás.

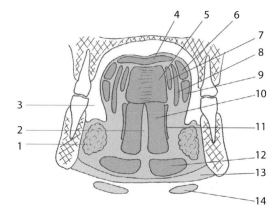

Figura 16.19b Músculos da língua (corte frontal): glândula salivar (1), septo lingual (2), cavidade oral (3), longitudinal superior (4), transverso da língua (5), palatoglosso (6), longitudinal inferior (7), hioglosso (8), estiloglosso (9), genioglosso (10), constritor superior da faringe (11), gênio-hióideo (12), milo-hióideo (13), digástrico (ventre anterior) (14).

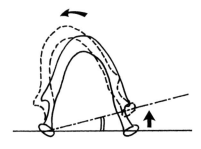

Figura 16.20 A diducção é produzida pelo avanço unilateral de um côndilo mandibular.

nem sempre isolados funcionalmente. A didução é um movimento de lateralização da ponta do queixo para a direita ou para a esquerda. Sua amplitude média é da ordem de 9 a 12 mm. Ele se traduz pelo avanço unilateral de um côndilo mandibular, com o outro permanecendo na fossa mandibular (Fig. 16.20). Esse movimento representa um teste clínico importante para analisar a qualidade da propulsão unilateral (Hiraba et al., 2000).

Mobilidade funcional

É a **abertura da boca** (AB), fisiológica. Ela requer uma harmonia de funcionamento dos movimentos analíticos, associados entre eles em função do grau de abertura (Rantala et al., 2003).

Movimento

Consiste em um **abaixamento** mandibular, em um primeiro momento (até 20 mm de afastamento dos dentes), ao qual se associa em um segundo momento a uma **propulsão** (Fig. 16.21). A passagem entre essas duas etapas é perceptível, basta colocar a polpa dos dedos na frente do trago das orelhas (Laeder et al., 2003).

Amplitude

Ela é medida em centímetros ou em milímetros. Estima-se que uma AB normal tenha em média de 40 a 60 mm, ou seja, isto permite intercalar três dedos sobrepostos entre a ponta dos dentes superiores e inferiores.

A **função** da abertura da boca está ligada à atividade da língua e da laringe. O conjunto contribui para a mastigação, a fonação e a deglutição (Naeije et Hofman, 2003).

Mobilidades específicas

São os defeitos iniciais da cinética ou perturbações externas:
- Algumas perturbações mais ou menos importantes do **caminho de abertura** (mau alinhamento desde o início ou ao longo da abertura). A diferença é medida com um paquímetro, em milímetros, entre a linha de separação dos incisivos superiores e inferiores (Nicolakis et al., 2000).
- **Ressaltos** ou **estalidos** da articulação no momento da propulsão durante a abertura.
- Ressonâncias causadas por um **má articulação dentária**.
- **Traumatismos** menores (subluxações) ou maiores (luxações, fraturas, ruído de uma parte da face).
- Lesões **artríticas** ou infecciosas.[12]

As disfunções entram no âmbito das chamadas "síndromes algo disfuncionais do aparelho mandibular" (SADAM) (Hebting, 1989; Breton-Torres et al., 2000).

> **Para concluir**
> A mobilidade relativa à cabeça é funcionalmente limitada à **articulação temporomandibular**. Sua mobilidade angular e linear rege a abertura da boca, sob a ação dos músculos mastigadores.

---

12 A articulação temporomandibular tem relação com a esfera ORL, da qual pode receber germes infecciosos.

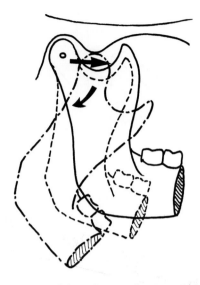

Figura 16.21 A abertura da boca é um movimento combinado: primeiro angular, de abaixamento (pontilhado), depois linear, de propulsão (traço-ponto).

ESTABILIDADE

No nível do crânio

Abóbada

No nível da abóbada, a disposição engrenada das reentrâncias suturais, entre os oitos ossos envolvidos, confere ao crânio sua **estabilidade** e sua **coesão**. A forma cinzelada, utilizada em marcenaria sob o nome de "cauda de andorinha", garante a coesão (Fig. 16.22), o que faz com que um choque violento possa provocar uma fratura ou um afundamento, mas nunca um deslocamento.[13] É preciso adicionar o papel das **estruturas fibrosas** (as meninges com as malhas de rede do aracnoide, a foice do cérebro, o tentório do cerebelo, as circunferências maior e menor do tentório do cerebelo), que garantem aos centros nervosos uma estabilidade de tipo de **amarração** e **fragmentação**, protegendo-os das acelerações cinéticas, bem como dos pequenos choques (Peterson e Dechow, 2003). É um procedimento utilizado nos navios petroleiros e em todos os transportes de líquidos (Fig. 16.23) para impedir que a massa líquida seja projetada contra uma parede, durante as variações cinéticas, e provoque o desequilíbrio do transportador. À **união** entre o forte revestimento celulogorduroso alveolado de superfície e o da **aponeurose epicrânia** adiciona-se uma aderência sob tensão que forma

---

13 Aquele que é obtido artificialmente para "estourar" um crânio, para fins pedagógicos, é extremamente difícil de obter: apesar do lento inchamento dos feijões utilizados para essa operação, esta resulta às vezes em fracassos aleatórios. Ora, as pressões geradas por essa técnica são muito importantes, sem comparação com as que o crânio pode sofrer fisiologicamente, e menos ainda manualmente (Ferré et al., 1990; Ferré e Salagnac, 1996).

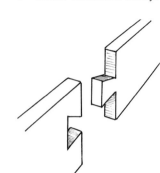

Figura 16.22 A disposição em "cauda de andorinha" das suturas é garantia de manutenção.

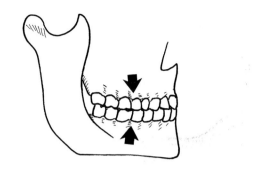

Figura 16.24 O articulado dentário, em posição de fechamento, garante uma forte estabilidade.

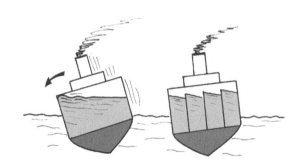

Figura 16.23 As estruturas fibrosas amarram e separam as estruturas, limitando os riscos cinéticos, como divisórias dos cascos de petroleiros: a oscilação é então menos perigosa.

um **casco de proteção natural** que quase dobra a espessura da proteção óssea. Toda a estabilidade é de **tipo passivo** (Ferré e Barbin, 1990).

Base

No nível da base, assim que a ossificação das sincondroses está completa, o basicrânio é totalmente estável. Alguns autores (Ferré e Salagnac, 1996) o comparam a uma vara, ou, mais exatamente, a uma **rede óssea** que recebe o encéfalo. Nesse sentido, Testut compara a base ao **casco de um barco com quilha**, e Ferré e Salagnac (1996) adicionam que a calvária se comportaria como a **ponte de um barco**, contribuindo assim para a rigidez do conjunto, que é igualmente de **tipo passivo** (Ferré et al., 1989).

No nível da articulação temporomandibular

Estabilidade passiva

Os elementos em ação são as ligações capsuloligamentares, os freios dos discos, bem como o articulado dos dentes. Isso faz com que a única posição estável passivamente seja o fechamento da boca com contato engrenado dos dentes (Fig. 16.24).

Estabilidade ativa

A posição de abertura máxima necessita de uma forte atividade muscular e, por isso, garante uma estabilidade satisfatória. O perigo reside, sobretudo, durante as posições **intermediárias**, principalmente ao longo da troca de posicionamento mandibular, quando a propulsão se adiciona ao abaixamento.

Posição funcional

No plano estático

A posição de conforto é a dos lábios juntos, dentes em contato sem cerramento ou próximos do contato. O abaixamento do tônus no idoso (ou aquele, transitório, associado ao sono e perceptível em posição sentada) faz com que a mandíbula tenda a ceder sob o efeito da gravidade – fenômeno ainda mais visível pela falta de dentes, na ausência de prótese dentária. A simetria posicional é avaliada pelo alinhamento entre a junção dos dois incisivos superiores e as dos dois inferiores (Gillies et al., 2003).

No plano dinâmico

A estabilidade se traduz pelo domínio da simetria na abertura da boca. Ela forma o que se nomeia um **caminho de abertura** sagital.

> **Para concluir**
> O neurocrânio tem uma estabilidade de tipo passivo extremamente forte, sobretudo na base. A ATM tem uma boa estabilidade passiva em posições intermediárias.

TENSÕES

No nível cranial

Fontes de tensões

A estrutura óssea da cabeça é a sede de diversas tensões.

A tensão muscular

As tensões de origem muscular são **externas**, aplicando-se apenas ao exocrânio (Ferré e Barbin, 1990; Bernhardt et al.,

1999), assim como testemunham suas cristas, bem como os arcos temporais[14] (Fig. 16.25).

Sistema neurovascular

O desenvolvimento dos centros nervosos está na origem de uma expansão cranial, iniciada já na vida intrauterina[15] (**tensões internas**), que estimula a atividade das cartilagens: é assim que a hipertensão intracraniana se traduz por um desenvolvimento anormal do crânio (hidrocefalia). Os elementos fibrosos anexados ao sistema nervoso exercem também uma tração (como a crista etmoidal para a foice do cérebro). Os elementos vasculares imprimem ali sua marca (Fig. 16.26): são os seios venosos, e a gravação da árvore arterial (sob o efeito do batimento permanente, como as gotas de água que desgastam a pedra quando caem sempre no mesmo lugar).

Mastigação

É uma das funções **buscadas** pela transmissão das tensões do maciço facial (Fig. 16.27). O objetivo é ter um efeito de potência no nível do articulado dentário, orientado para a **secção**, na frente, e para o **trituramento** nos lados.

Transporte de cargas

O transporte de cargas sobre a cabeça é um meio conhecido desde a antiguidade, e é ainda utilizado nas regiões não industrializadas. A tensão se transmite desde o vértice, ou a testa, até a base cranial, e em seguida ressoa sobre todo o conjunto vertebral, cuja axialidade vertical (ver Fig. 13.45a) ou oblíqua (ver Fig. 13.19) faz com que o esforço seja **bem tolerado**, mesmo que às vezes ele seja fora do comum.[16]

Choques

Representam a fonte mais perigosa de tensão, pois não são limitadas em intensidade, e de aplicação súbita (energia cinética); o risco é ainda mais importante porque a zona envolvida muitas vezes não está protegida (Kumar et al., 2003). É a origem das fraturas do crânio e do maciço facial. São encontradas principalmente nos acidentes em vias públicas, ou em alguns esportes como o boxe (Howard et al., 1998).[17]

---

14 No caso de alguns pongídeos (grandes macacos sem rabo, como o gorila) que utilizam a potência mandibular para carregar sua presa (Ferré e Barbin, 1990), as cristas direita e esquerda estão situadas mais no alto (por causa da musculatura temporal mais forte) e se encontram, formando um capacete sagital proeminente.
15 Vemos a diferença de tensões entre um pongídeo, cuja fossa temporal é côncava (predominância da potência temporal), e um homem, no qual ela é convexa, portanto menor (predominância do sistema nervoso e debilidade da mastigação) (Ferré e Barbin, 1990).
16 Não podemos dizer o mesmo da manutenção sobre a cabeça (a cabeça no solo e os pés para cima), sem as mãos, assim como são vistas nas acrobacias: a compressão vertical, a instabilidade devida ao relevo convexo da cabeça (é o mesmo que tentar segurar um peão imóvel sobre sua ponta), e o esforço muscular necessário à manutenção geram tensões importantes e inevitáveis.
17 Nesse esporte, a noção de repetição dos traumatismos é um elemento agravante.

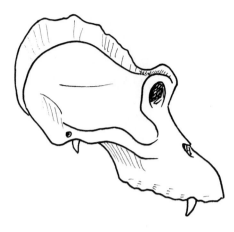

Figura 16.25 Crânio de gorila macho apresentando a crista sagital demonstra a forte tração dos músculos.

Transmissão das tensões

As tensões estáticas são transmitidas pelas partes fortemente **arquitetadas** do osso (Fig. 16.28) e se propagam de um osso ao outro. As características dos ossos e as das interlinhas permitem neutralizar as tendências perigosas para a integridade do crânio (ver adiante) e utilizar aquelas que têm uma finalidade funcional, como as destinadas à mastigação.

A carga relacionada apenas ao peso da cabeça determina o centro de gravidade, situado em oposição à sela turca do esfenoide, portanto acima e ligeiramente à frente das massas laterais do atlas (Fig. 16.29).

Adaptações às tensões

Elas colocam em ação certo número de fatores.

Conjunto compósito

O osso está preso entre a junção do saco dural, em sua face interna, e a aderência da aponeurose epicrânica, em sua face externa. Outro conjunto também **enrijecedor** e **compósito** é utilizado na indústria para fabricar os para-brisas folheados dos automóveis, mais resistentes aos choques e não suscetíveis de estouro.

Arquitetura óssea

Os ossos da abóbada estão dispostos em **quatro camadas**. Da superficial a mais profunda, são as seguintes:
- O *pericrânio* (periósteo).
- A *lâmina externa*, compacta.
- A *díploe*, camada espessa e trabeculada em cruzetas com a finalidade de repartir as tensões pontuais sobre superfícies mais amplas, e que encerra largos canais venosos.
- A *lâmina interna*, compacta e atravessada fossetas granulares (ver Fig. 16.28).

Esse tipo de conformação em "**sanduíche**", ou em lâminas coladas (Ferré e Barbin, 1990), evoca, na indústria, a fabricação de placas de compósito alveolado, cuja estrutura em favo de abelha está encerrada entre duas camadas de tela de car-

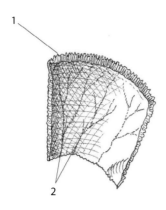

Figura 16.26 Parietal (face interna): sutura sagital (1), sulco das artérias meníngeas (2).

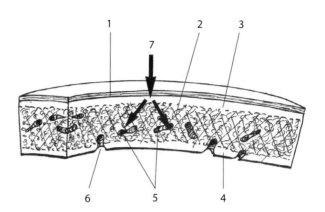

Figura 16.28 Corte de uma parte escamosa: pericrânio (1), díploe (2), lâmina externa (3), lâmina interna (4), veia da díploe (5), fosseta granular (6) e dispersão das forças de apoio (7).

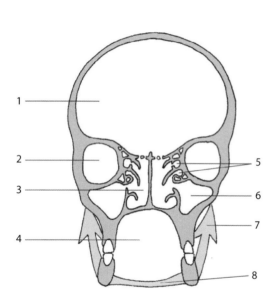

Figura 16.27 O corte frontal da cabeça evidencia a transmissão das tensões na direção dos dentes: cavidade do crânio (1), cavidade orbital (2), cavidade nasal (3), cavidade oral (4), células etmoidais (5), seio maxilar (6), masseter (7), milo-hióideo (8).

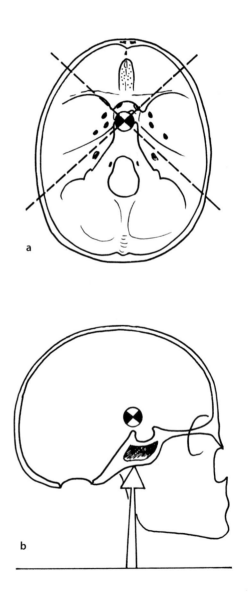

Figura 16.29 O centro de gravidade da cabeça fica acima da sela turca (esfenoide).

bono entrecruzadas pelos menos em duas espessuras, o que confere ao conjunto, fino e leve, uma **notável rigidez**, este é o caso da calota craniana. Na face endocraniana, algumas partes formam nervuras de reforço, orientadas nos sentidos das tensões (Suzuki et al., 2003).

Espessura dos ossos

Os ossos do crânio e da face são **mais espessos** no nível das zonas de tensões. Fraca no nível das escamas, a espessura atinge 1 cm no nível da protuberância occipital interna e até mesmo de 2 a 3 cm no nível da pirâmide petrosa. Com a idade, a espessura óssea aumenta.

Características mecânicas ósseas do crânio

Ele é **elástico** e **depressível**: comporta-se como uma bolha de sabão, que, quando se apoia sobre, cede sensivelmente e se alarga. Por isso, quando deixamos cair um crânio, ele pula deixando uma marca mais larga do que um simples ponto: o osso se achatou transitoriamente na zona do choque. A deformação elástica dessa depressão se acompanha de uma recuperação nos outros sentidos: se o diâmetro diminui no sentido da compressão, ele aumenta ligeiramente nos outros (Paturet, 1951). Essas características mecânicas ósseas são inexistentes na criança com menos de 2 anos por causa das pistas cartilagíneas intermediárias (fontanelas e suturas), elas se tornam importantes no jovem e, no idoso, elas diminuem pouco a pouco e se tornam reduzidas.

O papel das suturas

Sua disposição, entre os ossos envolvidos, e suas reentrâncias engrenadas conferem ao crânio sua **coesão** diante das deformações, e sua **resistência** diante das tensões externas.

O papel dos biseis

Estão dispostos alternada ou verticalmente. De uma maneira esquemática, isso faz com que:
• As *suturas engrenadas* estejam situadas sobre a abóbada e se oponham ao **afastamento** dos ossos.
• As *suturas em bisel* estão situadas sobre os lados e se opõem ao **afundamento** (Paturet, 1951).

A repartição dos papéis entre as diferentes partes do crânio

• A *fossa* **anterior** *do crânio* parece ter relação com a transmissão das tensões **mastigadoras**.
• A *fossa* **posterior** *do crânio* parece ter relação com as tensões de suporte mecânico do crânio sobre o edifício **vertebral**.
• A *fossa* **média** *do crânio* parece uma zona de transição, um cubo central que reúne as duas características. Sua forma em X é sugestiva desse papel (ver Figs. 16.33 e 16.34).

Reforços

A junção entre a calvária (abóbada) e a base (que se comporta como um chassi sagital, frontoesfenoidaloccipital) representa uma coesão de conjunto, onde se podem observar algumas zonas mais espessas. Dependendo dos autores, essas zonas de espessamento possuem denominações diferentes:

arcos,[18] **vigas, pilares, nervuras de reforço, escoras,** ou **cristas de inserção** (Ferré e Barbin, 1990; Ferré et al., 1990). Essas zonas têm um papel comum de reforço arquitetural, mas este se traduz de forma diferente de acordo com sua localização, abóbada endocraniana, exocraniana, ou basicrânio.

No nível do exocrânio

Encontramos arcos ou cristas ósseas que resultam da influência das trações musculoaponeuróticas. Apenas indiretamente esses arcos têm um papel de reforço da lâmina externa da abóbada (Ferré et al., 1989). Encontramos dois conjuntos:
• Os *arcos laterais* superior e inferior, ligados ao músculo temporal (Fig. 16.30).
• Os *arcos transversais* posteriores representados pelas linhas nucais superior e inferior, ligadas aos músculos da nuca (Fig. 16.31).

---

[18] Arcobotantes de Félizet.

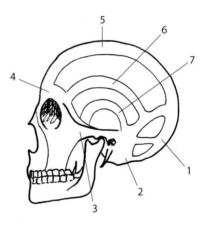

Figura 16.30 Arcos ósseos de reforço, em vista lateral: os pilares occipital (1), mastóideo (2), zigomático (3), o arco frontal (4), frontoccipital (5), lateral superior (6) e lateral inferior (7).

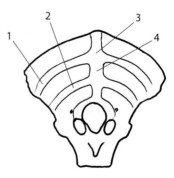

Figura 16.31 Arcos ósseos da face externa do occipital: linhas nucais superior (1) e inferior (2), protuberância (3) e crista (4) occipitais externas.

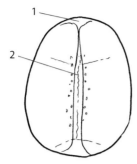

Figura 16.32 Reforços da abóbada endocraniana: crista frontal interna (1), seio sagital superior (2).

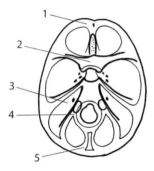

Figura 16.33 Escoras da base do crânio: as vigas frontal (1), esfenofrontal (2), petrosa (3), occipital (4) e occipital posterior (5).

No nível endocraniano

Também encontramos dois conjuntos:
- O *arco frontoccipital*, que, na frente, começa no nível do processo da crista etmoidal do etmoide, depois percorre o seio longitudinal, para encontrar o occipital. Trata-se de um seio venoso, que provavelmente tem um papel de reforço da lâmina interna da abóbada (Fig. 16.32).
- A *crista e a protuberância occipitais internas*, bem como os seios transversais que formam a eminência cruciforme, terminam na base do crânio. O conjunto é potente e reforça a fossa craniana posterior (Fig. 16.33).

No nível basicraniano

Encontramos um chassi ósseo centrado em torno do corpo esfenoidal, e que ocupa as três fossas cranianas:
- *Fossa anterior do crânio*. Nela encontramos, de um lado, a **crista frontal**, que reforça medianamente o frontal e o teto das fossas nasais, e, de outro, a **travessa esfenofrontal** ou orbitoesfenoidal. Essa fossa se apoia sobre **dois tipos de arcabouços**: as cavidades orbitárias e as fossas nasais (que também têm relação com as células etmoidais e maxilares), cujas bordas contribuem para a rigidez da base cranial, ainda que conserve sua leveza.
- *Fossa média do crânio*. Sua estrutura vai de um temporal ao outro por meio de uma travessa que vai desde os tubérculos articulares deste osso e da parte interior das grandes asas até o assoalho do corpo do esfenoide (Fig. 16.34). Sobre este, repousa o seio esfenoidal, que Ferré et al. (1990) definem como uma **mão francesa**,[19] isto é, como um cruzamento mecânico que recebe e envia as tensões (disposição utilizada em mecânica). Do corpo do esfenoide partem duas escoras inferiores, relacionadas às tensões musculares dos músculos pterigóideos, e duas escoras superiores: as asas menores, que reenviam as tensões para a calvária (Ferré et al., 1990).
- *Fossa posterior do crânio*. Está centrada, sagitalmente, na escora do clivo-forame, entre o dorso da sela turca e do forame magno. Apresenta as duas vigas oblíquas das pirâmides petrosas e o reforço anular do contorno do forame magno e se prolonga pela eminência cruciforme do occipital.
- *Em situação externa*: a articulação do arco zigomático forma uma escora externa entre os contornos orbitários laterais e o temporal[20] (Fig. 16.35).

Em resumo, os espessamentos **internos** constituem escoras que transmitem **pressões** à potente base do crânio; os espessamentos **externos** respondem às **trações** musculares.

No nível temporomandibular-dentário

A musculatura é sempre a principal fonte de tensões. Uma das vocações da articulação temporomandibular-dentária é oferecer uma importante **força de constrição** nos dentes, para poder cortar e mastigar (Daegling e Hylander, 1998). Os cálculos das tensões são importantes nos animais, para os quais a boca é o órgão da preensão, mas o homem não dispõe nem de braços de alavanca importantes, nem de músculos muito potentes (Lai et al., 1998; Robinson et al., 2001). Todavia, uma contratura dos músculos mastigadores, ao longo de uma crise de opistótonos tetânico, pode até provocar a fratura dos dentes.

O conjunto envolvido pelas tensões é a parte articular do temporal, a mandíbula, a borda alveolar dos dois maxilares, bem como os dentes. A lesão de qualquer uma dessas partes compromete em maior ou menor grau as funções em ação (Breul et al., 1999). Por isso, o idoso que perdeu seus dentes se sente incomodado, não apenas na mastigação, mas também na fonação. A integridade e o treinamento do articulado dentário foram durante muito tempo uma necessidade:
- Antigamente, a fraca **higiene** e os **cuidados** dentários sumários não permitiam recuperar as funções deficientes. Era importante começar com um capital tão bom quanto possível.
- A força de constrição era, muitas vezes, **utilitária** (um soldado da época napoleônica devia utilizar seus dentes na fabricação de seus cartuchos e os conselhos de revisão militares eram exigentes nesse aspecto).
- A **alimentação** bruta dos tempos antigos exigia também uma boa dentição.

Podemos nos perguntar, hoje em dia, se a involução do aparelho dentário não está programada, por causa da alimentação moderna geralmente mole, desde a mais tenra infância, e por causa da ausência total da utilização dos dentes como ferramenta (Nicolakis et al., 2001).

---

19 Peça plana e triangular que reforça o conjunto das vigas.
20 Essas arcadas também têm relação com a frontalização das órbitas.

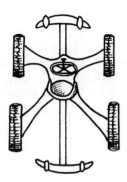

Figura 16.34 A "mão francesa" esfenoidal é o centro do chassi que garante a estática da base do crânio.

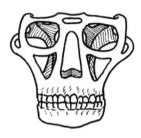

Figura 16.35 Escoras do maciço facial (inspirado em Deffez).

As tensões geradas pela articulação temporomandibular-dentária são transmitidas de forma bastante fraca às superfícies articulares da ATM (**cerca de 10%**), e se repartem essencialmente sobre os dentes (**cerca de 90%**) para a constrição, o corte e a mastigação. Os músculos levantadores (fechamento da boca) são quase dez vezes mais potentes do que os abaixadores (abertura da boca). Poucos valores são conhecidos; podemos, todavia, dar as seguintes ordens de grandeza:
- Para comer um biscoito, a força utilizada é da ordem de 8-15 daN/cm².
- Para comer carne, a força necessária é da ordem de 25 daN/cm².
- A força de constrição média de um homem é de 70 daN/cm².
- A força de constrição máxima de um homem é de 80 daN/cm².
- Os esquimós parecem deter o recorde: eles têm uma força de constrição que chega a 110 daN/cm².

> **Para concluir**
> As tensões relativas à caixa craniana são de duas ordens:
> - Em relação com o maciço ósseo e sua proteção.
> - Em relação com o articulado dentário.

> **O que se deve saber**
> Na mecânica humana, por causa da profunda diferença entre os membros e a coluna vertebral, por muito tempo a cabeça foi pouco estudada. A consequência (com exceção da esfera maxilofacial, bem conhecida em cirurgia) foi o desenvolvimento de alguns **mitos**. O foco que apresentamos se divide entre o maciço facial e suas lesões, de um lado, a **articulação temporomandibular** e sua mecânica, de outro, e, por fim, o resto do maciço cranial e seu conteúdo nervoso, que tem uma estabilidade notável.

REFERÊNCIAS BIBLIOGRÁFICAS

BADE H. The function on the disco-muscular apparatus in the human temporomandibular joint. Anat Anz. 1999, 181 (1) : 65-67.

BECK M, KOOLSTRA JH, VAN RUIJVEN LJ, VAN EIJDEN TM. Three-edimensional finite element analysis of the human temporomandibular joint disc. J Biomech. 2000, 33 (3) : 307-316.

BERNHARDT P, WILKE HJ, WENGER KH, JUNGKUNZ B, BOHN A, CLAES LE. Multiple muscle force simulation in axial rotation of the cervical spine. Clin Biomech (Bristaol, Avon). 1999, 14 (1) : 32-40.

BRETON-TORRES I, GAILLARDE-MARTRILLE S, JAMMET P. Syndrome algofonctionnel de l'appareil manducateur et rééducation. Ann Kinésithér. 2000, 27 (8) : 353-370.

BREUL R, MALL G, LANDGRAF J, SCHECK R. Biomechanical analysis of stress distribution in the human temporomandibular joint. Anat Anz. 1999, 181 (1) : 55-60.

CATIC A, NAEIJE M. Location of the hinge axis and the kinematic center in asymptomatic and clicking temporomandibular joints. J Oral Rehabil. 1999, 26 (8) : 661-665.

CHEVREL JP, FONTAINE C. Anatomie clinique. Tête et cou. Springer-Verlag, Paris, 1996 : 117-121.

CHIN LP, AKER FD, ZARRINNIA K. The viscoelastic properties of the human temporomandibular joint disc. J Oral Maxillofac Surg. 1996, 54 (3) : 315-318.

COULY G, DAUTREY J. Les fibro-chondro-malacies temporo-mandibulaires. Bases physiologiques. Classification nosologique et évolutive. Spongialisation. Rev Stomatol Chir Maxillofac. 1982, 83 (2-3) : 91-99.

COULY G. Biologie du développement des articulations temporo-mandibulaires. Acquisitions récentes. Ann Otolaryngol Chir Cervicofac. 1981, 98 (10-11) : 511-521.

DAEGLING DJ, HYLANDR WL. Biomechanics of torsion in the human mandible. Am J Phys Anthropol. 1998, 105 (1) : 73-87.

DUFOUR M. Anatomie de l'appareil locomoteur. Tome 3 : Tête, cou, tronc. Masson, Paris, 2002.

FERRÉ J-C, BARBIN J-Y. Réflexions sur la structure mécanique de la calvaria (voûte du crâne). Ann Kinésithér. 1990, 17 (4) : 137-144.

FERRÉ J-C, CHEVALIER C, BARBIN J-Y. Biomécanique de la calvaria. Encyclopédie Médico-Chirurgicale – Instantanés Médicaux, 3-1989 : 31-34.

FERRÉ J-C, CHEVALIER C, BARBIN J-Y. Réflexions sur la biomécanique de la base du crâne et de la face. Rev Stomatol Chir maxillofac. 1990, 91 (1) : 1-8.

FERRÉ J-C, CHEVALIER C, LUMINEAU JP, BARBIN J-Y. L'ostéopathie crânienne : leurre ou réalité ? Actual Odontostomatol. 1990, 171 : 481-494.

FERRÉ J-C, SALAGNAC J-M. La mobilité des os du crâne chez l'adulte et l'adolescent : une théorie scientifiquement discutable. Ann Kinésithér. 1996, 23 (7) : 310-317.

GILLIES GT, CHRISTY DW, STENGER JM, BROADDUS WC. Equilibrium and non-equilibrium dynamics of the cranio-mandibular complex and cervical spine. J Med Eng Technol. 2003, 27 (1) : 32-40.

HEBTING J-M. Syndrome de dysfonctionnement temporo-mandibulaire, SADAM. Ann Kinésithér. 1989, 16 (7-8) : 313-323.

HIRABA K, HIBINO K, HIRINUMA K, NEGORO T. EMG activities of two heads of the human lateral pterygoid muscle in relation to mandibular condyle movement and biting force. J Neurophysiol. 2000, 83 (4) : 2120-2137.

HOWARD RP, BOWLES AP, GUZMAN HM, KRENRICH SW. Head, neck, and mandible dynamics generated by « whiplash ». Accid Anal Prev. 1998, 30 (4) : 525-534.

ITOH K, HAYASHI T, MIYAKAWA M. Estimation of the position and orientation of the kinematic axis of the temporomandibular joint. Front Med Biol Eng. 1996, 7 (1) : 21-33.

JAVAUX F, BRETON-TORRES I, JAMMET P. Fractures du condyle mandibulaire chez l'enfant. Physiologie et biomécanique de l'articulation temporomandibulaire. Ann Kinésithér. 1999, 26 (2) : 49-56.

KUMAR S, NARAYAN Y, AMELL T. Analysis of low velocity frontal impacts. Clin Biomech (Bristol, Avon). 2003, 18 (8) : 694-703.

LAEDER JK, BOSTON JR, DEBSKI RE, RUDY TE. Mandibular kinematics represented by a non-orthogonal floating axis joint coordinate system. J Biomech. 2003, 36 (2) : 275-281.

LAI WF, BOWLEY J, BURCH JG. Evaluation of shear stress of the human temporomandibular joint disc. J Orofac Pain. 1998, 12 (2) : 153-159.

NAEIJE M, HOFMAN N. Biomechanics of the human temporomandibular joint during chewing. J Dent Res. 2003, 82 (7) : 528-531.

NAEIJE M, HUDDLESTON SLATER JJ, LOBBEZOO F. Variation in movement traces in the kinematic center of the temporomandibular joint. J Orofac Pain. 1999, 13 (2) : 121-127.

NICOLAKIS P, ERDOGMUS B, KOPF A, DJABER-ANSARI A, PICHSLINGER E. FIALKA-MOSER V. Exercise therapy for craniomandibular disorders. Arch Phys Med Rehabil. 2000, 81 (9) : 1137-1142.

NICOLAKIS P, ERDOGMUS B, KOPF A, EBENBICHLER G, KOLLMITZER J, PIEHSLINGER E, FIALKA-MOSER V. Effectiveness of exercise therapy in patients with internal derangement of the temporomandibular joint. J Oral Rehabil. 2001, 28 (12) : 1158-1164.

PATURET G. Traité d'anatomie humaine, ostéologie, arthrologie, myologie. Tome 1 : Tête et tronc. Masson, Paris, 1951.

PETERSON J, DECHOW PC. Material properties of the human cranial vault and zygoma. Anat Rec. 2003, 274A (1) : 785-797.

RANTALA MA, AHLBERG J, SUVINEN TI, NISSINEN M, LINDHOLM H, SAVOLAINEN A, KONONEN M. Temporomandibular joint related painless symptoms, orofacial pain, neck pain, headache and psychosocial factors among non-patients. Acta Odontol Scand. 2003, 61 (4) : 217-222.

ROBINSON RC, O'NEAL PJ, ROBINSON GH. Mandibular distraction force : laboratory data and clinical correlation. J Oral Maxillofac Surg. 2001, 59 (5) : 539-544.

SCHMOLKE C, HUGGER A. The human temporomandibular joint region in different positions of the mandible. Anat Anz. 1999, 181 (1) : 61-64.

SUZUKI S, MATSUBARA N, HISAMO M, SOMA K. Investigation of cervical muscle mechanisms during jaw movement, using a prototype head-jaw-neck model. J Med Dent Sci. 2003, 50 (4) : 285-290.

Anexo 1 Quadro dos símbolos e definições das quantidades biomecânicas (Organização Mundial da Saúde, 1975).

Grandezas	Símbolo	Unidade e símbolo correspondente	Definição
Deslocamento linear	Δr	metro m	Mudança de posição de um ponto, independentemente do caminho tomado.
Velocidade	v	$m \cdot s^{-1}$	Ritmo de mudança da posição de um ponto (derivada do deslocamento em relação ao tempo).
Aceleração	γ	$m \cdot s^{-2}$	Ritmo de mudança da velocidade (derivada de acordo com o deslocamento em relação ao tempo).
Aceleração da gravidade	g	$m \cdot s^{-2}$	Aceleração devida à atração terrestre de um sólido caindo no vazio. G varia de acordo com a altitude do lugar (no nível do mar: 9,806 65 $m \cdot s^{-2}$). Neste livro, utilizamos normalmente a aproximação de g = 10.
Deslocamento angular	$\varnothing \Theta$	radiano rad	Mudança na orientação de um segmento dado pelo ângulo plano entre as posições iniciais e finais.
Velocidade angular	ω	$rad \cdot s^{-1}$	Ritmo de mudança da orientação de um segmento.
Aceleração angular	α	$rad \cdot s^{-2}$	Ritmo de mudança da velocidade angular.
Período	T	s	A duração necessária para que o ciclo de um evento periódico seja completo.
Frequência	N	hertz Hz	Número de repetições de um evento periódico durante um lapso de tempo definido. Um hertz é a frequência de um evento periódico que acontece durante um lapso de tempo de um segundo: 1 Hz = $1s^{-1}$.
Densidade	ρ	$kg \cdot m^{-3}$	Concentração de matéria, medida como uma massa por unidade de volume.
Momento de inércia	I	$kg \cdot m^2$	Resistência de um corpo à aceleração angular em torno de um eixo.
Força	F	newton N	Ação mecânica de um corpo em relação a outro que produz uma aceleração em relação a um referencial inerte. Um newton é a força que comunica uma aceleração de 1 $m \cdot s^{-2}$ a um corpo de uma massa de 1 kg (1 N = 1 $kg \cdot m \cdot s^{-2}$).
Massa	m	kg	Expressa a ideia de quantidade de matéria de um sólido qualquer.
Peso	P	newton N	Massa de um sólido multiplicada pela atração terrestre P = m·g (muitas vezes P = 10 m). Um paciente cuja massa é de 70 kg tem um peso de 700 N (mais exatamente 686,4655 N).
Momento de força	M	N·m	Efeito de uma força em relação a um ponto medido pelo produto da força e pela distância perpendicular entre a linha de ação da força e o ponto.
Momento de um binário	M	N·m	Momento resultante de 2 forças paralelas de direção oposta e não colinear; esse momento é o produto de uma das forças e a distância perpendicular entre as linhas de ação das 2 forças.
Pressão Tensão normal Tensão de cisalhamento	ρ σ τ	pascal Pa	Intensidade de uma força aplicada sobre, ou distribuída acima, de uma superfície e medida como uma força de 1 N sobre uma superfície. O pascal é a pressão ou a tensão de uma força de 1 N sobre uma superfície de 1 m^2 (1 Pa = 1 $N \cdot m^{-2}$), emprega-se com frequência múltiplos: $daN \cdot mm^{-2}$.

Anexo 2 Quadro antropométrico (segundo Dempster, in Winter, 1994).

Segmento	Limites superior e inferior	Peso do segmento/Peso do indivíduo	Centro de gravidade/ Comprimento do segmento /proximal	/distal	Densidade
Mão	Linha biestiloide	0,006	0,506	0,494	1,16
Antebraço	Linha biepicondilar/linha biestiloide	0,016	0,430	0,570	1,13
Antebraço + mão	Linha bicondilar/IPP do dedo indicador	0,022	0,682	0,318	1,14
Braço	Espaço acromioumeral/linha biepicondilar	0,028	0,436	0,564	1,07
Braço + antebraço	Espaço acromioumeral/processo estiloide da ulna	0,050	0,530	0,470	1,11
Pé	Maléolo lateral/cabeça do metatarsal do indicador	0,0145	0,500	0,500	1,10
Perna	Epicôndilo femoral medial/topo maléolo medial	0,046	0,433	0,567	1,09
Perna + pé	Epicôndilo femoral medial/cabeça do metatarsal do indicador	0,061	0,606	0,394	1,09
Coxa	Borda superior do trocanter maior/ epicôndilo femoral lateral	0,100	0,433	0,567	1,05
Membro inferior	Borda superior do trocanter maior/ cabeça do metatarsal do indicador	0,161	0,447	0,553	1,06
Cabeça e pescoço	C7-T1/conduto auditivo	0,081			1,11
Ombro	Esternoclavicular /espaço acromioumeral		0,712	0,288	1,04
Tórax	C7-T1/T12-L1 e diafragma	0,216	0,820	0,180	0,92
abdome	T12-L1/L4-L5	0,139	0,440	0,560	
Pelve	L4-L5/borda superior do trocanter maior	0,142	0,105	0,895	
Tórax e abdome	C7-T1/L4-L5	0,355	0,630	0,370	
abdome e pelve	T12-L1/borda superior do trocanter maior	0,281	0,270	0,730	1,01
Tronco	Espaço acromioumeral/borda superior do trocanter maior	0,497	0,500	0,500	1,03
Tronco + cabeça + pescoço	Conduto auditivo/borda superior do trocanter maior	0,578	0,660	340	

Anexo 3 Relação de comprimento dos segmentos corporais

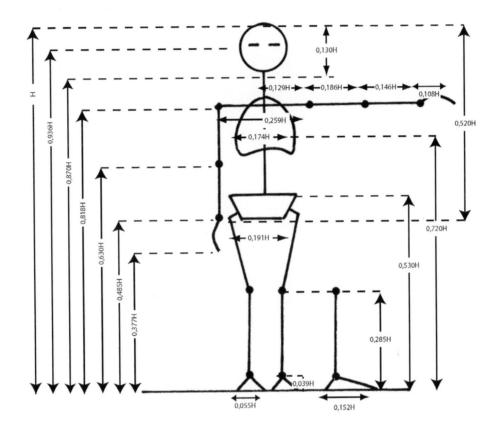

Índice remissivo

A
Abaixamento da cabeça do úmero, 315
Acetábulo, 119
Alavancas, 15
Amortecimento
　do pé, 238, 276
　patelar, 192
Ancôneo, 345
Ângulo(s)
　craniofacial, 543
　de lordose, 490
　do pé, 243
　esfenoidal, 543
　HTE, 119
　lombossacral, 490
　Q, 167, 168
　VCA, 119
　VCE, 119
Anterversão da pelve, 128, 493
Aparelho sesamoide
　do hálux, 250-251
　do polegar, 392
Aparelho tricípite-calcâneo-plantar, 213, 250, 253
Aponeurose
　epicrânica, 549, 553
　plantar, 249
Arco(s)
　coracoacromial, 300, 302, 306, 329
　plantar, 243, 251, 264, 268, 273
　transverso do pé, 260
Arcobotante da clavícula, 294
Artéria(s)
　radicular, 441
　vertebrais, 472, 510
Articulação(ões)
　acromioclavicular, 309, 324
　aponeurótica lombar, 440, 491
　atlantocciptal, 507
　cartilagíneas, 67
　costotransvérsia, 479
　costovertebrais, 479
　do joelho, 149
　do ombro, 310, 325
　do quadril, 118
　escapulotorácica, 309, 324
　esternoclavicular, 309, 324
　fibrosas, 67
　interfalângica dos dedos das mãos, 389
　interfalângica dos dedos dos pés, 248
　intervertebrais, 435
　lombossacral, 525
　mediocarpal, 362
　metacarpofalângica, 389
　metatarsofalângica, 248
　patelofemoral, 149, 156
　processos articulares posteriores, 436
　radiocarpal, 363
　radiulnar distal, 362, 365, 368, 373
　radiulnar proximal, 342, 346, 350, 352
　sacrolíaca, 529
　sinoviais, 67
　sissarcose, 68, 309
　talocalcânea, 246
　talocrural, 207
　temporomandibular, 546
　tibiofibular distal, 207, 210, 219, 222
　tibiofibular proximal, 230
　umerorradial, 341, 346, 350
　umeroulnar, 341, 346, 350
Artrodese
　do punho, 376
　do quadril, 118
Atrito, 65
　coeficiente de, 51
Autocrescimento axial ativo (AAA), 82, 453
Avanço do menisco, 178

B
Bainha(s)
　dorsais da mão, 393
　palmares da mão, 393
　sinoviais, 66, 394
Balança de Pauwels, 137, 143
Barra de torção (do pé), 241, 248, 264, 274, 276
Bolsa(s)
　sinoviais, 66
　subdeltóidea, 298
Botoeira do FSD, 392, 394

C
Cadeia
　articulada, 19, 447
　muscular em série, 20, 107
Cadeira de rodas, 92
Cadernal, 18
Caixa abdominal, 43, 455, 466
Caixa torácica, 43, 454, 523
Calçado, 276, 281
Caminho de abertura, 553
Camptocormia, 451
Cardã do retropé, 207
Cartilagem hialina, 69
Centramento da cabeça do úmero, 304-305, 313, 326
Centro de rotação, 30
Centros instantâneos de rotação, 30, 32
Cibernética, 108, 123, 135, 448, 538
Cicatrizes queloides, 74
Ciclo de marcha, 95
Cinta
　de manutenção, 91-92
　órtese muscular, 91-92
　termogênica, 91-92
Circundução do ombro, 317
Cisalhamento, 46
Claudicação
　de Duchenne de Boulogne, 139
　de Trendelenburg, 138

Close packed position do ombro, 319, 326
Coeficiente de Poisson, 24
Colchão
  alternating, 74
  de água, 74
Complexo
  acetabular do pé, 247
  escapulotorácico-braquial, 291, 307, 317
  lombo-pelve-quadril, 117, 134, 493, 529
Compressão, 44
Constipação, 91, 94
Coração, 61
Corpo adiposo infrapatelar 169
Cotovelo
  de força, 109, 347, 369
  de precisão, 109, 347, 349, 369
Curva tensão-comprimento, 63

D
Dedo
  em botoeira, 416
  em martelo, 417
  em pescoço de cisne, 416
Deltoide glúteo de Farabeuf, 110, 122, 137, 133
Deslizamento, 29
Destravamento do joelho, 186
Desvio ulnar, 416
Diafragma pélvico, 537
Diástase
  radiulnar, 376
  tibiofibular, 223, 227
Impressão plantar, 264
Distância TT-GT, 183
Dobradiça supracondilar de Gillot, 171, 182
Dura-máter, 440

E
Economia patelar, 178
Efeito
  came, 17, 279
  cavalete, 154, 160
  cinta, 123, 135
  tenodese contraposto, 370, 376, 399
Eixo(s)
  capitulotroclear, 340
  de Henké, 256
  de mobilidade do corpo, 34, 447
  do trago, 81, 432, 454
  e ângulos do pé, 243
  subtalar, 256
Encosto anterior, 87
Engajamento patelar, 182-183, 188
Entidade pélvica, 447, 493, 538

Epicondilite do cotovelo, 354
Equilíbrio pélvico, 136
Espondilolistese, 46, 528
Estabilizadores da escápula, 324
Estande de verticalização, 83
Esteio, 53, 123, 137, 224, 264, 461
Estrela de Maigne, 445
Evacuação, 90
Eversão, 256, 259, 260
Experiência de Rydell, 143

F
Falange flutuante, 402
Fase
  de desaceleração, 273
  digitígrada, 278
  plantígrada, 278
  talígrada, 278
Feedback, 63, 227, 263
Feedforward, 63, 263
Fenômeno Venturi, 104, 182
Fibra média 9, 47
Fibrocartilagem gleinóidea, 249
Flecha(s)
  lombar, 490
  vertebrais, 433
Flexão mecânica, 46
Flexor do joelho, 150, 179, 182, 188, 190, 192, 200
Fluência (deformação), 46
Fontanelas, 551
Força, 9
  muscular, 22, 63
Fratura de Pouteau-Colles, 376, 377, 379

G
Garra ulnar, 387, 405, 416
Gaveta
  anterior da tíbia, 185, 189
  posterior da tíbia, 185, 189
Gesto da mão intrínseca, 399
Giro, 29
  do pé, 277
  pélvico, 97, 99, 132, 133, 136, 493
Grabatário (estado), 93
Grande curso de Duparc, 411
Grau de inclinação do menisco, 155

H
Homo erectus, 80, 94, 102

I
Imobilismo disfarçado, 448
Impingement syndrome, 312, 323
Índice de reviramento de L1, 490
Índice raquidiano, 433
Inversão (movimento), 256, 259, 260

J
Joelho valgo, 96, 150

K
Kabat, 110, 321

L
Lei
  de Delpech, 58
  de Euler, 58, 462
  de Hilton, 71
Lejars (efeito), 105, 254
Leminiscato, 109
Levantador da escápula, 302, 515
Ligamento(s)
  amarelos, 438
  anular, 342
  bifurcado, 249, 364
  calcaneocuboide plantar, 249
  calcaneonavicular plantar, 249
  colateral fibular do joelho, 161
  colateral lateral do tornozelo, 211
  colateral medial do tornozelo, 211
  colateral radial do carpo, 364
  colateral radial do cotovelo, 342
  colateral tibial do joelho, 161
  colateral ulnar do carpo, 364
  colateral ulnar do cotovelo, 342
  coracoumeral, 301, 311, 312, 328
  cruzados do joelho, 160
  da cabeça do fêmur, 122, 131
  de Cleland, 394, 396
  de Grayson, 394, 419
  de Kaplan, 164, 184
  do quadril, 122
  frondiforme, 364
  interespinal, 438
  longitudinal anterior, 437
  longitudinal posterior, 438
  metacarpal transverso profundo, 391, 395
  nucal, 470
  ombro inferior, 301, 327, 328
  plantar longo, 249
  pronador 364, 366
  retinacular, 394, 395, 403, 405
  retináculo dos músculos flexores, 365
  sacroespinal, 531
  sacrotuberal, 531
  supinador, 364, 368
  supraespinal, 438
  talocalcâneo interósseo, 249
  tibiofibulares, 211
Linguetas laterais do extensor dos dedos, 393
Linhas de tensão da pele, 73-74
Líquido sinovial, 70

Losango de Stack, 393, 403, 405
Lubrificação articular, 70

M
Manguito rotador, 302, 305-306
Marcha
    ceifante, 101, 208, 222
    escarvante, 101, 208, 222
    salutante, 139
Mesotendões, 66
Mobilidade
    angular, 30
    dos ossos da cabeça, 550
    linear, 29
Módulo de elasticidade longitudinal, 23
Movimento(s)
    balístico, 30
    conduzido, 30
    de lateralidade do joelho, 188
    diagonais, 34, 321
    do pé, 256
    incorreto, 33, 107
    lançado/de lançamento, 30, 321
Músculo(s)
    abdominais, 492
    abdutor longo do polegar, 411
    adutor do quadril, 125
    adutores da articulação do ombro, 305, 331
    ancôneo, 346
    bíceps braquial, 311, 330, 344, 345
    braquiorradial, 344, 345
    cabeça longa do bíceps braquial 302, 306, 315, 326
    cabeça longa do tríceps braquial, 302, 312, 326
    coracobraquial, 311, 314, 330
    do manguito rotador, 302, 326
    da face, 548
    da língua, 552
    deltoide, 305, 313, 315, 326, 328, 330
    diafragma, 483
    do períneo, 531
    equivalente, 9, 61
    eretor da espinha, 393
    escalenos, 483
    esplênio, 515
    estabilizadores da escápula, 305
    esternocleiomastóideo, 475
    extensor do dedo, 393
    extensor ulnar do carpo, 371
    extensores longo e curto do polegar, 371
    flexor curto dos dedos do pé, 250
    flexor longo do hálux, 253
    flexor longo do polegar, 412
    flexor longo dos dedos do pé, 259
    flexor radial do carpo, 370
    flexor superficial dos dedos, 393
    flexor ulnar do carpo, 370
    gastrocnêmio, 214
    glúteos, 122
    hipotenares, 392
    iliopsoas, 530
    infra-hióideos, 250
    infraespinal, 304, 315
    intercostais, 480
    interósseos da mão, 392
    interósseos do pé, 250
    isquiotibiais, 123
    latíssimo do dorso, 302, 305, 312, 314, 315
    levantador da escápula, 302
    levantadores do pé, 213
    longo do pescoço e longo da cabeça, 470
    lumbricais da mão, 392
    mastigadores, 548
    palmar longo, 370
    peitoral maior, 305, 311, 314, 315
    peitoral menor, 302
    pelvitrocanterianos, 123
    peniformes, 62
    plantares laterais, 250
    plantares mediais, 250
    poplíteo, 164
    pronador quadrado, 367
    pronador redondo, 345, 367
    psoas maior, 135
    psoas menor, 439
    quadrado do lombo, 492
    quadrado plantar, 253
    quadríceps femoral, 164
    redondo maior, 305, 312, 314, 315
    redondo menor, 304, 315
    retromaleolares, 214
    romboide, 302, 438, 515
    semipeniforme, 61
    serrátil anterior, 302, 483
    serrátil posterior inferior, 438
    serrátil posterior superior, 438
    sóleo, 214
    subclávio, 324,
    subescapular, 304, 305, 315, 326
    suboccipitais, 510
    supinador, 345, 368
    supraespinal, 304, 305, 313, 330
    supra-hióideos, 552
    tenares, 392
    trapézio, 302, 440, 475
    tríceps braquial, 344, 346
    tríceps sural, 213

N
Neoacetábulo do ombro, 295, 299, 304, 325, 329
Nervo de Arnold, 510
Núcleo fibroso de Zancolli, 391, 394, 412, 418

O
Operação de Krukenberg, 341, 351, 386
Oscilação do tálus, 222, 227
Osteotomia de varização do quadril, 139, 144

P
Paletas do pé, 244, 260, 267
Paradoxo
    de Codman, 320, 408
    de Lombard, 21, 109, 123, 165, 167, 320, 322, 347
Paratendões, 66
Patela alta, 199
Patelectomias, 200
Pauwels, balança de, 137, 143
Pé
    anserino, 164
    calcâneo, 243, 270
Pelve, 447, 493, 538
    movimentos da, 98, 99
Pequeno curso de Duparc, 411
Pilares ósseos do ombro, 295, 317
Pinça
    maleolar, 209
    tibiofibular, 209, 210, 219, 223
Pivô central no seio do tarso, 249, 256
Plaquetas de Perrein, 267
Plicas do joelho, 159
Poisson, coeficiente de, 24
Polegar em Z, 417
Polias dos flexores dos dedos, 391, 394, 395, 419
Pontos de ângulos do joelho, 162-164, 184, 187
Posição privilegiada do ombro, 319, 320, 327
Posicionamento escapular dinâmico, 319
Preensão esférica, 405-406, 414
Pregador de roupa, 436
Pregas de flexão da mão, 397
Pressão intradiscal, 463, 499-500
Pronação dolorosa de Broca, 350, 352
Propriocepção, 40, 63
Propulsão, 238, 278
Prótese invertida do ombro, 327-328
Pulled-elbow syndrome, 352

Q
Quadriga de Verdan, 402
Quiasma tendíneo do flexor superficial dos dedos, 391, 412, 419

R
Recentramento da cabeça, 304, 312
Recepção do pé, 238, 276, 322
Recuo do menisco, 174
Recurvatum do joelho, 189
Rede gêmeo-obturador, 123, 134, 137
Redução dos tendões flexores dos dedos, 413
Refluxo venoso, 103, 125, 182, 254
Regra dos três E, 54
Relações privilegiadas, 36, 447
Relaxamento mecânico, 23
Retroversão da pelve, 129, 493
Ritmo
    da articulação do ombro, 318, 323
    de flexão do dedo, 400
Roda isquiática, 88
Rolamento do pé, 95
Rolamento-deslizamento da cabeça do úmero, 312, 327, 328
Rotação, 309
    automática do joelho, 155, 174, 183
    automática da ulna, 345
Rydell, experiência de, 143

S
SADAM, 553
Sesamoide, 66
Síndrome do levantador da escápula, 515
Sistema extensor (anterior) do joelho, 110
Sola venosa plantar (profunda), 105
Sustentador da cabeça do úmero, 304

T
Tabaqueira anatômica, 374
Talígrada, 278
Tendões flexores da mão, 391
Tesoura do pé, 25, 243, 264, 274
Teste(s)
    de mobilidade funcional, 54
    de Risser, 59
    de Weber, 384
Tipos articulares, 67
Tirante, 42, 123, 138
Tônus muscular, 22, 63
Torção, 45
    tibial lateral, 208
Trabalho muscular, 64
Tração, 45
Translação, 29
Travamento lombar, 495
Triângulo de mobilidade do pé, 242
Trípodo, 460
Túnel osteofibroso, 59, 65

U
Unhas, 397

V
Valgo
    do cotovelo, 339
    do joelho, 157, 164, 150, 198
Varo do joelho, 199
Vasto medial oblíquo, 183
Venturi, fenômeno, 104, 182
Vestimenta, 84
Vias de passagem, 321
Viga compósita, 24, 48, 53, 264, 272, 273, 377, 495
Viga rígida pré-vertebral, 440, 496
Voluta de Fick, 153, 174

W
Whiplash, 514

Z
Zonas
    avasculares funcionais, 307
    dos tendões da mão, 391